Neurologia de A-Z

Um Compêndio de Doenças Incomuns

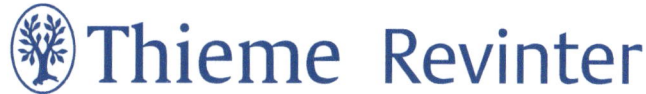

Neurologia de A-Z

Um Compêndio de Doenças Incomuns

Carlos Roberto Martins Jr.
Neurologista e Neurofisiologista pelo Hospital de Clínicas da Universidade Estadual de Campinas (Unicamp)
Membro da Academia Brasileira de Neurologia (ABN)
Título de Especialista pela Academia Brasileira de Neurologia e Sociedade Brasileira de Neurofisiologia Clínica (ABN/SBNC)
Especialista em Neuromuscular/Neurogenética pela Unicamp
Doutorado em Neurociências pela Faculdade de Ciências Médicas da Unicamp
MBA Gestão em Saúde pela Fundação Getúlio Vargas (FGV)

Thieme
Rio de Janeiro • Stuttgart • New York • Delhi

**Dados Internacionais de
Catalogação na Publicação (CIP)**

J95n

Jr., Carlos Roberto Martins
Neurologia de A-Z: um compêndio de doenças incomuns/Carlos Roberto Martins Jr. – 1. Ed. – Rio de Janeiro – RJ: Thieme Revinter Publicações, 2021.

890 p.: il; 18,5 x 27 cm.
Inclui Índice Remissivo e Bibliografia.
ISBN 978-65-5572-082-2
eISBN 978-65-5572-083-9

1. Neurologia. 2. Diagnósticos Difíceis. I. Título.

CDD: 616.8
CDU: 616.8

Contato com o autor:
www.drcarlosroberto.com.br
@neuro.tube
carlosrobertomjr@gmail.com

© 2021 Thieme. All rights reserved.

Thieme Revinter Publicações Ltda.
Rua do Matoso, 170
Rio de Janeiro, RJ
CEP 20270-135, Brasil
http://www.ThiemeRevinter.com.br

Thieme USA
http://www.thieme.com

Design de Capa: © Thieme
Créditos Imagem da Capa: 3D Brain © kjpargeter/br.freepik.com

Impresso no Brasil por Forma Certa Gráfica Digital Ltda.
5 4 3 2 1
ISBN 978-65-5572-082-2

Também disponível como eBook:
eISBN 978-65-5572-083-9

Nota: O conhecimento médico está em constante evolução. À medida que a pesquisa e a experiência clínica ampliam o nosso saber, pode ser necessário alterar os métodos de tratamento e medicação. Os autores e editores deste material consultaram fontes tidas como confiáveis, a fim de fornecer informações completas e de acordo com os padrões aceitos no momento da publicação. No entanto, em vista da possibilidade de erro humano por parte dos autores, dos editores ou da casa editorial que traz à luz este trabalho, ou ainda de alterações no conhecimento médico, nem os autores, nem os editores, nem a casa editorial, nem qualquer outra parte que se tenha envolvido na elaboração deste material garantem que as informações aqui contidas sejam totalmente precisas ou completas; tampouco se responsabilizam por quaisquer erros ou omissões ou pelos resultados obtidos em consequência do uso de tais informações. É aconselhável que os leitores confirmem em outras fontes as informações aqui contidas. Sugere-se, por exemplo, que verifiquem a bula de cada medicamento que pretendam administrar, a fim de certificar-se de que as informações contidas nesta publicação são precisas e de que não houve mudanças na dose recomendada ou nas contraindicações. Esta recomendação é especialmente importante no caso de medicamentos novos ou pouco utilizados. Alguns dos nomes de produtos, patentes e design a que nos referimos neste livro são, na verdade, marcas registradas ou nomes protegidos pela legislação referente à propriedade intelectual, ainda que nem sempre o texto faça menção específica a esse fato. Portanto, a ocorrência de um nome sem a designação de sua propriedade não deve ser interpretada como uma indicação, por parte da editora, de que ele se encontra em domínio público.

Todos os direitos reservados. Nenhuma parte desta publicação poderá ser reproduzida ou transmitida por nenhum meio, impresso, eletrônico ou mecânico, incluindo fotocópia, gravação ou qualquer outro tipo de sistema de armazenamento e transmissão de informação, sem prévia autorização por escrito.

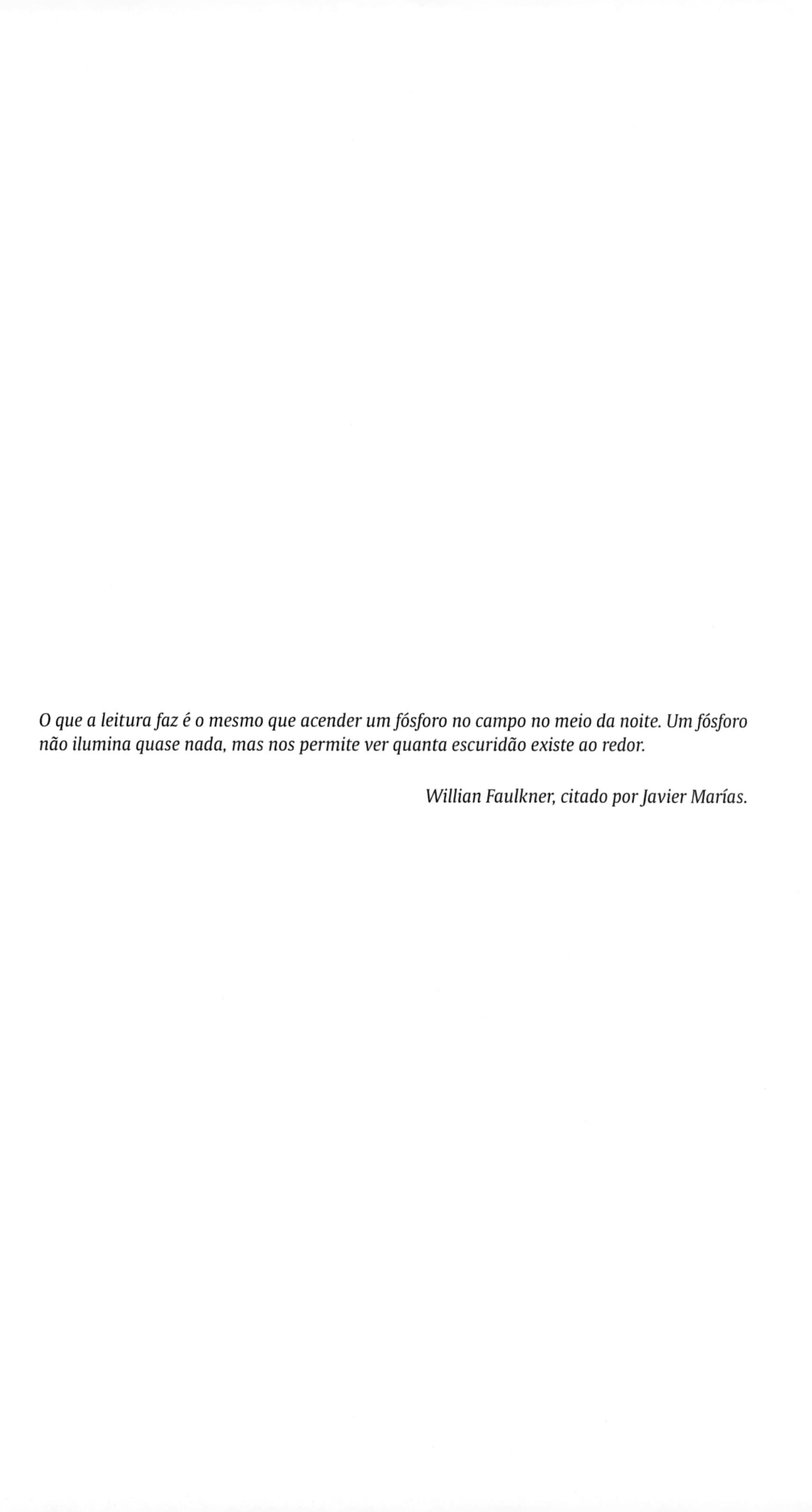

O que a leitura faz é o mesmo que acender um fósforo no campo no meio da noite. Um fósforo não ilumina quase nada, mas nos permite ver quanta escuridão existe ao redor.

Willian Faulkner, citado por Javier Marías.

DEDICATÓRIA

A Deus e aos meus queridos pacientes, os quais nunca me deixaram esquecer que a Medicina é um exercício diário de humildade. A vida nada mais é que um ciclo perpétuo de aprendizagem e revisão de convicções.

Carlos Roberto Martins Jr.

PREFÁCIO

Afinal, por que continuamos a escrever livros?

A escrita surgiu na antiguidade, mais precisamente no período Neolítico, mais de 3.000 anos antes de Cristo. Ela nos permitiu transmitir e conservar informações e valores por meio das palavras. Sem a escrita, o conhecimento estaria perdido, e jamais poderia ser transmitido para as gerações futuras. Os primeiros suportes para a escrita foram tábuas de pedra ou argila. A seguir surgiram os cilindros de papiro. O papiro consiste em uma parte da planta, que era "liberada, livrada" (latim *libere*, livre) do restante da planta – daí surge a palavra *liber libri*, em latim, e posteriormente "livro" em português. Os fragmentos de papiros mais **recentes** são datados do século II a.C. Aos poucos o papiro é substituído pelo pergaminho. Assim aparece também a figura do editor, homem de grande senso mercantil, para o qual as obras eram encomendadas pelos governantes da época.

Na Idade Média, o livro continua sua evolução com o aparecimento de margens e páginas em branco. Também surge a pontuação no texto, bem como o uso de letras maiúsculas. Também aparecem índices, sumários e resumos, e, na categoria de gêneros, além do didático, aparecem os florilégios (coletâneas de vários autores). Mas a invenção mais importante, já no limite da Idade Média, foi a impressão, no século XIV. Consistia originalmente da gravação em blocos de madeira do conteúdo de cada página do livro; os blocos eram mergulhados em tinta, e o conteúdo transferido para o papel, produzindo várias cópias. No Ocidente, em 1455, surge a imprensa com tipos móveis reutilizáveis. O primeiro livro impresso nessa técnica foi a Bíblia, em latim.

A importância da escrita para a história e para a conservação de registros vem do fato de que estes permitem o armazenamento e a propagação de informações não só entre indivíduos (privilégio também da linguagem), mas também por gerações.

Ao receber o honroso convite para escrever esse Prefácio, senti a profunda necessidade de uma reflexão: afinal, por que continuamos a escrever livros?

A leitura...

Ao ler essa nota histórica sobre a escrita, é impossível não elaborar uma análise crítica e também histórica sobre a leitura. Isso me remete aos meus 10 anos de idade, cursando a 5ª série, atual 6º ano do Ensino Fundamental II. Naquela época, final da década de 80, o computador ainda era algo em nascimento para uso domiciliar. Restavam os livros na estante para mergulharmos nos caminhos das histórias. O hábito da leitura era um alicerce para os futuros anos e as escolas apoiavam-se nos livros para a formação de seus alunos. Muitas obras inesquecíveis fizeram parte dessa história, tais como O Pequeno Príncipe de *Antoine de Saint-Exupérie*, além de muitas obras de Monteiro Lobato. Não havia telefones celulares ou *tablets* naquela época, mas havia belas histórias escritas por gênios que marcaram uma época: Iracema, de José de Alencar; Dom Casmurro, de Machado de Assis; Macunaíma, de Mário de Andrade; O cortiço, de Aluísio de Azevedo; A hora da Estrada, de Clarice Lispector; Memória de um Sargento de Milícias, de Manuel Antônio de Almeida; Os Sertões, de Euclides da Cunha... E muitos outros que continuam a alimentar as conexões cerebrais dos nossos jovens, futuras mentes ansiosas do amanhã.

Mas tudo mudou...

O valor dos livros parece estar em risco. Trocamos o papel pelo PDF; os livros pelos *tablets*; a leitura por vídeos... Não digo que será melhor ou pior. Mas, diferente. A leitura, base do conhecimento, da capacidade de gerar a retórica e a poética, de argumentar, de escrever, e de crescimento intelectual, está em risco. Confesso que tenho saudades dos livros, de riscá-los, de mudar as páginas e, muitas vezes, de dormir debruçado sobre eles.

Há pouco tempo, uma querida amiga médica, ao perceber meu interesse pela história da Neurologia, presenteou-me com uma verdadeira relíquia de 1880: o livro original de *Jean Martin Charcot*, reconhecido como pai da Neurologia Moderna, intitulado *Maladies du systeme nerveux*. Esse livro possui 140 anos, e representa um marco na história da Medicina. Seu legado será mantido para o futuro e para aqueles que escolherão por seguir as incógnitas da Neurociência.

Nos últimos 150 anos, tornamo-nos seguidores da história. O conhecimento gerado pelos escritores dos livros de Neurologia foi passado de geração em geração. Os livros seriam aprimorados de tempos em tempos, e novos conhecimentos surgiam. E, também, novos escritores. A ciência sobrevive pela escrita, pelas mãos de pessoas que vieram para mudar a história.

Segundo o Google, em pesquisa publicada no dia 6 de agosto de 2010, havia no mundo 129.864.880 livros publicados.

O dever, o juramento e os princípios

Em 1951, o poeta e médico pediatra americano *William Carlos Williams* escrevia em seu livro, *The Autobiography*, as seguintes palavras sobre o ato de ver pacientes na sua vida diária:

> *Muitas e muitas vezes eu saí para meu consultório à noite sentindo que não conseguiria manter meus olhos abertos nem mais um momento... Mas quando eu via o paciente, tudo isso desaparecia. Num instante, os detalhes do caso começavam a se organizar num esquema identificável, o diagnóstico começava a se decifrar ou se recusava a mostrar-se claramente e a caçada começava. Ao mesmo tempo, o próprio paciente se tornava algo que precisava de atenção, as peculiaridades dele, as reticências e a sua fraqueza. E embora eu pudesse sentir-me atraído ou repelido, a atitude profissional que todos os médicos devem manter me sustentava e definia em que termos eu deveria proceder.*

Nas palavras de William Carlos Williams, deparamo-nos com dois relevantes momentos da vida do médico. O primeiro deles, a missão de ser médico faz uma alusão à atitude profissional com a qual temos o compromisso profissional fundada no Juramento de Hipócrates, proferido por todos nós. Em um segundo momento, temos o imprevisto, o súbito desafio ao nos depararmos com uma história inédita e inesperada do enfermo. Eu diria que o médico jamais escolhe seu paciente, mas o paciente escolhe seu médico, e, como em uma busca por princípios, imagino que deva ser assim.

Neurociência: a arte, o fascínio e o encanto

O sistema nervoso sempre fora um desafio para a ciência. Desde a antiguidade, quando o corpo humano ainda não era microscopicamente conhecido, somado às proibições para a realização de necropsias, o cérebro era um enigma para os filósofos e cientistas da época. No século XVII, René Descartes abraçava a teoria de que a glândula pineal era o ponto da união substancial entre corpo e **alma**. Dentre muitos cientistas que colaboraram para a evolução do conhecimento do cérebro e de seu funcionamento, gostaria de destacar os estudos de Claude Bernard, fisiologista francês, considerado pai da fisiologia experimental, que, por volta de 1840, realizou várias pesquisas que resultaram em trabalhos sobre a digestão, a circulação e o sistema nervoso. Entre suas mais variadas teorias e pesquisas, criou a linha experimental hipotético-dedutiva, com a sequência de raciocínio: Observação – Hipótese – Experiência – Resultado – Interpretação – Conclusão. Analogamente ao método socrático, modelo em que o aprendizado nasce da pergunta, Claude Bernard elaborava suas hipóteses em meio a perguntas que eram testadas: "Não se pode colocar uma hipótese sem haver colocado o problema' que há que resolver previamente, posto que uma hipótese é uma possível resposta a uma interrogação suscitada por uma observação." Claude Bernard talvez não soubesse, mas sua teoria poderia alimentar não apenas novas descobertas na área da fisiologia, mas também a interpretação das hipóteses e suas possíveis interpretações.

O método clínico é formado de hipóteses. São tantas delas que a mente do examinador pode viajar por muitas galáxias, e voltar para o planeta terra em uma fração de segundos. A mente do examinador não possui limites. É nessa mente poderosa, cheia de criatividade, em que vive o diagnosticador. Esse não precisa ser um médico, mas sim um bom semiologista, o qual, por sua vez, é um estudioso dos signos ou de qualquer sistema de comunicação humano.

A arte do diagnóstico é complexa. Exige conhecimento, talento e dedicação. Não basta ter acesso aos dados, mas é preciso conectar as informações, interpretá-las. Com a estupenda complexidade do sistema nervoso e suas enfermidades, nas doenças neurológicas surgem sintomas enigmáticos e ao mesmo tempo atraentes, que transformam a busca pelo diagnóstico em um verdadeiro desafio. Em seu artigo *Neurology and detective writings*, o Professor de Neurologia *Andrew J. Lees*, do *National Hospital for Neurology and Neurosurgery, Queen Square*, Londres, Reino Unido, faz uma fantástica analogia entre o trabalho do detetive na solução de um crime baseado em pistas, com o raciocínio diagnóstico neurológico. Na prática de um neurologista, ativamos a capacidade da busca por pistas. As habilidades de observação, investigação e raciocínio surgem como virtude para se desvendar um conjunto de sinais e sintomas e transformá-los em um diagnóstico. A atração pela ciência neurológica, doravante denominada Neurofilia, fica explícita na série americana "House". Nesta série, mistérios diagnósticos são discutidos por uma equipe de médicos, e de forma curiosa, a grande maioria dos casos é constituída por manifestações de doenças neurológicas. Seguindo além, de maneira mais científica e literária, a maioria dos casos desafiadores publicados em algumas revistas com seção de casos clínicos aborda as doenças neurológicas. Os motivos para a Neurofilia são muitos, e contam com a curiosidade médica, o fascínio pela complexidade, o deslumbramento pelo mistério, e a atração pelo desafio.

Nesse fabuloso caminho, o Editor da obra *Neurologia de A a Z*, Carlos Roberto Martins Junior, e seus colaboradores promovem uma jornada de leitura diferente. Transformam o alfabeto em criatividade, exploram a curiosidade, promovem o conhecimento. Convertem o complexo em simples, o prolixo em objetivo, a neurofobia em neurofilia...

José Luiz Pedroso
Professor Afiliado do Departamento de Neurologia da
Universidade Federal de São Paulo/Escola Paulista de Medicina

COLABORADORES

ADIR BRUNO SERRAGLIO
Médico Residente em Neurologia no Hospital de
Clínicas da Universidade Estadual de Campinas (Unicamp)

AEZIO DE MAGALHÃES JR.
Cardiologista pelo Instituto Dante Pazzanese, SP
Especialista em Métodos Gráficos pelo Instituto Dante
Pazzanese, SP

ALBERTO LUIZ CUNHA DA COSTA
Médico Neurologista e Neurofisiologista pelo
Hospital das Clínicas da Universidade Estadual de
Campinas (HC-Unicamp)
Mestre e Doutor em Neurociências pela Unicamp
Responsável pelo Ambulatório de Cefaleia e Algias
Craniofaciais do HC-Unicamp

ALBERTO R. M. MARTINEZ
Neurologista pelo Hospital das Clínicas da Universidade
Estadual de Campinas (HC-Unicamp)
Doutor em Neurociências pela Unicamp
Especialista em Neuromuscular pela Unicamp
Neurofisiologista Clínico pela Unicamp

ALESSANDRO AUGUSTO VIANA OLIVEIRA E SOUSA
Graduação em Medicina pela Universidade do Estado do
Pará (UEPA)
Residência em Neurologia pela Universidade Estadual de
Campinas (Unicamp)
Fellowship em Doenças Cerebrovasculares, Doppler
Transcraniano e Neurointensivismo na Unicamp
Coordenador do Programa de Educação Continuada da
Disciplina de Neurologia Vascular da Unicamp
Doutorando da Fisiopatologia Médica com Ênfase em
Neurociências na Unicamp

ALEXANDRE MOTTA MECÊ
Médico pela Universidade Estadual de
Campinas (Unicamp)
Residente de Primeiro Ano de Neuroclínica da
Faculdade de Ciências Médicas da Unicamp

ALINE DE FÁTIMA DIAS
Graduação em Medicina pela Faculdade de Ciências
Médicas da Universidade Estadual de
Campinas (Unicamp)
Médica Residente de Neurologia no Hospital de
Clínicas da Unicamp

AMANDA CANAL RIGOTTI
Médica pela Universidade Vila Velha (UVV)
Neurologista pela Universidade Estadual de
Campinas (Unicamp)
Neurofisiologista Clínica pela Unicamp

AMANDA GONTIJO CARVALHO GUERIN
Médica Neurologista pela Universidade Estadual de
Campinas (Unicamp)
Especialista em Distúrbios do Movimento e
Neurogenética pelo Hospital de Clínicas da Universidade
Estadual de Campinas (HC-Unicamp)

ANA CAROLINA COAN
Neurologista, Neuropediatra e Neurofisiologista
Clínica pela Universidade Estadual de Campinas (Unicamp)
Professora de Neurologia Infantil do Departamento de
Neurologia da Faculdade de Ciências Médicas da Unicamp

ANA LUISA MADEIRA FREITAS
Médica Radiologista do Hospital Vera Cruz e
PUC-Campinas
Fellow em Neurorradiologia no Hospital Vera Cruz

ANDRÉ AUGUSTO LEMOS VIDAL DE NEGREIROS
Graduação em Medicina pela Universidade Federal da
Paraíba (UFPB)
Residência Médica em Neurologia pelo Instituto de
Assistência Médica ao Servidor Público Estadual de
São Paulo (Iamspe)

ANDRÉ EDUARDO DE ALMEIDA FRANZOI
M.D. e Atualmente Médico Residente no Serviço de
Neurologia no Complexo do Hospital de Clínicas de
Curitiba da Universidade Federal do Paraná (CHC-UFPR)

ANDRÉ LUIS NUNES ALBANO DE MENESES
Neurologista pela Universidade Estadual de
Campinas (Unicamp)
Membro Titular da Academia Brasileira de
Neurologia (ABN)
Especialização em Neurorradiologia
Intervencionista pela Unicamp
Fellowship em Neurologia Vascular, Neurointensivismo e
Neurossonologia pela Unicamp

ANDRESSA SILVIA FAÉ NUNES
Médica Fisiatra e Neurofisiologista pela Universidade de
São Paulo (USP)
Coordenadora do Setor de Eletroneuromiografia da
NNC-Nunes Neurofisiologia Clínica, SP

ANTÔNIO RODRIGUES COIMBRA NETO
Neurologista e Neurofisiologista
Membro Titular da Academia Brasileira de
Neurologia e da Sociedade Brasileira de Neurofisiologia
Clínica (ABN/SBNC)
Doutorando em Neurologia pelo Programa de
Fisiopatologia Médica da Faculdade de Ciências Médicas da
Universidade Estadual de Campinas (Unicamp)

ARON BARBOSA CAIXETA GUIMARÃES
Médico pela Universidade Estadual Paulista (Unesp)
Oftalmologista pela Universidade de São Paulo (USP)
Mestre em Ciências Médicas pela Universidade
Estadual de Campinas (Unicamp)

AUGUSTO CELSO SCARPARO AMATO FILHO
Médico Radiologista pela Universidade Estadual de
Campinas (Unicamp)
Subespecialização em Neurorradiologia pelo Instituto de
Radiologia da Universidade de São Paulo (InRad-USP)
Título de Especialista pelo Colégio Brasileiro de
Radiologia e Associação Médica Brasileira (CBR/AMB)
Médico Assistente do Departamento de Radiologia da
Unicamp e do Hospital PUC-Campinas

BRUNO SANTOS BOGÉA
Médico pela Universidade Federal do Maranhão (UFMA)
Neurocirurgião pelo Hospital Municipal Dr. Mário
Gatti de Campinas
Coordenador da Residência Médica de Neurologia do
Hospital Municipal Mário Gatti de Campinas
Mestre em Ciências Médicas/Neurologia pela
Universidade Estadual de Campinas (Unicamp)

CAMILA CALLEGARI PICCININ
Médica pela Universidade Estadual de
Campinas (Unicamp)
Neurologista pela Unicamp
Fellow em Distúrbios do Movimento pela Unicamp

CAMILA CUNHA DE ABREU DA SILVEIRA
Médica pela Universidade Federal do Piauí (UFPI)
Pediatra pela UFPI
Título de Especialista em Pediatria pela Sociedade
Brasileira de Pediatria (SBP)
Residente de Neurologia Infantil da Universidade
Estadual de Campinas (Unicamp)

CAMILA ROBERTA SILVA MARTINS PEREIRA
Residência em Medicina Intensiva pela Universidade
Estadual de Campinas (Unicamp)
Título de Especialista em Clínica Médica pela Sociedade
Brasileira de Ciências Médicas (SBCM)
Título de Especialista em Medicina Intensiva pela
Associação de Medicina Intensiva Brasileira (AMIB)
Intensivista Diarista da UTI do Hospital Regional de
Mato Grosso do Sul (HRMS)
Preceptora do Programa de Residência em Medicina
Intensiva do HRMS
Intensivista na Associação Beneficente de Campo
Grande-MS, Hospital Santa Casa

CARELIS DEL VALLE GONZÁLEZ-SALAZAR
Doutorando em Ciências – Área de Concentração
Neurociências
Mestra em Ciências – Área de Concentração Neurociências
Médica Especialista em Medicina Física e Reabilitação

CHARLINGTON MOREIRA CAVALCANTE
Neuropediatra e Neurofisiologista Clínico
Especialista em Epilepsia e Medicina do Sono pela
Universidade Estadual de Campinas (Unicamp)

CÍNTHIA MINATEL RIGUETTO
Médica Endocrinologista
Mestre em Clínica Médica pela Universidade Estadual de
Campinas (Unicamp)
Doutoranda em Clínica Médica pela Unicamp

CINTIA M. BIMBATO
Residência em Clínica Médica no Complexo Hospitalar
Prefeito Edvaldo Orsi
Médica Plantonista no Complexo Hospitalar Prefeito
Edvaldo Orsi, SP

CLARISSA LIN YASUDA
Professora-Assistente do Departamento de
Neurologia da Faculdade de Ciências Médicas da
Universidade Estadual de Campinas (Unicamp)
Graduação em Medicina, Residência Médica em
Neurocirurgia, Mestre, Doutor e Pós-Doutor pela
Unicamp
Pós-Doutor pela University College of London/University
of Alberta

CRISTIANE COMPARIN
Mestre em Ciências da Saúde pela Universidade
Federal do Mato Grosso do Sul (UFMS)
Dermatologista Titular da Sociedade Brasileira de
Dermatologia (SBD)
Residência Médica em Dermatologia pela UFMS
Médica pela Universidade Federal do Rio Grande do Sul
(UFRGS)

CRISTINA SAADE JAQUES
Médica pela Escola Superior de Ciências da Santa
Casa de Misericórdia de Vitória, ES
Neurologista Clínica pelo Hospital de Clínicas da
Universidade Estadual de Campinas (HC-Unicamp)
Título de Especialista pela Academia Brasileira de
Neurologia (ABN)
Neurofisiologista e Especialista em Neuromuscular/
Neurogenética pelo HC-Unicamp
Título de Especialista pela Sociedade Brasileira de
Neurofisiologia Clínica (SBNC)
Especializando-se em Neurologia Geral e Ataxias pela
Universidade Federal de São Paulo (Unifesp)

DANIEL COLLARES
Neurologista do Hospital Municipal São José – Joinville, SC
Neurofisiologista Clínico do Hospital de Clínicas da
Universidade Federal do Paraná (UFPR)

DANILO DE ASSIS PEREIRA
Neurologista Infantil da Universidade Estadual de
Campinas (HC-Unicamp)
Professor de Pediatria da Pontifícia Universidade
Católica de São Paulo (PUC-SP)

DANILO DOS SANTOS SILVA
Neurologista pela Universidade Estadual de
Campinas (Unicamp)
Fellow em Neurologia Vascular pela Unicamp
Doutor em Ciências pela Unicamp

DÉBORA FERNANDES BIAZIM
Médica pela Universidade Federal de Mato Grosso do
Sul (UFMS)
Oftalmologista pelo Centro de Oftalmologia Tadeu
Cvintal (COTC)
Subespecilização em Plástica Ocular, Vias Lacrimais e
Órbita pela Escola Paulista de Medicina (EPM/Unifesp)

FABIANI HONORATO DE BARROS LOURENÇO
Neurologista e Neurofisiologista
Faculdade de Medicina de São José do Rio Preto (FAMERP)

FABIANO REIS
Graduação em Medicina pela Universidade Estadual de Campinas (Unicamp)
Professor Doutor do Departamento de Radiologia da Faculdade de Ciências Médicas da Unicamp
Doutor em Fisiopatologia Médica pela Unicamp
Curso de Aperfeiçoamento em Neurorradiologia pela Santa Casa de Misericórida, SP
Residência Médica em Radiologia pela Unicamp
Membro do Colégio Brasileiro de Radiologia (CBR) e da Sociedade Norte Americana de Radiologia (ASNR)
Estágio em Neurorradiologia na Faculdade de Medicina Johns Hopkins – Baltimore, EUA

FABRICIO BUCHDID CARDOSO
Médico pela Faculdade de Ciências Médicas de Santos (FCMS)
Residência em Clínica Médica pelo Hospital Guilherme Álvaro em Santos, SP
Neurologista pela Universidade Estadual de Campinas (Unicamp)
Neurorradiologista Intervencionista pelo Hospital La Sagrada Família (ENERI) Buenos Aires
Mestre em Fisiopatologia Médica pela Unicamp
Neurologista do Hospital de Clínicas da Unicamp
Neurorradiologista Intervencionista e Neurologista do Hospital Centro Médico de Campinas, SP

FABRÍCIO CASTRO DE BORBA
Médico pela Faculdade de Medicina de Marília (FAMEMA)
Residência em Neurologia e Neurofisiologia Clínica (Eletroneuromiografia e Doenças Neuromusculares) pela Universidade Estadual de Campinas (Unicamp)

FELIPE ARTHUR DE ALMEIDA JORGE
Médico Residente em Neurologia pela Universidade Estadual de Campinas (Unicamp)
Médico pela Universidade Federal de Juiz de Fora (UFJF)

FELIPE DUARTE AUGUSTO
Professor de Neurologia da Faculdade de Medicina do Centro Universitário de Caratinga (UNEC)
Neurocirurgião do Hospital Irmã Denise (CASU), MG
Residência em Neurocirurgia pela Universidade Federal dos Vales do Jequitinhonha e Mucuri (UFVJM)
Fellowship em Neurocirurgia Funcional pelo Biocor Instituto, MG

FELIPE FRANCO DA GRAÇA
Neurologista pela Universidade Estadual de Campinas (Unicamp)
Especialista em Neurofisiologia Clínica pela Unicamp
Membro Titular da Academia Brasileira de Neurologia (ABN)

FERNANDO CENDES
Professor-Titular e Chefe do Departamento de Neurologia da Faculdade de Ciências Médicas da Universidade Estadual de Campinas (Unicamp)

FERNANDO LUÍS MAEDA
Residente de Neurocirurgia da Universidade Estadual de Campinas (Unicamp)

FREDERICO CASTELO MOURA
Oftalmologista pela Faculdade de Medicina da Universidade de São Paulo (FMUSP)
Mestre e Doutor em Oftalmologia pela FMUSP
Chefe do Setor de Neuro-Oftalmologia do Hospital das Clínicas da Universidade Estadual de Campinas (HC-Unicamp)

GABRIEL DA SILVA SCHMITT
Médico Residente em Neurologia pela Universidade Estadual de Campinas (Unicamp)

GABRIEL FERRI BALTAZAR
Médico Residente em Neurologia pela Universidade Estadual de Campinas (Unicamp)
Formado em Medicina pela Escola Superior de Ciências da Santa Casa de Misericórdia de Vitória (EMESCAM), ES

GIOVANA MARIANI
Graduação em Medicina pela Universidade Federal do Paraná (UFPR)
Especialista em Nefrologia pela Universidade Estadual de Campinas (Unicamp)
Mestre em Clínica Médica pela Unicamp
Médica Assistente da Especialidade de Nefrologia do Hospital de Clínicas da Unicamp

GUILHERME MENEZES MESCOLOTTE
Mestrando em Ciências Médicas pela Universidade Estadual de Campinas (Unicamp)
Fellow de Neurovascular pela Unicamp
Neurologista pela Unicamp

GUILHERME PERASSA GASQUE
Residência Médica em Neurologia pela Universidade do Estado do Rio de Janeiro (UERJ)
Residência Médica em Neurofisiologia Clínica/ Eletroneuromiografia pela Universidade Estadual de Campinas (Unicamp)
Membro Titular da Academia Brasileira de Neurologia (ABN)
Membro Titular da Sociedade Brasileira de Neurofisiologia Clínica (SBNC)

GUILHERME S. DE O. WERTHEIMER
Médico Residente em Radiologia e Diagnóstico por Imagem da Universidade Estadual de Campinas (Unicamp)

IGOR SALES ORNELAS FREITAS
Graduação em Medicina pela Universidade Estadual de Montes Claros (Unimontes)
Residência Médica em Neurologia pelo Hospital das Clínicas da Universidade Federal de Minas Gerais (UFMG)
Especialização em Neurofisiologia Clínica – Eletroneuromiografia pelo Hospital das Clínicas da UFMG
Membro Titular da Academia Brasileira de Neurologia (SBN)
Membro Titular da Sociedade Brasileira de Neurofisiologia Clínica (SBNC)

ISABELLE PASTOR BANDEIRA
Estudante de Medicina no Departamento de Medicina da Universidade da Região de Joinville (UNIVILLE)

ISABELLE SALGADO CASTELLANO
Médica pela Faculdade de Ciências Médicas e da Saúde de Juiz de Fora (SUPREMA)

IURE BELLI DE MELO
Médico Residente de Neurologia do Hospital da Pontifícia Universidade Católica Campinas (PUC-Campinas)

JESSICA BLANC LEITE OLIVEIRA
Médica pela Universidade Federal de Juiz de Fora (UFJF)
Neurologista pela Universidade Estadual de Campinas (Unicamp)

JESSYCA LUANA ALVES KOSLYK
Graduação em Medicina pela Universidade Estadual de Maringá (UEM)
Residência em Neurologia pela Universidade Federal do Paraná (UFPR)
Fellow em Neurovascular, Doppler Trascraniano e Neurointensivismo pela Universidade Estadual de Campinas (Unicamp)
Membro da Academia Brasileira de Neurologia (ABN)

JOB MONTEIRO CHILEMBO JAMA ANTÓNIO
Professor-Auxiliar do Departamento de Neurociências e Saúde Mental da Faculdade de
Medicina da Universidade Agostinho Neto (FMUAN)
Doutor em Fisiopatologia pela Universidade Estadual de Campinas (Unicamp)
Médico pela FMUAN
Neurologista pelo Hospital de Clínicas da Unicamp
Neurofisilogista e Especialista em Neuroepilepsia pelo Hospital de Clínicas da Unicamp
Especialista em Gestão de Saúde pela Fundação Getúlio Vargas (FGV)

JOHANN SEBASTIAN ORTIZ DE LA ROSA
Fellow de Epilepsia/EEG pelo Hospital de Clínicas da Universidade Estadual de Campinas (Unicamp)
Neurologista Infantil pela Universidad Nacional de Colombia

JOSÉ HÉLIO ZEN JUNIOR
Mestre em Ciências Médicas
Médico Especialista em Medicina da Dor CFM/SBA

JOSÉ LUIZ PEDROSO
Professor Afiliado Doutor do Departamento de Neurologia e Neurocirurgia da Universidade Federal de São Paulo (Unifesp)
Especialista em Distúrbios do Movimento pela Unifesp

JULIA LOPES VIEIRA
Médica pela Universidade de Brasília (UnB)
Pediatra pela Universidade Federal do Estado de São Paulo (Unifesp)
Residente em Neurologia Pediátrica pela Universidade Estadual de Campinas (Unicamp)

KARLA BORGES DANIEL
Endocrinologista pela UNICAMP
Mestre em Neuroendocrinologia pela Universidade estadual de Campinas (Unicamp)
Título de Especialista pela Sociedade Brasileira de Endocrinologia e Metabologia (SBEM)

KAREN BALDIN
Médica Formada pela Faculdade de Medicina de Teresópolis
Residência Médica de Pediatria no Hospital Infantil Menino Jesus, RJ
Residência Médica de Neurologia Infantil na Universidade Estadual de Campinas (Unicamp)
Fellow de Epilepsia na Unicamp
Especialista em Pediatria pela Sociedade Brasileira de Pediatria (SBP)
Especialista em Neurofisiologia Clínica pela Sociedade Brasileira de Neurofisiologia Clínica (SBNC)

KARINE COUTO SARMENTO TEIXEIRA
Mestre e Doutora em Neurologia Infantil pela Universidade Estadual de Campinas (Unicamp)

KEILA REJANE FERREIRA GALVÃO
Membro da Academia Braseira de Neurologia (ABN)
Membro do DC Doenças Neuromusculares da ABNeuro
Neurologista do Hospital Universitário de Brasília, DF

LAURA FIUZA PAROLIN
Médica pela Universidade da Região de Joinville (Univille)
Neurologista pelo Hospital de Clínicas da Universidade Federal do Paraná (UFPR)
Membro Titular da Academia Brasileira de Neurologia (ABN)
Médica Neurologista da Clínica Neurovie em Joinville
Professora da Univille

LAURA GOMES VALLI
Médica pela Faculdade de Medicina de Jundiaí
Pediatra pela Universidade Federal de São Paulo (Unifesp)
Médica Residente de Neurologia Pediátrica pela Universidade Estadual de Campinas (Unicamp)

LENISE VALLER
Médica e Neurologista pela Universidade Federal do Rio Grande do Sul (UFRGS)
Mestrado em Fisiopatologia Médica pela Universidade Estadual de Campinas (Unicamp)

LEONARDO DE DEUS SILVA
Neurorradiologia Intervencionista pela Universidade de Ottawa – Canadá, EUA
Neurologia Vascular, Cuidados Intensivos Neurológicos e Doppler Transcraniano pela Universidade de Heidelberg, Alemanha
Título de Especialista em Neurologia pela Academia Brasileira de Neurologia (ABN/AMB)
Título de Especialista em Neurorradiologia Intervencionista pelo Colégio Brasileiro de Radiologia (CBR/AMB)

LETÍCIA CAROLINE BREIS
Estudante de Medicina do Departamento de Medicina da Universidade da Região de Joinville (Univille)

LETÍCIA SAUMA FERREIRA
Médica pela Universidade Federal de Minas Gerais (UFMG)
Pediatra pelo Hospital das Clínicas da UFMG
Neuropediatra pela Universidade de Campinas (Unicamp)
Mestre pela Faculdade de Ciências Médicas da Unicamp

LETÍZIA GONÇALVES BORGES
Graduada em Medicina pela Universidade Federal de Uberlândia (UFU)
Residência em Neurologia pela Universidade Estadual de Campinas (Unicamp)
Fellowship em Neurologia Cognitiva e Comportamental pela Northwestern University – Chicago, EUA
Neurologista Colaboradora do Grupo de Neurologia Cognitiva e do Comportamento (GNCC) do Hospital das Clínicas da Faculdade de Medicina da Universidade de São Paulo (HCFMUSP)

LIDIANE SOARES CAMPOS
Graduada em Medicina pela Universidade Federal de Mato Grosso (UFMT)
Residência Médica em Neurologia na Faculdade de Ciências Médicas da Universidade Estadual de Campinas (Unicamp)
Especialização em Distúrbios do Movimento e Aplicação de Toxina Botulínica em Patologias Neurológicas, Estágio em Neurofisiologia Clínica e Doenças Neuromusculares no Hospital das Clínicas da Unicamp
Mestre em Ciências Médicas, área de Atuação Neurologia pela Faculdade de Ciências Médicas da Unicamp
Coordenadora Neurologia do Complexo Hospitalar prefeito Edvaldo Orsi, SP

LÍVIA DE OLIVEIRA GOMES DE MATOS
Residência Médica em Neurologia Clínica pelo Hospital das Clínicas da Universidade de São Paulo (USP)
Especialização em Neurorradiologia Diagnóstica pelo Hospital das Clínicas da USP
Especialização em Neurorradiologia Intervencionista pelo Hospital das Clínicas da USP
Especialização em Neurorradiologia Intervencionista pelo Colégio Brasileiro de Radiologia (CBR)
Especialização em Neurologia pela Academia Brasileira de Neurologia (ABN)

LUCAS DE MELO TEIXEIRA BRANCO
Médico
Doutorando em Fisiopatologia Médica pela Faculdade de Ciências Médicas da Universidade Estadual de Campinas (FCM-Unicamp)

LUCAS MARTINS DE EXEL NUNES
Médico Fisiatra e Neurofisiologista pela Universidade de São Paulo (USP)
Coordenador da Residência de Neurofisiologia Clínica do IMREA-HCFMUSP
Médico Neurofisiologista da Nunes Neurofisiologia Clínica (NNC), SP

LUCAS NAVES DE RESENDE
Neurologista pela Universidade Estadual de Campinas (Unicamp)
Residente em Neuromuscular e Neurofisiologia Clínica pela Unicamp

LUCAS SCÁRDUA SILVA
Médico pela Universidade Federal de Goiás (UFG)
Neurologista e Neurofisiologista pela Universidade Estadual de Campinas (Unicamp)
Especialista em Epilepsia pela Unicamp

LUCIANA AKEMI YASUDA SUEMITSU
Médica Neurologista pela Universidade Estadual de Campinas (Unicamp)

LUCIANA CAROLINA MARQUES DE OLIVEIRA SANDIM
Neurologista Pediátrica pelo Hospital das Clínicas da Faculdade de Medicina da Universidade de São Paulo (HCFMUSP)
Pediatra pelo Hospital das Clínicas da Universidade Estadual Paulista (Unesp)
Médica pela Universidade Federal de Mato Grosso do Sul (UFMS)

LUDMILA ARAGÃO FEITOSA
Médica pela Universidade de Brasília (UnB)
Pediatra pela Universidade Federal do Estado de São Paulo (Unifesp)
Neurologista Pediátrica pela Universidade Estadual de Campinas (Unicamp)
Eletrofisiologista pela Unicamp
Mestranda pela Faculdade de Ciências Médicas da Unicamp

LUIS GUSTAVO DE ABREU MATTOS
Neurocirurgião pela Pontifícia Universidade Católica de Campinas (PUC-Campinas)

MARCELO FERREIRA SABBÁ
Médico Neurocirurgião pelo Hospital das Clínicas da Universidade Estadual de Campinas (Unicamp)
Pós-Graduação em Neuro-Oncologia pelo Hospital Sírio Libanês
Neurocirurgião Assistente do Hospital Boldrini

MARCELO GOMES CORDEIRO VALADARES MD, MSC
Neurocirurgião na Área de Neurocirurgia Funcional pelo Departamento de Neurologia da Faculdade de Ciências Médicas da Universidade Estadual de Campinas (Unicamp)

MARCO ANTÔNIO MACHADO SCHLINDWEIN
Estudante de Medicina no Departamento de Medicina na Universidade da Região de Joinville (UNIVILLE)

MARCONDES CAVALCANTE FRANÇA JR.
Professor Livre-Docente da Faculdade de Ciências Médicas da Universidade Estadual de Campinas (Unicamp)
Depto de Neurologia – Neuromuscular/Neurogenética da Unicamp

MARCOS MARINS
Neurorradiologista do Hospital Vera Cruz e PUC-Campinas
Título de Especialista em Radiologia pelo Colégio Brasileiro de Radiologia (CBR)
Título de Especialista em Neurorradiologia pela Sociedade Brasileira de Neurorradiologia (SBNR)

MARCUS VINICIUS MAGNO GONÇALVES
Professor de Neurologia, PhD no Departamento de Medicina na Universidade da Região de Joinville (UNIVILLE)

MARIA AUGUSTA MONTENEGRO
Professora-Assistente do Departamento de Neurologia da Faculdade de Ciências Médicas da Universidade Estadual de Campinas (Unicamp)
Chefe da Disciplina de Neurologia Infantil da Faculdade de Ciências Médicas da Universidade Estadual de Campinas (Unicamp)

MARIA DO BOM SUCESSO LACERDA FERNANDES NETA
Médica Residente de Neurologia Infantil da Universidade Estadual de Campinas (Unicamp)

MARIANA ALMEIDA VIDAL
Graduação em Medicina pela Pontifícia Universidade Católica de Campinas (PUC-Campinas)
Residência Médica em Neurologia pela PUC-Campinas
Fellow em Neurovascular no Hospital de Clínicas da Universidade Estadual de Campinas (Unicamp)

MARIANA RABELO DE BRITO
Neurologista pela Universidade Estadual de Campinas (Unicamp)
Residência Médica Neurofiosiologia – Doenças Neuromusculares e Neurogenética pela Unicamp

MARINA FRANCISS TAMIETTI
Residente de Neurologia do Hospital do Servidor Público Estadual de São Paulo

MARINA KOUTSODONTIS MACHADO ALVIM
Graduação em Medicina pela Faculdade de Ciências Médicas da Universidade Estadual de Campinas (Unicamp)
Residência Médica em Neurologia Clínica no Hospital de Clínicas da Unicamp
Residência Médica em Neurofisiologia Clínica no Hospital de Clínicas da Unicamp
Doutora em Epilepsia pelo Programa de Fisiopatologia Médica da Faculdade de Ciências Médicas da Unicamp
Título de Especialista em Neurologia pela Associação Brasileira de Neurologia (ABN)
Título de Especialista em Neurofisiologia Clínica (Eletroencefalograma – EEG) pela Sociedade Brasileira de Neurofisiologia Clínica (SBNC)

MARYELLI CONDE SIMÕES DE MAGALHÃES
Graduação em Psicologia pela ANHANGUERA/UNIDERP
Especialização em Psicologia do Trabalho – Gestão em Qualidade pela Universidade Católica Dom Bosco (UCDB)
Formação em Terapia Cognitivo Comportamental pelo Centro de Estudo em Terapia Cognitivo Comportamental (CETCC)
Curso Intensivo de Terapia Cognitivo Comportamental Infantil e Adolescente no CETCC
Psicóloga Clínica

MATEUS KIST IBIAPINO
Graduação em Medicina pela Universidade Estadual de Santa Cruz (UESC)
Residente de Neurologia do Programa de Residência Médica do Hospital das Clínicas da Universidade Estadual de Campinas (Unicamp)

MAXIMILIANO RAMOS PINTO CARNEIRO
Neurologista e Neurofisiologista pelo Hospital das Clínicas da Universidade Estadual de Campinas (Unicamp)
Especialista em Eletroneuromiografia e Doenças Neuromusculares pela Unicamp

MAYANI COSTA RIBEIRO TEMPLE
Neurologista e Neurofisiologista Clínica
Membro Titular da Academia Brasileira de Neurologia (ABN)
Residência em Neurofisiologia Clínica pela Universidade Estadual de Campinas (Unicamp)

MAYCON MELO LOPES
Médico-Neurologista pelo Hospital PUC-Campinas
Residência em Clínica Médica pelo Hospital das Clínicas Samuel Libânio

MILENA DE ALBUQUERQUE
Médica Neurologista/Neurofisiologista pela Universidade Estadual de Campinas (Unicamp)
Doutora em Ciências pela Faculdade de Ciências Médicas da Unicamp
Membro Titular da Academia Brasileira de Neurologia (ABN)
Membro Titular da Sociedade Brasileira de Neurofisiologia Clínica (SBNC)
EEG, Vídeo-EEG, Eletroneuromiografia, Monitoração Intraoperatória

MILENA MARCHINI RODRIGUES
Médica pela Faculdade Federal do Mato Grosso do Sul (UFMS)
Residente de Dermatologia pela Faculdade Estadual de Medicina de São José do Rio Preto (Famerp)

MIRELI MARTINS DO NASCIMENTO
Médica Neurologista pelo Hospital Santa Isabel – Blumenau, SC

NAYARA SILOCCHI PERGO
Médica pela Universidade Estadual de Maringá (UEM)
Neurologista pela Irmandade Santa Casa de Londrina (ISCAL)
Eletrofisiologista pela Universidade Estadual de Campinas (Unicamp)

ORLANDO GRAZIANI POVOAS BARSOTTINI
Professor Livre-Docente de Neurologia do Departamento de Neurologia e Neurocirurgia da Universidade Federal de São Paulo (Unifesp)
Chefe do Setor de Neurologia Geral e Ataxias da Unifesp
Coordenador Geral do Programa de Residência Médica em Neurologia da Unifesp

PAULO AFONSO MEI
Professor de Neurologia da Faculdade São Leopoldo Mandic
Coordenador do Ambulatório de Neurologia da Clínica da Faculdade São Leopoldo Mandic
Colaborador Voluntário do Ambulatório de Distúrbios do Sono do HC-Unicamp

RAFAEL BATISTA JOÃO
Título de Especialista pela Academia Brasileira de Neurologia (ABN)
Mestrando em Fisiopatologia Médica (Neurociências) pela Universidade Estadual de Campinas (Unicamp)
Neurofisiologista Clínico e Especialista em Epilepsia/EEG pelo HC-Unicamp
Neurologista pelo HMJCF/SPDM (São José dos Campos-SP)

RHUANN PONTES DOS SANTOS SILVA
Acadêmico de Medicina na Universidade Católica de Pernambuco (UNICAP)

RICARDO BRIOSCHI
Médico pela Universidade Estadual de Campinas (Unicamp)
Residente em Neurologia Clínica pela Unicamp

RODRIGO DA SILVEIRA GOMES LAÚDO
Médico Anestesiologista
Especialista em Dor e Cuidados Paliativos

RUBENS PAULO ARAUJO SALOMÃO
Residência em Neurologia Geral e Ataxias pela Universidade Federal de São Paulo (Unifesp)
Doutorando no Setor de Neurologia Geral e Ataxias da Unifesp
Fellow no Departamento de Neurogenética da Erasmus University – Rotterdam

SIMONE NASCIMENTO DE CASTRO
Especialista em Neurovascular pela Universidade Estadual Paulista (Unesp)
Residência em Neurologia pela Unesp
Médico pela Universidade Federal do Mato Grosso do Sul (UFMS)

SINVAL LEITE CARRIJO FILHO
Médico Neurologista pelo Hospital das Clínicas da Universidade Estadual de Campinas (HC-Unicamp)
Fellowship em Neurovascular pelo HC-Unicamp

SOPHIA CALDAS GONZAGA DA COSTA
Neurologista
Membro Titular da Academia Brasileira de Neurologia (ABN)
Fellow em Ataxias e Neurologia Geral na Universidade Federal de São Paulo (Unifesp)
Pós Graduação em Ataxias e Neurologia Geral na Unifesp
Fellow em Cefaleia no serviço de Neurologia da Santa Casa de São Paulo
Residência Médica pela Santa Casa de São Paulo
Graduação em Medicina pela Santa Casa de São Paulo

TÂNIA APARECIDA MARCHIORI DE O. CARDOSO
Professora-Assistente do Departamento de Neurologia da Faculdade de Ciências Médicas da Universidade Estadual de Campinas (FCM-Unicamp)
Responsável pelos Ambulatórios de Neurologia Geral e Distúrbios do Sono e pelo Serviço de Eletroencefalografia do Hospital das Clínicas da Unicamp

TAUANA BERNARDES LEONI
Neurologista e Neurofisiologista
Membro Titular da Sociedade Brasileira de Neurofisiologia (SBN)
Doutoranda em Neurologia pelo Programa de Fisiopatologia Médica pela Faculdade de Ciências Médicas da Universidade Estadual de Campinas (FCM-Unicamp)

THAMARA DE ALMEIDA SILVA TEODORO
Acadêmica de Medicina na Universidade Federal de Alagoas (UFAL)

THIAGO DIAS FERNANDES
Neurologista
Membro Titular da Academia Brasileira de Neurologia (ABN)
Neurofisiologista Clínico
Membro Titular da Sociedade Brasileira de Neurofisiologia Clínica (SBNC)
Doutor em Bases Gerais da Cirurgia – Eletroneuromiografia Aplicada à Cirurgia pela Faculdade de Medicina de Botucatu (Unesp)
Neurologista Assistente – HUMAP – UFMS

THIAGO SANTOS PRADO
Médico Neurologista do Hospital das Clínicas da Universidade Estadual de Campinas (HC-Unicamp)
Especialista em Neurovascular pelo HC-Unicamp

VANESSA BRITO CAMPOY ROCHA
Médica pela Universidade Estadual de Campinas (Unicamp)
Otorrinolaringologista pela Unicamp
Fellowship em Otoneurologia pela Unicamp
Mestranda em Ciências Médicas pela Unicamp

VITOR CORSALETTI ABREU
Médico Residente em Neurologia do Hospital das Clínicas da Universidade Estadual de Campinas (HC-Unicamp)

VIVIAN PERARO MIGUEL MOYSES
Médica Endocrinologista Titulada pela Sociedade Brasileira de Endocrinologia e Metabologia (SBEM)
Residência Médica pela Faculdade de Ciências Médicas da Universidade Estadual de Campinas (FCM-Unicamp)

WAGNER MAUAD AVELAR
Responsável pelo Ambulatório de Neurovascular da Universidade Estadual de Campinas (Unicamp)
Neurologista e Doutor em Neurovascular pela Unicamp
Fellowship em Neurovascular - Vall D›Hebron – Barcelona

WERNER GARCIA DE SOUZA
Graduação em Medicina pela Universidade Federal da Grande Dourados (UFGD)
Pós-Graduação em Neurologia pela Faculdade de Medicina de Marília (Famema)
Área de Atuação em Neurofisiologia Clínica, Neuromuscular e Neurogenética pelo Hospital de Base de Brasília (HBDF)
Médico Assistente em 2013 no Ambulatório de Doenças Neuromusculares e Doenças Desmielinizantes da Famema
Médico Neurologista do Corpo Clínico da Santa Casa e Hospital dos Fornecedores de Cana de Piracicaba

YVES GLAUBER SILVA DOS SANTOS
Graduação em Medicina pela Universidade Federal de Sergipe (UFS)
Residente em Neurologia pelo Hospital de Clínicas da da Universidade Estadual de Campinas (Unicamp)

SUMÁRIO

PRANCHAS EM CORES xxxiii

A

1. ABETALIPOPROTEINEMIA 1
   Sophia Caldas Gonzaga da Costa
   Carlos Roberto Martins Jr.

2. ACIDÚRIA GLUTÁRICA 3
   Sophia Caldas Gonzaga da Costa

3. ACROMATOPSIA 5
   Aron Barbosa Caixeta Guimarães

4. *ACTION MYOCLONUS – RENAL FAILURE SYNDROME* (SÍNDROME AMRF) 6
   Giovana Mariani • Carlos Roberto Martins Jr.

5. ADRENOLEUCODISTROFIA E ADRENOMIELONEUROPATIA 8
   Carlos Roberto Martins Jr.

6. AGIRIA-PAQUIGIRIA 10
   Carlos Roberto Martins Jr.

7. AICARDI-GOUTIERRES E DOENÇA DE AICARDI ... 12
   Carlos Roberto Martins Jr.

8. ALEXANDER 14
   Carlos Roberto Martins Jr.

9. ALPERS-HUTTENLOCHER 16
   Carlos Roberto Martins Jr.

10. ALUCINOSE PEDUNCULAR 18
    Guilherme Menezes Mescolotte • Carlos Roberto Martins Jr.

11. ALZHEIMER – FATORES GENÉTICOS 19
    Letízia Gonçalves Borges • Carlos Roberto Martins Jr.

12. AMAN/AMSAN 21
    Maximiliano Ramos Pinto Carneiro
    Carlos Roberto Martins Jr.

13. AMILOIDOSE AL 24
    Carlos Roberto Martins Jr.

14. AMILOIDOSE PERIFÉRICA HEREDITÁRIA E AMILOIDOSE CENTRAL 26
    Carlos Roberto Martins Jr.

15. AMIOTROFIA NEURÁLGICA HEREDITÁRIA 30
    Carlos Roberto Martins Jr.

16. ANDERSEN-TAWIL 31
    Carlos Roberto Martins Jr. • Marcondes Cavalcante França Jr.

17. ANGELMAN 33
    Luciana Marques de Oliveira Sandim • Carlos Roberto Martins Jr.

18. ANGIOMATOSE MENÍNGEA 35
    Fabricio Buchdid Cardoso

19. APRAXIA DE ABERTURA OCULAR 37
    Carlos Roberto Martins Jr.

20. ARNOLD-CHIARI 38
    Marcelo Ferreira Sabbá • Carlos Roberto Martins Jr.

21. ARSACS 40
    Camila Callegari Piccinin • Carlos Roberto Martins Jr.

22. ARTÉRIA TRIGEMINAL PERSISTENTE 42
    André Luis Nunes Albano de Meneses

23. ARTERIOPATIA CEREBRAL ASSOCIADA À *ACTA2* ... 45
    Danilo dos Santos Silva • Carlos Roberto Martins Jr.

24. ARTERITE TEMPORAL 47
    Yves Glauber Silva dos Santos
    Carlos Roberto Martins Jr. • Alberto Luiz Cunha da Costa

25. ATAXIA COM APRAXIA OCULOMOTORA TIPO 1 E 2 50
    Camila Callegari Piccinin • Carlos Roberto Martins Jr.

26. ATAXIA COM DEFICIÊNCIA DE COAQ10 52
    Carlos Roberto Martins Jr.

27. ATAXIA DE CAYMAN 54
    Carlos Roberto Martins Jr.

28. ATAXIAS EPISÓDICAS 55
    Carlos Roberto Martins Jr.

29. ATAXIA ESPINOCEREBELAR MITOCONDRIAL E EPILEPSIA (AEME – MSCAE) 57
    Carlos Roberto Martins Jr.

30. ATAXIAS ESPINOCEREBELARES – PRINCIPAIS SUBTIPOS 58
    Rubens Paulo Araujo Salomão
    Carlos Roberto Martins Jr. • José Luiz Pedroso
    Orlando Graziani Povoas Barsottini
    Marcondes Cavalcante França Jr.

31. ATAXIAS ESPINOCEREBELARES LIGADAS AO X .. 60
    Carlos Roberto Martins Jr.

32. ATAXIAS ESPINOCEREBELARES RECESSIVAS 61
    Carlos Roberto Martins Jr.

33 ATAXIA TELANGIECTASIA 63
Carlos Roberto Martins Jr.

34 ATROFIA MUSCULAR ESPINHAL 64
Maximiliano Ramos Pinto Carneiro
Carlos Roberto Martins Jr.

35 ATROFIA MUSCULAR ESPINHAL
ESCAPULOPERONEAL 67
Carlos Roberto Martins Jr.

36 ATROFIA MUSCULAR PROGRESSIVA 68
Cintia M. Bimbato • Lidiane Soares Campos

37 ATAXIA POR DEFICIÊNCIA DE
VITAMINA E (AVED) 69
Cintia M. Bimbato • Lidiane Soares Campos
Carlos Roberto Martins Jr.

B

38 BANNAYAN-RILEY-RUVALCABA 71
Carlos Roberto Martins Jr.

39 BICKERS-ADAMS 72
Carlos Roberto Martins Jr.

40 BICKERSTAFF 73
Carlos Roberto Martins Jr.

41 BING-NEEL 74
Danilo dos Santos Silva • Alberto Luiz Cunha da Costa
Carlos Roberto Martins Jr.

42 BLOCH-SULZBERGER 76
Carlos Roberto Martins Jr.

43 BOUCHER-NEUHAUSER E GORDON-HOLMES .. 77
Carlos Roberto Martins Jr.

44 BRAIT–FAHN–SCHWARZ 78
Carlos Roberto Martins Jr.

45 BRODY 79
Carlos Roberto Martins Jr.

46 BROWN-VIALETTO-VAN-LAERE 81
Carlos Roberto Martins Jr.

47 BRUNS 83
Carlos Roberto Martins Jr.

48 BRUNS-GARLAND 84
Carlos Roberto Martins Jr.

C

49 CADASIL – CARASIL – CARASAL 86
Carlos Roberto Martins Jr.

50 CALL-FLEMING 88
Carlos Roberto Martins Jr.

51 CAMPTOCORMIA 90
Carlos Roberto Martins Jr.

52 CANAVAN 91
Carlos Roberto Martins Jr.

53 CANOMAD 92
Carlos Roberto Martins Jr.

54 CANVAS 94
Carlos Roberto Martins Jr.

55 CAROTID WEB 96
André Luis Nunes Albano de Meneses
Leonardo de Deus Silva

56 CATATRENIA 99
Paulo Afonso Mei
Tânia Aparecida Marchiori de O. Cardoso

57 CAVERNOMA CEREBRAL 100
Carlos Roberto Martins Jr.

58 CEDNIK 102
Jessica Blanc Leite Oliveira

59 CEFALEIA EXPLOSIVA PRIMÁRIA 104
Jessica Blanc Leite Oliveira • Carlos Roberto Martins Jr.

60 CEFALEIA HÍPNICA 106
Mateus Kist Ibiapino • Carlos Roberto Martins Jr.

61 CEFALEIA NUMULAR 107
Isabelle Salgado Castellano

62 CEFALEIA PERSISTENTE DIÁRIA
DESDE O INÍCIO 108
Isabelle Salgado Castellano

63 CEFALEIA PRIMÁRIA ASSOCIADA À
ATIVIDADE SEXUAL 110
Isabelle Salgado Castellano • Carlos Roberto Martins Jr.

64 CEFALEIA PRIMÁRIA DA TOSSE 112
Carlos Roberto Martins Jr.

65 CEFALEIA PRIMÁRIA DO EXERCÍCIO 113
Vitor Corsaletti Abreu

66 CEFALEIA PRIMÁRIA EM FACADAS 114
Vitor Corsaletti Abreu

67 CHARCOT – MARIE – TOOTH 115
Carlos Roberto Martins Jr.

68 CHEDIAK-HIGASHI 117
Carlos Roberto Martins Jr.

69 CHIME SYNDROME 119
Alexandre Motta Mecê

70 CISTO NEUROENTÉRICO 120
Carlos Roberto Martins Jr.

71 CLIPPERS 121
Alexandre Motta Mecê • Carlos Roberto Martins Jr.

72 COATS 122
Lucas de Melo Teixeira Branco • Carlos Roberto Martins Jr.

73 COCKAYNE 124
Carlos Roberto Martins Jr.

74 COFFIN-LOWRY 125
Carlos Roberto Martins Jr.

75 COLÁGENO VI – MIOPATIAS 126
Julia Lopes Vieira • Carlos Roberto Martins Jr.

SUMÁRIO

76 COMPLICAÇÕES NEUROLÓGICAS PELA DIÁLISE 128
Giovana Mariani • Carlos Roberto Martins Jr.

77 COREIA HEREDITÁRIA BENIGNA 130
Lidiane Soares Campos • Cintia M. Bimbato
Carlos Roberto Martins Jr.

78 CORNÉLIA DE LANGE 132
Carlos Roberto Martins Jr.

79 CRANIOESTENOSES (CROUZON/APERT) 133
Felipe Duarte Augusto • Carlos Roberto Martins Jr.

80 CREUTZFELDT – JAKOB 135
Carlos Roberto Martins Jr.

81 *CRI DU CHAT* 137
Marina Franciss Tamietti

82 *CUTIS VERTICIS GYRATA* 138
Carlos Roberto Martins Jr.

D

83 DADS 140
Igor Sales Ornelas Freitas • Carlos Roberto Martins Jr.

84 DANDY-WALKER/MEGACISTERNA MAGNA 142
Felipe Duarte Augusto • Carlos Roberto Martins Jr.

85 DE MORSIER 144
Julia Lopes Vieira

86 DE VIVO 145
Carlos Roberto Martins Jr.

87 DEFICIÊNCIA DE AADC 147
Carlos Roberto Martins Jr.

88 DEFICIÊNCIA DE AMINOACILASE 149
Julia Lopes Vieira

89 DEFICIÊNCIA DE CREATINA 151
Laura Gomes Valli

90 DEFICIÊNCIA DE FRUTOSE 1,6-DIFOSFATASE ... 153
Laura Gomes Valli

91 DEFICIÊNCIA DE METIONINA-ADENOSILTRANSFERASE 154
Laura Gomes Valli

92 DEFICIÊNCIA DE PIRUVATO-CARBOXILASE 155
Camila Cunha de Abreu da Silveira

93 DEFICIÊNCIA DE PIRUVATO-DESIDROGENASE ... 156
Camila Cunha de Abreu da Silveira

94 DEFICIÊNCIA ISOLADA DE SULFITO OXIDASE 157
Camila Cunha de Abreu da Silveira

95 DEGENERAÇÃO OLIVAR HIPERTRÓFICA 158
Carlos Roberto Martins Jr.

96 DESFILADEIRO TORÁCICO 160
Lucas Martins de Exel Nunes • Andressa Silvia Faé Nunes

97 DFT (DEMÊNCIA FRONTOTEMPORAL) 162
Letízia Gonçalves Borges • Carlos Roberto Martins Jr.

98 DIÁSQUISE CEREBELAR CRUZADA 165
Carlos Roberto Martins Jr.

99 DIASTEMATOMIELIA 166
Carlos Roberto Martins Jr.

100 DiGEORGE 167
Carlos Roberto Martins Jr.

101 DIPARESIA FACIAL 168
Carlos Roberto Martins Jr.

102 DISGENESIAS DO CORPO CALOSO 169
Guilherme S. de O. Wertheimer • Fabiano Reis

103 DISPLASIA CORTICAL FOCAL 171
Marina Koutsodontis Machado Alvim

104 DISPLASIA SEPTO-ÓPTICA 174
Alexandre Motta Mecê

105 DISTONIAS GENÉTICAS 175
Carlos Roberto Martins Jr.

106 DISTROFIA OCULOFARÍNGEA 179
Igor Sales Ornelas Freitas • Carlos Roberto Martins Jr.

107 DISTROFIAS DE CINTURAS 181
Carlos Roberto Martins Jr.

108 DISTROFIAS MIOTÔNICAS 1 E 2 183
Igor Sales Ornelas Freitas • Carlos Roberto Martins Jr.

109 DISTROFIAS MUSCULARES CONGÊNITAS 185
Carlos Roberto Martins Jr.

110 DISTROGLICANOPATIAS 187
Antônio Rodrigues Coimbra Neto

111 DISTÚRBIO COMPORTAMENTAL DO SONO REM 188
Carlos Roberto Martins Jr.

112 DISTÚRBIOS NEUROLÓGICOS ASSOCIADOS A *ATP1A3* 190
Carlos Roberto Martins Jr.

113 DISTÚRBIOS NO CICLO DA UREIA 193
Carlos Roberto Martins Jr.

114 DNET E PNET 196
Carlos Roberto Martins Jr.

115 DOENÇA CELÍACA – MANIFESTAÇÕES NEUROLÓGICAS 198
Carlos Roberto Martins Jr.

116 DOENÇA DE ALICATA (*ANGIOSTRONGYLUS CANTONENSIS*) 200
Carlos Roberto Martins Jr.

117 DOENÇA DE SEITELBERGER 202
Carlos Roberto Martins Jr.

118 DOENÇA DOS GÂNGLIOS DA BASE RESPONSIVA À TIAMINA/BIOTINA 203
Carlos Roberto Martins Jr.

119 DOR COMPLEXA REGIONAL 205
José Hélio Zen Junior • Marcelo Gomes Cordeiro Valadares
Carlos Roberto Martins Jr.

| 120 | DOR FACIAL ATÍPICA OU DOR FACIAL PERSISTENTE IDIOPÁTICA 207
Rodrigo da Silveira Gomes Laúdo

| 121 | DRAVET..209
Fabiani Honorato de Barros Lourenço

| 122 | DRPLA – SÍNDROME DE HAW RIVER 211
Daniel Collares • Carlos Roberto Martins Jr.

| 123 | DUANE 213
Daniel Collares

| 124 | DYKE-DAVIDOFF-MASSON 214
Carlos Roberto Martins Jr.

E

| 125 | EAGLE..216
Carlos Roberto Martins Jr.

| 126 | EATON LAMBERT 218
Tauana Bernardes Leoni • Carlos Roberto Martins Jr.

| 127 | EDWARDS 222
Aline de Fátima Dias

| 128 | EMERY-DREIFUSS..226
Carlos Roberto Martins Jr.

| 129 | ENCEFALITES AUTOIMUNES 228
Carlos Roberto Martins Jr.

| 130 | ENCEFALOPATIA HIPOGLICÊMICA DO ADULTO...234
Carlos Roberto Martins Jr.

| 131 | ENCEFALOPATIA INDUZIDA PELO METRONIDAZOL..236
Carlos Roberto Martins Jr.

| 132 | ENCEFALOPATIA NECROTIZANTE AGUDA 238
Aline de Fátima Dias

| 133 | ENXERTO VS. HOSPEDEIRO: MIOPATIAS........240
Carlos Roberto Martins Jr.

| 134 | EPILEPSIA DO LOBO FRONTAL NOTURNA AUTOSSÔMICA DOMINANTE 241
Tânia Aparecida Marchiori de O. Cardoso
Paulo Afonso Mei

| 135 | EPILEPSIAS DO LOBO OCCIPITAL 243
Rafael Batista João • Lucas Scárdua Silva
Clarissa Lin Yasuda • Carlos Roberto Martins Jr.

| 136 | EPILEPSIAS DE LOBO TEMPORAL GENETICAMENTE DETERMINADAS...............246
Rafael Batista João • Lucas Scárdua Silva
Clarissa Lin Yasuda • Fernando Cendes

| 137 | EPILEPSIA DO SUSTO (STARTLE EPILEPSY) ASSOCIADA À HEMIPLEGIA INFANTIL 249
Rafael Batista João • Johann Sebastian Ortiz de La Rosa

| 138 | EPILEPSIAS MIOCLÔNICAS PROGRESSIVAS 250
Fabiani Honorato de Barros Lourenço

| 139 | ERDHEIM-CHESTER 253
Carlos Roberto Martins Jr.

| 140 | ESCLEROSE CONCÊNTRICA DE BALÓ 255
Laura Fiuza Parolin

| 141 | ESCLEROSE LATERAL AMIOTRÓFICA FAMILIAL 256
Tauana Bernardes Leoni • Carlos Roberto Martins Jr.

| 142 | ESCLEROSE SISTÊMICA NEFROGÊNICA 259
Carlos Roberto Martins Jr.

| 143 | ESCLEROSE TUBEROSA................................260
Guilherme Menezes Mescolotte • Carlos Roberto Martins Jr.

| 144 | ESQUIZENCEFALIA 263
Guilherme Menezes Mescolotte • Carlos Roberto Martins Jr.

| 145 | ESTESIONEUROBLASTOMA 264
Carlos Roberto Martins Jr.

| 146 | ESTRIATOPATIA DIABÉTICA 265
Carlos Roberto Martins Jr. • Bruno Santos Bogéa
Fabiano Reis

| 147 | EULENBURG..268
Laura Fiuza Parolin • Carlos Roberto Martins Jr.

F

| 148 | FABRY..270
Marcus Vinicius Magno Gonçalves
André Eduardo de Almeida Franzo
Carlos Roberto Martins Jr.

| 149 | FAHR 273
Laura Fiuza Parolin • Carlos Roberto Martins Jr.

| 150 | FALÊNCIA AUTONÔMICA PURA....................275
Carlos Roberto Martins Jr.
Carelis Del Valle González-Salazar

| 151 | FARINGOCERVICOBRAQUIAL – UM TIPO DE POLIRRACULONEUROPATIA 278
Carlos Roberto Martins Jr.

| 152 | FAZIO LONDE 279
Carlos Roberto Martins Jr.

| 153 | FENILCETONÚRIA.......................................281
Luciana Carolina Marques de Oliveira Sandim

| 154 | FEWDON-MND..283
Carlos Roberto Martins Jr.

| 155 | FIBRODISPLASIA – MANIFESTAÇÕES NEUROLÓGICAS.......................................285
Simone Nascimento de Castro

| 156 | FIBRODISPLASIA OSSIFICANTE PROGRESSIVA..287
Lucas de Melo Teixeira Branco • Carlos Roberto Martins Jr.

| 157 | FOIX-ALAJOUANINE 289
Simone Nascimento de Castro • Carlos Roberto Martins Jr.

| 158 | FOIX-CHAVANY-MARIE 291
Marina Franciss Tamietti • Carlos Roberto Martins Jr.

| 159 | FORESTIER..292
Carlos Roberto Martins Jr. • Bruno Santos Bogéa

SUMÁRIO

160 FOSMN 293
Carlos Roberto Martins Jr.

161 FOSTER-KENNEDY 295
Marcelo Ferreira Sabbá • Carlos Roberto Martins Jr.

162 FRIEDREICH E LOFA 296
Guilherme Menezes Mescolotte • Carlos Roberto Martins Jr.

G

163 GANGLIONOPATIAS 298
Carlos Roberto Martins Jr.

164 GANGLIOSIDOSES 300
Luciana Carolina Marques de Oliveira Sandim

165 GARCIA-LURIE 302
Aline de Fátima Dias

166 GAUCHER 303
Luciana Carolina Marques de Oliveira Sandim

167 GERSTMANN-STRAUSSLER-SCHEINKER 305
Marina Franciss Tamietti

168 GILLESPIE 307
Carlos Roberto Martins Jr.

169 GOMEZ-LOPEZ-HERNANDEZ 309
Aline de Fátima Dias

170 GORLIN GOLTZ 311
Carlos Roberto Martins Jr.

171 GRADENIGO 312
Gabriel da Silva Schmitt • Carlos Roberto Martins Jr.

H

172 HAM/TSP-HTLV 314
Jessyca Luana Alves Koslyk

173 HaNDL 316
Carlos Roberto Martins Jr.

174 HAND-SCHÜLLER-CHRISTIAN (HISTIOCITOSE X – MANIFESTAÇÕES NEUROLÓGICAS) 318
Daniel Collares

175 HARTNUP 319
Thamara de Almeida Silva Teodoro
Rhuann Pontes dos Santos Silva
Carlos Roberto Martins Jr.

176 HEMATOMIELIA 321
Fernando Luís Maeda

177 HEMICRÂNIA PAROXÍSTICA E HEMICRÂNIA CONTÍNUA 323
Carlos Roberto Martins Jr.

178 HEMIMEGALENCEFALIA 325
Carlos Roberto Martins Jr.

179 HETEROTOPIAS 327
Marina Koutsodontis Machado Alvim
Carlos Roberto Martins Jr.

180 HIDRANENCEFALIA 330
Thamara de Almeida Silva Teodoro
Rhuann Pontes dos Santos Silva
Carlos Roberto Martins Jr.

181 HIPOMELANOSE DE ITO 332
Carlos Roberto Martins Jr.

182 HIRAYAMA 334
Carlos Roberto Martins Jr.

183 HIV E DOENÇA DO NEURÔNIO MOTOR 336
Carlos Roberto Martins Jr.

184 HNPP 338
Carlos Roberto Martins Jr.

185 HOLMES – ADIE 340
Carlos Roberto Martins Jr. • Frederico Castelo Moura

186 HOPKINS 342
Carlos Roberto Martins Jr.

187 HSA PERIMESENCEFÁLICA NÃO ANEURISMÁTICA 344
Carlos Roberto Martins Jr.

188 HSAN – NEUROPATIAS HEREDITÁRIAS SENSITIVO-AUTONÔMICAS 346
Carlos Roberto Martins Jr. • Werner Garcia de Souza

189 HUNTCHINSON-GILFORD 349
Carlos Roberto Martins Jr.

190 HUNTINGTON E HUNTINGTON-*LIKE* 350
Carlos Roberto Martins Jr.

I

191 INSÔNIA FAMILIAR FATAL 352
Carlos Roberto Martins Jr.

192 INTOXICAÇÃO POR CHUMBO E MERCÚRIO 354
Maycon Melo Lopes • Carlos Roberto Martins Jr.

193 INTOXICAÇÃO POR METANOL E MONÓXIDO DE CARBONO 356
Maycon Melo Lopes

194 INTOXICAÇÃO POR TÁLIO E ARSÊNIO 358
Carelis Del Valle González-Salazar
Carlos Roberto Martins Jr.

195 INTOXICAÇÃO POR ZINCO E DEFICIÊNCIA DE COBRE 360
Carlos Roberto Martins Jr.

196 ISAACS 361
Carlos Roberto Martins Jr.

J

197 JORDANS 363
Carlos Roberto Martins Jr.

198 JOUBERT 365
Charlington Moreira Cavalcante
Carlos Roberto Martins Jr.

K

199 KALLMANN 367
Vivian Peraro Miguel Moyses

200 KENNEDY 369
Maximiliano Ramos Pinto Carneiro
Carlos Roberto Martins Jr.

201 KERNICTERUS 371
Maycon Melo Lopes • Augusto Celso Scarparo Amato Filho

202 KINSBOURNE 373
Iure Belli de Melo • Carlos Roberto Martins Jr.

203 KLEINE-LEVIN 375
Iure Belli de Melo • Carlos Roberto Martins Jr.

204 KLIPPEL-FEIL 377
Iure Belli de Melo

205 KLIPPEL-TRENAUNAY-WEBER 378
Mariana Almeida Vidal

206 KRABBE 380
Carlos Roberto Martins Jr.

L

207 LABRUNE 382
Mariana Almeida Vidal

208 LANCE-ADAMS 384
Felipe Duarte Augusto

209 LANDAU-KLEFFNER E ESTADO DE MAL ELÉTRICO DO SONO 385
Charlington Moreira Cavalcante

210 LANDOUZY-DEJERINE (DFEU) 387
Carlos Roberto Martins Jr.

211 LAXOVA-OPTIZ 389
Felipe Arthur de Almeida Jorge • Carlos Roberto Martins Jr.

212 LEIGH 390
Carlos Roberto Martins Jr.

213 LEMIERRE 392
Lucas Naves de Resende • Carlos Roberto Martins Jr.
Alberto R. M. Martinez

214 LEMP × DISTÚRBIO NEUROCOGNITIVO RELACIONADO COM O HIV 394
Carlos Roberto Martins Jr.

215 LESCH-NYHAN 397
Carlos Roberto Martins Jr.

216 LEUCODISTROFIA METACROMÁTICA 399
Carlos Roberto Martins Jr.

217 LEUCODISTROFIAS DO ADULTO 401
Carlos Roberto Martins Jr.

218 LEUCOENCEFALOPATIA COM SUBSTÂNCIA BRANCA EVANESCENTE 404
Carlos Roberto Martins Jr.

219 LEUCOENCEFALOPATIA DE TRONCO ENCEFÁLICO E MEDULA ESPINHAL COM ELEVAÇÃO DE LACTATO CEREBRAL 405
Carlos Roberto Martins Jr.

220 LEUCOENCEFALOPATIA DIFUSA HEREDITÁRIA COM ESFEROIDES (HDLS) 406
Carlos Roberto Martins Jr.

221 LEUCOENCEFALOPATIA MEGALENCEFÁLICA COM CISTOS SUBCORTICAIS 407
Carlos Roberto Martins Jr.

222 LEVINE-CRITCHLEY 409
Carlos Roberto Martins Jr.

223 LEWIS-SUMNER 411
Milena de Albuquerque

224 LHERMITTE-DUCLOS 413
Carlos Roberto Martins Jr.

225 LINFOMA PRIMÁRIO DO SNC 415
Carlos Roberto Martins Jr.

226 LIPOFUSCINOSE CEROIDE NEURONAL 417
Carlos Roberto Martins Jr.

227 LIPOMATOSE ENCEFALOCRANIOCUTÂNEA 419
Carlos Roberto Martins Jr.

228 LOWE 420
Carlos Roberto Martins Jr.

229 LYME 422
Carlos Roberto Martins Jr.

M

230 MADELUNG 425
Camila Callegari Piccinin • Carlos Roberto Martins Jr.

231 MADRAS 428
Carlos Roberto Martins Jr.

232 MANGANISMO 430
Carlos Roberto Martins Jr. • Fabiano Reis

233 MANIFESTAÇÕES CUTÂNEAS E DOENÇAS NEUROMUSCULARES 432
Marcus Vinicius Magno Gonçalves
André Eduardo de Almeida Franzoi

234 *MAPLE SYRUP URINE DISEASE* (DOENÇA DA URINA EM XAROPE DE BORDO) 435
Carlos Roberto Martins Jr.

235 MARBURG 437
Carlos Roberto Martins Jr.

236 MARCHIAFAVA-BIGNAMI 438
Sinval Leite Carrijo Filho

237 MARINESCO–SJÖGREN 440
Carlos Roberto Martins Jr.

238 McARDLE E TARUI 442
Carlos Roberto Martins Jr.

SUMÁRIO

239 McLEOD 444
Carlos Roberto Martins Jr.

240 MEIGE 446
Carlos Roberto Martins Jr.

241 MELANOSE NEUROCUTÂNEA 447
Carlos Roberto Martins Jr.

242 MELKERSSON-ROSENTHAL 448
Yves Glauber Silva dos Santos
Carlos Roberto Martins Jr.

243 MÉNIÈRE 450
Vanessa Brito Campoy Rocha ▪ Carlos Roberto Martins Jr.

244 MENINGOENCEFALOMIELITE ANTI-GFAP 452
Marcus Vinicius Magno Gonçalves
André Eduardo de Almeida Franzoi

245 MENKES 454
Carlos Roberto Martins Jr.

246 MIASTENIA *GRAVIS* SORONEGATIVAS 456
Isabelle Pastor Bandeira
Marco Antônio Machado Schlindwein
Letícia Caroline Breis ▪ Marcus Vinicius Magno Gonçalves

247 MIASTENIAS CONGÊNITAS 458
Carlos Roberto Martins Jr.

248 MICROANGIOPATIA
TROMBÓTICA CEREBRAL 461
Carlos Roberto Martins Jr.

249 MIELOPATIA VACUOLAR PELO HIV 463
Mariana Rabelo de Brito ▪ Carlos Roberto Martins Jr.

250 MIGRÂNEA HEMIPLÉGICA 465
Carlos Roberto Martins Jr.

251 MILLER FISHER 467
Carlos Roberto Martins Jr.

252 MILLS 469
Carlos Roberto Martins Jr.

253 MIOPATIA POR CORPOS DE
INCLUSÃO FAMILIAR 471
Carlos Roberto Martins Jr.

254 MIOPATIAS CONGÊNITAS 473
Mariana Rabelo de Brito

255 MIOPATIAS DISTAIS 476
Carlos Roberto Martins Jr.

256 MIOPATIA DISTAL COM FRAQUEZA DE
CORDA VOCAL 479
Milena de Albuquerque

257 MIOPATIA HEREDITÁRIA POR CORPOS DE
INCLUSÃO + DFT + PAGET – IBMPFD 481
Carlos Roberto Martins Jr.

258 MIOPATIAS INFLAMATÓRIAS 482
Carlos Roberto Martins Jr.

259 MIOTONIAS CONGÊNITAS 485
Carlos Roberto Martins Jr.

260 MITOCONDRIOPATIAS 487
Camila Callegari Piccinin ▪ Carlos Roberto Martins Jr.

261 MOEBIUS 490
Cristina Saade Jaques

262 MONEM – MOG-IGG-*ASSOCIATED
OPTIC NEURITIS, ENCEPHALITIS AND MYELITIS* .. 492
Carlos Roberto Martins Jr.

263 *MORNING GLORY SYNDROME* 495
Cristina Saade Jaques

264 MORVAN 497
Carlos Roberto Martins Jr.

265 MOVIMENTOS EM ESPELHO CONGÊNITOS ... 499
Carlos Roberto Martins Jr.

266 MOYAMOYA 500
Sinval Leite Carrijo Filho ▪ Carlos Roberto Martins Jr.

267 MUCOPOLISSACARIDOSES 502
Charlington Moreira Cavalcante

268 *MUSCLE-EYE-BRAIN DISEASE* 505
Mayani Costa Ribeiro Temple

N

269 NARCOLEPSIA E HIPERSONIA
CENTRAL IDIOPÁTICA 507
Carlos Roberto Martins Jr.

270 NASU-HAKOLA 511
Julia Lopes Vieira ▪ Carlos Roberto Martins Jr.

271 NEURALGIA DO GLOSSOFARÍNGEO 512
Lenise Valler ▪ Carlos Roberto Martins Jr.

272 NEURITE MIGRATÓRIA DE WARTENBERG 514
Carlos Roberto Martins Jr.

273 NEUROAFECÇÕES DA
CARDIOPATIA CHAGÁSICA 515
Aezio de Magalhães Jr. ▪ Carlos Roberto Martins Jr.

274 NEURO-BEHÇET 516
Ricardo Brioschi ▪ Carlos Roberto Martins Jr.

275 NEURODEGENERAÇÃO COM ACÚMULO
CEREBRAL DE FERRO 518
Rubens Paulo Araujo Salomão
Carlos Roberto Martins Jr. ▪ José Luiz Pedroso
Orlando Graziani Povoas Barsottini

276 NEUROFIBROMATOSE 521
Carlos Roberto Martins Jr.

277 NEURO-HISTOPLASMOSE 523
Rhuann Pontes dos Santos Silva
Thamara de Almeida Silva Teodoro
Carlos Roberto Martins Jr.

278 NEUROPATIAS ASSOCIADAS A
GAMOPATIAS MONOCLONAIS 525
Carlos Roberto Martins Jr.

279 NEUROPATIA DOS INTERÓSSEOS POSTERIOR E ANTERIOR 530
Thiago Dias Fernandes • Carlos Roberto Martins Jr.

280 NEUROPATIA MOTORA HEREDITÁRIA DISTAL .. 533
Carlos Roberto Martins Jr.

281 NEUROPATIA MOTORA MULTIFOCAL 535
Mayani Costa Ribeiro Temple
Carlos Roberto Martins Jr.

282 NEUROPATIA ÓPTICA HEREDITÁRIA DE LEBER 537
Aron Barbosa Caixeta Guimarães
Carlos Roberto Martins Jr.

283 NEUROPATIA TRIGEMINAL ASSOCIADA À SÍNDROME DE SJÖGREN 539
Carlos Roberto Martins Jr.

284 NEUROTOXICIDADE CEREBRAL PELO MEIO DE CONTRASTE 540
Fabricio Buchdid Cardoso

285 NEVO SEBÁCEO LINEAR DE JADASSOHN 542
Cristiane Comparin

286 NIEMANN-PICK TIPO C 544
Carlos Roberto Martins Jr.

287 NOIA – NEUROPATIA ÓPTICA ISQUÊMICA ANTERIOR ARTERÍTICA E NÃO ARTERÍTICA ... 546
Débora Fernandes Biazim • Carlos Roberto Martins Jr.

288 NEUROPATIA ÓPTICA ISQUÊMICA POSTERIOR – NOIP 554
Débora Fernandes Biazim • Carlos Roberto Martins Jr.

289 NORRIE 558
Carlos Roberto Martins Jr.

290 NOTALGIA PARESTÉSICA 559
Carlos Roberto Martins Jr.

O

291 O'SULLIVAN–McLEOD 560
Carlos Roberto Martins Jr.

292 ONDINE 561
Gabriel da Silva Schmitt • Ricardo Brioschi
Carlos Roberto Martins Jr.

293 OPALSKI E BABINSKI-NAGEAOTTE 563
Carlos Roberto Martins Jr.

294 OPHELIA 564
Ricardo Brioschi • Carlos Roberto Martins Jr.

295 ORBITOPATIA DE GRAVES 566
Cínthia Minatel Riguetto • Karla Borges Daniel
Carlos Roberto Martins Jr.

296 OHTAHARA 569
Carlos Roberto Martins Jr.

P

297 PANDAS 571
Maria do Bom Sucesso Lacerda Fernandes Neta

298 PANENCEFALITE ESCLEROSANTE SUBAGUDA (SÍNDROME DE VAN BOGAERT – ENCEFALITE DE DAWSON) 573
Carlos Roberto Martins Jr.

299 PAQUIMENINGITE HIPERTRÓFICA IGG4 RELACIONADA 575
Carlos Roberto Martins Jr.

300 PARALISIA DO CARRAPATO 577
Luciana Akemi Yasuda Suemitsu

301 PARALISIA DO OLHAR HORIZONTAL COM ESCOLIOSE PROGRESSIVA (HGPPS) 579
Fabrício Castro de Borba • Carlos Roberto Martins Jr.
Alberto Rolim Muro Martinez
Marcondes Cavalcante França Jr.

302 PARALISIAS PERIÓDICAS 581
Carlos Roberto Martins Jr.

303 PARAPARESIAS ESPÁSTICAS HEREDITÁRIAS . 584
Carlos Roberto Martins Jr.

304 PARASSONIAS DO REM – PARASSONIAS DO NREM 587
Carlos Roberto Martins Jr.

305 PARATRIGEMINALGIA DE READER 589
Werner Garcia de Souza • Carlos Roberto Martins Jr.

306 PARRY-ROMBERG 590
Thiago Dias Fernandes • Carlos Roberto Martins Jr.

307 PARSONAGE-TURNER 592
Thiago Dias Fernandes

308 PEARSON 594
Carlos Roberto Martins Jr.

309 PELIZAEUS-MERZBACHER 595
Carlos Roberto Martins Jr.

310 PERM – SÍNDROME DA PESSOA RÍGIDA (VARIANTE) 597
Carlos Roberto Martins Jr.

311 PERRY 598
Carlos Roberto Martins Jr.

312 PICK 599
Letízia Gonçalves Borges

313 PLAGIOCEFALIA POSICIONAL 600
Luciana Akemi Yasuda Suemitsu

314 POEMS 602
Guilherme Perassa Gasque

315 POLAND 604
Gabriel da Silva Schmitt

316 POLIMICROGIRIA 606
Amanda Canal Rigotti • Ludmila Aragão Feitosa
Nayara Silocchi Pergo • Thiago Santos Prado
Ana Carolina Coan

317 POLIRRADICULONEUROPATIA DA SOROCONVERSÃO DO HIV 608
Lucas Naves de Resende • Carlos Roberto Martins Jr.

318	POMPE 609		

318 POMPE 609
Guilherme Perassa Gasque • Carlos Roberto Martins Jr.

319 PORETTI-BOLTSHAUSER 611
Amanda Gontijo Carvalho Guerin

320 PORFIRIAS 613
Lucas Naves de Resende • Carlos Roberto Martins Jr.

321 PRADER-WILLI (MANIFESTAÇÕES NEUROLÓGICAS) 615
Cínthia Minatel Riguetto

322 PRES 617
Carlos Roberto Martins Jr.

323 PSEUDOTUMOR INFLAMATÓRIO DA ÓRBITA ... 619
Ana Luisa Madeira Freitas
Augusto Celso Scarparo Amato Filho • Marcos Marins

324 PSEUDOXANTOMA ELÁSTICO 626
Ludmila Aragão Feitosa • Amanda Canal Rigotti
Nayara Silocchi Pergo • Ana Carolina Coan

325 PSP – PARALISIA SUPRANUCLEAR PROGRESSIVA 628
Felipe Franco da Graça • Carlos Roberto Martins Jr.

326 PYRIDOXINE-DEPENDENT EPILEPSY 630
Maria do Bom Sucesso Lacerda Fernandes Neta
Maria Augusta Montenegro

Q

327 QUERUBISMO 632
Carlos Roberto Martins Jr.

R

328 RADICULOPLEXONEUROPATIA NÃO DIABÉTICA 633
Carlos Roberto Martins Jr.

329 RAMSAY-HUNT: PARALISIA FACIAL E VZV 634
Gabriel Ferri Baltazar • Carlos Roberto Martins Jr.

330 RASMUSSEN 636
Karen Baldin

331 REFSUM 641
Felipe Franco da Graça • Carlos Roberto Martins Jr.

332 RETINITE PIGMENTOSA NA NEUROLOGIA 643
Carlos Roberto Martins Jr.

333 RETT 646
Maria do Bom Sucesso Lacerda Fernandes Neta
Maria Augusta Montenegro

334 RILEY-DAY 648
Carlos Roberto Martins Jr.

335 ROGER 650
Carlos Roberto Martins Jr.

336 ROSS 651
Carlos Roberto Martins Jr.

337 RUBINSTEIN-TAYBI 652
Carlos Roberto Martins Jr.

S

338 SAETHRE-CHOTZEN 654
Carlos Roberto Martins Jr.

339 SALDINO-MAINZER 655
Giovana Mariani • Carlos Roberto Martins Jr.

340 SALLA 657
Carlos Roberto Martins Jr.

341 SANDIFER 658
Carlos Roberto Martins Jr.

342 SANDO 659
Felipe Franco da Graça

343 SARCOIDOSE – MANIFESTAÇÕES NEUROLÓGICAS 661
Gabriel Ferri Baltazar • Carlos Roberto Martins Jr.

344 SAVANTISMO 663
Carlos Roberto Martins Jr.
Maryelli Conde Simões de Magalhães

345 SCHWARTZ–JAMPEL 665
Carlos Roberto Martins Jr.
Marcondes Cavalcante França Jr.

346 SEGAWA 667
Thiago Santos Prado
André Augusto Lemos Vidal de Negreiros
Amanda Canal Rigotti

347 SEIO PERICRANIANO 669
Carlos Roberto Martins Jr.

348 SELLARS-BEIGHTON 671
André Augusto Lemos Vidal de Negreiros
Thiago Santos Prado • Amanda Canal Rigotti

349 *SENSORINEURAL HEARING LOSS-EARLY GREYING-ESSENTIAL TREMOR SYNDROME* 673
Fabrício Castro de Borba

350 SIALIDOSES 674
Fabrício Castro de Borba • Carlos Roberto Martins Jr.

351 SIDEROSE SUPERFICIAL DO SISTEMA NERVOSO CENTRAL 676
André Luis Nunes Albano de Meneses
Lívia de Oliveira Gomes de Matos
Carlos Roberto Martins Jr.

352 SÍNDROME DA ARDÊNCIA BUCAL 678
Adir Bruno Serraglio • Carlos Roberto Martins Jr.

353 SÍNDROME DA CABEÇA EXPLODINDO 679
Felipe Arthur de Almeida Jorge • Carlos Roberto Martins Jr.

354 SÍNDROME DA ORELHA VERMELHA 681
Carlos Roberto Martins Jr.

355 SÍNDROME DA TORTUOSIDADE ARTERIAL (MANIFESTAÇÕES NEUROLÓGICAS) 684
Felipe Arthur de Almeida Jorge

356 SÍNDROME DE CÃIBRA-FASCICULAÇÃO BENIGNA 686
Carlos Roberto Martins Jr.

#	Título	Pág.
357	**SÍNDROME DE CHARLES BONNET**	687
	Rhuann Pontes dos Santos Silva	
	Thamara de Almeida Silva Teodoro	
	Carlos Roberto Martins Jr.	
358	**SÍNDROME DE DESMIELINIZAÇÃO OSMÓTICA**	689
	Lenise Valler	
359	**SÍNDROME DE JOB – HIPER IgE**	691
	Luciana Akemi Yasuda Suemitsu	
	Carlos Roberto Martins Jr.	
360	**SÍNDROME DE LAURENCE-MOON-BARDET-BIEDL**	693
	Luciana Akemi Yasuda Suemitsu	
361	**SÍNDROME DO INCISIVO CENTRAL**	695
	Alexandre Motta Mecê	
362	**SÍNDROME MELANOMA-ASTROCITOMA**	696
	Carlos Roberto Martins Jr.	
363	**SÍNDROME DE NATHALIE**	697
	Carlos Roberto Martins Jr.	
364	**SÍNDROME DE PANCOAST E DE POURFOUR DU PETIT**	699
	Werner Garcia de Souza	
	Carlos Roberto Martins Jr.	
365	**SÍNDROME DE PFEIFFER**	701
	Danilo de Assis Pereira	
366	**SÍNDROME DE ROUBO DA SUBCLÁVIA**	702
	André Luis Nunes Albano de Meneses	
	Luis Gustavo de Abreu Mattos	
367	**SÍNDROME DE SATOYOSHI**	704
	Nayara Silocchi Pergo • Amanda Canal Rigotti	
	Ludmila Aragão Feitosa	
368	**SCHILDER**	705
	Carlos Roberto Martins Jr.	
369	**SÍNDROME DE WERNER (PROGERIA)**	707
	Danilo de Assis Pereira	
370	**SÍNDROME DO TREFINADO**	709
	Camila Roberta Silva Martins Pereira	
	Carlos Roberto Martins Jr.	
371	**SÍNDROME HHE**	711
	Carlos Roberto Martins Jr.	
372	**SÍNDROME PISOUNCIFORME**	713
	Carlos Roberto Martins Jr.	
373	**SÍNDROME PÓS-PÓLIO**	715
	Carelis del Valle González-Salazar	
	Carlos Roberto Martins Jr.	
374	**SINTELENCEFALIA**	717
	Karen Baldin	
375	**SJÖGREN-LARSSON**	719
	Carlos Roberto Martins Jr.	
376	**SMART**	720
	Carlos Roberto Martins Jr.	
377	**SMITH-LEMLI-OPITZ**	722
	Carlos Roberto Martins Jr.	
378	**SMITH-MAGENIS**	723
	Carlos Roberto Martins Jr.	
379	**SNEDDON**	725
	Carlos Roberto Martins Jr.	
380	**SOTOS**	726
	Carlos Roberto Martins Jr.	
381	**SPOAN**	728
	Carlos Roberto Martins Jr.	
382	*ST. LOUIS ENCEPHALITIS*	729
	Ricardo Brioschi	
383	**STURGE-WEBER**	731
	Carlos Roberto Martins Jr.	
384	**SUNCT E SUNA**	733
	Carlos Roberto Martins Jr.	
385	**SUSAC**	735
	Amanda Gontijo Carvalho Guerin	
386	*SYNE1 (ATAXIA)*	736
	Carlos Roberto Martins Jr.	

T

#	Título	Pág.
387	**TANGIER**	737
	Carlos Roberto Martins Jr.	
388	**TAY-SACHS**	739
	Danilo de Assis Pereira • Karine Couto Sarmento Teixeira	
389	**TELANGIECTASIA HEMORRÁGICA HEREDITÁRIA (RENDU-OSLER-WEBER)**	740
	Carlos Roberto Martins Jr.	
390	**TEMPESTADE DISTÔNICA**	742
	Thiago Santos Prado • Amanda Canal Rigotti	
	André Augusto Lemos Vidal de Negreiros	
391	**TEMPLE-BARAITSER**	744
	Maria do Bom Sucesso Lacerda Fernandes Neta	
392	**TEMTAMY**	746
	Werner Garcia de Souza	
393	**TIMOTHY**	748
	Werner Garcia de Souza	
394	**TOLOSA-HUNT**	750
	Danilo dos Santos Silva • Carlos Roberto Martins Jr.	
395	**TOURETTE**	752
	Carlos Roberto Martins Jr.	
396	**TRANSTORNO ALIMENTAR DO SONO**	754
	Carlos Roberto Martins Jr.	
397	**TRANSTORNO DO ESPECTRO AUTISTA E ASPERGER**	756
	Maryelli Conde Simões de Magalhães	
	Carlos Roberto Martins Jr.	
398	**TRITANOPIA**	760
	Aron Barbosa Caixeta Guimarães	

SUMÁRIO

U

399 ULEGIRIA 762
Carlos Roberto Martins Jr.

400 UNER TAN 763
Carlos Roberto Martins Jr.

401 URBACH-WHIETE 764
Carlos Roberto Martins Jr.

402 USHER 766
Débora Fernandes Biazim

V

403 VASCULITE PRIMÁRIA DO SNC (VPSNC) 769
Carlos Roberto Martins Jr.

404 VASCULOPATIA ASSOCIADA AO *TREX-1* 770
Danilo dos Santos Silva • Carlos Roberto Martins Jr.
Wagner Mauad Avelar

405 VERTIGEM POSICIONAL
PAROXÍSTICA BENIGNA 772
Vanessa Brito Campoy Rocha

406 VOGT-KOYANAGI-HARADA 776
Alessandro Augusto Viana Oliveira e Sousa
Carlos Roberto Martins Jr.

407 VON HIPPEL LINDAU 778
Carlos Roberto Martins Jr.

W

408 WAALER-AARSKOG 780
Letícia Sauma Ferreira

409 WAARDENBURG 781
Vanessa Brito Campoy Rocha

410 WAGR 783
Débora Fernandes Biazim • Carlos Roberto Martins Jr.

411 WALKER-WARBURG 786
Job Monteiro Chilembo Jama António

412 WARBURG MICRO 788
Carlos Roberto Martins Jr.

413 WEAVER 789
Camila Cunha de Abreu da Silveira

414 WERNICKE E KORSAKOFF 790
Alexandre Motta Mecê • Carlos Roberto Martins Jr.

415 WEST NILE – ENCEFALITE PELO VÍRUS DO
NILO OCIDENTAL 792
Job Monteiro Chilembo Jama António
Carlos Roberto Martins Jr.

416 WESTON HURST 796
Gabriel da Silva Schmitt • Carlos Roberto Martins Jr.

417 WHIPPLE 798
Carlos Roberto Martins Jr.

418 WIEACKER-WOLFF 800
Carlos Roberto Martins Jr.

419 WILDERVANCK 801
Mireli Martins do Nascimento

420 WILLIAMS-BEUREN 802
Carlos Roberto Martins Jr.

421 WILSON 803
Carlos Roberto Martins Jr.

422 WILSON-TURNER 805
Carlos Roberto Martins Jr.

423 WOLFRAM 806
Carlos Roberto Martins Jr.

424 WOODHOUSE-SAKATI 807
Antônio Rodrigues Coimbra Neto

425 *WOODS BLACK NORBURY* 809
Carlos Roberto Martins Jr.

426 WORSTER-DROUGHT 810
Carlos Roberto Martins Jr.

427 WYBURN-MASON 811
Carlos Roberto Martins Jr.

X

428 XANTOMATOSE CEREBROTENDÍNEA 812
Carlos Roberto Martins Jr.

429 XERODERMA PIGMENTOSO 814
Cristiane Comparin • Milena Marchini Rodrigues

430 X-FRÁGIL E FXTAS 816
Carlos Roberto Martins Jr.

431 XIA-GIBBS (XGS) OU
SÍNDROME DA APNEIA OBSTRUTIVA DO
SONO RELACIONADA A *AHDC1* – SÍNDROME DO
DISMORFISMO LEVE 818
Lenise Valler

432 *X-LINKED HYDROCEPHALUS-CEREBELLAR
AGENESIS-INTELLECTUAL DISABILITY* 820
Letícia Sauma Ferreira

Y

433 YOUNG-HUGHES 821
Mariana Almeida Vidal

434 YOUNG-SIMPSON 823
Guilherme Menezes Mescolotte

435 YUNIS VARON 825
Mireli Martins do Nascimento

Z

436 *ZEBRA BODY* (MIOPATIA) 826
Carlos Roberto Martins Jr.

437 ZELLWEGER 827
Letícia Sauma Ferreira

438 ZIMMER-FOCOMELIA 829
Keila Rejane Ferreira Galvão

439 ZIMMERMANN-LABAND 830
Keila Rejane Ferreira Galvão

INDICE REMISSIVO 831

PRANCHAS EM CORES

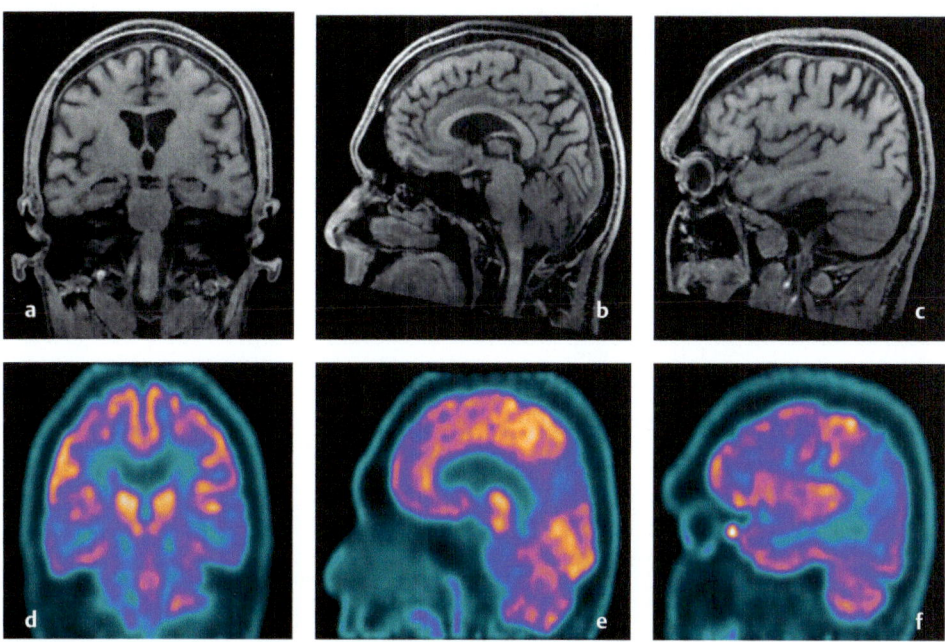

Fig. 11-1. Doença de Alzheimer pré-senil: Imagens de RM do crânio ponderadas em T1 nos planos (**a**) coronal, (**b**) sagital e (**c**) parassagital; direitos evidenciando alteração volumétrica difusa, sem predomínio lobar. Imagens de PET-FDG nos planos (**d**) coronal, (**e**) sagital e (**f**) parassagital; direitos evidenciam hipometabolismo no aspecto lateral dos lobos temporais e nas transições temporoparietais bilaterais, respectivamente (imagens laudadas pelo Dr. Douglas Mendes Nunes, Neuroradiologista do HC-FMUSP. Imagens cedidas pelo Serviço de Radiologia (RM) e pelo Centro de Medicina Nuclear do Instituto de Radiologia do HC-FMUSP).

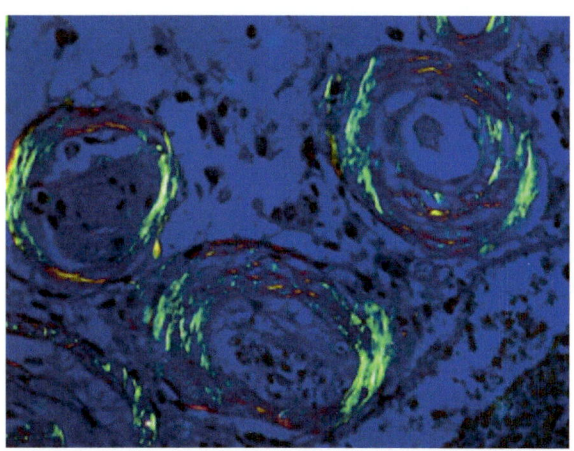

Fig. 14-1. Vasos cerebrais corados com vermelho-congo sob efeito de luz polarizada.

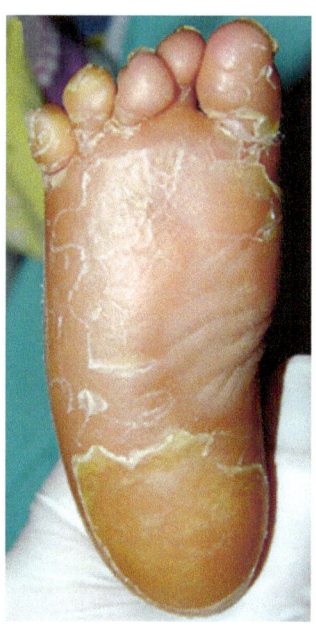

Fig. 58-1. Ceratodermia plantar. (Cedida e com permissão de Eli Sprecher *et al*, 2005).

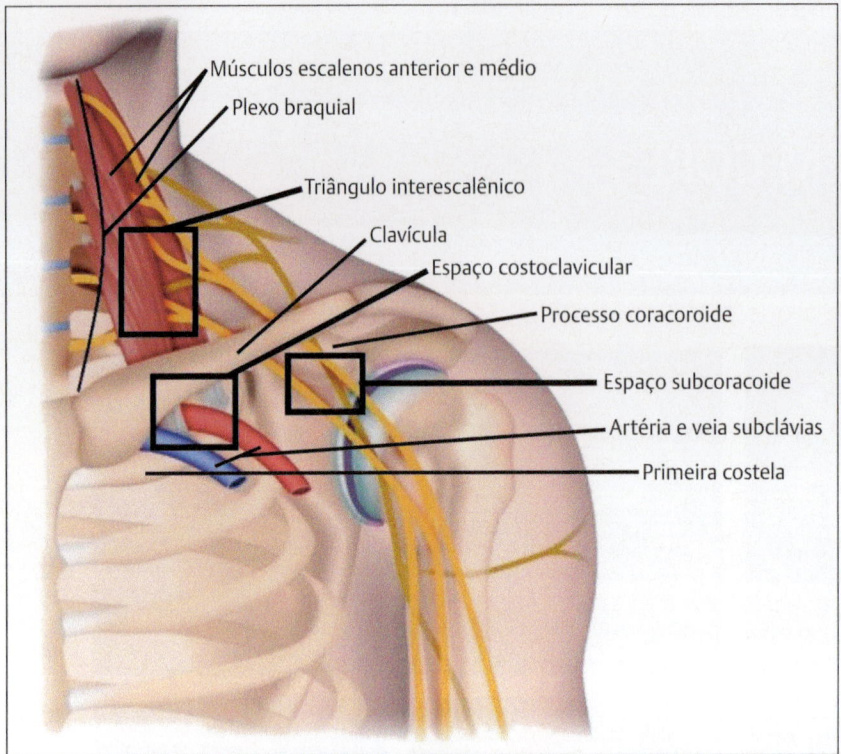

Fig. 96-1. Anatomia do desfiladeiro cervicotorácico.

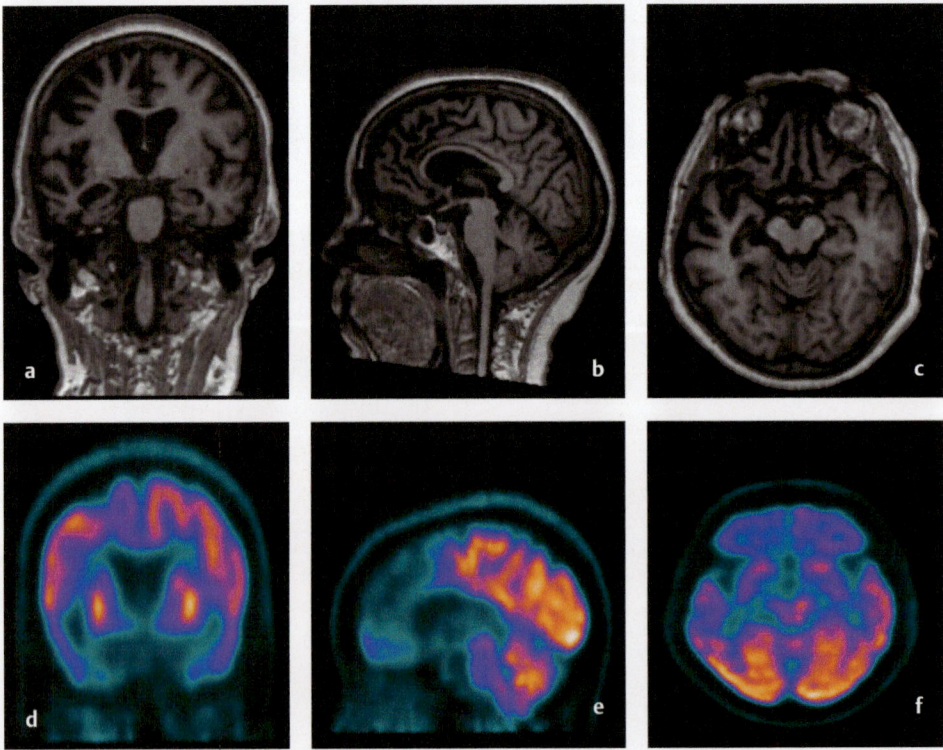

Fig. 97-3. Demência frontotemporal: as imagens de ressonância magnética do crânio ponderadas em T1 nos planos (**a**) coronal, (**b**) sagital à direita e (**c**) axial evidenciam redução volumétrica encefálica, com predomínio nos lobos frontais e temporais, de forma assimétrica, mais evidente à direita. Já as imagens de PET-FDG nos planos (**d**) coronal, (**e**) sagital à direita e (**f**) axial evidenciam hipometabolismo nos lobos frontais e temporais, de forma assimétrica, mais evidente à direita. (Imagens laudadas pelo Dr. Douglas Mendes Nunes, Neurorradiologista do HC-FMUSP. Imagens cedidas pelo Serviço de Radiologia (RM) e pelo Centro de Medicina Nuclear do Instituto de Radiologia do HC-FMUSP.)

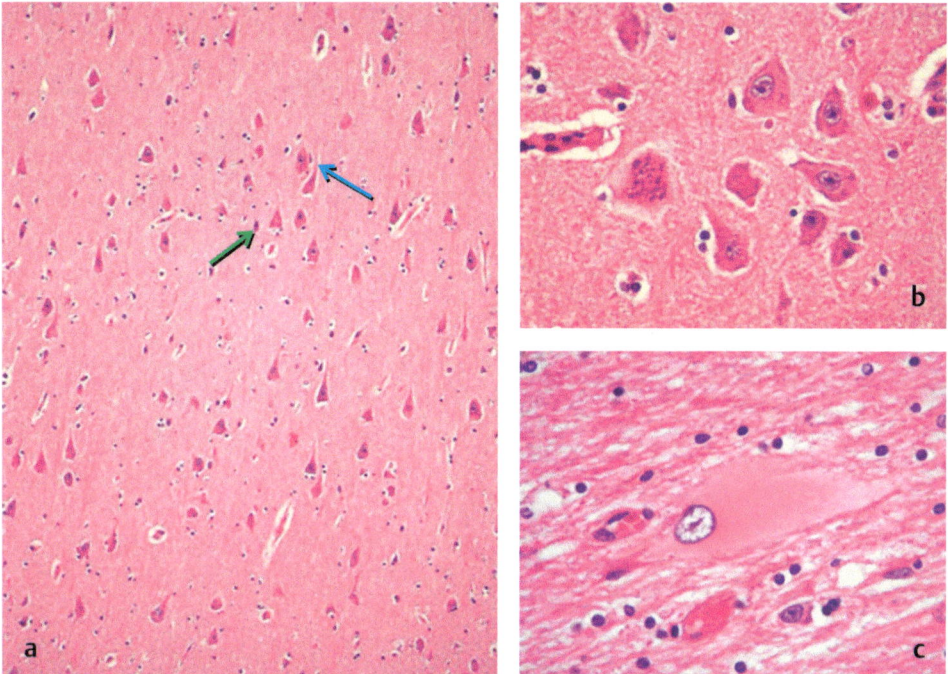

Fig. 103-3. (a) Anatomopatologia pós-operatória evidenciando neurônios normais (seta verde) e dismórfico (seta azul). (b) Dismórfico ampliado. (c) Presença de células em balão da mesma paciente da Figura 103-1.

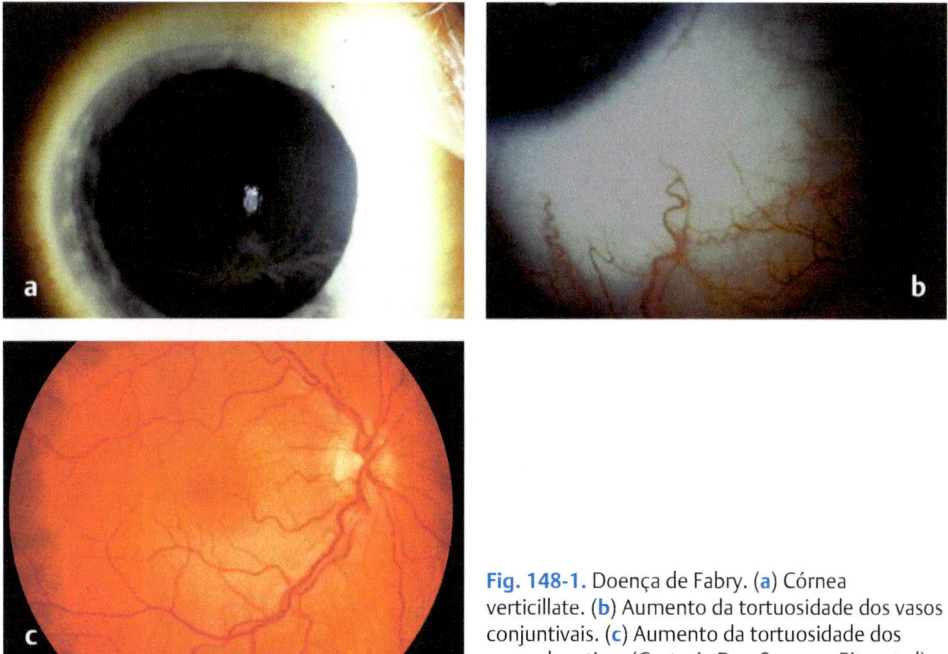

Fig. 148-1. Doença de Fabry. (a) Córnea verticillate. (b) Aumento da tortuosidade dos vasos conjuntivais. (c) Aumento da tortuosidade dos vasos da retina. (Cortesia Dra. Susanne Pitz, et al).

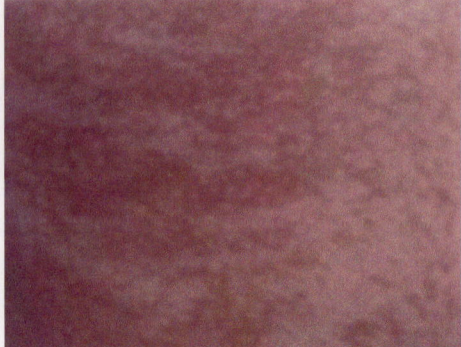

Fig. 181-1. Aspecto das lesões cutâneas. As lesões seguem as linhas de Blaschko cutâneas.

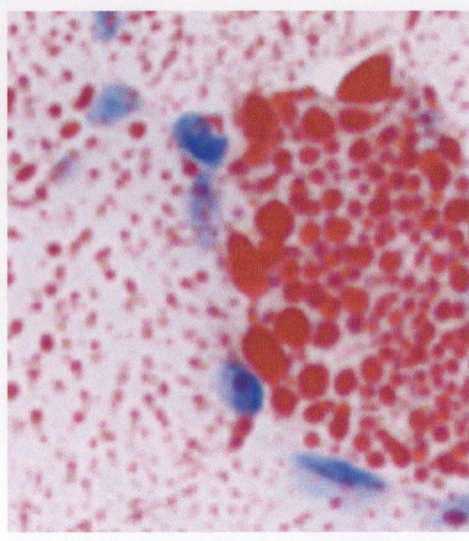

Fig. 197-2. Depósitos lipídicos (vermelhos) na fibra muscular verificada pelo corante O.R.O.

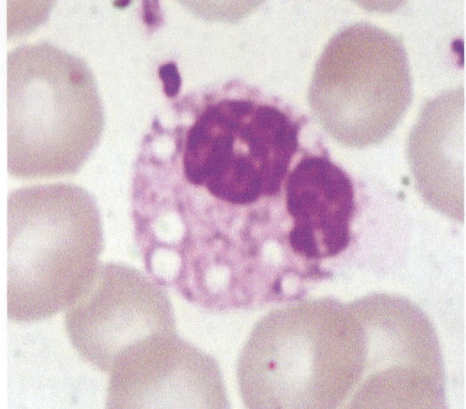

Fig. 197-1. Célula branca com vacuolização lipídica. Anomalia de Jordans.

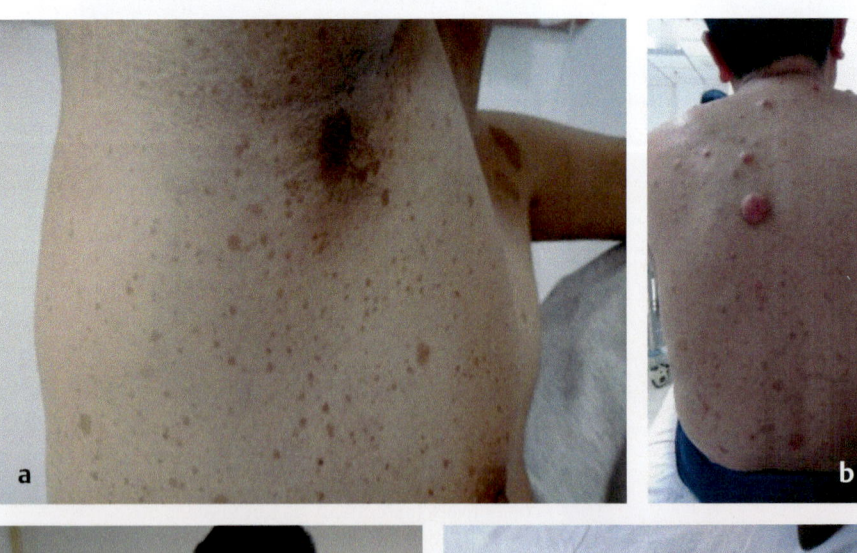
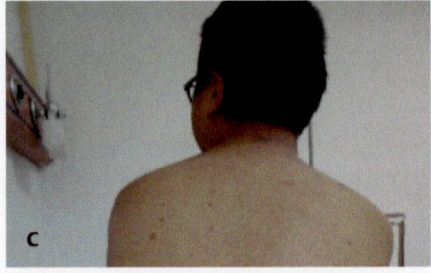
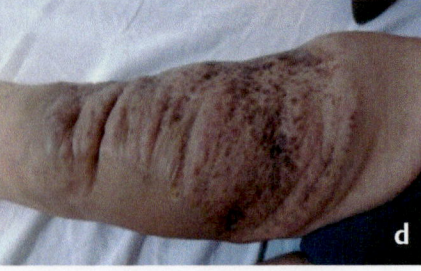

Fig. 233-1. Manifestações cutâneas da NF1 em um paciente do sexo masculino e seu pai. (**a**) Manchas nas regiões axilares. (**b**) Manchas café com leite nas costas do paciente. (**c**) Manchas café com leite e neurofibroma dérmico nas costas e no rosto do pai. (**d**) Neurofibroma dérmico na coxa direita do pai do paciente (Yang F, *et al.*, 2018).

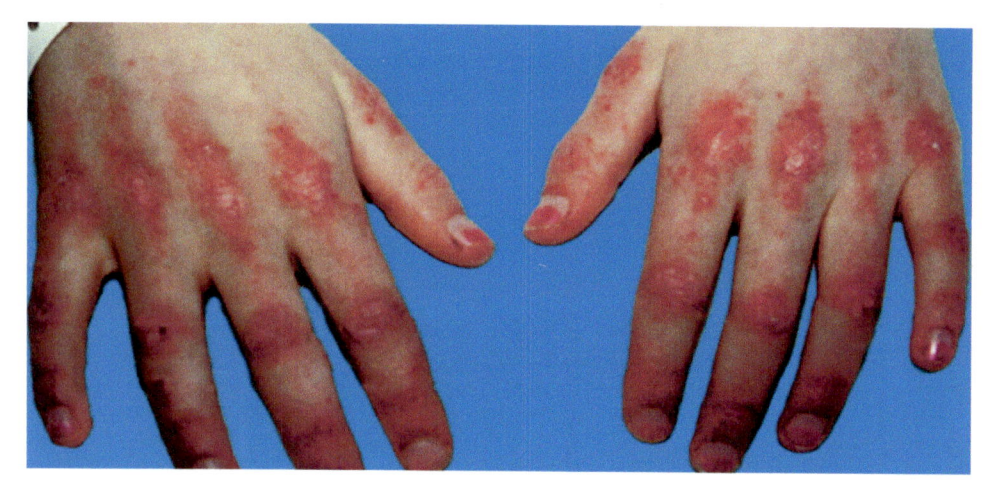

Fig. 233-2. Pápulas de Gottron na porção dorsal das articulações dos dedos em paciente com dermatomiosite (Finsterer J, Wakil S, 2015).

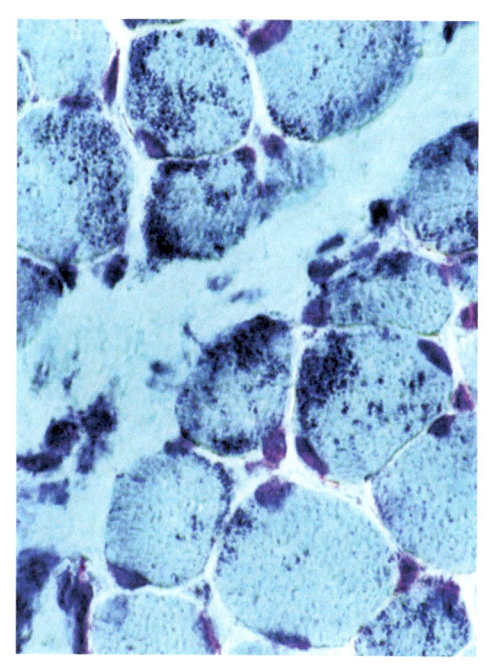

Fig. 254-1. *Rods* no interior das fibras musculares em coloração de Gomori.

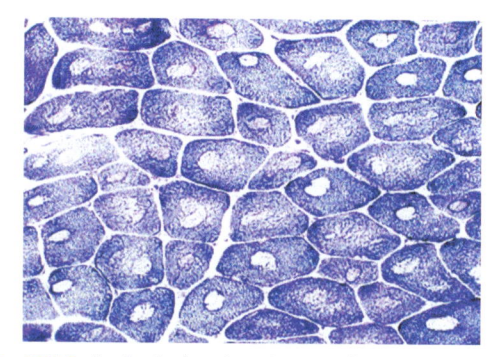

Fig. 254-2. Ausência de coloração central intracitoplasmática de fibras musculares em NADH.

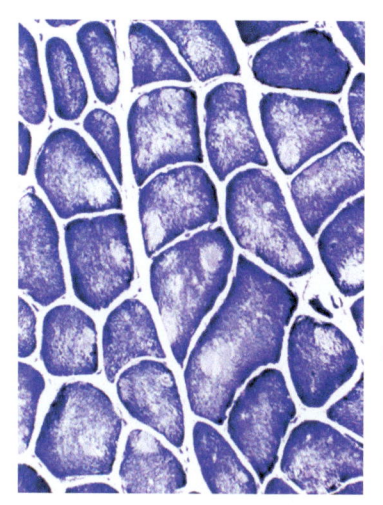

Fig. 254-3. Ausência de coloração em múltiplas áreas intracitoplasmáticas em NADH.

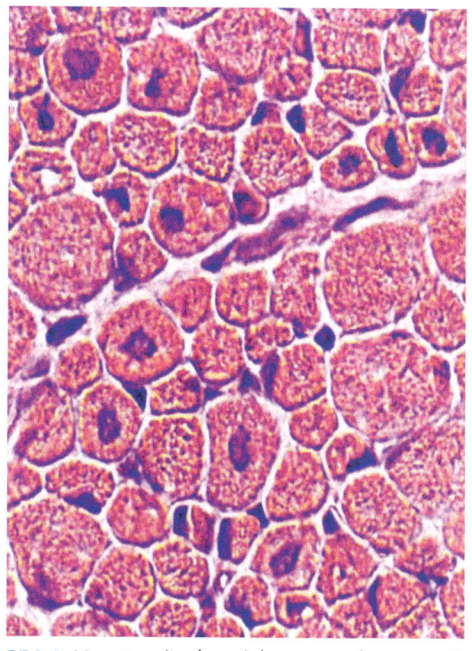

Fig. 254-4. Manutenção dos núcleos musculares em H&E.

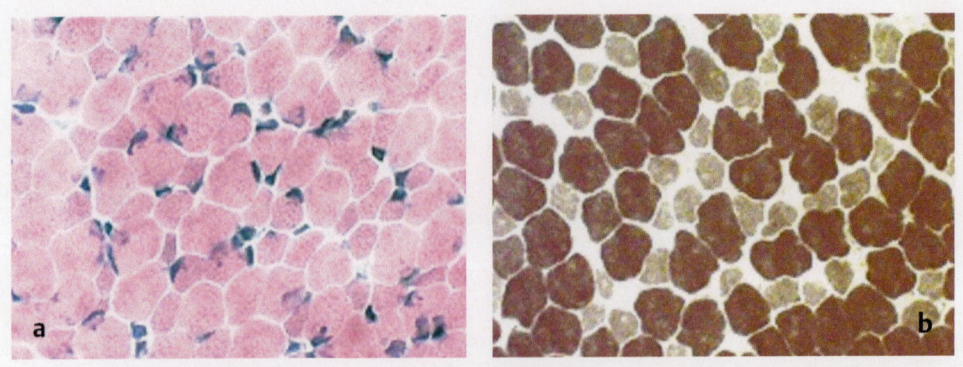

Fig. 254-5. (**a**) Desproporção congênita de fibras em H&E. (**b**) Fibras musculares tipo 1 são desproporcionalmente menores do que as tipo 2 em ATPase pH 9,4.

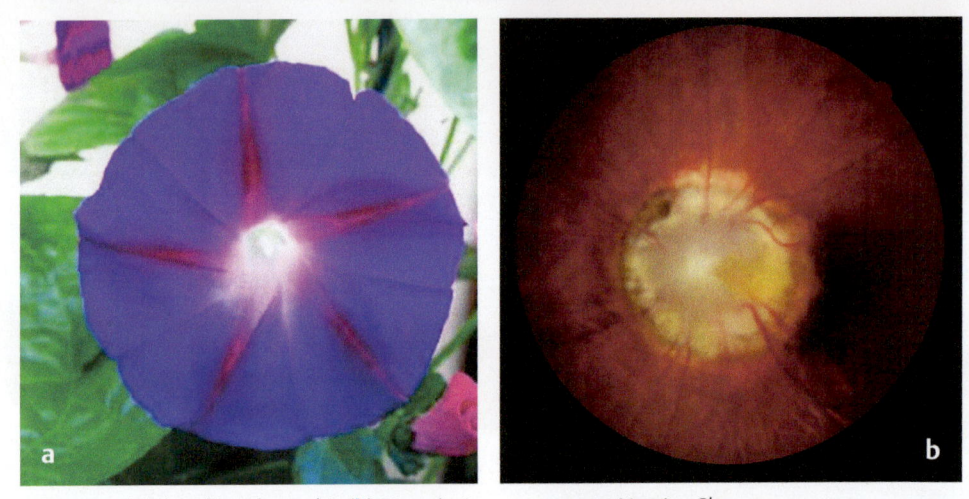

Fig. 263-1. (**a**) Flor Glória da Manhã. (**b**) Disco óptico com aspecto *Morning Glory*.

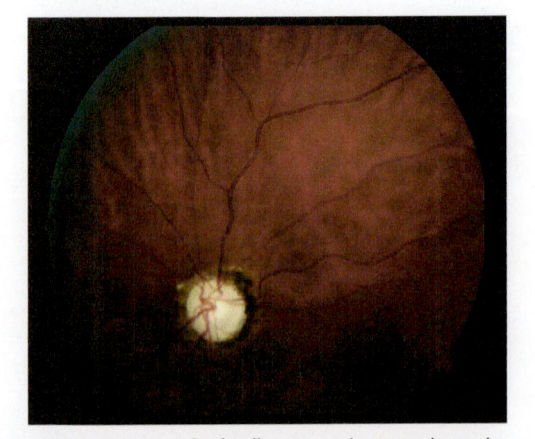

Fig. 287-1. Retinografia de olho esquerdo com edema de papila em paciente com história de baixa de visão ao acordar, associada a comorbidades sistêmicas. (Imagem cedida gentilmente pelo professor Wagner Ghirelli do Instituto de Oftalmologia Tadeu Cvintal -IOTC.)

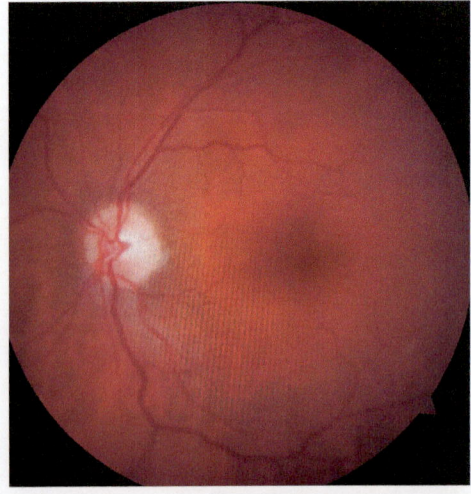

Fig. 287-2. Retinografia de olho esquerdo de paciente com atrofia e palidez de papila, características encontradas em neuropatias ópticas isquêmicas após resolução da fase aguda. (Imagem cedida gentilmente por Beatriz Nugent Cunha do Departamento de Oftalmologia da UNIFESP/EPM.)

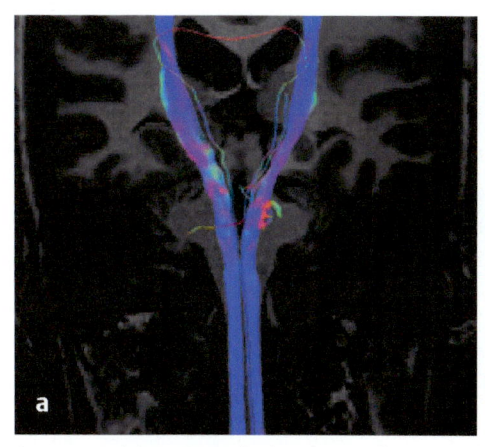

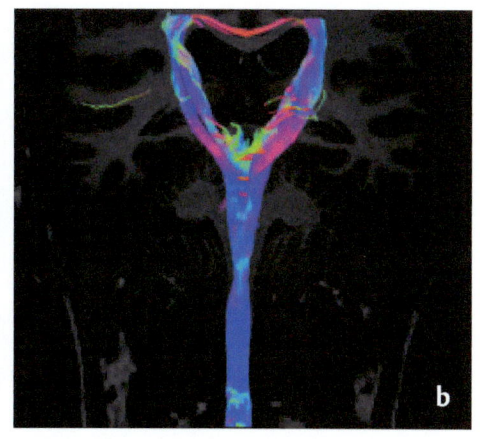

Fig. 301-4. (a) Ausência de decussação das pirâmides bulbares de um paciente com HGPPS e mutação no gene ROBO3. (b) Controle normal. (Banco de imagens do LNI Unicamp.)

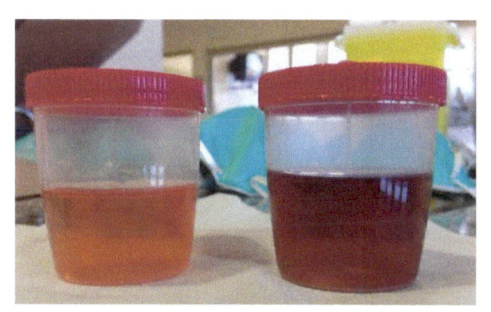

Fig. 320-1. Escurecimento da urina de paciente com polirradiculopatia aguda, após exposição por 15 minutos em luz solar, sugerindo diagnóstico de porfiria aguda intermitente. (Foto e teste realizados à beira do leito pelo Dr. Carlos Roberto Martins Jr. na UTI Neurológica do Hospital de Clínicas da UNICAMP).

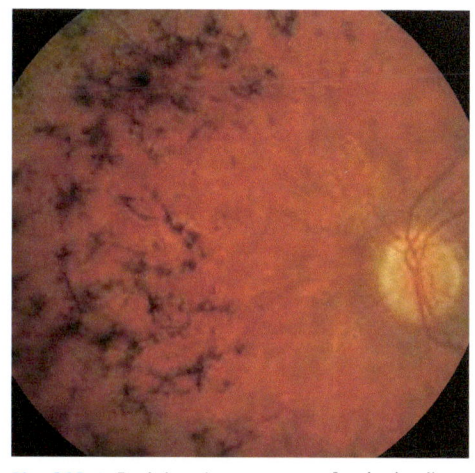

Fig. 332-1. Retinite pigmentosa ao fundo de olho.

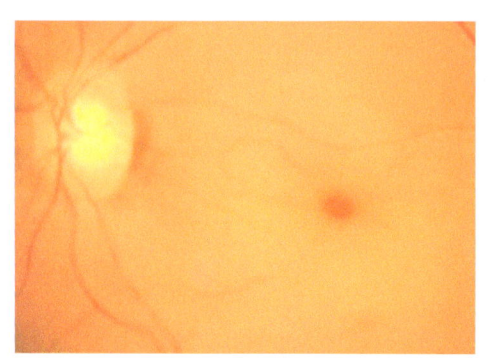

Fig. 350-1. Mácula vermelho-cereja em fundo de olho de paciente com sialidose. Lembre-se que tal achado não é específico de sialidose, podendo ser encontrado em outras afecções como doença de Tay-Sachs, Niemann-Pick, Sandhoff e mucolipidoses em geral.

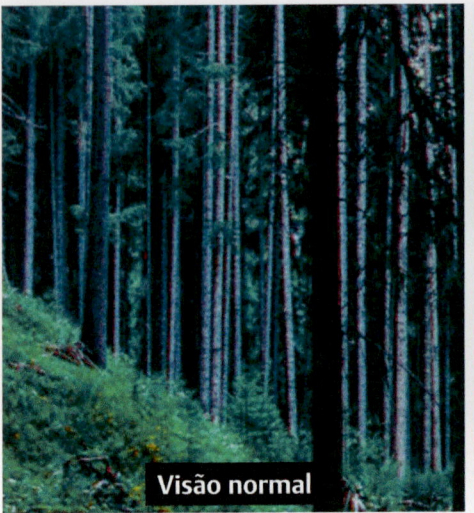

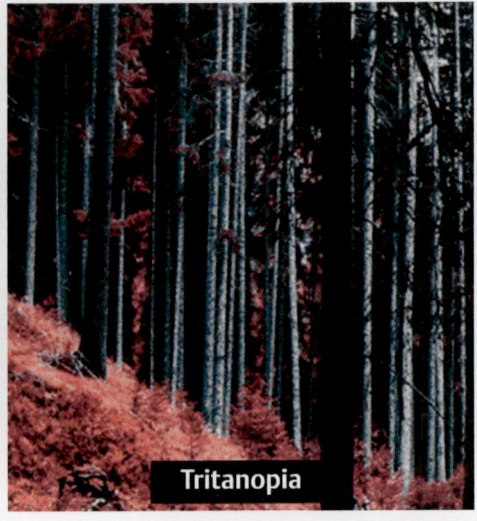

Fig. 398-1. Simulação da visão de um indivíduo com Tritanopia.

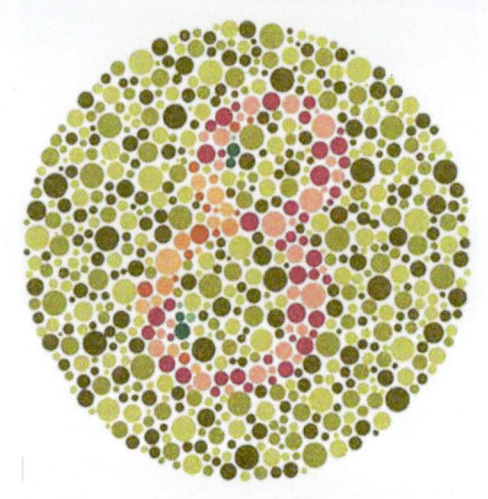

Fig. 398-2. Uma das placas de Ishihara.

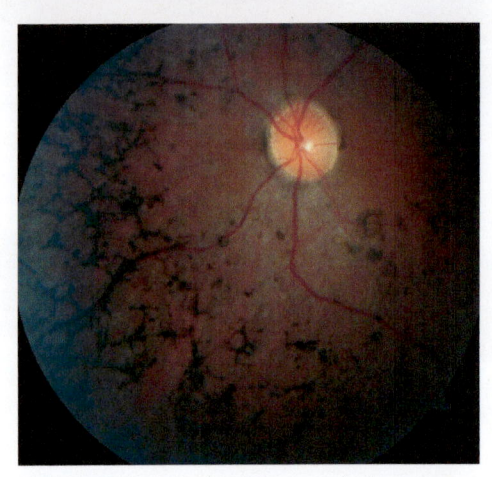

Fig. 402-1. Retinografia de olho esquerdo de paciente com retinose pigmentar demonstrando as espículas ósseas e estreitamento arteriolar. (Imagem gentimente cedida por Luis Filipe Nakayama do Departamento de Oftalmologia da UNIFESP/EPM.)

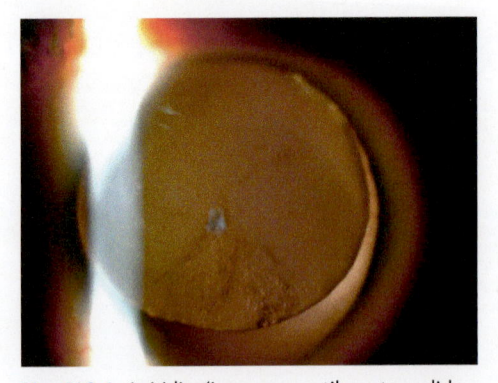

Fig. 410-1. Aniridia. (imagem gentilmente cedida por Beatriz Nugent da Cunha).

Neurologia de A-Z

Um Compêndio de Doenças Incomuns

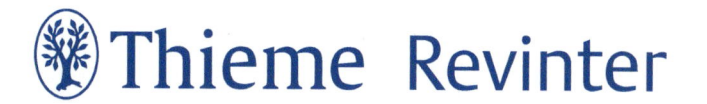

Thieme Revinter

ABETALIPOPROTEINEMIA

Sophia Caldas Gonzaga da Costa ▪ Carlos Roberto Martins Jr.

A abetalipoproteinemia foi descrita pela primeira vez em 1950 por Bassen e Kornzweig e também é conhecida como **síndrome de Bassen-Kornzweig**. Pode ser classificada como uma neuroacantocitose, grupo de doenças caracterizadas por presença de acantócitos periféricos e acometimento neurológico (principalmente transtornos do movimento). Trata-se de doença hereditária rara que afeta a absorção de gordura pelo intestino e metabolização pelo fígado. Essa deficiência de absorção resulta na carência de lipídios e várias vitaminas essenciais (principalmente a vitamina E) ao funcionamento correto do organismo. É uma doença autossômica recessiva, causada pela mutação no gene *MTTP* em homozigose. Deve-se suspeitar desse diagnóstico quando se observam as seguintes características clínicas:

- Ataxia axial e apendicular (início geralmente após os 10 anos de idade);
- Escoliose;
- Alteração visual que tende a piorar com a evolução da doença (vitamina A é lipossolúvel);
- Atraso do desenvolvimento;
- Baixa estatura ou atraso no crescimento da criança;
- Fraqueza muscular;
- Abdome protruso;
- Fala escandida;
- Anormalidades intestinais como: diarreia, fezes pálidas e muito fétidas ou esteatorreia franca.

Geralmente, a sintomatologia se apresenta na infância com retardo do crescimento, diarreia, vômitos e má absorção de gordura. As manifestações hematológicas podem incluir acantocitose (eritrócitos irregularmente espiculados), anemia, reticulocitose e hemólise com hiperbilirrubinemia resultante. A má absorção de vitaminas lipossolúveis (A, D, E e K) pode resultar em um aumento da razão normalizada internacional (INR). Indivíduos não tratados podem desenvolver pigmentação atípica da retina (retinite pigmentar) que pode manifestar-se com perda progressiva da visão noturna e/ou visão colorida na idade adulta. Diminuição progressiva dos reflexos tendinosos profundos, bem como da sensibilidade vibratória e da propriocepção, podem ocorrer. Fraqueza muscular, disartria e a ataxia cerebelar tipicamente se manifestam no final da primeira ou na segunda década de vida.

O diagnóstico é realizado com base na clínica do paciente e baixos níveis séricos de apolipoproteína B, colesterol-LDL, triglicerídeos e de vitaminas lipossolúveis como A, D, E e K. O esfregaço no sangue periférico revela a presença de acantócitos e, exame de fezes com técnicas de detecção de gordura, esteatorreia. Pode-se também fazer o teste genético, que confirma a doença, avaliando o **gene *MTTP***. Os diagnósticos diferenciais mais importantes dessa afecção são ataxia de Friedreich, ataxia por déficit de vitamina E e doença de Refsum, todas ataxias autossômicas recessivas também.

O tratamento das manifestações envolve ingestão calórica adequada para mitigar o déficit de crescimento; dieta com baixo teor de gordura (10%-20% do total de calorias provenientes da gordura); suplementação oral de ácidos graxos essenciais (até uma colher de chá por dia de óleos ricos em ácidos graxos poli-insaturados, conforme tolerado); suplementação com vitamina A (100-400 IU/kg/dia), vitamina D (800-1.200 IU/dia), vitamina E (100-300 IU/kg/dia) e vitamina K (5-35 mg/semana). A anemia leve raramente requer tratamento, embora ocasionalmente a vitamina B12 ou a terapia com ferro possam ser consideradas.

PREVENÇÃO DAS MANIFESTAÇÕES PRIMÁRIAS
A maioria das complicações pode ser evitada por meio da instituição de uma dieta pobre em gorduras com suplementação de vitaminas lipossolúveis (A, D, E e K).

DICAS
▪ Diarreia de início na infância; ▪ Cegueira noturna; ▪ Reflexos reduzidos; ▪ Neuroacantocitose; ▪ Anemia, retinite pigmentosa; ▪ Níveis baixos de colesterol, triglicerídeos, apolipoproteína B e de vitaminas lipossolúveis; ▪ Herança autossômica recessiva – gene MTTP; ▪ Ataxia cerebelar (geralmente um pouco mais tardia na infância); ▪ Escoliose; ▪ Resposta ao tratamento com vitaminas lipossolúveis; ▪ Ressonância magnética de crânio normal (leve atrofia cerebelar pode estar presente).

BIBLIOGRAFIA

Bishara S, Merin S, Cooper M, et al. Combined vitamin A and E therapy prevents retinal electrophysiological deterioration in abetalipoproteinemia. Br J Ophthalmol 1982;66:767-70.

Black DD, Hay RV, Rohwer-Nutter PL, et al. Intestinal and hepatic apolipoprotein B gene expression in abetalipoproteinemia. Gastroenterology 1991;101:520-8.

Cogan DG, Rodrigues M, Chu FC, Schaefer EJ. Ocular abnormalities in abetalipoproteinemia. A clinicopathologic correlation. Ophthalmology 1984;91:991-8.

Di Filippo M, Créhalet H, Samson-Bouma ME, et al. Molecular and functional analysis of two new MTTP gene mutations in an atypical case of abetalipoproteinemia. J Lipid Res 2012;53:548-55.

ACIDÚRIA GLUTÁRICA

Sophia Caldas Gonzaga da Costa

As acidúrias glutáricas (AGs) fazem parte de um grupo chamado acidúrias orgânicas. Existem três tipos de AG, com mutações em diferentes genes que causam alterações enzimáticas distintas, porém todas com herança autossômica recessiva e consideradas erros inatos do metabolismo.

ACIDÚRIA GLUTÁRICA TIPO I (AGI)

Essa AG é considerada uma desordem neurológica cerebral causada pela deficiência da enzima glutaril-CoA desidrogenase S secundária a uma mutação no gene *GCDH*. Sua descrição inicial foi em 1975 e, até 2011, apenas 500 casos foram relatados.

A alteração no *GCDH* causa o acúmulo do ácido 3-hidroxiglutárico (3-OH-GA). O diagnóstico é realizado pela dosagem do 3-OH-GA na urina e a doença apresenta características clínicas como:

- Macrocefalia;
- Distonia;
- Crises tônico-clônicas;
- Atraso do desenvolvimento neuropsicomotor;
- Opistótono;
- Acidose metabólica;
- Progressão lenta com sintomas iniciados em 6-10 meses de vida ou quadro paucissintomático até a vida adulta. Interessante notar involução do desenvolvimento neuropsicomotor, usualmente, durante quadro infeccioso (pode cursar com episódios *Reye-Like*).

A RNM de encéfalo revela fissura sylviana proeminente, atrofia frontotemporal, hipersinal T2/FLAIR em núcleos da base, podendo, por vezes, haver alterações em tronco encefálico, mais comumente hipossinal T2/FLAIR em núcleos rubros e tectomesencefálico, bem como hipersinal em tegmento e substância negra.

Como algumas doenças relacionadas com erros inatos do metabolismo, a AGI possui tratamento. Este consiste em uma dieta baseada em altos índices de glicose e baixos de lisina, e administração de L-carnitina e riboflavina.

> **DICAS**
> - Crises encefalopáticas iniciadas aos 6-18 meses que apresentam como gatilho febre, infecções virais ou bacterianas, vacinação ou jejum prolongado;
> - RNM com hipersinal em núcleos da base em T2/FLAIR.

ACIDÚRIA GLUTÁRICA TIPO II (AGII)

Esse subtipo de AG pode ser também denominado de múltipla deficiência da acil-CoA desidrogenase. Pode ser causada por mutações em homozigose ou heterozigose compostas dos genes *ETFA*, *ETFB* ou *ETFDH*. Apresenta três subtipos: forma neonatal com anormalidades congênitas, forma neonatal sem anormalidades congênitas e forma de início tardio com quadro miopático e raramente acidose metabólica.

As principais alterações clínicas são:

- Falência respiratória;
- Cardiomiopatia;
- Hipotonia;
- Acidose metabólica;

- Hipoglicemia;
- Anomalias congênitas
- Letargia.

O diagnóstico é realizado quando se testa a mutação dos genes acima ou com a dosagem de ácidos como hidroxiglutárico na urina ou lático no sangue.

Tratamento
O tratamento dessa afecção se baseia em: dieta hipogordurosa evitando-se jejum, uso de riboflavina, L-carnitina e glicina, sódio-D e L-3 hidroxibutirato.

DICAS
- Encefalopatia causada por jejum ou febre; - Anomalias neonatais; - Falência respiratória precoce.

ACIDÚRIA GLUTÁRICA TIPO III (AGIII)
Muitas vezes considerada uma **não doença**, tem a maioria dos acometidos assintomática e não apresenta sinais e sintomas específicos, tampouco tratamento.

BIBLIOGRAFIA
Martin A, Calhoun B, Practitioner N, Boy N, Pediatrician M, Medicine M. Glutaric aciduria type I.
   p. 1-8.
Mumtaz HA, Gupta V, Singh P, et al. MR imaging findings of glutaric aciduria type II. Singapore Med J 2010;51(4).
Saral N, Aksungar F, Serteser M. Simplified approach to glutaric acidurias: a mini-review. J Rare Dis Res Treat
   2019;4(1):66-70.

ACROMATOPSIA

Aron Barbosa Caixeta Guimarães

Doença genética autossômica recessiva que causa perda de função dos cones retinianos. Há cinco principais genes envolvidos: *CNGB3, CNGA3, GNAT2, PDE6C e PDE6H*. Pode ser do tipo completa (ou típica), que apresenta sintomatologia mais exuberante, ou do tipo incompleta (ou atípica) com sintomas mais leves. Afeta cerca de 1:30.000 indivíduos.

PRINCIPAIS ACHADOS CLÍNICOS

- Sintomas iniciam-se, em geral, nos primeiros 6 meses de idade na acromatopsia típica ou completa;
- Cegueira de cores;
- Fotofobia é **um dos principais sintomas** e pode ser muito incômoda mesmo em ambientes com pouca luz;
- Nistagmo pendular;
- Baixa visual: AV, em geral, é pior que 20/200 na forma típica. Na forma atípica, pode ficar ao redor de 20/80;
- Diferente de outras distrofias de cone, a acuidade visual mantém-se estável ao longo da vida;
- Fundoscopia: pode haver estreitamento de vasos retinianos e alteração do epitélio pigmentar da retina.

EXAMES COMPLEMENTARES

- Campimetria visual: pode mostrar um escotoma central;
- Eletrorretinografia de campo total: 75% dos afetados tem resposta normal;
- Eletrorretinografia multifocal: ausência de resposta entre 15-30 Hz na região de cones;
- Tomografia de coerência ótica: perda da camada de fotorreceptores na região foveal, redução da espessura macular e hipoplasia foveal;
- Teste de cores;
- Potencial visual evocado: apresenta-se normal na maioria dos casos, tendo função de descartar outros diferenciais (**a via óptica está íntegra**).

TRATAMENTO

- Não há cura para a doença na atualidade;
- O seguimento clínico baseia-se em manejar os sintomas e os achados associados;
- Manejo da fotofobia: uso de lentes filtrantes;
- Uso de auxílios óticos para baixa visão.

DICAS
- Doença genética autossômica recessiva; - Ocorre perda de função dos cones retinianos. - Tríade: fotofobia, nistagmo pendular e baixa visão; - Início precoce e visão estável durante a vida; - ERG multifocal é o principal exame complementar.

BIBLIOGRAFIA

Hirji N, Aboshiha J, Georgiou M, et al. Achromatopsia: clinical features, molecular genetics, animal models and therapeutic options. Ophthalmic Genet 2018;39:149-57.

Pascual-Camps I, Barranco-Gonzalez H, Aviñó-Martínez J, et al. Diagnosis and treatment options for achromatopsia: a review of the literature. J Pediatr Ophthalmol Strabismus 2018;55:85-92.

Ueno S, Nakanishi A, Sayo A, et al. Differences in ocular findings in two siblings: one with complete and other with incomplete achromatopsia. Doc Ophthalmol 2017;134:141-7.

ACTION MYOCLONUS – RENAL FAILURE SYNDROME (SÍNDROME AMRF)

Giovana Mariani ▪ Carlos Roberto Martins Jr.

Descrita por Andermann *et al.*, em 1986, é uma **forma rara de epilepsia mioclônica progressiva (EMP) associada à disfunção renal grave**. Inicialmente, foi relatada em canadenses franceses e, posteriormente, vista distribuição étnica e geográfica mais ampla (Austrália, Cuba, Europa e Estados Unidos), com padrão de herança autossômica recessiva definida. Sua etiologia envolve mutações no gene *SCARB2*, que codifica a proteína de membrana integral lisossomal do tipo 2 (LIMP-2).

O início dos sintomas se dá na segunda ou terceira décadas de vida com tremor fino de dedos e mãos bilateralmente, que progride para tremor da cabeça, do tronco e da língua, sendo substituído por mioclonia de ação multifocal grave com a evolução da doença. A mioclonia piora com a fala, concentração, ansiedade, fadiga e pode ser reflexa ao toque de extremidades, entretanto abalos assíncronos de gravidade variável dos braços e/ou pernas, mioclonia facial e do tronco também podem estar presentes em repouso.

Mioclonia de ação é a característica mais debilitante da doença, mantendo os pacientes acamados ou em cadeira de rodas com cintos de colo, tronco e pernas em seus estágios finais. As convulsões diurnas ou noturnas são tônico-clônicas generalizas. Com a progressão da síndrome, ataxia e disartria são vistas. Comprometimento cognitivo e demência não costumam ser encontrados na AMRF, ao contrário de outras EMPs.

O eletroencefalograma (EEG) mostra anormalidades epileptiformes generalizadas geralmente fotossensíveis, bem como distúrbios difusos de ondas lentas da atividade de base. Exames de neuroimagem não costumam apresentar anormalidades, porém pode ser vista atrofia cerebral e/ou cerebelar difusa. Análise histológica *post-mortem* de pacientes com a síndrome revelou deposição de grânulos de pigmento em astrócitos e no espaço extracelular do córtex cerebral e cerebelar. O acúmulo de material no cérebro é consistente com o papel da LIMP-2 como proteína lisossomal, afetando o transporte intracelular e a reciclagem endossomal.

O acometimento renal revela proteinúria glomerular e/ou tubular e progressão para doença renal crônica terminal, em média após 4 anos da visualização da proteinúria. O achado anatomopatológico habitual é de glomeruloesclerose segmentar e focal **(GESF)**, principalmente, na forma colapsante e anormalidades tubulares, como vacuolização. **Não há deposição de pigmento renal, como visto no cérebro.**

Não foi estabelecida relação temporal entre o início dos sintomas neurológicos e renais, podendo estes se manifestarem simultaneamente ou um preceder o outro. **A combinação de mioclonia e doença renal deve ser diferenciada da encefalopatia urêmica, reversível com o tratamento dialítico** e da encefalopatia dialítica, causada por intoxicação por alumínio, tratada com interrupção da ingesta de alumínio e desferoxamina, porém estas podem cursar com alteração do nível de consciência, que não está presente na AMRF.

Não há tratamento específico, somente terapia sintomática para o quadro neurológico com anticonvulsivantes de ação primordial em mioclonia (clonazepam e valproato). O quadro renal costuma evoluir para doença renal crônica terminal, que requer terapia renal substitutiva (diálise ou transplante renal). A expectativa de vida média é de 30 anos, com óbito após 7 a 15 anos do primeiro sintoma da doença, em decorrência de complicações da doença renal e/ou infecciosas.

DICAS
▪ Tremor e mioclonia progressivos e incapacitantes; ▪ Comprometimento cerebelar com ataxia e disartria; ▪ Ausência de déficit cognitivo ou demência; ▪ Proteinúria e doença renal crônica em adolescente ou adulto jovem; ▪ Autossômica recessiva – gene SCARB2; ▪ Também é classificada como um tipo de epilepsia mioclônica progressiva; ▪ Epilepsia mioclônica progressiva + insuficiência renal crônica (GESF).

BIBLIOGRAFIA

Andermann E, Andermann F, Carpenter S, et al. Action myoclonus-renal failure syndrome: a previously unrecognized neurological disorder unmasked by advances in nephrology. Adv Neurol 1986;43:87-103.

Badhwar A, Berkovic SF, Dowling JP, et al. Action myoclonus-renal failure syndrome: characterization of a unique cerebro-renal disorder. Brain 2004;127:2173-82.

Berkovic SF, Dibbens LM, Oshlack A, et al. Array-based gene discovery with three unrelated subjects shows SCARB2/LIMP-2 deficiency causes myoclonus epilepsy and glomerulosclerosis. Am J Hum Genet 2008;82:673-84.

Dibbens L, Schwake M, Saftig P, Rubboli G. SCARB2/LIMP2 deficiency in action myoclonus-renal failure syndrome. Epileptic Disord 2016;18:63-72.

ADRENOLEUCODISTROFIA E ADRENOMIELONEUROPATIA

Carlos Roberto Martins Jr.

Trata-se de leucodistrofia recessiva ligada ao X pela mutação do gene *ABCD1*. É a peroximopatia mais comum, caracterizada pelo acúmulo de ácidos graxos de cadeia muito longa (com mais de 22 carbonos), principalmente na glândula adrenal, células de Leydig testiculares e no SNC, proporcionando doença desmielinizante e insuficiência adrenocortical (doença de Addison). As formas da doença são: cerebral infantil (CI), cerebral do adolescente, cerebral do adulto, adrenomieloneuropatia (AMN), doença de Addison e assintomática.

Os meninos acometidos pela forma cerebral infantil (35% dos casos) nascem bem, apresentam desenvolvimento neurológico adequado e, por volta, de 3 a 10 anos de idade há início dos primeiros sintomas, principalmente, na esfera escolar (diagnóstico de hiperatividade de déficit atencional) e comportamental. Ataxia e sinais piramidais aparecem com piora neurológica progressiva, dando lugar à **amaurose e déficit auditivo neurossensorial.** Tetraplegia espástica e demência são comuns. Epilepsia pode ocorrer em cerca de 20% dos doentes, que evoluem para estado vegetativo em aproximadamente 2 anos. É importante lembrar que a insuficiência adrenal pode estar presente antes ou após o início dos sintomas neurológicos.

Insuficiência testicular subclínica e calvície são muito comuns. O subtipo cerebral do adolescente (4 a 7%) é parecido com o infantil e tem início entre 10 e 21 anos de idade. A forma cerebral do adulto (2-5% dos casos) começa a partir dos 21 anos de idade com quadro psiquiátrico (esquizofreniforme, depressivo) e evolução parecida com quadro infantil. Adrenomieloneuropatia é uma forma de início após terceira ou quarta década de vida, com mielopatia (paraparesia espástica, distúrbios esfincterianos, apalestesia) associada à polineuropatia sensitivo-motora axonal. Cerca de 10% dos casos cursam com acometimento cerebral grave semelhante às formas clássicas. Em torno de 50% têm RNM cerebral com achados moderados clássicos da adrenoleucodistrofia. Atrofia medular é comum. A expectativa de vida tende a ser normal, com exceção dos casos que desenvolvem forma cerebral progressiva ou com insuficiência adrenocortical não tratada.

Aproximadamente, 10% dos pacientes cursam com doença de Addison isolada, identificada com hipotensão arterial, vômitos recorrentes, fadiga e escurecimento da pele. Laboratorialmente, esses doentes cursam, em geral, com níveis baixos de cortisol e níveis aumentados de ACTH (mais comum) ou ausência de aumento de cortisol com estímulo de ACTH. Insuficiência gonadal isolada por ocorrer em alguns casos. Mulheres heterozigotas podem, por vezes, apresentar quadro semelhante à adrenomieloneuropatia com paraparesia espástica, apalestesia e distúrbio esfincteriano (diagnóstico diferencial de paraparesia espástica hereditária). Alentecimento posterior no EEG pode ocorrer inclusive em pré-sintomáticos, precedendo as alterações de neuroimagem.

A RNM apresenta características típicas que envolvem regiões cerebrais posteriores, principalmente esplênio do caloso e áreas peritrigonais de substância branca com hipersinal em T2/FLAIR e realce periférico ao gadolínio (Fig. 5-1). As áreas de realce podem cursar com restrição à difusão. A lesão, por vezes, estende-se para cápsula interna e acompanha o trato corticoespinhal em tronco encefálico. No início, a leucopatia poupa fibras em U e pode estender-se para áreas frontais e temporais com a evolução. É importante lembrar que 15% dos pacientes apresentam acometimento frontal na substância branca e de joelho da cápsula interna, fugindo à imagem clássica.

Laboratorialmente, evidencia-se aumento dos níveis de ácidos graxos de cadeia muito longa no sangue periférico. A ratificação diagnóstica é estabelecida pela pesquisa da mutação do gene *ABCD1*. O tratamento da forma cerebral infantil é com base no transplante alogênico de células hematopoiéticas (interrompe a progressão da doença), indicado em meninos assintomáticos ou com sintomas e sinais mínimos de desmielinização à RNM. Os meninos sem sintomas e sem lesões à RNM devem ser acompanhados, a fim de averiguar o surgimento de desmielinização, bem como perfil de cortisol seriados, para possível início

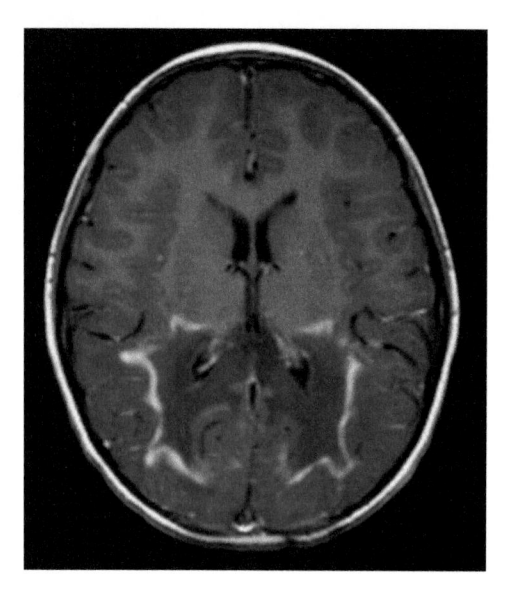

Fig. 5-1. RNM típica de adrenoleucodistrofia. Note realce periférico ao gadolínio. A leucopatia é mais posterior e tende a poupar fibras em U.

de tratamento. Se presente doença de Addison, faz-se necessária reposição de esteroides (os corticoides não melhoram os sintomas neurológicos). Pacientes com adrenomieloneuropatia não têm indicação de transplante hematopoiético.

A terapia dietética com restrição dos ácidos graxos de cadeia muita longa (AGCL) e uso de ácidos graxos insaturados, como o ácido oleico e o ácido erúcico (**óleo de Lorenzo**), proporcionam redução da produção de AGCL (reduzem níveis plasmáticos), entretanto, não impedem a deterioração neurológica da adrenoleucodistrofia e da adrenomieloneuropatia. Seu uso é indicado para assintomáticos, retardando o início dos sintomas desses pacientes. Dessa forma, aconselhamento genético é de fundamental importância.

DICAS
▪ Doença peroximal mais comum. Recessiva ligada ao X pela mutação do gene ABCD1;   ▪ Acúmulo de ácidos graxos de cadeia muito longa (com mais de 22 carbonos), principalmente, na glândula adrenal, células de Leydig testiculares e no SNC;   ▪ Doença desmielinizante e insuficiência adrenocortical (doença de Addison);   ▪ Formas da doença são: cerebral infantil (CI), cerebral do adolescente, cerebral do adulto, adrenomieloneuropatia (AMN), doença de Addison e assintomática;   ▪ Insuficiência testicular subclínica e calvície são muito comuns;   ▪ Pele escurecida;   ▪ Adrenomieloneuropatia – paraparesia espástica, PNP axonal sensitivo-motora;   ▪ Níveis baixos de cortisol e níveis aumentados de ACTH (mais comum) ou ausência de aumento de cortisol com estímulo de ACTH;   ▪ Aumento dos níveis de ácidos graxos de cadeia muito longa no sangue periférico;   ▪ Óleo de Lorenzo e transplante de células hematopoiéticas.

BIBLIOGRAFIA

Loes DJ, Fatemi A, Melhem ER, et al. Analysis of MRI patterns aids prediction of progression in X-linked adrenoleukodystrophy. Neurology 2003;61:369-74.

Loes DJ, Hite S, Moser H, et al. Adrenoleukodystrophy: a scoring method for brain MR observations. AJNR Am J Neuroradiol 1994;15:1761-6.

Peters C, Charnas LR, Tan Y, et al. Cerebral X-linked adrenoleukodystrophy: the international hematopoietic cell transplantation experience from 1982 to 1999. Blood 2004;104:881-8.

CAPÍTULO 6
AGIRIA-PAQUIGIRIA

Carlos Roberto Martins Jr.

A lissencefalia (LIS), que inclui os termos agiria e paquigiria, juntamente com a heterotopia de banda subcortical, compreende um espectro de malformações do desenvolvimento cortical causadas por migração neuronal anormal. As principais características da LIS são um córtex anormalmente espesso com formação reduzida ou ausente das circunvoluções cerebrais, enquanto a heterotopia subcortical consiste em bandas anormais de neurônios sob um córtex normal.

O termo agiria (ou lissencefalia) foi introduzido em 1868 por Owen para distinguir os cérebros sem giros (lissencefálicos) dos mamíferos inferiores, ou de fetos, dos cérebros de superfície ondulada (ou girencefálicos). Foi depois empregado para cérebros patológicos sem giros. Paquigiria (ou macrogiria) refere-se ao giro grande e espesso, o que implica em um número menor de giros grosseiros, alargados. Há frequente coexistência desses achados (Figs. 6-1 e 6-2).

Alguns pacientes com lissencefalia têm microcefalia congênita grave, o que se denomina microlissencefalia (MLIS). As múltiplas síndromes de anomalias congênitas com LIS incluem as síndromes cerebrofrontofaciais de Miller-Dieker (autossômica dominante, deleção do cromossomo 17, gene *LIS1*), bem como lissencefalia ligada ao X com genitais anormais ou XLAG.

Até então, temos aproximadamente 19 genes associados ao complexo agiria-paquigiria-heterotopia subcortical, grande parte responsável por proteínas tubulares relacionadas com o processo de migração neuronal. Do ponto de vista de gravidade, em linhas gerais, o complexo pode ser classificado em ordem decrescente: agiria, paquigiria e heterotopia subcortical. É importante ressaltar que a lissencefalia é mais prevalente nas regiões corticais posteriores quando comparadas com as anteriores.

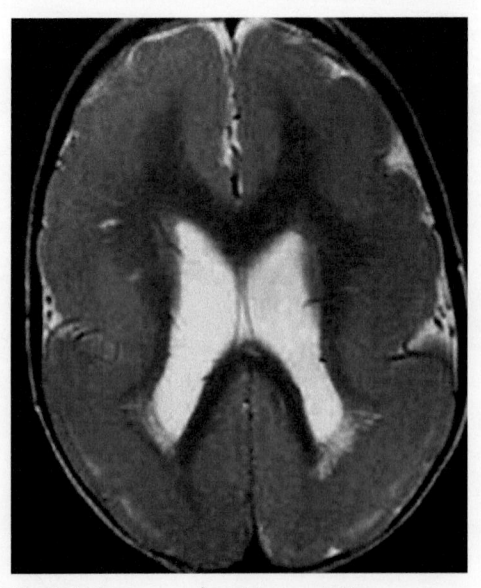

Fig. 6-1. Caso grave de agiria-paquigiria.

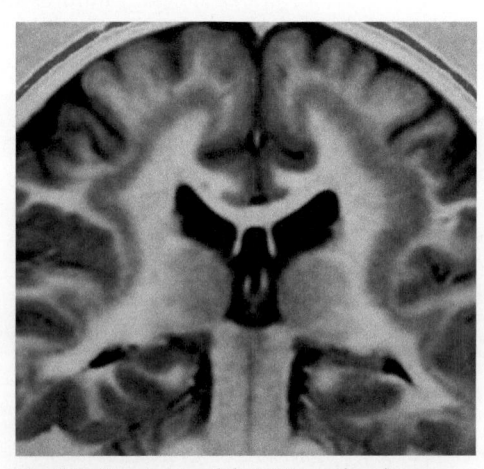

Fig. 6-2. Corte coronal de RNM ponderada em T1 evidenciando banda heterotópica subcortical ("duplo córtex").

A explicação mais plausível para a agiria é uma parada da migração neuroblástica a partir do tecido germinativo periventricular até a superfície cortical. Neuroblastos migram em ondas sucessivas, sendo que os novos ultrapassam os que migraram antes. Admite-se que, na agiria, não ocorra esta ultrapassagem já na segunda onda de migração, e os neuroblastos que vêm depois ficam retidos nas camadas inferiores. Essa anomalia, no caso da agiria, ocorreria entre a 11ª e a 13ª semana, a paquigiria na 13ª semana e a polimicrogiria entre a 20ª e a 24ª semana.

As características neuropatológicas da LIS envolvem um córtex de 4 camadas espesso e mal organizado, representado pelas camadas: molecular, celular superficial (célula piramidal), celular esparsa e camada celular profunda. Estruturas internas, como *claustrum* e cápsula extrema são usualmente ausentes, mas o putâmen e o globo pálido são normais ou mostram poucas anormalidades. Agiria comumente coexiste com heterotopias dos núcleos olivares inferiores. Há também malformações cerebelares, incluindo heterotopias e displasias do córtex. As pirâmides são hipoplásicas, correspondendo ao grau da desorganização cortical.

As lissencefalias podem ser classificadas em tipo I e II. A do tipo I, ou lissencefalia clássica, apresenta quatro camadas corticais evidentes e representa o subtipo mais encontrado nas síndromes associadas a mutações ou a deleções em dois importantes genes envolvidos no desenvolvimento cerebral – *LIS1* (Miller-Dieker e sequência isolada de lissencefalia) e *DCX* (lissencefalia ligada ao X).

Na lissencefalia do tipo II, também conhecida como *cobblestone* (displasia em paralelepípedos), não é possível diferenciar facilmente as camadas do córtex, o qual se apresenta com grupos de neurônios separados por tecido gliomesenquimal. Os distúrbios associados à lissencefalia do tipo II incluem as distrofias musculares tipo síndrome de Walker-Warburg, distrofia muscular congênita de Fukuyama, além de doença músculo-olho-cérebro. A maioria dessas entidades está relacionada a distúrbios autossômicos recessivos causados por mutações nos genes *POMT1* e *FCMD*.

As alterações clínicas desses pacientes são graves e envolvem retardo do desenvolvimento neuropsicomotor e crises convulsivas, usualmente, de difícil manejo, dentre as quais podemos citar as síndromes de West e de Lennox-Gastaut. Não raro, essas crianças falecem precocemente. Sabe-se que a migração neuronal ocorre por volta de 12 a 24 semanas de gestação. Dessa forma, defeitos na migração neuronal podem ser observados após 24 semanas de gestação por meio de USG ou RNM (melhor método).

DICAS
▪ Distúrbio de migração neuronal da matriz geminativa até o córtex; ▪ Lissencefalia do tipo I – 4 camadas corticais. Ocorre em mutações do LIS1 (Miller-Dieker e sequência isolada de lissencefalia) e DCX (lissencefalia ligada ao X); ▪ Síndrome de Miller-Dieker (autossômica dominante, deleção do cromossomo 17, gene LIS1); ▪ Lissencefalia do tipo II (cobblestone) – não é possível diferenciar plenamente as 4 camadas. Ocorre nas distrofias musculares congênitas, tipo: Walker-Warburg, distrofia muscular congênita de Fukuyama e doença músculo-olho-cérebro (MEB).

BIBLIOGRAFIA

Bahi-Buisson N, Poirier K, Fourniol F, et al. The wide spectrum of tubulinopathies: what are the key features for the diagnosis? Brain 2014;137:1676-700.

Barkovich AJ, Ferriero DM, Barr RM, et al. Microlissencephaly: a heterogeneous malformation of cortical development. Neuropediatrics 1998;29:113-9.

Barkovich AJ, Guerrini R, Kuzniecky RI, et al. A developmental and genetic classification for malformations of cortical development: update. Brain 2012;135:1348-69.

CAPÍTULO 7
AICARDI-GOUTIERRES E DOENÇA DE AICARDI

Carlos Roberto Martins Jr.

A síndrome de Aicardi-Goutierres é uma síndrome rara que afeta o SNC, pele e sistema imunológico. Conhecida como uma interferonopatia, condição na qual o interferon alfa apresenta grande importância como mediador de resposta imune aberrante. O início se dá durante a infância, acometendo, primariamente, o SNC com LCR inflamado à custa de linfócitos e níveis elevados de interferon alfa. Calcificações cerebrais, leucoencefalopatia e atrofia cerebral são a regra (a doença foi descrita como grande mimetizadora de infecções virais congênitas).

O início se dá na primeira infância (após desenvolvimento normal) com encefalopatia subaguda que progride para regressão do desenvolvimento motor, atrofia cerebral, suscitando tetraparesia espástico-distônica e microcefalia. Alguns casos podem iniciar-se na fase intraútero com sinais e sintomas já evidentes ao nascimento. Sinais cutâneos que lembram "frieiras" podem ser encontrados em mãos, pés e pavilhão auditivo. Após o início, a síndrome entra em fase de platô mantendo as sequelas apresentadas (distúrbios cognitivos podem ocorrer, mas são menos pronunciados). Apesar disso, há casos descritos de formas "remitentes-recorrentes", com piora dos déficits após infecções.

A síndrome é geneticamente determinada, na maioria dos casos, recessivamente, contudo casos de herança dominante são descritos. Os genes implicados estão relacionados com o metabolismo dos ácidos nucleicos, a saber: *TREX1, RNASHE2, SAMHD1, ADAR1* e *IFIH1*. Hepatomegalia e trombocitopenia podem ser encontradas. O diagnóstico se dá por meio de LCR (linforraquia com interferon alfa aumentado) e RNM (hipersinal T2/FLAIR em substância branca e calcificações em núcleos da base). O tratamento é pautado em drogas novas que modulam a resposta TH1 com resultados promissores (ainda em andamento). A sobrevida, que antes era de 1 década, hoje aumentou sobremaneira, com pacientes podendo viver por mais de 5 décadas.

É importante salientar que síndrome de Aicardi-Goutierres nada tem a ver com doença de Aicardi. Esta última, descrita em 1965, é um distúrbio genético composto por agenesia do caloso, espasmos infantis e defeitos da coroide. Crises focais geralmente precedem os espasmos que começam entre a primeira e sexta semanas de vida. Tanto as crises focais quanto os espasmos infantis podem ser lateralizados e tendem a se alternar de um lado para o outro. Com o envelhecimento, tais achados diminuem de frequência.

Atraso grave nas habilidades motoras e cognitivas é a regra. Microcefalia acaba aparecendo após certo tempo de evolução. Defeitos lacunares na coroide, retina e nervo ótico são muito comuns. Escoliose, vértebras fundidas e hemivértebras são encontradas. O achado clássico de neuroimagem é a ausência de corpo caloso, bem como alterações ventriculares, como aumento ventricular e atrial. Displasias corticais e distúrbios de migração neuronal podem ser evidenciados. EEG cursa com hipsarritmia assimétrica. Trata-se de doença genética ligada ao X, com a quase totalidade dos casos em meninas. Meninos XXY podem apresentar a condição. Tratamento com antiepilépticos e reabilitação.

DICAS
▪ *Síndrome de Aicardi-Goutierres:* leucoencefalopatia, lesões de pele tipo "frieiras" e distúrbio imunológico (interferonopatia). Calcificações de núcleos da base, LCR com linforraquia e aumento de interferon alfa. Geralmente recessiva; ▪ *Síndrome de Aicardi:* agenesia de corpo caloso + espasmos infantis (hipsarritmia assimétrica) e defeitos oculares (coroide, retina, nervo óptico, microftalmia). Ligada ao X (acomete mais meninas).

BIBLIOGRAFIA

Aicardi J, Goutières F. A progressive familial encephalopathy in infancy with calcifications of the basal ganglia and chronic cerebrospinal fluid lymphocytosis. Ann Neurol 1984;15(1):49-54.

Aicardi J, Lefebre J, Lerique-Koechlin. A new syndrome: spasm in flexion, callosal agenesis, occular abnormalities. Electroencephalogr Clin Neurophysiol 1965;19(Suppl):609-10.

Nopkin IJ, Humplrey I, Keith CG, et al. Aicardi syndrome in a male infant. Aust Paediatr J 1979;15:278-80.

Ruaud L, Rice GI, Cabrol C, et al. Autosomal-dominant early-onset spastic paraparesis with brain calcification due to IFIH1 gain-of-function. Hum Mutat 2018;39(8):1076-80.

ALEXANDER

Carlos Roberto Martins Jr.

O gene *GFAP*, no cromossomo 17, codifica a proteína glial fibrilar ácida. A doença de Alexander (DA) é causada por um defeito autossômico dominante desse gene, produzindo uma proteína aberrante que se acumula nas células da glia, sendo observada como inclusões citoplasmáticas eosinofílicas, denominadas *fibras de Rosenthal* (não são patognomônicas de DA e podem ser evidenciadas em outros distúrbios, como esclerose múltipla e neoplasias gliais).

A apresentação clínica é bem heterogênea e depende, sobremaneira, da idade de início dos sintomas. A forma infantil (mais comum) corresponde a 42% dos casos e a forma juvenil/adulto a aproximadamente 35% dos acometidos. A forma do recém-nascido apresenta-se com epilepsia e hidrocefalia secundária à estenose do aqueduto cerebral, em geral. A forma infantil (clássica) inicia-se com 1 ou 2 anos de idade com retardo do desenvolvimento neuropsicomotor (RDNPM), regressão motora, epilepsia, ataxia, espasticidade e macrocefalia.

A forma juvenil tem início por volta dos 4 a 10 anos de idade com sinais bulbares proeminentes (lembra lesão de tronco encefálico), seguidos de ataxia, epilepsia, espasticidade, demência e macrocefalia. A RNM de crânio é uma grande aliada na suspeita diagnóstica e apresenta-se, usualmente, com hipersinal em T2/FLAIR em substância branca dos lobos frontais (Fig. 8-1), hipersinal T2/FLAIR ou atrofia de tálamos e/ou núcleos da base, hipersinal T2/FLAIR ou atrofia de tronco encefálico e/ou medula cervical ("sinal do girino" – Fig. 8-2), borda periventricular nodular com realce periependimário e aparência de "orelha de coelho", espectroscopia com redução do pico de NAA (o que a diferencia de **síndrome de Canavan** – aumento do pico de NAA e macrocefalia – *ver capítulo específico*).

A ratificação diagnóstica se dá por meio do sequenciamento do gene *GFAP*. Não há tratamento modificador da doença. A terapêutica é paliativa e sintomática.

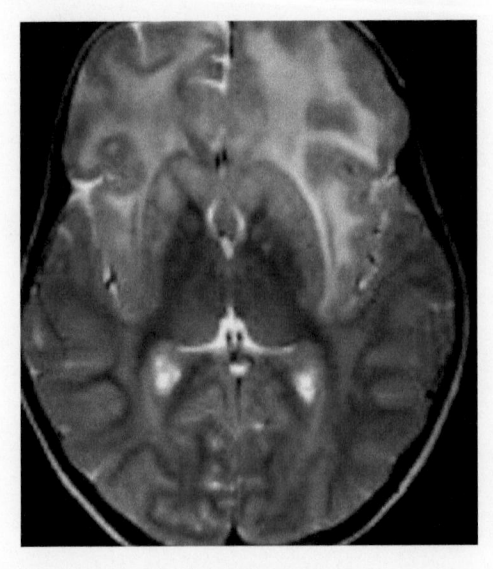

Fig. 8-1. RNM típica de doença de Alexander. Note o predomínio de acometimento em regiões frontais. O envolvimento posterior também pode estar presente, bem como dos núcleos da base, tálamos e tronco encefálico.

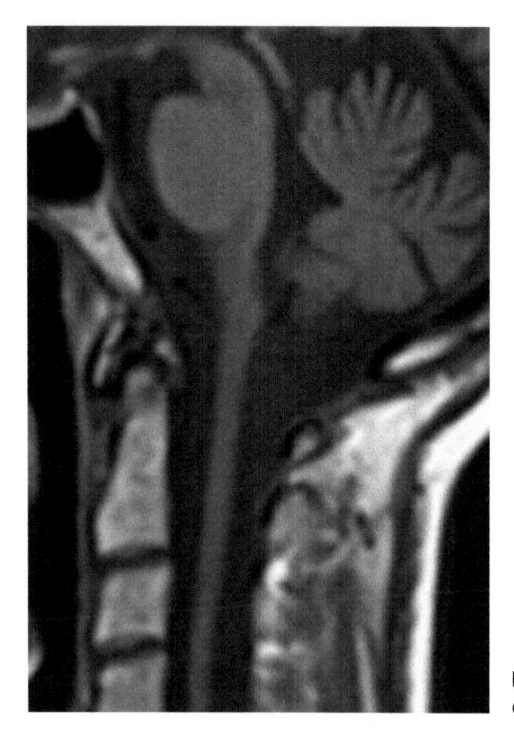

Fig. 8-2. Atrofia de medula cervical na doença de Alexander – "Sinal do Girino".

DICAS
▪ Autossômica dominante – gene *GFAP*; ▪ Leucodistrofia com **macrocefalia**; ▪ Forma do recém-nascido, forma infantil (mais comum), forma juvenil/adulto; ▪ Ataxia, espasticidade, epilepsia, macrocefalia e demência; ▪ Hipersinal de substância branca (T2/FLAIR) em lobos frontais, atrofia de tronco e medula cervical ("sinal do girino"), realce nodular periventricular ("sinal da orelha de coelho"); ▪ Sem tratamento modificador da doença.

BIBLIOGRAFIA

Alexander WS. Progressive fibrinoid degeneration of fibrillary astrocytes associated with mental retardation in a hydrocephalic child. Brain 1949;72:373-8.
Crome L. Megalencephaly associated with hyaline neuropathy. Brain 1953;76:215-28.
Holland IM, Kendall BE. Computed tomography in Alexander's disease. Neuroradiology 1980;20:103-6.
Wohlwill FJ, Bernstein J, Yakovlev PI. Dysmyelogenic leukodystrophy. J Neuropathol Exp Neurol 1959;18:359-83.

ALPERS-HUTTENLOCHER

Carlos Roberto Martins Jr.

Trata-se de mais uma mitocondriopatia herdada recessivamente, associada à polimerase gama, responsável pelo reparo do DNA mitocondrial. Os sintomas cardinais envolvem epilepsia refratária, regressão do desenvolvimento neuropsicomotor e disfunção hepática. O diagnóstico pode ser feito por meio de sequenciamento genético ou clinicamente pela presença da tríade associada a pelo menos 2 critérios menores (Quadro 9-1).

O início é bimodal e se dá entre os 3 meses e 8 anos com pico de incidência entre 2 e 4 anos, ou entre os 10 e 27 anos com pico entre os 17 e 24 anos. Muitas vezes, o *start* para a doença é uma infecção viral ou o uso de substâncias como o ácido valproico. Já vimos em outros capítulos dessa obra que o uso do valproato é proibitivo em doenças relacionadas com POLG (polimerase gama).

As crises epilépticas são o fulcro dos sintomas e, após o seu início, a expectativa média de vida situa-se em torno de 4-5 anos. A presença de crises febris no início é quase regra. Vários tipos de crises sem febre podem subsistir e os tipos vão modificando-se com o tempo. O clássico é crise occipital com alucinações visuais, náuseas, vômitos, disautonomia, cefaleia e nistagmos que evoluem para crises motoras generalizadas. O EEG típico apresenta descargas occipitais associadas à lentificação difusa. Com o tempo, crises mioclônicas e epilepsia parcial contínua podem ocorrer.

Há predominância de perda neuronal no córtex calcarino levando, muitas vezes, à cegueira cortical. Períodos de cegueira transitória ocorrem no início da doença, contudo, após evolução, a perda visual passa a ser permanente. Interessantemente, o padrão de atrofia é de "dentro para fora", com maior perda de substância branca em relação ao córtex, evidenciando hidrocefalia que lembra *ex vacuo*. Por fim, em fases ulteriores, atrofia cortical fica bem evidente. Graus variados de acometimento cerebelar podem ocorrer, levando à ataxia franca. Polineuropatia sensitiva pode ocorrer em fases tardias.

Quadro 9-1. Critérios diagnósticos da síndrome de Alpers-Huttenlocher (adaptado).

DIAGNOSTIC CRITERIA FOR ALPERS HUTTENLOCHER SYNDROME

1. Clinical triad of refractory seizures, psychomotor regression, and hepatopathy;
2. In the absence of either hepatopathy or additional findings (see below), the diagnosis can only be confirmed either by polymerase gamma gene sequencing, liver biopsy or post mortem examination;
3. Additional clinical findings: [At least 2 of the 11 findings must be present]:
    A) Brain proton magnetic resonance spectroscopy showing reduced N-acetyl aspartate, normal creatine, and elevated lactate;
    B) Elevated cerebral spinal fluid protein (> 100 mg/dL);
    C) Cerebral volume loss (central > cortical, with ventriculomegaly) on repeat magnetic resonance imaging or computed tomography studies;
    D) At least one electroencephalogram showing a multifocal paroxysmal activity with high-amplitude delta slowing (200-1.000 microvolts) and spikes/polyspikes (10-100 microvolts, 12-25 Hertz);
    E) Cortical blindness or optic atrophy;
    F) Abnormal visual evoked potentials and normal electroretinogram;
    G) Quantitative mitochondrial DNA depletion in skeletal muscle or liver (35% mean);
    H) Deficiency in polymerase gamma enzymatic activity ($\leq$ 10%) in skeletal muscle or liver;
    I) Elevated blood or cerebral spinal fluid lactate (3 mM) on at least one occasion in the absence of acute liver failure;
    J) Isolated complex IV or a combination I, III, and IV electron transport complex defects ($\leq$ 20% of normal) upon liver respiratory chain testing;
    K) A sibling confirmed to have Alpers-Huttenlocher syndrome.

Cardiomiopatia congestiva pode ocorrer em 10% dos pacientes com a doença. O acometimento do fígado é variável, com elevação de enzimas hepáticas, cirrose, fenômenos protrombóticos (queda dos níveis de proteína C, S e antitrombina III) e coagulopatias (queda dos fatores de coagulação II, VII, IX e X – dependentes de vitamina K).

Insuficiência hepática pode ocorrer e tal processo é acelerado com o uso de valproato ou divalproato. A retirada do ácido valproico e suplementação de L-carnitina podem retardar o processo de falência do fígado, entretanto, uma vez instalado, o processo seguirá. Vale a atenção à hipoglicemia, que pode ser um dos primeiros sintomas de acometimento hepático. Pancreatite pode ocorrer em alguns casos (não se sabe ao certo a causa). Dismotilidade intestinal é muito comum, em decorrêcia da alteração da camada externa muscular do trato digestivo.

Vale a pena citar as doenças neurológicas que podem apresentar EEG com atividade occipital. Neste cenário, é imperativo solicitar teste para POLG antes de iniciar ácido valproico. Seguem abaixo tais diagnósticos diferenciais eletrográficos:

- *Early-onset childhood epilepsy with occipital spikes (Panayiotopoulos syndrome)* – epilepsia de início precoce da infância com picos occipitais (síndrome de Panayiotopoulos);
- *Late-onset childhood epilepsy with occipital spikes (Gastaut type)* – epilepsia de início tardio da infância com picos occipitais (tipo Gastaut);
- *Lafora disease* – doença de Lafora;
- *Celiac disease* – doença celíaca;
- *Mitochondrial Encephalomyopathy, Lactic Acidosis, and Stroke-like episodes* (MELAS) – encefalomiopatia mitocondral, acidose lática e episódios semelhantes a AVC (MELAS);
- *Myoclonus, Epilepsy with Ragged-Red Fibers* (MERRF) – mioclonia, epilepsia com fibras vermelhas irregulars (MERRF);
- *Epilepsy with bilateral occipital calcifications* – epilepsia com calcificações occipitais bilaterais;
- *Idiopathic photosensitive occipital epilepsy* – epilepsia occipital idiopática fotossensível;
- *Malformations of cortical development* – malformações do desenvolvimento cortical.

Nas primeiras fases da doença, a RNM tende a ser normal. Com a evolução pode aparecer hipersinal em T2/FLAIR em regiões occipitais, bem como tálamo e gânglios da base (coreia e atetose podem ocorrer). O tratamento é paliativo. Os anticonvulsivantes tradicionais e os mais recentes podem ser usados, com exceção do valproato (Depakene) ou divalproato (Depakote). Transplante hepático é contraindicado. A morte é certa por encefalopatia grave ou falência hepática.

DICAS

- Mitocondriopatia relacionada com POLG. Autossômica recessiva;
- Epilepsia muito grave (EEG com atividade occipital) + regressão do desenvolvimento neuropsicomotor + falência hepática;
- *Status* epiléptico e epilepsia parcial contínua são comuns;
- Perda visual é comum – lesão neuronal no córtex calcarino;
- RNM com hipersinal T2/FLAIR em regiões occipitais;
- Diagnóstico genético;
- Tratamento suportivo (jamais utilizar valproato ou divalproato – que aceleram a insuficiência hepática).

BIBLIOGRAFIA

Naviaux RK, Nyhan WJ, Barshop BA, et al. Mitochondrial DNA polymerase gamma deficiency and mtDNA depletion in a child with Alpers syndrome. Ann Neurol 1999;25:54-58.

Nguyen KV, Sharief FS, Chan SSL, et al. Molecular diagnosis of Alpers syndrome. J Hepatol 2006;45:108-16.

Ropp PA, Copeland WC. Cloning and characterization of the human mitochondrial DNA polymerase gamma. Genomics 1996;35:449-58.

Van Goethem G, Dermaut B, Lofgren A, et al. Mutation of POLG is associated with progressive external ophthalmoplegia characterization by mtDNA deletions. Nat Genet 2001;28:211-2.

CAPÍTULO 10
ALUCINOSE PEDUNCULAR

Guilherme Menezes Mescolotte ▪ Carlos Roberto Martins Jr.

Primeiramente descrita por Lhermitte em 1922, a alucinose peduncular (AP) consiste em alucinações visuais complexas que podem ser objetos, pessoas ou animais vívidos e coloridos. As imagens são bem formadas, por vezes acompanhadas de alucinações auditivas e, raramente, o indivíduo consegue diferenciá-las da realidade. Podem ter um conteúdo assustador algumas vezes.

A AP ocorre com maior frequência no período noturno e é mais frequente em indivíduos que apresentam distúrbios do sono. Lhermitte, em suas descrições, chegou a considerar que os distúrbios do sono seriam uma condição *sine qua non* para a ocorrência da AP. Com o maior entendimento da doença, observou-se certa relação de casualidade.

A fisiopatologia da AP ainda não é completamente compreendida. Acredita-se que lesões que envolvam **mesencéfalo e tálamo** sejam as responsáveis pela apresentação da doença. Contudo, existem relatos de casos de AP em lesões em núcleos da base e suas vias. Duas teorias tentam explicar o aparecimento da AP. A primeira faz uma relação anatômica com lesões que envolvam o sistema ativador reticular ascendente (SARA) com repercussões na inibição serotoninérgica e rápida transição para o sono REM com certa manutenção da consciência. A segunda teoria, hipotetizada por Middleton and Strick (1996), sugere que lesões da substância negra e compressão do tronco cerebral possam resultar em alucinações visuais, bloqueando o sinal estimulador do núcleo subtalâmico para a substância negra, diminuindo o sinal inibitório para o tálamo e resultando em hiperatividade talâmica e do lobo inferotemporal, gerando alucinações.

O diagnóstico depende de uma história minuciosa, exame neurológico, exames laboratoriais e de imagem para poder diferenciar a AP dos seus principais diagnósticos diferenciais que são:

- Síndrome de Charles Bonnet;
- Crises epilépticas visuais;
- Aura migranosa;
- Doenças neurodegenerativas;
- Abuso ou abstinência de álcool ou drogas ilícitas;
- Narcolepsia;
- Doença psiquiátrica;
- Encefalopatia metabólica.

Na maioria dos casos, as alucinações são autolimitadas e não necessitam de tratamento. Antipsicóticos ou anticonvulsivantes podem ser utilizados como alternativa terapêutica de resgate, porém com eficácia duvidosa.

DICAS
▪ Alucinações mais prevalentes no período noturno, complexas e coloridas; ▪ Procurar por lesão cerebral em mesencéfalo ou tálamo; ▪ Autolimitada na maioria das vezes; ▪ Uso de antipsicóticos ou anticonvulsivantes, se necessário.

BIBLIOGRAFIA

Benke T. Peduncular hallucinosis: a syndrome of impaired reality monitoring. J Neurol 2006;253(12):1561-71.
Lhermitte J. Syndrome de la calotte du pedoncule cerebral. Les troubles psycho-sensoriels dans les lesions du mesocephale. Rev Neurol 1922;38:1359-65.
Manford M, Andermann F. Complex visual hallucinations. Clinical and neurobiological insights. Brain 1998;12:1819-40.
Middleton FA, Strick PL. The temporal lobe is a target of output from the basal ganglia. Proc Natl Acad Sci USA 1996;93(16):8683-7.
Penney L, Galarneau D. Peduncular hallucinosis: a case report. Ochsner J 2014;14(3):450-2.

ALZHEIMER – FATORES GENÉTICOS

Letízia Gonçalves Borges • Carlos Roberto Martins Jr.

A doença de Alzheimer (DA) é a causa mais comum de demência. É uma doença que se manifesta com déficit amnéstico progressivo e perda da funcionalidade. A idade ainda é o principal fator de risco e o número **65** é um divisor quando falamos de DA: **após os 65 anos, a probabilidade de desenvolver DA dobra a cada 5 anos**. Existem dois tipos de DA: esporádica e familiar. Uma forma simples de diferenciar é por meio da idade. A esporádica (início tardio) ocorre em pessoas acima de **65** anos e a familiar (início precoce, pré-senil), antes dos **65** anos.

DOENÇA DE ALZHEIMER ESPORÁDICA

Se uma pessoa tem história familiar de DA esporádica, isso significa que ela desenvolverá DA? Não necessariamente. Apresentar história familiar de DA esporádica é, comprovadamente, um fator de risco para o desenvolvimento da doença, ou seja, uma pessoa que tem um parente de primeiro grau com DA esporádica é mais suscetível a desenvolver a doença. Porém, o surgimento da doença está relacionado com um conjunto de fatores:

- Idade;
- Genética;
- Sexo;
- Estilo de vida e comorbidades (por exemplo a hipertensão).

Existe uma associação entre DA esporádica e mutações nos genes que codificam a APOE. **O que é APOE4**? A apolipoproteína E (APOE) tem como função transportar o colesterol no sistema nervoso central, sendo essencial para a integridade da bainha de mielina. Existem 3 alelos da *APOE*: *E2, E3* e *E4*. Estudos demonstram que pessoas com DA apresentam maior proporção do *E4*. A presença de 1 alelo *E4* aumenta a probabilidade de desenvolvimento de DA em 3 vezes e a presença de 2 alelos *E4*, em 10 vezes. O *E2* está associado à **proteção** de DA. Apesar do *gene APOE4* ser o principal fator de risco genético para a DA esporádica, não se recomenda fazer *screening* de rotina.

DOENÇA DE ALZHEIMER FAMILIAR

Forma rara que acomete **menos de 1%** de todos os casos de DA. Neste caso, os familiares de pacientes têm um risco maior de desenvolver a doença, que se inicia geralmente entre os 30-60 anos. Se o indivíduo herdar uma única cópia do gene mutante de um progenitor com a doença, terá um risco de 95% de desenvolvê-la. É uma herança do tipo **autossômica dominante** e já foram identificadas mutações em 3 genes:

1. *APP*: proteína precursora do amiloide (cromossomo 21);
2. *PSEN1*: presenilina 1 (cromosso 14);
3. *PSEN2*: presenilina 2 (cromossomo 1).

O diagnóstico da DA familiar pode ser corroborado com teste genético. Estes genes estão envolvidos na produção da proteína beta-amiloide, cujo acúmulo forma a placa senil. A mutação na APP ocorre no cromossomo 21, que também está relacionado com a síndrome de Down (trissomia do cromosso 21). Portanto, **indivíduos com essa síndrome possuem um maior risco de desenvolver as alterações neuropatológicas clássicas da DA e, geralmente, iniciam os sintomas por volta de 40 anos**.

A ressonância magnética de crânio pode ajudar a diferenciar a DA esporádica da familiar (pré-senil), pois, na esporádica, observamos uma atrofia pronunciada em hipocampo e lobo temporal enquanto, na familiar, geralmente se observa uma atrofia mais difusa, acometendo menos o hipocampo (Fig. 11-1a-c).

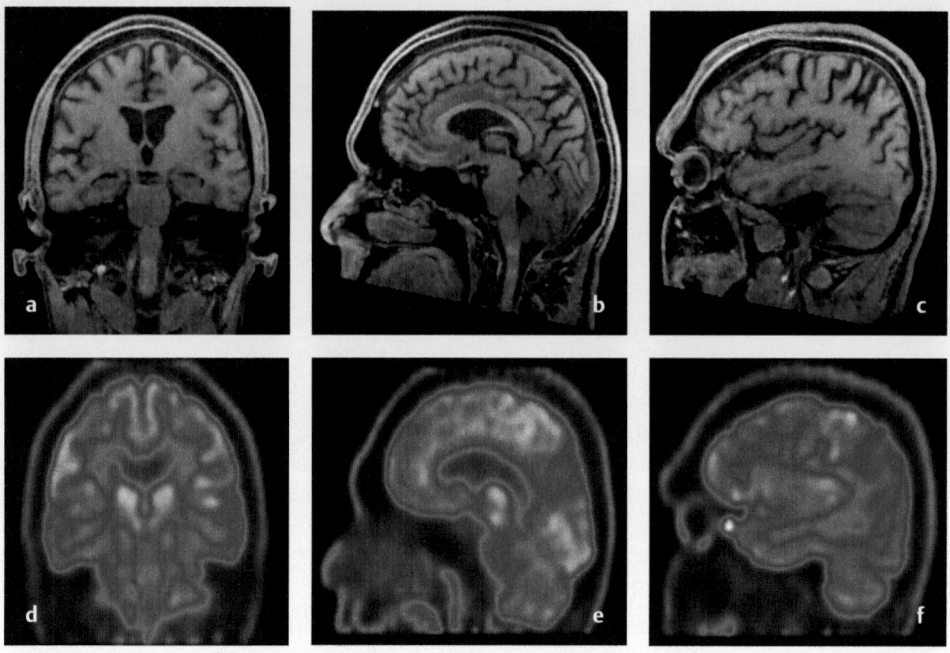

Fig. 11-1. Doença de Alzheimer pré-senil: Imagens de RM do crânio ponderadas em T1 nos planos (**a**) coronal, (**b**) sagital e (**c**) parassagital; direitos evidenciando alteração volumétrica difusa, sem predomínio lobar. Imagens de PET-FDG nos planos (**d**) coronal, (**e**) sagital e (**f**) parassagital; direitos evidenciam hipometabolismo no aspecto lateral dos lobos temporais e nas transições temporoparietais bilaterais, respectivamente (imagens laudadas pelo Dr. Douglas Mendes Nunes, Neuroradiologista do HC-FMUSP. Imagens cedidas pelo Serviço de Radiologia (RM) e pelo Centro de Medicina Nuclear do Instituto de Radiologia do HC-FMUSP) – (Ver Pranchas em Cores).

Na DA esporádica, o PET-FDG mostra hipometabolismo em lobo temporal medialmente, já, na familiar, ocorre hipometabolismo temporal lateral (Fig. 1d-f).

O tratamento é feito da mesma forma que na doença de Alzheimer esporádica: inicia-se com anticolinesterásico (p. ex.: donepezila 5 mg durante 1 mês e, após, aumentar para 10 mg). A partir do estágio moderado, acrescentar memantina (iniciar com 5 mg ao dia, aumentar 5 mg por semana, até a dose de 10 mg 2 vezes ao dia).

DICAS
▪ Gravar o número 65, a DA esporádica (início tardio) ocorre em pessoas acima de 65 anos e a DA familiar (início precoce), antes dos 65;   ▪ O *gene APOE4* está associado a um aumento no risco de DA esporádica;   ▪ Mutações na DA familiar ocorrem em 3 genes: *APP, PSEN1, PSEN2*;   ▪ A mutação APP está no cromossomo 21, associado à síndrome de Down.

BIBLIOGRAFIA

Atri A. Alzheimer´s disease and Alzheimer´s dementia. In: Bradford Dickerson AA, editors. Dementia – Comprehensive principles and practice. New York: Oxford University Press; 2014.

Farrer LA, Cupples LA, Haines JL, et al. Effects of age, sex, and ethnicity on the association between apolipoprotein E genotype and Alzheimer disease. A meta-analysis. APOE and Alzheimer Disease Meta Analysis Consortium. JAMA 1997;278(16):1349-56.

Liana GA. Alzheimer disease. Continuum 2016;22(2):419-34.

Mario FM. Early-onset Alzheimer disease and its variants. Continuum 2019;25(1):34-51.

AMAN/AMSAN

Maximiliano Ramos Pinto Carneiro ▪ Carlos Roberto Martins Jr.

A síndrome de Guillain-Barré (SGB) é uma polirradiculoneuropatia de início agudo, de etiologia pós-infecciosa, com um pródromo geralmente bem definido. É um tipo de neuropatia imunomediada descrita inicialmente por Landry, em 1859, o qual caracterizou cinco pacientes com uma polineuropatia pós-infecciosa com todos os achados de SGB, exceto arreflexia. Mais tarde, a partir de 1916, Guillain, Barré e Strohl descreveram todos os achados clínicos que nós reconhecemos hoje, incluindo a elevação da proteína liquórica, em 2 casos de soldados franceses que contraíram a doença na I Guerra Mundial.

A síndrome de Guillain-Barré constitui um conjunto de vários subtipos e variantes com achados clínicos, patológicos e neurofisiológicos distintos. Em termos patológicos, é dividida em desmielinizante e axonal, sendo esta última subdividida em AMAN (sigla em inglês para Neuropatia Motora Axonal Aguda) e AMSAN (sigla em inglês para Neuropatia Sensitiva e Motora Axonal Aguda).

No primeiro tipo, o desmielinizante (ou AIDP, da sigla em inglês para polirradiculoneuropatia inflamatória desmielinizante aguda), o achado patológico clássico é a desmielinização e remielinização segmentares. Nos subtipos axonais, temos uma ligação de anticorpos antigangliosídeos (Anti-GM1 ou Anti-GD1a) da classe IgG no axolema das fibras motoras e/ou sensitivas na região dos nodos de Ranvier, com subsequente ativação do complemento e interrupção da condução nos canais de sódio voltagem-dependente, além das junções axogliais, resultando numa mudança na estrutura nodal, o que leva a uma falha na condução e, finalmente, degeneração axonal.

Na SGB típica, clinicamente, a doença evolui ao longo de dias, geralmente iniciando com dormência/parestesias na porção distal dos membros inferiores (MMII), além de fraqueza com a mesma distribuição. A progressão pode ser rápida, em especial a fraqueza, levando o paciente a uma tetraparesia ao longo de dias. Um pequeno número de pacientes pode-se apresentar com paraparesia e manter essa manifestação ao longo do curso da doença (porém os exames complementares acabam evidenciando o acometimento dos membros superiores).

A fraqueza costuma ser proximal e distal por se tratar de uma polirradiculoneuropatia e, ao longo da evolução clínica, os reflexos tornam-se abolidos na grande maioria dos pacientes. Aproximadamente 50% dos pacientes atingem o nadir da fraqueza ao longo de 2 semanas, 80% ao longo de 3 semanas e 90% em até 4 semanas. Progressão além de 4 semanas deve levar a se pensar em outro diagnóstico (em especial PIDC ou polirradiculoneuropatia inflamatória desmielinizante crônica). Aproximadamente, 70% dos pacientes desenvolvem dor neuropática, que se localiza, frequentemente, na região lombar e coxas.

Cerca de metade dos pacientes apresenta fraqueza facial (principalmente diparesia ou diplegia facial) e outras anormalidades de pares cranianos (como oftalmoparesia e ptose). Aproximadamente, 30% dos pacientes terão insuficiência respiratória por hipoventilação, em decorrência do comprometimento dos nervos frênicos e dos intercostais, o que requer intubação e ventilação mecânica. O envolvimento autonômico é comum na doença, manifestando-se como taquicardia, bradicardia, hipertensão e hipotensão, dismotilidade gástrica, retenção urinária e alteração pupilar por disfunção simpática (**pupilas de Adie**).

Em termos clínicos, nas formas puramente axonais AMAN e na AMSAN, os doentes apresentam um quadro clínico semelhante ao da forma de GBS desmielinizante, porém o curso da doença na AMAN/AMSAN tende a ser mais rápido e grave, com um aumento do número de doentes com oftalmoparesia, disfagia e que necessitam de ventilação artificial por causa da insuficiência respiratória. Em grande parte das vezes, a recuperação é incompleta. O envolvimento autonômico também é comum. As duas condições diferenciam-se essencialmente pela ausência de acometimento sensitivo e boa recuperação na primeira (bom prognóstico após 1 ano, com alguns pacientes tendo sequelas motoras em MMII). O Quadro 12-1 relata os critérios diagnósticos de Brighton Collaboration, publicados em 2009 e 2011.

Quadro 12-1. Critérios diagnósticos de Brighton

Nível 1 de certeza:
- Fraqueza flácida + bilateral nos membros
- Reflexos reduzidos ou abolidos nos membros fracos
- Padrão monofásico + intervalo entre início e nadir de 12 h a 28 dias + subsequente platô
- Eletroneuromiografia com achados compatíveis
- Dissociação proteíno-citológica no liquor (elevação da proteína liquórica + celularidade < 50)
- Ausência de um diagnóstico alternativo que justifique a fraqueza

Nível 2 de certeza:
- Todos acima exceto por estudo liquórico não realizado ou resultados ainda não disponíveis

Nível 3 de certeza:
- Todos acima exceto pela ausência do estudo liquórico e do exame de eletroneuromiografia

O diagnóstico é realizado por avaliação clínica, exame neurológico e complementado por meio do estudo do líquido cefalorraquidiano e do exame de eletroneuromiografia. A avaliação pelo estudo do líquido cefalorraquidiano nesses pacientes costuma evidenciar uma elevação da proteína liquórica com relativa preservação da contagem celular (chamada dissociação proteíno-citológica). Em termos práticos, temos proteína aumentada e celularidade até 10 células (pacientes sem HIV) ou até 50 células (pacientes com HIV). Na AMAM, podemos encontrar anti-GM1 IgG no sangue periférico, o que pode ajudar no diagnóstico.

A eletroneuromiografia é realizada em pacientes com SGB para dar suporte ao diagnóstico e excluir diagnósticos diferenciais. Os estudos de neurocondução sensitiva e motora conseguem diferenciar AIDP dos subtipos AMAN e AMSAN. A neurocondução, no subtipo AMAN, é marcada pela redução das amplitudes dos potenciais motores, com relativa preservação das latências distais, velocidades de condução, latências das ondas F e a condução sensitiva é normal. No subtipo AMSAN, temos redução das amplitudes dos potenciais motores e sensitivos. A eletromiografia é semelhante nas duas entidades e marcada pelos achados de desnervação aguda (fibrilações e/ou ondas positivas) e recrutamento reduzido (os potenciais de unidade motora têm morfologia ainda normal nas primeiras semanas).

O diagnóstico neurofisiológico da SGB, no entanto, tem sido alvo de muitas controvérsias nos últimos anos e, segundo alguns autores, não deve ser firmado em um único exame, mas, sim, após exames seriados. Tal opinião vem do fato de que, após um segundo exame, o diagnóstico do subtipo de SGB, de muitos pacientes, tem mudado, principalmente, por causa do reconhecimento de que o bloqueio de condução pode ser uma evidência de patologia axonal (**nodopatia ou paranodopatia**). Assim, aqueles pacientes sem evidências claras de desmielinização, com baixas amplitudes dos potenciais na neurocondução ou bloqueios de condução não acompanhados de dispersão temporal merecem uma segunda eletroneuromiografia. O Quadro 12-2 relata os critérios neurofisiológicos descritos por Uncini em 2017.

O tratamento dessas condições, até o momento, não foi alvo de estudos prospectivos ou controlados. Entretanto, assim como na forma desmielinizante, costuma-se usar plasmaférese ou imunoglobulina humana, e os estudos mostram que ambas as estratégias são igualmente eficazes.

Quadro 12-2. Critérios neurofisiológicos descritos por Uncini em 2017

1. AIDP
No primeiro ou segundo exame, pelo menos 1 dos seguintes em pelo menos 2 nervos:
- Redução da VC < 70% do LIN
- Prolongamento da LD > 130% do LSN
- Duração do dPAMC > 120% do LSN
- Relação da duração do PAMCp/PAMCd > 130% (dispersão temporal)
- Latência da onda F > 120% do LSN

OU 1 dos descritos acima presente em 1 nervo associado a:
- Ondas F ausentes em 2 nervos com PAMCd > 20% LIN
- Amplitude do SNAP do nervo ulnar anormal e amplitude do SNAP do sural normal

(Continua.)

Quadro 12-2. *(Cont.)* Critérios neurofisiológicos descritos por Uncini em 2017

2. SGB Axonal AMAN
No primeiro e segundo estudo, nenhum dos achados para AIDP acima descritos em nenhum nervo (achados desmielinizantes são aceitos desde que o PAMCd seja < 20% LIN)
No primeiro estudo, pelo menos 1 dos seguintes achados em pelo menos 2 nervos:
- PAMCd < 80% LIN
- Relação da amplitude do PAMCp/PAMCd < 0,7 (excluindo o nervo tibial)
- Ondas F ausentes de forma isolada

No segundo estudo
Pelo menos 1 dos seguintes achados em pelo menos 2 nervos é evidência de degeneração axonal:
- Redução persistente da amplitude do PAMCd
- Relação da amplitude do PAMCp/PAMCd < 0,7 no primeiro exame que se recupera em decorrência da redução do PAMCd sem a presença de dispersão temporal

Pelo menos 1 dos seguintes em 2 nervos é evidência de falha reversível da condução:
- Aumento >150% da amplitude do PAMCd sem aumento da duração (< 130% LSN)
- Relação da amplitude do PAMCp/PAMCd < 0,7 que melhora por causa do aumento do PAMCp sem dispersão temporal associada
- Ondas F ausentes de forma isolada que se recuperam sem aumento da latência distal (< 120% LSN)

3. SGB Axonal AMSAN
No primeiro exame: os mesmos critérios para AMAN associados a amplitudes do SNAP < 50% LIN em pelo menos 2 nervos
No segundo exame: evidência de degeneração axonal e falha reversível da condução nos nervos motores, assim como descrito para AMAN
Há evidência de degeneração axonal na condução sensitiva se a amplitude do SNAP em pelo menos 2 nervos estiver estável ou reduzida
Há evidência de falha reversível da condução na condução sensitiva se a amplitude do SNAP em pelo menos 2 nervos estiver aumentada (> 50% no mediano e ulnar, e > 60% no sural)

DICAS
- Paralisia flácida aguda simétrica, arrefléxica e ascendente; - Pródromo infeccioso geralmente bem definido (10 a 14 dias); - Padrão monofásico e nadir até 4 semanas; - Fraqueza é de distribuição proximal e distal (polirradiculoneuropatia); - Diparesia/diplegia facial; - Disfagia e insuficiência respiratória por hipoventilação; - Disfunção autonômica (labilidade pressórica, arritmias e pupilas de Adie); - AMSAN: Alterações sensitivas; curso mais grave e recuperação incompleta; - AMAN: Sem alterações sensitivas; curso grave e recuperação mais rápida (melhor prognóstico que ANSAM); - Liquor com dissociação proteíno-citológica; - ENMG é o exame padrão-ouro e provavelmente deve ser realizado em, pelo menos, 2 etapas; - Na AMAM, podemos encontrar anti-GM1 IgG no sangue periférico; - Tratamento com plasmaférese ou imunoglobulina.

BIBLIOGRAFIA

Amato AA, Russel JA. Neuromuscular disorders. 2nd ed. China: McGraw-Hill Education; 2016.
Dimachkie MM, Barohn RJ. Guillain-Barré syndrome and variants. Neurol Clin 2013;31:491-510.
Uncini A, Ippoliti L, Shahrizaila N, et al. Optimizing the electrodiagnostic accuracy in Guillain-Barré syndrome subtypes: criteria sets and sparse linear discriminant analysis. Clinical Neurophysiology 2017.
Uncini A, Kuwabara S. The electrodiagnosis of Guillain-Barré syndrome subtypes: where do we stand? Clinical Neurophysiology 2018.
Willison HJ, Jacobs BC, Van Doorn PA. Guillain-Barré Syndrome. Lancet 2016;388:717-27.

AMILOIDOSE AL

Carlos Roberto Martins Jr.

Neuropatia dolorosa assimétrica ou polineuropatia dolorosa podem ser causadas por amiloidose. Disautonomia é quadro bem frequente, podendo ocasionar hipotensão postural, alterações micccionais (urgeincontinência ou retenção urinária), diarreia, constipação intestinal, entre outros. Insuficiência renal crônica também pode estar presente, em decorrência de afecção glomerular.

História familiar pode subsistir em alguns casos, entretanto é fraca, o que a diferencia da amiloidose familiar associada à transtirretina (doença autossômica dominante). A presença de gamopatia monoclonal (precursores da proteína amiloide) favorece, sobremaneira, o diagnóstico de amiloidose AL, deixando a hipótese de amiloidose familiar distante.

Proteína amiloide é insolúvel e sofre deposição no tecido extracelular, usualmente nervo (neuropatia axonal), rins (insuficiência renal crônica), coração (insuficiência cardíaca), língua (macroglossia), retináculo carpal (síndrome do túnel do carpo) e fibras finas neurais (neuropatia autonômica clássica e dolorosa).

O diagnóstico é realizado com a identificação de picos monoclonais de paraproteínas séricas, bem como a procura de cadeias leves Kappa ou Lambda IgM no exame de imunofluorescência urinária. Tais cadeias também são encontradas no soro. Biópsia de nervo sural mostra corante vermelho do congo positivo e anticorpos anti-Kappa presentes. Trata-se de afecção progressiva com sobrevida média de 1 a 10 anos.

Mieloma múltiplo pode aparecer de 1 a 7 anos após o diagnóstico de amiloidose AL. O tratamento é com base em terapêutica sintomática (hipotensão postural, distúrbios cardíacos, insuficiência renal, síndrome do túnel do carpo). Quimioterapia e transplante de células-tronco são o fulcro da abordagem. Acompanhamento com hematologista, nefrologista e cardiologista é essencial.

Por fim, é importante não haver confusão quanto aos subtipos de amiloidose. Segundo a Associação Brasileira de Paramiloidose, seguem-se as classificações dos subtipos.

AMILOIDOSE AL (PRIMÁRIA-CADEIA LEVE)

A amiloidose AL é a forma mais comum da doença. Na amiloidose AL ocorre uma alteração das células plasmáticas cuja causa é desconhecida. No caso da amiloidose AL, a medula óssea produz proteínas não dobradas (partes de anticorpos conhecidos como "cadeias leves") que trafegam pelo corpo, juntam-se e se depositam em vários órgãos. Em última instância, causam falência dos órgãos se o depósito das proteínas não for interrompido.

A amiloidose AL pode afetar um único órgão ou vários órgãos. Entre as combinações mais comuns de órgãos afetados estão:

- Coração/rins;
- Coração/aparelho digestivo;
- Rins/nervos periféricos.

Porém, qualquer combinação de órgãos pode existir. Aproximadamente 1/3 das pessoas afetadas por amiloidose AL apresentam um alto nível de proteína na urina, mas com poucos sintomas de envolvimento dos órgãos. Outras pessoas (1/3) têm sintomas de acúmulo de proteína no coração e, em 1/4 dos pacientes com AL, a proteína acumula-se no fígado e no aparelho digestivo.

AMILOIDOSE AA (SECUNDÁRIA)

A amiloidose AA pode apresentar-se no curso de uma doença inflamatória ou infecção crônica, como artrite reumatoide, osteomielite, tuberculose ou doença inflamatória intestinal. Nos Estados Unidos, esta forma

O diflunisal (250 mg 2×/dia) é um anti-inflamatório não esteroidal que estabiliza cineticamente os tetrâmeros de TTR circulantes, inibindo a liberação do monômero de TTR necessária para a amiloidogênese. Em um estudo randomizado, controlado por placebo, em pacientes com ATTR-FAP, o diflunisal melhorou os escores de qualidade de vida e reduziu a progressão do comprometimento neurológico em comparação com o placebo. O tafamidis também apresentou redução da velocidade de deterioração neural na dosagem de 20 mg via oral uma vez ao dia em pacientes com a mutação TTR *Val30Met*.

Recentemente estudos com RNA de interferência (RNAi) foram divulgados como promissores no tratamento da amiloidose hereditária. O medicamento ONPATTRO® foi desenvolvido para silenciar o RNA mensageiro da TTR, bloqueando a produção da proteína TTR (atua em outras mutações da TTR além da *Val30Met*) antes que ela seja produzida. ONPATTRO® bloqueia a produção de TTR no fígado, reduzindo seu acúmulo nos tecidos do corpo a fim de interromper ou retardar a progressão da polineuropatia associada à doença. A dose recomendada de ONPATTRO® é de 0,3 mg/kg, administrada por perfusão intravenosa (IV), uma vez a cada 3 semanas.

A amiloidose familiar do tipo finlandesa (FAF) ou **síndrome de Meretoja** ou também amiloidose hereditária relacionada com a gelsolina é uma amiloidose herdada resultante de mutações na proteína gelsolina (GSN). A doença inclui paralisia facial, pele flácida e distrofia corneana. Até o momento, a FAF tem sido invariavelmente associada à substituição do *Asp214Asn* ou *Asp214Tyr* no *GSN* no cromossomo 9 (autossômica dominante).

A tríade clínica da FAF inclui paralisia facial bilateral progressiva, pele solta (*cutis laxa*) e distrofia corneana. Em pacientes heterozigotos, as manifestações clínicas geralmente aparecem no início da idade adulta, na terceira ou quarta década de vida. O primeiro achado é a distrofia corneana, caracterizada por deposição de amiloide, erosões recorrentes da córnea e deficiência visual progressiva. Os pacientes homozigotos com FAF apresentam início mais precoce e maior gravidade dos achados clínicos, podendo desenvolver uma síndrome nefrótica grave. Polineuropatia axonal em membros pode ocorrer. O grande diagnóstico diferencial é **FOSMN** (*ver capítulo específico*).

AMILOIDOSE CENTRAL

A angiopatia amiloide cerebral (AAC) é uma vasculopatia de pequenos vasos resultante da deposição de beta-amiloide (Aβ) na média e na adventícia das artérias corticais e leptomeníngeas, bem como arteríolas, capilares e, mais raramente, das vênulas do cérebro (Fig. 14-1). Sua severidade aumenta com a idade e é historicamente conhecida como uma etiologia comum da hemorragia cerebral intraparenquimatosa lobar em pacientes senis. Ademais, a AAC está, cada vez mais, sendo reconhecida como uma importante consideração diagnóstica para um espectro diversificado de manifestações neurológicas clínicas. Sabe-se agora que suas consequências fisiopatológicas produzem declínio cognitivo insidioso, sintomas neurológicos focais transitórios e hemorragia subaracnoide.

A deposição de proteína amiloide nos vasos está associada à necrose fibrinoide, fragmentação da parede do vaso e microaneurismas que predispõem o paciente a repetidos episódios de sangramentos pequenos e/ou hemorragia franca. Hemorragias intracerebrais (HIC), microinfartos e leucoencefalopatia são os principais achados. HIC, usualmente, ocorre em idosos sem história de trauma, envolvendo, principalmente, vasos corticais e subcorticais posteriores (hemorragia lobar occipital e temporal). Essa característica é útil, pois a HIC, relacionada com a AAC, geralmente poupa estruturas cerebrais profundas como

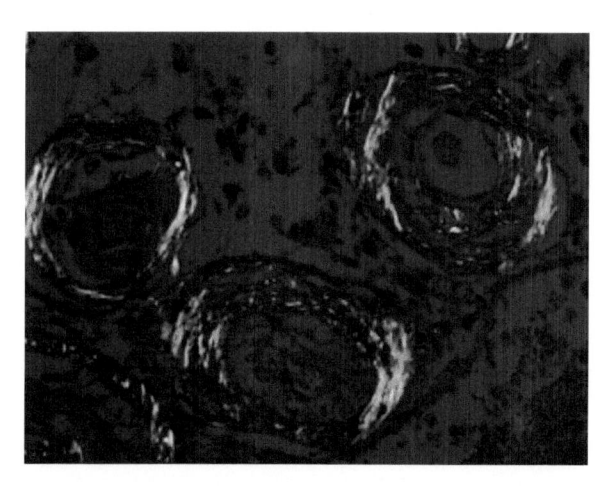

Fig. 14-1. Vasos cerebrais corados com vermelho-congo sob efeito de luz polarizada. (Ver Pranchas em Cores.)

gânglios da base, tálamo, tronco cerebral, que são mais comumente afetados na hemorragia hipertensiva. Sangramentos em cerebelo também podem estar presentes.

Enquanto macro-hemorragias (> 5 mm de tamanho) são comumente as que apresentam sintomas, micro-hemorragias assintomáticas relacionadas com a AAC (≤ 5 mm) também são achados frequentes e concomitantes. Tais **microbleeds**, quando identificados na ponderação SWI da RNM, aumentam, sobremaneira, a sensibilidade do diagnóstico (Fig. 14-2). É importante lembrar que, na AAC, há deposição de beta-amiloide nos vasos, enquanto, na doença de Alzheimer (DA), a deposição é centrada, em especial, no parênquima cerebral. Antigamente, acreditava-se que a DA e a AAC faziam parte da mesma entidade nosológica, entretanto, hoje, sabemos que ambas apresentam fisiopatologias distintas, podendo ocorrer separadamente ou concomitantemente nos indivíduos.

Pacientes com mutação da *APOE ε4* têm maior predileção para desenvolver AAC. Alguns doentes podem cursar com AAC inflamatória, muito provavelmente, por mecanismo autoimune contra os depósitos de amiloide cerebrais. Tais pacientes podem apresentar déficit cognitivo subagudo, cefaleia, déficits focais e convulsões. Na RNM, observam-se hiperintensidade em T2 e FLAIR na substância branca, sem restrição à difusão, configurando edema vasogênico, associado a focos de permeio hipointensos na sequência para suscetibilidade magnética, em razão de micro-hemorragias. Pode haver, ainda, realce leptomeníngeo adjacente às áreas de edema, siderose superficial, infartos e hemorragias lobares, estas, contudo, menos frequentes que nos pacientes com angiopatia amiloide cerebral sem inflamação.

O LCR mostra-se inflamado com pleocitose linfocítica e hiperproteinorraquia. O tratamento da AAC com inflamação segue os protocolos de vasculites do SNC, com base em pulsoterapia com metilprednisolona, seguida de imunossupressão. A resposta, muitas das vezes, é pouco satisfatória.

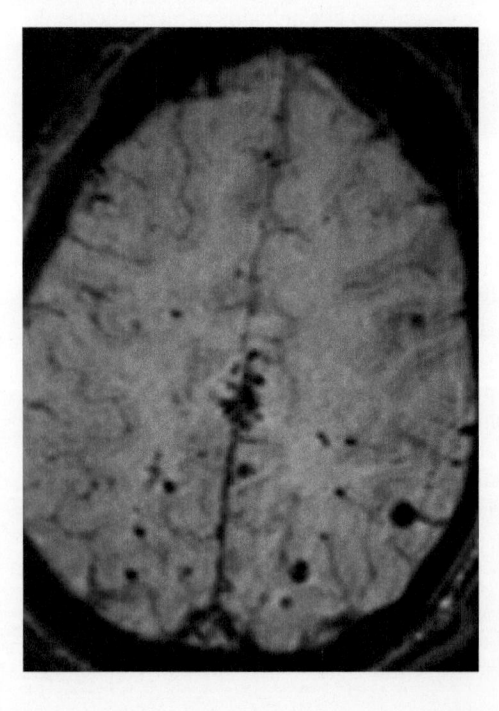

Fig. 14-2. *Black Dot Sign* na RNM-SWI revelando *microbleeds*.

de amiloidose raramente é encontrada por causa do tratamento mais acessível para as doenças e infecções crônicas, evitando que a amiloidose AA se desenvolva. A amiloidose AA tem muito mais incidência em países em desenvolvimento. Os rins são os órgãos mais afetados por amiloidose AA.

AMILOIDOSE AF (FAMILIAR OU HEREDITÁRIA)
Como o nome indica, este tipo de amiloidose é hereditário. É o único tipo que é hereditário e não tão raro quanto se pensava anteriormente. Entre elas podemos citar a ATTR ou amiloidose por transtirretina, que engloba as cerca de 120 variantes da transtirretina, como a polineuropatia amiloidótica familiar (PAF ou Paramiloidose) e a variante *Val30Met* (*ver capítulo específico nesta obra*).

DICAS
▪ Tríade clássica: neuropatia progressiva dolorosa, síndrome do túnel do carpo bilateral e disautonomia;
▪ Polineuropatia axonal, neuropatia assimétrica dolorosa e neuropatia de fibras finas suscitam o diagnóstico;
▪ Insuficiência cardíaca e renal são bem comuns. Ecocardiograma, ressonância cardíaca, pesquisa de albumina urinária e cintilografia renal por DMSA são essenciais;
▪ A presença de mononeurite múltipla associa-se, sobremaneira, a linfoma: pesquise linfadenopatia sempre;
▪ Insuficiência renal e/ou cardíaca são marcadores de mau prognóstico.

BIBLIOGRAFIA
Gertz MA. The classification and typing of amyloid deposits. Am J Clin Pathol 2004 Jun;121(6):787-9.
Sanchorawala Vaishali. Light-chain (AL) amyloidosis: diagnosis and treatment. Clin J Am Soc Nephrol
    2006;1(6):1334-41.

AMILOIDOSE PERIFÉRICA HEREDITÁRIA E AMILOIDOSE CENTRAL

Carlos Roberto Martins Jr.

Este capítulo destina-se a respeito de polineuropatia amiloidótica familiar (PAF) e amiloidose do SNC (ASNC). A amiloidose divide-se em primária (imunoglobulinas), secundária (reativa) e hereditária (PAF). Geneticamente, existem várias proteínas amiloidogênicas, entretanto, as mais comuns são a transtirretina (TTR), apolipoproteína AI e gelsolina (ambas com estrutura beta pregueada).

Amiloidose familiar por transtirretina TTR *Val30Met* é uma doença autossômica dominante (cromossomo 18) causada por uma forma mutante da TTR (TTRm) de início na fase adulta, sistêmica e consumptiva, caracterizada por polineuropatia sensitivo-motora-autonômica, geralmente, fatal em 10-15 anos. Em decorrência da diversidade da penetrância, existe grande heterogeneidade quanto ao início dos sintomas e apresentações clínicas. A PAF mais comum no Brasil é a TTR *Val30Met*, por causa da origem portuguesa da nossa nação.

A transtirretina é uma proteína sintetizada no fígado (95%), plexo coroide e retina, tendo a função de transportar a tiroxina (T4) e a proteína de ligação do retinol (vitamina A). A transtirretina mutada (TTRm) apresenta uma alteração da configuração espacial (tetrâmero com conformação alterada), proporcionando deposição em vários tecidos do organismo, principalmente o SNP.

O início da polineuropatia se dá com envolvimento de fibras finas com perda de sensação térmico-álgica, presença de parestesias, queimação, com posterior envolvimento de fibras grossas (propriocepção e vibração) em fases mais avançadas. Após alguns anos, os pacientes evoluem com fraqueza e atrofia por acometimento de fibras motoras. Pelo envolvimento de fibras finas, a disautonomia é regra e os pacientes cursam com arritmias cardíacas, hipotensão ortostática (muito comum), edema de membros inferiores, diarreia, constipação, retenção vesical, incontinência e impotência sexual.

Pela alteração de sensibilidade, não raro podemos observar alterações tróficas, artropatias, mal perfurante plantar e caquexia em fases ulteriores. Usualmente, o início se dá na quarta ou quinta décadas de vida em pacientes com origem portuguesa, japonesa ou sueca. Catarata, glaucoma, glomerulopatia, bloqueios cardíacos e cardiomiopatia podem estar presentes. A ENMG revela comprometimento axonal pior em membros inferiores de predomínio sensitivo. Testes autonômicos mostram-se alterados.

Mais de 100 tipos de TTRm já foram identificadas, e a maioria caracteriza-se por neuropatia periférica e autonômica, enquanto outras cursam com outros achados, como a amiloidose familiar por TTR ligada à *Asp18Gly*, representada por amiloidose do SNC/leptomeníngea, demência, ataxia, espasticidade, crises epilépticas, hemorragia intracraniana (subaracnoide e/ou intracerebral), psicose e hidrocefalia. O diagnóstico específico de amiloidose depende da demonstração do amiloide dos tecidos (de preferência os mais acometidos) corados com vermelho congo e examinados ao microscópio de polarização em busca de birrefringência amarelo-verde, porém o estudo imunocitoquímico por anticorpos monoclonais anti-TTR é o ideal.

Biópsia de glândulas salivares, nervos periféricos, gordura abdominal, coração ou reto pode ser feita com posterior coloração. Apesar disso, o teste de escolha é o molecular com pesquisa da mutação provável. Do ponto de vista terapêutico, o transplante hepático ortotópico é recomendado em pacientes com menos de 60 anos de idade com doença com menos de cinco anos de duração, com polineuropatia limitada aos membros inferiores ou apenas com neuropatia autonômica e sem disfunção importante cardíaca ou renal.

O transplante em dominó, ou seja, em que o fígado do paciente com a mutação é transplantado em outro paciente, pode fazer com que o paciente transplantado desenvolva a doença. Apesar de o transplante hepático melhorar o prognóstico dos doentes, outras medicações, como o diflunisal e o tafamidis, são promissoras para o controle da afecção.

DICAS
▪ PAF mais comum no Brasil é a TTR *Val30Met* – autossômica dominante cromossomo 18; ▪ A transtirretina é uma proteína sintetizada no fígado (95%), plexo coroide e retina, tendo a função de transportar a tiroxina (T4) e a proteína de ligação do retinol (vitamina A); ▪ PAF – polineuropatia sensitivo-motora disautonômica; ▪ Biópsia de glândulas salivares, nervos periféricos, gordura abdominal, coração ou reto pode ser feita com posterior coloração; ▪ Tratamento da PAF – tafamidis, diflunisal, ONPATTRO, transplante hepático; ▪ A amiloidose familiar do tipo finlandesa (FAF) ou **síndrome de Meretoja** ou também amiloidose hereditária relacionada com a gelsolina é uma amiloidose herdada resultante de mutações na proteína gelsolina (GSN). Associada à substituição do *Asp214Asn* ou *Asp214Tyr* no *GSN* no cromossomo 9 (autossômica dominante); ▪ A tríade clínica da FAF inclui paralisia facial bilateral progressiva, pele solta (*cutis laxa*) e distrofia corneana (primeiro sintoma); ▪ AAC – hemorragias intracerebrais (HIC), microinfartos e leucoencefalopatia são os principais achados. HSA pode ocorrer; ▪ **Microbleeds**, quando identificados na ponderação SWI da RNM, aumentam, sobremaneira, a sensibilidade do diagnóstico de AAC; ▪ Pacientes com mutação da *APOE ε4* têm maior predileção para desenvolver AAC; ▪ AAC inflamatória, muito provavelmente, por mecanismo autoimune contra os depósitos de amiloide cerebrais. Tais pacientes podem apresentar déficit cognitivo subagudo, cefaleia, déficits focais e convulsões; ▪ AAC inflamatória: hiperintensidade em T2 e FLAIR na substância branca. LCR inflamado; ▪ AAC inflamatória: pulsoterapia com metilprednisolona seguida de imunossupressão.

BIBLIOGRAFIA

Andrade C. A peculiar form of peripheral neuropathy: familiar atypical generalized amyloidosis with special involvement of the peripheral nerves. Brain 1952;75(3):408-27.

Bittencourt PL, Couto CA, Clemente C, et al. Phenotypic expression of familial amyloid polyneuropathy in Brazil. Eur J Neurol 2005;12(4):289-93.

DiFrancesco JC, Brioschi M, Brighina L, et al. Anti-Ab autoantibodies in the CSF of a patient with CAA-related inflammation: A case report. Neurology 2011;76:842-4.

Hermann DM, Keyvani K, van de Nes J, et al. Brainreactive β-amyloid antibodies in primary CNS angiitis with cerebral amyloid angiopathy. Neurology 2011;77:503-5.

Sperling R, Salloway S, Brooks DJ, et al. Amyloid-related imaging abnormalities in patients with Alzheimer's disease treated with bapineuzumab: A retrospective analysis. Lancet Neurol 2012;11:241-9.

AMIOTROFIA NEURÁLGICA HEREDITÁRIA

Carlos Roberto Martins Jr.

A amiotrofia neurálgica (NA) é uma neuropatia recorrente, dolorosa e unilateral, que envolve o plexo braquial (principalmente tronco superior). Pode ser idiopática (forma mais comum), também conhecida como **síndrome de Parsonage Turner** (*ver capítulo específico*) ou hereditária (**amiotrofia neurálgica hereditária** – *ANH*). A ANH é autossômica dominante, relacionada com o gene *SEPT9*, cromossomo 17, responsável por funções de citogênese e renovação celular. O mecanismo pelo qual essas mutações causam neurite braquial e características dismórficas não é conhecido.

O quadro clínico é de episódios recorrentes de dor no membro superior acometido, seguido de fraqueza e atrofia muscular posterior. O início dos eventos pode ocorrer em qualquer idade, entretanto, é mais comum a partir da segunda e terceira décadas de vida. O tronco superior do plexo braquial é o mais envolvido usualmente, contudo nervos pré-plexuais, como torácico longo (inerva o serrátil anterior) e dorsal da escápula (inerva os romboides), podem estar envolvidos. Por vezes, o nervo interósseo posterior (ramo do radial) também é acometido. A frequência dos ataques diminui ao longo dos anos.

As características dismórficas encontradas em alguns pacientes com amiotrofia neurálgica hereditária incluem hipotelorismo, blefarofimose, úvula bífida, fenda palatina, prega epicântica, ptose leve, microstomia, orelhas dismórficas, baixa estatura e sindactilia parcial. Grandes séries e relatos de casos reportam que trauma, exercícios simples ou extenuantes, gravidez, cirurgias, exposição ao frio, infecções bacterianas/virais e vacinas são desencadeantes dos episódios. No entanto, a vacinação não deve ser proscrita nesses pacientes.

O diagnóstico é clínico e eletroneuromiográfico. Se existir dúvida, podemos lançar mão de RNM de plexo braquial, que evidencia espessamento e aumento de sinal em T2 dos segmentos neurais envolvidos. A ratificação genética é realizada com teste molecular específico. O tratamento é com base na reabilitação motora e uso de medicação para dor neuropática, como gabapentina, duloxetina e pregabalina. Em caso de dor intensa, opiáceos são uma opção. Corticosteroides podem ser úteis no tratamento da dor e da piora motora. Imunoglobulina pode ser realizada em casos graves, entretanto há falta de estudos bem dirigidos quanto ao uso de corticoterapia e imunoglobulina nesses doentes.

DICAS
▪ Autossômica dominante, gene *SEPT9*, cromossomo 17; ▪ Plexopatia braquial (geralmente tronco superior) recorrente. História familiar positiva; ▪ Comum após desencadeantes, como exercícios, cirurgias, infecções e vacinas; ▪ Dismorfismos, como baixa estatura, úvula bífida, sindactilia, ptose leve, micrognatia. Nem sempre presentes; ▪ Diagnóstico – exame físico neurológico neuromuscular, ENMG e RNM de plexo; ▪ Corticoides e imunoglobulina podem ser tentados como terapêutica.

BIBLIOGRAFIA

Hoque R, Schwendimann RN, Kelley RE, et al. Painful brachial plexopathies in SEPT9 mutations: adverse outcome related to comorbid states. J Clin Neuromuscul Dis 2008;9:379-84.

Laccone F, Hannibal MC, Neesen J, et al. Dysmorphic syndrome of hereditary neuralgic amyotrophy associated with a SEPT9 gene mutation - a family study. Clin Genet 2008;74:279-83.

van Alfen N, van Engelen BG. The clinical spectrum of neuralgic amyotrophy in 246 cases. Brain 2006;129:438-50.

van Alfen N. Clinical and pathophysiological concepts of neuralgic amyotrophy. Nat Rev Neurol 2011;7:315-22.

ANDERSEN-TAWIL

Carlos Roberto Martins Jr. ▪ Marcondes Cavalcante França Jr.

A síndrome de Andersen-Tawil (SAT) é uma canalopatia do potássio, autossômica dominante associada ao gene *KCNJ2* do cromossomo 17, que cursa com paralisia periódica e afecções de ritmo cardíaco. Alterações dismórficas clássicas (Fig. 16-1), como baixa estatura, hipertelorismo, clinodactilia, sindactilia, hipoplasia mandibular (micrognatia típica), implantação baixa de orelhas, palma achatada, quinto dedo curto das mãos e dentes duplos são comuns. Estes pacientes apresentam síndrome do QT longo e são predispostos a apresentar batimentos ventriculares prematuros, *torsade de pointes* e outras arritmias ventriculares malignas.

Geralmente, estes doentes têm primeiro as alterações cardiológicas diagnosticadas para, só depois, a paralisia periódica ser demonstrada. O aumento dos valores séricos de potássio precipita a fraqueza e melhora o eletrocardiograma; do mesmo modo, a hipocalemia melhora a perda de força, mas deteriora o ECG; contudo, isso não é a regra e o contrário pode ocorrer.

A eletroneuromiografia pode evidenciar condução motora com CMAPs com baixa amplitude e decremento após protocolo de exercício longo. Recentemente, foram descritos pelo professor Mamede de Carvalho, em Lisboa, potenciais miopáticos reversíveis durante o exame de agulha na crise. Estes pacientes precisam de acompanhamento cardiológico pormenorizado por meio de avaliações constantes, bem como análise da possibilidade de implantação de dispositivos desfibriladores automáticos.

Os ataques na síndrome de Andersen-Tawil podem ser tratados com correção clínica dos níveis séricos de potássio, de forma semelhante à paralisia periódica hipocalêmica ou à paralisia periódica hipercalêmica (*ver capítulo Paralisias Periódicas*). Inibidores da anidrase carbônica são utilizados cronicamente para prevenir ataques com base em experiência clínica especializada, embora não haja ensaio clínico controlado nestes pacientes.

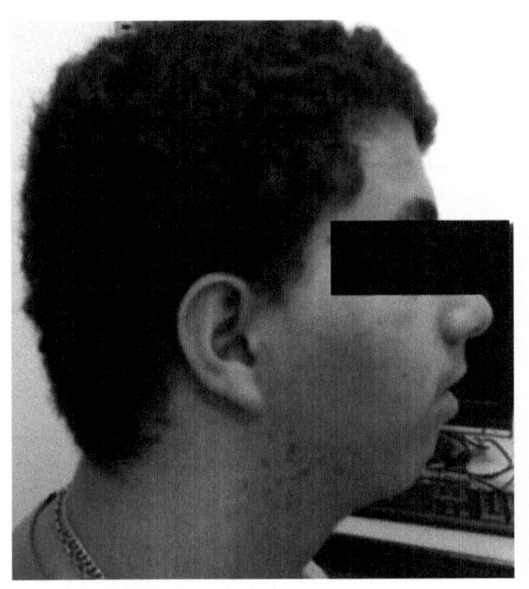

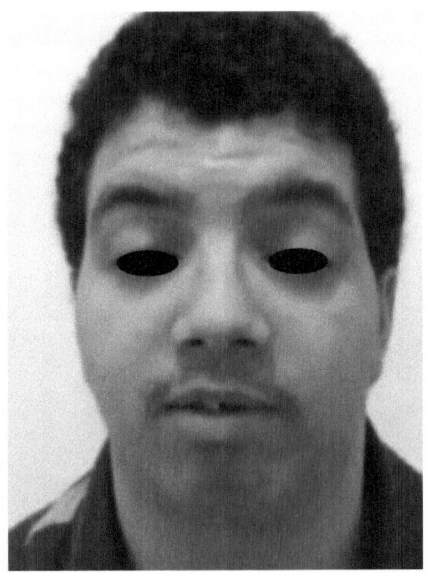

Fig. 16-1. Síndrome de Andersen-Tawil (Ambulatório Neuromuscular – Unicamp).

DICAS
▪ Autossômica Dominante; ▪ Canalopatia do potássio, gene *KCNJ2* (cromossomo 17); ▪ Canalopatia muscular: nas crises, reflexos e fenômeno idiomuscular reduzidos ou abolidos; ▪ QT longo e predisposição a apresentar batimentos ventriculares prematuros, *torsade de pointes* e outras arritmias ventriculares malignas; ▪ Andersen-Tawil: hipercalemia precipita fraqueza e melhora o eletrocardiograma; do mesmo modo, a hipocalemia melhora a paresia, mas deteriora o ECG. Contudo, isso não é a regra, pois o contrário pode ocorrer; ▪ A eletroneuromiografia pode evidenciar condução motora com CMAPs com baixa amplitude e decremento após protocolo de exercício longo; ▪ Potenciais miopáticos reversíveis durante o exame de agulha na crise podem ocorrer – achados recentemente descritos pelo professor Mamede de Carvalho em Lisboa.

BIBLIOGRAFIA

Sansone V, Griggs RC, Meola G, et al. Andersen's syndrome: a distinct periodic paralysis. Ann Neurol 1997;42(3):305-12.

Tawil R, Ptacek LJ, Pavlakis SG, et al. Andersen's syndrome: potassium-sensitive periodic paralysis, ventricular ectopy, and dysmorphic features. Ann Neurol 1994;35(3):326-30.

ANGELMAN

Luciana Carolina Marques de Oliveira Sandim ▪ Carlos Roberto Martins Jr.

A síndrome de Angelman (AS) é uma desordem do neurodesenvolvimento, de etiologia genética, com incidência de 1 a cada 12.000-20.000 nascidos vivos. Foi descrita, em 1965, pelo pediatra inglês Angelman, por meio do relato de três casos de crianças com dismorfias faciais, atraso de fala, retardo mental, epilepsia e ataxia. Foi observado também um comportamento único, com aspecto feliz e riso excessivo – **happy puppet syndrome** – (Fig. 17-1).

As crianças apresentam história pré e perinatal normais e fenótipo normal ao nascer. O atraso motor inicia-se após os 6 meses de vida, com controle de tronco por volta dos 12 meses e o andar, sem apoio, ao redor dos 4 anos. O diagnóstico costuma ser suspeitado após o primeiro ano de vida, quando se instalam as características fenotípicas e comportamentais mais comuns: **ausência de fala, comportamento feliz e desordens de movimento**. Outros sinais que podem estar associados são crises epilépticas e dismorfias craniofaciais.

Existem quatro mecanismos genéticos que causam a AS, relacionados com a expressão deficiente do alelo **UBE3A**, presente no cromossomo 15q11.2-q13, porção materna do DNA. A disfunção desse alelo afeta processos neuronais necessários para o funcionamento adequado das sinapses e da plasticidade neuronal. Aproximadamente 70% dos casos resultam de deleções do cromossomo 15q11.2-q13 materno. Cerca de 2% resultam da dissomia paterna do cromossomo 15; 2-3% resultam de defeitos do *imprinting*; 5-11% são causados por mutações do alelo **UBE3A** e os 11% restantes são de causas desconhecidas.

O diagnóstico clínico na AS é com base nas características clínicas da síndrome:

- Atraso na obtenção dos marcos motores do desenvolvimento;
- Atraso severo no desenvolvimento e expressão da linguagem oral. Linguagem receptiva e comunicação não verbal mais avançadas que a linguagem expressiva;
- Epilepsia, que costuma surgir antes de 3 anos de idade, com qualquer padrão de crises. Na idade adulta, predominam as crises de ausência atípica e mioclônicas;

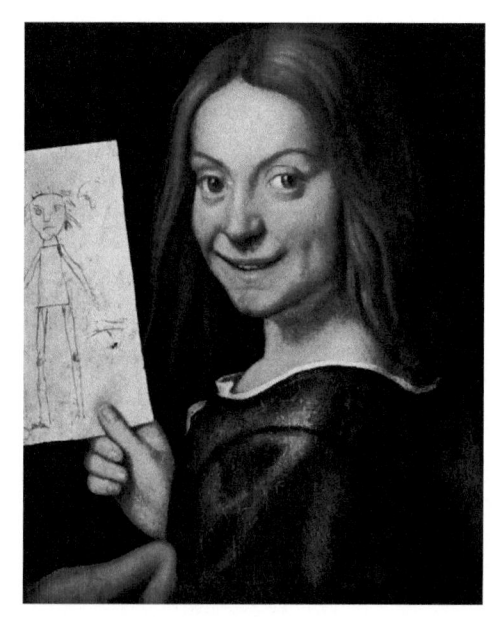

Fig. 17-1. "Garoto com um fantoche" ou "Uma criança com um desenho" de Giovanni Francesco Caroto. Possivelmente portador da síndrome, Giovanni Francesco Caroto foi um pintor italiano da Renascença ativo principalmente em sua cidade natal de Verona.

- Microcefalia observada por volta dos 2 anos de vida;
- Ataxia de marcha – andar aos trancos e com base alargada e/ou presença de tremores de membros;
- Comportamento típico de atitude feliz e uma combinação de sorrisos e risadas frequentes, provocados por estímulos mínimos, associados a estereotipias de membros;
- Deficiência intelectual moderada a grave.

Outros achados podem estar presentes, sendo menos frequentes:

- Occipital plano;
- Protrusão de língua;
- Prognatia;
- Boca alargada;
- Espaçamento entre os dentes;
- Estrabismo;
- Hipopigmentação da pele;
- Distúrbios de sucção;
- Deglutição e sono.

Alguns exames complementares apresentam alterações comuns na AS como o eletroencefalograma (EEG) com padrão de ondas **delta trifásicas rítmicas de grande amplitude, com maior frequência em regiões frontais**. A ressonância de encéfalo geralmente é normal, embora possa ser observada atrofia cortical ou hipomielinização.

O diagnóstico molecular pode ser realizado, em 80% dos casos, pela pesquisa da metilação do DNA. Caso esse exame tenha resultado normal, o próximo passo é o sequenciamento do gene **UBE3A**.

Não há tratamento específico para a AS, e são tratadas apenas as comorbidades associadas. Entretanto, é de suma importância o acompanhamento multiprofissional com fisioterapia, fonoterapia, psicologia, terapia ocupacional e inclusão escolar.

DICAS

- Atraso do desenvolvimento motor;
- Atraso severo de fala;
- Epilepsia;
- Microcefalia;
- Ataxia de marcha;
- Comportamento feliz - sorrisos e risadas frequentes (*happy puppet syndrome*);
- Deficiência intelectual moderada a grave;
- EEG – ondas delta trifásicas.

BIBLIOGRAFIA

Angelman H. Puppet children: a report of three cases. Dev Med Child Neurol 1965;7:681-8.

Clayton-Smith J, Pembrey ME. Angelman syndrome. J Med Genet 1992;29:412-5.

Laan LAEM, Renier WO, Arts WFM, et al. Evolution of epilepsy and EEG findings in Angelman syndrome. Epilepsia 1997;38(2):195-9.

Meng L, Ward A J, Chun S, et al. Towards a therapy for Angelman syndrome by targeting a long non-coding RNA. Nature 2015;518:409-12.

Stalker HJ; Williams CA. Genetic counseling in Angelman syndrome: the challenges of multiple causes. Am J Med Genet 1998;77:54-9.

Williams CA, Discoll DJ, Dagli AI. Clinical and genetic aspects of Angelman syndrome. Genet Med 2010;12(7):385-95.

ANGIOMATOSE MENÍNGEA

Fabricio Buchdid Cardoso

Doença meningovascular rara descrita primeiramente por Bassoe and Nuzum em 1915. Duas décadas após foi nomeada por Worster-Drought *et al.*, fazendo referência a sua associação com a neurofibromatose tipo 2. Apresenta características de proliferação meningovascular cortical, fibroblastos e presença de calcificação, sendo geralmente lesões únicas, porém, podendo ser raramente múltiplas. A extensão da lesão para o interior do córtex cerebral pode estar presente através dos espaços perivasculares. Não apresenta características evolutivas de lesão maligna. À epidemiologia, tem maior frequência em crianças e adultos jovens, com predomínio no sexo masculino.

A etiopatologia é incerta, sendo algumas hipóteses propostas, tais quais: desenvolvimento hamartomatoso, como expressão de anormalidades da migração das células da crista neural, malformações vasculares e subsequente invasão de células meningoendoteliais, invasão de meningioma ao parênquima cerebral, justificado pela frequente coexistência de angiomatose meníngea, e meningiomas.

Sua presença está associada à neurofibromatose tipo 2, que é **encontrada em 50% dos pacientes com angiomatose meníngea diagnosticada**. A hipótese de desenvolvimento secundário à radiação também vem sendo considerada, na medida em que aumentam o número de pequenas séries de casos descrevendo esta associação.

APRESENTAÇÃO CLÍNICA
Dá-se por meio de cefaleia ou crises epilépticas refratárias ao tratamento, podendo também ser encontrada de maneira incidental, principalmente em doentes com diagnóstico de neurofibromatose tipo 2.

DIAGNÓSTICO POR IMAGEM
Características Gerais
Principal pista diagnóstica → massa cortical com presença de calcificação à TC; localização mais frequente cortical frontal e temporal, mais à direita; tamanho geralmente pequeno (1 a 3 cm).

Características Tomográficas
Lesões únicas ou múltiplas e presença de calcificação de permeio (calcificação linear, nodular ou giriforme). Nenhum ou pouco efeito de massa. À tomografia com contraste, observa-se realce.

Características à RM de Crânio
T1: lesão isointensa e áreas de hipointensidade; T2: lesão hiperintensa com áreas de perda de sinal em decorrência de calcificações; T2* Gradiente Eco: hipointensidade em áreas de calcificação; T1 Gadolíneo+: realce presente.

DIAGNÓSTICO ANATOMOPATOLÓGICO
À avaliação macroscópica observam-se características de meningioma e angiomas. Também foi evidenciada presença de vasos serpinginosos na superfície da lesão. À microscopia observa-se proliferação leptomeníngea de células meningoendoteliais que apresentam degeneração associada, presença de calcificações e proliferação de pequenos vasos na superfície.

DIAGNÓSTICOS DIFERENCIAIS
Meningioma; oligodendroglioma; ganglioglioma; síndrome de Sturge-Weber.

TRATAMENTO

Em lesões únicas, o tratamento baseia-se na exérese cirúrgica. Em lesões múltiplas, têm sido considerado o uso de anticorpos monoclonais inibidores do fator de crescimento endotelial (VEGF), em casos selecionados.

DICAS
▪ Proliferação meningovascular cortical e calcificação; ▪ Associação com neurofibromatose tipo 2 muito comum; ▪ Crises epilépticas refratárias; ▪ Calcificação cortical mais frequente frontal e temporal.

BIBLIOGRAFIA

Bassoe P, Nuzum F. Report of a case of central and peripheral neurofibromatosis. J Nerv Ment Dis 1915;42:785-96.
Osborn AG. Diagnostic imaging BRAIN. Salt Lake City, Utah: AMIRSYS; 2004.
Rajaram V, Myint Z, Chou P, et al. Abstract: Meningioangiomatosis following radiation treatment: secondary meningioangiomatosis, J Neuropathol Exp Neurol 2013;72:596-7.
Tomkinson C, Jian-Qiang Lu. Meningioangiomatosis: A review of the variable manifestations and complex pathophysiology. J Neurol Scie 2018;392:130-6.
Worster-Drought C, Dickson WEC, Mcmenemey WH. Multiple meningeal and perineural tumours with analogous changes in the glia and ependyma (neurofibroblastomatosis): with report of two cases. Brain 1937;60:85-117.
Yust-Katz S, Fuller G, Fichman-Horn S, et al. Progressive diffuse meningioangiomatosis: response to bevacizumab treatment. Neurology 2016;86:1643-4.

APRAXIA DE ABERTURA OCULAR

Carlos Roberto Martins Jr.

Apraxia de abertura ocular é uma anormalidade motora não parética caracterizada por dificuldade em iniciar a abertura da pálpebra após seu fechamento, na ausência de fraqueza palpebral. Grande parte desses pacientes é referenciada a profissionais especializados em doença neuromuscular por hipóteses errôneas de distúrbios de fenda, miopatias mitocondriais, blefarospasmo e miotonia facial.

Pacientes com apraxia de abertura ocular geralmente apresentam **truques sensoriais** (*geste antagoniste*) na face, como o passar de mãos no cabelo, tocar o nariz, tocar a testa ou mexer nos lábios. Tais truques melhoram, sobremaneira, a abertura ocular, facilitando o movimento (algo muito comum nas distonias).

A simples observação pode ajudar a diferenciar a apraxia do blefarospasmo. Este apresenta oclusão forçada da fenda ocular (músculo tenso com elevada contração durante o fechamento palpebral). É importante ressaltar, sobretudo, que cerca de 10% dos blefarospasmos apresentam apraxia associada, muitas vezes a responsável pela resposta terapêutica subótima à toxina botulínica.

Apraxia de abertura ocular pode ocorrer em várias situações, contudo, sempre temos de lembrar de algumas afecções neurodegenerativas, a saber: paralisia supranuclear progressiva (PSP), degeneração corticobasal (DCB), doença de Parkinson (DP) e doença de Huntington. O tratamento eficaz praticamente inexiste e consiste no encontro de artifícios de melhora, como os truques sensoriais.

DICAS
■ Teste a força de oclusão e de abertura palpebral, que estará preservada (não há fraqueza na apraxia);
■ Pesquise outros achados, como miotomia de mãos (doenças miotônicas), fatigabilidade (distúrbios de fenda) e oftalmoparesia (doenças mitocondriais);
■ Lembre-se dos distúrbios neurodegenerativos, como PSP, DCB, Huntington e DP;
■ Atenção, a PSP pode cursar com oftalmoparesia vertical, contudo o reflexo oculocefálico (***Doll's eyes***) está preservado, pois estamos diante de uma alteração supranuclear.

BIBLIOGRAFIA

Liu GT, Volpe NJ, Galetta SL. Neuro-ophthalmology: diagnosis and management. 2nd ed. Philadelphia, PA: Elsevier; 2010.

Porter JD, Burns LA, May PJ. Morphological substrate for eyelid movements: innervation and structure of primary levator palpebrae superioris and orbicularis oculi muscles. J Comp Neurol 1989;287(1):64-81.

ARNOLD-CHIARI

Marcelo Ferreira Sabbá ■ Carlos Roberto Martins Jr.

No início dos anos 1890, Dr. Hans Chiari (1851-1916) descreveu quatro malformações congênitas – estas, mais tarde, seriam denominadas de malformações de Chiari (tipos I ao IV). Contemporaneamente, Julius Arnold (1835-1915) descreveu o caso de um único paciente com mielodisplasia associada à herniação do rombencéfalo. Apesar do termo **malformação de Arnold-Chiari** ter-se consolidado, foi Chiari que descreveu e tentou delinear a fisiopatologia dessa entidade clínica. Sendo assim, é mais apropriado denominar essa anormalidade como malformação de Chiari tipo II.

Malformação de Arnold-Chiari ou Chiari tipo II caracteriza-se pela herniação do *vermis* cerebelar, tronco cerebral e quarto ventrículo através do forame magno, associada à mielodisplasia (em mais de 95% dos casos: mielomeningocele) e múltiplas anormalidades cerebrais. Hidrocefalia e algum grau de siringomielia comumente acompanham o quadro.

Dentre as anormalidades cranianas e cerebrais se destacam:

- Fossa posterior pequena e forame magno alargado;
- Hidrocefalia (presente na maioria dos casos);
- Ausência de septo pelúcido e colpocefalia;
- Siringomielia;
- Teto do mesencéfalo em forma de bico;
- Disgenesia do corpo caloso;
- Heterotopias e Poligiria;
- Hipoplasia da foice cerebral e aderência intertalâmica aumentada;
- Degeneração dos núcleos dos nervos cranianos inferiores;
- Anormalidades ósseas: platibasia, *Klippel-Feil*, craniolacunia.

Cerca de 30% dos pacientes se tornarão sintomáticos até o quinto ano de vida. O quadro clínico vária de acordo com a faixa etária. Recém-nascidos normalmente são assintomáticos, e o ponto crítico do cuidado é marcado pelo tratamento da mielomeningocele associada.

No lactente, período que abriga as manifestações de maior gravidade, é marcado por sintomas relacionados com a compressão do tronco cerebral: estridor secundário à paralisia de cordas vocais, apneia central e obstrutiva, disfagia, hipotonia, tetraparesia e irritabilidade. Já em crianças maiores e adultos jovens, os sinais medulares, cerebelares e oftalmológicos são os mais exuberantes: dor occipitocervical, fraqueza em mãos associada à atrofia muscular, mielopatia, ataxia, estrabismo, nistagmo, disartria, escoliose.

As emergências neurológicas acometem cerca de 20% dos pacientes sintomáticos e normalmente ocorrem em menores de 2 anos (especialmente por volta dos 3 meses de idade). São caracterizadas por dor progressiva no pescoço, apneia (principalmente relacionada com a disfunção do IX e X pares cranianos), disfagia, estridor, opistótono e nistagmo. Essa síndrome clínica de disfunção do tronco cerebral pode-se manifestar de maneira progressiva e levar à morte a despeito do tratamento otimizado.

Diversas teorias tentam explicar a fisiopatologia dessa doença. Uma delas defende que a deformidade do cérebro posterior na malformação de Arnold-Chiari (Chiari tipo II) pode ser justificada pela falta de distensão do sistema ventricular embrionário. A oclusão defeituosa e o tubo neural aberto impedem o acúmulo de fluido e o aumento da pressão dentro das vesículas cranianas. Essa distensão seria crítica para o desenvolvimento normal do cérebro.

O diagnóstico normalmente é realizado pelo ultrassom pré-natal, que visualiza precocemente a mielomeningocele e algumas das alterações no sistema nervoso central (SNC). A tomografia computadorizada de crânio, apesar de fornecer poucos detalhes das alterações morfológicas, é importante no diagnóstico e no seguimento da hidrocefalia.

A ressonância nuclear magnética de crânio é o exame que fornece a maior quantidade de detalhes em relação à malformação – importante no seguimento clínico e na avaliação pré-operatória de um possível tratamento cirúrgico.

As malformações de Chiari podem ser classificadas em:

- *Tipo I*: tem como característica a herniação inferior das tonsilas cerebelares, ultrapassando o forame magno (subtipo mais comum);
- *Tipo 1,5*: variante da malformação de Chiari I caracterizada pela descida caudal das amígdalas cerebelares e do tronco cerebral;
- *Tipo II*: há herniação inferior, através do forame magno, do *vermis* cerebelar, quarto ventrículo e da porção inferior do tronco cerebral;
- *Tipo III*: há encefalocele occipital com parte das anomalias intracranianas características da malformação de Chiari do tipo II;
- *Tipo IV*: há hipoplasia grave ou aplasia de cerebelo, associada à fossa posterior com pequeno tamanho, sem herniação.

O tratamento cirúrgico pode ser divido em duas partes: a derivação do liquor ventricular nos casos com hidrocefalia, mais comumente uma derivação ventriculoperitoneal, e a descompressão do tronco cerebral (craniectomia occipital e laminectomia cervical).

A indicação da descompressão do tronco cerebral é baseada em sintomas clínicos e no surgimento ou progressão da siringomielia. Os sintomas incluem estridor inspiratório em repouso, pneumonia por aspiração secundária à disfunção de palato, apneia central, espasticidade progressiva ou ataxia funcionalmente significante. Antes de indicar a descompressão, deve-se verificar se a derivação do paciente está funcionando, já que novos sintomas podem ser a manifestação clínica de mal funcionamento da derivação ventricular. O tratamento precoce está associado a um melhor desfecho clínico.

DICAS

- Caracterizada pela herniação do *vermis* cerebelar, tronco cerebral e quarto ventrículo através do forame magno associada à mielomeningocele (Chiari tipo II);
- Com frequência acompanhada de hidrocefalia;
- Principais achados clínicos: disfagia, apneia, estridor, ataxia, nistagmo;
- Nos casos sintomáticos, antes de indicar a descompressão, verificar se a derivação ventricular está funcionando;
- Não confundir com **invaginação basilar**, também chamada de **impressão basilar**, que é uma anormalidade congênita ou adquirida da junção craniocervical em que a ponta do processo odontoide se projeta acima do forame magno. Detectada quando a ponta da cova estiver > 3 mm acima da **linha de Chamberlain** (linha que une a parte posterior do palato duro com a *opisthion* em uma vista lateral da junção craniocervical).

BIBLIOGRAFIA

Caldarelli M, Ceddia A, Di Rocco C, et al. Chiari type II malformation: a rare neurologic emergency. J Pediatr Neurosci 1987;3:191-205.

Koehler PJ. Chiari's description of cerebellar ectopy (1891). With a summary of Cleland's and Arnold's contributions and some early observations on neural-tube defects. J Neurosurg 1991;75:823-6.

Lewis AR, Kline LB, Sharpe JA. Acquired esotropia due to Arnold-Chiari malformation. J Neuroophthalmol 1996;16:49-54.

McLone DG, Knepper PA. The cause of Chiari II malformation: a unified theory. Pediatr Neurosci 1989;15:1-12.

Paul KS, Lye RH, Strang FA, et al. Arnold-Chiari malformation. Review of 71 cases. J Neurosurg 1983;58:183-7.

Pollack IF, Kinnunen D, Albright AL. The effect of early craniocervical decompression on functional outcome in neonates and young infants with myelodysplasia and symptomatic Chiari II malformations: results from a prospective series. Neurosurgery 1996;38:703-10.

Schmitt HP. "Inverse Chiari type II syndrome" in untreated hydrocephalus and its relationship to typical Arnold-Chiari syndrome. Brain Dev 1981;3:271-5.

Yamada H, Tanaka Y, Nakamura S. Laryngeal stridor associated with the Chiari II malformation. Childs Nerv Syst 1985;1:312-8.

ARSACS

Camila Callegari Piccinin ▪ Carlos Roberto Martins Jr.

A ataxia espástica autossômica recessiva de Charlevoix-Saguenay (ARSACS) é, como sugerido em seu nome, uma ataxia de início geralmente na infância, de herança autossômica recessiva, com alta prevalência na região de Charlevoix-Saguenay-Lac-St-Jean na província de Quebec-Canadá. Os pacientes provindos dessa região, habitualmente, iniciam sintomas entre 12 e 18 meses de idade, o que difere substancialmente de indivíduos provenientes de outras regiões ou países, nos quais a doença pode iniciar-se no final da infância e até na vida adulta.

A tríade clínica clássica da doença é a presença de **ataxia, espasticidade e neuropatia periférica**, embora a ausência de um desses sintomas não exclua o diagnóstico. Sendo assim, pacientes com ARSACS geneticamente confirmado podem exibir desde uma neuropatia periférica pura (mimetizando Charcot-Marie-Tooth) quanto não apresentar neuropatia, o que também é válido para a espasticidade e, até mesmo, para a ataxia.

O único gene identificado cujas variantes levam à doença denomina-se *SACS* e é localizado na região cromossômica 13q. A confirmação diagnóstica é realizada por meio da identificação de mutações patogênicas, entretanto o quadro clínico e principalmente as alterações de imagem podem levar a um alto grau de suspeição da doença.

CARACTERÍSTICAS CLÍNICAS
- Ataxia;
- Espasticidade;
- Neuropatia periférica;
- Atrofia distal, deformidades, reflexos osteotendíneos diminuídos (achados tardios);
- Reflexo cutâneo-plantar em extensão;
- Urge-incontinência urinária;
- Disfunção erétil;
- Aumento da demarcação das fibras retinianas (ao exame oftalmológico de fundo de olho);
- Alterações oculomotoras.

ENMG
- Neuropatia sensório-motora axonal e mielínica

ACHADOS DE IMAGEM
- Atrofia cerebelar (predominantemente do vérmis);
- Atrofia da porção cervical da medula espinhal;
- Hipointensidades pontinas lineares em T2 e T2-FLAIR;
- Hiperintensidades em T2-FLAIR no aspecto lateral da ponte irradiando para os pedúnculos cerebelares médios;
- Espessamento dos pedúnculos cerebelares médios;
- Atrofia dos lobos parietais;
- Afilamento da parte média do corpo caloso.

Assim como em outras ataxias hereditárias, não há tratamento específico. O uso de relaxantes musculares de ação central, como o baclofeno, associados à reabilitação motora, podem auxiliar em relação à espasticidade. Urgência e urge-incontinência também podem ser minimizadas com medicações como amitriptilina e oxibutinina. Apoio psicológico e fonoterápico, principalmente em idade escolar, podem melhorar a *performance* do indivíduo. Aconselhamento genético deve ser sempre realizado.

DICAS
▪ Autossômica recessiva, gene *SACS*, cromossomo 13; ▪ Ataxia com espasticidade em membros inferiores; ▪ Fibras nervosas retinianas mielinizadas ao fundo de olho junto aos vasos sanguíneos; ▪ Ataxia cerebelar; ▪ Pés cavos; ▪ Babinski presente; ▪ Atrofia cerebelar, principalmente, vermiana; ▪ Hipointensidades pontinas lineares em T2 e T2-FLAIR; ▪ Hiperintensidades em T2-FLAIR no aspecto lateral da ponte irradiando para os pedúnculos cerebelares médios.

BIBLIOGRAFIA

Bouhlal Y, Amouri R, El Euch-Fayeche G, Hentati F. Autosomal recessive spastic ataxia of Charlevoix-Saguenay: an overview. Parkinsonism Relat Disord 2011;17(6):418-22.

Synofzik M, Soehn AS, Gburek-Augustat J, et al. Autosomal recessive spastic ataxia of Charlevoix Saguenay (ARSACS): expanding the genetic, clinical and imaging spectrum. Orphanet J Rare Dis 2013;8:41.

Vermeer S, van de Warrenburg BP, Kamsteeg EJ, et al. ARSACS. 2003 Dec 9 [Updated 2020 Jan 2]. In: Adam MP, Ardinger HH, Pagon RA, et al., editors. GeneReviews® [Internet]. Seattle (WA): University of Washington, Seattle; 1993-2020.

ARTÉRIA TRIGEMINAL PERSISTENTE

André Luis Nunes Albano de Meneses

A artéria trigeminal persistente (ATP) representa a mais comum e cefálica das anastomoses carótido-basilares embrionárias. Quando sintomática, sua presença está relacionada com formações aneurismáticas, fístulas e compressão de nervos cranianos.

Descrita em autópsia por Richard Quain em 1844 e em angiografia por Sutton em 1950, ela estabelece uma conexão entre a circulação carotídea e as artérias neurais longitudinais dorsais, durante o estágio de 4-5 mm da formação fetal, existindo durante um breve período de 4 a 8 dias, sendo a última conexão a desaparecer, por volta da fase de 7-14 mm. Origina-se classicamente da superfície posterolateral do segmento cavernoso da carótida interna, próxima à origem do tronco meningo-hipofisário. Assume um trajeto parasselar ou intrasselar, usualmente, medial à divisão oftálmica do nervo trigêmeo, conectando-se à artéria basilar no seu terço médio ou distal (Figs. 22-1 e 22-2). Seu curso pode ser extra ou intradural. Eventualmente, poderá culminar em anastomose cerebelar superior, anteroinferior ou posteroinferior.

A frequência desta anomalia varia de acordo com o estudo, podendo atingir a faixa de 0,1 a 1,25% da população. Geralmente, uma descoberta incidental, com inúmeras variantes descritas, a ATP nem sempre estará isenta de culpa. Seu percurso em íntimo contato com ramos trigeminais pode estar relacionado com síndromes álgicas de conflito neurovascular, assim como situações de *tinnitus* pulsátil ou oftalmoparesia, persistente ou intermitente, pela proximidade com os nervos oculomotor, troclear e abducente, sendo este predominantemente afetado pela maior frequência da variante lateral desta anomalia.

A ATP está atrelada a numerosos relatos de AVCi em território vertebrobasilar por fonte embólica de circulação carotídea, sejam dissecções, estenoses ateroscleróticas ou mesmo oclusão do próprio vaso. Pelo mesmo mecanismo, verificar sua presença é imprescindível antes da realização do teste de Wada, a fim de evitar a perfusão barbitúrica da circulação posterior. Ainda mais rara, há possibilidade de proteção de território carotídeo em condição de inversão de fluxo mediante evento oclusivo proximal.

A origem da ATP representa fonte potencial de surgimento de aneurismas cerebrais pelo fato de ser uma bifurcação, não possuindo, por si só, maior predisposição do que outras bifurcações. Estudos mostram frequência similar à da população geral em pacientes assintomáticos – em torno de 4%, enquanto relatos prévios de associação em torno de 14-32% estavam sujeitos a viés de seleção em pacientes submetidos a estudo angiográfico por aneurismas sintomáticos. De tal maneira, não há indicação de *screening* nestes indivíduos. Sítios de verificação estão em sua origem cavernosa, na conexão basilar ou no próprio tronco. Em caso de ruptura, podem apresentar-se como hemorragia subaracnóidea ou fístula cavernosa, a depender de sua anatomia.

Fístulas carótido-cavernosas trigeminais foram associadas, em sua maioria, à variante tipo Saltzman II, quando a ATP perfunde as artérias cerebelares superiores, mas as artérias cerebrais posteriores são supridas por ramos comunicantes permeáveis. A artéria basilar, em sua porção proximal à anastomose, está comumente hipoplásica e as comunicantes posteriores ausentes na variante Saltzman I.

Ao estudo de neuroimagem vascular, em plano sagital, o sinal da letra grega τ (tau), ou *Tau Sign*, é utilizado como descritor da configuração do vaso anômalo.

ARTÉRIA TRIGEMINAL PERSISTENTE

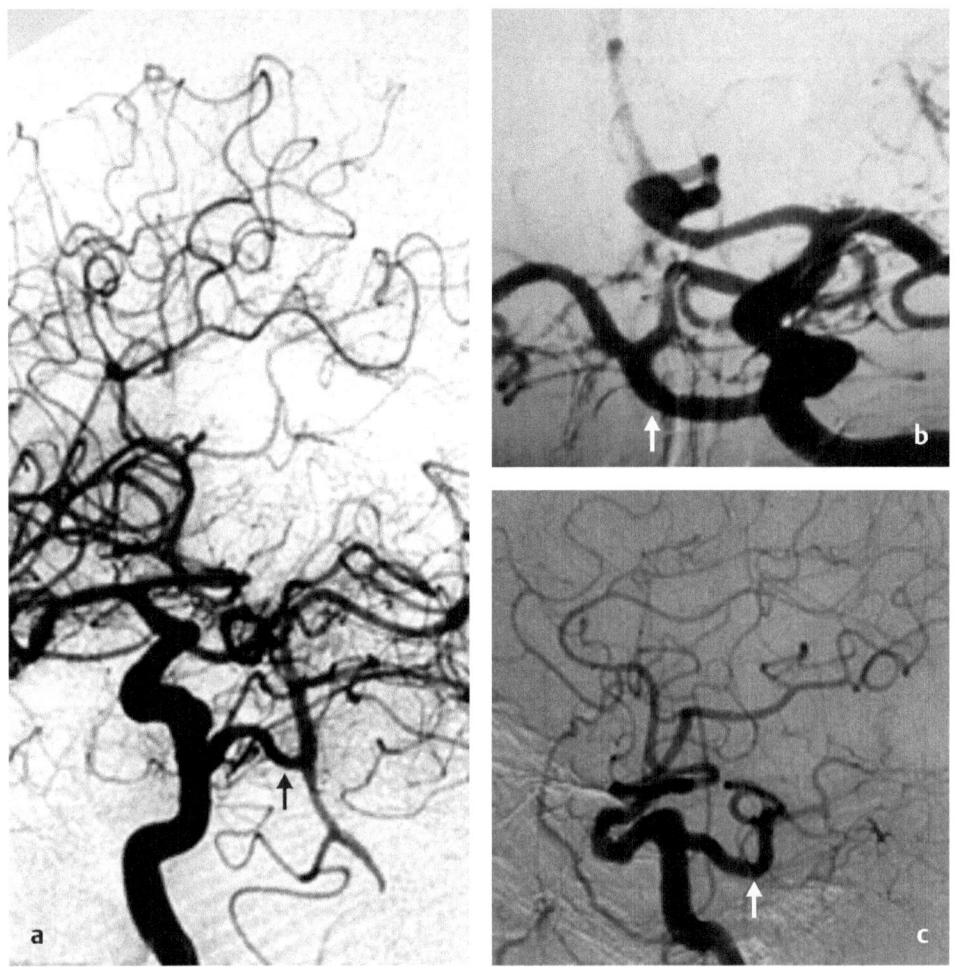

Fig. 22-1. Artéria trigeminal persistente (ATP), indicada através da seta nos três quadrantes, em estudo de angiografia cerebral por subtração digital. (**a**) Variante Saltzman II. (**b**) Presença de aneurisma de complexo comunicante anterior concomitante ao achado, em variante Saltzman I. (**c**) Variante Saltzman I em paciente com aterosclerose carotídea e fibrilação atrial em investigação de AIT's recorrentes de circulação posterior. (Figuras de acervo pessoal.)

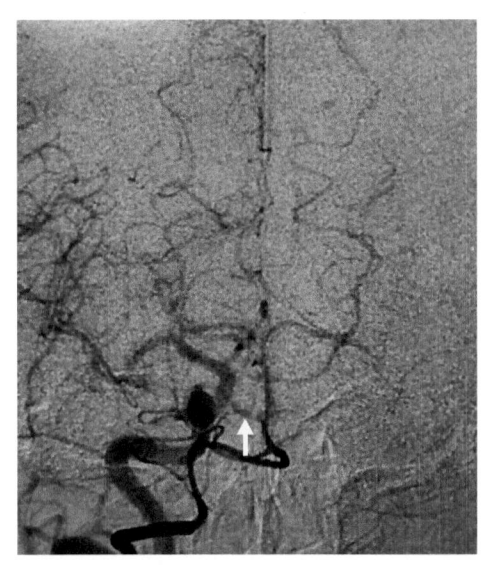

Fig. 22-2. Arteriografia seletiva em artéria vertebral direita, incidência anteroposterior, evidenciando fluxo colateral para circulação carotídea ipsilateral através de ATP indicado pela seta. (Figuras de acervo pessoal.)

> **DICAS**
>
> - AVC isquêmico incomum de sistema vertebrobasilar por êmbolos oriundos de circulação carotídea;
> - Estenoses carotídeas no vaso anômalo podem manifestar-se como síndrome de insuficiência basilar;
> - Associação com neuralgia trigeminal, fístulas carótido-cavernosas e síndromes de conflito neurovascular com oftalmoplegia;
> - Pode apresentar-se como *tinnitus* pulsátil sincrônico;
> - *Tau Sign* ao estudo de neuroimagem em corte sagital.

BIBLIOGRAFIA

Goyal M. The tau sign. Radiology 2001;220(3):618-9.

Meckel S, et al. The persistent trigeminal artery: development, imaging anatomy, variants, and associated vascular pathologies. Neuroradiology 2013(55):5-16.

Sutton D. Anomalous carotid-basilar anastomosis. Brit J Radiol 1950;XXIII(274):617-9.

Xu Y, et al. The protective effect of persistent trigeminal artery in patients with ischemic stroke. BMC Neurology 2019;19(158):1-4.

ARTERIOPATIA CEREBRAL ASSOCIADA À *ACTA2*

Danilo dos Santos Silva ▪ Carlos Roberto Martins Jr.

Diversas mutações no gene que codifica a alfa-2-actina (*ACTA2*) encontrada na célula muscular lisa da parede vascular vêm sendo associadas à doença vascular oclusiva com isquemia miocárdica precoce, aneurisma de aorta e acidente vascular cerebral. As mutações na *ACTA2* também foram associadas à síndrome de Moyamoya com acidentes vasculares isquêmicos em pacientes jovens.

Alguns autores tendem a classificar a arteriopatia associada à mutação na *ACTA2* como uma nova doença cerebrovascular monogênica com achados histopatológicos (proliferação de células musculares lisas nas paredes de vasos arteriais cerebrais e oclusão de *vasa vasorum*) e neurovasculares únicos (oclusão distal das carótidas internas sem rica rede de colaterais associadas). Estes achados e a exclusividade deles na mutação da *ACTA2* são ainda tema de especulações na literatura.

O fenótipo clínico inclui, mas não está restrito a:

- Déficit neurológico focal em contexto de síndrome cerebrovascular aguda em pacientes jovens e na faixa etária pediátrica;
- Doença da aorta (aneurismas e dissecções);
- Doença da bexiga urinária e intestinos (órgãos ricos em células musculares lisas/não esqueléticas);
- Midríase;
- Arteriopatia difusa incluindo doença coronariana precoce.

O diagnóstico é realizado pelo fenótipo clínico, radiológico e histopatológico e confirmado molecularmente por teste genético. O prognóstico depende do grau de arteriopatia e da extensão dos danos cerebrais e em outros órgãos/vasos. Não há tratamento padronizado e os pacientes com arteriopatia associada à mutação da *ACTA2* parecem mais suscetíveis à recorrência de eventos cerebrovasculares após neurocirurgia para revascularização no paciente com Moyamoya.

É aconselhável o *screening* para arteriopatia carotídea e cerebral (angiorressonância magnética cerebral e cervical), além de pesquisa de doença da aorta entre pacientes com diagnostico/suspeitos de mutação da *ACTA2*. Não existe recomendação padronizada até o momento para a terapia de revascularização nos pacientes com arteriopatia cerebral associada a *ACTA2*.

DICAS
▪ Livedo reticular; ▪ Paciente jovem com acidente cerebrovascular; ▪ Lesões cerebrais de grandes e pequenos vasos; ▪ Estenoses e ectasias de vasos intracranianos na neuroimagem; ▪ Doliectasias das carótidas internas; ▪ Síndrome de Moyamoya (autores têm reportado que, na mutação da *ACTA2*, a doença oclusiva da carótida interna terminal ocorre sem o aspecto clássico de colaterais nos vasos arteriais da base do crânio que dão o aspecto de **fumaça** encontrado na síndrome de Moyamoya); ▪ Pode haver malformações congênitas e anomalias anatômicas cerebrais; ▪ Familiares com doença vascular, aneurisma de aorta e doença coronariana precoce; ▪ Midríase congênita; ▪ Persistência do ducto arterioso.

BIBLIOGRAFIA

Cuoco JA, Busch CM, Klein BJ, et al. ACTA2 cerebral arteriopathy: not just a puff of smoke. Cerebrovasc Dis 2018;46:159-69.

Guo DC, Papke CL, Tran-Fadulu V, et al. Mutations in smooth muscle alpha-actin (ACTA2) cause coronary artery disease, stroke, and Moyamoya disease, along with thoracic aortic disease. Am J Hum Genet 2009;84(5):617-27.

Munot P, et al. A novel distinctive cerebrovascular phenotype is associated with heterozygous Arg179 ACTA2 mutations. Brain 2012;135:2506-14.

ARTERITE TEMPORAL

Yves Glauber Silva dos Santos ▪ Carlos Roberto Martins Jr.
Alberto Luiz Cunha da Costa

Arterite temporal, também conhecida como arterite de células gigantes, é uma vasculite primária sistêmica com acometimento de vasos arteriais de grande a médio calibre. **É a vasculite primária mais comum**. Afeta principalmente indivíduos acima de 50 anos, com aumento progressivo de incidência de acordo com a faixa etária. Pico de incidência na oitava década. Estimativas indicam uma incidência entre 0,5% e 1% da população. Afeta 3 vezes mais mulheres do que homens. A prevalência é maior na América do Norte e na Escandinávia.

As manifestações clínicas decorrem do processo inflamatório sistêmico e de isquemia no território dos vasos arteriais acometidos. O quadro clínico clássico é secundário à arterite cranial afetando a artéria temporal. Consiste em cefaleia temporal em um paciente acima de 50 anos com claudicação de mandíbula, sintomas visuais e sinais inflamatórios sistêmicos com aumento de reagentes de fase aguda. A Academia Americana de Reumatologia desenvolveu critérios diagnósticos contemplando o quadro clínico típico da arterite temporal (Quadro 24-1).

A cefaleia é o sintoma mais frequente. Costuma ter instalação aguda ou subaguda. Eventualmente, pode ter evolução insidiosa. Localização tipicamente temporal, com aumento de sensibilidade em couro cabeludo, endurecimento da artéria temporal à palpação com pulsação reduzida (Fig. 24-1). Outras topografias menos frequentes incluem mandíbula e região occipital. Claudicação mandibular é um dos sintomas mais específicos e parece estar associada a maior valor preditivo positivo de alterações em biópsia temporal. Manifestações sistêmicas associadas, como febre baixa e anorexia, ocorrem em conjunto. Marcadores inflamatórios como PCR e VHS costumam estar elevados, com VHS, usualmente, acima de 40 mm/h.

Aproximadamente 15% dos casos de arterite temporal evoluem com complicações neuro-oftalmológicas. Perda visual grave ocorre como consequência de neuropatia óptica isquêmica anterior, pelo acometimento arterítico de **artérias ciliares posteriores curtas** que irrigam a cabeça do nervo óptico. Menos comumente, a perda visual é secundária à neuropatia óptica isquêmica posterior e oclusão de artéria central da retina, nesse último caso, de maior gravidade. A redução da acuidade visual é **indolor**, súbita, parcial ou completa. Os pacientes costumam descrever sensação de uma cortina cobrindo o olho antes da instalação da amaurose.

É provável o acometimento do olho contralateral em 1-2 semanas, sendo mandatório iniciar, imediatamente, o tratamento com corticoide para reduzir o risco de perda visual. Achados de fundoscopia na fase aguda revelam discreta palidez e edema do disco óptico com exsudatos algodonosos em volta e pequenas hemorragias. Posteriormente, o disco óptico aparece atrófico. A perda visual pode ser precedida, em alguns casos, por sintomas visuais transitórios, como amaurose fugaz e diplopia. Uma vez estabelecida, a perda visual usualmente é irreversível.

Quadro 24-1. Critérios Diagnósticos da Academia Americana de Reumatologia

Pelo menos 3 dos 5 critérios devem estar presentes – sensibilidade 93,5%, especificidade 91,2%:
- Idade de início > 50 anos
- Cefaleia nova
- Velocidade de hemossedimentação elevada (> 50 mm/h pelo método Westergren)
- Artéria temporal anormal à palpação
- Biópsia consistente com arterite de células gigantes

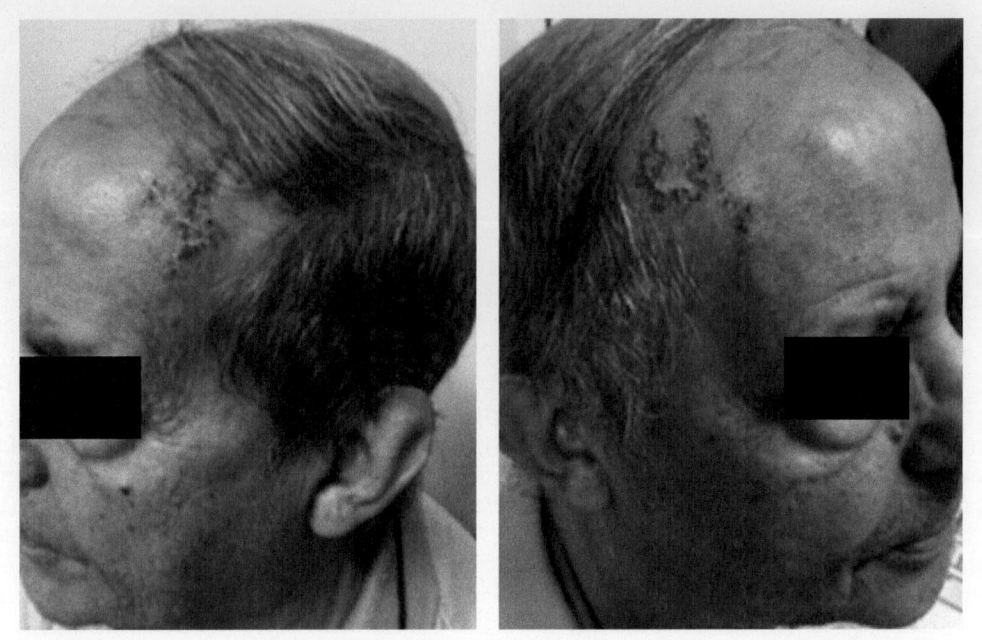

Fig. 24-1. Lesão cutânea isquêmica no trajeto da artéria temporal superficial, bilateralmente, em paciente com arterite de células gigantes (arterite temporal).

Existem outros fenótipos descritos para arterite temporal. O acometimento da aorta, especialmente a aorta torácica, pode levar à formação de aneurisma e à dissecção subsequente. Envolvimento das artérias subclávias e femorais leva a sintomas isquêmicos, incluindo claudicação de extremidades.

Polimialgia reumática coexiste com arterite temporal em até 40% dos casos. É a manifestação musculoesquelética mais frequente, com dor e rigidez matinal em musculatura proximal de cintura escapular e pélvica. Sinovite distal, bursite e tenossinovite são comuns. Artrite erosiva não faz parte do quadro clínico. **Arterite temporal é um diagnóstico diferencial importante de febre de origem indeterminada em pacientes acima de 50 anos.**

A biópsia de artéria temporal é o padrão-ouro para o diagnóstico. Não é aconselhável esperar o resultado da biópsia para iniciar o tratamento com corticoterapia, por causa do risco de perda visual. Realização da histopatologia 2 semanas após início do tratamento parece não afetar significativamente as chances de um resultado positivo. VHS menor que 40 mm/h, ausência de claudicação de mandíbula e ausência de dolorimento em artéria temporal são características clínicas associadas com menor valor preditivo positivo. Por outro lado, claudicação de mandíbula é considerada um sinal específico, com maior possibilidade de uma biópsia compatível.

Investigações adicionais com ultrassonografia com Doppler e estudo de vasos com angiotomografia e angioressonância podem ser úteis ao demonstrar acometimento vascular. Leucocitose e trombocitose são comuns. PCR e VHS estão elevados na maioria dos casos. Infrequentemente podem estar dentro dos limites da normalidade (aproximadamente 4% dos casos).

Glicocorticoides em altas doses é o tratamento de escolha. É incerto se pulsoterapia com metilprednisona intravenosa é superior à corticoterapia oral com prednisona. O objetivo do tratamento é a resolução da cefaleia, dos sintomas sistêmicos e dos reagentes de fase aguda. Perda visual estabelecida não é reversível. A dose de prednisona administrada é entre 40-60 mg por dia entre 2-4 semanas. O esquema de pulsoterapia usualmente é com 1 g de metilprednisona por dia, entre 3-5 dias, com introdução posterior de prednisona em esquema de desmame. A arterite de células gigantes pode seguir um curso crônico ou recorrente. Múltiplos cursos de corticoterapia podem ser necessários. Drogas imunossupressoras são adicionadas ao esquema terapêutico em casos com corticodependência e falha de desmame de prednisona oral.

DICAS
■ Afeta preferencialmente pacientes acima de 50 anos. Pico de incidência na oitava década de vida; ■ É a vasculite primária mais comum; ■ Cefaleia aguda/subaguda com manifestações inflamatórias sistêmicas, PCR e VHS elevados (> 40 mm/h), sintomas visuais, e claudicação de mandíbula; ■ Complicação – perda visual por neurite óptica isquêmica anterior; ■ Tratamento imediato com glicocorticoide. Não atrasar tratamento esperando biópsia confirmatória.

BIBLIOGRAFIA

Nahas SJ. Headache and temporal arteritis: when to suspect and how to manage. Curr Pain Headache Rep 2012;16:371-8.
Pradeep S, Smith JH. Giant cell arteritis: practical pearls and updates. Curr Pain Headache Rep 2018;22:2.
Salvarani C, Cantini F, Hunder GG. Polymyalgia rheumatica and giant-cell arteritis. Lancet 2008;372:234-45.
Smith JH, Swanson JW. Giant cell arteritis. Headache 2014;54:1273-89.
Uppal S, Hadi M, Chhaya S. Updates in diagnosis and management of giant cell arteritis. Curr Neurol Neuroscience Rep 2019;19:68-76.
Younger DS. Giant cell arteritis. Neurol Clin 2019;37:335-44.

ATAXIA COM APRAXIA OCULOMOTORA TIPO 1 E 2

Camila Callegari Piccinin ▪ Carlos Roberto Martins Jr.

Ataxia com apraxia oculomotora 1 e 2 (AOA1 e AOA2) pertencem ao heterogêneo grupo das ataxias cerebelares autossômicas recessivas (**ARCA**). Este grupo abrange inúmeras condições que têm a ataxia como sintoma predominante ou, ao menos, consistente e, em sua maioria, são acompanhadas por fenótipos multissistêmicos com grande variabilidade interindividual.

AOA1, também conhecida como *ataxia de início precoce com apraxia oculomotora e hipoalbuminemia*, é uma ataxia de início na infância, sendo a média dos primeiros sintomas aos 4,3 anos. A evolução clássica é caracterizada por desequilíbrio, seguida por uma síndrome cerebelar mais exuberante contemplando tremor, dismetria e disartria. Poucos anos após, nota-se **apraxia oculomotora que evolui para oftalmoplegia externa progressiva**. Movimentos coreicos estão frequentemente presentes, embora possam ser mascarados pelo desenvolvimento de uma **neuropatia periférica** franca que acomete a totalidade dos indivíduos e que se manifesta com arreflexia, atrofia distal de membros, quadriparesia e perda da deambulação. Algum grau de prejuízo cognitivo triado em baterias específicas é visto em praticamente todos os pacientes, embora retardo mental seja menos comum.

Mutações no gene *APTX* (9p13.3) que codifica a proteína aprataxina foram identificadas como causadoras da AOA1. Tal proteína tem um papel no reparo da quebra da fita simples de DNA e o diagnóstico é firmado por meio de painéis que incluam o gene ou do sequenciamento do próprio gene *APTX* seguido por análise de deleção/duplicação no caso de não se encontrar variantes patogênicas ou encontrar-se apenas uma. Apesar do diagnóstico de certeza depender do teste genético, o conjunto dos achados clínicos e complementares, associados à presença de atrofia cerebelar no exame de imagem, é capaz de despertar um alto grau de suspeição da doença (Quadro 25-1).

Quadro 25-1. Mutações no Gene APTX

AOA1	AOA2
Achados Clínicos: ▪ Ataxia cerebelar ▪ Apraxia oculomotora ▪ Piscamento excessivo ▪ Oftalmoplegia externa progressiva (inicia-se na mirada vertical para cima) ▪ Coreia ▪ Distonia ▪ Quadriparesia ▪ Arreflexia ▪ Atrofia distal com deformidades de mãos e pés ▪ Perda da deambulação ▪ Alteração de sensibilidade profunda ▪ Prejuízo cognitivo	Achados Clínicos: ▪ Ataxia cerebelar ▪ Apraxia oculomotora (aprox. 51%) ▪ Estrabismo ▪ Tremor cefálico ou postural ▪ Coreia ▪ Distonia ▪ Sinais piramidais ▪ Reflexos diminuídos ou ausentes ▪ Atrofia distal com deformidades de mãos e pés ▪ Apoio uni ou bilateral para deambulação ▪ Alteração de sensibilidade profunda
Achados Laboratoriais: ▪ Hipoalbuminemia ▪ Hipercolesterolemia Pode haver: ▪ Aumento de CK	Achados Laboratoriais: ▪ AFP > 20 ng/mL Pode haver: ▪ Hipoalbuminemia ▪ Hipercolesterolemia ▪ Aumento de CK ▪ Aumento de IgA e IgG

(Continua.)

Quadro 25-1. *(Cont.)* Mutações no Gene APTX

AOA1	AOA2
Achados ENMG: ■ Neuropatia sensitiva e motora	Achados ENMG: ■ Neuropatia sensitiva e motora
Achados de Eletro-Oculografia: ■ Nistagmo ■ Instabilidade de fixação – *square waves* ■ Perseguição sacádica ■ Sacadas hipométricas	Achados de Eletro-Oculografia: ■ Nistagmo ■ Instabilidade de fixação – *square waves* ■ Perseguição sacádica ■ Sacadas hipométricas
Exame de Imagem: ■ Atrofia cerebelar	Exame de Imagem: ■ Atrofia cerebelar
Mutação – Aut. Recessiva-Cromossomo 9p13: ■ APTX (proteína aprataxina)	Mutação – Aut. Recessiva-Cromossomo 9p34: ■ SETX (proteína senataxina)

AOA2, por sua vez, costuma ter o início dos sintomas mais tardiamente (usualmente entre 12 e 20 anos). **Apesar do binômio ataxia e apraxia oculomotora continuar presente, esta última é menos frequente na AOA2**. De forma similar à AOA1, coreia, distonia e neuropatia periférica podem estar presentes. Estrabismo e **aumento de alfafetoproteína** (AFP) são outras características que a distingue. Além do diagnóstico diferencial entre essas duas entidades, AOA2 **deve também ser diferenciada da ataxia-telangectasia (AT) cuja herança é igualmente autossômica recessiva e apresenta níveis aumentados de AFP**. Como discutido em capítulo específico, a AT, diferentemente da AOA2, cursa com hipersensibilidade à radiação ionizante e maior suscetibilidade à neoplasia.

O gene envolvido na fisiopatologia da AOA2 é a senataxina (*SETX*), cujas mutações dominantes estão associadas ao desenvolvimento de esclerose lateral amiotrófica juvenil (ASL4) e de uma síndrome de ataxia-tremor dominante. A proteína sintetizada aparenta ter funções complexas que incluem estabilidade genômica, transcrição e reparo de DNA danificado. Na suspeita específica de AOA2, o diagnóstico também pode ser firmado com o sequenciamento do gene seguido por análise guiada de deleção/duplicação caso haja uma ou nenhuma variante patogênica identificada.

Para ambas as doenças não há tratamento específico até o momento. Fisioterapia pode ser benéfica para reabilitar principalmente as debilidades ocasionadas pela neuropatia periférica. Monitoramento dos níveis de colesterol, dieta com baixa ingesta de gorduras e tratamento específico de hipercolesterolemia são recomendados.

DICAS
■ Autossômicas recessivas, cromossomo 9; ■ Ataxia cerebelar, apraxia ocular, arreflexia (neuropatia periférica); ■ Não há retardo mental, telangiectasias ou imunodeficiência (alterações típicas da Ataxia-Telangiectasia); ■ Coreia e distonia são comuns; ■ Hipercolesterolemia e hipoalbuminemia são comuns (mais comum na AOA1); ■ AOA2 geralmente tem alfafetoproteína elevada; ■ Pés cavos e escoliose.

BIBLIOGRAFIA

Anheim M, Monga B, Fleury M, et al. Ataxia with oculomotor apraxia type 2: clinical, biological and genotype/phenotype correlation study of a cohort of 90 patients. Brain 2009;132(10):2688-98.

Ber IL, Moreira MC, Péchoux SR, et al. Cerebellar ataxia with oculomotor apraxia type 1: clinical and genetic studies. Brain 2003;126(12):2761-72.

Bhidayasiri R, Tarsy D. Ataxia with oculomotor apraxia-type 1. In: Totowa, NJ. Movement disorders: a video atlas. Current Clinical Neurology Humana; 2012.

Choudry TN, Hilton-Jones D, Lennox G, et al. Ataxia with oculomotor apraxia type 2: an evolving axonal neuropathy. Pract Neurol 2018;18:52-6.

Coutinho P, Barbot C. Ataxia with oculomotor apraxia type 1. 2002 Jun 11 [Updated 2015 Mar 19]. In: Adam MP, Ardinger HH, Pagon RA, et al. GeneReviews® [Internet]. Seattle (WA): University of Washington, Seattle; 1993-2020.

Moreira MC, Koenig M. Ataxia with Oculomotor Apraxia Type 2. 2004 Nov 15 [Updated 2018 Jul 12]. In: Adam MP, Ardinger HH, Pagon RA, et al. GeneReviews® [Internet]. Seattle (WA): University of Washington, Seattle; 1993-2020.

ATAXIA COM DEFICIÊNCIA DE COAQ10

Carlos Roberto Martins Jr.

O reconhecimento clínico da deficiência de CoAQ10 é difícil em decorrência da extrema heterogeneidade clínica, refletindo a diversidade fenotípica da doença mitocondrial em geral. No entanto, alguns fenótipos clínicos reconhecíveis são passíveis de identificação. A primeira apresentação relatada de deficiência de CoAQ10 foi de rabdomiólise recorrente associada a convulsões e retardo mental.

Outras características associadas a tal distúrbio incluem fraqueza proximal, sintomas cerebelares, enxaqueca, ptose, acidose láctica, com níveis residuais de CoAQ10 no músculo, cerca de 4 a 16% daqueles observados em controles normais. Em pacientes com esse **fenótipo encefalomiopático mais ataxia**, foram identificadas mutações no gene *ADCK3 (CABC1)*, que codifica uma enzima associada à biossíntese de CoAQ10 no organismo.

Grande parte dos pacientes cursa com síndrome nefrótica resistente a esteroides com glomerulosclerose segmentar focal na biópsia renal. Retinite pigmentar, distonia, espasticidade, encefalopatia no espectro da síndrome de *Leigh* (*ver capítulo específico*), cardiomiopatia hipertrófica, surdez e fenótipo *MELAS-Like* podem ocorrer. A apresentação mais frequente da deficiência de CoAQ10 parece ser ataxia, que geralmente começa na infância e é frequentemente associada a convulsões. Pelo menos 31 casos dessa condição geneticamente heterogênea apresentaram herança autossômica recessiva relacionados com o gene *ADCK3*. Além disso, Quinzii *et al.* identificaram mutações no *APTX* (aprataxina) como causa de deficiência secundária de CoAQ10 em três irmãos com ataxia – ataxia com apraxia oculomotora (*ver capítulo específico*).

É inegável a sobreposição clínica da deficiência CoAQ10 e de outros distúrbios mitocondriais, tornando o reconhecimento clínico da deficiência de CoAQ10 extremamente desafiador. No entanto, é importante estar atento às pistas clínicas para diagnosticar os pacientes, para que o tratamento possa ser iniciado no início da doença. Por exemplo, é importante suspeitar de deficiência de CoAQ10 de início infantil ao avaliar crianças pequenas com nefropatia, particularmente síndrome nefrótica resistente a esteroides, mesmo na ausência de encefalopatia. Ademais, a neuroimagem pode fornecer pistas úteis para o diagnóstico, uma vez que a atrofia cerebelar é frequentemente vista nas deficiências de CoAQ10.

Em geral, os pacientes apresentam níveis de lactato elevados no sangue e fadiga precoce. O consenso é medir a concentração de CoAQ10 diretamente no músculo esquelético por cromatografia líquida de alta eficiência (*HPLC*) em todos os casos em que se suspeite clinicamente de deficiência de CoAq10. As medidas de CoAq10 no sangue periférico não parecem ser confiáveis, pois a CoQ10 plasmática parece ser altamente dependente da concentração de lipoproteínas, que atuam como transportadoras de CoQ10 na circulação. A ingestão alimentar também influencia significativamente as concentrações plasmáticas, contribuindo com até 25% da quantidade total. Portanto, o ideal sempre é a investigação tecidual muscular.

Idealmente, pode-se proceder ao teste genético para ratificação da condição. A resposta clínica ao tratamento é variável, sendo recomendada ingesta oral de CoAq10 na dose de 10-30 mg/kg/dia para crianças e de 1.200 a 3.000 mg/dia para adultos.

DICAS
■ A apresentação mais frequente da deficiência de CoAQ10 parece ser ataxia, que geralmente começa na infância e é frequentemente associada a convulsões; ■ Autossômica recessiva – gene ADCK3 (CABC1); ■ Síndrome nefrótica resistente a esteroides; ■ Atrofia cerebelar à RNM de crânio; ■ Níveis de lactato elevados no sangue e fadiga precoce; ■ Diagnóstico: genético ou medir a concentração de CoAQ10 diretamente no músculo esquelético por cromatografia líquida de alta eficiência (HPLC); ■ Tratamento: ingesta oral de CoAq10 na dose de 10-30 mg/kg/dia para crianças e de 1.200 a 3.000 mg/dia para adultos.

BIBLIOGRAFIA

Lamperti C, Naini A, Hirano M, et al. Cerebellar ataxia and coenzyme Q10 deficiency. Neurology 2003;60:1206-8.

Quinzii CM, Kattah AG, Naini A, et al. Coenzyme Q deficiency and cerebellar ataxia associated with an *aprataxin* mutation. Neurology 2005;64:539-41.

Rahman S, Hargreaves I, Clayton P, Heales S. Neonatal presentation of coenzyme Q10 deficiency. J Pediatr 2001;139:456-8.

Salviati L, Sacconi S, Murer L, et al. Infantile encephalomyopathy and nephropathy with CoQ10 deficiency: a CoQ10-responsive condition. Neurology 2005;65:606-8.

ATAXIA DE CAYMAN

Carlos Roberto Martins Jr.

Descrita, em 1978, em uma população isolada na ilha *Grand Cayman*, a ataxia de Cayman é uma doença autossômica recessiva relacionada com o gene *ATCAY*, localizado no cromossomo 19 e responsável pela produção da proteína *cayataxina*. Tal proteína está envolvida na sinaptogênese de neurônios granulares cerebelares, células de Purkinje, área CA3 hipocampal e na síntese de glutamato (regula os níveis pré-sinápticos de glutamato).

Os pacientes cursam com hipotonia desde o nascimento, retardo psicomotor variável, e disfunção cerebelar apendicular e axial, caracterizada por nistagmo, tremor intencional, disartria, marcha atáxica e ataxia truncal. À neuroimagem, verifica-se atrofia cerebelar.

A ataxia tende a ser não progressiva. O diagnóstico é molecular e não há tratamento modificador de doença.

DICAS
▪ Autossômica recessiva relacionada com o gene *ATCAY*, localizado no cromossomo 19; ▪ Ilha Cayman.

BIBLIOGRAFIA

Buschdorf JP, Chew LL, Soh UJ, et al. Nerve growth factor stimulates interaction of Cayman ataxia protein BNIP-H/Caytaxin with peptidyl-prolyl isomerase Pin1 in differentiating neurons. PLoS One 2008;3:e2686.
McAllister AK. Dynamic aspects of CNS synapse formation. Annu Rev Neurosci 2007;30:425-50.

ATAXIAS EPISÓDICAS

Carlos Roberto Martins Jr.

As ataxias episódicas (AE) fazem parte de um grupo clinicamente heterogêneo de distúrbios caracterizados por crises recorrentes de ataxia troncular e incoordenação. É provável que a incidência seja menor que 1/100.000, mas pode estar subestimada em decorrência de genes causais não identificados. A maioria possui um padrão de herança autossômica dominante, entretanto casos esporádicos já foram relatados.

Existem cerca de oito tipos de AE, sendo as mais comuns a AE tipo 1 (AE1) e AE tipo 2 (AE2), causadas por mutações que envolvem proteínas de membrana celular, canais iônicos e transportadores. Todos os tipos seguem padrão autossômico dominante, com exceção de AE6 (pode ser dominante ou esporádico) e AE7 (padrão dominante ou recessivo).

Os achados clássicos são ataques de incoordenação e desequilíbrio com início e resolução claros. Contudo, alguns pacientes podem cursar com ataxia progressiva, o que dificulta a distinção entre AE com características progressivas e ataxia progressiva com exacerbação intermitente. Entre os vários subtipos, apenas EA1 e EA2 têm achados interictais bem característicos e características clínicas bem definidas.

A AE1 é uma canalopatia causada por mutação do gene do canal de potássio *KCNA1*, localizado no cromossomo 12. Inicia na primeira infância com quadro de ataxia (desequilíbrio, disartria, incoordenação e fala arrastada) desencadeado por estresse físico/emocional, sustos ou movimentos bruscos. A duração se dá de segundos a minutos, mas quadros com duração de horas a dias já foram descritos. A característica típica da AE1 é a presença de **mioquimia interictal** quase que constante. Nem sempre as mioquimias são identificadas clinicamente, mas, sim, pela eletroneuromiografia. É importante lembrar que cerca de um quinto dos pacientes com AE1 desenvolve sintomas e sinais cerebelares permanentes. Neuromiotonia também pode ocorrer nesses pacientes, sendo caracterizada por rigidez muscular, espasmos e discreta hipertrofia muscular. A presença de mioquimia ou neuromiotonia sugere o envolvimento do sistema nervoso periférico.

A AE2 é o tipo mais comum de AE, causada por mutações no gene do canal de cálcio voltagem-dependente α1A (*CACNA1A*), localizado no cromossomo 19, sendo alélica à migrânea hemiplégica familiar tipo 1 e SCA 6. O início se dá na infância ou adolescência com ataxia intermitente com duração de horas a dias, desencadeada por estresse físico ou emocional. Vertigem e fraqueza geral flutuantes são comuns. Achados adicionais incluem diplopia, zumbido, convulsão, distonia e comprometimento cognitivo. Alguns pacientes apresentam, inicialmente, um olhar ascendente tônico paroxístico que dura de alguns minutos a uma hora durante a infância, e os pacientes desenvolvem gradualmente sintomas cerebelares à medida que o olhar ascendente tônico desaparece. Entre os ataques, os pacientes podem estar livres de sintomas, mas podem apresentar ataxia basal levemente progressiva. A maioria dos pacientes também apresenta *nistagmos interictais*, como o nistagmo evocado pelo olhar, nistagmo de rebote ou nistagmo *downbeat*.

As outras ataxias episódicas (AE3, 4, 5, 6, 7, 8) são muito raras, descritas em algumas famílias ao redor do mundo (Quadro 28-1). O tratamento é com base na redução dos fatores desencadeantes, bem como no uso de acetazolamida. Em casos de ineficácia com a acetazolamida, pode-se lançar mão de 3,4-diaminopiridina.

Quadro 28-1. Principais Características das Ataxias Episódicas

Tipo	Herança	Gene	Proteína	Início	Duração	Sintomas	Interictal
AE1	AD	*KCNA1* (12p13)	Canal de Potássio	2-15	Segundos a minutos	Vertigem, disartria, fraqueza, tremor, convulsão	Mioquimia
AE2	AD	*CACNA1A* (19p13)	Canal de Sódio	2-20	Horas	Vertigem, disartria, diplopia, fraqueza, olhar tônico para cima, cefaleia, convulsão, distonia, comprometimento cognitivo	Nistagmo, ataxia
AE3	AD	Desconhecido	Desconhecida	1-42	1 min a 6 h	Vertigem, diplopia, fraqueza, zumbido, cefaleia, desfoque visual	Mioquimia
AE4	AD	Desconhecido	Desconhecida	23-60	Segundos	Vertigem, diplopia	Nistagmo
AE5	AD	*CACNB4* (2q22-23)	P/Q *type calcium channel* (canal de cálcio tipo P/Q)	> 20	Horas	Vertigem, disartria	Nistagmo, ataxia
AE6	AD ou esporádica	*SLC1A3* (5p13.2)	Excitatory amino acid transporter 1 (transportador de aminoácido excitatório 1)	5-14	Horas a dias	Vertigem, fraqueza, convulsão	Nistagmo, ataxia
AE7	Múltipla	Desconhecido	Desconhecida	< 20	Horas a dias	Vertigem, disartria, fraqueza	Não
AE8	AD	*UBR4* (1p36.13)	*Ubiquitin-protein ligase* (ubiquitina-proteína ligase)	Infância precoce	Minutos a 24 horas	Vertigem, fraqueza	Nistagmo, ataxia, mioquimia

DICAS

- AE2 é a mais comum. É alélica de SCA6 e de migrânea hemiplégica familiar do tipo 1;
- AE1 – canal de potássio, início na infância, duração de segundos a minutos, mioquimias interictais;
- AE2 – canal de sódio, início na infância ou adolescência, duração de horas a dias, nistagmo interictal;
- Acetazolamida e 3,4-diaminopiridina.

BIBLIOGRAFIA

D'Adamo MC, Hasan S, Guglielmi L, et al. New insights into the pathogenesis and therapeutics of episodic ataxia type 1. Front Cell Neurosci 2015;9:317.

Graves TD, Cha YH, Hahn AF, et al. Episodic ataxia type 1: clinical characterization, quality of life and genotype-phenotype correlation. Brain 2014;137(Pt 4):1009-18.

Imbrici P, Eunson LH, Graves TD, et al. Late-onset episodic ataxia type 2 due to an in-frame insertion in CACNA1A. Neurology 2005;65:944-6.

Kim HJ, Kim JS, Choi JH, et al. Rebound upbeat nystagmus after lateral gaze in episodic ataxia type 2. Cerebellum. 2014;13:411-3.

Lee HY, Xu Y, Huang Y, et al. The gene for paroxysmal non-kinesigenic dyskinesia encodes an enzyme in a stress response pathway. Hum Mol Genet 2004;13:3161-70.

ATAXIA ESPINOCEREBELAR MITOCONDRIAL E EPILEPSIA (AEME – MSCAE)

Carlos Roberto Martins Jr.

Trata-se de distúrbio genético autossômico recessivo com início entre os 2-24 anos de idade, com sobrevida média de 20 anos. Os pacientes podem cursar com fraqueza proximal (miopatia), hipoestesia distal e hiporreflexia (neuropatia desmielinizante), ataxia cerebelar, mioclonias, bem como achados oftalmológicos, como atrofia óptica, ptose e oftalmoplegia. Cerca de 63% dos casos cursam com crises convulsivas occipitais (crises visuais vívidas) ou generalizadas.

Sabemos que ataxia hereditária e oftalmoplegia podem ocorrer em algumas ataxias espinocerebelares (SCA), como SCA 28 e SCA 30, entretanto SCA tende a apresentar reflexos aumentados e neuropatia axonal, o que difere, sobremaneira, dos distúrbios mitocondriais, os quais tendem (não é a regra) a cursar com neuropatias demielinizantes e diminuição de reflexos.

A DNA-Polimerase Gama (POLG) é uma enzima que atua na replicação e reparo do DNA mitocondrial. Mais de 120 mutações do gene da POLG já foram descritas, causando várias doenças, como: oftalmoplegia externa progressiva (PEO), síndrome de Alpers, encefalopatias, miopatias e AEME/MSCAE. O tratamento é paliativo até o momento. É importante lembrar que não se pode utilizar ácido valproico para pacientes com mutação da POLG, por causa do risco de falência hepática grave.

DICAS
▪ Causada por mutação do gene da POLG; ▪ Diminuição de reflexos por neuropatia desmielinizante (89% dos casos); ▪ Crises convulsivas ocorrem em 63% dos casos; ▪ Autossômica recessiva; ▪ Neuropatia desmielinizante, ataxia cerebelar, mioclonias e sintomas oftalmológicos (oftalmoplegia, atrofia óptica ou ptose); ▪ Neuroimagem pode cursar com hipersinal em T2/FLAIR em tálamos, lobos temporais e occipitais; ▪ Nunca usar valproato para tratar as crises – risco de insuficiência hepática grave.

BIBLIOGRAFIA

Winterthun S, Ferrari G, He L, et al. Autosomal recessive mitochondrial ataxic syndrome due to mitochondrial polymerase gamma mutations. Neurology 2005 Apr 12;64(7):1204-8.

Zsurka G, Baron M, Stewart JD, et al. Clonally expanded mitochondrial DNA mutations in epileptic individuals with mutated DNA polymerase gamma. J Neuropathol Exp Neurol 2008 Sep;67(9):857-66.

CAPÍTULO 30
ATAXIAS ESPINOCEREBELARES – PRINCIPAIS SUBTIPOS

Rubens Paulo Araujo Salomão ▪ Carlos Roberto Martins Jr. ▪ José Luiz Pedroso
Orlando Graziani Povoas Barsottini ▪ Marcondes Cavalcante França Jr.

Discutiremos as formas de ataxias espinocerebelares mais comuns em nosso meio – **SCA1/SCA2/SCA3/SCA6/SCA7/SCA10/SCA12**. As ataxias espinocerebelares (SCAs) são doenças de herança autossômica dominante que se apresentam com exames de neuroimagem compatíveis com sinais de atrofia cerebelar com ou sem atrofia de tronco encefálico e medula cervical (Fig. 30-1) e fenótipos relativamente semelhantes. Frequentemente, manifestam ataxia apendicular e axial (dismetria, disdiadococinesia de membros, tremor intencional, marcha em base alargada), disartria e nistagmo.

Outras manifestações clínicas frequentes incluem oftalmoplegia, disfagia, sinais piramidais, síndrome do neurônio motor inferior, disfunção cognitiva, epilepsia, distúrbios visuais e distúrbios do movimento (parkinsonismo, distonia, mioclonia e coreia). Usualmente, os sintomas têm início na terceira ou quarta décadas de vida. O tratamento é de suporte com reabilitação multidisciplinar.

Existem aproximadamente 48 SCAs descritas até o momento. A forma mais prevalente em nosso meio é a SCA3 ou doença de Machado-Joseph, em decorrência da origem eminentemente portuguesa do nosso povo. As demais SCAs também podem ser encontradas no Brasil, em especial a SCA1 (origem italiana) e SCA6 (origem japonesa). O diagnóstico se dá por meio de teste genético (comercialmente, temos um painel para as SCAs mais comuns em nosso meio). Por se tratar, na maioria dos casos, de doença por expansão de trinucleotídeo CAG (mecanismo das poliglutaminas), o sequenciamento completo do exoma não é capaz de detectar este tipo de mutação e, portanto, não está indicado. Na prática, testes genéticos específicos guiados pela clínica tendem a ser mais úteis. Importante lembrar que quanto maior o tamanho da expansão gênica CAG, mais precocemente ocorre o início do quadro (fenômeno da antecipação).

Apesar de a ataxia ser o sintoma pivotal das SCAs, alguns achados nos levam a suspeitar de subtipos específicos. Os sinais piramidais (hiper-reflexia e espasticidade) são frequentemente encontrados em pacientes com SCA1 e SCA3; a lentificação de sácades é frequente da SCA2; a ataxia cerebelar pura manifesta-se na SCA6; a degeneração macular é descrita na SCA7; a epilepsia pode ser encontrada na SCA10 e tremor de extremidades e cefálico na SCA12. No Quadro 30-1 analisamos as principais SCAs e relacionamos as características fenotípicas e genotípicas.

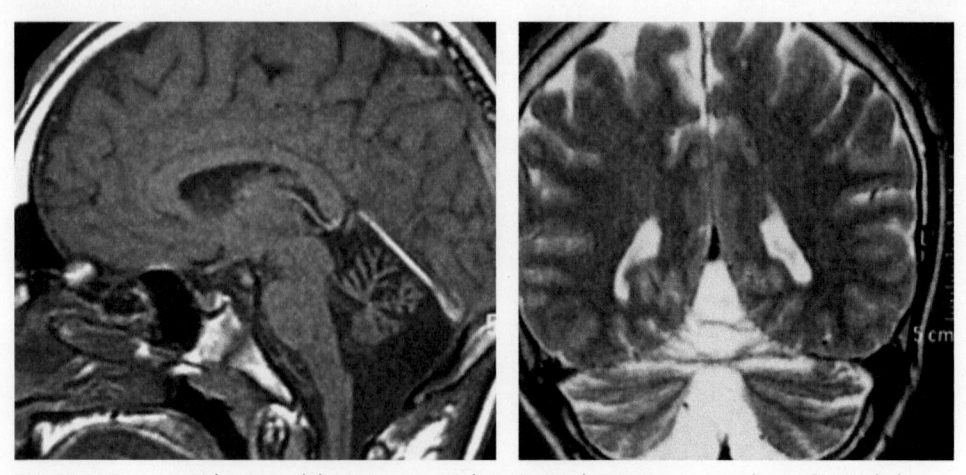

Fig. 30-1. Corte sagital e coronal de paciente com diagnóstico de SCA apresentando atrofia cerebelar.

Quadro 30-1. Características Fenotípicas e os Respectivos Genes das Principais SCAs (SCA1/SCA2/SCA3/SCA6/SCA7/SCA10/SCA12).

SCA subtipo (gene)	Apresentação clínica
SCA1 (*ATAXIN1*)	Ataxia + sinais de liberação piramidal, oftalmoparesia, disfagia e disartria. Itália e Polônia
SCA2 (*ATAXIN2*)	Ataxia + lentificação de sácades, e alteração de sensibilidade. Neuropatia/arreflexia patelar. Cuba e Índia
SCA3 (*ATAXIN3*)	Ataxia + disartria, diplopia, nistagmo, sinais piramidais e extrapiramidais (parkinsonismo e distonia), sinais de amiotrofia, neuropatia, retração palpebral *(bulging eyes, sinal de Collier)*. Portugal e Brasil
SCA6 (*CACNA1A*)	Ataxia cerebelar pura, pode haver nistagmo vertical para baixo. Início tardio. Japão
SCA7 (*ATXN7*)	Ataxia + oftalmoparesia, disartria e amaurose (em decorrência da degeneração retiniana/macular) e liberação piramidal. Crateús-Ceará
SCA10 (*ATXN10*)	Ataxia + disartria, nistagmo e epilepsia. Muitos casos pode ser só ataxia pura. Origem mexicana ou indígena
SCA12 (*PPP2R28*)	Ataxia + tremor de ação e cefálico. Índia

DICAS

- **SCA1**: mais frequente na Itália e Polônia, o quadro tem início com ataxia de marcha e diminuição de propriocepção. Hiper-reflexia e espasticidade são comuns. Início, em geral, após os 20 anos de idade. Oftalmoparesia pode estar presente. Cromossomo 6;
- **SCA2**: Mais encontrada em Cuba e na Índia, pode apresentar fasciculação em face e em membros, além de declínio cognitivo em graus variados: oftalmoparesia, neuropatia, arreflexia patelar, demência, doença do neurônio motor e parkinsonismo. Cromossomo 12;
- **SCA3** *(doença de Machado-Joseph)*: é a forma mais comum de SCA no Brasil e em Portugal, tem oito subtipos de apresentação clínica. Quanto mais precoce o início da doença, maior a chance de apresentar espasticidade, iniciar parkinsonismo e distonia. Podem estar presentes disfunção executiva, distúrbio do sono, distúrbios olfativos, autonômicos e afetivos. Retração palpebral, oftalmoparesia supranuclear, amiotrofia e fasciculações (em face) são comuns. Disfunção executiva pode ocorrer, contudo, demência não é usual. Cromossomo 14;
- **SCA6**: está mais presente na população de origem japonesa e coreana. Tem início mais tardio, após os 50 anos de idade. Ataxia pura. Cromossomo 19 – expansão CAG no gene responsável pelo canal de cálcio voltagem-dependente alfa 1A (*CACNA1A4*). É alélica da ataxia episódica tipo 2 e da enxaqueca hemiplégica (na lenta evolução da SCA6, podem ocorrer episódios agudos e intermitentes de piora da ataxia – crises de ataxia episódica);
- **SCA7**: Mais encontrada na população de origem sul-africana, escandinava, americana e chinesa. O início na infância tem herança materna e evolução rapidamente progressiva, com perda visual precoce (retinopatia). O Início no adulto é menos agressivo com déficit visual progressivo por degeneração retiniana (distrofia macular). No Brasil, encontrada na região de Crateús – Ceará. Há degeneração olivopontocerebelar e das células ganglionares da retina. Parkinsonismo e oftalmoparesia podem estar presentes;
- **SCA10**: há descrição de fenótipos com epilepsia (generalizada ou parcial complexa) em pacientes mexicanos. No Brasil, predomina a apresentação como de ataxia pura, em pacientes de origem indígena no sul do país. Cromossomo 22;
- **SCA12**: mais frequente na Índia e nos Estados Unidos, costuma iniciar com quadro de tremor de ação e progride lentamente. Disfunção cognitiva, reflexos exaltados e parkinsonismo podem estar presentes.

BIBLIOGRAFIA

Lamperti C, Naini A, Hirano M, et al. Cerebellar ataxia and coenzyme Q10 deficiency. Neurology 2003;60:1206-8.

Quinzii CM, Kattah AG, Naini A, et al. Coenzyme Q deficiency and cerebellar ataxia associated with an aprataxin mutation. Neurology 2005;64:539-41.

Rahman S, Hargreaves I, Clayton P, Heales S. Neonatal presentation of coenzyme Q10 deficiency. J Pediatr 2001;139:456-8.

Salviati L, Sacconi S, Murer L, et al. Infantile encephalomyopathy and nephropathy with CoQ10 deficiency: a CoQ10-responsive condition. Neurology 2005;65:606-8.

ATAXIAS ESPINOCEREBELARES LIGADAS AO X

Carlos Roberto Martins Jr.

As ataxias espinocerebelares ligadas ao X (SCAX) são um grupo raro geneticamente heterogêneo de distúrbios do sistema nervoso central, envolvendo cerebelo e medula espinhal. Existem cinco descrições fenotípicas diferentes do distúrbio (SCA-X1 a SCA-X5), com sintomas que variam desde o início neonatal com morte na infância (SCA-X3), até formas relativamente mais leves com início na primeira infância ou adolescência (SCA-X1). As características clínicas incluem invariavelmente ataxia, embora algumas características (como retardo mental) sejam exclusivas de subtipos específicos.

Os achados clínicos não fogem à regra das SCAs dominantes clássicas, com ataxia cerebelar axial e apendicular, ataxia sensitiva sobreposta, sinais piramidais e hiper-reflexia em graus variados, propriocepção alterada e polineuropatia sensitivo-motora axonal. À RNM são comuns atrofia cerebelar lobular e vermiana, bem como de medula espinhal cervical, ratificada por estudos *post-mortem* que evidenciam perda importante de células de Purkinje, vias ascendentes e piramidais de tronco encefálico e atrofia de trato corticospinal e funículo posterior da medula.

Nistagmo, disartria e disfagia são a regra. Membros superiores cursam com ataxia apendicular. Membros inferiores, usualmente, apresentam fraqueza, atrofia distal, *pes cavus*, reflexos patelares aumentados, reflexos aquileus abolidos, reflexo cutâneo-plantar em extensão e hipoestesia/hipopalestesia distal. Tais características lembram muito o fenótipo clássico de **ataxia de Friedreich**, todavia os reflexos patelares tendem a ser abolidos na de Friedreich.

A SCAX1 envolve o gene *ATP2B3* no cromossomo X, com herança recessiva, caracterizada por hipotonia no nascimento, atraso no desenvolvimento motor, ataxia da marcha, dificuldade em ficar em pé, disartria e movimentos oculares lentos. Por vezes, a SCAX1 pode iniciar na infância com evolução lenta. A SCAX2 é recessiva e foi descrita em bebê do sexo masculino com ataxia desenvolvida aos 10 meses de idade após o desenvolvimento inicial normal. Apresentava tremor cefálico, paralisia unilateral do sexto nervo e retardo mental.

A SCAX3 é recessiva, caracterizada pelo aparecimento na infância de hipotonia, ataxia, surdez neurossensorial, atraso no desenvolvimento, esotropia e atrofia óptica. Tem curso progressivo que leva à morte na infância. Foi descrita uma família com pelo menos seis homens afetados. A SCAX4, por sua vez, cursa com ataxia, sinais de primeiro neurônio motor e demência de início no adulto. Os sinais iniciais começam com 2 a 3 anos de idade com piora na adolescência e fase adulta. Problemas de memória na terceira década dão lugar à demência progressiva, levando à morte na sexta década de vida.

Por fim, a SCAX5 é recessiva, com início de hipotonia no período neonatal, atraso no desenvolvimento motor, ataxia, nistagmo e disartria com início antes do primeiro ano de vida. Os sintomas tendem a ser estáveis durante a evolução e os pacientes não evoluem para cadeira de rodas. Não há alteração cognitiva evidente. O diagnóstico é molecular e não há tratamento modificador de doença para as SCAXs.

DICAS
▪ Recessivas ligadas ao X; ▪ Meninos com fenótipo espinocerebelar. Podem lembrar ataxia de Friedreich; ▪ Muito raras.

BIBLIOGRAFIA

Bertini E, des Portes V, Zanni G, et al. X-linked congenital ataxia: a clinical and genetic study. Am J Med Genet 2000;92:53-6.

Illarioshkin SN, Tanaka H, Markova ED, et al. X-linked nonprogressive congenital cerebellar hypoplasia: clinical description and mapping to chromosome Xq. Ann Neurol 1996;40:75-83.

Schmidley JW, Levinsohn MW, Manetto V. Infantile X-linked ataxia and deafness: a new clinicopathologic entity? Neurology 1987;37:1344-9.

Spira PJ, McLeod JG, Evans WA. A spinocerebellar degeneration with X-linked inheritance. Brain 1979;102:27-41.

ATAXIAS ESPINOCEREBELARES RECESSIVAS

Carlos Roberto Martins Jr.

As ataxias espinocerebelares clássicas mais comuns são as autossômicas dominantes (SCA), contudo existem também ataxias espinocerebelares autossômicas recessivas (SCAR). Diferentemente das SCAs dominantes, que apresentam um padrão comum, como ataxia cerebelar com sinais piramidais associados ou não a outros comemorativos, as SCARs apresentam uma heterogeneidade clínica muito grande, sendo classificadas, assim como as dominantes, em números de acordo com a sequência de identificação genética.

A ataxia espinocerebelar do início infantil (IOSCA) ocorre, na grande maioria dos casos, na Finlândia e é caracterizada por sinais cerebelares agudos ou subagudos, desencadeados por infecção inespecífica por volta de 1 ano de idade. Suas características clínicas são semelhantes às da doença mitocondrial MIRAS. Hipotonia, atetose de mãos e ataxia com reflexos ausentes são os primeiros sintomas. Mais tarde, em idade pré-escolar, podem ser observadas oftalmoplegia e surdez neurossensorial. Comprometimento tátil, proprioceptivo e vibratório, sem alteração de dor ou temperatura, são detectados após a primeira década.

Os adolescentes geralmente evoluem para cadeira de rodas com atrofia muscular distal grave, *pes cavus*, comprometimento cognitivo leve a moderado e atrofia óptica sem comprometimento visual significativo. Epilepsia refratária e *status* epiléptico podem contribuir para rápida deterioração neurológica e morte. Outras anormalidades reconhecidas são disfunção autonômica e, no sexo feminino, hipogonadismo primário.

À ENMG, observam-se neuropatia axonal sensitiva e motora, com predomínio sensitivo por afecção dos gânglios das raízes dorsais. À RNM, evidenciam-se atrofia cerebelar, de tronco encefálico e de medula cervical, à custa principalmente de envolvimento funicular posterior. A doença é causada por mutação no gene *C10orf2* (cromossomo 10), que é parte importante na produção da DNA helicase mitocondrial. Tal mutação também pode gerar outros fenótipos, como a doença de Alpers (encefalopatia de início precoce com epilepsia intratável, depleção de mtDNA e insuficiência hepática) e oftalmoplegia externa progressiva autossômica dominante.

Outro subtipo de ataxia espinocerebelar recessiva é a ataxia espinocerebelar com neuropatia axonal (SCAN1), que é caracterizada por ataxia recessiva com polineuropatia motora e sensorial axonal, atrofia muscular distal e *pes cavus*. Estudos genéticos em uma família da Arábia Saudita identificaram uma mutação homozigótica no gene *TDP1* (cromossomo 14). Os pacientes apresentavam convulsões, atrofia cerebral leve, hipercolesterolemia discreta e hipoalbuminemia limítrofe.

SCARs MAIS COMUNS E SUAS PRINCIPAIS CARACTERÍSTICAS

- *SCAR10 (gene ANO10)*: espasticidade, fasciculações, nistagmo *downbeat*;
- *SCAR20 (gene SNX14)*: epilepsia, surdez neurossensorial, escoliose, déficit cognitivo;
- *SCAR9 (gene COQ8A)*: retardo psicomotor moderado, convulsões, lactato elevado no plasma;
- *SCAR12 (gene WWOX)*: déficit intelectual, espasticidade, epilepsia;
- *SCAR5 (gene WDR73)*: atrofia óptica, anormalidades cutâneas, síndrome nefrótica, convulsões, microcefalia;
- *SCAR4 (gene VPS13D)*: espasticidade, distonia e coreia;
- *SCAR7 (gene TPP1)*: hiper-reflexia, déficit intelectual;
- *SCAR23 (gene TDP2)*: microcefalia, déficit intelectual, fatigabilidade, epilepsia;
- *SCAR11 (gene SYT14)*: retardo psicomotor em japoneses;
- *SCAR16 (gene STUB1)*: início de ataxia cerebelar no adolescente;
- *SCAR14 (gene SPTBN2)*: déficit cognitivo.

A ratificação diagnóstica é molecular e o tratamento é sintomático.

> **DICAS**
>
> - Diagnóstico é difícil pela heterogeneidade clínica;
> - Lembrar quando há herança com padrão recessivo em pacientes com ataxia de início precoce ou adulto jovem, com características cerebelares e sensitivas;
> - Lembrar quando há envolvimento extracerebelar, como epilepsia, déficit cognitivo, polineuropatia, o que nos remete a pensar em distúrbios mitocondriais.

BIBLIOGRAFIA

Breedveld GJ, van Wetten B, te Raa GD, et al. A new locus for a childhood onset, slowly progressive autosomal recessive spinocerebellar ataxia maps to chromosome 11p15. J Med Genet 2004;41:858-66.

Fogel BL, Perlman S. Clinical features and molecular genetics of autosomal recessive cerebellar ataxias. Lancet Neurol 2007;6:245-57.

Palau F, Espinós C. Autosomal recessive cerebellar ataxias. Orphanet J Rare Diseases 2006;1:47.

Bomar JM, Benke PJ, Slattery EL, et al. Mutations in a novel gene encoding a CRAL-TRIO domain cause human Cayman ataxia and ataxia/dystonia in the jittery mouse. Nature Genet 2003;35:264-9.

ATAXIA TELANGIECTASIA

Carlos Roberto Martins Jr.

Conhecida como **síndrome de Louis Barr**, a ataxia telangiectasia (AT) é uma condição hereditária de início precoce, geralmente, antes de 3 anos de idade, caracterizada por ataxia cerebelar, arreflexia, hipotonia, ataxia sensitiva (déficit de propriocepção), bradicinesia e coreoatetose, associadas a telangiectasias oculocutâneas que ocorrem, usualmente, entre o 3 e 6 anos de idade.

As telangiectasias ocorrem em mais de 90% dos casos, habitualmente, em orelha, conjuntiva, face e região cervical. Coreoatetose e apraxia ocular são achados não raros nesses pacientes.

Trata-se de ataxia cerebelar autossômica recessiva, gene *ATM*, cromossomo 11. Característica típica da enfermidade é a imunodeficiência, com déficit de imunoglobulinas do tipo A, G e E, bem como propensão a neoplasias (linfomas e leucoses), infecções sinopulmonares de repetição e hipersensibilidade à radiação ionizante.

A análise laboratorial ajuda, sobremaneira, na suspeita diagnóstica, evidenciando aumento de alfafetoproteína sérica (95% dos doentes) e diminuição das imunoglobulinas IgA, IgE e IgG em 60% dos casos. Recentemente, quadro de AT-*like* foram descritos por mutação em outros *loci* gênicos. Exemplo típico é a mutação do gene *MRE11* (cromossomo 11), que cursa com clínica semelhante à AT clássica, contudo sem telangiectasias e imunodeficiência.

A ratificação diagnóstica é realizada por teste molecular. Não há tratamento modificador de doença. Reabilitação é a regra. Alguns pacientes necessitam receber infusões periódicas de imunoglobulina quando há infecções de repetição.

DICAS
▪ Ataxia cerebelar, arreflexia, hipotonia, ataxia sensitiva (déficit de propriocepção), bradicinesia e coreoatetose;
▪ Coreoatetose e apraxia ocular podem ocorrer;
▪ Telangiectasias ocorrem em mais de 90% dos casos, habitualmente, em orelha, conjuntiva, face e região cervical;
▪ Autossômica recessiva, gene *ATM*, cromossomo 11;
▪ Imunodeficiência com déficit de imunoglobulinas do tipo A, G e E;
▪ Propensão a neoplasias (linfomas e leucoses), infecções sinopulmonares de repetição e hipersensibilidade à radiação ionizante;
▪ Aumento de alfafetoproteína sérica (95% dos doentes);
▪ AT-*like* – mutação em outros *loci*gênicos. Gene *MRE11* (cromossomo 11) – clínica semelhante à AT clássica, contudo sem telangiectasias e imunodeficiência;
▪ Alguns pacientes necessitam receber infusões periódicas de imunoglobulina.

BIBLIOGRAFIA

Stray PA, Jonsson T, Heiberg A, et al. The impact of an early truncating founder ATM mutation on immunoglobulins, specific antibodies and lymphocyte populations in ataxia-telangiectasia patients and their parents. Clin Exp Immunol 2004;137:179-86.

Lavin MF, Lederman HM. Chromosomal breakage syndromes associated with immunodeficiency. In: Stiehm ER, Ochs HD, Winkelstein JA. Immunologic disorders in infants & children. 5th ed. Philadelphia: Elsevier/Saunders; 2004:580-7.

Savitsky K, Bar SA, Gilad S, et al. A single ataxia-telangiectasia gene with a product similar to PI-3 kinase. Science 1995;268:1749-53.

Regueiro JR, Porras O, Lavin M, Gatti RA. Ataxia-telangiectasia. A primary immunodeficiency revisited. Immunol Allergy Clin North Am 2000;20:177-206.

Sanal O, Ersoy F, Yel L, et al. Impaired IgG antibody production to pneumococcal polysacharides in patients with ataxia-telangiectasia. J Clin Immunol 1999;19:326-34.

ATROFIA MUSCULAR ESPINHAL

Maximiliano Ramos Pinto Carneiro ▪ Carlos Roberto Martins Jr.

Amiotrofia espinhal (AME) é uma doença degenerativa que afeta preferencialmente os neurônios motores da ponta anterior da medula, causada por uma mutação no gene *SMN1* (*survival of motor neuron 1*) no braço longo do cromossomo 13 (5q13). É um tipo de doença hereditária do neurônio motor descrita em 1891 e 1892, respectivamente, pelos autores Guido Werdnig e Johan Hoffmann, os quais chamaram a atenção para a necrópsia de crianças com fraqueza muscular proximal importante e atrofia que não deambulavam e apresentavam degeneração dos cornos anteriores da medula.

Mais tarde, a partir de 1950, vários autores (em especial Kugelberg e Welander) descreveram uma forma mais leve da mesma doença, na qual os pacientes acometidos não perdem a habilidade de andar, diferentemente da forma descrita por Werdnig e Hoffmann. Essas descrições formaram o cerne histopatológico da doença. A etiologia da doença é uma deleção ou mutação no gene *SMN1*, que é segregada de forma autossômica recessiva. O diagnóstico é com base nos achados fenotípicos e confirmado por meio de teste genético.

A doença possui quatro subtipos clínicos, a saber (Quadro 34-1):

- *Tipos I*: forma severa ou doença de Werdnig-Hoffmann;
- *Tipo II*: forma intermediária;
- *Tipo III*: forma leve ou doença de Kugelberg-Welander;
- *Tipo IV*: forma muito leve.

Caracteristicamente não há prejuízo cognitivo na doença. O diagnóstico é realizado pela caracterização do fenótipo, sendo confirmado por teste molecular, o qual evidencia deleção ou mutação do gene *SMN1*. O método de escolha é o MLPA (*multiplex-ligand probe amplification*), que tem a vantagem de quantificar o número de cópias do *SMN2*.

O gene *SMN2*, alelo do *SMN1*, apresenta um polimorfismo na região de *splicing* do éxon 7, o que faz com que o RNAm não inclua esse éxon e, portanto, gera a produção de uma proteína não funcional. Sua ausência, em indivíduos com AME, é incompatível com a vida.

Há uma correlação inversa entre o número de cópias de *SMN2* e a severidade da doença. Cada paciente com AME têm, pelo menos, 1 cópia de *SMN2*, e, geralmente, os portadores de AME tipo 1 têm 1-2 cópias, portadores de AME tipo 2 têm 3 cópias e os com AME tipo 3, acima de 3 cópias.

A avaliação neurofisiológica por meio da eletroneuromiografia (ENMG), historicamente, foi a maior ferramenta usada no diagnóstico clínico de AME. Porém, tem sido substituída, cada vez mais, pelo teste genético, que é menos invasivo, mais prático e pode predizer o prognóstico (ao contrário da ENMG). Os achados eletroneuromiográficos desses pacientes incluem: neurocondução sensitiva normal, redução das amplitudes dos potenciais motores e desnervação crônica (potenciais polifásicos, com recrutamento reduzido, e duração e amplitude aumentadas) na eletromiografia.

Até recentemente, o tratamento da doença era apenas de suporte, incluindo os cuidados ortopédicos, reabilitação motora, respiratória e nutricional. Entretanto, com a identificação do gene *SMN2* como alvo de tratamento, o foco terapêutico tem sido o aumento da produção de uma proteína SMN funcional.

Aprovado em dezembro de 2016 pela FDA e em agosto de 2017 pela ANVISA, o nusinersen (nome comercial: *Spinraza Biogen*®) é o primeiro tratamento modificador de doença para AME. É um oligonucleotídeo antissentido administrado via intratecal (a molécula não atravessa a barreira hematoencefálica), que leva ao aumento da produção da proteína SMN por meio da inclusão do éxon 7 pelo gene *SMN2* no momento do *splicing* do RNAm.

Quadro 34-1. Fenótipos de AME

Tipo	Início	Sobrevida	Achados clínicos	Porcentagem dos casos (%)
IA	Pré-natal	< 6 meses	■ Insuficiência respiratória ao nascimento ■ **Não senta** ■ Diplegia facial ■ Artrogripose	< 5%
IB e C	0 a 3 meses: IB 3 a 6 meses: IC	< 1-2 anos	■ Não senta sem apoio ■ Hipotonia ■ Sucção pobre e choro fraco ■ Fraqueza proximal (pernas piores que braços) ■ Arreflexia ■ Fasciculações de língua ■ Respiração paradoxal	45%
II	6 a 18 meses	> 2 anos	■ **Senta sem apoio** ■ **Não fica em pé ou deambula** ■ Fraqueza proximal ■ Arreflexia ■ Escoliose ■ Minipolimioclônus	20%
III	> 18 meses	Normal	■ **Deambula** ■ Fraqueza proximal ■ Fasciculações de língua ■ Minipolimioclônus ■ Escoliose em estágio avançado	30%
IV	Adulto (> 21 anos)	Normal	■ **Deambula** ■ Fraqueza proximal ■ Fasciculações de língua ■ Minipolimioclônus ■ Hipertrofia de panturrilhas (alguns casos)	< 5%

Outros tratamentos vêm sendo desenvolvidos, como a terapia gênica pelo uso de vetores virais e outros oligonucleotídeos. A terapia gênica (Zolgensma da Novartis®) com vetor viral (adenovírus) atua no DNA celular por meio de um epissomo (o vírus libera o fragmento no núcleo celular) e promete revolucionar a terapêutica por ser de aplicação intravenosa em dose única. Outro oligonucleotídeo inovador é o Risdiplam da Roche), que atua no RNAm e tem posologia oral (capaz de atravessar a barreira hematoencefálica). Spinraza e Risdiplam devem ser administrados por toda a vida do doente. Zolgensma é administrado uma única vez (raramente, pode induzir hepatite por anticorpos contra o adenovírus no fígado).

As três medicações podem ser utilizadas para todos os subtipos de AME. Contudo, na rede pública brasileira, apenas o tratamento para AME tipo I é liberado (até o momento). Tais medicamentos apresentam, aparentemente, eficácias semelhantes, capazes de estagnar a evolução da doença. Todavia, é importante salientar que os motoneurônios já lesados não voltam a funcionar. Dessa forma, quanto mais precoce for o início da terapêutica, melhores são os resultados. O ideal é a administração em pré-sintomáticos (que evoluiriam normalmente), mas a triagem neonatal não é realizada de rotina no nosso meio. Pacientes que já possuem sintomas (já apresentam perda de motoneurônios) podem ser capazes de sentar-se (AME tipo I) com o uso de tais medicamentos. Não há um estudo *head to head* comparando esses três fármacos.

DICAS

- Principal causa de hipotonia no recém-nascido;
- Idade de início variável a depender do subtipo (IA, IB, IC, II, III e IV);
- Prejuízo nos marcos do desenvolvimento motor;
- Sem alterações cognitivas;
- Fraqueza muscular **proximal** (o grande diagnóstico diferencial de AME é miopatia) e hipo/arreflexia;
- Fasciculações de língua;
- Minipolimioclônus nos subtipos II e III.

BIBLIOGRAFIAS

Amato AA, Russel JA. Neuromuscular disorders. 2nd ed. China: McGraw-Hill Education; 2016.

Arnold ES, Fischbeck KH. Spinal muscular atrophy. Handb Clin Neurol 2018;148:591-601.

Finkel RS, Mercuri E, et al. Diagnosis and management of spinal muscular atrophy: Part 2: Pulmonary and acute care; medications, supplements and immunizations; other organ systems; and ethics. Neuromuscul Disord 2018;28:197-207.

Mercuri E, Finkel RS, Muntoni F, et al. Diagnosis and management of spinal muscular atrophy: Part 1: Recommendations for diagnosis, rehabilitation, orthopedic and nutricional care. Neuromuscul Disord 2018;28:103-15.

Pedroso JL et al. Neurogenética na prática clínica. Rio de Janeiro: Atheneu; 2019.

ATROFIA MUSCULAR ESPINHAL ESCAPULOPERONEAL

Carlos Roberto Martins Jr.

Atrofia muscular espinhal escapuloperoneal (AMEP) é uma **neuronopatia anterior** geneticamente determinada, que cursa com fraqueza, atrofia muscular, paresia laríngea e distúrbios de desenvolvimento ósseo, como displasia congênita de quadril, clinodactilia, mãos pequenas, escoliose e braço ou perna menores de um lado. Não há acometimento no sistema nervoso central, mesmo na contagem de neurônios. À biópsia muscular, o padrão de neuropatia motora segue a regra clássica com segregação de tipos de fibras.

É causada por mutação do gene *TRVP4* de herança autossômica dominante com fenômeno de **antecipação** (piora substancial após a quarta geração). É alélica da doença de **Charcot-Marie 2C** (CMT2C). Além de serem alélicas, ambas compartilham de sintomas comuns, como paresia de cordas vocais (achado diferencial), apesar de que CMT2C pode apresentar afecção sensitiva periférica, alteração não vista na AMEP.

A apresentação clínica é variável, podendo envolver desde apenas malformações ósseas sem fraqueza/atrofia, até amiotrofia severa, paresia de cordas vocais e insuficiência respiratória. Crianças gravemente acometidas apresentam retardo do desenvolvimento motor e contraturas articulares com evolução insatisfatória.

A eletroneuromiografia apresenta potenciais motores com baixa amplitude, miografia com fibrilações/ondas positivas e recrutamento reduzido com potenciais remodelados e grandes. O estudo de condução sensitiva é normal. O diagnóstico é molecular e o tratamento é suportivo.

DICAS
- *Neuronopatia escapuloperoneal*: autossômica dominante – gene *TRVP4* (receptor potencial vaniloide 4); - *Fenômeno da antecipação*: varia de fenótipo muito brando à insuficiência respiratória; - *Alélica da CMT2C*: lembre-se da paresia de cordas vocais em ambas as doenças. CMT2C pode ter acometimento sensitivo. AMEP não; - *Diagnóstico molecular; ENMG neurogênica*: Biópsia muscular com segregação de tipos de fibras (neurogênica). Tratamento suportivo.

BBIBLIOGRAFIA
DeLong R, Siddique T. A large New England kindred with autosomal dominant neurogenic scapuloperoneal amyotrophy with unique features. Arch Neurol 1992;49:905-8.

ATROFIA MUSCULAR PROGRESSIVA

Cintia M. Bimbato ▪ Lidiane Soares Campos

A atrofia muscular progressiva (AMP) já foi considerada uma forma rara de doença do neurônio motor, que se caracterizaria por acometimento exclusivo do neurônio motor inferior (NMI); no entanto, o conceito mais atual é de que seja um fenótipo de doença do neurônio motor compatível com um diagnóstico de esclerose lateral amiotrófica provável. É sabido que 2% a 10% dos pacientes com doenças do neurônio motor apresentam o fenótipo de AMP. O fenótipo da doença provou-se incapaz de definir prognóstico. Sendo assim, os casos de AMP devem ser investigados e acompanhados como casos prováveis de esclerose lateral amiotrófica.

Pacientes com sintomas persistentemente simétricos e acometimento motor predominando em um membro tendem a ter evolução mais favorável do que os pacientes com envolvimento bulbar. Os sintomas da AMP, inicialmente, são inespecíficos, tais como fasciculações, fadiga e sensação de câimbras, antes do aparecimento da fraqueza muscular. Normalmente, não há comprometimento bulbar nas fases iniciais. No entanto, a partir do acometimento bulbar, o curso da doença acelera-se, sendo a insuficiência respiratória a principal *causa mortis*. Usualmente, não há comprometimento cognitivo relacionado.

Os exames subsidiários possuem finalidade de confirmação diagnóstica e exclusão de eventuais doenças sistêmicas relacionadas. A eletroneuromiografia deve ser realizada seguindo-se o protocolo diagnóstico de doença do neurônio motor, com análise dos 4 membros, e segmento bulbar. A avaliação de imagem com ressonância de coluna cervical/transição craniocervical é necessária para exclusão de malformações, tumores ou alterações ósseo-degenerativas locais. Provas de função pulmonar mostram redução da capacidade vital forçada, sendo essenciais no diagnóstico e no manejo dos pacientes. A análise laboratorial deve incluir exames laboratoriais de rotina. Apenas em casos específicos, dosagens de CK, imunofixação sérica, sorologia para Lyme, anticorpo anti-GM1, anticorpos contra canal de cálcio, anti-Musk, análise de liquor e testes moleculares podem ser necessários. É importante lembrar que os níveis de CK podem estar levemente aumentados em decorrência da desnervação e atrofia muscular.

O tratamento dos pacientes deve ser multidisciplinar, baseia-se em medicamentos sintomáticos e específicos (Riluzol), apoio educacional e psicossocial aos pacientes e familiares, além de suporte respiratório e nutricional a depender do estágio da doença.

DICAS
▪ Acometimento exclusivo de neurônio motor inferior; ▪ Progressiva; ▪ Pode evoluir para esclerose lateral amiotrófica clássica; ▪ Melhor prognóstico nos casos persistentemente simétricos ou restritos a um membro; ▪ Fraqueza, fasciculações, atrofia e perda ponderal.

BIBLIOGRAFIA

Amato AA, Russell JA. Neuromuscular disorders. 2nd ed. 2016;29:224-35.

Ferraz MEMR, Zanoteli E, Oliveira ASB, Gabbai AA. Atrofia muscular progressiva: estudo clínico e laboratorial em onze pacientes. Arq Neuropsiquiatr 2004;62(1):119-26.

Raaphrost J, Tol MJV, Groot PFC, et al. Prefrontal involvement related cognitive impairment in progressive muscular atrophy. Neurology 2014;83:818-25.

Wit J, Vervoort SCJM, Eerden EV, et al. User perspectives on a psychosocial blended support program for partners of patients with amyotrophic lateral sclerosis and progressive muscular atrophy: a qualitative study. BMC Psychology 2019;7:35.

ATAXIA POR DEFICIÊNCIA DE VITAMINA E (AVED)

Cintia M. Bimbato ▪ Lidiane Soares Campos ▪ Carlos Roberto Martins Jr.

A ataxia por deficiência de vitamina E foi descrita por Buck *et al.*, em 1981, em um paciente de 12 anos, filho de pais consanguíneos, que apresentava ataxia cerebelar progressiva associada a baixas concentrações plasmática de vitamina E. A ataxia por deficiência de vitamina E (AVED da sigla em inglês) é uma doença neurodegenerativa rara, autossômica recessiva, proveniente de mutações no gene da proteína de transferência de α-tocoferol (*TTP1*) que se localiza no cromossomo 8q13 e consiste em 5 éxons. Mais de 20 mutações são descritas como causadoras da doença.[1]

Os sintomas iniciais tendem a aparecer na **infância tardia ou no início da adolescência**, entre os 5 e os 15 anos. A maioria dos sintomas é proveniente do acometimento cerebelar (ataxia cerebelar), do corno posterior da medula (ataxia sensitiva) e de déficits piramidais (Babinski), fenótipo semelhante ao da Ataxia de Friedreich (AF).

Os achados mais comuns são:

- Ataxias progressivas axial e apendicular;
- Sinal de Romberg;
- Disartria;
- Titubeação cefálica (tremor cefálico pela ataxia – *sinal típico*)
- Incoordenação motora
- Tremor;
- Distonia;
- Déficit visual (**retinite pigmentosa**, **degeneração macular**);
- Polineuropatia leve a moderada, sem atrofia.

Algumas variantes apresentam cardiomiopatia, sinal de Babinski e *diabetes melittus*, mas são sintomas menos comum do que nos pacientes com AF. Distúrbios de condução cardíaca e amiotrofia são raros. Sintomas psicóticos (paranoia), baixa acuidade auditiva e declínio cognitivo podem estar presentes nos casos de AVED. Os pacientes, quando não tratados, geralmente ficam cadeirantes entre os 11 e 50 anos, principalmente pelo componente atáxico. Polineuropatia severa é menos frequente que nos pacientes com AF, mas é bastante comum, sendo de leve a moderada e puramente sensitiva na maioria dos casos, mas pode haver casos com formas exclusivamente motora ou mista.

O diagnóstico de AVED é estabelecido na presença do fenótipo neurológico de ataxia de Friedreich associado à redução acentuada da concentração plasmática de vitamina E (α-tocoferol), perfil normal de lipoproteínas (exclusão de abelipoproteinemia) e exclusão de doenças que causam má absorção de gorduras. Adota-se como a variação da normalidade da concentração plasmática de α-tocoferol valores entre 9 e 29,8 μmol/L. Nos pacientes com AVED, as concentrações são geralmente menores do que 4 μmol/L (< 1,7 mg/L), sendo imprescindível a coleta adequada das amostras (centrifugação da amostra em EDTA logo após a coleta, seu congelamento em nitrogênio líquido, proteção da amostra com papel alumínio e remessa ao laboratório responsável em gelo seco).

A presença de um quadro clínico compatível (fenótipo AF) com déficit de vitamina E acentuado não associado à má absorção e à resposta à reposição vitamínica costuma fechar o diagnóstico. Testes moleculares são indicados para o aconselhamento genético. A ressonância magnética pode mostrar sinais de atrofia cerebelar em até metade dos casos, a eletroneuromiografia comumente mostra polineuropatia axonal, sendo esta puramente sensitiva em sua maioria, mas podendo ser puramente motora ou sensitivo-motora.

O diagnóstico diferencial inclui, principalmente, a ataxia de Friedreich (AF), desnutrição com déficit de vitamina E, abetalipoproteinemia/hipobetalipoproteinemia, doença de Charcot-Marie-Tooth, além de outras ataxias cerebelares autossômicas recessivas, tais como:

- Ataxia-Telangiectasia;
- Doença de Refsum;
- Xantomatose Cerebrotendínea;
- Doença de Anderson;
- Ataxia com apraxia oculomotora tipo 1 e 2.

O tratamento da AVED consiste na suplementação oral de altas doses de vitamina E (800 a 1.500 mg diariamente) por toda a vida, levando à estabilização das características neurológicas e, em alguns casos, podendo até resultar em melhora dos sintomas, sendo, por esse motivo, essencial o diagnóstico precoce da doença.

DICAS
- Fenótipo semelhante ao da AF; - Autossômica recessiva – gene da proteína de transferência de α-tocoferol (*TTP1*) que se localiza no cromossomo 8q13; - Início dos 5 aos 15 anos geralmente; - Tremor e distonia são comuns. Na AF, não são; - Diabetes, sinal de Babinski e miocardiopatia são menos frequentes que na AF; - Perda da acuidade visual é comum, enquanto na AF é rara; - Retinite pigmentosa; - Ataxia cerebelar e sensitiva; - RNM com leve à moderada atrofia cerebelar em 50% dos doentes; - Titubeação cefálica; - Concentrações de vitamina E são geralmente menores do que 4 μmol/L (< 1,7 mg/L).

BIBLIOGRAFIA

Aasly J, Elkamil A, Johansen KK. Ataxia with vitamin E deficiency in Norway. J Mov Disord 2015;8(1):33-6.
Arias M. Claves para afrontar el reto diagnóstico de las heredoataxias recesivas. Neurología 2016.
Bonelloand M, Ray P. A case of ataxia with isolated vitamin E deficiency initially diagnosed as Friedreich's ataxia. Hindawi Publishing Corporation Case Reports in Neurological Medicine 2016.
Buck J, Buck E, Hanson FE, et al. Control of flashing in fireflies. J Comp Physiol 1981;144:277-86.
Cellini E, Piacentini S, Nacmias B, et al. A familly with spinocerebellar ataxia type 8 expansion and vitamin E deficiency ataxia. Arch neurol 2002;59:1952-3.
Jardim LB, Saute JAM. Ataxias hereditárias. Rotinas em neurologia e neurocirurgia. 2015;26:364-80.
Pearson TS. More than ataxia: hyperkinetic movement disorders in childhood autosomal recessive ataxia syndromes. Tremor and Other Hyperkinetic Movements 2016:1-8.
Schuelke M. Ataxia with vitamin E deficiency. Gene reviews 2016.
Suman J, Bird TD. Hereditary ataxias: overview. Genetics in Medicine 2013;15(9).

BANNAYAN-RILEY-RUVALCABA

Carlos Roberto Martins Jr.

Síndrome de Bannayan-Riley-Ruvalcaba (SBRR) é um distúrbio raro, causado por mutações no gene *PTEN* (supressor tumoral), ocorrendo de forma autossômica dominante ou esporadicamente. É marcada pela presença de múltiplos lipomas (principalmente em dorso), hemangiomas, polipose hamartomatosa intestinal, malformações arteriovenosas diversas, retardo do desenvolvimento neuropsicomotor, macrocefalia e máculas pigmentadas amarronzadas genitais, principalmente, em glande peniana.

As máculas penianas são os achados mais valiosos para o diagnóstico da síndrome. Outras manifestações podem ser encontradas, como palato arqueado, protuberância óssea frontal, hipertelorismo, estrabismo, manchas tipo café com leite, hipotonia e hiperextensibilidade articular. Os lipomas e as malformações vasculares (hemangiomas) tendem a ser grandes e extensos, provocando dor e sintomas compressivos de estruturas adjacentes. Os pólipos intestinais têm risco de malignização de 35-45%.

A SBRR é alélica da síndrome de Cowden, também relacionada com o gene *PTEN*, fazendo parte das *Síndromes Tumorais Hamartomatosas Relacionadas com o PTEN*. Dessa forma, vigilância neoplásica se faz necessária nestes doentes, por meio de USG tireoidiana, avaliação neurológica com imagem, colonoscopia, USG abdominal (neoplasia renal) e mamografia. Não há tratamento curativo. Em casos de lipomas compressivos, ressecção cirúrgica se faz necessária, de acordo com a avaliação clínico-imaginológica.

DICAS
▪ Mutações no gene *PTEN* (supressor tumoral), autossômica dominante; ▪ Múltiplos lipomas (principalmente em dorso), hemangiomas, polipose hamartomatosa intestinal, malformações arteriovenosas diversas, retardo do desenvolvimento neuropsicomotor, macrocefalia; ▪ Máculas pigmentadas amarronzadas genitais – principalmente em glande (típico); ▪ Alélica da síndrome de Cowden – risco de neoplasias – fazer rastreio periódico; ▪ Diferencial de outras síndromes com lipomatose, como *Madelung*.

BIBLIOGRAFIA

Blumenthal GM, Dennis PA. PTEN hamartoma tumor syndromes. Eur J Hum Genet 2008;16:1289-300.
Lynch NE, Lynch SA, McMenamin J, Webb D. Bannayan-Riley-Ruvalcaba syndrome: a cause of extreme macrocephaly and neurodevelopmental delay. Arch Dis Child 2009;94:553-4.

BICKERS-ADAMS

Carlos Roberto Martins Jr.

Descrita em 1949, a síndrome de Bickers-Adams (SBA), ou hidrocefalia ligada ao X, é uma forma de hidrocefalia congênita recessiva ligada ao cromossomo X (gene *L1CAM*), que acomete meninos com dilatação dos ventrículos laterais por estenose de aqueduto mesencefálico.

Além da hidrocefalia, os pacientes apresentam alterações típicas, como polegares aduzidos e flexionados (restrição à abdução) e retardo mental. Mesmo com o tratamento da hidrocefalia por derivação ventriculoperitoneal, os pacientes permanecem com alterações cognitivas severas. Macrocefalia, nistagmo, estrabismo, ptose e sinal do sol nascente (típico de hidrocefalia congênita) podem ser encontrados.

Qualquer família que apresente mais de um caso de hidrocefalia em homens deve-nos fazer pensar na SBA. A hidrocefalia pode ser leve ou grave. Parece haver um espectro de anormalidades associadas ao mesmo defeito genético da SBA, como a **síndrome MASA** (hidrocefalia, retardo mental, afasia e polegares aduzidos) e a **síndrome CRASH** (hidrocefalia, retardo mental, hipoplasia de corpo caloso, paraparesia espástica e polegares aduzidos). O tratamento é suportivo e baseado na derivação ventriculoperitoneal.

DICAS
▪ Causa genética mais comum de hidrocefalia congênita em homens (1:30.000); ▪ Hidrocefalia ligada ao X; ▪ Hidrocefalia + retardo mental + polegares aduzidos; ▪ Estenose do aqueduto de **Sylvius**.

BIBLIOGRAFIA

Bickers DS, Adams RD. Hereditary stenosis of the aqueduct of Sylvius as a cause of congenital hydrocephalus. Brain 1962 [Internet]. Cited. 2011 Oct 12;72:about p. 9.

Edwards J, Norman R, Roberts J. Sex-linked hydrocephalus. Report of a family with 15 affected members. Arch Dis Child [Internet] 2006;35:[about p.12. [cited 2011 Oct 12].

Ko TM, Hwa HL, Tseng LH, Hsieh FJ. Prenatal diagnosis of X-linked hydrocephalus in a Chinese family with four successive affected pregnancies. Prenat Diagn [Internet] 2009;14(1):[about p. 3. [cited 2011 Oct 12].

BICKERSTAFF

Carlos Roberto Martins Jr.

A síndrome de Miller Fisher (SMF – *ver capítulo específico*), considerada uma variante clínica da síndrome de Guillain-Barré (SGB), é caracterizada por oftalmoplegia, ataxia sensitiva e arreflexia. Antecedentes de sintomas respiratórios e/ou gastrointestinais são frequentes (até 70%), com um intervalo médio livre de sintomas de 10 dias. O processo imunológico é, frequentemente, associado a anticorpos anti-GQ1b IgG em até 95% dos casos. Uma condição intimamente relacionada com a SMF é a encefalite de tronco encefálico de Bickerstaff (EB), que apresenta alteração adicional da consciência e/ou sinais de acometimento de vias longas.

O aparecimento desse anticorpo no sangue tem sido relacionado com a reatividade cruzada com lipopolissacarídeo no revestimento bacteriano de *Campylobacter jejuni*, especialmente aqueles com um polimorfismo específico (*Asn51*) do gene *cst-II16*. O gangliosídeo GQ1b é encontrado em grandes quantidades nos nervos cranianos III, IV e VI, bem como nos nervos periféricos.

A relação da SMF e EB tem sido proposta desde a primeira descrição de Bickerstaff e Fisher e apoiada em vários casos sobrepostos que descrevem a presença de fraqueza muscular, dissociação albuminocitológica (LCR com proteínas aumentadas e celularidade menor que 10 células), além da tríade clássica de Fisher (oftalmoparesia, ataxia e arreflexia), acompanhada de alteração de consciência (sonolência leve até coma) e/ou reflexo cutâneo plantar em extensão (acometimento piramidal sobreposto por encefalite de tronco).

A ataxia é sensitiva, mas pode ter sinais cerebelares associados pelo acometimento cerebelar ou de vias do tronco. É importante frisar que os sintomas representam um espectro clínico, podendo variar desde achados periféricos até centrais. Em cerca de 30% dos pacientes, foram encontradas lesões à RNM com hipersinal em T2 e em Flair em tronco encefálico, tálamos, cerebelo e estruturas telencefálicas periventriculares. Leve restrição à difusão e realce discreto pelo meio de contraste podem ocorrer em alguns casos. Achados semelhantes também foram relatados em pacientes diagnosticados com SMF, mesmo na ausência de sonolência ou sinais de acometimento de vias longas, apontando para um envolvimento central no espectro anti-GQ1b.

Os pacientes tendem a apresentar prognóstico favorável e melhora da condição na maioria dos casos (assim como ocorre na SMF). Apesar de poucos estudos acerca do tratamento, recomenda-se realizar imunoglobulina ou plasmaférese, obedecendo aos mesmos protocolos terapêuticos para SGB.

DICAS
▪ Encefalorradiculoneurite inflamatória aguda; ▪ Anti-GQ1b no plasma; ▪ Dissociação albuminocitológica no LCR; ▪ Ataxia (sensitiva e/ou cerebelar) + oftalmoparesia (lesão de NC III/IV/VI) + arreflexia (gânglio da raiz dorsal). Sinais de primeiro neurônio motor são encontrados (Babinski positivo); ▪ Alteração de nível de consciência e/ou acometimento de vias longas (tratos motores e sensitivos centrais) – encefalite de tronco; ▪ Tratamento – imunoglobulina ou plasmaférese (eficácias semelhantes).

BIBLIOGRAFIA

Al-Din AN. The nosological position of the ophthalmoplegia, ataxia and areflexia syndrome: "the spectrum hypothesis". Acta Neurol Scand 1987;75:287-94.

Bickerstaff ER. Brain-stem encephalitis; further observations on a grave syndrome with benign prognosis. Br Med J 1957;1:1384-7.

Fisher M. An unusual variant of acute idiopathic polyneuritis (syndrome of ophthalmoplegia, ataxia and areflexia). N Engl J Med 1956;255:57-65.

BING-NEEL

Danilo dos Santos Silva ▪ Alberto Luiz Cunha da Costa ▪ Carlos Roberto Martins Jr.

A síndrome de Bing-Neel é o conjunto de sinais e sintomas de disfunção do sistema nervoso central associado à macroglobulinemia de Waldenström. A doença instala-se depois que o **sistema nervoso central é invadido por células linfoplasmocitárias malignas** (em 1936, Jens Bing e Axel Valdemar von Neel foram os clínicos que descreveram os primeiros pacientes com a síndrome). **Ocorre produção intratecal de IgM levando a pico de proteína monoclonal no liquor**. A doença é rara, de instalação lenta e evolução progressiva. Podem estar presentes virtualmente quaisquer combinações de disfunções focais e difusas do sistema nervoso central, tais como:

- Declínio cognitivo e demência;
- Síndrome motora deficitária focal ou difusa incluindo paraparesia ou tetraparesia;
- Síndrome medular completa e parcial;
- Síndrome meníngea;
- Neuropatias cranianas múltiplas;
- Ataxia e outros distúrbios do movimento, como tremor, bradicinesia e sinais parkinsonianos;
- Hipertonia plástica e espasticidade focais e difusas;
- Síndromes psiquiátricas e distúrbios comportamentais, estados confusionais subagudos a crônicos e até algum grau de encefalopatia;
- Crises epilépticas;
- Cefaleia.

Estas manifestações podem coexistir e combinar-se em maior ou menor grau num mesmo paciente, tornando difícil a criação de um estereótipo para a doença. O sistema nervoso periférico raramente está envolvido. Deve haver alto nível de suspeição para o diagnóstico. Ela pode ser a síndrome inaugural de uma doença linfoproliferativa maligna e macroglobulinemia de Waldenström ou surgir na recorrência de uma doença já tratada.

Estabelecer o diagnóstico de síndrome de Bing-Neel pode ser muito complexo e não convencional. A interconsulta de um hematologista experiente é aconselhável (conselho dos autores). Uma vez considerada a possibilidade diagnóstica, interessa encontrar evidências radiológicas e laboratoriais da doença.

RADIOLOGIA

Ressonância magnética de neuroeixo com gadolínio para os casos sem uma contraindicação formal ao exame é mandatória. A demonstração de lesão parenquimatosa ou meníngea ajuda a determinar o local de biópsia (padrão-ouro) nos casos em que os benefícios do procedimento são estimados como maiores que os riscos, principalmente quando outros métodos de investigação complementar não esclarecerem o caso. Lesões captantes ou não de contraste podem ser demonstradas de forma focal ou difusa em meninges, parênquima cerebral, medula, regiões corticais e subcorticais, e podem ser inespecíficas (Fig. 41-1). Há casos de exames de ressonância magnética normais.

LABORATÓRIO

A eletroforese de proteínas séricas pode mostrar proteína monoclonal presente e constitui importante dica para diagnóstico. A avaliação do liquor é crítica e deve ser realizada sempre que a suspeita clínica existir e não houver contraindicação para o exame. Há hiperproteinorraquia com ou sem hipoglicorraquia e pode haver ou não pleocitose/linfocitose no liquor. Deve-se pesquisar a presença de células neoplásicas no liquor (citometria de fluxo). Afastar causas tradicionais de linfocitose liquórica com hiperproteinorraquia e hipoglicorraquia é fundamental (VDRL no liquor, pesquisa de bactérias e de micobactérias, fungos

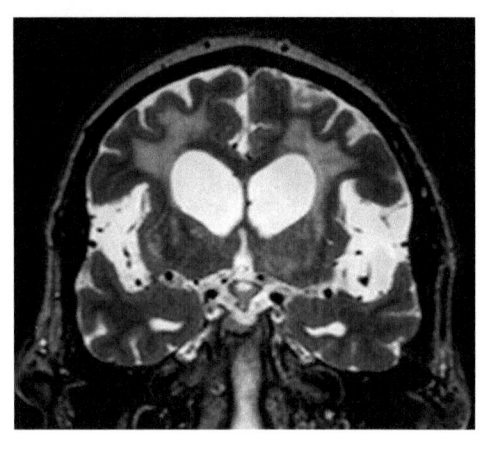

Fig. 41-1. Ressonância magnética de crânio (corte coronal ponderado em T2) mostrando hidrocefalia supratentorial com importante alargamento dos espaços subaracnóideos nas fissuras de Sylvius, lembrando aspecto de hidrocefalia de pressão normal associada à importante alteração do sinal da substância branca periventricular em um paciente masculino com síndrome de Bing-Neel na sexta década de vida.

e culturas para fungos e micobactérias devem ser realizadas sempre). O autor também recomenda avaliação liquórica por painel para pesquisa de autoanticorpos e vírus. Eletroforese de proteínas no liquor é um teste crítico e revela proteína M.

Cuidados essenciais na avaliação do liquor (analisar de forma crítica):

- Exemplares liquóricos com potencial de quebra de barreira (a proteína M encontrada no liquor pode ter origem na corrente sanguínea e não refletir produção intratecal de paraproteína);
- Exemplares com acidentes de punção/elevado conteúdo hemático (poderá prejudicar interpretação de imunofenotipagem de linfócitos encontrados no liquor).

HISTOLOGIA

A biópsia cerebral ou de meninges é considerada o padrão-ouro para o diagnóstico e deve mostrar infiltração linfoplasmocitária (linfoma linfoplasmocítico, população de células B clonais malignas) dos tecidos encefálicos ou suas meninges. A avaliação imuno-histoquímica das amostras é importante nestes casos (deve haver células B malignas expressando CD19, CD20, CD27, CD52, CD79a e 79b, mas também outros marcadores em menor proporção dos casos). A apreciação por um profissional hematologista/onco-hematologista é altamente recomendável.

O tratamento não é padronizado e pode incluir quimioterapia sistêmica e/ou intratecal (metotrexato, rituximab, ciclofosfamida, por exemplo) além de radioterapia. O prognóstico é variável.

DICAS
- Paciente com passado de linfoma/doença linfoproliferativa/macroglobulinemia de Waldenström; - Combinações variáveis de déficits focais e difusos, síndrome demencial, epilepsia e cefaleia de natureza progressiva; - Proteína/paraproteína M monoclonal no sangue periférico; - Eletroforese de proteínas no liquor com pico de proteína M; - Citometria de fluxo no liquor/citologia com fenotipagem revela linfoplasmócitos malignos monoclonais; - Biópsia de medula óssea pode revelar infiltração por linfoma linfoplasmocítico (mesmo perfil de células encontradas no sistema nervoso central).

BIBLIOGRAFIA

Castillo JJ, Itchaki G, Paludo J, et al. Ibrutinib for the treatment of Bing-Neel syndrome: a multicenter study. Blood 2019;133:299-305.

Minnema MC, et al. Guideline for the diagnosis, treatment and response criteria for Bing-Neel syndrome. Haematologica 2017;102(1):43-51.

Simon L, Fitsiori A, Lemal R, et al. Bing-Neel syndrome, a rare complication of Waldenström macroglobulinemia: analysis of 44 cases and review of the literature. A study on behalf of the French Innovative Leukemia Organization (FILO). Haematologica 2015;100(12):1587-94.

Varettoni M, Defrancesco I, Diamanti L, et al. Bing-Neel syndrome: illustrative cases and comprehensive review of the literature. Mediterr J Hematol Infect Dis 2017;9(1):e2017061.

BLOCH-SULZBERGER

Carlos Roberto Martins Jr.

Descrita em 1906, a síndrome de Block-Sulzberger (SBS) ou incontinência pigmentar é uma afecção rara dominante ligada ao X (gene *NEMO*). A denominação *incontinentia pigmentti* vem da microscopia das lesões, caracterizada pela presença de pigmento livre na camada basal epidérmica, como se os melanócitos estivessem incontinentes à melanina.

Por ser uma genodermatose, a doença envolve tecidos oriundos da mesoderme e da ectoderme, o que acarreta manifestações cutâneas e extracutâneas com início, usualmente, nos primeiros meses de vida. As lesões cutâneas ocorrem em quatro fases, podendo ocorrer concomitantemente ou sequencialmente:

1. Vesículas e bolhas inflamatórias lineares que surgem ao nascimento ou durante os primeiros dois meses, podendo durar semanas a meses;
2. Placas hiperqueratóticas verrucosas lineares que podem durar muitos meses;
3. Pigmentação castanha ou cinza-azulada, em distribuição em *linhas de Blashko* ou em "figura chinesa", inicia na infância e esmaece lentamente até desaparecer na fase adulta;
4. Máculas lineares hipopigmentadas com ausência de apêndices cutâneos em tronco e membros. Ocorrem no adulto.

Em mais de 70% dos casos ocorrem, em concomitância com os achados cutâneos, alterações do sistema nervoso central, como retardo mental, hidrocefalia, acidentes vasculares isquêmicos e convulsões. Também podem ser encontrados hipodontia, estrabismo, microftalmia, catarata, anoftalmia, sindactilia, nanismo, encurtamento de membros, hemiatrofia e alterações imunológicas como eosinofilia e leucocitose.

As lesões cutâneas, em geral, regridem espontaneamente. Há, contudo, relatos de aparecimento de anormalidades neurológicas após a infância. O diagnóstico pode ser feito por teste genético ou por biópsia das lesões cutâneas (fases: bolhosa, verrucosa, de hiperpigmentação e de hipopigmentação). O tratamento é sintomático.

DICAS

- Genodermatose dominante ligada ao X;
- Gene *NEMO*;
- Em mais de 70% dos casos ocorrem, em concomitância com os achados cutâneos, alterações do sistema nervoso central, como retardo mental, hidrocefalia, acidentes vasculares isquêmicos e convulsões.

BIBLIOGRAFIA

Clemons E, Clemons D, Lee JA, Berne S. Incontinentia pigmenti in three generations: A case report. J Am Acad Dermatol 2008;58:AB80.

Pacheco TR, Lewy M, Collyer JC, et al. Incontinentia pigmenti in male patients. J Am Acad Dermatol 2006;55:251-5.

BOUCHER-NEUHAUSER E GORDON-HOLMES

Carlos Roberto Martins Jr.

As ataxias cerebelares autossômicas recessivas (ARCAs) são um grupo distinto de ataxias espinocerebelares que apresentam outros comemorativos clínicos, diferenciando cada subtipo. Dentro deste grupo podemos citar duas ARCAs de início precoce associadas à hipogonadismo hipogonadotrófico: a síndrome de Boucher-Neuhauser (SBN) e a síndrome de Gordon-Holmes (SGH). A SBN cursa com distrofia coriorretiniana e a SGH apresenta reflexos aumentados.

SBN e SGH parecem ser doenças alélicas relacionadas com o gene *PNPLA6*. É sabido que mutações envolvendo o *PNPLA6* cursam com espectro que envolve ataxia, hipogonadismo, distrofia coriorretiniana e doença do neurônio motor superior (com ou sem polineuropatia sensitivo-motora axonal), ou seja, que varia desde SBN, passando por SGH, até paraparesia espástica hereditária complicada. A ataxia é o primeiro sintoma a ocorrer, geralmente na primeira década de vida. Queda na acuidade visual, bem como paraparesia são alterações que aparecem após alguns anos.

Muitas vezes, o paciente chega ao ambulatório com um fenótipo de ataxia espástica, apresentando reflexos aumentados e sinal de Babinski. Caracteres sexuais secundários estão diminuídos, como pilificação e barba em homens e seios em mulheres. Baixa estatura é comum. Ginecomastia pode ocorrer em homens. Dificuldade reprodutiva é a regra. Distúrbios cognitivos podem aparecer com a evolução. O fundo de olho evidencia atrofia retiniana e de vasos coroides. Os hormônios sexuais estão reduzidos no plasma e há atrofia cerebelar à RNM de crânio. Não há tratamento modificador de doença, porém a reposição hormonal se faz necessária.

DICAS

- Espectro do gene *PNPLA6*, herança autossômica recessiva;
- Ataxia cerebelar com hipogonadismo hipogonadotrófico. Distrofia coriorretiniana (*Boucher-Neuhauser*), reflexos aumentados (*Gordon-Holmes*);
- Início da ataxia na primeira década. Evolução com espasticidade e aparecimento de sintomas visuais (amaurose) podem ocorrer;
- Ataxia espástica.

BIBLIOGRAFIA

Alqwaifly M, Bohlega S. Ataxia and hypogonadotropic hypogonadism with intrafamilial variability caused by RNF216 mutation. Neurology International 2016 15 Jun;[s.l.]8(2):1-3.

Neto PB, et al. Hypergonadotropic hypogonadism and cerebellar ataxia: an unusual association. Arq Neuro-Psiquiatr São Paulo 2010 Feb;68(1):132-4.

BRAIT–FAHN–SCHWARZ

Carlos Roberto Martins Jr.

Por vezes, doenças neurodegenerativas, tais como a doença de Parkinson (DP) e esclerose lateral amiotrófica (ELA), ocorrem em concomitância, como, por exemplo, no complexo Parkinsonismo-Demência-ELA da ilha de Guam (afecção restrita à região geográfica). A associação de DP e ELA, descrita pela primeira vez por Brait *et al.*, apresenta-se clinicamente com parkinsonismo responsivo à levodopa seguido por ELA clássica e recebe o nome de síndrome de Brait–Fahn–Schwarz (BFS).

A ELA está associada ao parkinsonismo com uma frequência que varia de 5% a 17% durante o curso da doença (ELA complicada com parkinsonismo). Estudos de imagem revelam redução progressiva dopaminérgica em pacientes com ELA, mesmo na ausência de sinais extrapiramidais, bem como perda neuronal com inclusões por corpos de Lewy nos gânglios da base. Além de inclusões de proteínas insolúveis, há disfunção mitocondrial, defeito axoplasmático, assim como neurotoxicidade por radicais livres em ambos os distúrbios. No entanto, a verdadeira patogênese da associação precisa ser mais bem elucidada.

Os pacientes abrem quadro típico de parkinsonismo e evoluem tempos após com quadro clássico de ELA. Ambas as doenças apresentam curso clássico e, geralmente, a cognição é normal. Tais pacientes não apresentam mutações para *SOD1, TARDBP,* FUS ou *C9orf72*, o que corrobora a BFS como sendo uma associação de ELA e DP esporádica (até então). A BFS é rara, com menos de 100 casos descritos na literatura. O tratamento é pautado em levodopa e riluzol (tratamento clássico de ambos os distúrbios).

DICAS
▪ Doença de Parkinson que é seguida por ELA tempos após; ▪ Não confundir com ELA que cursa com sinais de parkinsonismo na evolução (queda do *pool* dopaminérgico); ▪ Painel genético clássico negativo – *SOD1, TARDBP,* FUS ou *C9orf72*; ▪ Não há substrato genético identificado até então.

BIBLIOGRAFIA

Brait K, Fahn S, Schwarz GA. Sporadic and familial Parkinsonism and motor neuron disease. Neurology 1973;23:990-1002.

Pradat PF, Bruneteau G, Munerati E, et al. Extrapyramidal stiffness in patients with amyotrophic lateral sclerosis. Mov Disord Off J Mov Disord Soc 2009;24:2143-8.

Ravits J, Appel S, Baloh RH, et al. Deciphering amyotrophic lateral sclerosis: what phenotype, neuropathology and genetics are telling us about pathogenesis. Amyotroph Lateral Scler Frontotemporal Degener 2013;14(Suppl 1):5-18.

BRODY

Carlos Roberto Martins Jr.

Descrita em 1969 por Brody I. A., a síndrome de Brody ou miopatia de Brody consiste em distúrbio muscular raro de déficit de relaxamento e/ou contraturas desencadeadas por exercício. Pode envolver músculos proximais ou distais, bem como face, principalmente orbicular dos olhos. Na maioria dos casos, as contraturas não são dolorosas, entretanto pode haver dor associada no segmento acometido durante a contração persistente. Deve-se ressaltar que a dificuldade de relaxamento não é causada por fenômeno miotônico e, tampouco, por cãibras, apesar dos pacientes relatarem as contraturas como cãibras. Pode iniciar em qualquer idade, mas, geralmente, o quadro é aberto entre a segunda e quarta décadas de vida.

Em um ciclo normal de contração/relaxamento muscular, o Ca^{2+} é liberado do retículo sarcoplasmático para o citoplasma onde se liga à troponina, atuando na interação entre actina e miosina e induzindo a contração muscular. O Ca^{2+} é então bombeado de volta para o lúmen do retículo sarcoplasmático pela bomba de Ca^{2+}-ATPase para iniciar o relaxamento, sendo necessário gasto energético para tal (ATP-ATPase). Os pacientes com síndrome de Brody apresentam distúrbio em tal sistema de bomba, acumulando cálcio no citoplasma, determinando contrações mantidas (processo semelhante ao *rigor mortis*). Alguns pacientes referem piora do quadro no frio, o que se pode confundir com paramiotonia (síndrome de Eulenburg), pois esta piora sobremaneira com o frio e com o exercício (miotonia paradoxal).

A síndrome de Brody é um distúrbio autossômico recessivo, envolvendo o gene *ATP2A1* que codifica o retículo sarcoplasmático do músculo esquelético de contração rápida Ca^{2+} – ATPase (SERCA1), no cromossomo 16p11, sendo o teste molecular o exame de eleição para confirmação diagnóstica. A eletroneuromiografia, por sua vez, é de fundamental importância quando se suspeita de tal condição. O estudo de condução nervosa é normal, entretanto o estudo miográfico de agulha revela silêncio elétrico (contratura) durante os episódios (Fig. 45-1). É necessário lembrar que cãibras estão ausentes, o que afasta as doenças de hiperexcitabilidade neuronal. Fora das crises, a eletroneuromiografia é normal. As enzimas musculares CK e aldolase geralmente são normais, mas podem estar levemente elevadas (padrão não distrófico). A biópsia muscular não é exame mandatório neste cenário, contudo, quando realizada, encontra-se normal ou com leve atrofia de fibras tipo 2.

O tratamento é sintomático e envolve o uso de bloqueadores de canal de cálcio, como verapamil (80-480 mg/dia), nifedipina (20-180 mg/dia) e dantrolene (1mg/kg/dose 12/12 h a 6/6 h). Ocorre melhora expressiva dos episódios.

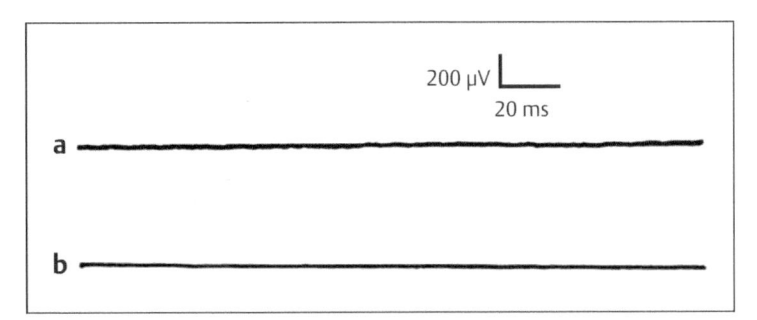

Fig. 45-1. O silêncio elétrico é o achado típico na contratura durante o exame miográfico na ENMG. Não há presença de potenciais de unidades motoras (PUM), por causa da ausência de atividade muscular pela presença em excesso de cálcio no sarcoplasma (déficit energético).

DICAS
■ Déficit de relaxamento muscular e/ou contraturas pós-exercício; ■ Autossômica recessiva – pula gerações; ■ Gene *ATP2A1*, cromossomo 16; ■ Canais de cálcio do retículo sarcoplasmático/distúrbio energético ATPase; ■ Melhora com o repouso; ■ Não há miotonia. Presença de silêncio elétrico na agulha (contratura); ■ Diagnósticos diferenciais: síndromes miotônicas e paramiotonia congênita (principal); ■ Tratamento – verapamil, dantrolene.

BIBLIOGRAFIA

Benders AAGM, Veerkamp JH, Oosterhof A, et al. Ca(2+) homeostasis in Brody's disease: a study in skeletal muscle and cultured muscle cells and the effects of dantrolene and verapamil. J Clin Invest 1994;94:741-8.

Brody IA. Muscle contracture induced by exercise: a syndrome attributable to decreased relaxing factor. New Eng J Med 1969;281:187-92.

Karpati G, Charuk J, Carpenter S, et al. Myopathy caused by a deficiency of Ca(2+)-adenosine triphosphatase in sarcoplasmic reticulum (Brody's disease). Ann Neurol 1986;20:38-49.

Odermatt A, Barton K, Khanna VK, et al. The mutation of pro (789) to leu reduces the activity of the fast-twitch skeletal muscle sarco(endo)plasmic reticulum Ca(2+) ATPase (SERCA1) and is associated with Brody disease. Hum Genet 2000;106:482-91.

Zhang Y, Fujii J, Phillips MS, et al. Characterization of cDNA and genomic DNA encoding SERCA1, the Ca(2+)-ATPase of human fast-twitch skeletal muscle sarcoplasmic reticulum, and its elimination as a candidate gene for Brody disease. Genomics 1995;30:415-24.

BROWN-VIALETTO-VAN-LAERE

Carlos Roberto Martins Jr.

A síndrome de Brown-Vialetto-Van-Laere (BVVL) é um distúrbio neurológico raro, caracterizado por paralisia pontobulbar progressiva associada à surdez neurossensorial. Foi descrita pela primeira vez por Brown em 1894 e mais tarde por Vialetto e Van Laere em 1936 e 1966, respectivamente. Existem casos familiares (de distribuição autossômica recessiva e dominante associados a genes responsáveis por transportadores de riboflavina) e esporádicos (cerca de metade dos pacientes). A razão de acometimento entre mulheres/homens é de 3:1, apesar de o fenótipo masculino ser, na maioria das vezes, pior e mais acelerado.

Geralmente, o primeiro achado clínico é surdez neurossensorial progressiva e severa. O tempo médio entre o início da surdez e o desenvolvimento de outros sintomas é menor nos homens (média de aproximadamente cinco anos) em relação às mulheres (média de quase 11 anos). O aparecimento dos primeiros achados varia entre a infância e a terceira década de vida.

Os outros sintomas envolvem diparesia facial, disartria, disfagia, fraqueza de cintura escapular e de membros superiores/inferiores. Os nervos cranianos inferiores VII a XII são comumente afetados, enquanto as anormalidades dos nervos cranianos II a VI ocorrem com muito menos frequência. O envolvimento do neurônio motor superior não costuma ocorrer, sendo raros os achados de primeiro neurônio motor ao exame neurológico. Não há sintomas sensitivos associados.

Várias outras características neurológicas foram observadas em pacientes com BVVL. Atrofia óptica, retinite pigmentosa e hiperpigmentação macular podem ser encontradas ao fundo olho, apesar de não serem comuns. Outros achados não neurológicos relatados incluem alucinações auditivas, alterações comportamentais, daltonismo, *diabetes insipidus*, puberdade tardia, hipogonadismo e ginecomastia. Comprometimento respiratório é comum nesses pacientes.

A ENMG mostra padrão de neuronopatia anterior, com velocidades normais de condução motora e amplitudes reduzidas. Fibrilações, ondas positivas e fasciculações estão presentes ao exame de agulha. A condução sensitiva é preservada. A ressonância magnética encefálica pode mostrar atrofia do tronco cerebral e cerebelo ou hiperintensidade nos núcleos do tronco cerebral, pedúnculos cerebelares, cápsula interna ou substância branca subcortical. O exame de LCR pode revelar proteínas levemente elevadas.

Atenção aos diagnósticos diferenciais que sempre se confundem (Fig. 46-1):

- *Paralisia bulbar progressiva de Fazio-Londe*: início na infância, mesmo fenótipo da BVVL, com exceção da surdez. Acredita-se tratar do mesmo espectro de doença após descoberta dos genes relacionados com a riboflavina;
- *Esclerose lateral amiotrófica*: ocorre em adultos, sem surdez;
- *Síndrome de Nathalie*: condição rara caracterizada por surdez em conjunto com atrofia muscular espinhal em membros superiores e inferiores (segundo neurônio motor), catarata, defeitos de condução cardíaca e hipogonadismo. Não há acometimento de nervos cranianos;
- *Síndrome de Boltshauser*: paralisia de corda vocal e surdez por neuropatia motora craniana. Não há síndrome de neurônio motor inferior em membros. Autossômica dominante;
- *Síndrome de Madras*: surdez, síndrome craniana de segundo neurônio motor e de membros. Afeta geralmente os nervos cranianos VII, IX e XII. Disfunção dos nervos cranianos III e VI não foi relatada. Comumente esporádica e não familiar como na BVVL.

Recentemente foi demonstrado que, em alguns pacientes, a doença é causada por mutações no gene *SLC52A3* que codifica o transportador intestinal (hRFT2) de riboflavina. Mutações no gene *SLC52A2* e no gene *SLC52A1*, que codificam os transportadores humanos de riboflavina hRFT3 e hRFT1, também foram associadas à síndrome BVVL. É importante lembrar que mutações envolvendo o gene *SLC52A3* são também responsáveis pela síndrome de Fazio Londe, o que coloca as duas entidades no espectro do mesmo distúrbio.

Algoritmo de diagnósticos diferenciais

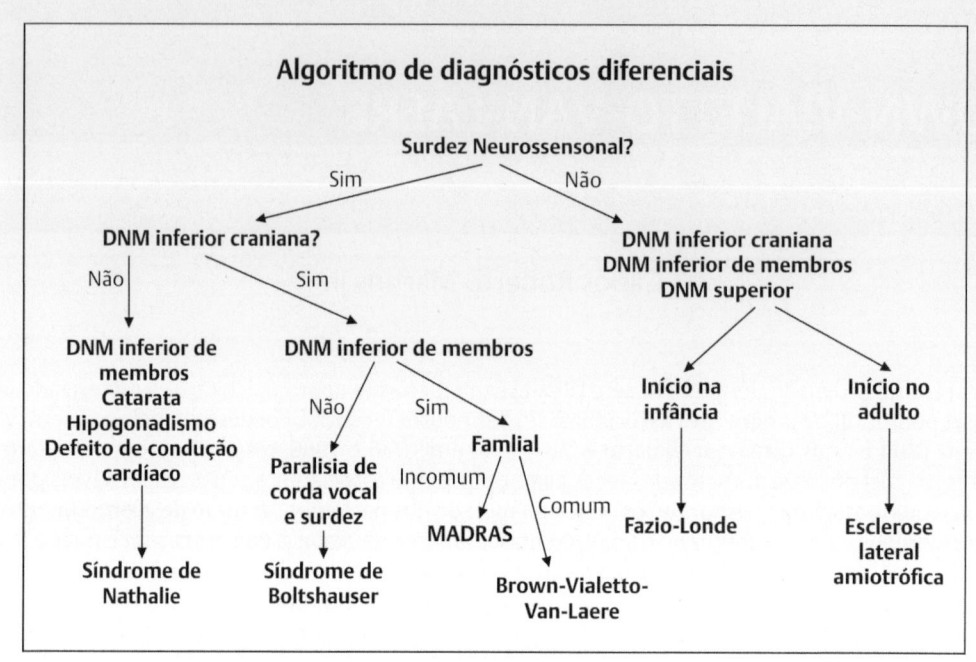

```
                    Surdez Neurossensorial?
                   /                      \
                 Sim                      Não
                  |                        |
         DNM inferior craniana?      DNM inferior craniana
          /              \           DNM inferior de membros
        Não              Sim         DNM superior
         |                |           /            \
    DNM inferior de   DNM inferior    Início na    Início no
    membros           de membros      infância     adulto
    Catarata           /     \            |            |
    Hipogonadismo    Não     Sim      Fazio-Londe   Esclerose
    Defeito de       |        |                     lateral
    condução      Paralisia  Familial               amiotrófica
    cardíaco      de corda   Incomum/  \Comum
         |        vocal        |        Brown-Vialetto-
    Síndrome de   e surdez   MADRAS     Van-Laere
    Nathalie        |
                Síndrome de
                Boltshauser
```

Fig. 46-1. Algoritmo de diagnósticos diferenciais.

Neste sentido, o uso de riboflavina 10-15 mg/kg/dia desde os primeiros sintomas é indicado, com melhora da força muscular após alguns dias de uso, muitas vezes, mudando a história natural da doença, com aumento substancial da sobrevida.

DICAS

- Paralisia pontobulbar progressiva associada à surdez neurossensorial;
- O aparecimento dos primeiros achados varia entre a infância e a terceira década de vida;
- Os nervos cranianos inferiores VII a XII são comumente afetados, enquanto as anormalidades dos nervos cranianos II a VI ocorrem com muito menos frequência;
- Envolvimento de neurônio motor superior é muito raro;
- Sintomas sensitivos ausentes;
- LCR pode revelar proteínas levemente elevadas;
- RNM pode evidenciar atrofia de tronco e cerebelo;
- Pode ser esporádica ou por mutações nos genes responsáveis pelo transporte da riboflavina – *SLC52A1, SLC52A2, SLC52A3;*
- Tratamento com riboflavina 10-15 mg/kg/dia.

BIBLIOGRAFIA

Bosch AM, Abeling NG, Ijlst L, et al. Brown-Vialetto-Van Laere and Fazio Londe syndrome is associated with a riboflavin transporter defect mimicking mild MADD: A new inborn error of metabolism with potential treatment. J Inherit Metab Dis 2011;34:159-64.

Brown CH. Infantile amyotrophic lateral sclerosis of the family type. J Nerv Ment Dis 1894;21:707-16.

Ciccolella M, Catteruccia M, Benedetti S, et al. Brown-Vialetto-van Laere and Fazio-Londe overlap syndromes: A clinical, biochemical and genetic study. Neuromuscul Disord 2012;22:1075-82.

Hawkins SA, Nevin NC, Harding AE. Pontobulbar palsy and neurosensory deafness (Brown-Vialetto-Van Laere syndrome) with possible autosomal dominant inheritance. J Med Genet 1990;27:176-9.

Mégarbané A, Desguerres I, Rizkallah E, et al. Brown-Vialetto-Van Laere syndrome in a large inbred Lebanese family: confirmation of autosomal recessive inheritance? Am J Med Genet 2000;92:117-21.

Spagnoli C, de Sousa C. Brown-Vialetto-Van Laere syndrome and Fazio-Londe disease – treatable motor neuron diseases of childhood. Dev Med Child Neurol 2012;54:292-3.

Van Laere J. Paralysie bulbo-pontine chronique progressive familiale avec surdité. Un cas de syndrome de Klippel-Trenaunay dans la même fratrie – problèmes diagnostiques et génétiques. Rev Neurol 1966;115:289-95.

Vialetto E. Contributo alla forma ereditaria della paralisi bulbare progressive. Riv Sper Freniat 1936;40:1-24.

BRUNS

Carlos Roberto Martins Jr.

Cisticercose é endêmica no Brasil e a neurocisticercose, causada pela forma larvária da *Taenia Solium,* é uma das principais causas de epilepsia adquirida em nosso meio. Sabe-se que a neurocisticercose pode manifestar-se de diversas formas, contudo a forma racemosa, sem dúvida, é a mais deletéria, podendo causar uma afecção clássica, conhecida como **síndrome de Bruns (SB).**

A forma racemosa tem o pior prognóstico, caracterizada por proliferação cística e membranosa seguida de degeneração do escólex, provocando grande atividade inflamatória nos ventrículos, aracnoidite e angeíte de vasos, podendo levar à hidrocefalia e à acidentes vasculares.

A SB nada mais é do que um mecanismo valvular causado pelo cisticerco racemoso na drenagem normal do LCR ventricular. De acordo com a posição da cabeça, o cisticerco desloca-se provocando obstrução dinâmica no fluxo liquórico, proporcionando, assim, cefaleia, vômitos e vertigem (hidrocefalia episódica). Os pacientes tendem a evitar posições que provoquem os sintomas. O ventrículo mais acometido é o quarto, entretanto formas de SB foram descritas com obstruções dinâmicas no terceiro e ventrículos laterais.

O diagnóstico é clínico com confirmação imaginológica. À fundoscopia, podemos encontrar papiledema, e o exame de escolha para evidenciar a obstrução é a RNM. O tratamento é individualizado e pautado no uso de albendazol (níveis não se alteram com os corticoides), corticoterapia (redução da inflamação) e, muitas vezes, é neurocirúrgico, por meio da remoção de cisticercos ventriculares via endoscópica e/ou colocação de derivações ventriculares.

DICAS
▪ *Síndrome de Bruns*: sintomas de hipertensão intracraniana (cefaleia, vômitos e vertigem) que aparecem de acordo com certas posições da cabeça. Hidrocefalia episódica por obstrução dinâmica do fluxo liquórico ventricular; ▪ *Causa*: cisticercose ventricular. Ventrículo mais acometido: quarto.

BIBLIOGRAFIA

Das A, Kesavadas C, Radhakrishnan VV, Nair NS. Bruns Syndrome caused by intraventricular neurocysticercosis. Neurol 2009;73:e34.

Torres-Corzo J, Rodriguez-Della Vecchia R, Rangel-Castilha L. Bruns Syndrome caused by intraventricular neurocysticercosis treated using flexible endoscopy. J Neurosurg 2006;104:746-8.

BRUNS-GARLAND

Carlos Roberto Martins Jr.

Diabetes mellitus (DM) é uma doença silenciosa que afeta várias estruturas, dentre as quais o sistema nervoso periférico. Estima-se que 8% das pessoas com DM2 tenham neuropatia no momento do diagnóstico e que 50% desenvolvam neuropatia nos primeiros 25 anos após a descoberta. Além de polineuropatia, podemos encontrar várias afecções periféricas secundárias à DM2, como síndromes compressivas (síndrome do túnel do carpo), neuropatia disautonômica, mononeuropatia craniana (NC III, IV e VI), neuropatia da correção insulínica e amiotrofia diabética, mais comumente conhecida como síndrome de Bruns-Garland (SBG).

O termo amiotrofia diabética foi cunhado em 1953 por Garland e Taverner. Também chamada por não neurologistas como **neuropatia proximal diabética aguda**, a SBG acomete primariamente as raízes L2-L3-L4 e o plexo lombar (radiculoplexoneuropatia diabética). Por vezes, há envolvimento do plexo lombossacro e raízes mais baixas, acometendo L5-S1, levando ao "pé caído diabético". O paciente abre quadro com dor importante e paresia de coxa e quadril unilateralmente com duração de dias, evoluindo com piora e atrofia do membro em meses. Há alteração expressiva da sensibilidade do membro, bem como perda ou hipoativação do reflexo patelar. Por vezes, há disseminação para musculatura distal, levando a pé caído. Acredita-se que a condição seja gerada por vasculite isquêmica envolvendo raízes, plexo e nervos lombares.

Não raro, há evidência clínica ou eletroneuromiográfica de acometimento contralateral de igual ou menor intensidade. Alguns pacientes abrem quadro clínico contralateral quando o membro primariamente acometido está em fase de melhora. A maioria dos pacientes que apresenta tal condição concorre com controle inadequado da glicemia, todavia, isso não é uma regra. Há muitos relatos de pacientes que desenvolveram SBG com glicemia normocontralada ou com DM2 leve. Igualmente, parece que a taxa de recuperação não é influenciada pelo início de terapia insulínica nestes doentes.

Muitos pacientes apresentam perda de peso expressiva ao abrir quadro de SBG. Cerca de 2/3 dos indivíduos que apresentam SBG cursam com polineuropatia diabética crônica predominantemente sensitiva distal e simétrica. Em torno de 20% dos pacientes apresentam recorrência do processo. A recuperação espontânea é variável com um tempo médio de 3 a 4 meses, entretanto, alguns casos podem levar até 3 anos, sem relação clara com o bom controle glicêmico. Déficits residuais, bem como atrofia, são muito comuns.

A raiz mais acometida pela SBG é a L4. Neste contexto, os principais diagnósticos diferenciais são radiculopatia compressiva, síndrome do canal estreito, neuropatia do femoral, plexopatia lombar compressiva, doença do neurônio motor e mielopatia. O diagnóstico é confirmado com a ENMG que evidencia amplitudes reduzidas dos potenciais motores e sensitivos na condução neural. Como o acometimento é axonal, as velocidades e latências tendem ser normais ou relativamente reduzidas com a perda de fibras axonais. O exame de agulha mostra fibrilações e ondas positivas ao repouso, bem como potenciais remodelados, de alta amplitude e recrutamento reduzido à ativação. Tais achados, muitas vezes, são encontrados contralateralmente, mesmo nos pacientes sem clínica contralateral, indicando processo incipiente.

Nem sempre é fácil fazer diagnóstico diferencial com atrofia muscular progressiva (variante de segundo neurônio motor da ELA), pois tais pacientes, geralmente, apresentam potenciais sensitivos reduzidos em decorrência da polineuropatia diabética sensitiva subjacente. Neste sentido, a história de dor importante na SBG abrindo o quadro pode ajudar, sobremaneira. Antigamente, aceitava-se a existência de mononeuropatia diabética femoral isolada em alguns pacientes com fraqueza proximal no contexto de DM2. Contudo, é provável que a maioria dos casos relatados, publicados há mais de 30 anos, envolvesse doentes com amiotrofia diabética. À medida que a SBG ficou mais reconhecida, não tem havido relatos de mononeuropatia femoral diabética isolada durante as últimas 3 décadas.

DICAS
▪ Radiculoplexoneuropatia lombar diabética; ▪ Segmento mais envolvido – L4; ▪ L2-L3-L4 e plexo lombar são mais afetados; ▪ Por vezes, há pé caído por envolvimento L5-S1; ▪ Perda de peso; ▪ Unilateral e/ou bilateral; ▪ 20% recorrem; ▪ Duração de meses: média 3 a 4 meses. Casos com duração por até 3 anos já foram descritos; ▪ Dor proximal em coxa, seguida de fraqueza e atrofia. Reflexo patelar ausente; ▪ Geralmente, ocorre em paciente com controle glicêmico ruim, porém, pode ocorrer em doentes com bom controle ou DM2 leve; ▪ O grau e o tempo de recuperação parecem não ter relação com o início ou aumento de insulina; ▪ Diagnóstico: exame físico neurológico, ENMG; ▪ Tratamento: não há. Se glicemia alterada, faz-se necessária correção.

BIBLIOGRAFIA

Bruns L. Ueber neuritische L\l=a"\hmungenbeim diabetes mellitus. Berl Klin Wochenschr 1890;27:509-15.
Garland H, Taverner D. Diabetic myelopathy. BMJ 1953;1:1405-8.
Garland H. Diabetic amyotrophy. BMJ 1955;2:1287-90.
Garland H. Diabetic amyotrophy. Br J Clin Pract 1961;15:9-13.
Garland H. Neurological complications of diabetes mellitus: clinical aspects. Proc R Soc Med 1960;53:137-41.
Isaacs H, Gilchrist G. Diabetic amyotrophy. S Afr MedJ 1960;34:501-5.

CADASIL – CARASIL – CARASAL

Carlos Roberto Martins Jr.

A microangiopatia de substância branca é um achado clássico das doenças de pequenos vasos de causas adquiridas, visto, tipicamente, em idosos e com fatores de risco. Entretanto, indivíduos jovens ou até idosos sem fatores de risco cardiovascular podem apresentar leucoencefalopatias geneticamente determinadas de origem vascular (cerca de 5% das causas de microangiopatia).

Podem-se manifestar sob a forma de acidente vascular encefálico, alteração progressiva de marcha ou demência vascular. *Cerebral autosomal dominant arteriopathy with subcortical infarcts and leukoencephalopathy* (CADASIL) é uma afecção autossômica dominante do gene *NOTCH3* que apresenta quatro achados cardinais, a saber: migrânea com aura (início aos 20-30 anos), sintomas psiquiátricos (apatia, distúrbios do humor), declínio cognitivo e infartos subcorticais recorrentes de início no adulto jovem (AVCi lacunar). O quadro demencial é vascular típico com evolução em degraus.

Os pacientes apresentam evolução clínica variável, desde qualidade de vida razoavelmente boa até estado acamado. Alterações de humor e migrânea nem sempre estão presentes em todos os afetados. A RNM de encéfalo evidencia infartos lacunares (restrição à difusão) e/ou micro-hemorragias (SWI) cumulativos, envolvendo tálamos e centro semioval principalmente. Leucoencefalopatia ocorre classicamente em **polos anteriores do temporal e cápsula externa** (Fig. 49-1). A ratificação diagnóstica é feita pelo teste molecular.

A *Cerebral autosomal recessive arteriopathy with subcortical infarcts and leukoencephalopathy* (CARASIL) é muito semelhante à CADASIL, entretanto é autossômica recessiva, associada ao gene *HTRA1*, tem predomínio no Japão (há descrições também no Brasil) e cursa com alopecia e dor lombar por hérnia discal e alterações espondilóticas (afeta tecido conectivo). À RNM, mostra-se com alterações parecidas com CADASIL, entretanto tende a poupar fibras em U e a possuir um padrão mais homogêneo de leucopatia.

Cathepsin A-related arteriopathy with strokes and leukoencephalopathy (CARASAL) é uma leucoencefalopatia de origem vascular há pouco tempo descrita que se manifesta como leucoencefalopatia grave, acompanhada, usualmente, de acidente vascular cerebral isquêmico ou hemorrágico, hipertensão resistente às terapias habituais e declínio cognitivo posterior. O padrão da RNM de encéfalo é semelhante ao encontrado na CADASIL. Trata-se de mutação autossômica dominante que envolve o gene *CTSA*, relacionado com a catepsina-A.

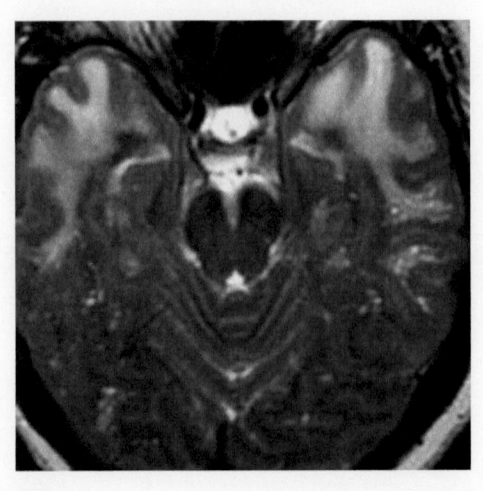

Fig. 49-1. RNM-T2 de paciente com CADASIL evidenciando leucopatia em polos dos lobos temporais.

Aproveitando o tema de leucoencefalopatias vasculares geneticamente determinadas não podemos esquecer as doenças relacionadas com o colágeno IV (genes *COL4A1* e *COL4A2*) que, assim como nas mutações de *TREX1* (*ver capítulo específico*), cursam com alterações retinianas e encefálicas. Além de se associar à porencefalia em crianças, as mutações que envolvem o colágeno IV causam acidentes vasculares encefálicos isquêmicos e hemorrágicos recorrentes, nefropatia, nistagmo, leucoencefalopatia difusa com espaços perivasculares dilatados e tortuosidade arteriolar com hemorragias retinianas. É um distúrbio autossômico dominante com penetrância incompleta. Calcificações cerebrais e atrofia cerebelar podem estar presentes.

O tratamento de todos os distúrbios é suportivo.

DICAS

- *CADASIL*: autossômica dominante do gene *NOTCH3* que apresenta quatro achados cardinais: migrânea com aura, sintomas psiquiátricos (apatia, distúrbios do humor), declínio cognitivo e infartos subcorticais recorrentes de início no adulto jovem (AVCi lacunar). O quadro demencial é vascular típico com evolução em degraus;
- Leucoencefalopatia: ocorre classicamente em polos anteriores do temporal e cápsula externa (CADASIL);
- *CARASIL*: autossômica recessiva, associada ao gene *HTRA1*, tem predomínio no Japão (há descrições também no Brasil) e cursa com alopecia e dor lombar por hérnia discal e alterações espondilóticas (afeta tecido conectivo). RNM parecida com CADASIL;
- CARASAL: mutação autossômica dominante que envolve o gene *CTSA*, relacionado com a catepsina-A. Leucoencefalopatia grave, acidente vascular cerebral isquêmico ou hemorrágico recorrente, hipertensão resistente às terapias habituais e declínio cognitivo posterior. RNM semelhante à CADASIL;
- Leucoencefalopatias vasculares com alteração ocular: relacionadas com o colágeno IV (genes *COL4A1* e *COL4A2*) que, assim como nas mutações de *TREX1*, cursam com alterações retinianas e encefálicas.

BIBLIOGRAFIA

Bianchi S, Di Palma C, Gallus GN, et al. Two novel HTRA1 mutations in a European CARASIL patient. Neurology 2014;82:898-900.

Bugiani M, Kevelam SH, Bakels HS, et al. Cathepsin A-related arteriopathy with strokes and leukoencephalopathy (CARASAL). Neurology 2016;87:1777-86.

Fukutake T, Hirayama K. Familial young-adult-onset arteriosclerotic leukoencephalopathy with alopecia and lumbago without arterial hypertension. Eur Neurol 1995;35:69-79.

Hwang YT, Lakshmanan R, Davagnanam I, et al. Brainstem phenotype of cathepsin a-related arteriopathy with strokes and leukoencephalopathy. Neurol Genet 2017;3:e165.

Nozaki H, Kato T, Nihonmatsu M, et al. Distinct molecular mechanisms of HTRA1 mutants in manifesting heterozygotes with CARASIL. Neurology 2016;86:1964-74.

Nozaki H, Nishizawa M, Onodera O. Features of cerebral autosomal recessive arteriopathy with subcortical infarcts and leukoencephalopathy. Stroke 2014;45:3447-53.

Rutten JW, Dauwerse HG, Gravesteijn G, et al. Archetypal NOTCH3 mutations frequent in public exome: implications for CADASIL. Ann Clin Transl Neurol 2016;3:844-53.

Vahedi K, Massin P, Guichard JP, et al. Hereditary infantile hemiparesis, retinal arteriolar tortuosity, and leukoencephalopathy. Neurology 2003;60:57-63.

Verdura E, Hervé D, Scharrer E, et al. Heterozygous HTRA1 mutations are associated with autosomal dominant cerebral small vessel disease. Brain 2015;138(Pt 8):2347-58.

CALL-FLEMING

Carlos Roberto Martins Jr.

A síndrome de *Call-Fleming* ou vasoconstricção cerebral reversível é uma entidade pouco comum que se manifesta sob a forma de cefaleia *thunderclap* (pior da vida, com pico de dor antes de 1 minuto) associada ou não a déficits focais. Pode cursar ou não com hemorragia subaracnóidea (geralmente em convexidade e de pequena monta).

Chamamos de síndrome de *Call-Fleming* a condição cerebrovascular de vasoconstricção reversível **sem causa aparente (idiopática)**. É sabido que fatores, como o uso de drogas, imunossupressores, puerpério, pós-trauma, pós-neurocirurgia, tumores secretores de catecolaminas, pós-transfusão sanguínea, pós-atividades físicas extenuantes e pós-mergulho, podem causar vasoconstrição cerebral. O termo *Call-Fleming*, contudo, é utilizado apenas para situações idiopáticas.

Hemorragia intraparenquimatosa também pode estar presente. Hemorragia subaracnóidea ocorre em 11-25% dos casos. O LCR pode-se mostrar hemorrágico ou normal. Angio-TC e arteriografia são os exames de eleição, evidenciando locais de vasoconstricção com padrão em "contas de rosário". É importante lembrar que o vasospasmo secundário à HSA aneurismática é tardio (uma a duas semanas após a ruptura), todavia, na vasoconstricção reversível, temos HSA concomitante ao vasospasmo. Ademais, o sangramento proveniente de aneurismas, usualmente, concentra-se nas cisternas basais, enquanto aqui, geralmente, temos sangramento discreto nos sulcos corticais de convexidade na maioria das vezes.

Outro diagnóstico diferencial é a angiite primária do SNC, a qual pode ter lesões difusas de substância branca (microangiopatia), múltiplos infartos envolvendo múltiplos territórios vasculares e múltiplas hemorragias intraparenquimatosas. A diferenciação da vasoconstricção reversível é, predominantemente, baseada na apresentação clínica. A angiite primária tende a cursar com cefaleia de início insidioso e de natureza progressiva. Nem sempre a diferenciação é fácil.

O manejo terapêutico é feito por bloqueadores dos canais de cálcio (Nimodipina 60 mg 6/6 h ou 4/4 h por 21 dias); no entanto, eles devem ser usados com cautela, pois há risco de infarto em regiões de fronteira, se hipotensão importante. Podemos usar também ciclo curto de altas doses de glicocorticoide e sulfato de magnésio com boa resposta em algumas séries. Em decorrência da resolução espontânea, o prognóstico é bom. Pode durar até 3 meses.

DICAS
■ Vasoconstricção cerebral reversível; ■ Cefaleia em *thunderclap*; ■ Com ou sem déficits focais; ■ Com ou sem HSA; ■ HSA pequena e cortical; ■ Diagnóstico: angio-TC ou arteriografia; ■ LCR com ou sem sangramento; ■ Nimodipina 60 mg 4/4 h por 21 dias. Corticoides e magnésio podem ser utilizados; ■ Resolução espontânea em até 3 meses em média.

BIBLIOGRAFIA

Calabrese LH, Dodick DW, Schwedt TJ, Singhal AB. Narrative review: reversible cerebral vasoconstriction syndromes. Ann Intern Med 2007;146:34-44.

Moustafa RR, Allen CM, Baron JC. Call-Fleming syndrome associated with subarachnoid haemorrhage: Three new cases. J Neurol Neurosurg Psychiatry 2008;79:602-5.

Tienviboon C, Punyagupta S, Pongtarakulpanit A, Prichanond S. Reversible cerebral vasoconstriction syndrome with increased intracranial pressure, probably related to altitude changes and windy winter travelling. J Med Assoc Thai 2011;94:622-8.

Werring DJ. Reversible cerebral vasoconstriction syndrome and intracranial hemorrhage some answers, many questions. Stroke 2010;41:2455-6.

CAPÍTULO 51
CAMPTOCORMIA

Carlos Roberto Martins Jr.

Trata-se de postura anormal do tórax em decorrência da hiperflexão toracolombar. Tal postura ocorre com o indivíduo em posição ereta e melhora, sobremaneira, com o paciente deitado, o que a diferencia das malformações e deformidades osteomusculares axiais. Por décadas, a camptocormia foi atribuída somente à distúrbio psicogênico, referida a estresse pós-traumático e postura entrincheirada dos soldados da primeira e segunda grandes guerras.

Com o tempo, viu-se que tal distúrbio pode ocorrer não só em quadros não orgânicos, mas também em outras afecções, como parkinson, distonias, esclerose lateral amiotrófica (raro), distrofias e miopatias inflamatórias. Note que tal condição pode subsistir em situações centrais e periféricas. Muitos casos são classificados como idiopáticos. Alguns autores defendem a existência da miopatia extensora torácica idiopática (ITEM), responsável pela postura apresentada por certos idosos, fazendo paralelo à miopatia cervical extensora idiopática (INEM), já mais bem elucidada.

A camptocormia associada à doença de Parkinson parece associar-se à rigidez e à distonia dos músculos abdominais, o que gera resposta moderada ao uso de toxina botulínica. Neste sentido, devemos lembrar da **síndrome de Pisa**, a qual parece estar relacionada com a distonia de músculos abdominais laterais, levando à inclinação lateral da região toracolombar. O tratamento também é pautado na toxina botulínica.

Pacientes com camptocormia isolada podem apresentar fibrilações e ondas positivas focais nos músculos paraespinhais, muito provavelmente por causa da postura deletéria local. Tais achados de eletroneuromiografia, quando presentes nos membros inferiores ou superiores, levam o diagnóstico etiológico para doenças periféricas.

DICAS
■ Postura hiperflexora toracolombar;
■ Tende a melhorar com o paciente em decúbito;
■ Pode ser idiopática, psicogênica ou associada a outros distúrbios, como parkinson, miopatias, doença do neurônio motor e distonias;
■ Fibrilações e ondas positivas podem ocorrem em músculos paraespinhais localizados;
■ Tratamento da doença de base. Pode-se lançar mão de toxina botulínica em musculatura abdominal.

BIBLIOGRAFIA
Shinjo SK, Torres SCR, Radu AS. Camptocormia: A rare axial myopathy disease. Clinics, Sao Paulo, Brazil 2008 Jun 1;63(3):416-7.

CANAVAN

Carlos Roberto Martins Jr.

Causada por deficiência da enzima aspartoacilase, a doença de Canavan (DC) é uma leucodistrofia, muito comum em judeus asquenazes, autossômica recessiva do gene *ASPA* no cromossomo 17, que leva à degeneração espongiforme da substância branca encefálica. A aspartoacilase proporciona a hidrólise do n-acetilaspartato (NAA) em acetato e aspartato nos oligodendrócitos. A ausência dessa enzima causa acúmulo de NAA, o que provoca desmielinização e degeneração espongiforme do SNC.

As três formas da doença são: congênita (rara), infantil (mais comum) e juvenil (rara). A forma infantil tem início entre 2 e 6 meses de vida com hipotonia importante, déficit de sucção, atrofia óptica e irritabilidade. Epilepsia pode ocorrer e, com a evolução, há substituição da hipotonia por espasticidade. A variabilidade fenotípica é grande, entretanto a maioria dos doentes morrem na primeira década. Alguns pacientes sobrevivem até terceira década de vida (fenótipo mais leve). A forma juvenil é mais branda e pode não cursar com macrocefalia típica.

O diagnóstico pode ser feito com pesquisa de ácidos orgânicos na urina, que evidencia aumento maior que 10 vezes de NAA urinário. Outra forma diagnóstica é a dosagem de aspartoacilase em cultura de fibroblastos da pele. Interessante saber que os níveis enzimáticos se correlacionam com a gravidade dos sintomas dos pacientes (quanto menores os níveis, pior o fenótipo clínico). Pode-se proceder ao diagnóstico molecular com sequenciamento do gene *ASPA*.

A RNM é uma grande aliada diagnóstica. Há hipersinal difuso em T2/Flair em substância branca, **sem** poupar fibras em U, envolvendo tálamos, globo pálido e núcleos denteados. A lesão poupa núcleo caudado, putâmen, caloso e cápsula interna. A espectroscopia (muito importante) evidencia redução de colina e creatina, associada ao **aumento do pico de NAA** (achado clássico). Algumas terapias para redução do NAA são objetos de estudo, entretanto, com baixa funcionalidade. O citrato de lítio parece demonstrar discreta resposta neste cenário.

DICAS
- Autossômica recessiva, gene *ASPA*, cromossomo 17;
- Deficiência de aspartoacilase;
- Judeus asquenazes;
- Formas: congênita (rara), infantil (mais comum) e juvenil (rara);
- Hipotonia importante, déficit de sucção, **atrofia óptica** e irritabilidade. Epilepsia pode ocorrer e, com a evolução, há substituição da hipotonia por espasticidade;
- Macrocefalia;
- Aumento maior que 10 vezes de NAA urinário. Outra forma diagnóstica é a dosagem de aspartoacilase (redução) em cultura de fibroblastos da pele;
- Leucopatia difusa **sem** poupar fibras em U. Não poupa tálamo e globo pálido, mas poupa caudado, putâmen e caloso;
- **Pico de NAA à espectroscopia** (macrocefalia com pico de NAA!)

BIBLIOGRAFIA

Chou SM, Waisman HA. Spongy degeneration of the central nervous system: case of homocystinuria. Arch Pathol 1965;79:357-63.

Divry P, Vianey-Liaud C, Gay C, et al. N-acetylaspartic aciduria: report of three new cases in children with a neurological syndrome associating macrocephaly and leukodystrophy. J Inherit Metab Dis 1988;11(3):307-8.

Feigenbaum A, Moore R, Clarke J, et al. Canavan disease: carrier-frequency determination in the Ashkenazi Jewish population and development of a novel molecular diagnostic assay. Am J Med Genet A 2004;124a(2):142-7.

CAPÍTULO 53

CANOMAD

Carlos Roberto Martins Jr.

CANOMAD (*Chronic Ataxic Neuropathy with Ophthalmoplegia, M-protein, cold Agglutinins and Disialosyl antibodies*) trata-se de forma crônica da síndrome de Miller Fisher (ver capítulo específico) que se manifesta com ataxia, arreflexia e oftalmoplegia. A ataxia sensitiva com arreflexia/hiporreflexia é cardinal no diagnóstico, e a função motora permanece relativamente poupada (pode ocorrer déficit leve).

A fisiopatologia da afecção não é completamente compreendida, entretanto sabe-se que os pacientes apresentam anticorpos IgM contra gangliosídeos neuronais (*disialylated gangliosides*) e também crioaglutininas séricas (*cold agglutinins*). Os altos títulos de antigangliosídeos reagem contra GD1b, GD3, GT1b e GQ1b (elementos presentes em neurônios ganglionares da raiz dorsal, axônios periféricos, mielina, nódulos de Ranvier – axolema nodal e terminais nervosos motores nas fibras musculares).

Afeta, preferencialmente, pacientes masculinos na quinta década de vida (média de 55 anos), com início agudo ou subagudo. As mulheres tendem a abrir o quadro precocemente, em torno da quarta década de vida. Os achados clássicos envolvem ataxia sensitiva, arreflexia e oftalmoplegia, com relativa preservação da motricidade de membros. É importante lembrar que alguns casos podem cursar com sintomas bulbares motores ou outros achados sensitivos envolvendo os nervos cranianos (parestesias periorais – mais raro). O nervo craniano mais acometido é o oculomotor. O curso clínico é, usualmente, heterogêneo, podendo apresentar déficits fixos, curso progressivo, bem como recaídas (*relapses*), podendo ser doença crônica com períodos de oscilações. Pode ocorrer piora no frio. Uma forma simples de lembrar os achados clínicos seria uma **síndrome de Miller Fisher Crônica**.

Em torno de 4% da população com mais de 50 anos tem gamopatia monoclonal, sendo muito comum encontrar pacientes com neuropatia periférica na presença de proteína monoclonal (M) no plasma. A grande maioria desses pacientes não tem nenhuma evidência de malignidade, como Mieloma Múltiplo (MM) ou Macroglobulinemia de Waldenstrom (MW), ocupando o cenário de gamopatia monoclonal de significado indeterminado (MGUS). CANOMAD (*Chronic Ataxic Neuropathy with Ophthalmoplegia, M-protein, cold Agglutinins and Disialosyl antibodies*) é classificada como um fenótipo raro associado à MGUS IgM.

Do ponto de vista fisiopatológico, os anticorpos antigangliosídeos da classe IgM levam à depleção dos gangliosídeos (glicoesfingolipídios de membrana dos neurônios periféricos) proporcionando lesão axonal e desmielinização por degradação do axolema nodal. Histopatologicamente, a CANOMAD pode cursar com axonopatia e/ou desmielinização. Tais características podem ser ratificadas pelos achados de predomínio axonal e sensitivo na eletroneuromiografia (baixa amplitude ou ausência dos potenciais sensitivos na condução – neuropatia axonal), bem como presença de espessamento neural regional em alguns casos, visto em técnicas de ultrassom neuromuscular (neuropatia desmielinizante adquirida). É importante lembrar que os achados neurofisiológicos podem variar desde axonais até desmielinizantes.

Cerca da metade dos pacientes com CANOMAD cursa com crioaglutininas anti-Pr1 e anti-Pr2, que se ligam a epitopos (Pr – ácido siálico) de membrana das células vermelhas. Dessa forma, ocorre reação cruzada contra o ácido siálico presente nos glicoesfingolipídios de membrana do sistema nervoso periférico. Talvez, tal mecanismo seja responsável pela piora ao frio em alguns casos.

Em decorrência da raridade da afecção, não há consenso definido quanto ao tratamento mais adequado. Com base em uma série de casos, a terapêutica mais utilizada é a imunoglobulina intravenosa, a qual pode reduzir as flutuações clínicas por neutralização de anticorpos patogênicos. O Rituximabe (anticorpo monoclonal anti-CD20) apresenta resultados interessantes quanto à redução da progressão da doença, sendo indicado. Outras terapias imunossupressoras, como corticoide, azatioprina e ciclofosfamida, também podem ser utilizadas cronicamente. Embora não haja evidências claras para apoiar uma dosagem específica para qualquer um dos agentes terapêuticos, os regimes comumente utilizados para outras formas de doenças imunomediadas do sistema nervoso periférico têm sido eficazes.

O resultado funcional é variável ao longo dos anos, com a maioria dos pacientes sofrendo de algum grau de incapacidade permanente decorrente da ataxia sensorial que define a doença.

DICAS
■ Sorologicamente, CANOMAD é caracterizada pela presença de gamopatia monoclonal IgM (paraproteinemia) e anticorpos contra gangliosídeos (grupo disialosil), incluindo GD3, GT1b, GD1b e GQ1b; ■ Cerca de metade dos pacientes tem crioaglutininas, como anti-Pr1 e anti-Pr2, proporcionando reações cruzadas com glicoesfingolipídios de membrana; ■ Nervo craniano mais acometido é o oculomotor. Oftalmoparesia e outros distúrbios envolvendo nervos cranianos nem sempre estão presentes; ■ Disfagia, disartria e parestesias periorais podem ocorrer; ■ Disfunção respiratória não é comum; ■ O diagnóstico é com base na identificação de características clínicas (ataxia sensitiva, arreflexia/hiporreflexia e oftalmoparesia), eletroneuromiografia (axonopatia de predomínio sensitivo ou neuropatia desmielinizante), anticorpos IgM contra gangliosídeos (GD1b, GQ1b,...), aglutininas frias e uma gamopatia monoclonal IgM na eletroforese (kappa, lambda, etc.); ■ Um diagnóstico diferencial importante é DADS (*ver capítulo específico*), pois cursa com ataxia sensitiva com (ou sem) leve déficit motor distal. Neste contexto, a ENMG ajuda sobremaneira, pois evidencia latências distais muito prolongadas na condução motora da DADS; ■ Trata-se de uma MGUS IgM, conhecida como **síndrome de Miller Fisher Crônica**; ■ Pode ter características axonais e/ou desmielinizantes; ■ LCR pode cursar com aumento de proteínas (dissociação albuminocitológica); ■ Tratamento da progressão: rituximabe; ■ Tratamento das flutuações: imunoglobulina intravenosa.

BIBLIOGRAFIA

Delmont E, Jeandel PY, Hubert AM, et al. Successful treatment with rituximab of one patient with CANOMAD neuropathy. J Neurol 2010;257:655-7.

Garcia-Santibanez R, Zaidman C, Sommerville R, et al. CANOMAD and other chronic ataxic neuropathies with disialosyl antibodies (CANDA). Journal of Neurology 2018;265:1402-9.

Iorio R, Capone F, Iannaccone E, et al. SIADH in a patient with sensory ataxic neuropathy with anti-disialosyl antibodies (CANOMAD). J Neurol 2009;256:1177-9.

Kam C, Balaratnam MS, Purves A, et al. Canomad presenting without ophthalmoplegia and responding to intravenous immunoglobulin. Muscle Nerve 2011;44:829-33.

Sanvito L, Rajabally YA. Optic neuropathy associated with CANOMAD: description of 2 cases. Muscle Nerve 2011;44:451-5.

CAPÍTULO 54

CANVAS

Carlos Roberto Martins Jr.

A ataxia cerebelar com neuropatia e arreflexia vestibular (CANVAS) é um distúrbio que compreende três focos etiológicos do desequilíbrio: cerebelar, vestibular e sensorial profundo (apenas a visão permanece inalterada). Em comparação com outras ataxias, como ataxia de Friedreich ou ataxia espinocerebelar do tipo 3 (SCA3), a CANVAS é lentamente progressiva com início no adulto. Usualmente, tem apresentação fenotípica heterogênea, com provável padrão autossômico recessivo de início tardio e envolvimento de mais de um gene (em investigação). Acredita-se que casos familiares e esporádicos são causados por expansões intrônicas bialélicas de AAGGG no gene *RFC1*.

Patologicamente, a CANVAS é definida por uma neuronopatia envolvendo os nervos cranianos e os gânglios da raiz dorsal, associada a um padrão consistente de atrofia cerebelar (vermiana). Os gânglios de Scarpa (vestibulares) são clinicamente acometidos, enquanto os gânglios trigeminal e geniculado são envolvidos de maneira subclínica. Perda auditiva e sinais piramidais não são componentes da CANVAS. Não existe uma sequência discernível para o início das três características cardinais da CANVAS (comprometimento cerebelar, hipofunção vestibular bilateral e neuronopatia sensorial), e os pacientes podem manifestar apenas duas das três por muitos anos antes de cumprir os requisitos diagnósticos mínimos desta síndrome.

O início dos sintomas se dá, usualmente, em pacientes a partir da terceira ou quarta décadas de vida. A ataxia cerebelar envolve alterações apendiculares e/ou axiais. Ataxia sensitiva, hipoestesia/disestesias sem gradiente e Romberg positivo podem estar presentes, em decorrência da ganglionopatia. Considerando que todas as três características principais da CANVAS (comprometimento cerebelar, vestibulopatia bilateral e déficit sensorial profundo) podem conferir ataxia por si só (ataxia cerebelar, ataxia vestibular e ataxia sensorial), é imperativo que seja demonstrado que cada componente é independente do outro.

Ataxias cerebelar e sensitiva são facilmente identificadas pelo exame neurológico sumário. A presença de nistagmo ou disartria ajudam a identificar o componente cerebelar em meio a uma ataxia mista. Alterações de propriocepção, hipopalestesia, Romberg positivo, arreflexia e piora do equilíbrio durante supressão visual remete-nos ao componente sensitivo atáxico. A ENMG tem papel importante, evidenciando redução das amplitudes ou ausência dos potenciais sensitivos durante a condução nervosa, sem seguir o padrão de gradiente típico das polineuropatias, ou seja, o acometimento da condução sensitiva é pior nos membros superiores, em linhas gerais.

Acometimento vestibular bilateral é verificado por alteração bilateral do reflexo vestíbulo-ocular (VVOR). Modalidades simples à beira do leito podem ser utilizadas, como o *head impulse test* (HIT) e acuidade visual dinâmica. Avaliação otorrinolaringológica pormenorizada é recomendada para ratificação de achados à beira do leito. Videonistagmografia, vídeo-oculografia e teste da cadeira rotacional são excelentes para tal.

Diagnósticos diferenciais, como ataxia espinocerebelar (principalmente SCA3 e SCA6), atrofia de múltiplos sistemas (predomínio cerebelar) e, principalmente, ataxia de Friedreich, devem ser excluídos. **Os critérios para diagnóstico definitivo de CANVAS são**:

- Reflexo oculovestibular (VVOR) anormal pela videonistagmografia, vídeo-oculografia ou teste da cadeira rotacional;
- Atrofia cerebelar, principalmente vermiana (atrofia hemisférica pode ocorrer);
- ENMG evidenciando ganglionopatia;
- Exclusão de ataxias genéticas, particularmente SCA3 e ataxia de Friedreich.

Não há tratamento modificador de doença. Abordagem sintomática e multidisciplinar são recomendadas. A evolução é lenta, envolvendo décadas, com expectativa de vida pouco afetada pela afecção.

DICAS
▪ Ataxia cerebelar + ganglionopatia + vestibulopatia bilateral; ▪ Início no adulto, evolução lenta; ▪ Nem todos os comemorativos se iniciam simultaneamente; ▪ Ataxia cerebelar, ataxia sensitiva, reflexo oculovestibular alterado (HIT alterado à beira do leito); ▪ Confirmar acometimento vestibular bilateral com vídeo-oculografia, videonistagmografia ou teste da cadeira rotacional; ▪ Parece ser autossômica recessiva – expansões intrônicas bialélicas de AAGGG no gene *RFC1*; ▪ Sempre excluir atrofia de múltiplos sistemas, SCA3, SCA6 e ataxia de Friedreich; ▪ Tratamento sintomático e multidisciplinar. Reabilitação vestibular.

BIBLIOGRAFIA

Szmulewicz DJ, McLean CA, Rodriguez ML, et al. Dorsal root ganglionopathy is responsible for the sensory impairment in CANVAS. Neurology 2014;22:1410-5.

Szmulewicz DJ, Merchant SN, Halmagyi GM. Cerebellar ataxia with neuropathy and bilateral vestibular areflexia syndrome: a histopathologic case report. Otol Neurotol 2011;30:e63-e65.

Szmulewicz DJ, Waterston JA, Halmagyi GM. Sensory neuropathy as part of the cerebellar ataxia neuropathy vestibular areflexia syndrome. Neurology 2011;76:1903-10.

Szmulewicz DJ, Waterston JA, MacDougall HG, et al. Cerebellar ataxia, neuropathy, vestibular areflexia syndrome (CANVAS): a review of the clinical features and video-oculographic diagnosis. Ann N Y Acad Sci 2011;1233:139-47.

The Consensus Committee of the American Autonomic Society and the American Academy of Neurology. Consensus statement on the definition of orthostatic hypotension, pure autonomic failure, and multiple system atrophy. Neurology 1996;46:1470.

CAROTID WEB

André Luis Nunes Albano de Meneses ▪ Leonardo de Deus Silva

O termo *Carotid Web* (CW) refere-se a uma variante intimal focal de displasia fibromuscular. Descrita em 1968 por W. Gerald Rainer em uma paciente com sintomas neurológicos transitórios associados a mudanças posturais, seu relato envolvia uma membrana situada no bulbo carotídeo, com origem parietal posterolateral, de orientação ascendente em estudo angiográfico, associada à hiperplasia intimal em análise histológica. Representa uma **fonte potencial rara e pouco reconhecida de êmbolos cerebrais**, com maior frequência em adultos jovens do sexo feminino, idade média de 30 a 50 anos, que não possuem outros fatores de risco conhecidos.

O turbilhonamento e a estase no fundo de saco, criados pelo diafragma de espessamento intimal, seriam os responsáveis pela trombogênese. O êmbolo, por meio de um possível *efeito Bernoulli*, seria deslocado ao compartimento de baixa pressão e alto fluxo, com obliteração a jusante de vasos intracranianos.

A análise de várias projeções à angiotomografia computadorizada é imprescindível, dado o fato de que a protrusão luminal pode ser atenuada por certos ângulos. Cortes oblíquos e projeções com máxima intensidade são úteis para evidência perpendicular ao observador. Neste método, a lesão é confirmada com a visualização do septo em pelo menos duas incidências, uma sagital e uma axial (Fig. 55-1).

A dissecção arterial espontânea parece ser o principal desafio no que tange ao diagnóstico diferencial quanto à morfologia. Nessas situações, o acometimento clássico está em segmentos mais altos e distais da carótida na sua porção cervical, apresentando bordos irregulares, além de quadro de cervicalgia e síndrome de Horner, com ou sem disfunção de nervos cranianos. Tradicionalmente, a CW é assintomática, possui contorno liso e não deforma o aspecto bulbar. A angio-RM pode ser útil no diagnóstico diferencial, provendo informação complementar por meio do estudo de parede de vaso e composição de lesões associadas.

A angiografia com subtração digital é reconhecida por sua resolução espacial e temporal superior, demonstrando alterações de fluxo relacionadas com a estagnação sanguínea na câmara rostral da CW, vista como desaparecimento lento à fase arterial tardia (Fig. 55-2). Incidências oblíquas apresentam melhor desempenho na detecção, inclusive para trombos superpostos.

A recidiva de eventos isquêmicos em vigência de antiagregação reforça a eficácia limitada desta linha para estados de baixo fluxo com estase significativa. Todavia, não existe evidência de benefício comparativo da anticoagulação. Deve-se levar em conta o fato de que estas displasias atípicas parecem ter morfologia estática e isto impõe um risco cumulativo de sangramento ao longo da vida, sendo a maioria dos pacientes pertencente à faixa etária inferior a 60 anos.

As opções cirúrgicas tipicamente compõem ressecção focal ou de segmento, acompanhadas de patch ou anastomose. Atualmente, o tratamento endovascular, por meio de angioplastia com stenting carotídeo, vem adquirindo o posto de alternativa à revascularização como principal terapêutica pela sua viabilidade técnica, alta eficácia e característica minimamente invasiva, com menor tempo de internação.

Fig. 55-1. (a-d) AVCi por oclusão proximal de artéria cerebral média esquerda, indicada por seta em **b** em jovem de 35 anos do sexo feminino, sem comorbidades, com ictus durante atividade sexual. Nota-se a presença de hipodensidade linear septal característica em bulbo carotídeo esquerdo à projeção axial, indicada pela seta em **c**, com protrusão luminal ascendente a partir da parede póstero-lateral do bulbo em orientação oblíqua anterior esquerda, indicada pela seta em **d**. (Figuras de acervo pessoal.)

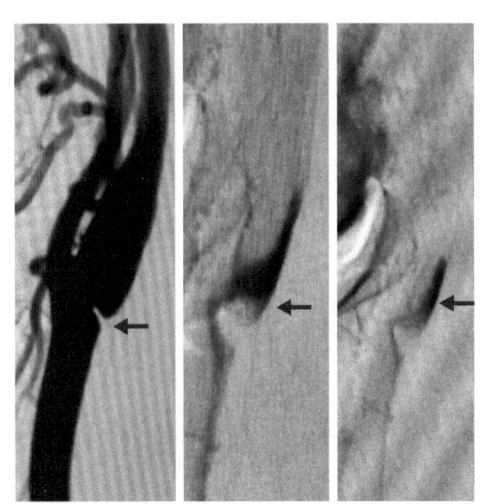

Fig. 55-2. Angiografia carotídea, incidência oblíqua anterior esquerda, evidenciando a dinâmica de fluxo na existência de *Carotid Web*, indicada pela seta nas imagens em sequência temporal. (Figuras de acervo pessoal.)

> **DICAS**
>
> - AVCi em jovem do sexo feminino sem fator de risco conhecido;
> - Variante intimal focal de displasia fibromuscular;
> - O ictus, eventualmente, pode estar relacionado com bruscas e paroxísticas mudanças posturais;
> - A imagem característica na angio-TC cervical, em pelo menos duas incidências – sagital e axial, guia o diagnóstico. Na sequência, recomenda-se o estudo de imagem por meio de angiografia com subtração digital;
> - Melhor resultado terapêutico por meio de angioplastia com *stent* ou endarterectomia;
> - Em até 58% dos casos, pode haver lesão contralateral assintomática, sem indicação formal de tratamento.

BIBLIOGRAFIA

Rainer WG, Cramer GC, Newby JP, Clarke JP. Fibromuscular hyperplasia of the carotid artery causing positional cerebral ischemia. Annals of Surgery 1968;167(3):444-6.

Zhang AJ, Dhruv P, Choi P, et al. A systematic literature review of patients with carotid web and acute ischemic stroke. Stroke 2018;49(12):2872-6.

CATATRENIA

Paulo Afonso Mei ▪ Tânia Aparecida Marchiori de O. Cardoso

A catatrenia é um distúrbio respiratório que ocorre no sono, especialmente na fase de movimentos oculares rápidos (**sono REM**), e consiste em um ruído monótono, produzido durante a expiração, tendo sonoridade semelhante a de um **gemido ou um resmungo**. Difere do ronco, não somente pelo fato deste ser predominantemente inspiratório, mas também pelo mesmo ser de origem gutural (nas partes moles da faringe), ao passo que a catatrenia tem na laringe sua origem primária. Pode também ser eventualmente confundida com o sonilóquio (falar durante o sono), porém não há qualquer correlação entre ambos.

É um evento relativamente raro, sendo evidenciado em menos de 1% dos pacientes que são submetidos à polissonografia (PSG) e pode ocorrer em pacientes de ambos os sexos, em qualquer idade. É comum a ocorrência de muitos episódios em uma noite, inclusive de forma agrupada, podendo o paciente manifestar "trens" de catatrenia, sendo mais facilmente audíveis em momentos em que a frequência respiratória é menor e, por conseguinte, as inspirações e expirações são mais duradouras.

Inicialmente classificada como uma parassonia na II edição da Classificação Internacional dos Distúrbios do Sono (ICSD-II, 2005), é atualmente pertencente ao grupo dos Distúrbios Respiratórios do Sono, na ICSD-III, 2014.

Não há, no momento, evidências de que a catatrenia esteja associada a qualquer implicação patológica corrente ou futura em seus portadores.

DICAS
▪ Gemidos e/ou murmúrios presentes no sono, principalmente na expiração; ▪ Maior prevalência no sono REM, especialmente, em expirações mais prolongadas (duradouras); ▪ Nenhum significado patológico conhecido, no momento; ▪ Sem relação com outras doenças do sono.

BIBLIOGRAFIA

American Academy of Sleep Medicine. International Classification of Sleep Disorders. 3rd ed. In: Darien, IL. American Academy of Sleep Medicine. 2014.

Abbasi AA, Morgenthaler TI, Slocumb NL, et al. Nocturnal moaning and groaning - catathrenia or nocturnal vocalizations. Sleep and Breathing 2012.

Alonso J, Camacho M, Chhetri DK, et al. Catathrenia (nocturnal groaning). A Social Media Survey and State-of-the-Art Review 2017;13(4).

Oldani A, Manconi M, Zucconi M, et al. 'Nocturnal groaning': just a sound or parasomnia? J Sleep Res 2005;14(3):305-10.

CAVERNOMA CEREBRAL

Carlos Roberto Martins Jr.

Cavernomas ou hemangiomas cavernosos são malformações vasculares encontradas em todas as partes do corpo. É importante salientar que tais estruturas não são neoplásicas e constituem-se de capilares de baixo fluxo. Na maioria das vezes, são assintomáticos, entretanto, quando situados no parênquima encefálico, podem causar alguns problemas.

A população mais acometida está entre os 40-60 anos de idade e a maioria dos casos é incidental, ou seja, achados de exame. Os sintomas mais comuns são crises convulsivas e sangramento de repetição (risco de sangramento em torno de 1% ao ano). Os cavernomas são aglomerados de capilares com graus variados de trombose em seu interior.

Os cavernomas tendem a ser solitários, contudo cerca de 1/3 dos pacientes apresenta mais de uma lesão. Aproximadamente 80% são supratentoriais. À tomografia tendem a não ser detectados (não realçam ao contraste) ou a mostrar hiperdensidade na presença de sangramento recente.

Na presença de múltiplos cavernomas (mais de cinco) no mesmo paciente, bem como presença de outros familiares afetados, temos de pensar na **síndrome familiar de cavernomas múltiplos**, herdada de modo autossômico dominante com penetrância incompleta. Os genes associados são: *KRIT1*, *CCM2* e *PDCD10*.

O exame de eleição é a RNM de crânio com T2 mostrando o "sinal da pipoca", em decorrência da heterogeneidade da lesão (graus e tempos variados de sangramento e trombose). T2*/SWI é excelente para evidenciar sangramentos puntiformes (Fig. 57-1). T1 pode ser normal ou heterogêneo a depender do grau e tempo de sangramento. Quase a totalidade dos casos não realça ao uso de contraste na RNM, e a angio-RNM bem como angio-TC são normais (fluxo capilar). Seguindo o mesmo raciocínio, a arteriografia é normal.

O prognóstico tende a ser bom. Entretanto, na vigência de crises convulsivas, efeitos de massa e sangramentos de repetição, o tratamento invasivo se faz necessário, com remoção neurocirúrgica.

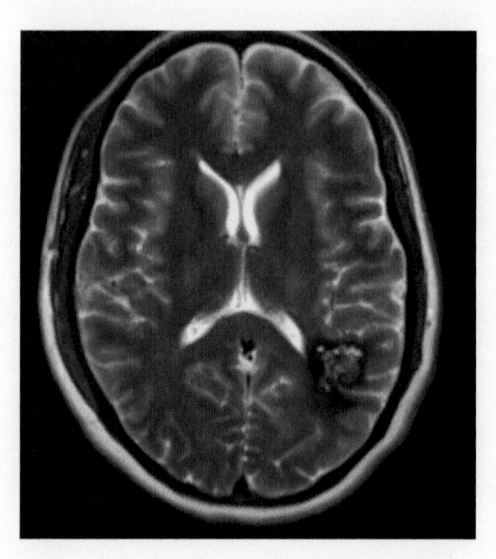

Fig. 57-1. RNM de crânio evidenciando cavernoma parietal esquerdo. Note a aparência de "pipoca" na ponderação T2.

> **DICAS**
>
> - Malformações capilares. Maioria assintomática. Crises convulsivas, efeitos de massa e sangramentos de repetição podem ocorrer;
> - Maioria dos casos é supratentorial. 70% dos pacientes apresentam lesão única e isolada;
> - Diagnóstico: "*sinal da pipoca*" em T2. Hipointensidade em T2*/SWI. Realce negativo ao gadolínio. TC com e sem contraste tendem a ser normais;
> - Angio-TC, angio-RNM, arteriografia são normais;
> - Tratamento expectante ou neurocirúrgico;
> - Mais de cinco cavernomas no paciente ou presença de outros familiares acometidos – pensar em **síndrome familiar de cavernomas múltiplos** – herança autossômica dominante, genes *KRIT1*, *CCM2* e *PDCD10*.

BIBLIOGRAFIA

Bough KJ, Rho JM. Anticonvulsant mechanisms of the ketogenic diet. Epilepsia 2007;48:43-58.
De Giorgis V, Veggiotti P. GLUT1 deficiency syndrome: current state of the art. Seizure 2013;22(10):803-11.
Klepper J. GLUT1 deficiency syndrome – update. Dev Med Child Neurol 2007;49:707-16.
Klepper J. Glucose transporter deficiency syndrome (GLUT1DS) and the ketogenic diet. Epilepsia 2008;49 Suppl 8:46-9.

CEDNIK

Jessica Blanc Leite Oliveira

A síndrome CEDNIK é uma síndrome neurocutânea genética rara, de transmissão autossômica recessiva. O nome **CEDNIK** corresponde à sigla em inglês para **disgenesia cerebral, neuropatia, ictiose e ceratodermia**. Foi descrita pela primeira vez por Sprecher e colaboradores em 2005, a partir da identificação de sete indivíduos acometidos em duas famílias de etnia árabe em Israel.

Nos poucos casos relatados na literatura até o momento, foi encontrada nos pacientes uma mutação no gene *SNAP29* do cromossomo 22. Essa mutação, quando homozigótica, causa perda da função da proteína SNAP29, que está envolvida no transporte intracelular, além de ter um papel na modulação da liberação de neurotransmissores.

Os pacientes geralmente apresentam nascimento a termo, após gestação sem intercorrências. No entanto, logo nos primeiros meses de vida, a doença começa a se manifestar, compondo-se de:

- Atraso do crescimento;
- Dificuldade de alimentação, com episódios recorrentes de pneumonia;
- Dismorfismo facial:
  - Rosto alongado;
  - Face triangular;
  - Inclinação antimongoloide dos olhos;
  - Hipertelorismo leve;
  - Sinofris;
  - Raiz nasal plana e larga.
- Alterações dermatológicas:
  - Ceratodermia palmoplantar (Fig. 58-1);
  - Ictiose (pele seca e escamosa), que geralmente surge após o 5º mês de vida e tende a piorar com o tempo.
- Alterações oftalmológicas, como:
  - Hipoplasia de disco óptico;
  - Atrofia macular.

A síndrome também apresenta graves alterações neurológicas, que podem incluir:

- Atraso no desenvolvimento neuropsicomotor;
- Microcefalia progressiva;
- Hipotonia; pouco controle cervical e de tronco;
- Movimentos oculares do tipo *roving*: movimentos conjugados do olhar lateral, lentos e espontâneos;
- Reflexos de estiramento muscular com amplitude diminuída;
- Biópsia muscular evidenciando atrofia neurogênica;
- Surdez neurossensorial leve em alguns pacientes.

A ressonância de crânio pode revelar graus variados de anormalidades do corpo caloso e displasia cortical, com paquigiria e polimicrogiria (Fig. 58-2).

O diagnóstico é confirmado por estudo genético molecular. A doença geralmente é fatal entre 5 e 12 anos, em especial por causa de complicações como pneumonia aspirativa. Até o momento, não há tratamento específico.

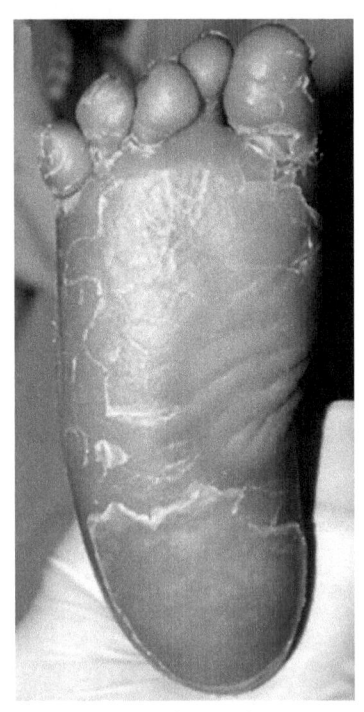

Fig. 58-1. Ceratodermia plantar. (Cedida e com permissão de Eli Sprecher *et al*, 2005). (Ver Pranchas em Cores.)

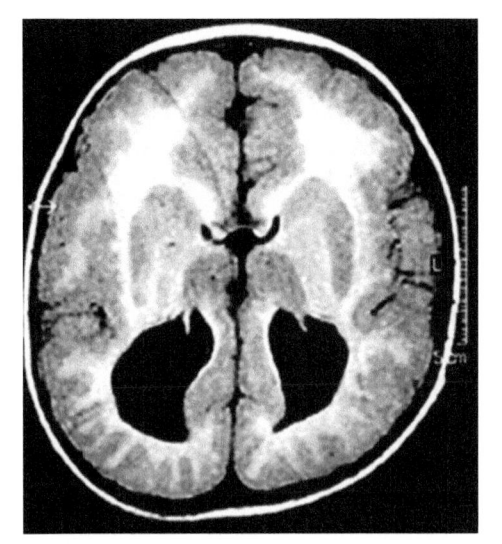

Fig. 58-2. Corte axial em T1 de ressonância magnética demonstrando displasia cortical e paquigiria com polimicrogiria, além de agenesia do corpo caloso. (Cedida e com permissão de Eli Sprecher *et al*, 2005).

DICAS
▪ Disgenesia cerebral;
▪ Neuropatia; atraso no desenvolvimento neuropsicomotor;
▪ Ictiose;
▪ Ceratodermia palmoplantar;
▪ Dismorfismo facial.

BIBLIOGRAFIA

Ben-Salem S, Nara S, Al-Shamsi AM, et al. New Arab family with cerebral dysgenesis, neuropathy, ichthyosis and keratoderma syndrome suggests a possible founder effect for the c.223delG mutation. J Dermatol 2015;42(8):821-2.

Fuchs-Telem D, Stewart H, Rapaport D, et al. CEDNIK syndrome results from loss-of-function mutations in SNAP29. Br J Dermatol 2011;164:610-6.

Hsu T, Coughlin CC, Monaghan KG, et al. CEDNIK: Phenotypic and molecular characterization of an additional patient and review of the literature. Child Neurol Open 2017;4:1-6.

Poojary S, Shah KS, Bhalala KB, Hegde AU. CEDNIK syndrome in an Indian patient with a novel mutation of the SNAP29 gene. Pediatr Dermatol 2019;36:372-6.

Sprecher E, Ishida-Yamamoto A, Mizrahi-Koren M, et al. A mutation in SNAP29, coding for a SNARE protein involved in intracellular trafficking, causes a novel neurocutaneous syndrome characterized by cerebral dysgenesis, neuropathy, ichthyosis, and palmoplantar keratoderma. Am J Hum Genet 2005;77(2):242-51.

CEFALEIA EXPLOSIVA PRIMÁRIA

Jessica Blanc Leite Oliveira ▪ Carlos Roberto Martins Jr.

A cefaleia explosiva primária (ou **cefaleia primária em trovoada**) é um tipo de cefaleia primária na qual ocorre dor intensa, de início súbito, similar à cefaleia causada pela ruptura de aneurisma cerebral, porém, na ausência de qualquer patologia intracraniana. A observação de que a cefaleia em trovoada possa ser também uma cefaleia primária é recente, e alguns especialistas contestam a existência de uma cefaleia em trovoada primária, alegando que esses casos possam representar causas subjacentes não diagnosticadas.

A prevalência da doença é desconhecida. Sabe-se que afeta predominantemente indivíduos entre 20 e 50 anos e predomina no sexo feminino.

A dor atinge rapidamente o ápice, geralmente em 30 segundos (máximo 1 minuto), e dura algumas horas, podendo também persistir por semanas. Frequentemente, a localização é occipital, mas pode ser difusa. A cefaleia explosiva primária pode ser acompanhada por sintomas migranosos, como náuseas e vômitos, por perda transitória da consciência ou, até mesmo, por sinais neurológicos focais, como alterações da sensibilidade, fraqueza, alterações de marcha e de fala. Vale lembrar que a presença, ou não, desses sintomas não é suficiente para diferenciar a cefaleia primária de outras causas de cefaleia em trovoada. Em dois terços dos pacientes, a dor é recorrente durante um período de duas semanas, ao passo que, no restante dos pacientes, pode haver crises por vários anos.

A fisiopatologia ainda não é clara, porém, acredita-se que uma hipersensibilidade do sistema nervoso autônomo craniano possa ter um papel na etiologia.

Os critérios diagnósticos pela Classificação Internacional das Cefaleias (ICHD-3) são:

A) Dor de cabeça forte preenchendo os critérios B e C;
B) Início abrupto, atingindo a intensidade máxima em < 1 minuto;
C) Duração ≥ 5 minutos;
D) Não mais bem explicada por outro diagnóstico da ICHD-3.

Como a cefaleia em trovoada está frequentemente associada a transtornos vasculares intracranianos graves, é obrigatório excluir causas subjacentes para a dor, principalmente hemorragia subaracnoide (HSA). Outros diagnósticos a serem descartados são hemorragia intracerebral, trombose venosa cerebral, malformação vascular não rota, dissecção arterial (intra e extracraniana), síndrome da vasoconstrição cerebral reversível, PRES e apoplexia hipofisária. Causas orgânicas adicionais de cefaleia em trovoada incluem meningite, cisto coloide do terceiro ventrículo, hipotensão intracraniana espontânea e sinusite aguda (particularmente com barotrauma). Características na história do paciente que aumentam a chance de um possível transtorno cerebral subjacente grave são: primeira crise, cefaleia durante esforço, febre, rigidez nucal, vômitos, perda ou diminuição transitória da consciência, sinais neurológicos focais e amaurose.

O diagnóstico é feito por exclusão, sendo que a busca por uma causa subjacente deve ser rápida e completa. A clínica é insuficiente para distinguir uma cefaleia em trovoada entre primária e secundária, devendo-se proceder com exames complementares. O primeiro exame a ser realizado é a tomografia de crânio sem contraste. Caso esta venha sem alterações, o paciente deve ser submetido à punção lombar para exclusão de HSA. Se a tomografia e o liquor não mostrarem alterações, é recomendado prosseguir a investigação com ressonância magnética de crânio contrastada e estudo das artérias cerebrais e cervicais (angio-TC).

Não há um tratamento bem estabelecido. Um estudo revelou que o uso de nimodipino preveniu crises futuras de cefaleia em trovoada na maioria dos pacientes. É importante evitar medicações vasoconstritoras, como triptanos.

DICAS
▪ Cefaleia intensa, em trovoada, de início súbito; ▪ Ausência de patologia intracraniana como causa da cefaleia; ▪ Diagnóstico por exclusão: obrigatório exame de imagem e coleta de liquor para descartar outras causas de cefaleia em trovoada; ▪ Diagnóstico diferencial principal é hemorragia subaracnoide por ruptura de aneurisma cerebral; ▪ Diagnósticos a serem descartados são hemorragia intracerebral, trombose venosa cerebral, malformação vascular não rota, dissecção arterial (intra e extracraniana), síndrome da vasoconstrição cerebral reversível, PRES e apoplexia hipofisária; ▪ Nimodipino profilático.

BIBLIOGRAFIA

Headache Classification Committee of the International Headache Society (IHS). The International Classification of Headache Disorders. 3rd ed. Cephalalgia 2018;38:1-211.

Linn FHH, Rinkel GJE, Algra A, van Gijn J. Headache characteristics in subarachnoid haemorrhage and benign thunderclap headache. J Neurol Neurosurg Psychiatry 1998;65:791-3.

Linn FHH. Primary thunderclap headache. Handb Clin Neurol 2010;97:473-81.

Lu SR, Liao YC, Fuh JL, et al. Nimodipine for treatment of primary thunderclap headache. Neurology 2004;62(8):1414-6.

Pascual J. Other primary headaches. Neurol Clin 2009;27(2):557-71.

Schwedt TJ. Thunderclap Headache. Continuum 2015;21:1058-71.

CEFALEIA HÍPNICA

Mateus Kist Ibiapino ▪ Carlos Roberto Martins Jr.

A cefaleia hípnica, descrita inicialmente por Raskin em 1988, caracteriza-se por um quadro de cefaleia que ocorre **apenas quando o paciente está dormindo e o acorda do sono**, em geral no mesmo horário da madrugada, motivo pelo qual recebeu o nome de *cefaleia do despertador*. A fisiopatologia exata é desconhecida, embora se acredite que haja envolvimento hipotalâmico em decorrência da ritmicidade da doença.

É mais comum na faixa etária a partir dos 50 anos e entre mulheres (prevalência mulheres/homens: 1,5). Até 36% dos pacientes portadores de cefaleia hípnica também são portadores de migrânea, porém, na maioria dos casos, o padrão de dor difere claramente do habitual ou o paciente surge com uma nova cefaleia após um longo período sem atividade da migrânea. A localização e a qualidade da dor não possuem um padrão característico.

O diagnóstico é feito com base nas seguintes características (ICHD-3):

- A dor ocorre somente durante o sono e desperta o paciente;
- Episódios devem ocorrer em pelo menos 10 dias por mês durante pelo menos 3 meses;
- Dor de duração entre 15 minutos a 4 horas após o despertar, sem ser acompanhada por sintomas autonômicos cranianos ou inquietude;
- Exclusão de outras cefaleias ou causas secundárias.

Geralmente, realiza-se investigação por neuroimagem com ressonância magnética, pois tumores como hemangioblastoma de cerebelo, macroadenoma de hipófise e lesões de tronco encefálico podem simular o quadro (sempre pensar em lesões expansivas na vigência de cefaleia ao decúbito). O tratamento de primeira escolha é a ingestão de cafeína, medida que, em geral, os pacientes descobrem e adotam por conta própria. Há relatos de benefício com uso de triptanos, lítio, melatonina e indometacina.

DICAS
▪ Dor que ocorre durante o sono e acorda o paciente no mesmo horário; ▪ Melhora com ingesta de cafeína; ▪ Os pacientes não apresentam inquietação ou sintomas autonômicos; ▪ É importante excluir causas secundárias com neuroimagem; ▪ Tratamento: cafeína, lítio, melatonina ou indometacina.

BIBLIOGRAFIA

Holle D, Naegel S, Obermann M. Pathophysiology of hypnic headache. Cephalalgia 2014;34(10);806-12.
Lanteri-Minet M. Hypnic headache. Headache 2014;54(9):1556-9.
Pinto CAR, Fragoso YD, de Souza CD, Gabbai AA. Síndrome da cefaléia hípnica (SCH). Revista Neurociências 2003;11(1):46-51.
Raskin NH. The hypnic headache syndrome. Headache 1988;28(8):534-6.

CEFALEIA NUMULAR

Isabelle Salgado Castellano

A cefaleia numular é uma entidade nosológica relativamente incomum e de etiologia indeterminada. Trata-se de uma cefaleia primária, mas outras causas podem mimetizar suas manifestações. O termo 'numular' faz referência à maior característica da dor, **seu formato de moeda**, já que a mesma se restringe a uma pequena área circular ou elíptica.

Na maioria dos casos, trata-se de uma cefaleia unifocal localizada na região parietal, apesar de poder se manifestar em qualquer porção do couro cabeludo e raramente apresentar múltiplos focos dolorosos. A intensidade da dor é mais frequentemente leve à moderada, e pode-se manifestar de forma contínua ou intermitente com períodos de exacerbação. A área afetada comumente apresenta sinais de parestesia, hiperestesia ou alodinia, especialmente em pacientes cujo trauma foi um desencadeante. Tipicamente, não é acompanhada de náusea, vômitos, fotofobia ou fonofobia. Parece haver, contudo, uma maior prevalência de cefaleia numular em indivíduos com migrânea.

Segundo a classificação da Sociedade Internacional de Cefaleias de 2018, o diagnóstico de cefaleia numular deve obedecer aos seguintes critérios:

A) Dor cefálica contínua ou intermitente preenchendo o critério B;
B) Sentida exclusivamente em uma área do couro cabeludo, com todas as quatro seguintes características:
   1. Contorno bem delimitado;
   2. Tamanho e formato fixos;
   3. Circular ou elíptica;
   4. 1-6 cm de diâmetro.
C) Não mais bem explicada por outro diagnóstico da ICHD-3.

Os possíveis diagnósticos diferenciais são diversos, por isso é recomendável obter neuroimagem para exclusão de lesões estruturais.

O tratamento da cefaleia numular deve ser realizado com análogos do receptor GABA, como Gabapentina e Pregabalina, sendo a toxina botulínica uma opção terapêutica para casos refratários.

DICAS
▪ Pequena área dolorosa circular ou elíptica de contornos bem delimitados (1 a 6 cm de diâmetro);
▪ Sem associação com sintomas autonômicos;
▪ Usualmente em região parietal;
▪ Exclusão de outras causas por neuroimagem;
▪ Gabapentina ou pregabalina como tratamento de escolha.

BIBLIOGRAFIA

Baldacci F, Nuti A, Lucetti C, et al. Nummular headache dramatically responsive to indomethacin. Cephalalgia 2010;30:1151.

Headache Classification Committee of the International Headache Society (IHS). The International Classification of Headache Disorders. 2018;3:56-57.

López-Ruiz P, Cuadrado ML, Aledo-Serrano A, et al. Superficial artery aneurysms underlying nummular headache - 2 cases and proposed diagnostic work-up. Headache 2014;54:1217.

CEFALEIA PERSISTENTE DIÁRIA DESDE O INÍCIO

Isabelle Salgado Castellano

A cefaleia persistente diária desde o início (CPDI) teve sua primeira descrição em 1986. Diferencia-se das demais cefaleias crônicas por sua característica mais marcante: além de persistente e diária desde o início, os pacientes com este transtorno invariavelmente podem descrever precisamente sua instalação.

A fisiopatologia da doença é indeterminada, mas alguns gatilhos foram reconhecidos, tais como infecções, estresse cirúrgico ou fatores estressantes da vida pessoal. Quanto à distribuição na população geral, trata-se de uma doença de prevalência e incidência indeterminadas, mais frequente no sexo feminino, podendo acometer qualquer faixa etária, com média de 35 anos.

A cefaleia persistente diária desde o início acontece tipicamente em **indivíduos sem história prévia de cefaleia, que abrem subitamente um quadro de dor que não remite a partir do dia de instalação.** Tal característica é tão marcante que, caso o paciente não se recorde precisamente do início dos sintomas, outros diagnósticos devem ser aventados. Seu curso pode ser autolimitado, com duração de alguns meses, ou refratário. São descritos dois fenótipos para a CDPI: semelhante à migrânea – acompanhada de fotofobia, fonofobia, náuseas – ou, mais raramente, semelhante à cefaleia tensional. Esta classificação é importante para definição terapêutica.

O diagnóstico deve ser realizado segundo os critérios diagnósticos do ICHD-3:

A) Cefaleia persistente preenchendo os critérios B e C;
B) Início distinto e claramente lembrado, com a dor tornando-se contínua e sem remissão dentro de 24 horas;
C) Presente por > 3 meses;
D) Não mais bem explicada por outro diagnóstico da ICHD-3.

Segundo esta classificação, é possível o diagnóstico de CPDI mesmo em indivíduos com características sugestivas de migrânea ou cefaleia do tipo tensão (CTT). Contudo, mesmo que os critérios para tais transtornos possam ser preenchidos, sempre que o paciente apresentar critérios para cefaleia persistente diária desde o início, este será o diagnóstico padrão.

É importante ressaltar ainda que estes pacientes são propensos ao uso excessivo de analgésicos, e o diagnóstico de CDPI só pode ser firmado caso a dor preceda o abuso de medicamentos.

Apesar de ser uma doença de diagnóstico clínico, por se tratar de uma cefaleia de início recente em indivíduos frequentemente sem história prévia, é recomendável investigação para exclusão de causas secundárias, como trombose venosa cerebral, fístula liquórica, hipertensão intracraniana idiopática ou outras cefaleias primárias. Neuroimagem pode ser necessária.

A abordagem terapêutica da CDPI depende diretamente do fenótipo encontrado, uma vez que tanto o tratamento das crises quanto sua profilaxia serão semelhantes ao recomendado nos casos de migrânea ou CTT.

No primeiro caso, triptanos são a droga de escolha na terapia abortiva e a profilaxia das crises pode ser realizada com betabloqueadores, tricíclicos ou anticonvulsivantes. Já nos casos de apresentação semelhante à CTT, o tratamento agudo inclui uso de anti-inflamatórios não esteroidais e a prevenção de recorrência também pode ser realizada com tricíclicos.

DICAS
▪ Paciente deve determinar precisamente o início da cefaleia; ▪ Apresentação diária, sem remissão, por no mínimo 3 meses; ▪ Duas apresentações clínicas: semelhante à migrânea ou semelhante à CTT; ▪ Excluir causas secundárias sempre, pois teve início súbito; ▪ Tratamento profilático e abortivo de acordo com o fenótipo (migranoso ou tensional).

BIBLIOGRAFIA

Evans RW, Rozen TD. Etiology and treatment of new daily persistent headache. Headache 2001;41:830.

Headache Classification Committee of the International Headache Society (IHS). The International Classification of Headache Disorders. 2018;3:57-8.

Takase Y, Nakano M, Tatsumi C, Matsuyama T. Clinical features, effectiveness of drug-based treatment, and prognosis of new daily persistent headache (NDPH): 30 cases in Japan. Cephalalgia 2004;24:955.

Vanast WJ. New daily persistent headaches: definition of a benign syndrome. Headache 1986;26:317.

CEFALEIA PRIMÁRIA ASSOCIADA À ATIVIDADE SEXUAL

Isabelle Salgado Castellano • Carlos Roberto Martins Jr.

A cefaleia primária associada à atividade sexual é um causa relativamente incomum de cefaleia primária. Trata-se, segundo a Classificação Internacional de Cefaleias (ICHD-2018), de dor desencadeada pela atividade sexual, com início geralmente bilateral e maçante, conforme a excitação sexual aumenta, e repentinamente tornando-se intensa no momento do orgasmo, na ausência de qualquer transtorno intracraniano.

A fisiopatologia do distúrbio ainda não é completamente conhecida, mas dentre as hipóteses aventadas está o aumento súbito de pressão e frequência cardíaca durante a excitação sexual. O transtorno pode ocorrer em qualquer idade da vida sexual ativa, e é mais prevalente no sexo masculino (até 1:3). A maioria dos casos não é acompanhada por sintomas autonômicos ou vegetativos, é bilateral em dois terços e unilateral em um terço dos casos, e é difusa ou de localização occipital em 80% dos casos. Recomenda-se que o diagnóstico seja firmado a partir do segundo episódio, e indivíduos que apresentem uma crise única devem ser classificados como 'provável cefaleia associada à atividade sexual'. Até 40% dos casos têm um curso crônico.

As manifestações clínicas deste tipo de cefaleia são variadas, apresentando-se principalmente de duas formas, classicamente conhecidas como pré-orgástica e orgástica. No caso da primeira, trata-se usualmente de uma dor em caráter de pressão occipital que surge durante atividade sexual e aumenta durante o ato, geralmente associada a aumento de contração da musculatura cervical e mandibular. Já no caso da cefaleia orgástica, há início explosivo de cefaleia latejante que ocorre pouco antes do momento do orgasmo. Ambas são consideradas uma só entidade clínica, com apresentação variável.

De acordo com a ICHD-2018, o diagnóstico de cefaleia primária associada à atividade sexual deve seguir os seguintes critérios:

A) Ao menos dois episódios de dor cefálica e/ou cervical preenchendo os critérios B-D;
B) Provocada por e ocorrendo apenas durante a atividade sexual;
C) Um dos dois ou ambos os seguintes:
   1. Aumento da intensidade paralelo ao aumento da excitação sexual;
   2. Intensidade explosiva e abrupta logo antes ou no momento do orgasmo.
D) Durando de um minuto a 24 horas com intensidade forte e/ou até 72 horas com intensidade fraca;
E) Não mais bem explicada por outro diagnóstico da ICHD-3.

Por se tratar de cefaleia intensa e súbita, na primeira crise é obrigatório excluir outros diagnósticos, como hemorragia subaracnóidea, dissecção arterial intra e extracraniana, síndrome da vasoconstrição cerebral reversível (SCVR) e trombose venosa cerebral, devendo os casos de cefaleias explosivas múltiplas durante a atividade sexual ser considerados como cefaleia por SVCR até que se prove o contrário, por meio de estudos angiográficos.

O tratamento agudo destas cefaleias deve ser realizado com triptanos. Para a profilaxia das crises, sugere-se o uso de Indometacina 30-60 minutos antes da atividade sexual. Em caso de refratariedade ou intolerância, betabloqueadores podem ser utilizados.

DICAS
▪ Cefaleia desencadeada pela atividade sexual, que não ocorre em outros contextos;
▪ Manifestação crescente durante o ato sexual, ou abrupta no momento do orgasmo;
▪ Neuroimagem para exclusão de outros diagnósticos na primeira crise;
▪ Tratamento abortivo das crises com Triptanos;
▪ Profilaxia das crises com Indometacina (30 a 60 min antes da atividade sexual).

BIBLIOGRAFIA
Frese A, Gantenbein A, Marziniak M, et al. Triptans in orgasmic headache. Cephalalgia 2006;26:1458.
Frese A, Rahmann A, Gregor N, et al. Headache associated with sexual activity: prognosis and treatment options. Cephalalgia 2007;27:1265.
Headache Classification Committee of the International Headache Society (IHS). The International Classification of Headache Disorders 2018;3:53-4.
Heckmann JG, Hilz MJ, Mück-Weymann M, Neundörfer B. Benign exertional headache/benign sexual headache: a disorder of myogenic cerebrovascular autoregulation? Headache 1997;37:597.
Porter M, Jankovic J. Benign coital cephalalgia. Differential diagnosis and treatment. Arch Neurol 1981;38:710.

CEFALEIA PRIMÁRIA DA TOSSE

Carlos Roberto Martins Jr.

Trata-se de quadro raro com prevalência média de 1%. Mais comum no sexo masculino, apresenta-se com dor bilateral, início súbito, intensidade moderada, duração de segundos a 30 minutos, desencadeada por tosse, espirro ou Valsalva. Não se sabe ao certo a causa, mas acredita-se tratar de picos isolados da pressão intracraniana por mecanismos deficientes de autorregulação cerebral.

Apesar ser uma cefaleia primária, é imperativo descartar causas de cefaleia secundária, pois cerca de 40% dos pacientes com tal condição apresentam má formação de **Arnold Chiari tipo I**, doença vascular carotídea/vertebral, aneurisma, tumores de fossa posterior ou invaginação basilar secundária ou não à **doença de Paget**.

É importante lembrar que a cefaleia do espirro (**esternutodínia** ou **ptarmicalgia**) surge com o espirro, e deve nos sugerir sempre a malformação de **Arnold-Chiari**. Após excluídas causas secundárias e com o diagnóstico ratificado, utiliza-se indometacina de 50-200 mg ao dia por 6 meses a 4 anos com resposta satisfatória. O uso de propranolol, acetazolamida, metisergida e topiramato pode ser tentado em casos com má resposta à indometacina (tratamento de eleição).

DICAS
▪ Dor bilateral, início súbito, intensidade moderada, duração de segundos a 30 minutos, desencadeada por tosse, espirro ou Valsalva; ▪ Excluir causas secundárias, principalmente **Arnold Chiari tipo I**; ▪ Indometacina 5-200 mg/dia por 6 meses a 4 anos.

BIBLIOGRAFIA

Boes CJ, Matharu MS, Goadsby PJ. Benign cough headache. Cephalalgia 2002;22:772-9.
Buzzi MG, Formisano R, Colonnese C, Pierelli F. Chiariassociated exertional, cough, and sneeze headache responsive to medical therapy. Headache 2003;43(4):404-6.

CEFALEIA PRIMÁRIA DO EXERCÍCIO

Vitor Corsaletti Abreu

Cefaleia primária do exercício (CPE) acomete 1% a 27% da população e pode ser precipitada por qualquer forma de exercício físico, especialmente em climas quentes, altas altitudes e esforço extenuante. Tem característica pulsátil, bilateral, iniciada em até 30 minutos do início da atividade física, na maioria dos pacientes. A duração da dor é de cerca de 5 minutos a 48 horas, sendo mais efêmera ainda em adolescentes.

A fisiopatologia ainda é incerta. Existe a teoria vascular por diminuição do retorno venoso e aumento da congestão venosa ou a distensão arterial que leva à tração de estruturas cerebrais sensíveis à dor. Para corroborar essa teoria, nos portadores de CPE, há uma maior prevalência de incompetência da valva da veia jugular interna, quando comparados a indivíduos normais da mesma idade, levando à congestão venosa cerebral.

Critérios diagnósticos para CPE (ICHD-3):

- Ao menos dois episódios de cefaleia preenchendo os critérios B e C;
- Precipitada por e ocorrendo apenas durante ou após exercício físico extenuante;
- Duração < 48 horas;
- Não mais bem explicada por outro diagnóstico de ICHD-3.

Na primeira crise desta cefaleia, devem-se excluir causas secundárias, tais como: hemorragia subaracnóidea, hipertensão intracraniana, dissecção arterial ou síndrome da vasoconstrição cerebral reversível. Os sinais de alerta são a idade avançada e a duração prolongada (> 48 h). Angiotomografia e TC de crânio são mandatórias neste contexto inicial de apresentação.

A CPE é autolimitada e tende a desaparecer espontaneamente em meses a anos do diagnóstico, na maioria dos pacientes. Assim, recomenda-se evitar gatilhos (exercícios extenuantes em climas quentes e altas altitudes) e realizar aquecimentos mais prolongados antes da atividade. Terapia farmacológica inclui indometacina ou naproxeno 30-60 minutos antes do exercício. A prevenção antes do exercício com tartarato de ergotamina ou flunarizina também pode ser realizada.

DICAS
- Cefaleia iniciada durante ou após o exercício físico; - Dura até 48 horas; - Especialmente em climas quentes, altas altitudes e esforço extenuante; - Na primeira crise desta cefaleia, devem-se excluir causas secundárias por meio de TC e angio-TC de crânio; - Tende a ser autolimitada; - Terapia farmacológica inclui indometacina ou naproxeno 30-60 minutos antes do exercício.

BIBLIOGRAFIA

Doepp F, Valdueza JM, Schreiber SJ. Incompetence of internal jugular valve in patients with primary exertional headache: a risk factor? Cephalalgia 2008;28:182.

Headache Classification Committee of the International Headache Society (IHS). The International Classification of Headache Disorders. 3rd ed. Cephalalgia 2018;38(1):1-211.

Sandoe CH, Kingston W. Exercise headache: a review. Current Neurology and Neuroscience Reports 2018;18(6).

CEFALEIA PRIMÁRIA EM FACADAS

Vitor Corsaletti Abreu

Cefaleia primária em facadas (CPF) é uma cefaleia primária descrita inicialmente em 1964 por Lansche como **oftalmodinia periódica**, e já foi conhecida como "dor de picador de gelo", "síndrome da agulha no olho", "dor de cabeça aguda de curta duração" ou *Jabs and Jolts Syndrome*. Possui uma prevalência de 2% a 35% e é mais frequente em pessoas que sofrem de migrânea (42%) em comparação com a população normal (3%).

É caracterizada por punhaladas súbitas transitórias e localizadas em qualquer região da cabeça que ocorrem espontaneamente na ausência de doença orgânica subjacente. Em 70% dos casos, não acomete regiões trigeminais e, geralmente, com localizações variáveis a cada crise. Nos portadores de enxaqueca, as facadas costumam ocorrer no lado habitual da migrânea. A dor em facada dura até três segundos em 80% dos casos, raramente ultrapassa 10-120 segundos e apresenta frequência de uma a poucas vezes por dia.

Idade avançada, duração prolongada, frequência alta de episódios de dor e sintomas autonômicos podem apontar para causas secundárias e para outros diagnósticos, podendo ser útil a investigação complementar com imagem.

Critérios diagnósticos para CPF (ICHD-3):

- Dor ocorre espontaneamente como facada única ou em série e preenche critérios B e C;
- Cada facada dura poucos segundos;
- Facadas recorrem em frequência irregular de uma a várias vezes por dia;
- Ausência de sintomas craniais autonômicos;
- Não é mais bem explicada por outro diagnóstico de ICHD-3.

O tratamento pode ser feito com indometacina na dose de 75-250 mg/dia. Especialistas estimam que a resposta à indometacina varia em torno de 60% na CPF. Alternativas: melatonina, celecoxibe, acetazolamida, topiramato, gabapentina e nifedipina. Em crianças menores de 15 anos, evitamos usar indometacina, preferindo amitriptilina ou melatonina. A doença tende a entrar em remissão com o tempo, sem necessidade do uso contínuo desses medicamentos.

DICAS
■ Cefaleia em facada que dura poucos segundos (não ultrapassa 120 segundos); ■ Sem sinais autonômicos; ■ Tratamento: indometacina, amitriptilina, melatonina.

BIBLIOGRAFIA

Murray D, Dilli E. Primary stabbing headache. Current Neurology and Neuroscience Reports 2019;19(7):11910-019/0955-6.

Headache Classification Committee of the International Headache Society (IHS). The International Classification of Headache Disorders. 3rd ed. Cephalalgia 2018;38(1):1-211.

CHARCOT – MARIE – TOOTH

Carlos Roberto Martins Jr.

Assim como outras neuropatias hereditárias, como neuropatia sensitivo-autonômica hereditária (HSAN) e neuropatia motora hereditária (HMN), descritas em outros capítulos dessa obra, a doença de Charcot-Marie-Tooth (CMT) é uma neuropatia sensitivo-motora hereditária bem familiar ao neurologista geral. É umas das doenças genéticas mais comuns, com prevalência de 1 para cada 2.500 pessoas.

A CMT é classificada de acordo com o padrão inicial de acometimento (desmielinizante ou axonal), bem como com o tipo de herança implicado e gene envolvido. Em termos neurofisiológicos, as formas desmielinizantes apresentam velocidade de condução (VC) menor que **35 m/s** em membros superiores e as formas axonais cursam com VC maior que **45 m/s**. Os subtipos entre 35-45 m/s são classificados como formas intermediárias.

A classificação das CMTs mudam de acordo com vários autores. Em linhas gerais, a classificação mais atual é:

- *CMT1*: Desmielinizante e autossômica dominante;
- *CMT4*: Desmielinizante e autossômica recessiva;
- *CMT2*: Axonal e autossômica dominante;
- *CMT2-AR*: Axonal e autossômica recessiva;
- *CMTID*: Intermediária e autossômica dominante;
- *CMTIR*: Intermediária e autossômica recessiva;
- *CMTX*: Intermediária/Axonal/Desmielinizante e ligada ao X.

A CMT3 é classificada por alguns autores como **síndrome de Dejerine-Sottas (SDS)**, mas isso é motivo de controvérsia. A SDS compartilha de sinais clássicos de CMT desmielinizante. Acomete infantes com retardo dos marcos motores e velocidade de condução < 10 m/s (hipomielinização). A criança demora a adquirir a marcha e depois a perde. Originalmente, foi descrita como afecção recessiva, entretanto pode ser dominante também, envolvendo mutações nos genes responsáveis por proteínas mielínicas.

O quadro clínico clássico da CMT é o apresentado pela CMT1A (duplicação do gene *PMP22* – cromossomo 17). A afecção inicia-se nas duas primeiras décadas de vida com polineuropatia comprimento-dependente sensitivo-motora de progressão lenta, de predomínio motor com alterações tróficas na evolução, como pés cavos e dedos em martelo. As crianças, usualmente, cursam com desempenho prejudicado nos esportes e nas atividades recreativas, entretanto, o diagnóstico é tardio na maioria dos casos. As manifestações sensitivas positivas, como parestesias e disestesias, podem ocorrer, mas os pacientes pouco reclamam, e, pelo fato de a CMT ser lentamente progressiva, acostumam-se e adaptam-se aos sintomas. A CMT1A corresponde a 70% das formas desmielinizantes e a 40% de todas as formas de CMT.

Quadro de fraqueza ocorre distal para proximal com progressão lenta, e a atrofia torna-se evidente na musculatura peroneira (**sinal da garrafa de *champagne* invertida**). Atrofia distal de interósseo é comum. O acometimento dos membros superiores se dá após anos de doença e os nervos cranianos são, usualmente, poupados. Os reflexos profundos estão diminuídos ou abolidos.

A CMTIB (*gene MPZ*) pode proporcionar síndrome de **Dejerine-Sotas**, bem como neuropatia hipomielinizante congênita (uma das causas periféricas de bebê hipotônico). A CMT2A (gene da mitofusina 2) causa forma axonal, atrofia óptica e sinal de Babinski. A CMTX1 (gene *GJB1* – conexina 32) é ligada ao X (não transmite de homem para homem), geralmente intermediária em homens e axonal em mulheres e tende a apresentar *split hand sign* (atrofia de região tenar pior que hipotenar).

Algumas formas de CMT apresentam sinais ou sintomas típicos que nos guiam ao diagnóstico molecular pela semiologia clássica, a saber:

- *CMT4A*: início precoce, quadro grave, paresia de corda vocal, paresia diafragmática;

- *CMT4B1*: comprometimento facial e bulbar;
- *CMT4D*: surdez, atrofia de língua;
- *CMT2A*: atrofia óptica;
- *CMT2C*: paresia de corda vocal;
- *CMTDIB*: catarata, oftalmoplegia e ptose;
- *CMTDIE*: glomerulosclerose focal e segmentar, insuficiência renal;
- *CMTRIB*: dificuldade de aprendizagem, schwannoma vestibular;
- *CMTXS (síndrome de Cowchock)*: atraso no desenvolvimento, surdez, dificuldade de aprendizado.

As formas mais comuns de CMT são: CMT1A (*PMP22*), CMTX1 (*GJB1-conexina 32*), CMT1B (*MPZ*) e CMT2A (*MFN2-mitofusina 2*). Além da história clínica (padrão recessivo, ligado ao X ou dominante), a ENMG guia-nos quanto à classificação desmielinizante (VC < 38 m/s em MMSS) e axonal. As formas mielínicas cursam com velocidades reduzidas e sem bloqueio de condução (desmielinização homogênea e uniforme). A ratificação diagnóstica é molecular. A biópsia de nervo pode evidenciar espessamento mielínico local (*tomácula*). Não há tratamento modificador de doença. Reabilitação ainda é a regra.

DICAS
- Uma das doenças genéticas mais prevalentes; - Tende a ser benigna na maioria dos casos; - Formas desmielinizantes apresentam velocidade de condução (VC) menor que **35 m/s** em membros superiores e as formas axonais cursam com VC maior que **45 m/s**. Os subtipos entre 35-45 m/s são classificados como formas intermediárias; - As formas mais comuns de CMT são: CMT1A (*PMP22*), CMTX1 (*GJB1-conexina 32*), CMT1B (*MPZ*) e CMT2A (*MFN2-mitofusina 2*); - ENMG guia-nos quanto à classificação desmielinizante (VC < 38 m/s em MMSS) e axonal. As formas mielínicas cursam com velocidades reduzidas e sem bloqueio de condução (desmielinização homogênea e uniforme); - CMT2A (gene da mitofusina 2) causa forma axonal, atrofia óptica com ou sem sinal de Babinski; - CMTX1 (gene *GJB1* – conexina 32): *split hand sign* (atrofia de região tenar pior que hipotenar).

BIBLIOGRAFIA

Bady B, Clauplannaz G, Brunon AM. La marche en ballerine, symptome révélateur d'une maladie de Charcot-Marie à forme hypertrophique avec transmission dominante. Rev Neurol 1982;138:827-38.

Berciano J. Combarros O, Figols J, et al. Hereditary motor and sensory neuropathy type II: clinicopathological study of a family. Brain 1986;109:897-914.

Bouche P, Gherardi R, Cathala HP, et al. Peroneal muscular atrophy: I. Clinical and electrophysiological study. J Neurol Sci 1983;61:389-99.

CLIPPERS

Alexandre Motta Mecê ▪ Carlos Roberto Martins Jr.

Descrita em 2010, CLIPPERS (*Chronic Lymphocitic Inflammation with Pontine Perivascular Enchacement Responsive to Steroids*) é uma síndrome de encefalomielite (classicamente de tronco encefálico), de acometimento clínico e radiológico, preferencialmente, em ponte e cerebelo. Histopatologicamente, as áreas de encefalomielite correspondem a **infiltrados perivasculares de linfócitos**, sendo a maioria do subtipo T-CD4. Acomete preferencialmente indivíduos de meia-idade, sem preferência por gênero.

Os principais achados clínicos (sinais e sintomas predominantemente de tronco) são:

- Ataxia de marcha;
- Alteração sensitiva facial;
- Diplopia;
- Disartria;
- Mielopatia cervical alta;
- Zumbidos e nistagmos;
- Náuseas;
- Tetraparesia.

Os sintomas mais comumente se desenvolvem em dias a semanas (subagudos), e as manifestações mais agudas falam contra a hipótese diagnóstica.

Não há marcadores laboratoriais séricos ou especificidades liquóricas que falem a favor do diagnóstico. Radiologicamente, CLIPPERS caracteriza-se por lesões pontuais (**< 3 mm, cortes axiais**) com hipersinal T2/Flair e hiposinal T1, com realce ao gadolínio em ponte e cerebelo, podendo-se estender à medula espinal e a hemisférios cerebrais. Um dado importante a respeito da patologia é a sua resposta ao uso de corticosteroides, havendo remissão das lesões durante seu uso e, muitas vezes, retorno delas após a sua interrupção. A não responsividade ao uso de corticosteroides deve levantar a hipótese de diagnósticos diferenciais para CLIPPERS.

Falam contra o diagnóstico de CLIPPERS: ausência de resposta à corticoterapia, ausência de achados radiológicos predominantes em tronco encefálico, evolução rapidamente progressiva, febre, sintomas B, início precoce de crises convulsivas, alteração do nível de consciência e acometimento extrassistema nervoso central.

Diante do diagnóstico, indica-se pulsoterapia com 1 g de metilprednisolona por dia por 5 dias endovenosa, seguida por tratamento com prednisona oral 1 mg/kg/dia, com as apropriadas profilaxias (pneumocistose, osteoporose, ganho ponderal). Após a melhora clínica e radiológica, pode-se ainda seguir com tratamento imunossupressor com metotrexato (até 22,5 mg/semana), azatioprina (2,5 mg/kg/dia) ou micofenolato (2 g/dia) como poupadores de corticoide.

DICAS
▪ Quadro de acometimento de tronco cerebral (principalmente ponte e cerebelo) de evolução subaguda – lesões puntiformes com desaparecimento ao uso de corticoide; ▪ Comum retorno da afecção após interrupção da corticoterapia; ▪ Tratamento com corticoterapia e imunossupressores.

BIBLIOGRAFIA

Tobin WO, Guo Y, Krecke KN, et al. Diagnostic criteria for chronic lynphocytic inflammation with pontine pervascular enchacement responsive to steroids (CLIPPERS). Brain 2017;140(9):2415-25.

Zalewski NL; Tobin WO. CLIPPERS. Current Neurology and Neuroscience Reports 2017;17:65.

CAPÍTULO 72

COATS

Lucas de Melo Teixeira Branco ▪ Carlos Roberto Martins Jr.

A síndrome de Coats representa condição de vasculopatia retiniana associada à telangiectasia e exsudação intrarretiniana e/ou sub-retiniana. A nomenclatura **doença de Coats** corresponde à forma idiopática e não hereditária da doença, inicialmente, descrita por George Coats em 1908. Quadro semelhante pode ocorrer ainda em associação com outras entidades, como a **síndrome de Turner, retinite pigmentosa, síndrome de Senior-Loken, síndrome de Parry-Romberg** e a **distrofia muscular fascioescapuloumeral** (DMFH).

A DMFH é uma doença rara caracterizada por fraqueza muscular progressiva e acometimento de musculatura facial, cintura escapular e braços, com prevalência de 1-9/100.000. A forma mais prevalente (DMFH tipo 1) é associada à redução patogênica de unidades do microssatélite *D4Z4* na região subtelomérica do cromossomo *4q35*. Suas manifestações extramusculares incluem, além de retinopatia, perda auditiva de altas frequências. Descreve-se prevalência de tortuosidade vascular retiniana em mais de 50% dos indivíduos, sendo caracterizada como Síndrome de Coats em 0,6-2,0% dos pacientes.

Na forma idiopática, o quadro é unilateral em 95-100% dos casos, e acomete indivíduos jovens do sexo masculino. Particularmente, quando associada à DMFH tipo 1, a manifestação ocular pode ser bilateral, em idade variável e com acometimento de ambos os sexos. O quadro clínico é variável, com declínio visual, estrabismo, xantocoria, nistagmo e/ou dor ocular. Pode ainda incluir achados em segmento anterior como edema de córnea, neovascularização da íris com heterocromia e catarata. As complicações são, em maior parte, secundárias a **descolamento de retina crônico**, podendo cursar com perda visual total e dor ocular intensa.

O padrão-ouro para diagnóstico é a fundoscopia por oftalmoscopia indireta, com achados de telangiectasia retiniana em 100% dos casos, associados à exsudação intrarretiniana de coloração amarelo-dourada. Macrocistos retinais, tumores vasoproliferativos e hemorragia vítrea são complicações associadas a descolamento de retina de longa data. O principal diagnóstico diferencial é o retinoblastoma. Exames complementares como ultrassonografia, angiografia fluoresceínica, tomografia de coerência óptica, tomografia computadorizada e ressonância magnética podem ser úteis na investigação.

O manejo da doença visa à erradicação dos vasos telangiectásicos e ao controle da exsudação para preservação de visão, e varia de acordo com o estágio da doença. Terapias adjuvantes, tais como triancinolona intravítrea e medicações anti-VEGF, como o Bevacizumab, têm perspectiva promissora, mas não atuam na patogênese da doença. A classificação da afecção, proposta por Shields em 2000, e o manejo recomendado estão sumarizados no Quadro 72-1.

Quadro 72-1. Classificação conforme Shields *et al.* e Manejo Recomendado da Síndrome de Coats

Estágio	Achados de Fundoscopia	Manejo
1	Apenas telangiectasia retiniana	Observação, se estável Fotocoagulação a *laser* ou crioterapia, se progressão
2	Telangiectasia com exsudação	Fotocoagulação a *laser* ou crioterapia
2A	Exsudação extrafoveal	
2B	Exsudação foveal	
3	Descolamento de retina exsudativo	Fotocoagulação a *laser* ou crioterapia; considerar drenagem externa
3A	Descolamento subtotal	

(Continua.)

Quadro 72-1. (Cont.) Classificação conforme Shields *et al.* e Manejo Recomendado da Síndrome de Coats

Estágio	Achados de Fundoscopia	Manejo
3A1	Descolamento extrafoveal	
3A2	Descolamento foveal	
3B	Descolamento de retina total	
4	Descolamento total de retina com glaucoma	Drenagem externa do descolamento total de retina ou cirurgia vitreoretiniana
5	Doença avançada em estágio final	Observação (se assintomático) Enucleação (se quadro álgico)
Terapias adjuvantes		Triancinolona intravitrea ou periocular; medicações Anti-VEGF

DICAS

- Vasculopatia retiniana associada à telangiectasia e exsudação intrarretiniana e/ou sub-retiniana;
- Pode ser idiopática ou associada a outras condições geneticamente determinadas;
- Descolamento de retina crônico;
- Acometimento ocular unilateral e/ou bilateral em DMFH.

BIBLIOGRAFIA

Sen M, Shields CL, Honavar SG, Shields JA. Coats disease: An overview of classification, management and outcomes. Indian J Ophtalmol 2019;67:763-71.

Shields JA, Shields CL, Honavar SG, et al. Classification and management of Coats disease: the 2000 proctor lecture. Am J Ophthalmol 2001;131:572-83.

Statland JM, Sacconi S, Farmakidis C, et al. Coats syndrome in fascioscapulohumeral dystrophy type 1. Neurology 2013;80:1247-50.

CAPÍTULO 73

COCKAYNE

Carlos Roberto Martins Jr.

Causada por alteração no mecanismo de transcrição ou reparo do DNA, a doença de Cockayne (DC) é uma leucodistrofia autossômica recessiva, determinada por mutação nos genes *ERCC8* (cromossomo 5) ou *ERCC6* (cromossomo 10). Existem três formas clínicas, a saber: clássica (tipo I), grave (tipo II) e tardia (tipo III). A sobrevida média desses pacientes é de 12 anos, contudo há relatos de doentes que alcançam a segunda década.

A característica clássica da DC é o fenótipo conhecido como "nanismo caquético" ou "anões com cabeça de pássaro". Apresentam aparência progeroide (algo senil), com face triangular, nasoproeminente, microrretrognatismo, surdez neurossensorial, retinopatia pigmentar, fotodermatose, cabelos finos, secos e quebradiços, membros longos, pés/mãos grandes, contraturas articulares, alterações em número e tamanho dentário, retardo mental importante, regressão e degeneração neurológica progressiva.

A RNM cursa com leucodistrofia (hipersinal em substância branca – T2/Flair) de padrão hipomielinizante periventricular, calcificações em núcleos da base e subcorticais, bem como atrofia cerebelar e cerebral. Pode haver polineuropatia sensitivo-motora desmielinizante (hipomielinização central e periférica) e LCR com aumento de proteínas. Não há tratamento modificador da doença. Levodopa pode ser utilizada com melhora discreta dos tremores e coordenação.

DICAS
▪ Alteração no mecanismo de transcrição ou reparo do DNA; ▪ Leucodistrofia autossômica recessiva – genes *ERCC8* (cromossomo 5) ou *ERCC6* (cromossomo 10); ▪ Fenótipo conhecido como "nanismo caquético" ou "anões com cabeça de pássaro"; ▪ Leucodistrofia (hipersinal em substância branca – T2/Flair) de padrão hipomielinizante periventricular, calcificações em núcleos da base e subcorticais, bem como atrofia cerebelar e cerebral; ▪ Polineuropatia sensitivo-motora desmielinizante (hipomielinização do SNC e SNP) – lembre-se de que leucodistrofia metacromática também cursa com polineuropatia desmielinizante e LCR com hiperproteinorraquia; ▪ LCR com aumento de proteínas.

BIBLIOGRAFIA

Cockayne EA. Dwarfism with retinal atrophy and deafness. Arch Dis Child 1936;11:1-8.
Fujimoto WY, Greene ML, Seegmiller JE. Cockayne's syndrome: report of a case with hyperlipoproteinemia, hyperinsulinemia, renal disease, and abnormal growth hormone. J Pediatr 1969;75:881-4.
Moossy J. The neuropathology of Cockayne's syndrome. J Neuropathol Exp Neurol 1967;26:654-60.

Quadro 76-1. Outras Complicações do SNC Relacionadas ao Tratamento com HD

Complicação SNC	Observações
Encefalopatia de Wernicke	Por causa da baixa ingesta oral e perda de tiamina pela HD (por ser hidrossolúvel), cursa com confusão, ataxia, oftalmoplegia, mas pode apresentar-se com neuropatia periférica, mioclonia e coreia. Prevenção com orientação nutricional adequada e tratamento com reposição de tiamina, assim que reconhecida, a fim de evitar dano neurológico permanente
Intoxicação aguda por alumínio	Pode-se apresentar com agitação, confusão, convulsões, mioclonia e coma. Nos casos de intoxicação aguda, o nível plasmático de alumínio geralmente está acima de 500 mcg/L e há alterações típicas no EEG (salvas multifocais da atividade de ondas lentas/delta, acompanhadas de pontas). Hoje rara, em razão da melhora no tratamento da água e uso incomum de quelantes de fósforo à base de alumínio
Cefaleia	Decorrente de alterações nos solutos (sódio, ureia, magnésio, cálcio), na volemia e hipotensão. Tipicamente, dura menos de 4 horas, surge ou piora durante a HD e resolve-se em até 72 horas. Após transplante renal, há resolução. Os inibidores do sistema renina-angiotensina-aldosterona e a suplementação de magnésio podem ajudar no controle das crises, além de pequenas variações na volemia e solutos durante HD
Dano cognitivo	Causado por lesões isquêmicas secundárias a flutuações abruptas e repetidas na pressão sanguínea, eletrólitos e osmolalidade durante a HD

SNC: sistema nervoso central; HD: hemodiálise; EEG: eletroencefalograma.

fluxo sanguíneo para o nervo distal. Ambas as condições requerem tratamento cirúrgico e, em alguns casos, é necessário fechamento da fístula;
- *Síndrome do túnel do carpo*: comum em pacientes em HD, principalmente por deposição de amiloide, hipertensão venosa distal causada pela FAV, uremia e aumento do volume extracelular, levando à isquemia do nervo;
- *Neuropatia periférica*: relacionada com a uremia. Nas formas brandas, manifesta-se com parestesia distal, predominantemente em membros inferiores, com perda da sensibilidade vibratória e ausência dos reflexos do tornozelo ao exame físico. Nas formas graves, apresenta-se com fraqueza. Estudo neurofisiológico mostra uma neuropatia sensitivo-motora axonal comprimento-dependente.

DICAS

- Pacientes com DRC têm maior risco de sangramento, inclusive, do SNC;
- Alterações agudas da volemia e/ou solutos podem levar a sinais e sintomas neurológicos, durante a HD, de gravidade variável;
- Neuropatias periféricas estão relacionadas com uremia, deposição de amiloide ou confecção de acesso vascular (FAV).

BIBLIOGRAFIA

Dahdaleh S, Malhotra P. Treatment of central nervous system complications of renal dialysis and transplantation. Curr Treat Options Neurol 2019;21:1-18.

Daugirdas JT, Blake PG, Ing TS. Manual de diálise. 5ª ed. Rio de Janeiro: Guanabara Koogan; 2017. p. 607-26.

Karunaratne K, Taube D, Khalil N, et al. Neurological complications of renal dialysis and transplantation. Pract Neurol 2018;18:115-25.

Thomé FS, Sesso RC, Lopes AA, et al. Brazilian chronic dialysis survey 2017. Brazilian J Nephrol 2019;41(2):208-14.

COREIA HEREDITÁRIA BENIGNA

Lidiane Soares Campos ▪ Cintia M. Bimbato ▪ Carlos Roberto Martins Jr.

A coreia hereditária benigna (CHB) é uma doença autossômica dominante, rara, que cursa com coreia de início na infância tardia ou adolescência, autolimitada, com resolução no término da adolescência, na maioria dos casos, apesar de alguns pacientes persistirem com coreia leve ao longo da vida. A doença não cursa com comprometimento cognitivo. Caracteriza-se por coreia, associada a hipotireoidismo e a problemas respiratórios, tríade **cérebro-pulmão-tireoide**.

O primeiro relato de CHB foi em 1967 por Hearer *et al.* Sua prevalência é de cerca de 1/500.000 pessoas, com predomínio no sexo masculino. A base genética consiste na mutação do gene *TTF1* no cromossomo 14q13, no ponto *NKX2-1*, que codifica o fator de transcrição de desenvolvimento inicial de tireoide, pulmão e região cerebral anterior.

O sintoma predominante é a coreia e a presença desta leva à hipotonia com atraso motor associado, além de alteração de marcha e ataxia. Alguns pacientes cursam com outros distúrbios de movimento associados (TIC e mioclonias) Os sintomas pulmonares manifestam-se ainda no período neonatal com síndrome do desconforto respiratório, por vezes, requerendo suporte ventilatório. Infecções respiratórias recorrentes, doença pulmonar intersticial e hipotireoidismo estão comumente associados.

Manifestações menos comuns incluem coreia progressiva, distúrbios da marcha, tremor intencional, disartria, distonia axial e apraxia facial. Os fenômenos psiquiátricos são raros, porém foram relatados depressão, apatia, comportamento introvertido e psicose.

O principal diagnóstico se dá com síndrome distonia-mioclonia, contudo os pacientes com Síndrome distonia-mioclonia tendem a apresentar resposta ao álcool, têm sintomas desencadeados em situações de estresse e apresentam menos acometimento axial que nos casos de CHB.

O diagnóstico é realizado mediante teste molecular. Trata-se de um diagnóstico de exclusão, sendo indicada a realização de exames laboratoriais e de neuroimagem para se descartar causas estruturais de coreia. Normalmente, os achados são bastante inespecíficos e heterogêneos, desde exames normais ou com dilatação ventricular discreta ou outras anormalidades leves.

O tratamento é sintomático, sendo indicado nos casos mais acentuados. Levodopa em doses próximas a 20 mg/kg/dia pode ser útil, além de tetrabenazina, neurolépticos e metilfenidato.

Outras drogas utilizadas são os benzodiazepínicos, os quais têm um efeito anticoreico leve e podem ser úteis no manejo de pacientes ansiosos. Os sintomas afetivos podem ser tratados com inibidores da receptação de serotonina ou outros antidepressivos.

DICAS
▪ Tríade cérebro-pulmão-tireoide; ▪ Início na infância tardia ou no começo da adolescência (coreia); ▪ Resolução no fim da adolescência (coreia); ▪ Doença pulmonar e hipotireoidismo são mais precoces; ▪ Sem demência; ▪ Autossômica dominante – gene *TTF1* no cromossomo 14q13.

BIBLIOGRAFIA

Barbosa ER, Navarro JM, Diament AJ. Coreia familiar benigna. Arq Neuro-Psiquiatria – São Paulo 1985;43(2).
Invernizzi F, Zorzi G, Legati A, et al. Benign hereditary chorea and deletions outside NKX2: What´s the role MBIP? European Jornal of Medical Genetics 2018.
Inzelberg R, Weinberger M, Gak E. Benign hereditary chorea: an update. Parkisonism and Related Disorders 2010;17:301-7.
Jellinger KA. Neuropathology and pathogenesis of extrapyramidal movement disorders: a critical update. II. Hyperkinetic disorders. Journal of Neural Transmission 2019.
Spitz M. Doença de Huntington e outras coreias. Distúrbios do Movimento 2010;9(1).

CORNÉLIA DE LANGE

Carlos Roberto Martins Jr.

A síndrome de Cornélia de Lange (SCL) é uma doença rara com incidência média de 1:10.000 casos. Com discreta predileção para o sexo feminino (1,3:1,0), é uma síndrome polimalformativa, que envolve características faciais típicas, déficit de crescimento, retardo do desenvolvimento neuropsicomotor e malformações em outros aparelhos (gastrointestinais, cardíacas e musculoesqueléticas). Cursa com espectro de manifestações amplo, envolvendo desde casos muito sutis e leves até incompatíveis com a vida.

As características faciais envolvem sinofre (sobrancelhas arqueadas que se unem), nariz curto, narinas antevertidas, filtro longo, dorso nasal largo, lábios finos e antevertidos, mento pequeno e quadrado, dentes espaçados ou ausentes e palato ogival. Destas características, a que mais chama atenção é a sobrancelha típica. Retardo de crescimento com ou sem microcefalia pode estar presente. Retardo do desenvolvimento neuropsicomotor, déficit de linguagem, alterações comportamentais, como ansiedade, depressão, transtorno do espectro autista, agressividade e comportamentos de autoagressão podem ocorrer.

Refluxo gastroesofágico, hérnia diafragmática, malformações cardíacas congênitas e malformações urogenitais também podem ocorrer. As alterações encefálicas podem ser do tipo hipóxico-isquêmicas ou disgenesia congênita cerebral. As lesões do tipo hipóxico-isquêmico são as mais frequentes e geralmente se dão no periparto, em decorrência da patologia cardíaca cianótica congênita.

As alterações por disgenesia cerebral, por sua vez, são mais raras e condicionam essencialmente microcefalia, imaturidade ou simplicidade das circunvoluções cerebrais e alterações ao nível diencefálico e ao sistema corticopontocerebelar. É sabido que os pacientes que cursam com agenesia de vérmis cerebelar, atrofia cerebral e alargamento ventricular apresentam pior prognóstico.

A ratificação diagnóstica se dá com teste genético. A SCL pode ser dominante ligada ao X (genes *HDAC8* e *SMC1A*) ou autossômica dominante (genes *NIPBL*, *RAD21* ou *SMC3*). As mutações envolvendo *SMC1A* e *SMC3* determinam formas mais leves. O tratamento é multidisciplinar, de acordo com o grau e com os sintomas apresentados.

DICAS
• Autossômica dominante ou dominante ligada ao X;
• Síndrome polimalformativa;
• Meninos e meninas;
• Sinofre e sobrancelhas arqueadas;
• Déficit de crescimento;
• Retardo do desenvolvimento neuropsicomotor, alterações de linguagem, espectro autista, malformações cardíacas e musculoesqueléticas. O quadro pode ser bem sutil ou bem grave (espectro variável);
• Acompanhamento multidisciplinar.

BIBLIOGRAFIA

Hayashi M, Sakamoto K, Kurata K, et al. Septo-optic dysplasia with cerebellar hypoplasia in Cornelia de Lange syndrome. Acta Neuropathol 1996;92:625-30.

Kline AD, Jackson LG, Kliewer M. A scoring system for clinical severity correlates with brain findings in Cornelia de Lange syndrome. Am J Hum Genet 69:280.

Vuilleumier N, Kövari E, Michon A, et al. Neuropathological analysis of an adult case of the Cornelia de Lange syndrome. Acta Neuropathol 2002;104:327-32.

CRANIOESTENOSES (CROUZON/APERT)

Felipe Duarte Augusto • Carlos Roberto Martins Jr.

Cranioestenose é definida como fusão prematura das suturas cranianas, acarretando uma forma anormal do crânio. Essas fusões prematuras podem afetar uma única sutura craniana ou padrões variados de combinações de fechamento das suturas. Pode ocorrer como parte de uma síndrome ou de forma isolada. Existem mutações genéticas que foram identificadas e ligadas com síndromes que geralmente se apresentam com cranioestenose. As síndromes com cranioestenose são diagnosticadas com base em características clínicas, em que deformidade do crânio, anomalias faciais e exoftalmia são achados típicos. As duas principais síndromes envolvendo cranioestenose serão descritas a seguir.

SÍNDROME DE CROUZON
Caracterizada pela fusão prematura das suturas coronal e frontoesfenoidal, resultando em braquicefalia, entretanto outras suturas podem ser afetadas. É uma condição autossômica dominante com penetrância completa e expressividade variável.

Genética
- Mutação nos genes *FGFR2* e *FGFR3* localizados no cromossomo 10.

Características Diagnósticas
- Braquicefalia, oxicefalia;
- Exoftalmia, hipertelorismo (achado clássico);
- Nariz em forma de bico;
- Estrabismo, perda auditiva;
- Maxila hipoplásica, prognatismo mandibular.

SÍNDROME DE APERT
As anomalias craniofaciais são geralmente mais graves na síndrome de Apert do que na síndrome de Crouzon. Caracterizada por sinostose bicoronal associada à hipoplasia da face média e sindactilia simétrica das mãos e pés, bem como outras anormalidades esqueléticas axiais. A base craniana anterior é curta, o occipital achatado e a testa larga e íngreme. O crânio é largo com abaulamento temporal. A maioria dos casos da síndrome de Apert surge esporadicamente por meio de novas mutações, embora alguns casos familiares com transmissão autossômica dominante tenham sido relatados.

Genética
- Mutação no gene *FGFR2* localizado no cromossomo 10.

Características Diagnósticas
- Sinostose de sutura coronal;
- Proptose;
- Sindactilia.

Anormalidades Associadas
- Perda auditiva, hidrocefalia, déficit intelectual;
- Prognatismo, palato estreito e arqueado;
- Cardiopatias, rins policísticos.

> **DICAS**
>
> - *Síndrome de Crouzon*: mãos e pés normais; inteligência preservada; hipoplasia da face média; nariz pontudo; exoftalmia; hipertelorismo. Mutação nos genes *FGFR2* e *FGFR3* localizados no cromossomo 10 (AD);
> - *Síndrome de Apert*: sindactilia das mãos e pés; palato alto e arqueado; hipoplasia da face média; atraso no desenvolvimento. Mutação no gene *FGFR2* localizado no cromossomo 10 (AD).

BIBLIOGRAFIA

Cohen MM, Kreiborg S. A clinical study of the craniofacial features in Apert syndrome. Int J Oral Maxillofac Surg 1996;25:45.

Kreiborg S, Cohen MM. Ocular manifestations of Apert and Crouzon syndromes: Qualitative and quantitative findings. J Craniofac Surg 2010;21:1354.

Morriss-Kay GM, Wilkie AO. Growth of the normal skull vault and its alteration in craniosynostosis: insights from human genetics and experimental studies. J Anat 2005;207:637.

Nagy L, Demke JC. Craniofacial anomalies. Facial Plast Surg Clin North Am 2014;22:523-48.

CREUTZFELDT – JAKOB

Carlos Roberto Martins Jr.

As doenças priônicas são afecções incuráveis, subagudas que provocam, em sua maioria, encefalopatia espongiforme transmissível (EET). A doença de Creutzfeldt-Jakob (DCJ) é a EET mais prevalente e é composta basicamente por quatro subtipos. A forma esporádica (**DCJe**) corresponde a 85% dos casos, com incidência de 1 para 1 milhão, geralmente entre 50 a 70 anos de idade. A forma genética (**DCJg**), por sua vez, corresponde a cerca de 10% dos casos e a forma nova variante (**DCJv**) é mais rara, entretanto apresenta grande popularidade pelo termo "vaca louca".

A DCJv ocorre pela transmissão de príons da encefalopatia espongiforme bovina para humanos e ganhou grande popularidade, principalmente, no Reino Unido, pelas mortes ocorridas no final do século passado e início deste século. As doenças priônicas remetem-nos ao clássico *Kuru*, uma EET endêmica na tribo Fore da Papua Nova Guiné até 1968, que acometia principalmente pacientes do sexo feminino. Nesta tribo, existia um ritual de canibalismo em que a maior parte do tecido cerebral era fornecido a mulheres e a crianças. Tal ritual foi abolido, levando à extinção do *Kuru*.

Outras doenças priônicas tratadas nesta obra são a insônia familiar fatal e a síndrome de Gerstmann-Straussler-Scheinker (*ver capítulos específicos*). O último subtipo de DCJ é a forma iatrogênica (**DCJi**), lembrada sempre pela epidemia Francesa com 55 casos de DCJi em 1.361 pessoas que receberam hormônio de crescimento extraído de hipófises de cadáveres humanos, com uma média de 15 anos de período de incubação.

A proteína priônica está presente em todos os mamíferos e em alguns outros animais. Em humanos, é produzida pelo gene *PRNP* no cromossomo 20 sob a forma e quantidade não patogênica chamada de PrPc. A PrPc é uma glicoproteína ancorada na membrana celular de grande parte das células do SNC, com funções primordiais, como antiapoptose, antioxidante, crescimento de dendritos e axônios, formação e manutenção sináptica, entre outras.

Mutação do *PRNP* pode produzir uma isoforma patogênica denominada PrPSc (*scrapie*), proporcionando os subtipos genéticos da doença. A PrPSc instabiliza e destrói a membrana plasmática formando vacúolos e sincícios neuronais (degeneração espongiforme). Interessante notar que a presença de PrPSc modifica a estrutura espacial da PrPc que está ligada à membrana celular, transformando-a em PrPSc (replica a forma patogênica da proteína mesmo sem mutação do *PRNP*), o que explica facilmente os subtipos esporádicos adquiridos (DCJe e DCJi). Como as PrP são muito parecidas entre as espécies de animais, as transmissões podem ocorrer entre elas (DCJv).

Do ponto de vista sintomatológico, a DCJ é caracterizada por demência rapidamente progressiva associada a ataxia cerebelar e/ou mioclonias e/ou mutismo acinético e/ou sinais piramidais. Achados extrapiramidais como distonia também podem ser encontrados. As alterações eletroencefalográficas auxiliam, sobremaneira, o diagnóstico evidenciando complexos periódicos (trifásicos de alta voltagem geralmente) de periodicidade curta. As alterações ao EEG tendem a ser mais encontradas na fase terminal da doença (60-70% dos pacientes). As mioclonias estão presentes em 80% dos casos na fase terminal.

Déficits focais como hemiparesia e hemianopsia podem ocorrer, entretanto a ataxia cerebelar tende a ser mais frequente. Parestesias dolorosas e sintomas psiquiátricos também podem estar presentes. Podemos classificar a afecção em possível, provável e definida:

- *DCJ possível*: demência rapidamente progressiva associada a pelo menos dois achados envolvendo ataxia cerebelar, mioclonias, mutismo acinético, sinais piramidais, sinais extrapiramidais ou sintomas visuais;
- *DCJ provável*: DCJ possível com pelo menos um destes: EEG com atividade periódica, RNM de encéfalo típica ou proteína 14-3-3 positiva no LCR;
- *DCJ definida*: diagnóstico neuropatológico priônico ou DCJv com sintomas psiquiátricos graves e precoces e epidemiologia positiva. É importante lembrar que a biópsia é pouco estimulada pelo risco extremo de contaminação, sendo realizada, em último caso, apenas quando há diagnósticos diferenciais tratáveis com recursos esgotados, que envolvem encefalite de Hashimoto (mioclonias), neurossífilis, intoxicação

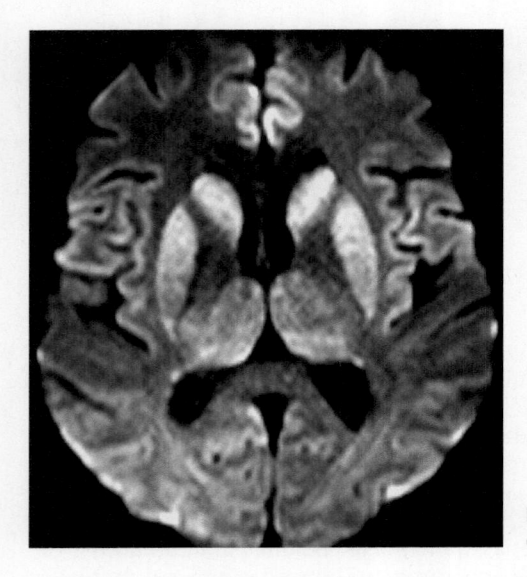

Fig. 80-1. Restrição à difusão em núcleos da base, tálamos e córtex cerebral de paciente com DCJe.

por mercúrio e lítio e encefalopatias mioclônicas progressivas. Esses diagnósticos diferenciais podem ser excluídos com exames relativamente simples, poupando a biópsia cerebral. A biópsia evidencia degeneração espongiforme, gliose e placas floridas tipo amiloide.

A RNM de encéfalo é o método diagnóstico mais sensível com hipersinal em FLAIR e restrição à difusão em córtex cerebral (*cortical ribbon sign*), tálamos, caudado e putâmen na forma DCJe (Fig. 80-1). A DCJv cursa com hipersinal no tálamo posterior (*sinal do pulvinar*) em 90% dos casos. Importante lembrar que a DCJ que envolve segmentos posteriores do encéfalo e occipitais, cursando com alterações visuais, é chamada de *variante de Heidenhain*.

O LCR cursa com a proteína 14-3-3, S-100 e tau elevados nos casos de DCJe, entretanto tem sensibilidade menor que 50% nos casos de DCJv e DCJg. É importante lembrar sempre que tais proteínas aumentam no LCR após qualquer dano neuronal. Não há necessidade de solicitar todas as proteínas, já que a 14-3-3 apresenta sensibilidade maior que 90% e maior especificidade quando comparada às outras. O tratamento é paliativo, sem terapêutica modificadora de doença até então.

DICAS
- Doença que pode ser genética, adquirida e esporádica; - Gene *PRNP*, cromossomo 20; - PrPSc (patogênica) induz a PrPc (normal) a virar PrPSc; - Falecimento antes de 1 ano geralmente; - Demência rapidamente progressiva, sintomas psiquiátricos, mutismo acinético, ataxia cerebelar, mioclonias, sinais piramidais; - Variante occipital (hemianóptica): *Heidenhain*; - LCR com 14-3-3 aumentada; EEG com complexos trifásicos ou polifásicos de periodicidade curta (lembre-se de que os complexos de periodicidade longa falam a favor de panencefalite esclerosante subaguda); - RNM com restrição à difusão e hipersinal em Flair em núcleos da base, tálamos e córtex (*cotical ribbon sign*); - Sinal do pulvinar na RNM: DCJv; - Biópsia somente em último caso (placas floridas de amiloide e degeneração espongiforme).

BIBLIOGRAFIA

Brandel JP, Delasnerie-Lauprêtre N, Laplanche JL, et al. Diagnosis of Creutzfeldt-Jakob disease: effect of clinical criteria on incidence estimates. Neurology 2000;54:1095-9.

Dickson DW, Brown P. Multiple prion types in the same brain: Is a molecular diagnosis of CJD possible? Neurology 1999;53:1903-4.

Hansel PA. Mad cow disease. The OR connection. AORN Jounal 1999;70:224-38.

Johnson RT, Gibbs CJ. Creutzfeldt-Jakob disease and related transmissible spongiform encephalopathies. NEJM 1998;339:1994-2004.

CRI DU CHAT

Marina Franciss Tamietti

A síndrome de *Cri du Chat*, também conhecida como síndrome de deleção do cromossomo 5p- ou síndrome do choro do gato, foi descrita inicialmente por Lejeune em 1963, como uma doença hereditária congênita rara, associada à deleção de parte do braço curto do cromossomo 5.

Os achados clínicos desta doença estão relacionados com a deleção de múltiplos genes, cuja extensão varia em cada indivíduo. Estudos sugerem que a gravidade dos sintomas está relacionada com o tamanho da deleção, justificando as alterações fenotípicas encontradas na doença. As características clínicas desta patologia são essenciais para a suspeição e posterior confirmação diagnóstica, sendo as principais citadas abaixo:

- Baixo peso ao nascer;
- Microcefalia;
- Hipotonia muscular;
- Hipertelorismo;
- Micrognatismo;
- Implantação baixa das orelhas;
- Face arredondada;
- Atraso do desenvolvimento neuropsicomotor;
- Deficiência intelectual;
- Grito estridente (semelhante ao choro de um gato).

O diagnóstico de uma doença genética e rara é sempre um desafio, agravado pelas diversas apresentações possíveis; torna-se fundamental o conhecimento dessa patologia para a correta investigação etiológica dos casos suspeitos. Testes genéticos podem ser úteis em casos de dúvidas. **A deleção dos genes acontece de forma randomizada durante a diferenciação das células germinativas ou na fase precoce do desenvolvimento fetal, não apresentando um padrão de herança determinado**. A terapêutica tem como objetivo a redução das limitações físicas e intelectuais. A estimulação precoce realizada por equipe multidisciplinar é determinante para um melhor desfecho clínico.

DICAS
▪ Grito estridente (semelhante ao choro de um gato) evidente ao nascer; ▪ Face típica: microcefalia + micrognatismo + hipertelorismo; ▪ Deficiência intelectual; ▪ Deleção do 5.

BIBLIOGRAFIA

Alekseeva LV; Zaletnaja EK; Dzenis IG. Cat cry syndrome in a 4 months old girl. Vopr. Okhr. Materin 1976(21):83-5.
Cri du Chat Syndrome. (n.d.) Gale Encyclopedia of Medicine 2008.
Kniffin CL. Cri-du-Chat Syndrome. 2009(1).
Moreira LMA, et al. Mosaic Cri-du-Chat Syndrome in a girl with a mild phenotype. J Applied Genetic 2008;49(4):415-20.
Niebuhr E. The Cri du Chat Syndrome. Human Genetics 1978;44(3):227-75.

CUTIS VERTICIS GYRATA

Carlos Roberto Martins Jr.

Descrita em 1837, a *Cutis Verticis Gyrata* (CVG) caracteriza-se por crescimento excessivo e redundante do couro cabeludo, levando à formação de sulcos e giros com aspecto do córtex cerebral (Fig. 82-1). Possui basicamente três formas, a saber:

1. *Primária não essencial*: pode cursar com paralisia cerebral, retardo mental, microcefalia, catarata, estrabismo, cegueira, esquizofrenia e epilepsia. Caracteriza-se por dobras no couro cabeludo, semelhantes às circunvoluções cerebrais associadas a manifestações neurológicas; o QI raramente é superior a 35. Etiologia incerta;
2. *Primária essencial*: ocorre em homens com aparecimento após a puberdade (90% após os 30 anos de idade) e não se associa a manifestações neurológicas ou oftalmológicas. Etiologia incerta;
3. *Secundária*: ocorre em casos de acromegalia, nevo cerebriforme intradérmico ou paquidermoperiostose, doenças inflamatórias do couro cabeludo (eczemas, psoríase, foliculite, impetigo, erisipelas e pênfigos), mixedema (hipotireoidismo), leucemia, sífilis, acantose *nigricans*, esclerose tuberosa, síndrome de Ehlers-Danlos e amiloidose.

É importante lembrar que, dentre as formas secundárias, as causas menos conhecidas são o nevo cerebriforme intradérmico (NCI) ou paquidermoperiostose. O NCI ocorre ao nascimento ou muito precocemente nos primeiros anos de vida, sob a forma de uma pequena área hiperpigmentada, a qual aumenta gradativamente de tamanho no período da puberdade, envolvendo uma significativa porção do couro cabeludo com alopecia progressiva. A incidência é maior nas meninas.

A paquidermoperiostose, por sua vez, cursa com baqueteamento digital, formação óssea periostal, espessamento da pele da face com acentuação dos sulcos, hiperplasia sebácea e hiper-hidrose palmoplantar. Grande parte dos pacientes apresenta retardo mental. A forma primária é autossômica dominante. A se-

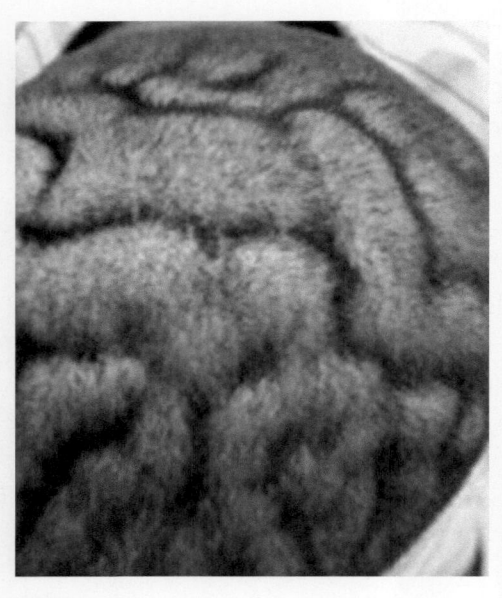

Fig. 82-1. Aspecto cerebrifrome de sulcos e giros em couro cabeludo lembrando córtex cerebral. Tais achados podem ocorrer, até mesmo, em fronte e em região da glabela.

cundária, por outro lado, ocorre em homens entre 30 e 70 anos com alterações ósseas típicas e dolorosas, geralmente provocadas por doença pulmonar severa, como carcinoma brônquico.

Histologicamente, a CVG apresenta hiperplasia sebácea sem evidência de aumento no colágeno e sem transformação maligna da pele ou do parênquima cerebral. Geralmente, as lesões começam em uma região restrita do couro cabeludo e aumentam de tamanho, envolvendo outras áreas após alguns anos. O crescimento de cabelos é normal.

A área afetada é assintomática, contudo pode ocorrer acúmulo de secreções causando odor e prurido. Dessa forma, uma boa higiene do couro cabeludo é importante para alívio dos sintomas. Ressecção cirúrgica pode ser realizada.

DICAS
▪ Crescimento excessivo e redundante do couro cabeludo levando à formação de sulcos e giros com aspecto do córtex cerebral; ▪ Três formas existentes: primária essencial, primária não essencial e secundária.

BIBLIOGRAFIA

Champion RH, Burton JL, Ebling FJG, et al. Ebling – Textbook of dermatology. 6 ed. Blackwell Scientific Publications 1997:2637-8.

Hurwitz S. Endocrine disorders and the skin. In: Hurwitz S. Clinical pediatric dermatology. 2 ed. WB Saunders; 1993. p. 584-602.

DADS

Igor Sales Ornelas Freitas ▪ Carlos Roberto Martins Jr.

O termo DADS corresponde a *distal acquired demielinating symmetric neuropathy*, uma das polineuropatias desmielinizantes crônicas, com características clínicas e eletrofisiológicas distintas da forma clássica de PIDC (polirradiculoneuropatia inflamatória desmielinizante crônica). É importante ressaltar que a neuropatia DADS pode associar-se à presença de proteína monoclonal IgM (DADS-M), ou ocorrer na ausência de tal (DADS-I).

DADS-I pode ser considerada variante atípica de PIDC.

DADS-M é considerada entidade clínica distinta (imunopatogênese, prognóstico e resposta ao tratamento diferentes). Com adequada investigação hematológica, tais pacientes serão considerados como portadores de MGUS (gamopatia monoclonal de significado indeterminado) ou de macroglobulinemia de Waldenstrom.

Clinicamente, caracteriza-se por curso evolutivo lento de sintomas sensitivos distais, sobretudo das modalidades supridas pelas fibras grossas (tato superficial, palestesia, propriocepção), com força relativamente preservada. Inicia-se em membros inferiores, podendo levar mais de um ano para que ocorra acometimento dos membros superiores.

Dentre os sintomas possíveis:

- Hipoestesia;
- Parestesias;
- Ataxia sensitiva;
- Dor neuropática;
- Cãibras;
- Fadiga;
- Tremor;
- Paresia distal.

Eletrofisiologicamente, a característica mais conspícua é um desproporcional prolongamento das latências motoras distais em relação à redução das velocidades de condução nervosa motora e, por conseguinte, **índices de latência terminal (ILT) baixos**. O índice de latência terminal é obtido dividindo-se a distância entre a estimulação distal e o registro pela multiplicação da velocidade de condução motora no antebraço (m/s) e a latência distal motora (ms). Resultado menor ou igual a 0,34 corresponde a índice de latência terminal reduzido (nervo mediano). As amplitudes sensitivas, geralmente, estão reduzidas em membros inferiores e, às vezes, em membros superiores. De nota, há importante dissociação clinicoeletrofisiológica (força relativamente preservada, a despeito de conduções motoras com alterações pronunciadas).

Laboratorialmente, gamopatia monoclonal (IgM Kappa) ocorre em dois terços dos casos (DADS-M). A proteinorraquia é frequentemente normal ou apenas levemente elevada. A presença de anticorpos anti-MAG (glicoproteína associada à mielina) ocorre em metade a dois terços dos casos de DADS-M (**neuropatia anti-MAG**).

É de suma importância a investigação de paraproteinemia (eletroforese de proteínas séricas, imunofixação de proteínas séricas, níveis totais de imunoglobulinas), pois a presença de neuropatia DADS-M é fortemente preditora de não responsividade à imunoterapia.

Em relação ao tratamento, DADS-I tem comportamento similar à PIDC, apresentando boas taxas de resposta a glicocorticoides, imunoglobulina intravenosa (IGIV) e plasmaférese.

Na DADS-M, o tratamento deve ser individualizado, considerando-se a esperada má resposta à imunoterapia e potenciais efeitos adversos. Casos leves podem ser tranquilizados pelo prognóstico muitas vezes favorável, recebendo tratamento puramente sintomático (dor neuropática, tremor). Em casos com rápida deterioração funcional, IGIV ou plasmaférese podem ser considerados. Agentes biológicos ou citotóxicos podem ser considerados em casos refratários. Em relação ao rituximabe, acredita-se que um terço responderão, um terço terão resposta marginal e um terço não terão resposta. Fisioterapia pode ser benéfica na melhora das limitações funcionais e redução da incapacidade.

O prognóstico é geralmente favorável, entretanto ataxia de marcha e tremor podem gerar comprometimento funcional grave. Em alguns casos, há progressão rápida.

DICAS
▪ Predomina em homens mais velhos (sexta e sétima década de vida); ▪ Progressão lenta (meses a anos); ▪ Déficits sensitivos de fibras grossas em padrão comprimento-dependente; ▪ Ataxia sensitiva, hipoestesia distal, tremor neuropático (3-6Hz); ▪ Latências motoras distais desproporcionalmente prolongadas; ▪ Gamopatia monoclonal IgM Kappa em dois terços dos casos (DADS-M); ▪ Anticorpo Anti-MAG em dois terços dos casos de DADS-M; ▪ DADS-I (sem proteína monoclonal): mais jovens, menor preferência pelo sexo masculino, resposta ao tratamento similar à PIDC; ▪ DADS-M: resposta desfavorável ao tratamento; ▪ Clínica lembra uma ganglionopatia (ataxia sensitiva) com tremor neuropático e leve paresia distal; ▪ Índice de latência terminal reduzido na ENMG (< 0,34 no mediano).

BIBLIOGRAFIA

Katz JS, Saperstein DS, Gronseth G, et al. Distal acquired demyelinating symmetric neuropathy. Neurology 2000;54:615.
Kieseier BC, Mathey EK, Sommer C, Hartung HP. Immune-mediated neuropathies. Nat Rev Dis Primers 2018;4:31.
Saperstein DS, Katz JS, Amato AA, Barohn RJ. Clinical spectrum of chronic acquired demyelinating polyneuropathies. Muscle Nerve 2001;24:311.
So YT. Immune-mediated neuropathies. Continuum (Minneap Minn) 2012;18:85.

DANDY-WALKER/MEGACISTERNA MAGNA

Felipe Duarte Augusto ▪ Carlos Roberto Martins Jr.

É uma rara malformação congênita da fossa posterior. Ocorre durante a embriogênese entre a 7ª e a 10ª semana de gestação, podendo ter diferentes graus de severidade, com comprometimento no desenvolvimento do cerebelo e do quarto ventrículo. As evidências mais recentes sugerem que anormalidades do desenvolvimento afetam o teto do rombencéfalo acarretando **graus variáveis de hipoplasia vermiana e aumento cístico do quarto ventrículo**.

As malformações císticas da fossa posterior incluem: malformação de Dandy-Walker, megacisterna magna e cisto aracnoide da fossa posterior. Essas malformações representam um *continuum* de anomalias do desenvolvimento em um espectro chamado **complexo Dandy-Walker**. A etiologia é heterogênea, pode ser isolada ou associada a anormalidades cromossômicas (o *locus* mais provável do gene está no braço longo do cromossomo 3), distúrbios mendelianos, infecções congênitas (rubéola, citomegalovírus, toxoplasmose) e outras condições (varfarina, álcool).

As características diagnósticas são:

- Agenesia do vérmis cerebelar (Fig. 84-1);
- Atresia do forame de Luschka e Magendie;
- Fossa posterior aumentada;
- Tenda do cerebelo elevada;
- Dilatação cística do quarto ventrículo.

A síndrome cursa com prejuízos no desenvolvimento neurológico, visto que o cerebelo, que é a estrutura afetada principalmente, atua na coordenação do movimento e participa na cognição e comportamento. A apresentação clínica na maioria dos pacientes torna-se aparente no primeiro ano de vida, com os seguintes sinais e sintomas:

- Macrocefalia;
- Hipertensão intracraniana;
- Paraparesia espástica;
- Desenvolvimento motor lento;
- Deficiência intelectual;
- Estrabismo;
- Nistagmo;
- Paralisia de nervos cranianos;
- Ataxia de tronco;
- Dificuldade na fala;
- Movimentos em espelho.

Outras anormalidades podem estar presentes como forma sindrômica da malformação de Dandy-Walker, como malformações cardíacas, faciais, de membros, sistema gastrointestinal e geniturinário. O tratamento consiste em tratar as manifestações. A maioria dos pacientes apresenta aumento da pressão intracraniana relacionada com hidrocefalia e cisto da fossa posterior. O controle da pressão intracraniana é comumente cirúrgico e pode incluir derivações ventriculoperitoneais, derivação cistoperitoneal, procedimentos endoscópicos, incluindo terceiroventriculostomia endoscópica.

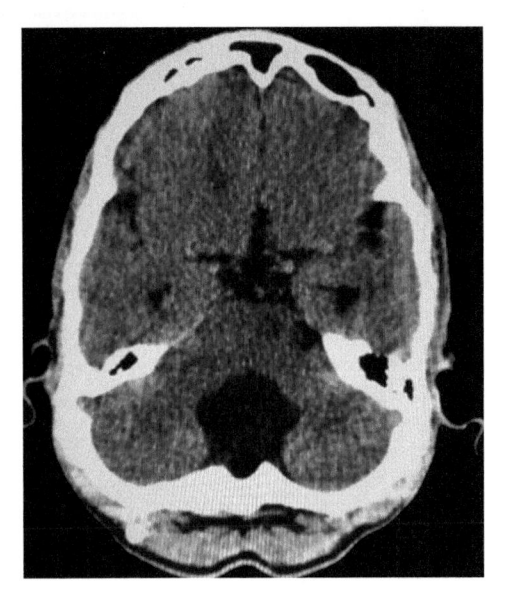

Fig. 84-1. Hipoplasia de vérmis cerebelar.

DICAS

- Aumento das dimensões do compartimento infratentorial da fossa posterior;
- Hipoplasia/agenesia do vérmis cerebelar;
- Dilatação do quarto ventrículo;
- Macrocefalia;
- Hidrocefalia.
- Pode ser adquirida (infecções, álcool, varfarina), geneticamente determinada (cromossomo 3) ou como parte de outras afecções neurológicas;
- Megacisterna magna – situação em que apenas o tamanho da cisterna magna está aumentado, sem alterações na posição ou tamanho do cerebelo;
- Malformação de Dandy-Walker e suas variantes – associados ao aumento da cisterna magna podemos ver diferentes graus de hipoplasia do vérmis cerebelar e teto do IV ventrículo e/ou tenda cerebelar rebatidos superiormente.

BIBLIOGRAFIA

Arslanoglu S, Yalaz M, Goksen D, et al. Molybdenum cofactor deficiency associated with Dandy-Walker complex. Brain & Development 2001Dec;23(8):815-8.

Grinberg I, Northrup H, Ardinger H, et al. Heterozygous deletion of the linked genes ZIC1 and ZIC4 is involved in Dandy–Walker malformation. Nat Genet 2004;36(10):1053-5.

Mohanty A, Biswas A, Satish S, et al. Treatment options for Dandy-Walker malformation. J Neurosurg 2006;105(5):348-56.

Robinson AJ. Inferior vermian hypoplasia - preconception, misconception. Ultrasound Obstet Gynecol 2014;43(2):123-36.

Stambolliu E, Ioakeim-Ioannidou M, Kontokostas K, et al. The most common comorbidities in Dandy-Walker syndrome patients: a systematic review of case reports. J Child Neurol 2017;32(10):886-902.

CAPÍTULO 85
DE MORSIER

Julia Lopes Vieira

A síndrome de De Morsier foi descrita em 1956, pelo neurologista Georges de Morsier, como uma ausência do septo pelúcido, associada a alterações do nervo óptico. Atualmente conhecida como displasia septo-óptica (DSO), trata-se de uma anormalidade do desenvolvimento prosencefálico que resulta em um distúrbio fenotipicamente variável cujo diagnóstico pode ser feito clinicamente com a tríade clássica de hipoplasia dos nervos ópticos, anormalidade dos hormônios hipofisários e defeitos de linha média. Sua incidência é de 1:10.000 nascidos vivos.

A apresentação clínica é amplamente variável, podendo cursar com hipopituitarismo, sendo a deficiência do hormônio do crescimento a alteração endocrinológica mais comum; alterações visuais com atrofia uni ou bilateral do nervo óptico, estrabismo e nistagmo. Atraso no desenvolvimento, epilepsia e paralisia cerebral podem ser achados neurológicos associados. Outros comemorativos incluem surdez neurossensorial, anosmia, hipoglicemia, traços autísticos, hiperfagia, obesidade, poliúria, polidipsia, constipação e queda de cabelo. O diagnóstico clínico é feito na presença de 2 das 3 alterações clínicas cardinais.

Classicamente, a RM de crânio demonstra hipoplasia dos nervos e do quiasma óptico, agenesia do septo pelúcido, anomalias do corpo caloso, com agenesia, disgenesia ou hipoplasia e malformações hipofisárias, incluindo hipoplasia, lobo posterior ectópico e interrupção da haste hipofisária. Os bulbos olfatórios podem estar ausentes ou hipoplásicos.

As alterações relacionadas com a displasia septo-óptica ocorrem no período entre 4-6 semanas de idade gestacional, período crítico da morfogênese da placa neural anterior. Relaciona-se com a mutação do gene **HESX1** no cromossomo 3p21.2-p21.1, podendo ocorrer tanto em homozigose quanto em heterozigose, com grau de penetrância variável. A maioria dos casos é esporádica, porém casos familiares já foram descritos. Outros 3 genes foram implicados aos fenótipos de DSO, considerados espectro da doença:

1. *SOX2 (3q26.3-q27)*: é associado a anoftalmia, microftalmia;
2. *SOX3 (Xq26.3)*: é associado a anomalias cerebrais de linha média e hipopituitarismo;
3. *Mutações no gene OTX2 (14q21-q22)*: é associado à hipoplasia hipofisária e a hipopituitarismo com ou sem defeitos oculares.

Estudos mais recentes sugerem que fatores ambientais, como o uso de álcool e drogas durante a gestação, possam estar envolvidos na etiologia da DSO.

O manejo da síndrome de Morsier consiste no acompanhamento regular com equipe multidisciplinar. São necessários exames periódicos para identificar eventuais deficiências hormonais e reposição hormonal quando possível. É necessário seguimento oftalmológico e também terapias para estimulação precoce do desenvolvimento neuropsicomotor.

DICAS
- Hipoplasia do nervo óptico;
- Alterações dos hormônios hipofisários;
- Defeitos de linha média;
- Displasia septo-óptica (DSO);
- Pode ser esporádica ou genética (recessiva ou dominante).

BIBLIOGRAFIA

Ganau M, Huet S, Syrmos N, et al. Neuro-ophthalmological manifestations of septo-optic dysplasia: Current perspectives. Eye Brain 2019;11:37-47.
Rodrigues MM, Vilanova LCP. Tratado de neurologia infantil. Rio de Janeiro: Atheneu; 2017.
Webb EA. Septo-optic dysplasia spectrum. Orphanet encyclopedia 2010.
Webb EA, Dattani MT. Septo-optic dysplasia. Eur J Hum Genet 2010;18(4):393-7.

DE VIVO

Carlos Roberto Martins Jr.

Descrita em 1991 em duas crianças com epilepsia refratária e atraso no desenvolvimento, a síndrome de *De Vivo* ou síndrome de deficiência do transportador de glicose tipo 1 (GLUT1-DS) é uma afecção metabólica associada à dificuldade no transporte de glicose para o SNC através da barreira hematoencefálica (BHE). O transportador de glicose tipo 1 (GLUT1), codificado pelo gene *SLC2A1*, é expresso pelas células endoteliais da BHE e pelos eritrócitos.

Na deficiência desse transportador, a glicose não penetra de maneira adequada o SNC, proporcionando níveis reduzidos no liquor, os quais podem ser facilmente observados por simples punção lombar (relação glicose LCR/sangue inferior a 0,6). A GLUT-DS pode cursar com um espectro variável de sintomas, como distúrbios de movimento, epilepsia (diversos tipos de crises), espasticidade, discinesia paroxística pelo exercício, ataxia, disautonomia induzida pelo esforço, hemiparesia alterna, disfunção cognitiva, mioclonias, disartria e distonia. Pelo menos 1/3 das crianças apresentam episódios característicos de movimentos paroxísticos da cabeça e dos olhos como sintoma inicial no primeiro ano de vida, o que pode facilitar o diagnóstico precoce desta doença tratável.

Em torno de 90% dos pacientes com tal afecção apresentam anormalidades paroxísticas ou fixas da marcha, incluindo marcha distônica, atáxica, espástica e atáxico-espástica. A marcha paroxística proporcionada por jejum ou esforço, denominada **CRISS-CROSS GAIT**, envolve coreodiscinesia dos membros inferiores, fazendo com que as pernas se cruzem aleatoriamente, causando desbalanço e tendência a quedas. A presença de CRISS-CROSS GAIT é uma pista para o diagnóstico.

O diagnóstico é pautado na suspeita e coleta de LCR com evidência de hipoglicorraquia franca. RNM de crânio é geralmente normal. O eletroencefalograma não apresenta achado típico e varia de acordo com o tipo de crise dos pacientes. O EEG interictal tende a ser normal. O acometimento cognitivo apresenta espectro amplo, variando desde cognição normal até quadros mais graves. A maioria dos indivíduos com GLUT1-DS apresenta mutação heterozigótica, principalmente *de novo* (90% dos casos), no gene *SLC2A1* (autossômica dominante). Cerca de 1/3 dos pacientes não apresenta mutações, sugerindo mecanismos alternativos de doença, e raros casos foram descritos com herança recessiva.

Alguns pacientes podem apresentar graus leves de anemia, bem como microcefalia e atraso no desenvolvimento neuropsicomotor. Existe uma forma não epiléptica da doença (10% dos casos) que se mostra apenas com alteração cognitiva leve/moderada. Também é importante lembrar que várias condições, que receberam outros nomes originalmente, foram reconhecidas como variantes da síndrome de deficiência de GLUT1. Estas incluem coreoatetose paroxística com espasticidade (distonia 9), discinesia paroxística e epilepsia induzidas por exercício (distonia 18), e certos tipos de epilepsia. Na maioria das vezes, os sintomas da GLUT1-DS aparecem entre as refeições, particularmente antes da próxima refeição (níveis menores de glicemia).

Sabemos que a principal fonte de energia para o SNC é a glicose. Dessa forma, neste cenário, a dieta cetogênica passa a ser o tratamento de eleição. A dieta cetogênica é restrita em carboidratos, adequada em proteínas e rica em lipídeos e tem sido, por décadas, utilizada de forma segura e efetiva para epilepsia de difícil controle na infância. A dieta cetogênica clássica, composta principalmente por triglicérides de cadeia longa, contém 3 a 4 gramas de gordura para 1 grama de carboidrato e proteína juntos, suplementada com vitaminas e minerais. Os principais alimentos usados na dieta cetogênica, como fonte de gordura, são a manteiga, creme de leite fresco, maionese, toucinho, óleos e azeites. O uso de fórmulas cetogênicas industrializadas facilitam a administração e a aderência ao tratamento.

Tal dieta induz a produção de corpos cetônicos pelo fígado por meio da beta-oxidação de ácidos graxos. Os corpos cetônicos atravessam a BHE, sendo a nova fonte de energia. O tratamento da GLUT1-DS com a dieta cetogênica não difere do tratamento de um indivíduo com epilepsia refratária. O controle das convulsões é muito eficaz com a dieta e, na maioria das vezes, os doentes conseguem ficar sem os antiepilépticos.

DICAS
▪ Síndrome de deficiência do transportador de glicose tipo 1 (GLUT1-DS) é uma afecção metabólica associada à dificuldade no transporte de glicose para o SNC através da barreira hematoencefálica (BHE); ▪ Pode ser AD com mutação no gene *SLC2A1*. Cerca de 1/3 não é geneticamente determinado, e raros casos são recessivos; ▪ Epilepsia refratária é o sintoma mais comum. Podem ocorrer distúrbios de movimento, hemiparesia alterna, discinesias episódicas, marcha CRISS-CROSS GAIT, ataxia, entre outros; ▪ Punção lombar com hipoglicorraquia. Relação glicose LCR/sangue < 0,6 (algumas referências usam a razão menor que 0,52); ▪ Tratamento com dieta cetogênica. Muitos ficam sem anticonvulsivantes.

BIBLIOGRAFIA

Bough KJ, Rho JM. Anticonvulsant mechanisms of the ketogenic diet. Epilepsia 2007;48:43-58.
De Giorgis V, Veggiotti P. GLUT1 deficiency syndrome: current state of the art. Seizure 2013;22(10):803-11.
Klepper J. Glucose Transporter Deficiency Syndrome (GLUT1DS) and the ketogenic diet. Epilepsia 2008;49 Suppl 8:46-9.
Klepper J. GLUT1 deficiency syndrome—update. Dev Med Child Neurol 2007;49:707-16.

DEFICIÊNCIA DE AADC

Carlos Roberto Martins Jr.

A deficiência de AADC (***a****romatic L-**a**mino **a**cid **d**ecarboxylase*) é um erro inato autossômico recessivo no metabolismo dos neurotransmissores que leva à deficiência combinada de serotonina e de catecolaminas (dopamina). Esta enzima, também conhecida como DOPA-descarboxilase, triptofano-descarboxilase e 5-hidroxitriptofano descarboxilase, participa de processos essenciais na formação de neurotransmissores e substâncias essenciais ao metabolismo neuronal. É um distúrbio raro com menos de 200 casos descritos, sendo mais comum em Taiwan.

A AADC catalisa diversas reações de **descarboxilação** diferentes, a saber:

- *L-DOPA à dopamina*: um neurotransmissor;
- *L-Fenilanina à fenetilamina*: uma amina-traço neuromodulatora;
- *L-Tirosina à tiramina*: uma amina-traço neuromodulatora;
- *L-Histidina à histamina*: um neurotransmissor;
- *L-Triptofano à triptamina*: uma amina-traço neuromodulatora;
- *5-HTP à serotonina (5-hidroxitriptamina)*: um neurotransmissor;

É importante ressaltar que a enzima usa **piridoxal fosfato**, a forma ativa de **vitamina B6**, como um **cofator**. Trata-se de condição autossômica recessiva relacionada com o cromossomo 7. Foi descrita em 1990 por Hyland e Clayton em gêmeos monozigóticos do sexo masculino nascidos de pais primos, que apresentaram aos 2 meses de idade hipotonia severa e movimentos paroxísticos, consistindo em choro seguido de extensão de braços e pernas, crises oculogíricas (clássico), movimentos coreoatetósicos de extremidades e cianose.

As análises laboratoriais mostram uma concentração muito reduzida de ácido homovanílico (HVA) e ácido 5-hidroxi-indolacético (5-HIAA) no LCR, bem como diminuição da serotonina no sangue total e catecolaminas plasmáticas. Há elevação significativa na excreção urinária de L-DOPA, 5-hidroxitriptofano (5HTP) e 3-metoxitirosina, todos os quais precedem a etapa AADC na via bioquímica. Dessa forma, as sínteses de serotonina e dopamina são afetadas em ambos os sistemas nervosos central e periférico, consistente com uma deficiência de AADC. A atividade enzimática de AADC apresenta-se reduzida no plasma e nos tecidos corporais (hepático, por exemplo). Os pais da criança acometida são, usualmente, assintomáticos, mas podem cursar com perfis bioquímicos limítrofes ou intermediários, por serem heterozigotos.

O distúrbio é clinicamente caracterizado por sintomas vegetativos, crises oculógiras, distonia, disautonomia e disfunção neurológica grave, geralmente com início na primeira infância ou primeira década de vida. Muitos casos são erroneamente diagnosticados como paralisia cerebral. **As crises oculógiras são crises distônicas de desvio ocular na horizontal ou vertical, com consciência preservada, sendo um achado clássico na deficiência de AACD.** Outros achados que podem estar presentes são parkinsonismo, distonia e disautonomia (arritmias, suor excessivo, palidez, instabilidade da temperatura corporal, alterações gastrointestinais e congestão nasal). Hipotonia e retardo do desenvolvimento neuropsicomotor são comuns. Insônia ou sono excessivo podem estar presentes.

Eletroencefalograma e exames de neuroimagem são, geralmente, inespecíficos ou normais. Por vezes, atrofia cerebral leve bem como padrão leucodistrófico podem ser encontrados na RNM encefálica. No Brasil, nem sempre é fácil dosar neurotransmissores no LCR. Dessa forma, um teste de triagem interessante é a dosagem do substrato 3-O-metil-L-DOPA (3-OMD) liquórico, o qual se mostra elevado. Após, é realizado teste molecular (análise do gene DDC ou de painéis de genes disponíveis em laboratórios de genética molecular).

O tratamento da condição é um desafio com resposta variável. Procura-se aumentar a disponibilidade dos neurotransmissores que estão reduzidos na condição. O manejo clínico da deficiência de AADC envolve vitamina B6 (cofator enzimático, que aumenta a ação residual da enzima), agonistas da dopamina e inibidores da MAO para potencializar a transmissão monoaminérgica. Anticolinérgicos, como biperideno e triexifenidil, podem ser considerados na abordagem do parkinsonismo e da distonia. Melatonina e benzodiazepínicos são opções para as alterações de sono.

É importante lembrar que efeitos colaterais, como discinesias e distonia podem ocorrer com o uso agonistas dopaminérgicos. Outros medicamentos podem ajudar, como levodopa (pouco efetivo), ácido folínico, 5-hidroxitriptofano e inibidores seletivos da recaptação de serotonina (ISRS). As perspectivas quanto à terapia gênica são promissoras, a fim de corrigir o déficit enzimático com a utilização de vetores virais (a administração putaminal bilateral por meio de neurocirurgia estereotáxica revelou ganhos motores, cognitivos e de linguagem), contudo estudos ainda são necessários.

> **DICAS**
> - Autossômica recessiva, cromossomo 7;
> - Deficiência da descarboxilase dos aminoácidos L-aromáticos;
> - Dificuldade em produzir serotonina e dopamina;
> - Atraso do desenvolvimento neuropsicomotor, crises oculógiras (clássico), disautonomia, hipotonia, alterações do sono, distúrbios de movimento (distonia, parkinsonismo, coreoatetose);
> - As crises oculógiras são crises distônicas de desvio ocular na horizontal ou vertical, com consciência preservada, sendo um achado clássico na deficiência de AACD;
> - Níveis baixos dos neurotransmissores no LCR;
> - Triagem: aumento do substrato 3-OMD no LCR;
> - Atividade enzimática plasmática de AADC reduzida;
> - Diagnóstico diferencial com paralisia cerebral;
> - Início na primeira infância ou infância;
> - Neuroimagem e EEG usualmente normais ou inespecíficos;
> - Tratamento com agonistas dopaminérgicos, inibidores da MAO e ISRS;
> - Terapia gênica promissora.

BIBLIOGRAFIA

Kojima K, Nakajima T, Taga N, et al. Gene therapy improves motor and mental function of aromatic L-amino acid decarboxylase deficiency. Brain 2019;142:322-33.

Korenke GC, Christen HJ, Hyland K, et al. Aromatic L-amino acid decarboxylase deficiency: an extrapyramidal movement disorder with oculogyric crises. Europ J Pediat Neurol 1997;2/3:67-71.

Maller A, Hyland K, Milstien S, et al. Aromatic L-amino acid decarboxylase deficiency: Clinical features, diagnosis, and treatment of a second family. J Child Neurol 1997;12:349-54.

Montioli R, Battini R, Paiardini A, et al. A novel compound heterozygous genotype associated with aromatic amino acid decarboxylase deficiency: clinical aspects and biochemical studies. Molec Genet Metab 2019;127:132-7.

DEFICIÊNCIA DE AMINOACILASE

Julia Lopes Vieira

Existe atualmente a descrição clínica de duas condições por causa da deficiência de Aminoacilase 1 e 2. A primeira condição, deficiência de Aminoacilase 1, é um erro inato do metabolismo caracterizado pelo aumento da excreção urinária de N-acetil-aspartato (NAA). É causada por mutação em homozigose no gene *ACY1* no cromossomo 3p21, com padrão de herança autossômica recessiva. Até o momento foram descritos cerca de 20 pacientes afetados pela mutação, apresentando alterações neurológicas variadas, como deficiência intelectual, convulsões, hipotonia e atraso motor.

A segunda condição, a deficiência de Aminoacilase 2, também conhecida como doença de Canavan (*ver capítulo específico nesta obra*), trata-se de uma degeneração esponjosa do SNC, conhecida ainda como degeneração do tipo *Van Bogaert-Bertrand*. A doença apresenta herança autossômica recessiva e sua incidência é maior entre os judeus asquenazes (Ashkenazi). Sua apresentação clínica pode ser dividida em três formas principais:

1. *Forma infantil*: são pacientes normais ao nascimento, com DNPM inicial bom que passam a apresentar sintomas após os 6 meses de idade. Apresentam hipotonia, sustento cefálico pobre, motricidade reduzida, perda visual, dificuldade para mamar e crescimento cefálico acelerado. Com o avançar da doença, a hipotonia apendicular dá lugar à espasticidade e a espasmos tônicos em extensão, mantendo hipotonia axial;
2. *Variante congênita*: a criança pode-se apresentar normal ao nascimento ou já nascer em condições ruins. Evolução com letargia e hipoatividade nos primeiros dias. Apresenta choro frequente, disfagia, dificuldade às mamadas. Progressão com morte em alguns dias a semanas;
3. *Variante juvenil*: pacientes com desenvolvimento relativamente normal por alguns anos, atinge certos marcos, porém o desenvolvimento completamente normal nunca foi descrito.

A doença de Canavan é causada pela deficiência de Aspartoacilase ou Aminoacilase 1, enzima codificada pelo gene *ASPA*, localizado no cromossomo 17p13-ter. Essa enzima é responsável pela metabolização de N-acetil-aspartato (NAA) em aspartato e acetato dentro dos oligodendrócitos. O cérebro é o único órgão que sintetiza NAA, apresentando concentração maior na substância cinzenta. Dessa forma, na falta da aspartoacilase, a concentração de NAA torna-se elevada no cérebro, e essa substância é excretada em grande quantidade na urina. Até o momento, a relação entre o acúmulo de NAA e a vacuolização da mielina não foi completamente elucidada.

O exame de RNM de crânio evidencia alterações difusas da substância branca em pacientes mais novos, normalmente, de distribuição confluente e simétrica. Ocorre ainda atrofia da substância branca com dilatação dos ventrículos laterais mais importante que dos espaços subaracnoides. A substância branca periventricular, corpo caloso, cápsula interna e fórnix tendem a ser mais preservados. O envolvimento do tronco e medula é variável. Há envolvimento bilateral do globo pálido, com eventual acometimento dos tálamos. **A espectroscopia apresenta pico relativo de NAA**.

O diagnóstico pode ser feito a partir dos achados clínicos associados aos achados de imagem e detecção de altos níveis de NAA urinário. Alternativamente, teste genético molecular demonstrando mutação bialélica para o gene *ASPA* confirma a doença. Atualmente não há terapia específica para a doença de Canavan.

> **DICAS**
> - Macrocrania, hipotonia e atraso do desenvolvimento;
> - Aumento de N-acetil-aspartato na urina, sangue e liquor;
> - Leucodistrofia com degeneração esponjosa;
> - Espectroscopia apresenta pico relativo de NAA.

BIBLIOGRAFIA

Ferri L, Funghini S, Fioravanti A, et al. Aminoacylase I deficiency due to ACY1 mRNA exon skipping. Clin Genet 2014;86:367-72.

Knaap MS, Valk J. Magnetic resonance of myelination and myelin disorders. 3rd ed. Springer Berlin Heidelberg New York; 2005.

Matalon R, Delgado L, Michals-Matalon K. GeneReviews. Seattle (WA): University of Washington, Seattle; 1993-2019.

Thangavelu B, et al. Design and optimization of aspartate N-acetyltransferase inhibitors for the potential treatment of Canavan disease. Bioorganic & medicinal chemistry 2017:870-85.

DEFICIÊNCIA DE CREATINA

Laura Gomes Valli

A creatina desempenha um papel fundamental na homeostase energética em tecidos como músculos e cérebro, neste último modulando vias GABAérgicas e glutamatérgicas. É fornecida igualmente pela dieta e pela síntese endógena, a partir de arginina e glicina, por meio de reações catalisadas pelas enzimas arginina-glicina amidinotransferase (AGAT) e guanidinoacetato metiltransferase (GAMT). O transportador de creatina (CRTR), específico da membrana plasmática, permite que as células incorporem creatina e contribuam diretamente para sua biossíntese, por meio da captação de seu precursor guanidinoacetato (GAA).

A deficiência de creatina cerebral é um erro inato do metabolismo, onde sua síntese ou transporte estão comprometidos. Há três mecanismos descritos: deficiência de GAMT ou AGAT, ambos herdados de forma autossômica recessiva e deficiência do transportador (CRTR), com herança ligada ao X (Quadro 89-1).

Trata-se, portanto, de três síndromes que devem ser suspeitadas em:

- Criança pequena com atraso no desenvolvimento, hipotonia, convulsões e distúrbios do movimento;
- Criança mais velha com deficiência intelectual, epilepsia, distúrbio de movimento e problemas de comportamento.

O diagnóstico é com base nos níveis de GAA, creatina e creatinina medidos na urina, plasma e líquido cefalorraquidiano (LCR). A ressonância magnética com espectroscopia mostra depleção de creatina cerebral. O diagnóstico definitivo é fundamentado no teste molecular com identificação de variantes patogênicas em homozigose ou heterozigose composta nos genes GAMT, GATM ou ainda em uma variante patogênica heterozigótica (em homens) do gene *SLC6A8*. O tratamento consiste em reabilitação, controle de crises, além de suplementação de creatina, a fim de repor níveis cerebrais.

Quadro 89-1. Principais Achados Clínicos das Síndromes de Deficiência de Creatina e Tratamento

Deficiência	Idade de diagnóstico	Sintomas	Tratamento
GAMT	3-6 meses até 3 anos	- Deficiência intelectual (100%) - Epilepsia (78%) - Distúrbio de comportamento (autismo, hiperatividade) (77%) - Distúrbios do movimento (30%)	- Creatina mono-hidratada - Suplementação de ornitina - Restrição alimentar de arginina
AGAT		- Deficiência intelectual (100%) - Fraqueza muscular/hipotonia (67%) - Distúrbio de comportamento (27%) - Epilepsia (9%)	- Creatina mono-hidratada
CRTR	1 a 66 anos	- **Homens afetados**: déficit intelectual, atraso de fala, epilepsia, transtornos comportamentais (hiperatividade e autismo), achados dismórficos, alterações gastrointestinais - **Mulheres portadoras**: assintomáticas ou com leve deficiência intelectual	- Creatina mono-hidratada - Suplementação de arginina e glicina

DICAS
▪ A creatina desempenha um papel fundamental na homeostase energética em tecidos como músculos e cérebro; ▪ Autossômica recessiva ou ligada ao X; ▪ Criança pequena com atraso no desenvolvimento, hipotonia, convulsões e distúrbios do movimento; ▪ Criança mais velha com deficiência intelectual, epilepsia, distúrbio de movimento e problemas de comportamento; ▪ Tratamento: suplementar creatina, tratar crises convulsivas e reabilitação.

BIBLIOGRAFIA

Curt MJC, Voicu PM, et al. Creatine biosynthesis and transport in health and disease. Biochimie 2015;119:146-65.
Mercimek MS, Salomons GS. Creatine deficiency syndromes. Genereviews 2015.
Schulze A. Creatine deficiency syndromes. Handbook of Clinical Neurology, Pediatric Neurology Part III 2013;113:1837-43.

DEFICIÊNCIA DE FRUTOSE 1,6-DIFOSFATASE

Laura Gomes Valli

A frutose 1,6-bifosfatase (FBPase) é enzima-chave do ciclo da gliconeogênese. Ela catalisa a hidrólise de frutose-1,6-bifosfato em frutose 6-fosfato + fosfato inorgânico. Sua deficiência leva a um distúrbio metabólico e o corpo não consegue produzir glicose adequadamente. Trata-se de doença com herança autossômica recessiva, acometendo o gene *FBP1*, com prevalência 1/147.575 na Itália, havendo casos reportados na população Asiática, Europeia, Norte-americana, Arábica.

No período neonatal, manifesta-se com hepatomegalia, podendo ser letal, mas geralmente se apresenta em lactente de 3-4 meses ou na primeira infância com episódios de hipoglicemia e acidose metabólica, crises convulsivas, taquipneia ou apneia. Os episódios geralmente são desencadeados por condições catabólicas, como jejum prolongado (mais de 8 a 10 horas), ingestão de frutose, sorbitol ou glicerol, vômitos, diarreia ou doenças infecciosas febris. Os pacientes são assintomáticos entre os episódios.

O diagnóstico de deficiência de FBPase é com base na apresentação clínica, juntamente com os níveis de glicemia e lactacidemia. Podem ainda ser encontrados níveis elevados de glicerol urinário. A atividade enzimática pode ser medida em leucócitos, e o teste genético do gene *FBP1* confirma o diagnóstico.

Uma vez diagnosticado, o tratamento é simples e de ótimo prognóstico. Esse distúrbio pode ser tratado evitando-se completamente a frutose e seus açúcares relacionados, com tolerância para ingesta de pequenas quantidades, além de evitar períodos prolongados de jejum. Geralmente, nenhuma outra terapia médica específica é necessária.

DICAS

- Herança autossômica recessiva acometendo o gene *FBP1*;
- No período neonatal, manifesta-se com hepatomegalia, podendo ser letal, mas geralmente se apresenta em lactente de 3-4 meses ou na primeira infância com episódios de hipoglicemia e acidose metabólica, crises convulsivas, taquipneia ou apneia;
- Os episódios geralmente são desencadeados por condições catabólicas, como jejum prolongado (mais de 8 a 10 horas), ingestão de frutose, sorbitol ou glicerol, vômitos, diarreia ou doenças infecciosas febris.

BIBLIOGRAFIA

Fructose-1,6-bisphosphatase deficiency. Online Mendelian Inheritance in Man (OMIM). http://omim.org/entry/229700.

Kikawa Y, Inuzuka M, et al. Identification of Genetic Mutations in Japanese Patients with Fructose-1,6-Bisphosphatase Deficiency. Am J Hum Genet. 1997;61:852-61.

Labrune P. Fructose-1,6-bisphosphatase deficiency. Disponível em: https://www.orpha.net/consor/www/cgi-bin/OC_Exp.php?lng=EN&Expert=348.

DEFICIÊNCIA DE METIONINA-ADENOSILTRANSFERASE

Laura Gomes Valli

A deficiência de Metionina Adenosiltransferase é uma condição metabólica muito rara resultando em um aumento do aminoácido metionina no sangue (hipermetioninemia). Na maioria dos casos não há sintomas, no entanto, alguns pacientes podem apresentar problemas neurológicos, de desenvolvimento e/ou mau hálito. O gene acometido é o *MAT1A* que codifica duas isoenzimas, MAT I e III, que catalisam o primeiro passo do ciclo da metionina com formação de S-Adenosilmetionina (AdoMet).

As enzimas estão presentes predominantemente no fígado, mas também em outros tecidos. O padrão de herança ainda é controverso; inicialmente, pensava-se que o autossômico recessivo era o mais comum, no entanto, após a implementação de exames de triagem do recém-nascido, foram descobertos casos leves em heterozigotos. Isso estabeleceu o fato de que a herança autossômica dominante pode ser a mais comum.

Cerca de 50% dos pacientes com mutações no *MAT1A* desenvolveram sintomas neurológicos mais tardios, por isso não pode ser considerado um distúrbio genético benigno para todos os pacientes. Os sintomas que foram descritos incluem:

- Problemas com desenvolvimento psicomotor ou inteligência;
- Tremor;
- Contrações musculares anormais;
- Falta de controle envolvendo amplitude de movimento;
- Dores de cabeça graves;
- Nistagmo;
- Disdiadococinesia;
- Reflexos tendinosos exaltados;
- Dificuldades linguísticas e dificuldades de aprendizagem.

Hipermetioninemia também pode ser associada a um odor respiratório incomum, provavelmente em decorrência da formação de uma substância conhecida como **sulfeto de dimetilo**. As anormalidades neurológicas são mais comuns quando os níveis de metionina no sangue estão acima de 800 μmol/L e raros em pessoas com níveis mais baixos. As imagens cerebrais podem mostrar algumas alterações, como hipersinal de substância branca em TRLongo na RNM, principalmente em pacientes com problemas neurológicos.

O tratamento é fundamentado na restrição dietética de metionina e suplementação oral de S-adenosilmetionina (SAMe) (AdoMet), indicada quando há sinais clínicos mesmo com a restrição do aminoácido na dieta.

DICAS
▪ Provável distúrbio autossômico dominante do gene *MAT1A*; ▪ Na maioria dos casos não há sintomas, no entanto, alguns pacientes podem apresentar problemas neurológicos, de desenvolvimento e/ou mau hálito.

BIBLIOGRAFIA

Chamberlin ME, Ubagai T, et al. Methionine Adenosyltransferase I/III Deficiency: Novel Mutationsand Clinical Variations. Am J Hum Genet. 2000;66(2):347-55.
Methionine adenosyltransferase deficiency. Disponível em: https://rarediseases.info.nih.gov/diseases/8397/methionine-adenosyltransferase-deficiency.
Nashabat M, Al-Khenaizan S, Alfadhel M. Methionine adenosyltransferase I/III deficiency: beyond the central nervous system manifestations. Ther Clin Risk Managem. 2018;14:225-9.
Ubagai T, et al. Molecular mechanisms of an inborn error of methionine pathway. Methionine adenosyltransferase deficiency. J Clin Invest. 1995;96(4):1943-47.

DEFICIÊNCIA DE PIRUVATO-CARBOXILASE

Camila Cunha de Abreu da Silveira

A piruvato-carboxilase é uma enzima mitocondrial, dependente de biotina, que tem diferentes funções nos tecidos: catalisa a síntese de glicose a partir do piruvato nos rins e no fígado, participa da exportação de grupos acetil da mitocôndria para o citosol na glândula adrenal, no tecido adiposo, no fígado, e participa, também, do reabastecimento de neurotransmissores no SNC. Sua deficiência pode ocorrer de forma isolada ou como parte da deficiência de múltiplas carboxilases, por deficiência de biotina. A deficiência isolada é uma condição rara de herança autossômica recessiva (gene *PC*, cromossomo 11). O diagnóstico deve ser suspeitado em crianças com *failure to thrive*, atraso no desenvolvimento, crises convulsivas recorrentes e acidose metabólica. Existem três apresentações fenotípicas descritas:

1. *Tipo A, forma norte-americana ou forma infantil*: tem início dos sintomas na infância, com atraso global do desenvolvimento, *failure to thrive,* apatia, hipotonia, ataxia, nistagmo, convulsões e episódios intermitentes de acidose lática, precipitados por estresse metabólico ou infeccioso. O óbito ocorre ainda na primeira infância;
2. *Tipo B, forma francesa ou forma neonatal grave*: início horas após o nascimento, com acidose lática grave, hipoglicemia, hiperamonemia, hipercitrulinemia, hipernatremia, anorexia, hepatomegalia, convulsões, estupor, atraso motor com hipotonia de predomínio axial, sinais de liberação piramidal, tremor, discinesias e movimentos oculares bizarros. A maioria dos afetados morre nos primeiros 3 meses após o nascimento;
3. *Tipo C, forma intermitente ou benigna*: desenvolvimento neuropsicomotor normal ou pouco atrasado, com episódios de acidose lática. Os seis casos descritos na literatura sobreviveram até o final da adolescência.

O diagnóstico é estabelecido pela demonstração de deficiência na atividade da enzima piruvato-carboxilase em fibroblastos, leucócitos ou hepatócitos e confirmado por teste molecular. As terapêuticas propostas até o momento (trieptanoina, suplementação de aspartato, glutamina e citrato) não contribuem para melhora do quadro neurológico ou da expectativa de vida.

DICAS
▪ Acidose lática; ▪ Atraso do desenvolvimento; ▪ *Failure to thrive*; ▪ Crises convulsivas.

BIBLIOGRAFIA

David RT, Joyeeta R, Shamima R. Mitochondrial DNA-associated Leigh syndrome and NARP. GeneReviews 2003.
Swaiman KF, et al. Swaiman's pediatric neurology. Elsevier; 2018. 6:334-46.
Knaap MS van der; Valk J. Ressonância magnética de distúrbios de mielinização e mielina. New York: Springer; 2005. 3:224-44.

DEFICIÊNCIA DE PIRUVATO-DESIDROGENASE

Camila Cunha de Abreu da Silveira

O complexo enzimático piruvato-desidrogenase catalisa a descarboxilação do piruvato em acetil-CoA na matriz mitocondrial, etapa fundamental do ciclo de Krebs. Sua deficiência resulta, portanto, em um distúrbio do metabolismo energético, que pode levar a diversos quadros neurológicos. Pode ter uma apresentação precoce, ainda no período neonatal, com encefalopatia e acidose lática graves frequentemente resultando em óbito. Nesses casos, está associada com disgenesia de corpo caloso e cistos periventriculares, além de dismorfismos faciais que lembram a síndrome alcoólica fetal.

Tem um curso neurodegenerativo em outros casos, com acidose lática moderada de início na infância, muitas vezes compatível com síndrome *de Leigh* ou *Leigh-Like*. Alguns pacientes cursam com ataxia intermitente, sem comprometimento cognitivo.

A deficiência de piruvato-desidrogenase está mais frequentemente associada a mutações no gene *PDHA1*, localizado no cromossomo X, mas também pode ter herança autossômica recessiva, por mutações em outros genes. O tratamento consiste em dieta cetogênica. A oxidação de ácidos graxos e de corpos cetônicos provê fontes alternativas de acetil-CoA, independentes do piruvato.

DICAS
▪ Acidose lática; ▪ Hipoplasia/agenesia de corpo caloso; ▪ Dismorfismos faciais; ▪ Encefalopatia; ▪ Ataxia episódica.

BIBLIOGRAFIA

David RT, Joyeeta R, Shamima R. Mitochondrial DNA-associated Leigh syndrome and NARP. GeneReviews [Internet] 2003.
Kenneth FS, et al. Swaiman`s pediatric neurology. 6. ed. Elsevier; 2018. 334-46.
Marjo S van der Knaap, Jaap V. New York: Springer; 2005. 3:224-44.

DEFICIÊNCIA ISOLADA DE SULFITO OXIDASE

Camila Cunha de Abreu da Silveira

É um erro inato do metabolismo que leva a um defeito na oxidação do sulfito, molécula tóxica produzida durante a metabolização de aminoácidos como a cisteína. Tem quadro clínico variável. No extremo mais grave do espectro, os pacientes têm encefalopatia logo após o nascimento, crises convulsivas e espasticidade, e evoluem com atraso grave do desenvolvimento neuropsicomotor, esferofaquia (malformação do cristalino), associada ou não à *ectopia lentis* e óbito precoce. Outros pacientes podem ter início mais tardio, entre 6 meses e 1 ano e meio, frequentemente após uma infecção ou trauma, evoluindo com encefalopatia, regressão do desenvolvimento, hipotonia, distonia ou coreoatetose. Há relatos de quadros episódicos, marcados por regressão neurológica.

A neuroimagem revela sinais de edema cerebral precoce. Ao longo da evolução, nas formas mais graves, a ressonância mostra áreas de degeneração multicística nos hemisférios, dilatação ventricular, adelgaçamento do corpo caloso, cerebelo e tronco cerebral reduzidos em volume.

Alterações laboratoriais sugestivas são a excreção urinária de sulfito, S-sulfocisteína elevada na urina, sulfato urinário baixo e marcada redução da homocisteína no plasma. O diagnóstico é confirmado pela identificação de variantes patogênicas bialélicas no gene *SUOX*.

Não existe tratamento efetivo, por isso deve ser cuidadosamente diferenciada de condições tratáveis, como a deficiência de cofator do molibdênio, que pode ter apresentação clínica semelhante.

DICAS
▪ Crises epilépticas nas primeiras horas após o nascimento; ▪ Encefalopatia; ▪ Microcefalia progressiva; ▪ Subluxação do cristalino ou *ectopia lentis*.

BIBLIOGRAFIA

Claerhout H, Witters P, Régal L, et al. Isolated sulfite oxidase deficiency. J Inherit Metab Dis 2018;41:101-8.
Indar KS, Lokesh S, Bhanudeep S, et al. Metabolic crisis after trivial head trauma in late-onset isolated sulfite oxidase deficiency: Report of two new cases and review of published patients. Brain and Development 2019.
Knaap MS van der; Valk J. Ressonância magnética de distúrbios de mielinização e mielina. New York: Springer; 2005. 3:372-6.
Parayil SB, Madhu N, Rose DB, Arun BT. Isolated sulfite oxidase deficiency. GeneReviews 2003.

DEGENERAÇÃO OLIVAR HIPERTRÓFICA

Carlos Roberto Martins Jr.

O triângulo de Guillain-Mollaret (Fig. 95-1) é formado pelo núcleo rubro, núcleo olivar inferior e núcleo denteado, conectados pelo trato tegmentar central, pedúnculo cerebelar superior e pedúnculo cerebelar inferior. A lesão de quaisquer desses componentes pode resultar na interrupção de axônios ao núcleo olivar inferior, levando à sua degeneração. Tal condição corresponde à desordem degenerativa que inicialmente cursa com hipertrofia do núcleo olivar inferior.

O acometimento do núcleo olivar inferior pode ser ipsi ou contralateral à lesão. Quando a lesão envolve o trato tegmentar central ou núcleo rubro, a degeneração é ipsilateral, entretanto, quando o acometimento é do denteado ou dos pedúnculos cerebelares, a degeneração é contralateral. O achado semiológico clássico é a mioclonia palatal (ou tremor palatal), que pode estar ou não associado a movimentos oculares anormais (tremor oculopalatal) na mesma frequência do palato mole. Os sintomas tendem a aparecer cerca de 4-6 meses após o insulto primário.

Trata-se de tremor mais lento da neurologia (1 a 3 Hz), que pode produzir som característico (clique auditivo) por abertura da trompa de Eustáquio. Tal som é ouvido pelo paciente e/ou médico examinador. Disartria e ataxia podem estar associadas. Por vezes, o tremor pode-se estender para região cervical e diafragma. Tais movimentos ocorrem, pois a oliva é **liberada**, já que suas aferências denteadas são GABAérgicas (inibitórias).

As causas podem ser múltiplas, desde idiopática até qualquer afecção que possa acometer as estruturas do triângulo de Mollaret, como trauma, hemorragia, esclerose múltipla, doenças degenerativas, AVCi, dentre outras. O achado típico é hipersinal em T2 (**degeneração vacuolar**) em região anterolateral do bulbo com hipertrofia do núcleo olivar inferior (Fig. 95-2). Hipersinal no FLAIR pode ocorrer também. Atrofia cerebelar contralateral é bem comum. Após alguns anos, a hipertrofia dá lugar à atrofia, contudo o hipersinal pode persistir.

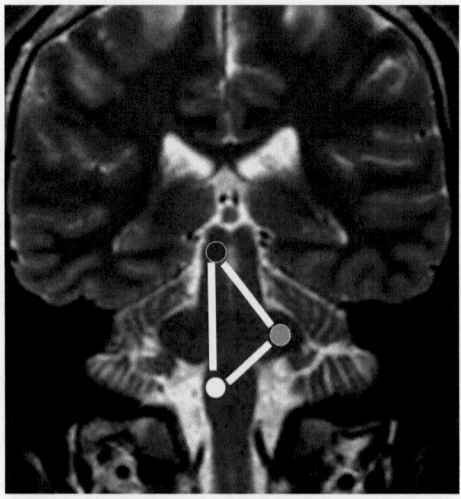

Fig. 95-1. Triângulo de Guillain-Mollaret formado pelos núcleos rubro, olivar inferior, ipsilaterais, e denteado contralateral.

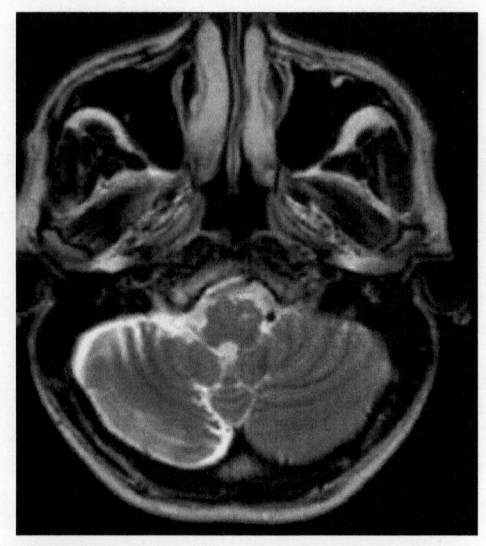

Fig. 95-2. Hipersinal em região anterolateral esquerda bulbar em T2 de RNM de encéfalo.

Vários tratamentos são propostos, como o emprego de benzodiazepínicos, anticonvulsivantes, anticolinérgicos e toxina botulínica, mas o resultado é desanimador.

DICAS
■ Hipersinal em T2 em região anterolateral de bulbo; ■ Tremor palatal com ou sem síndrome oculopalatal; ■ Maioria dos casos secundária a insulto no tronco encefálico. Lesão do trígono de Mollaret.

BIBLIOGRAFIA
Krings T, Foltys H, Meister IG, et al. Hypertrophic olivary degeneration following pontine haemorrhage: hypertensive crisis or cavernous haemangioma bleeding? J Neurol Neurosurg Psychiatry 2003;74:797-9.

DESFILADEIRO TORÁCICO

Lucas Martins de Exel Nunes ▪ Andressa Silvia Faé Nunes

A síndrome do desfiladeiro torácico (SDT) caracteriza-se como entidade clínica diversa, decorrente da compressão anormal de uma ou mais estruturas neurovasculares no desfiladeiro cervicotorácico. Sua incidência é variável sendo de 3 a 80 casos/1.000 habitantes, sobretudo em mulheres entre 30 a 50 anos. Variações individuais, como idade, sexo feminino, biotipo longilíneo, presença de anormalidades ósseas ou costela cervical, traumas e fatores posturais, são considerados características predisponentes.

A anatomia do desfiladeiro cervicotorácico é formada pelos músculos escaleno anterior médio e posterior, clavícula, primeira costela, ligamento costoclavicular, músculo subclávio e peitoral menor. Essa região é composta por sítios estreitos e qualquer variação anatômica ou estruturas anômalas podem reduzir, ainda mais, este local, causando compressões transitórias ou permanentes dos vasos subclávios-axilares e do plexo braquial.

As causas ainda são controversas. A compressão em decorrência da presença de **costela cervical rudimentar ou de uma banda fibrosa oriunda do processo transverso de C7** reduzindo o espaço supraclavicular é causa típica.

QUADRO CLÍNICO

A SDT pode ser dividida em quatro apresentações clínicas:

1. Neurogênica clássica ou verdadeira, com sinais clínicos clássicos e achados compatíveis na eletroneuromiografia, sendo rara (1-3% dos casos);
2. Neurogênica atípica ou inespecífica, com sinais clínicos inespecíficos e sem alterações eletrofisiológicas típicas, corresponde a aproximadamente 90% dos casos;
3. Vascular por compressão arterial: sendo rara, 2% a 3% dos casos;
4. Vascular por compressão venosa: rara, 1% a 2% dos casos.

A sintomatologia é variável, dependendo da estrutura comprometida. Em relação aos sintomas neurológicos, pode acometer sensibilidade, trofismo, motricidade e alterações simpáticas com fenômeno de Raynaud. Os sintomas neurológicos variam, dependendo do local de comprometimento. A dor pode ter intensidade variável, localização imprecisa, associada à paresia e à parestesia no braço, antebraço e/ou mão. Geralmente, a **compressão do tronco inferior (C8-T1) é a mais comum e o paciente apresenta dor, parestesia e hipoestesia na face medial do antebraço e mão, com paresia e atrofia da musculatura intrínseca manual**.

Os sintomas arteriais ocorrem pela isquemia e incluem dor, palidez, cianose, parestesia, ausência de pulso, claudicação, alterações tróficas, como úlceras, e diminuição da temperatura local. Existem algumas manobras ao exame físico que podem auxiliar (*manobra de Adson, teste de Roos, manobra de Wright*), contudo nenhuma é considerada padrão-ouro para o diagnóstico, com sensibilidade e especificidade entre 50% a 70%.

DIAGNÓSTICO

O diagnóstico é essencialmente clínico, todavia exames complementares podem ser necessários, sobretudo exames de imagem. O estudo radiológico convencional de tórax e de coluna poderá auxiliar na visualização de anormalidades ósseas, incluindo a costela cervical. A angiografia por subtração digital pode identificar compressão arterial, mostrando o local e o tipo de estreitamento e a sua **variação dinâmica com a mudança de posição do membro**.

A Ultrassonografia com Doppler colorido permite diagnosticar trombose dos vasos subclávios quando existir contraindicação à angiografia. Angiotomografia computadorizada é menos invasiva e pode, ain-

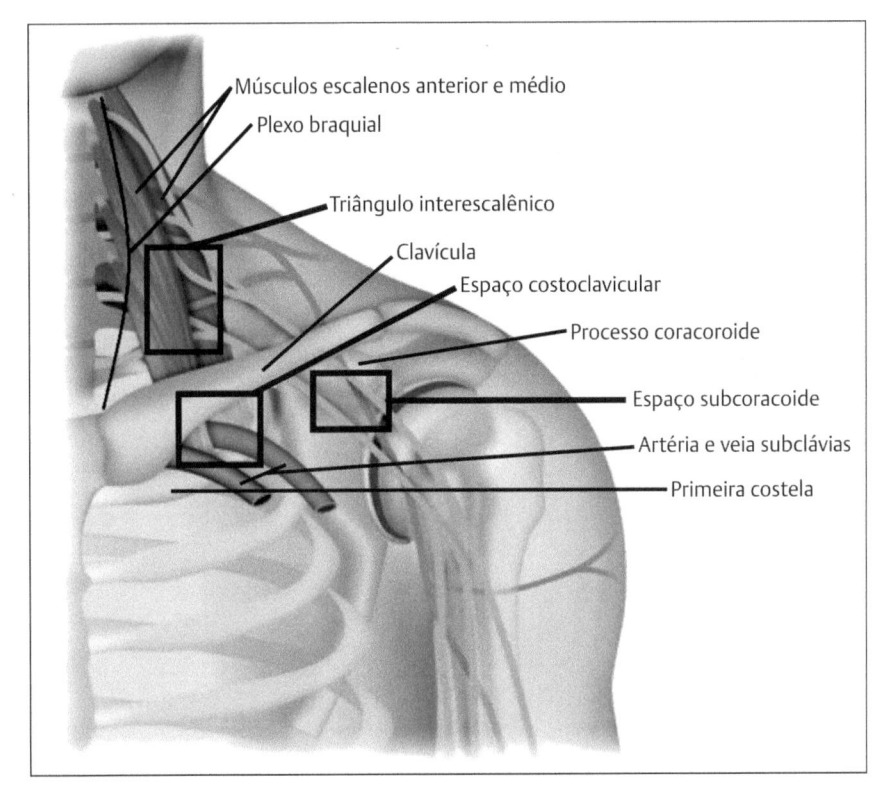

Fig. 96-1. Anatomia do desfiladeiro cervicotorácico. (Ver Pranchas em Cores.)

da, evidenciar relações anatômicas entre vasos sanguíneos, ossos e músculos. A Ressonância magnética também pode ser útil. A eletroneuromiografia é um exame importante, sobretudo na SDT neurogênica, avaliando a localização da compressão no plexo braquial e possíveis diagnósticos diferenciais (p. ex: radiculopatias cervicais – principal diferencial).

TRATAMENTO

O tratamento clínico e conservador frequentemente é a conduta inicial e procura aliviar os sintomas utilizando, em geral, analgésicos simples, anti-inflamatórios, relaxantes musculares e algumas orientações posturais e reabilitacionais. A anticoagulação terapêutica, trombectomia venosa e compressão elástica são indicadas quando há acometimento venoso. Em geral, o tratamento cirúrgico tem indicação formal em aproximadamente 15% dos casos, geralmente quando a síndrome é decorrente de anomalias ósseas sintomáticas, complicações vasculares ou neurológicas típicas (SDT neurológica verdadeira) ou falha do tratamento conservador. Após, faz-se necessário reabilitação pós-operatória e medidas farmacológicas para controle de dor.

BIBLIOGRAFIA

Ferrante MA. The thoracic outlet syndromes. Muscle Nerve 2012;45(6):780-95.
Francisco MC, et al. Estudo por imagem da sindrome do desfiladeiro torácico. Rev Bras Reumatol 2006;46(5).
Jones MR, et al. Thoracic outlet syndrome: a comprehensive review of pathophysiology, diagnosis, and treatment. Pain Ther 2019;8(1):5-18.
Laulan J, et al. Thoracic outlet syndrome: definition, aetiological factors, diagnosis, management and occupational impact. J Occup Rehabil 2011;21(3):366-73.
Leal J, Moreira J, Gomes J, Branco C. Neurogenic thoracic outlet syndrome and occupational health: Case report and literature review. Rev Soc Port Medicina Fisica e Reabilitação 2016;28(1).
Silvestri K, Wagner F, Dal Moro NA. Síndrome do desfiladeiro torácico: revisão teórica. Arq Catarinense de Medicina 2005;34(4).

DFT (DEMÊNCIA FRONTOTEMPORAL)

Letízia Gonçalves Borges • Carlos Roberto Martins Jr.

A demência frontotemporal (DFT) é uma doença neurodegenerativa que geralmente acomete indivíduos em uma faixa mais jovem do que a doença de Alzheimer, entre 45-64 anos. O termo DFT usualmente diz respeito à variante comportamental (DFTvc).

Quando usar o termo DFT e quando usar DLFT? É comum o uso incorreto desta nomenclatura na literatura. O diagnóstico de DFT diz respeito ao diagnóstico **clínico**. Já DLFT significa degeneração lobar frontotemporal e é um diagnóstico **patológico**, feito *post-mortem*. Como é feito o diagnóstico clínico? Para ser considerado um caso possível de DFTvc, devemos encontrar 3 dos 6 critérios abaixo:

1. Apatia;
2. Desinibição;
3. Perda de empatia;
4. Alteração do apetite, hiperoralidade;
5. Comportamento compulsivo; perseveração;
6. Disfunção executiva.

Em relação à neuropatologia DLFT, existem dois subtipos principais: patologia tau e inclusões da proteína TDP-43. A neuropatologia DLFT pode-se manifestar **clinicamente** de várias formas, como variante comportamental ou de linguagem. O fenótipo depende da anatomia em que a patologia se manifestou. Por exemplo, se houver a patologia DLFT em região frontotemporal, teremos um diagnóstico clínico de DFTvc; se em giro frontal inferior, diagnóstico clínico de afasia progressiva primária (APP) agramática; se no polo anterior do lobo temporal, a APP variante semântica (chamada de demência semântica).

Aproximadamente 40% das DFTs estão associadas a um padrão de herança autossômica dominante. As principais mutações genéticas associadas à DFT estão relacionadas com os seguintes genes:

- *C9ORF72*: repetição do hexanucleotídeo, com presença de alucinações visuais ou auditivas no início da doença;
- *MAPT*: mutação da proteína tau associada ao microtúbulo;
- *GRN*: progranulina;
- *FUS*: inclusões de proteína FUS.

A mutação no gene **C9ORF72** pode-se manifestar como DFT, esclerose lateral amiotrófica (ELA) ou com o fenótipo combinado ELA-DFT.

No exame neurológico, podemos encontrar reflexos primitivos, que são sinais de liberação frontal, considerados reflexos patológicos: *snout* (Fig. 97-1), *grasping* (Fig. 97-2), reflexo de sucção e o palmomentoniano. Esses reflexos não são patognomônicos da DFT.

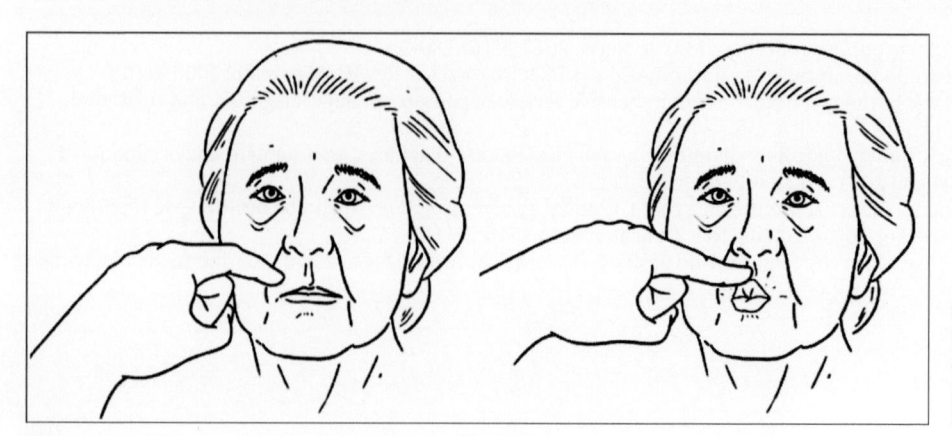

Fig. 97-1. *Snout*: reflexo primitivo caracterizado pela projeção tônica dos lábios ao toque.

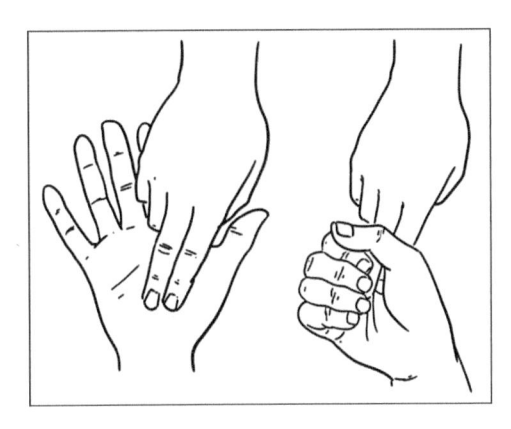

Fig. 97-2. *Grasping:* reflexo primitivo caracterizado pela preensão palmar.

O que devemos esperar na neuroimagem? A alteração clássica esperada na ressonância de crânio é a atrofia frontotemporal (Fig. 97-3a-c) e no PET-FDG, hipometabolismo frontotemporal (Fig. 97-3d-f). Se houver dúvida entre doença de Alzheimer e DFT, pedir PET-FDG; se houver hipometabolismo em lobo parietal, provavelmente é doença de Alzheimer. Existem alterações de neuroimagem associadas a cada mutação genética: na mutação **C9ORF72** ocorre atrofia predominantemente em lobos frontais, discreta atrofia em lobos temporais anteriores, parietal, occipital, cerebelo e tálamo; **MAPT** apresenta-se com atrofia de lobos temporais antero**m**ediais (memorizar o **M** de MAPT com o **M** de medial); **GRN** apresenta atrofia temporal, insular e parietal; e **FUS** é associada a atrofia do núcleo caudado.

O tratamento é feito de acordo com as alterações comportamentais. Geralmente são prescritos os inibidores da recaptação da serotonina (ISRS), por exemplo, o escitalopram e a trazodona. Em casos mais graves, pode ser necessário o uso de neuroléptico (quetiapina, olanzapina).

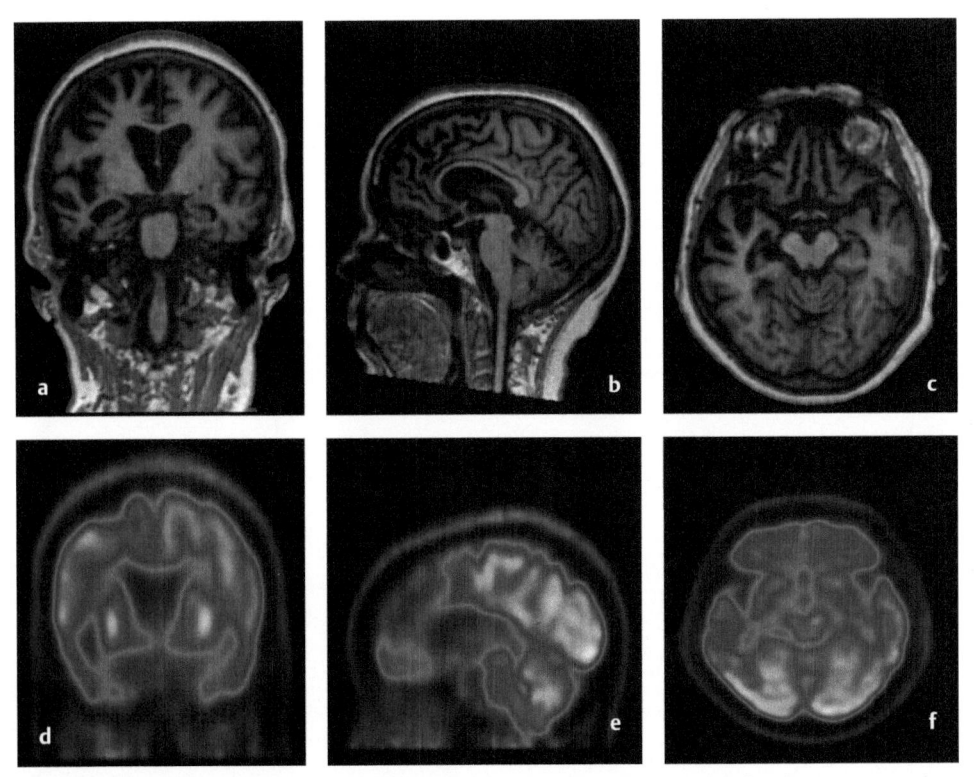

Fig. 97-3. Demência frontotemporal: as imagens de ressonância magnética do crânio ponderadas em T1 nos planos (**a**) coronal, (**b**) sagital à direita e (**c**) axial evidenciam redução volumétrica encefálica, com predomínio nos lobos frontais e temporais, de forma assimétrica, mais evidente à direita. Já as imagens de PET-FDG nos planos (**d**) coronal, (**e**) sagital à direita e (**f**) axial evidenciam hipometabolismo nos lobos frontais e temporais, de forma assimétrica, mais evidente à direita. (Imagens laudadas pelo Dr. Douglas Mendes Nunes, Neurorradiologista do HC-FMUSP. Imagens cedidas pelo Serviço de Radiologia (RM) e pelo Centro de Medicina Nuclear do Instituto de Radiologia do HC-FMUSP.) (Ver Pranchas em Cores.)

> **DICAS**
>
> - DFT diz respeito ao diagnóstico **clínico**;
> - DLFT é um diagnóstico **patológico**;
> - PET-FDG diferencia DFT de DA: hipometabolismo parietal sugere DA;
> - Mutação do gene *C9ORF72*: alucinações;
> - Se houver a patologia DLFT em região frontotemporal, teremos um diagnóstico clínico de DFTvc; se em giro frontal inferior, diagnóstico clínico de afasia progressiva primária (APP) agramática; se no polo anterior do lobo temporal, a APP variante semântica (chamada de demência semântica).

BIBLIOGRAFIA

Atri A. Alzheimer's disease and Alzheimer's dementia. In: Bradford Dickerson AA, editor. Dementia - Comprehensive principles and practice. New York: Oxford University Press; 2014.

Mesulam M. Primary progressive aphasia: A dementia of the language network. Dementia & Neuropsychologia 2013;7(1):2-9.

Rascovsky K, Hodges JR, et al. Sensitivity of revised diagnostic criteria for the behavioral variant of frontotemporal dementia. Brain 2011;134:2456-77.

William WS. Behavioral variant frontotemporal dementia. Continuum 2019;25(1):76-100.

DIÁSQUISE CEREBELAR CRUZADA

Carlos Roberto Martins Jr.

Não é incomum ao exame um paciente vítima de acidente vascular isquêmico em território de artéria cerebral média (ACM) apresentar ataxia cerebelar no membro acometido pela fraqueza. Esse achado, muitas vezes cunhado por **ataxia parética**, geralmente é decorrente de injúria do trato **corticopontocerebelar** (CPC), o qual interliga área motora cortical cerebral e cerebelo contralateral. Interessante notar que tal fenômeno ocorre tanto na fase hiperaguda quanto na fase crônica, o que pode ser ratificado a depender do método diagnóstico utilizado.

Na fase aguda podemos utilizar técnicas de perfusão com TC e RNM encefálica, bem como FDG-PET com avaliação do metabolismo encefálico. Nesta fase, ocorre queda da perfusão e hipometabolismo da área isquêmica cerebral (território de ACM), bem como do hemisfério cerebelar contralateral. Há casos na literatura de restrição à difusão em cerebelo.

Na fase crônica, nota-se atrofia das folias cerebelares, bem como do território da ACM atingido (Fig. 98-1). Técnicas de DTI podem mostrar redução de FA (fração de anisotropia) local em ambos os territórios de acometimento. Não há tratamento.

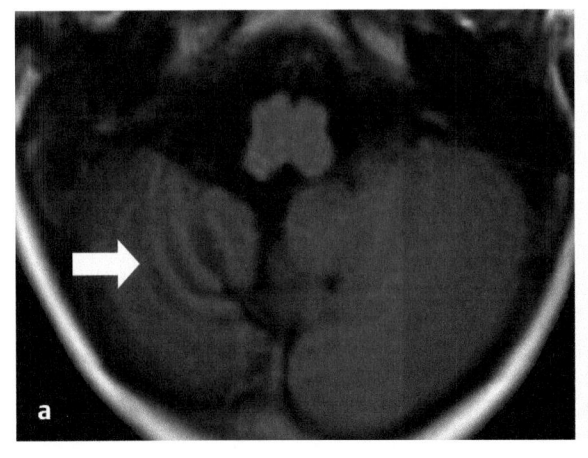

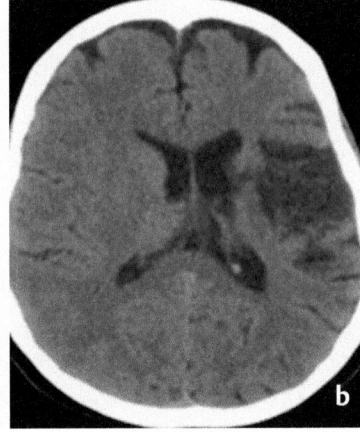

Fig. 98-1. (a,b) TC de crânio evidenciando atrofia cerebelar em hemisfério direito decorrente de isquemia prévia em território de artéria cerebral média à esquerda. Imagem clássica de diásquise cerebelar.

DICAS
• Hemiparesia decorrente de insulto isquêmico, associada à ataxia cerebelar leve no mesmo membro, vulgarmente chamada de **ataxia parética**;
• Fase aguda: hipoperfusão e hipometabolismo da região da ACM acometida e cerebelo contralateral (perfusão TC/RNM ou PET-CT). DWI/difusão pode estar alterada no cerebelo em alguns casos;
• Fase crônica: atrofia da região da ACM acometida e cerebelo contralateral (RNM e/ou TC);
• Dos casos, 80% são revertidos (retorno da perfusão e metabolismo no cerebelo) e 20% tornam-se crônicos;
• Sem tratamento.

BIBLIOGRAFIA

Zaidi SA, Haq MA, Bindman D, Mathur S. Crossed cerebellar diaschisis: a radiological finding in status epilepticus not to miss. BMJ Case Rep 2013;2013.

DIASTEMATOMIELIA

Carlos Roberto Martins Jr.

Descrita em 1837, a diastematomielia é uma má formação congênita rara da coluna vertebral e da medula espinhal determinada pela divisão da medula espinhal em duas partes por septo ósseo, cartilaginoso ou fibroso. Trata-se de uma das formas de disrafismo espinhal oculto. Deformidades espinhais, como escoliose congênita e fusão de vértebras, não são raras.

Tem maior frequência no sexo feminino, com prevalência em 5-10% da população geral. O local de maior incidência da divisão medular em dois feixes ocorre na medula torácica baixa e lombar alta. Pode cursar com alterações cutâneas localizadas, como pilificação ou depressão local. Mielomeningocele, hidrocefalia, hidromielia, síndrome de Klippel-Fiel, malformação de Arnold Chiari e lipomas intraespinhais podem estar presentes.

Durante o crescimento da criança pode ocorrer tração medular resultando, muitas vezes, em déficits neurológicos. Por vezes, raquisquise e siringomielia podem ocorrer. Os dois segmentos medulares são separados por um esporão que passa por trás da superfície posterior de um corpo vertebral e atravessa o canal vertebral. Tal esporão, cartilaginoso, ósseo ou de componente fibroso, dificulta a migração normal para cima do cone medular com o envelhecimento. Tal condição proporciona déficit neurológico progressivo.

Existem dois tipos de diastematomielia, a saber: a do tipo I (25% dos casos) cursa com duas hemimedulas, cada uma delas coberta por um saco dural próprio; e a tipo II (75%) representada por duas hemimedulas revestidas por um único saco dural (diplomielia). Sintomas envolvendo neurônio motor superior ou inferior (mais comum o inferior) com predileção para membros inferiores, bexiga e intestino podem surgir em qualquer fase da vida.

O diagnóstico é ratificado com exame de imagem (RNM e TC) que evidencia presença de duas hemimedulas e um septo medial. O tratamento é cirúrgico de acordo com a idade do paciente, com foco na liberação do esporão.

DICAS
▪ Má formação congênita rara da coluna vertebral e da medula espinhal determinada pela divisão da medula espinhal em duas partes por septo ósseo, cartilaginoso ou fibroso; ▪ Trata-se de uma das formas de disrafismo espinhal oculto; ▪ Tal esporão, cartilaginoso, ósseo ou de componente fibroso dificulta a migração normal para cima do cone medular com o envelhecimento, o que gera déficit neurológico progressivo.

BIBLIOGRAFIA

Huang SL, He XJ, Wang KZ, Lan BS. Diastematomielia a 35-year experience. Spine 2013;38(6):E344-9.
Lao L, Zhong G, Li Z, Liu Z. Split spinal cord malformation: report of 5 cases in a single Chinese center and review of the literature. Pediatr Neurosurg 2013;49(2):69-74.
Pang D, Dias MS, Ahab-Barmada M. Split cord malformations. Part I: A unified theory of embryogenesis for double spinal cord malformation. Neurosurgery 1992;31(3):451-80.
Pang D. Split cord malformations. Part II: Clinical syndrome. Neurosurgery 1992;31(3):481-500.

DiGEORGE

Carlos Roberto Martins Jr.

A síndrome da deleção 22q11.2, também chamada de síndrome de DiGeorge ou síndrome velocardiofacial, é uma afecção autossômica dominante causada por deleções que envolvem o gene *TBX1* no cromossomo 22. Cerca de 90% dos casos se associam a mutações *de novo*. Há casos causados por mutações *de ponto*.

A síndrome de DiGeorge caracteriza-se por grande variabilidade clínica. Pacientes cursam com achados faciais dismórficos, como face alongada, boca pequena em forma de peixe (**carpa**), nariz proeminente com base alargada, orelhas "em abano", fissura palpebral estreita, retrognatia, fissura palatina ou labial, insuficiência velofaríngea (voz fanhosa e disfagia), úvula bífida, defeitos cardíacos congênitos, alterações do timo (pode ocorrer ausência de timo e de paratireoides) e distúrbios comportamentais.

Convulsões, retardo mental leve a moderado e déficit de crescimento podem estar presentes. Retardo do desenvolvimento neuropsicomotor, distúrbios hormonais (hipo/hipertireoidismo), hipocalcemia (pode causar convulsões), perda auditiva e déficit imunológico podem estar presentes.

O diagnóstico é confirmado por teste genético. Utilizam-se técnicas de MLPA para identificar deleções (mais comum) e painel-NGS para mutações de ponto em *TBX1*. O tratamento é sintomático e multidisciplinar, envolvendo o Neuropediatra Geneticista, Cardiologista, Endocrinologista, Imunologista, Oftalmologista, Otorrinolaringologista, Fonoaudiólogo, Ortopedista, Dentista, Psicólogo, Psiquiatra e Psicopedagogo.

DICAS

- Síndrome velocardiofacial, autossômica dominante, causada por deleções que envolvem o gene *TBX1* no cromossomo 22;
- Cerca de 90% dos casos se associam a mutações *de novo*;
- Face alongada, boca pequena em forma de peixe ("carpa"), nariz proeminente com base alargada, orelhas "em abano", fissura palpebral estreita, retrognatia, fissura palatina ou labial;
- Insuficiência velofaríngea (voz fanhosa e disfagia), úvula bífida;
- Defeitos cardíacos congênitos;
- RDNPM, epilepsia, déficit de crescimento, alterações comportamentais e psiquiátricas;
- Diagnóstico: MLPA para deleção (mais comum) ou painel-NGS para mutações *de ponto* em *TBX1*;
- Tratamento sintomático e multidisciplinar.

BIBLIOGRAFIA

DiGeorge Syndrome. Site do National Center for Biotechnology Information, Biblioteca Nacional de Medicina dos Estados Unidos, Institutos Nacionais da Saúde, governo dos Estados Unidos. 1998.

Oskarsdóttir S, Vujic M, Fasth A. Incidence and prevalence of the 22q11 deletion syndrome: a population-based study in Western Sweden. Arch Dis Child 2004;89(2):148-51.

DIPARESIA FACIAL

Carlos Roberto Martins Jr.

Este capítulo tem a finalidade de apresentar as principais causas de paresia facial bilateral. Raramente, uma diparesia facial será de etiologia central e isso fica claro quando pensamos anatomicamente, em decorrência da disposição dos tratos motores descendentes. A principal causa é a polirradiculoneuropatia inflamatória aguda (síndrome de Guillain-Barré – SGB). A maioria dos quadros de diparesia facial associada à SGB é precedido por infecção respiratória e não gastrointestinal.

PRINCIPAIS CAUSAS DE PARESIA FACIAL BILATERAL

- SGB;
- HIV: pode ocorrer antes da soroconversão;
- Síndrome de Melkerson Rosenthal;
- Sarcoidose;
- Hanseníase;
- Doença de Lyme;
- Síndrome de Sjögren;
- Tangier;
- Miastenia *gravis*;
- Doença do neurônio motor, em especial doença de Kennedy;
- Miopatias, em especial distrofia miotônica e distrofia facioescapuloumeral.

BIBLIOGRAFIA

Jain V, Deshmukh A, Gollomp S. Bilateral facial paralysis: case presentation and discussion of differential diagnosis. J Gen Intern Med 2006;21(7):C7-C10.

Morrow MJ. Bell's palsy and herpes zoster oticus. Curr Treat Options Neurol 2000;2(5):407-16.

DISGENESIAS DO CORPO CALOSO

Guilherme S. de O. Wertheimer ▪ Fabiano Reis

As disgenesias do corpo caloso são malformações congênitas raras originadas do desenvolvimento incompleto do corpo caloso entre a oitava e a vigésima semana de gestação. O espectro de manifestações clínicas é variável desde casos assintomáticos em pacientes portadores de disgenesia parcial do corpo caloso ou até crises convulsivas, atraso no desenvolvimento neuropsicomotor, hidrocefalia e fácies dismórficas, em casos de ausência completa (agenesia). A etiologia exata não é conhecida, mas é notada associação da patologia com outras malformações do sistema nervoso central (SNC) ou sistêmicas, valendo ressaltar que existem também casos de anormalidade isolada do corpo caloso.

Alguns exemplos de associações citadas são: síndromes aneuploides, como as trissomias dos cromossomos 18 e 13; síndromes não aneuploides, como a síndrome alcóolica fetal; e malformações do SNC, como Chiari tipo II, espectro Dandy-Walker, holoprosencefalia e esquizencefalias. O diagnóstico é dependente de neuroimagem com sensibilidade variando entre as diferentes modalidades de exame para avaliação da morfologia dessa estrutura.

A síndrome de Aicardi está relacionada com a disgenesia do corpo caloso. A síndrome representa uma doença do desenvolvimento rara por defeito genético ligado ao cromossomo X, sendo fatal em homens e afetando apenas mulheres, com a exceção de casos raros masculinos 47,XXY. A sua apresentação clínica usual consiste no espasmo infantil, disgenesia de corpo caloso e lacuna coriorretiniana, a última, achado patognomônico. Outros achados de neuroimagem relevantes são a polimicrogiria, heteropatias nodulares periventriculares, anormalidades da fossa posterior, anormalidades cerebelares e alargamento tectal.

O diagnóstico pré-natal da disgenesia do corpo caloso pode ser realizado por meio da ultrassonografia de rotina após a 20ª semana gestacional, por sinais importantes como a ausência do septo pelúcido, colpocefalia (Fig. 102-1), terceiro ventrículo elevado (*high-riding*), alargamento da foice inter-hemisférica (com cistos inter-hemisféricos) e paralelismo dos ventrículos laterais. A ultrassonografia antenatal e a ressonância magnética (RM) apresentam maior sensibilidade em mostrar detalhes anatômicos, sendo a última a modalidade preferida para a avaliação do corpo caloso, especialmente para o diagnóstico de agenesia parcial ou elucidação de anormalidades associadas.

A RM é o método de escolha para avaliação morfológica. O desenvolvimento do corpo caloso ocorre entre 12ª e 16ª-20ª semana gestacional, começando pelo seu joelho e continuando posteriormente pelo corpo até o esplênio, sendo o rostro a última parte a ser formada. Na disgenesia secundária, partes do corpo caloso que se formaram antes do insulto estarão presentes e as partes que deveriam se formar após estarão ausentes, assim podem ser observados apenas um joelho posterior, um joelho posterior e corpo

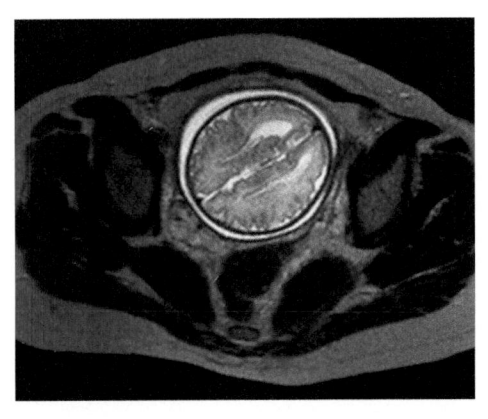

Fig. 102-1. Ressonância magnética cerebral fetal de gestante com idade gestacional de 35 semanas e 5 dias para investigação de ventriculomegalia. Corte axial em ponderação T2 evidenciando colpocefalia.

anterior, um joelho e um corpo completo, um joelho completo e corpo esplênio sem o rostro. A disgenesia primária representa a não formação completa do corpo caloso, portanto a presença do rostro exclui sua possibilidade diagnóstica. Uma exceção à regra é observada em casos de holoprosencefalia, na qual há ausência das partes anteriores do corpo caloso, sendo classificada como disgenesia calosa atípica.

Os achados mais característicos da RM seguem descritos abaixo:

- Ventrículos correndo em paralelo em vez da aparência em "gravata-borboleta" usual com aparência de carro de corrida em imagens em corte axial;
- Colpocefalia, que consiste na dilatação dos cornos occipitais e trígonos, com aparência de cabeça de alce/capacete de *viking* em imagens em corte coronal;
- Ventrículo direito elevado e dilatado (*high-riding*) com comunicação aparente com a foice inter-hemisférica ou se projetando superiormente como um cisto dorsal;
- Córtex com fascículos longitudinais (*feixes de Probst*) associados com a localização afastada dos ventrículos laterais no sinal do carro de corrida;
- Giros radiais com ausência dos giros do cíngulo ou inversão destes;
- Fórnices e/ou hipocampo hipoplásicos.

O tratamento, bem como o prognóstico, é extremamente variável e associado à presença de outras anormalidades associadas e grau de ausência do corpo caloso. O diagnóstico diferencial é essencialmente eliminado, dada a alta sensibilidade da RM na avaliação da estrutura, mas, na ultrassonografia antenatal, o cisto inter-hemisférico pode apresentar outras etiologias, como cisto aracnoide inter-hemisférico, *cavum* do septo pelúcido ou *vergae*.

DICAS
- Associações com outras malformações do SNC; - Diagnóstico possível pela ultrassonografia antenatal depois da 20ª semana; - RM (inclusive fetal) como método mais indicado; - Sinais de alteração morfológica ventriculares podem ser a pista para o diagnóstico.

BIBLIOGRAFIA

Barkovich AJ, Norman D. Anomalies of the corpus callosum: correlation with further anomalies of the brain. AJR Am J Roentgenol 1988;151(1):171-9.
Bertino RE, Nyberg DA, Cyr DR, et al. Prenatal diagnosis of agenesis of the corpus callosum. J Ultrasound Med 1988;7(5):251-60.
Gebarski SS, Gebarski KS, Bowerman RA, et al. Agenesis of the corpus callosum: sonographic features. Radiology 1984;151(2):443-8.
Hopkins B, Sutton VR, Lewis RA, et al. Neuroimaging aspects of Aicardi syndrome. Am J Med Genet A 2008;146A(22):2871-8.
Kornienko VN, Pronin IN. Diagnostic neuroradiology. Springer Verlag 2009.
Oba H, Barkovich AJ. Holoprosencephaly: an analysis of callosal formation and its relation to development of the interhemispheric fissure. AJNR Am J Neuroradiol 1995;16(3):453-60.
Tang PH, Bartha AI, Norton ME, et al. Agenesis of the corpus callosum: an MR imaging analysis of associated abnormalities in the fetus. AJNR Am J Neuroradiol 2009;30(2):257-63.
Warren ME, Cook JV. Agenesis of the corpus callosum. Br J Radiol 1993;66(781):81-5.

DISPLASIA CORTICAL FOCAL

Marina Koutsodontis Machado Alvim

A displasia cortical focal (DCF) é considerada um defeito na organização das camadas do córtex cerebral durante o desenvolvimento cortical. Tal patologia foi inicialmente descrita por David Taylor, em 1971, em 10 pacientes com epilepsia refratária submetidos à cirurgia. As DCFs são **intrinsecamente epileptogênicas** e são caracterizadas pela alteração na arquitetura cortical, com perda da orientação celular e alterações na morfologia de neurônios e astrócitos.

A principal manifestação clínica é a crise convulsiva, sendo a DCF responsável pelas crises de 5% a 10% dos pacientes com epilepsia. As crises podem ter início em qualquer idade, porém mais frequentemente na infância e na adolescência, com 90% dos pacientes apresentando o primeiro evento antes dos 16 anos. As crises são focais e, muitas vezes, refratárias ao tratamento medicamentoso. Alterações comportamentais já foram descritas nesses pacientes, normalmente associadas ao início precoce das crises e com a localização temporal da lesão.

Para a suspeição da DCF deve-se realizar ressonância nuclear magnética (RNM), observando-se aumento da espessura cortical, borramento do limite entre a substância branca e cinzenta e aumento do sinal nas imagens ponderadas em T2. O **sinal do transmanto**, descrito com Barkovich em 1997, é bastante característico de DCF tipo IIb em que se notam alterações de sinal linear, com orientação radial, do córtex até o ventrículo. Em alguns casos também é possível observar alteração do padrão de giros e sulcos associado à atrofia focal do parênquima na região da DCF. Esses achados nem sempre são de fácil visualização, sendo, muitas vezes, sutis, e não é incomum pacientes com DCF terem RMs consideradas normais. Nestes casos, é importante que se realize protocolos de RM específicos para epilepsia e pode-se ampliar a investigação com auxílio de exames da medicina nuclear como PET e SPECT, correlacionando-os com as imagens de RM.

As DCFs podem-se apresentar em qualquer local do córtex e podem ter tamanhos variados. Normalmente, apresentam-se como lesão única, exceto nos casos de esclerose tuberosa, em que há ocorrência de vários túberes, que têm a **mesma apresentação histopatológica das DCFs**. No eletroencefalograma, os achados habituais são atividade epileptiforme focal, porém a presença de descargas epileptiformes rítmicas (RED, sigla para *rhythmic epileptiform discharges*) são muito características de DCF tipo II (Figs. 103-1 a 103-4). Nos casos de epilepsia refratária ao tratamento medicamentoso, o tratamento de escolha é a ressecção cirúrgica da área displásica. As displasias são classificadas da seguinte maneira:

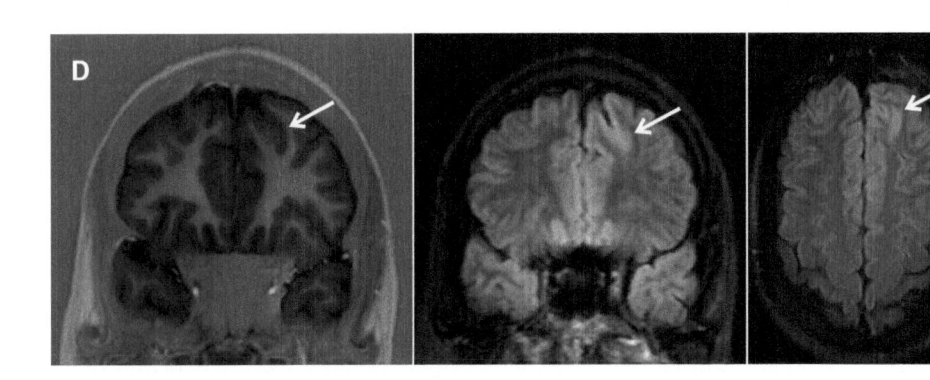

Fig. 103-1. Imagem de RM evidenciando DCF tipo IIb em região frontal esquerda.

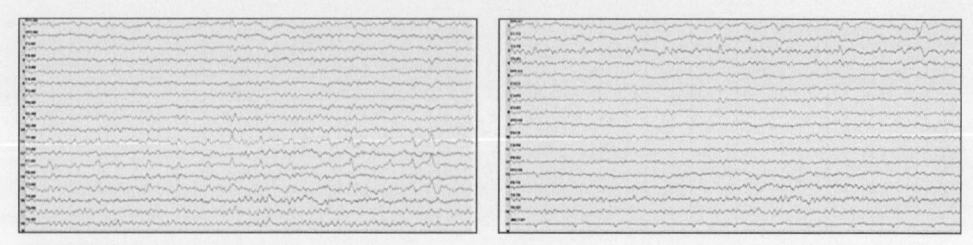

Fig. 103-2. EEG com descargas epileptiformes rítmicas (RED) em montagem referencial e bipolar da mesma paciente da Figura 103-1.

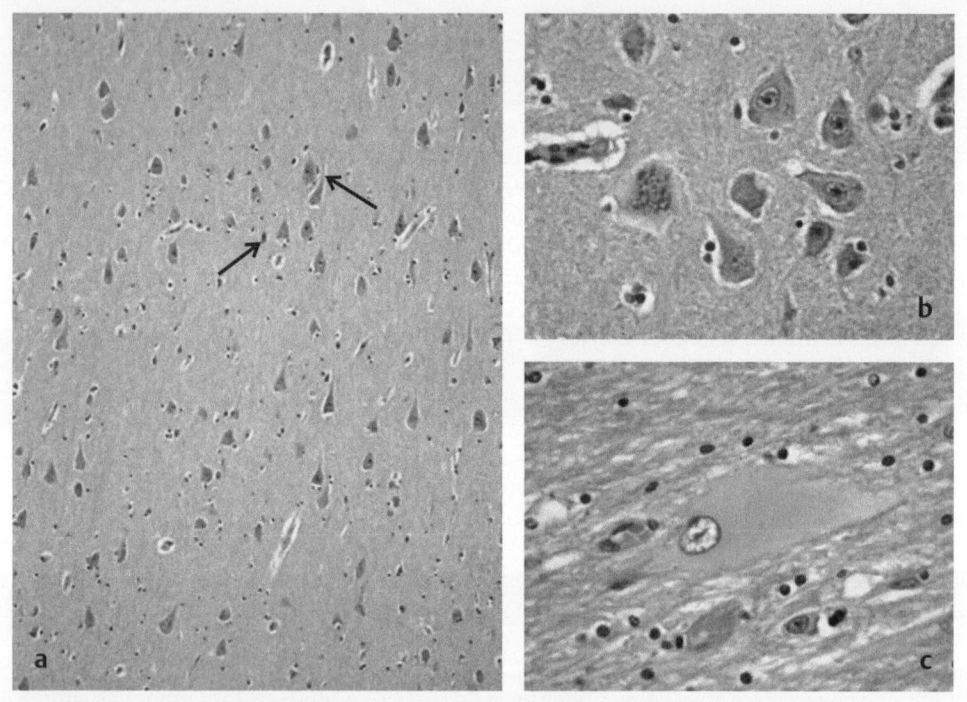

Fig. 103-3. (**a**) Anatomopatologia pós-operatória evidenciando neurônios normais (seta verde) e dismórfico (seta azul). (**b**) Dismórfico ampliado. (**c**) Presença de células em balão da mesma paciente da Figura 103-1. (Ver Pranchas em Cores.)

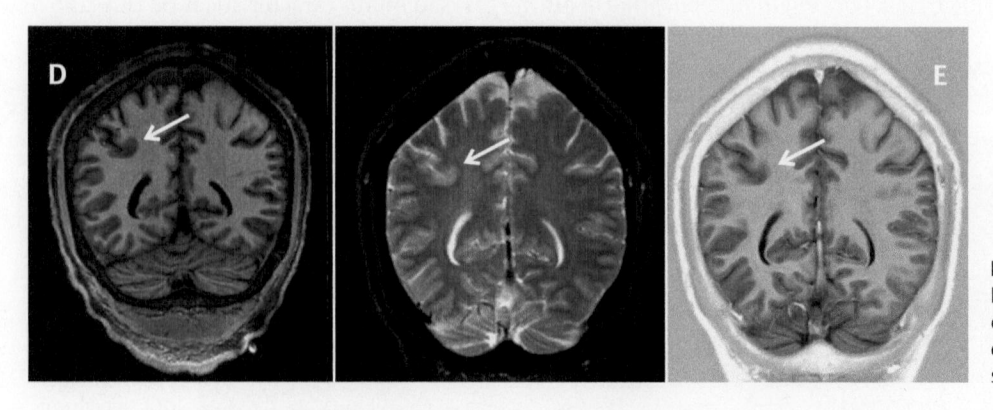

Fig. 103-4. Displasia cortical focal em fundo de sulco.

- Displasia cortical focal tipo I:
  - Alteração das camadas do neocórtex na sua organização radial (Ia) ou composição tangencial (Ib), ou ambas (Ic);
  - Relacionada com a alta frequência de crises;
  - Apenas 30% das RMs com alterações visíveis;

- Zona epileptogênica mais difusa, muitas vezes multilobar;
- Menores taxas de controle de crises após cirurgia.
- Displasia cortical focal tipo II:
  - Alteração na formação das camadas corticais e presença de neurônios dismórficos, com **células em balão** presentes (IIb) ou ausentes (IIa);
  - Início mais precoce e alta frequência de crises;
  - Alterações visíveis na RM em 55% nas DCFs tipo IIa e 80% do tipo IIb;
  - Podem estar localizadas em fundo de sulco e apresentar **sinal de transmanto**;
  - Melhor resposta ao tratamento cirúrgico.
- Displasia cortical focal tipo III:
  - Alterações da laminação cortical associada a uma outra lesão principal, normalmente adjacente a essa. A DCF tipo IIIa está associada à esclerose hipocampal, a IIIb aos tumores, a IIIc às malformações vasculares e a IIId a outras lesões adquiridas no início da vida (trauma, insulto isquêmico, etc.);
  - Atividade epileptiforme pode ser decorrente da lesão principal (especialmente se IIIa), da própria área displásica (principalmente se em lobo temporal) ou ambas.

DICAS
■ Associada à epilepsia refratária; ■ Tipo IIb é a mais comum (sinal do transmanto na RNM, histologia com células balonadas); ■ Se RNM normal, protocolos específicos de epilepsia; ■ Atenção ao sinal de trasmanto e alterações de fundo de sulco na RNM.

BIBLIOGRAFIA

Barkovich AJ, Kuzniecky RI, Bollen AW, et al. Focal transmantle dysplasia: a specific malformation of cortical development. Neurology 1997;49:1148-52.

Bernasconi A, Cendes F, Theodore WH, et al. Recommendations for the use of structural magnetic resonance imaging in the care of patients with epilepsy: A consensus report from the International League Against Epilepsy Neuroimaging Task Force. Epilepsia 2019;60:1054-68.

Blumcke I, Thom M, Aronica E, et al. The clinicopathologic spectrum of focal cortical dysplasias: a consensus classification proposed by an ad hoc Task Force of the ILAE Diagnostic Methods Commission. Epilepsia 2011;52:158-74.

Gambardella A, Palmini A, Andermann F, et al. Usefulness of focal rhythmic discharges on scalp EEG of patients with focal cortical dysplasia and intractable epilepsy. Electroencephalogr Clin Neurophysiol 1996;98:243-9.

Iffland PH, Crino PB. Focal cortical dysplasia: gene mutations, cell signaling, and therapeutic implications. Annu Rev Pathol 2017;12:547-71.

Leventer RJ, Guerrini R, Dobyns WB. Malformations of cortical development and epilepsy. Dialogues Clin Neurosci 2008;10:47-62.

Maynard LM, Leach JL, Horn PS, et al. Epilepsy prevalence and severity predictors in MRI-identified focal cortical dysplasia. Epilepsy Res 2017;132:41-9.

Najm IM, Sarnat HB, Blumcke I. Review: The international consensus classification of Focal Cortical Dysplasia - a critical update 2018. Neuropathol Appl Neurobiol 2018;44:18-31.

Palmini A, Gambardella A, Andermann F, et al. Intrinsic epileptogenicity of human dysplastic cortex as suggested by corticography and surgical results. Ann Neurol 1995;37:476-87.

DISPLASIA SEPTO-ÓPTICA

Alexandre Motta Mecê

Anomalia congênita rara (incidência 1:10.000 nascidos-vivos, geralmente de mães jovens) que se caracteriza por, pelo menos, dois achados da tríade clássica (hipoplasia de nervo óptico, anormalidades de secreção hormonal hipofisária e defeitos de linha média).

Há recorrência familiar e evidência de alterações genéticas (genes *HESX1* e *SOX2*) previamente relatadas, entretanto outros genes e fatores ambientais também parecem estar envolvidos. As manifestações clínicas podem ser notadas ao nascimento ou na infância, sendo caracterizadas principalmente por:

- Hipopituitarismo (62%-80%): a deficiência de hormônios do crescimento é a manifestação mais comum, mas também pode ocorrer insuficiência adrenal (com risco de hipoglicemia) e hipogonadismo hipogonadotrófico. A suspeita clínica ao nascimento inclui achados de micropênis, icterícia e hipoglicemia;
- Alteração visual (23%), incluindo nistagmo, estrabismo ou outra alteração;
- Atraso no desenvolvimento neuropsicomotor, sendo mais comum em crianças com atrofia do nervo óptico bilateral (57% dos casos) em relação aos casos unilaterais (32%).

Outras manifestações ainda incluem: crises convulsivas, paralisia cerebral, obesidade e autismo. A ressonância magnética auxilia no diagnóstico, sobremaneira, com achados clássicos, como **hipoplasia de nervos e quiasma ópticos, agenesia de septo pelúcido, bem como anormalidades de corpo caloso e do eixo hipotálamo-hipófisário**.

Diante da suspeita clínica, os indivíduos devem ser investigados com exame de imagem e testes para avaliar as funções hipofisárias (avaliação de tireoide, adrenal, hormônio do crescimento, *diabetes insipidus* para ADH). O tratamento inclui suporte com equipe multidisciplinar, seguimento oftalmológico e reposição hormonal adequada com endocrinologista especializado, além de aconselhamento genético e reabilitação.

DICAS

- Diagnóstico suspeitado quando dois dos três componentes do quadro clínico principal estão presentes (hipopituitarismo, atraso do desenvolvimento neuropsicomotor e alterações oculares);
- A avaliação hormonal em tais indivíduos é imprescindível, com seguimento com endocrinologista;
- Seguimento oftalmológico também é imprescindível.

BIBLIOGRAFIA

Maurya VK, Ravikumar RC, Bhatia M, et al. Septo-optic dysplasia: Magnetic Resonance Imaging findings. Med J Armed Forces India 2015;71(3):287-9.

Natasaki K, Kubota T, Kobayashi H, et al. Clinical characteristics of septo-optic dysplasia accompanied by congenital central hypothyroidism in Japan. 2017;26(4):207-13.

Webb EA, Dattani MT. Septo-optic dysplasia. Eur J Hum Genet 2010;18(4):393-7.

DISTONIAS GENÉTICAS

Carlos Roberto Martins Jr.

Introduzida no meio médico por Oppenheim em 1911, a distonia é uma síndrome neurológica definida por posturas anormais ou movimentos de torção, proporcionadas por contrações musculares involuntárias e sustentadas, envolvendo agonistas e antagonistas. Tremor pode estar associado ao fenômeno distônico. A postura distônica associa-se à flexão ou à torção de um segmento corporal em torno do seu maior eixo longitudinal.

Cerca de 1/3 dos pacientes com distonia cursam com tremor distônico, o qual pode ter frequência e amplitudes variáveis. Outro fenômeno comum no quadro distônico é o transbordamento, caracterizado por extensão de contração muscular para regiões adjacentes à área primária quando a postura distônica encontra-se em seu máximo de ação. Outro achado muito prevalente é o gesto antagonista ou truque sensorial, o qual é definido pelo uso de estímulos sensoriais voluntários, geralmente táteis, na região distônica, proporcionando melhora franca do distúrbio de movimento. O espelhamento, por sua vez, refere-se ao aparecimento de movimentos distônicos no membro quando se realiza uma tarefa no membro não afetado, como dedilhar, escrever e tocar piano.

As distonias são classificadas em distonias de início precoce (até os 26 anos) e de início tardio (após os 26 anos). As de início precoce tendem a se iniciar na metade inferior do corpo e a generalizar-se com a evolução para as regiões superiores. As de início tardio, por sua vez, tendem a acometer a metade superior do corpo e progredir para regiões contíguas. A maioria das distonias de início no adulto é focal, sendo a distonia cervical a mais comum.

Do ponto de vista de localização, podemos classificar alguns subtipos. A focal acomete uma única região corporal (blefarospasmo), a segmentar compromete regiões contíguas como pescoço e cabeça ou pescoço e membro superior. Multifocal envolve regiões não contíguas, como crânio e membro superior ou membros superiores e outro membro inferior. A generalizada, por sua vez, acomete ambos os membros inferiores e mais uma região corporal, e a hemidistonia situa-se em metade do corpo, geralmente, por lesão de núcleos da base contralateralmente.

As distonias também podem ser classificadas como primárias, heredodegenerativas e secundárias. As distonias primárias podem ser puras quando distonia é o único sinal clínico (pode ocorrer tremor associado), como na DYT1 e DYT6. As primárias-*plus* cursam com distonia e outros fenômenos, como parkinsonismo ou mioclonia, mas sem evidência de neurodegeneração, como na DYT5 (distonia dopa-responsiva) e na DYT11 (distonia-mioclonia). As primárias paroxísticas são de curta duração e alternam-se com períodos de normalidade clínica, como a distonia cinesiogênica paroxística (DYT10) e a distonia paroxística não cinesiogênica (DYT8).

As distonias heredodegenerativas fazem parte do escopo clínico de doenças degenerativas geneticamente determinadas, como na doença de Wilson e de Hallervorden-Spatz. Por fim, as secundárias são decorrentes de um fenômeno local, como tumores, AVC (hemidistonia) e neurolépticos. A prevalência geral das distonias situa-se na casa de 16 por 100 mil pessoas e cerca de 20% dos casos apresentam história familiar positiva. A seguir, vamos falar sobre as principais distonias geneticamente determinadas.

DYT-*TOR1A* OU DYT1

Distonia primária pura autossômica dominante, cromossomo 9, associada à proteína torsinA, comum em judeus asquenaze, início precoce, usualmente em membros inferiores, podendo generalizar-se para outros sítios (comum após os 28 anos). RNM de crânio normal. Geralmente se inicia em um membro e generaliza-se com tempo médio de 3 anos. Pode ser focal, multifocal, segmentar ou generalizada. Usualmente, poupa músculos de laringe e crânio.

DYT-*THAP1* OU DYT6
Autossômica dominante, pura, cromossomo 8, início na criança ou adulto, usualmente no andar superior corporal. Inicia-se nos membros superiores ou crânio. Comum generalização. Pode ser focal, multifocal, segmentar ou generalizada. Geralmente, poupa membros inferiores. A maioria dos afetados tem distonia laríngea.

DYT-*TUBB4* OU DYT4
Autossômica dominante relacionada com a 4A beta tubulina. Pode ser focal, multifocal, segmentar ou generalizada. É comum distonia laríngea que progride para distonia generalizada, associada à marcha atáxica tipo "cavalinho de pau". São comuns achados como língua bradicinética, biotipo magro, face fina, bochechas ocas e presença de sintomas psiquiátricos.

DISTONIAS DOPA-RESPONSIVAS (DDR)
Caracterizadas por Segawa, Allen e Knopp em 1976, trata-se de distonia de início precoce com ou sem sinais parkinsonianos e melhora ao uso de levodopa. Apresenta característica de distonia "flutuante" com piora ao passar do dia. Os sinais parkinsonianos podem estar presentes e envolvem bradicinesia e perda dos reflexos posturais. Usualmente, tem início na infância ou adolescência com maior acometimento dos membros inferiores, podendo cursar com marcha sobre o antepé, sendo o sexo feminino mais afetado.

Forma neonatal (rara) pode ocorrer com quadro de rigidez e distonia ao nascer. Se início no adulto, formas focais são mais comuns, envolvendo região cervical, membro superior ou inferior (pode mimetizar doença de Parkinson). As DDRs respondem a baixas doses de levodopa e não cursam com fenômenos *on-off* ou *wering-off*.

A DDR mais comum é a **DYT/*PARK-GCH1* ou DYT5a** ou ainda **doença de Segawa**, autossômica dominante do cromossomo 14, gene *GTP-ciclo-hidrolase 1 (GCH)*, levando à deficiência de THB4 – cofator para a síntese de dopamina, norepinefrina e serotonina. O fenótipo nem sempre é fácil de diferenciar de doença de Parkinson Juvenil, contudo a DYT5 reponde a doses bem baixas de levodopa, cursa com discinesias apenas em doses muito altas de levodopa e tem PET-Fluorodopa com captação normal ou *borderline*, enquanto a DP juvenil cursa com captação reduzida.

Além da DYT5 (clássica) existem formas de DDR autossômica recessivas, como a deficiência de tirosina-hidroxilase (DTH), associada ao cromossomo 21. A DTH, ou **DYT/*PARK-TH* ou DYT5b** tem espectro clínico variado, podendo-se apresentar como distonia leve a parkinsonismo grave. Distonia e parkinsonismo na infância podem ser pistas valiosas para o diagnóstico. A deficiência dopaminérgica pode levar a parkinsonismo, distonia e crises oculógiras (**sempre pensar neste diagnóstico na presença de crises oculógiras**). A deficiência noradrenérgica pode proporcionar miose, ptose discreta, sialorreia e hipotensão. Pacientes homozigóticos tendem a apresentar formas mais graves, enquanto doentes heterozigóticos tendem a cursar com paraparesia leve responsiva à levodopa.

Outras formas de DDR autossômicas recessivas estão relacionadas com a síntese deficiente de pterina redutase e deficiência de sepiapterina redutase (distúrbios relacionados com a deficiência de biopterina), podendo cursar com marcante flutuação diurna e outros achados, como rigidez, hipocinesia, miose, crises oculógiras, hipersalivação, convulsões e mioclonias. Uma pista para o diagnóstico é o aumento de fenilalanina urinária. Responde à levodopa.

DISTONIA-PARKINSONISMO DE RÁPIDO INÍCIO – DYT-*PRKRA* OU DYT12
Ver capítulo específico nessa obra – Distúrbios Neurológicos Associados a ATP1A3.

Descrita em 2004, trata-se de afecção autossômica dominante, cromossomo 19, gene *ATP1A3* (Na/K/ATPase), levando à instabilidade de membrana dos neurônios dopaminérgicos, com início súbito de parkinsonismo e distonia na infância ou adolescente que aparecem subitamente em horas a dias, estabilizam-se em semanas (platô sintomático) e não progridem ou progridem pouco. Níveis baixos de ácido homovanílico no LCR suscitam o diagnóstico. Geralmente, os pacientes respondem pouco à levodopa ou a agonistas dopaminérgicos.

DISTONIA MIOCLÔNICA – DYT-*SGCE* OU DYT11
Autossômica dominante, cromossomo 7, gene ε-sarcoglycan (*imprinting* paterno – 90% pai), início no adolescente ou adulto jovem, envolvendo membros superiores e/ou região cervical, estabilização rápida (platô sintomático) e progressão lenta. A melhora com uso de álcool é muito comum. Comorbidades como TOC,

alcoolismo, fobia, ansiedade e alterações leves de memória verbal podem estar presentes. Sempre se deve pensar neste diagnóstico quando se está diante de *síndrome mioclônica hereditária essencial.*

SÍNDROME DE LUBAG (DYT/*PARK-TAF1* OU DYT3)
Trata-se de distonia-parkinsonismo recessiva ligada ao X que acomete homens, comum nas Filipinas. Mulheres heterozigóticas podem cursar com distonia ou coreia leve. Pode envolver membros inferiores e ascender para o andar superior do corpo, bem como pode se iniciar em região oromandibular e língua. Seu início pode ser distônico ou parkinsoniano (melhor prognóstico) ou com os dois achados simultâneos.

SÍNDROME DE MOHR-TRANEBJAERG
Distonia associada à surdez em homens. Recessiva ligada ao X, gene *DDP1*. Mulheres carreadoras podem cursar com cãibra do escrivão ou torcicolo.

DISCINESIAS/DISTONIAS PAROXÍSTICAS
São representadas por eventos intermitentes e recorrentes de distúrbios de movimento hipercinéticos como distonia, balismo e/ou coreia. Entre os episódios, não há qualquer alteração no exame neurológico. São classificadas (de acordo com o evento desencadeante) em cinesiogênica, não cinesiogênica e por esforço.

A discinesia paroxística cinesiogênica (**PXMD-*PRRT2* ou DYT10**) é autossômica dominante, desencadeada por movimento súbito ou repentino de início na infância ou adolescência (média: 9 anos de idade). Mais comum no sexo masculino, comum em pacientes com migrânea e história de crises convulsivas na infância. Caracteriza-se por episódios de coreia e/ou distonia de curta duração (menor que 1 minuto), sem prejuízo de consciência. O tratamento é com base no uso de anticonvulsivantes, como carbamazepina e fenitoína.

A discinesia paroxística não cinesiogênica (**PXMD-*PNKD*, PXMD-*MR1*, DYT8**) é autossômica dominante e desencadeada por esforço, cafeína, álcool, fome, estresse, ovulação, calor, fadiga e menstruação. Tem início na infância (média: 4 anos de idade) e caracteriza-se por distonia e/ou coreia com duração de minutos a horas. Usualmente, vários episódios ocorrem durante o dia. Com o envelhecimento, os episódios tornam-se menos frequentes. Há melhora no sono. O tratamento se dá com uso de clonazepam ou diazepam.

A discinesia paroxística é induzida por esforço (**PXMD-*SLC2A1*, DYT9/DYT18, deficiência de GLUT**1), autossômica dominante, com início na infância ou adolescência (média: 12 anos de idade). Apresenta-se como episódio de distonia ou coreia desencadeado por exercício, acometendo os membros exercitados, com duração de 10 a 40 minutos. Epilepsia, anemia hemolítica e retardo mental podem estar presentes. A abordagem é realizada com dieta cetogênica.

O tratamento das distonias, em geral, nem sempre é fácil. Quando se faz o diagnóstico de distonia, é de bom tom iniciar levodopa em doses baixas, a fim de descartar quadros de distonia dopa-responsiva, que respondem para doses baixas da medicação. Drogas anticolinérgicas, como triexifenidil e biperideno, podem ser utilizadas para distonias segmentares e generalizadas (sempre iniciar com doses baixas de 1-2 mg/dia). Durante o uso de tais medicações, é importante vigiar a presença de efeitos colaterais, como constipação, tontura, náuseas, sonolência, retenção urinária, boca seca e, principalmente, alterações cognitivas. **Em pacientes idosos, nunca é recomendado o uso de anticolinérgicos.**

A toxina botulínica tipo A é o tratamento de escolha para distonias focais, como torcicolo, blefarospasmo e cãibra do escrivão. Clonazepam é útil em casos de distonia mioclônica. Baclofeno pode ser utilizado em distonias generalizadas pouco responsivas, em forma oral ou, até, intratecal em casos selecionados. Como relatado acima, carbamazepina e fenitoína são utilizadas para tratar discinesias paroxísticas cinesiogênicas, e clonazepam e acetazolamida para as não cinesiogênicas. Casos refratários, especialmente generalizados, podem beneficiar-se de DBS (estimulação cerebral profunda em globo pálido interno (GPi) bilateralmente, com taxa de melhora de 40% a 90%.

DICAS
▪ Na vigência de distonia, é de bom tom tentar doses baixas de levodopa, pois pode ser dopa-responsiva; ▪ Toxina botulínica A é opção de escolha para distonias focais; ▪ Sempre verificar segmento de início da distonia, a fim de tentar classificação para orientar teste genético provável.

BIBLIOGRAFIA

Albanese A, et al. Phenomenology and classification of dystonia: a consensus update. Mov Disord 2013;28(7):863-73.
Bhatia KP, Marsden CD. The behavioral and motor consequences of focal lesions of the basal ganglia in man. Brain 1994;117:859-76.
Malfait N, Sanger TD. Does dystonia always include co-contraction? A study of unconstrained reaching in children with primary and secondary dystonia. Exp Brain Res 2007;176(2):206-16.
Neychev VK, et al. The functional neuroanatomy of dystonia. Neurobiol Dis 2011;42(2):185-201.
Prudente CN, Hess EJ, Jinnah HA. Dystonia as a network disorder: what is the role of the cerebellum? Neuroscience 2014;260:23-35.
Yanagisawa N, Goto A. Dystonia musculorum deformans. Analysis with electromyography. J Neurol Sci 1971;13(1):39-65.

DISTROFIA OCULOFARÍNGEA

Igor Sales Ornelas Freitas ▪ Carlos Roberto Martins Jr.

A distrofia muscular oculofaríngea (DMOF) é doença muscular rara, lentamente progressiva, caracterizada por envolvimento de início tardio da musculatura palpebral e faríngea. Os marcos são ptose, disfagia e disartria de início após a quinta década de vida. Em 1915, E. W. Taylor descreveu uma forma rara familiar de disfagia com ptose palpebral (**paralisia vago-glossofaríngea progressiva com ptose**), com sintomas lentamente progressivos, causando finalmente morte por inanição, a qual se acreditava decorrer de uma degeneração dos núcleos dos nervos cranianos. A seguir, Collins, em 1922, considerou tratar-se de degeneração das fibras musculares, confirmando-se em 1951 por Kiloh e Nevin (**distrofia progressiva dos músculos oculares externos**).

A suspeita diagnóstica advém das manifestações clínicas (ptose e disfagia), história familiar (geralmente autossômica dominante) e confirma-se por teste genético molecular do gene *PABPN1*.

MANIFESTAÇÕES CLÍNICAS

- Ptose (média de idade: 48 anos);
- Disfagia (média de idade: 50 anos);
- Fraqueza de língua (82%);
- Fraqueza proximal de membros inferiores (71%), com maior acometimento de musculatura posterior da coxa – *músculos do jarrete*;
- Aspecto de "voz molhada" por represamento de saliva (67%);
- Limitação de olhar conjugado vertical para cima (61%);
- Fraqueza muscular facial (43%);
- Fraqueza proximal de membros superiores (38%);
- Oftalmoplegia externa completa é rara.

GENÉTICA MOLECULAR (*PABPN1*, MUTAÇÕES NO ÉXON 1)

- Alelos normais: até 10 repetições trinucleotídeo GCN;
- Alelos autossômicos dominantes: 12 a 17 repetições GCN;
- Alelos autossômicos recessivos: 11 repetições GCN;
- DMOF-AD: paciente possui ao menos um alelo com 12 a 17 repetições;
- DMOF-AR: paciente possui dois alelos com 11 repetições cada.

CRITÉRIOS DIAGNÓSTICOS

- História familiar positiva com envolvimento de duas ou mais gerações;
- Presença de ptose definida (fissura palpebral < 8 mm em, pelo menos, um dos olhos) ou cirurgia corretiva prévia;
- Presença de disfagia (tempo de deglutição prolongado), com disfunção dos músculos faríngeos e esfíncter esofágico superior, documentada por videodeglutograma.

EXAMES COMPLEMENTARES

- Biópsia só se justifica se houver forte suspeita clínica e teste genético negativo. Inclusões intranucleares na microscopia eletrônica são consideradas marco histológico específico de DMOF. Alterações distróficas inespecíficas. Presença de vacúolos marginados;
- Eletroneuromiografia: sinais discretos de processo miopático crônico nos músculos afetados inespecíficos;

- CPK: na maioria dos casos, normal ou elevada até duas vezes o valor de referência, podendo chegar a sete vezes em casos mais graves.

O tratamento da ptose pode incluir blefaroplastia. O tratamento da disfagia inclui suporte fonoaudiológico, miotomia cricofaríngea, suporte nutricional e equipe multidisciplinar. O prognóstico é determinado pela progressiva dificuldade de deglutição, com consequente risco de pneumonia aspirativa e desnutrição potencialmente letais.

DICAS
- Ptose, disfagia e disartria progressivas de início tardio; - Herança autossômica dominante na maioria dos casos; - Confirmação genética (expansão trinucleotídeo no gene *PABPN1*).

BIBLIOGRAFIA

Brais B. Oculopharyngeal muscular dystrophy: a late-onset polyalanine disease. Cytogenet Genome Res 2003;100:252-60.
Brais B. Oculopharyngeal muscular dystrophy: a polyalanine myopathy. Curr Neurol Neurosci Rep 2009;9:76.
Trollet C, Gidaro T, Klein P, et al. Oculopharyngeal muscular dystrophy. GeneReviews. https://www.ncbi.nlm.gov/books/NBK1126. Acesso em 30 de outubro de 2019.
Victor M, Hayes R, Adams RD. Oculopharyngeal muscular dystrophy. A familial disease of late life characterized by dysphagia and progressive ptosis of the eyelids. N Eng J Med 1962;267:1267.

DISTROFIAS DE CINTURAS

Carlos Roberto Martins Jr.

As distrofias musculares de cinturas, também conhecidas como *limb-girdle muscular dystrophies* (LGMD) são miopatias geneticamente determinadas, autossômicas recessivas ou dominantes, com grade variabilidade fenotípica e genética. Podem iniciar em qualquer fase da vida do paciente e envolvem as porções proximais dos membros superiores e inferiores (principalmente).

Além de fraqueza proximal, alguns subtipos específicos podem levar a comprometimento cardíaco e/ou respiratório. Há também intensa variabilidade quanto à intensidade da fraqueza, proporcionando déficits leves até fenótipos que levam a grande prejuízo funcional. Os níveis de CK séricos encontram-se elevados (eventualmente podem ser normais) e a biópsia muscular evidencia padrão distrófico, bem como padrões específicos de marcação (ou ausência de) para determinadas estruturas e proteínas da fibra muscular.

De acordo com o padrão de herança, podemos dividir as distrofias de cinturas em LGMD1 (autossômicas dominantes) e LGMD2 (autossômicas recessivas). As LGMD2 compõem cerca de 90% dos casos de distrofias de cinturas, sendo as mais comuns a LGMD2A (deficiência de calpaína-3), LGMD2B (disferlina), LGMD2C-2F (sarcoglicanas α, β, γ e δ), LGMD2G (teletonina), LGMD2L (anoctamina-5), LGMD2I (FKRP) e LGMD2J (titina). Dentre as formas de LGMD1 (bem mais raras) podemos citar LGMD1A (miotilina), LGMD1B (lâmina A/C), LGMD1C (caveolina-3) e LGMD1D (desmina).

A deficiência de calpaína-3 é a LGMD mais comum em nosso meio, podendo ocorrer em qualquer faixa etária com fraqueza e atrofia proximal. Pacientes com disferlinopatia, além de fraqueza proximal, podem cursar com acometimento distal, principalmente com atrofia de panturrilhas (por vezes, pode ocorrer apenas envolvimento de gastrocnêmios, o que se denomina miopatia distal de Miyoshi). Interessante ressaltar que, por vezes, a biópsia muscular de pacientes com disferlinopatia pode ocorrer infiltrado inflamatório, que se confunde com miopatia inflamatória.

A deficiência de anoctamina leva a quadro semelhante à disferlinopatia, contudo o início tende a ser mais tardio, usualmente, após os 35 anos de idade. As sarcoglicanopatias tendem a ser mais precoces e com fenótipo mais agressivo, muitas vezes, parecido com distrofia de Duchenne, bem como com risco aumentado para cardiopatia. A deficiência de FKRP (proteína relacionada com a fukutina) proporciona quadro semelhante à distrofia de Becker com pseudo-hipertrofia de panturrilhas e risco de cardiopatia.

DICAS

- *LGMD1A (miotilina)*: padrão escapuloumeral + pélvico, contratura em cotovelos e tornozelos, CK normal ou elevada (até 9 vezes);
- *LGMD1B (lamina A/C)*: padrão de cinturas ou umeroperoneal, contraturas articulares, distúrbio de ritmo cardíaco (risco de morte súbita, necessidade de marca-passo), CK normal ou aumentado em até 25 vezes;
- *LGMD1C (caveolina-3)*: início na infância ou vida adulta, fenótipo heterogêneo com fraqueza proximal ou mialgia pós-exercício ou hipertrofia de panturrilha ou fraqueza distal ou hiperCKemia isolada assintomática. **Fenômeno do *rippling*** (contrações musculares ondulatórias após percussão do ventre do músculo);
- *LGMD2A (calpaína-3)*: LGMD mais comum, cerca de 50% perdem a marcha com a progressão, cardiopatia é rara, expectativa de vida quase normal, CK aumentada (até 20 × o normal, porém diminui para valores próximos ao normal quando cadeirante). Diagnóstico definitivo exige a demonstração da mutação no gene da calpaína-3, pois a deficiência secundária da calpaína-3 pode ocorrer nas distrofinopatias, e, mais notadamente, nas disferlinopatias e titinopatias (biópsia muscular não faz o diagnóstico);
- *LGMD2B (disferlina)*: múltiplos padrões (cinturas, acometimento de tibial anterior, atrofia de panturrilhas – padrão Miyoshi ou combinação de padrões). Atrofia de panturrilhas simétrica ou assimétrica pensar em disferlina. CK elevada em 35 a 200 × o normal. Biópsia com infiltrado inflamatório (ao contrário da polimiosite, as células inflamatórias não invadem fibras não necróticas). Cerca de 80% se manifesta como miopatia distal;
- *LGMD2C-2F (sarcoglicana)*: fenótipo parecido com distrofinopatias. CK elevada. Biópsia muscular com distrofina normal e redução ou ausência de sarcoglicanas;
- *LGMD2G (teletonina)*: fraqueza proeminente de quadríceps e tibial anterior. Idade média de início aos 12 anos. CK elevada de 3 a 17 vezes o normal.

BIBLIOGRAFIA

Leshinsky-Silver E, Argov Z, Rozenboim L, et al. Dysferlinopathy in the Jews of the Caucasus: A frequent mutation in the dysferlin gene. Neuromuscul Disord 2007;17:950-4.
Santos R, Oliveira J, Vieira E, et al. Private dysferlin exon skipping mutation (c.5492G>A) with a founder effect reveals further alternative splicing involving exons 49-51. J Hum Genet 2010;55:546-9.
Vernengo L, Oliveira J, Krahn M, et al. Novel ancestral dysferlin splicing mutation which migrated from the Iberian peninsula to South America. Neuromuscul Disord 2011;21:328-37.
Weiler T, Bashir R, Anderson LV, et al. Identical mutation in patients with limb girdle muscular dystrophy type 2B or Miyoshi myopathy suggests a role for modifier gene(s). Hum Mol Genet 1999;8:871-7.

DISTROFIAS MIOTÔNICAS 1 E 2

CAPÍTULO 108

Igor Sales Ornelas Freitas ▪ Carlos Roberto Martins Jr.

São doenças musculares autossômicas dominantes que compartilham o marco clínico e eletrofisiológico da miotonia. A distrofia muscular tipo 1 (DM1 ou **doença de Steinert**), conhecida há mais de cem anos, é a causa mais frequente de distrofia muscular na vida adulta. Em 1994, foi reconhecida uma forma mais leve, distrofia miotônica tipo 2 (DM2), também chamada de miopatia miotônica proximal (PROMM) ou distrofia miotônica proximal (PMD).

MIOTONIA
É definida como relaxamento muscular anormalmente lento após contração, com apresentação eletromiográfica típica. Pode ser de ação (p. ex.: apertar a mão), percussão (p. ex.: percutir eminência tenar com martelo) ou elétrica (eletromiografia).

GENÉTICA DA DM1
Expansão de repetição trinucleotídeo CTG no gene *DMPK* no cromossomo 9. Indivíduos normais têm 5-34 repetições. Afetados clássicos apresentam centenas a milhares de repetições. A idade de início correlaciona-se com o número de repetições (quanto mais repetições, mais jovem e grave o fenótipo). Há **fenômeno de antecipação genética** (p. ex: mães com repetições menores e fenótipos leves podem ter filhos com grandes repetições e fenótipos graves, incluindo a forma congênita).

GENÉTICA DA DM2
Expansão de repetição tetranucleotídeo CCTG no íntron 1 do gene *ZNF9* (também chamado de *CNBP*). Alelos normais têm 11 a 26 repetições. Alelos patogênicos variam de 75 a mais de 11.000, média de 5.000 repetições. **Não há correlação com a gravidade do fenótipo.**

MIOTONIA ELÉTRICA
Descargas repetitivas de potenciais gerados na fibra muscular de 20 a 80 Hz com padrão *wax and wane* na amplitude e frequência, som característico de *dive bomber* ou motocicleta acelerando e desacelerando.

DISTROFIA MIOTÔNICA TIPO 1: DOENÇA DE STEINERT
- *39-49 repetições*: assintomáticos (*status* pré-mutação);
- *50-150 repetições*: miotonia leve, fraqueza, catarata;
- *50-1.000 mutações*: fenótipo DM1 clássico (início entre 10 e 30 anos) de atrofia e fraqueza musculares, miotonia, catarata, calvície frontal, defeitos de condução cardíaca, sonolência excessiva diurna, fácies em **machadinha** típica, alongada, **boca de carpa**, ptose, atrofia temporal e dos esternocleidomastoideos, hipersonia, sonolência excessiva diurna, hipogonadismo, hiperinsulinismo, dismotilidade gastrintestinal, déficit intelectivo, déficit auditivo neurossensorial, polineuropatia sensitivo-motora axonal, hipogamaglobulinemia IgG e IgM, elevação leve de enzimas hepáticas (canaliculares e hepatocelulares);
- *> 500 repetições*: DM1 infantil, atraso do desenvolvimento neuropsicomotor;
- *> 1.000 repetições*: DM1 congênita, hipotonia neonatal, diplegia facial, artrogripose, insuficiência respiratória, miotonia ausente inicialmente na criança (importante realizar eletromiografia da mãe nos casos suspeitos);
- *Fraqueza*: proximal e distal.

DISTROFIA MIOTÔNICA TIPO 2 (PROMM OU PMD)
- Idade de início variável (segunda a sétima década de vida);

- Miotonia (média aos 30 anos);
- Fraqueza (média aos 41 anos);
- Catarata (média aos 45 anos);
- Fenótipo mais leve que DM1, fraqueza geralmente proximal de cintura pélvica;
- Pacientes queixam-se bastante de dores difusas (**padrão fibromiálgico**);
- Sem miotonia clínica (rara). Pode haver miotonia elétrica.

O manejo e acompanhamento incluem avaliação cardíaca para arritmias e miocardiopatia, capacidade vital forçada, polissonografia, avaliação oftalmológica para catarata e fonoaudiológica para disfagia, endócrina para diabetes e hipotireoidismo. O tratamento sintomático da miotonia pode ser feito com mexiletina, fenitoína, carbamazepina, dentre outros. Modafinil pode ser usado para sonolência diurna.

DICAS
- Herança autossômica dominante; - Miotonia clínica (ação ou percussão) ou eletrofisiológica; - Fenótipo e fácies típicos na DM1; - Fenótipo leve na DM2 (fraqueza proximal, cãibras, mialgias, fadiga, sem miotonia clínica); - Acometimento multissistêmico, incluindo catarata (em árvore de natal) e cardiopatia; - Diagnóstico é confirmado por teste genético (expansão gênica).

BIBLIOGRAFIA

Sansone VA. The dystrophic and nondystrophic myotonias. Continuum (Minneap Minn) 2016;22 (6):1889-1915.

Thornton CA. Myotonic dystrophy. Neurol Clin 2014;32:705.

Turner C, Hilton-Jones D. Myotonic dystrophy: diagnosis, management and new therapies. Curr Opin Neurol 2014;27:599.

Udd B, Krahe R. The myotonic dystrophies: molecular, clinical, and therapeutic challenges. Lancet Neurol 2012;11:891.

DISTROFIAS MUSCULARES CONGÊNITAS

Carlos Roberto Martins Jr.

As distrofias musculares congênitas (DMC) englobam um grupo de miopatias de início ao nascer ou antes do primeiro ano de vida com padrão distrófico à biópsia muscular, resultando em síndrome da criança hipotônica ou em atraso do desenvolvimento motor. O curso tende a ser estacionário ou evoluir lentamente. As características típicas envolvem fraqueza, atrofia muscular, hipotonia e retrações tendinosas.

Existem formas de acometimento muscular puro e formas com envolvimento cerebral e ocular em associação. A herança é autossômica recessiva. A maioria é causada por mutação de genes envolvidos na codificação de proteínas da matriz extracelular (MEC). Em linhas gerais, a α-distroglicana (α-DG), presente na face externa do sarcolema, é glicosilada (ligada) à laminina α-2 (merosina) e esta, por sua vez, liga-se aos filamentos do colágeno VI.

A DMC1A é a clássica deficiência de merosina (laminina α-2). A maioria dos pacientes não consegue adquirir marcha (no máximo sentam) e grande parte necessita de suporte ventilatório na segunda década de vida. Classicamente, há alteração difusa da substância branca cerebral, em decorrência da falta de merosina na membrana basal dos vasos cerebrais. Estranhamente, não há comprometimento cognitivo. Os níveis de CK estão altos e a biópsia cursa com padrão distrófico e ausência de merosina.

As DMCs por alteração na glicosilação da α-DG apresentam um espectro fenotípico amplo, variando desde distúrbios miopáticos leves até comprometimento grave do SNC (malformação cortical, cistos cerebelares e alterações da substância branca) e/ou ocular. O problema neste tipo de distrofia encontra-se na alteração das glicosiltransferases, responsáveis por transferir açúcares à α-DG. Dentre essas enzimas, podemos citar POMGnT1, FKRP, fukutina, POMT1, POMT2 e LARGE.

A CK está aumentada. A quantidade de α-DG pode ser detectada na biópsia muscular, contudo não é possível separar os subtipos de distroglicanopatia (forma de Fukuyama, doença músculo-olho-cérebro e doença de Walker-Warburg) sem o teste molecular.

As características principais das α-distroglicanopatias são:

- *Forma de Fukuyama*: retardo mental, convulsões e anormalidades estruturais do SNC (AR – *FKTN*);
- *Doença Músculo-Olho-Cérebro*: retardo mental, convulsões, anormalidades estruturais do SNC e anormalidades oculares (AR – *POMGnT1, FKRP, FKTN, LARGE, POM1, POMT2)*;
- *Doença de Walker-Warburg*: retardo mental, lissencefalia tipo II e anormalidades oculares (AR - *POMGnT1, FKRP, FKTN, LARGE, POM1, POMT2*).

Outra forma de DMC é a DMC com espinha rígida. Trata-se de fenótipo raro com limitação acentuada dos movimentos da coluna vertebral, em especial flexão, por causa das retrações dos músculos extensores da coluna. Há evolução, muitas vezes, para insuficiência ventilatória e os níveis de CK são normais ou levemente aumentados. A biópsia muscular evidencia falhas da atividade oxidativa, denominada *minicores*. É autossômica recessiva e o gene mais associado a esse fenótipo é o *SEPN1* (codifica a proteína selenoproteína-N1), envolvido em processos metabólicos do cálcio, selênio, oxirredução e amadurecimento muscular.

A segunda forma mais comum de DMC ocorre por deficiência de colágeno VI, determinada por mutações nos genes que codificam as três subunidades dos colágenos VI: COL6A1 (cromossomo 21), COL6A2 (cromossomo 21) e COL6A3 (cromossomo 2), podendo ser autossômica recessiva ou dominante. Existem dois fenótipos clássicos: Ullrich e Bethlem.

A forma de Ullrich é a mais grave e, usualmente, as crianças não adquirem marcha. Ocorre hiperextensibilidade das articulações distais (frouxidão ligamentar) e retrações articulares proximais (cotovelos, quadris e joelhos). Podem estar presentes hiper-hidrose, dismorfismos faciais e calcanhares salientes. Cifoescoliose e insuficiência respiratória restritiva podem ocorrer.

A forma de Bethlem é menos grave, caraterizada por retrações articulares falangianas, discretas retrações em outras articulações e leve comprometimento motor. Ambas as formas podem cursar com queloides e hiperplasia folicular. Tanto Ullrich quanto Bethlem, usualmente, cursam com CK normal ou levemente aumentada. À RNM de músculo, evidencia-se lipossubstituição com o famoso "sinal do sanduíche" em T1. Frequentemente, há um misto das duas formas no mesmo paciente, o qual cursa com aspecto intermediário de acometimento. Ambas podem ser dominantes ou recessivas, contudo, geralmente, os casos mais graves tendem a ser recessivos e os mais brandos, dominantes.

DICAS

- A α-distroglicana (-DG), presente na face externa do sarcolema, é glicosilada (ligada) à laminina α-2 (merosina) e esta, por sua vez, liga-se aos filamentos do colágeno VI;
- DMC1A é a clássica deficiência de merosina (laminina α-2). É autossômica recessiva. A maioria dos pacientes não consegue adquirir marcha (no máximo, sentam) e grande parte necessita de suporte ventilatório na segunda década de vida. Há alteração difusa da substância branca cerebral (**leucopatia**), mas não há comprometimento cognitivo. Os níveis de CK estão altos e a biópsia cursa com padrão distrófico e ausência de merosina;
- As α-distroglicanopatias são a **forma de Fukuyama**: retardo mental, convulsões e anormalidades estruturais do SNC (AR – *FKTN*); **doença músculo-olho-cérebro**: retardo mental, convulsões, anormalidades estruturais do SNC e anormalidades oculares (AR – *POMGnT1, FKRP, FKTN, LARGE, POM1, POMT2*) e **doença de Walker-Warburg**: retardo mental, lissencefalia tipo II e anormalidades oculares (AR – *POMGnT1, FKRP, FKTN, LARGE, POM1, POMT2*);
- DMC com espinha rígida: limitação acentuada dos movimentos da coluna vertebral, em especial flexão, em razão das retrações dos músculos extensores da coluna. Biópsia muscular com *minicores*. É autossômica recessiva e o gene mais associado é o *SEPN1* (codifica a proteína selenoproteína-N1);
- A segunda forma mais comum de DMC ocorre por deficiência de colágeno VI, determinada por mutações nos genes que codificam as três subunidades dos colágenos VI: COL6A1 (cromossomo 21), COL6A2 (cromossomo 21) e COL6A3 (cromossomo 2), podendo ser autossômica recessiva ou dominante. Existem dois fenótipos clássicos: Ullrich e Bethlem;
- Ullrich – grave, frouxidão ligamentar em mãos (hiperextensibilidade) e retrações articulares proximais. Crianças não adquirem marcha usualmente. AR ou AD, geralmente é AR;
- Bethlem – forma branda, retrações articulares distais (retrações metacarpofalangianas). Leve comprometimento motor. AR ou AD, geralmente é AD;
- Ambas formas – calcâneo saliente, hiper-hidrose, queloides e hiperplasia folicular. CK geralmente normal. RNM de músculo com **sinal do sanduíche em T1**. Fenótipos intermediários entre Ullrich e Bethlem são comuns.

BIBLIOGRAFIA

Baker NL, Morgelin M, Peat R, et al. Dominant collagen VI mutations are a common cause of Ullrich congenital muscular dystrophy. Hum Mol Genet 2005;14:279-93.

Bertini E, Pepe G. Collagen type VI and related disorders: Bethlem myopathy and Ullrich scleroatonic muscular dystrophy. Eur J Paediatr Neurol 2002;6:193-8.

Demir E, Sabatelli P, Allamand V, et al. Mutations in COL6A3 cause severe and mild phenotypes of Ullrich congenital muscular dystrophy. Am J Hum Genet 2002;70:1446-58.

Mendell JR, Boué DR, Martin PT. The congenital muscular dystrophies: recent advances and molecular insights. Pediatr Dev Pathol 2006;9:427-43.

Muntoni F, Voit T. The congenital muscular dystrophies in 2004: a century of exciting progress. Neuromuscul Disord 2004;14:635-49.

Ullrich O. Kongenitale, atonisch-sklerotische Muskeldystrophie, ein weiterer Typus der heredodegenerativen Erkrankungen des neuromuskularen Systems. Z Ges Neurol Psychiatr 1930;126:171-201.

DISTROGLICANOPATIAS

Antônio Rodrigues Coimbra Neto

Distroglicanas são proteínas de membrana que conectam a actina do citoesqueleto à matriz extracelular e que também são expressas nas células de *Schwann*. Para que possam exercer sua função de modo adequado, é necessário que haja glicosilação. Nas distroglicanopatias ocorre um defeito neste processo além de uma redução na quantidade total destas proteínas. Mutações nos genes *POMT1, POMT2, POMGnT1, FKTN, FKRP, DAG1* e *LARGE* são implicadas, e, tipicamente, resultam em distrofias musculares congênitas frequentemente associadas com defeitos de migração neuronal e alterações oculares.

Os diversos fenótipos resultantes podem ser classificados em três grupos:

- Tipo A – mais severo: inclui a doença músculo-olho-cérebro e síndrome de Walker-Walburg;
- Tipo B – intermediário: inclui distrofias musculares sem alterações oculares e cerebrais;
- Tipo C – mais brando: inclui as distrofias cintura-membros recessivas tipos 2 I, K, M, N, O e P.

A síndrome de Walker-Walburg caracteriza-se por hipotonia generalizada na infância, cegueira, com pupilas arreativas e hipoplasia de nervo óptico, microftalmia, opacidades corneanas, catarata, displasia e descolamento retinianos. Possui expectativa de vida de menos de 3 anos.

A doença músculo-olho-cérebro é outro fenótipo severo e apresenta também epilepsia e lissencefalia. A expectativa de vida dos pacientes é de 10 a 30 anos.

A distrofia muscular congênita tipo 1C (MDC1C) é causada por mutações no gene que codifica a proteína relacionada com a fukutina e seu início pode variar da infância até a quarta década de vida. Os pacientes podem apresentar cardiomiopatia, microcefalia, cistos cerebelares, hipoplasia do vérmis cerebelar e alterações de substância branca.

A distrofia muscular congênita tipo 1D (MDC1D) apresenta como características fraqueza generalizada e profundo retardo global do desenvolvimento. Pode haver nistagmo, mas não há outras alterações oculares.

As distroglicanopatias que têm fenótipo de distrofias cintura-membros (com fraqueza predominante em musculatura de cinturas pélvica e escapular) são as LGMD2 I, K, M, N, O e P, nas quais não há envolvimento de sistema nervoso central. LGMD2I é a forma alélica mais branda da MDC1C e cursa com hipotonia e fraqueza muscular, muitas vezes, com cardiomiopatia associada. LGMD2M e LGMD2N apresentam fraqueza muscular difusa, sendo que a LGMD2M pode ter piora característica durante episódios de febre. A LGMD2N é a forma alélica da síndrome de Walker-Walburg e ocorre em consequência de mutações no gene *POMT2*.

DICAS
- Miopatia; - Alterações oculares; - Alterações de sistema nervoso central; - Heterogeneidade genética.

BIBLIOGRAFIA

Amato AA, Russel JA. Neuromuscular disorders. Nova Iorque: McGraw-Hill; 2008. p. 1.

Dai Y, Liang S, Dong X, et al. Whole exome sequencing identified a novel DAG1 mutation in a patient with rare, mild and late age of onset muscular dystrophy-dystroglycanopathy. J Cell Mol Med 2019;23(2):811-8.

Moore CJ, Hewitt JE. Dystroglycan glycosylation and muscular dystrophy. Glycoconj J 2009;26(3):349-57.

DISTÚRBIO COMPORTAMENTAL DO SONO REM

Carlos Roberto Martins Jr.

Descrito em 1986, o distúrbio comportamental do sono REM (DCSREM) é uma parassonia do REM definida por ausência de inibição motora contínua ou intermitente durante o estágio REM do ciclo do sono, de forma que o paciente apresenta movimentos relacionados com os sonhos de conteúdo, geralmente, violento e desagradável.

Pode ser primário ou secundário a lesões encefálicas, principalmente, pontinas envolvendo a formação reticular. É mais comum em pacientes que apresentem outros transtornos do sono, como narcolepsia e apneia obstrutiva. É quase uma marca de doenças degenerativas relacionadas com a sinucleína (sinucleinopatias), como doença de Parkinson, demência por corpúsculos de Lewy e atrofia de múltiplos sistemas. Por vezes, o DCSREM pode ser provocado por medicamentos, como inibidores de recaptação de serotonina (ISRS), tricíclicos, venlafaxina, cocaína ou no contexto de abstinência alcoólica. Não raro, tal distúrbio ocorre na esclerose múltipla e pós-TCE.

Aproximadamente 85%-90% dos indivíduos acometidos são homens, raro em crianças, com a maioria dos casos iniciando-se após os 50 anos de idade. Sabe-se que, durante uma noite de sono normal, ocorrem cerca de 4 a 5 episódios de sono REM, o qual é caracterizado por atonia muscular generalizada, movimentos oculares rápidos e EEG com baixa voltagem e dessincronização. É sabido que, no sono REM, a formação reticular pontina (*locus ceruleus*) excita a formação reticular do bulbo (núcleo magnocelular), através do trato reticulotegumentar lateral. O núcleo magnocelular, por via do trato reticuloespinhal ventrolateral, hiperpolariza os motoneurônios, levando à atonia generalizada.

Apesar da fisiologia do REM ser, relativamente, compreendida, a fisiopatologia do DCSREM parece ser mais complexa, pois pode ocorrer em afecções nas quais o tronco cerebral tende a ser poupado, como na insônia familiar fatal. Do ponto de vista clínico, os episódios são descritos pelos parceiros durante a noite. Os pacientes apresentam sonhos vívidos de características violentas e angustiantes, que levam a comportamentos motores de ataque e de defesa. Não é raro os pacientes causarem lesões a seus parceiros de cama e a si próprios. Por vezes, os doentes até saem da cama e entram em luta corporal em correspondência aos sonhos desagradáveis.

É importante lembrar que o sono REM não ocorre antes de 90 minutos de sono e, usualmente, aparece na segunda metade da noite. O diagnóstico é ratificado com polissonografia que evidencia, durante o REM, tônus aumentado eletromiográfico submentoniano e/ou abalos musculares fásicos do submento ou dos membros, na ausência de atividade epileptiforme no EEG. Os principais diagnósticos diferenciais são sonambulismo, terror noturno, crises epilépticas noturnas e distonia paroxística noturna.

A droga de escolha para o tratamento é o clonazepam (resposta em 90% dos doentes) com administração 2 horas antes de dormir, dose inicial de 0,5 mg e aumentos de acordo com a resposta. Apesar dos tricíclicos poderem causar o DCSREM, alguns pacientes podem responder ao uso destes medicamentos, pois é sabido que os tricíclicos suprimem o sono REM. Melatonina com doses entre 3 a 5 mg antes de ir para cama pode ser útil e uma opção terapêutica. O DCSREM no contexto da doença de Parkinson pode melhorar ao uso da levodopa em alguns casos.

DICAS
▪ Parassonia do REM – ausência de atonia no REM; ▪ Paciente com comportamentos de agressão e de defesa representando sonhos desagradáveis e violentos; ▪ Lembrar das sinucleinopatias – doença de Parkinson, atrofia de múltiplos sistemas e demência por corpúsculos de Lewy; ▪ Pode ocorrer também em abstinência alcoólica, esclerose múltipla, pós-TCE, uso de cocaína, tricíclicos, ISRS, venlafaxina, entre outros; ▪ Diagnóstico: videopolissonografia; ▪ Tratamento – clonazepam, melatonina, tricíclicos (podem causar DCSREM, mas podem suprimir o REM e aliviar em alguns casos).

BIBLIOGRAFIA

Guilleminault C, Poyares D, Aftab FA, et al. Sleep and wakefulness in somnambulism: a spectral analysis study. J Psychosom Res 2001;51(4):621.

Laberge L, Tremblay RE, Vitaro F, Montplaisir J. Development of parasomnias from childhood to early adolescence. Pediatrics 2000;106(1 Pt 1):67-74.

Moldofsky H, Gilbert R, Lue FA, MacLean AW. Sleep-related violence. Sleep 1995;18(9):731-9.

DISTÚRBIOS NEUROLÓGICOS ASSOCIADOS A *ATP1A3*

CAPÍTULO 112

Carlos Roberto Martins Jr.

Síndromes já há algum tempo conhecidas, como hemiplegia alternante da infância (**HAI**, 1971), distonia-parkinsonismo de rápido início (**DPRI**, 1993) e síndrome de ataxia cerebelar, arreflexia, pés cavos e atrofia óptica (**CAPOS**, 1996), só foram mais bem elucidadas com a descoberta da associação com a mutação do gene *ATP1A3* (2004/2012). Sabe-se que a bomba de sódio e potássio (Na/k) é essencial para manutenção do gradiente eletroquímico neuronal. Mutações na unidade catalítica α3, codificada pelo *ATP1A3*, proporcionam um espectro de sintomas das síndromes acima descritas.

HAI

A HAI, de herança autossômica dominante, é caracterizada por episódios recorrentes de hemiplegia paroxística, distonia, anormalidades dos movimentos oculares (desvio ou nistagmo monocular), disfunção autonômica, bem como atraso do neurodesenvolvimento (**início antes dos 18 meses**). Com o evoluir da idade, muitos pacientes manifestam epilepsia; no entanto, a apresentação característica em bebês inclui uma variedade de crises episódicas tônicas não epilépticas, distônicas ou plégicas, frequentemente refratárias ao tratamento com a maioria dos agentes terapêuticos (muitas vezes, presumem-se convulsões mesmo na ausência de evidência eletrofisiológica).

Enquanto eventos patognomônicos incluem episódios hemiplégicos ou hemidistônicos que afetam ambos os lados do corpo, as crianças também costumam ter envolvimento bilateral, incluindo distonia flutuante generalizada, quadriplegia ou paresia de duração variável. Uma variedade de sintomas e sinais não paroxísticos torna-se, cada vez mais, evidente com a idade, incluindo atrasos globais no desenvolvimento comportamental, atencional, disfunção executiva, disartria, ataxia, coreia, distonia e, mais raramente, sinais do trato piramidal, como espasticidade e hiper-reflexia.

Aproximadamente 50% das crianças com HAI também apresentam epilepsia, apesar da dificuldade em se diferenciar eventos paroxísticos epiléticos e não epiléticos, como distonia, tremor ou paresia. Até o momento, temos dados limitados sobre o espectro completo da carga de déficits neurológicos adquiridos nessa população, sendo necessários dados longitudinais mais robustos.

DPRI

Em 2004, foi demonstrado que mutações heterozigotas no gene *ATP1A3* são causadoras de DPRI. As principais características da síndrome incluem o início abrupto de sintomas bulbares e distonia de membros com características de parkinsonismo subjacente (bradicinesia e instabilidade postural), que apresentam progressão limitada ao longo de semanas e posterior manutenção em graus variados. Sintomas distônicos, normalmente, mostram resposta mínima à L-dopa ou a agonistas dopaminérgicos.

A evolução e gravidade dos sinais neurológicos adquiridos demonstram **gradiente rostrocaudal** de envolvimento (face > braço > perna). O início da doença se dá entre as idades de 4 e 58 anos. Os sintomas podem ser desencadeados por uma ampla gama de gatilhos físicos, emocionais ou químicos, como esforço físico, estresse ou libação alcoólica. Depressão, ansiedade e fobia social são comuns. Epilepsia pode ocorrer com o passar dos anos, mas é rara. O padrão de herança é autossômico dominante e o início é raro após os 60 anos.

CAPOS

Descrita em 1996, a síndrome de ataxia cerebelar, arreflexia, pés cavos e atrofia óptica é rara e, nem sempre, cursa com todos os comemorativos do acrônimo. Muitas vezes, os déficits neurológicos, especialmente a ataxia, iniciam-se após períodos de febre, podendo melhorar após algum tempo ou persistir como déficits fixos. Também é importante salientar que o mesmo paciente pode apresentar um espectro de sintomas que pode envolver as três síndromes associadas ao *ATP1A3*. Um apanágio das características de cada síndrome pode ser visto no Quadro 112-1.

Quadro 112-1. Características Diagnósticas

Diagnostic criteria for AHC[a]	Diagnostic criteria for RDP[b]	Features supportive for CAPOS syndrome[c]
1. Onset of paroxysmal symptoms before age 18 mo	1. Onset of dystonia + Parkinson disease over a few minutes to 30 d	1. Cerebellar ataxia
2. Repeated attacks of hemiplegia that alternate in laterality	2. A clear rostrocaudal gradient of involvement (face > arm > leg)	2. Areflexia
3. Episodes of quadriparesis or plegia as a separate attack or as generalization of a hemiplegic event	3. Prominent bulbar findings on examination	3. Pes cavus (not universally present)
4. Other paroxysmal symptoms including dystonic spells, oculomotor abnormalities, or autonomic symptoms either concurrent with hemiplegic attacks or independently	4. Absence of response to an adequate trial of L-dopa therapy (e.g., carbidopa/levodopa 25/100 mg, 1 pill 3 ×/d)	4. Optic nerve atrophy
5. Relief from symptoms upon sleep	5. Family history consistent with autosomal dominant inheritance but de novo mutations increasingly well documented	5. Sensorineural hearing loss
6. Evidence of developmental delay or neurologic findings such as choreoathetosis, dystonia, or ataxia		
Additional features supporting an AHC diagnosis	**Additional features supporting an RDP diagnossis**	
a. Repeated attacks of monocular nystagmus	a. Minimal or no tremor at onset	
b. Normal neuroimaging in the presence of fluctuating but persistent neurologic deficits, especially paresis or dystonia	b. Occasional mild limb dystonia prior to the abrupt onset of dystonia	
c. EEG recording during typical episodes of persistent motor dysfunction fails to show electrographic seizure activity	c. Often associated with triggers (e.g., running, childbirth, emotional stress, or alcoholic binges) associated with the abrupt onset of a symptoms	
d. Stepwise deterioration in motor, cognitive or speech, and language functions following a prolonged episode, in the settings of ongoing paroxysmal motor signs and symptoms	d. Stabilization of symptoms within a month	
e. Development of new fixed deficits with a rostrocaudal gradient of severity, resulting in persistent oromotor dystonia and dysarthria	e. Rare "second onsets" or abrupt worsening of symptoms later in life	
f. Lack of family history (due to high prevalence of de novo mutations) or family history consistent with dominant inheritance	f. Minimal improvement overall but with limited improvement in gait	
Atypical features	**Atypical features**	
1. Onset over age 18 mo	1. Onset over age 60 y	
2. Obvious structural abnormalities on neuroimaging studies at initial presentation	2. Onset of seizures after the appearance of motor symptoms	
	3. Rapid-onset ataxia with cerebellar atrophy	

AHC, Hemiplegia Alternante da Infância (HAI); RDP, Distonia-Parkinsonismo de Rápido Início (DPRI); CAPOS, Síndrome de Ataxia Cerebelar, Arreflexia, Pés Cavos e Atrofia Óptica.
Extraídas de "Research Conference Summary from the 2014 International Task Force on ATP1A3-Related Disorders, Neurology, 2017".

Quadro 112-2. Principais Diagnósticos Diferenciais

Differential diagnosis of ATP1A3-related disorders	Molecular pathogenesis
Glut-1-deficiency syndrome (OMIM #606777)	GLUT1
Mitochondrial disorders, e.g., Leigh syndrome, MERRF, PDH deficiency, POLG1, and others (OMIM #25600, #545000, #312170, and #174763)	Numerous mitochondrial and nuclear genome pathogenic variants
Familial hemiplegic migraine syndromes (FHM1, OMIM #141500; FHM2, OMIM #60248; and FHM3, OMIM #609634)	CACNA1A, ATP1A2, and SCN1A
Dystonic cerebral palsy	
Infantile-onset epilepsy syndromes including Dravet	SCN1A
Other epilepsy syndromes with Todd paralysis	
Defects in neurotransmitter biosynthesis and metabolism, i.e., Segawa disease, aromatic amino acid decarboxylase deficiency, tyrosine hydroxylase deficiency, dihydropteridine reductase deficiency, sepiapterin reductase deficiency, 6-pyruvoyl-tetrahydropterin synthase deficiency	GCH1, AADC, TH, QDPR, SPR, and PTS
Other complex movement disorder phenotypes, including myoclonus dystonia	SCGE, KCTD17, and others

Extraído de Research Conference Summary from the 2014 International Task Force on ATP1A3-Related Disorders, Neurology, 2017.

Quadros de *status* epiléptico, *status* distônico e morte súbita já foram descritos em pacientes com mutação ATP1A3, entretanto o entendimento permanece pouco claro, apesar de sabermos que o miocárdio pode expressar *ATP1A3* e pacientes com mutação podem apresentar déficit de repolarização cardíaco. **A progressão da doença se dá por meio da flutuação dos sintomas com ganhos e perdas neurológicas.** Os principais diagnósticos diferenciais são doenças mitocondriais, síndrome de *De Vivo (ver capítulo)*, migrânea hemiplégica, entre outros (Quadro 112-2).

Como os sintomas e sinais neurológicos associados ao *ATP1A3* sobrepõem-se a outras síndromes neurológicas, o gene *ATP1A3* foi inserido, cada vez mais, nos painéis de sequenciamento de nova geração (NGS) para epilepsia, ataxia e distonia/parkinsonismo. Não existe tratamento específico para o distúrbio, embora a **flunarizina** seja amplamente utilizada, especialmente na hemiplegia alternante. Não existe medicamento aprovado ou dispositivo que altere o defeito subjacente na bomba de Na/K.

DICAS

- Herança autossômica dominante. Muitas mutações *de novo*. Gene *ATP1A3*;
- Síndromes clássicas associadas; hemiplegia alternante da infância (HAI), distonia-parkinsonismo de rápido início (DPRI) e síndrome de ataxia cerebelar, arreflexia, pés cavos e atrofia óptica (CAPOS);
- Diagnóstico molecular;
- Sem tratamento curativo. Uso de flunarizina pode ajudar em alguns casos.

BIBLIOGRAFIA

de Carvalho Aguiar P, Sweadner KJ, Penniston JT, et al. Mutations in the Na 1/K 1 -ATPase alpha3 gene ATP1A3 are associated with rapid-onset dystonia parkinsonism. Neuron 2004;43:169-75.

Dobyns WB, Ozelius LJ, Kramer PL, et al. Rapid-onset dystonia-parkinsonism. Neurology 1993;43:2596-602.

Nicolaides P, Appleton RE, Fryer A. Cerebellar ataxia, areflexia, pes cavus, optic atrophy, and sensorineural hearing loss (CAPOS): a new syndrome. J Med Genet 1996; 33:419-21.

Verret S, Steele JC. Alternating hemiplegia in childhood: a report of eight patients with complicated migraine beginning in infancy. Pediatrics 1971;47:675-80.

DISTÚRBIOS NO CICLO DA UREIA

Carlos Roberto Martins Jr.

Os aminoácidos provenientes da dieta regular são absorvidos e utilizados sob demanda nos vários tecidos orgânicos. Assim que terminamos de usar aquilo que necessitamos, o excesso é degradado por enzimas em amônia e ácidos orgânicos. O corpo não é capaz de tolerar grandes quantidades de amônia e ácidos orgânicos. Dessa forma, um processo no fígado, por meio do ciclo da ureia, converte a amônia tóxica em ureia, a fim de ser eliminada. O ciclo de ureia é controlado por uma série de seis enzimas. Nas doenças do ciclo de ureia, uma destas seis enzimas não funciona corretamente, a saber:

1. *NAGS*: Deficiência de N-acetilglutamato sintase;
2. *CPS1*: Deficiência de carbamilfosfato sintase 1;
3. *OTC*: Deficiência de ornitina transcarbamilase;
4. *ASS1*: Citrulinemia ou deficiência de argininosuccinato sintase 1;
5. *ASL*: Acidúria argininosuccínica ou deficiência de argininosuccinato liase;
6. *Arginase 1*: Deficiência de arginase 1.

Considera-se hiperamonemia o valor de amônia plasmática maior que 100 µmol/L durante o período neonatal (prematuros, maior que 150 µmol/L) e maior que 40 µmol/L, posteriormente. Indivíduos com distúrbios do ciclo da ureia apresentam dificuldades alimentares, vômitos, letargia, irritabilidade, taquipneia, crises convulsivas, alterações no comportamento, podendo evoluir para encefalopatia e coma. O coma hiperamonêmico ocorre quando a dosagem sérica de amônia é maior que 300 µmol/L, sendo uma emergência médica, devendo-se instaurar um tratamento imediato com a finalidade de prevenir o dano cerebral irreversível.

Em casos leves, os sintomas clínicos podem ser reconhecidos pela perda de apetite, vômitos cíclicos, letargia, anormalidades comportamentais, distúrbios do sono, delírios, alucinações e até psicose. O envolvimento hepático é um achado frequente nos distúrbios do ciclo da ureia, podendo resultar em insuficiência hepática aguda, mas também em complicações em longo prazo, como cirrose e carcinoma hepatocelular. Existem três formas a depender da época de início, a saber:

1. *Forma pré-sintomática:* identificada pelo diagnóstico pré-parto ou triagem neonatal;
2. *Forma de início neonatal:* sintomas neurológicos agudos associados à hiperamonemia durante o período neonatal;
3. *Forma de início tardio:* sintomas neurológicos com hiperamonemia que persiste desde a infância até a idade adulta e são acionados por vários gatilhos em estados catabólicos (febre e infecção).

A suspeita de distúrbios do ciclo da ureia sempre deve vir à tona quando estamos diante de aumento de amônia plasmática na ausência de acidose metabólica e com níveis normais de glicemia. Neste contexto, outros diagnósticos diferenciais devem ser aventados, como distúrbios mitocondriais, sepse sistêmica, insuficiência hepática e derivação portossistêmica.

CPS1 – DEFICIÊNCIA DE CARBAMILFOSFATO SINTASE 1

CPS1 é a primeira enzima do ciclo da ureia. Catalisa a conversão da amônia e bicarbonato em carbamilfosfato na matriz mitocondrial. Autossômica recessiva (cromossomo 2), é a forma mais grave dos distúrbios do ciclo da ureia. Usualmente, inicia-se no período neonatal e os pacientes que sobrevivem, geralmente, ficam com déficits neurológicos. Os achados laboratoriais demonstram hiperamonemia, concentrações plasmáticas elevadas de glutamina e alanina sem aumento do ácido orótico urinário. Em caso de perfil bioquímico sugestivo, no entanto, testes moleculares são necessários para distinguir a deficiência de CPS1 de NAGS.

NAGS – DEFICIÊNCIA DE N-ACETILGLUTAMATO SINTASE
NAGS catalisa a conversão de glutamato e acetil-CoA em NAG, que é o ativador alostérico do CPS1. Mutações do gene *NAGS*, cromossomo 17 – autossômica recessiva – levam a uma deficiência funcional na CPS1. Dessa forma, para se distinguir NAGS e CPS1, devemos proceder ao teste molecular.

OTC – DEFICIÊNCIA DE ORNITINA TRANSCARBAMILASE
OTC catalisa a síntese de citrulina a partir de carbamilfosfato e ornitina. É o único distúrbio do ciclo da ureia ligado ao X e o mais comum dos distúrbios. Os achados laboratoriais durante um episódio de hiperamonemia incluem concentrações plasmáticas elevadas de glutamina e alanina, juntamente com ácido orótico urinário particularmente elevado. A ausência enzimática resulta em uma forma grave de doença com início neonatal, geralmente observado em pacientes do sexo masculino com a mutação.

Por outro lado, mutações que diminuem a atividade OTC, mas permitem alguma função residual, resultam na forma de início tardio, como frequentemente visto em mulheres heterozigotas. De fato, portadoras do sexo feminino raramente são afetadas, dependendo do nível de inativação do cromossomo X. A forma neonatal é grave, todavia a forma tardia é marcada por episódios de agudização de hiperamonemia em estados catabólicos.

ASS1 – CITRULINEMIA OU DEFICIÊNCIA DE ARGININOSUCCINATO SINTASE 1
ASS1 conjuga citrulina e aspartato no citosol de hepatócitos para gerar argininosuccinato. Trata-se de afecção autossômica recessiva associada ao cromossomo 9. O fenótipo varia de pacientes gravemente afetados com hiperamonemia neonatal a crianças ou adultos assintomáticos com apenas manifestações bioquímicas. Laboratório revela elevação acentuada da citrulina, glutamina e alanina plasmáticas e elevação moderada da concentração de ácido orótico urinário.

ASL – ACIDÚRIA ARGININOSUCCÍNICA OU DEFICIÊNCIA DE ARGININOSUCCINATO LIASE
ASL é uma enzima citosólica que catalisa o argininosuccinato em arginina e fumarato. O gene *ASL* está localizado no cromossomo 7. Mutações nesse gene resultam em acidúria argininosuccínica, que é um distúrbio autossômico recessivo com acúmulo tecidual de argininosuccinato. Nos casos de início neonatal, hiperamonemia grave aparece a partir de alguns dias após o nascimento e a taxa de mortalidade é alta.

O início tardio está associado ao comprometimento cognitivo e à disfunção hepática com hepatomegalia e fibrose/cirrose. Anomalias capilares, denominadas *tricorrhexis nodosa*, são típicas da doença. Hepatopatia crônica com tendência a sangramentos pode ocorrer por insuficiência dos fatores de coagulação. Episódios agudos graves de hiperamonemia podem surgir em estados catabólicos.

O laboratório revela hiperamonemia, elevação discreta de transaminases, glutamina, alanina, citrulina, bem como elevação acentuada de argininosuccinato. O argininosuccinato também é encontrado na urina e no líquido cefalorraquidiano, com concentrações mais altas no LCR do que no plasma.

ARGINASE 1 – DEFICIÊNCIA DE ARGINASE 1
A arginase 1 (ARG1) catalisa a hidrólise da arginina em ornitina e ureia como etapa final do ciclo. O gene *ARG1* está localizado no cromossomo 6 e a herança se dá recessivamente. A deficiência de ARG1 não é tipicamente caracterizada por hiperamonemia de início agudo. Em vez disso, os pacientes geralmente apresentam atraso no desenvolvimento e espasticidade progressiva. Eles costumam desenvolver convulsões, hepatomegalia e regressão das funções neurológicas.

O laboratório revela elevação acentuada da arginina no plasma, líquido cefalorraquidiano e elevação moderada dos níveis urinários de ácido orótico. A concentração plasmática de amônia é normal ou ligeiramente aumentada. Excreção de arginina, lisina, cistina e ornitina na urina pode estar elevada, mas também pode ser normal. Os compostos de guanidina na urina (valerato de α-ceto-guanidina e alginato) estão, significativamente, elevados.

TRANSPORTADOR MITOCONDRIAL DE ORNITINA (ORNT1)
Além dos seis distúrbios clássicos descritos acima, é importante salientar a deficiência da ORNT1, responsável pelo transporte de ornitina do citosol para a matriz mitocondrial e a exportação de citrulina da mitocôndria. Trata-se de herança autossômica recessiva por mutação no gene *SLC25A15* localizado no cromossomo 13. Mutações desse gene causam deficiência de *ornitina translocase*, proporcionando a conhecida **síndrome HHH** (hiperornitinemia, hiperamonemia e homocitrulinúria).

As concentrações plasmáticas de ornitina nessa condição se tornam extremamente altas. Os pacientes mais afetados têm hiperamonemia intermitente acompanhada de distúrbios da coagulação, sinais de espasticidade, vômitos, letargia e até coma. O crescimento é anormal e o desenvolvimento intelectual é muito prejudicado.

O tratamento agudo dos distúrbios do ciclo da ureia consiste na redução dos níveis tóxicos de amônia plasmática. Para tanto, sugere-se realizar os procedimentos a seguir:

- Garantir via aérea. A hiperamonemia geralmente está associada à alcalose respiratória;
- Aporte calórico necessário com solução glicosada (10%-15%) para limitar o catabolismo endógeno;
- Diminuir a absorção intestinal de amônia: utilização de lactulose por via oral ou na forma de enema, bem como neomicina, o que reduz a absorção de amônia na luz intestinal;
- Administração de L-arginina e L-carnitina: se possível, por via intravenosa e na dose de 250-500 e 100 mg/kg/dia, respectivamente, mesmo sem o conhecimento do defeito enzimático presente;
- Administração de benzoato sódico ou fenilbutirato sódico: podem ser administrados na dose de 250-500 e 250/mg/kg/dia, respectivamente;
- Artifícios de diálise: se as medidas anteriores não forem satisfatórias (comum), utilizam-se os métodos de diálise (hemofiltração, hemodiálise, diálise peritoneal);
- Reintrodução das proteínas: após a redução das concentrações da amônia plasmática (inferior a 100 µmol/L), podemos reintroduzir as proteínas (0,5 g/kg/dia) e avaliar sua aceitação, monitorizando os níveis plasmáticos de amônia. Na fase aguda, a ingestão de proteínas deve ser interrompida. No entanto, completa remoção de proteínas por mais de 24 a 48 h não é recomendada, pois pode ocorrer catabolismo proteico endógeno.

O tratamento em longo prazo é com base no déficit enzimático específico. Transplante hepático tornou-se a terapia de eleição em casos mais graves, com melhora, sobremaneira, do prognóstico desses doentes. Terapias recentes com células-tronco e terapia gênica estão em desenvolvimento com potencial promissor para o futuro.

DICAS

- Todos os distúrbios são autossômicos recessivos, com exceção da deficiência de ornitina transcarbamilase (OCT);
- Toxicidade pelo aumento tóxico de amônia no sangue;
- Distúrbios enzimáticos que impedem a transformação de amônia em ureia;
- Considera-se hiperamonemia o valor de amônia plasmática maior que 100 µmol/L durante o período neonatal (prematuros, maior que 150 µmol/L) e maior que 40 µmol/L posteriormente;
- A depender dos níveis enzimáticos, o quadro pode ser agudo (encefalopatia grave) ou crônico (alterações motoras, psiquiátricas e retardo cognitivo);
- Quadros crônicos podem ser agudizados por gatilhos em estados catabólicos (febre e infecção).

BIBLIOGRAFIA

Berry GT, Steiner RD. Long-term management of patients with urea cycle disorders. J Pediatr 2001;138(Suppl.1):S56-60.

Leonard JV, Ward Platt MP, Morris AA. Hypothesis: proposals for the management of a neonate at risk of hyperammonaemia due to a urea cycle disorder. Eur J Pedia 2008;167:305-9.

Maestri NE, Hauser ER, Bartholomew D, Brusilow SW. Prospective treatment of urea cycle disorders. J Pedia 1991;119:923-8.

CAPÍTULO 114
DNET E PNET

Carlos Roberto Martins Jr.

DNET, acrônimo para **tumor neuroepitelial disembrioplástico**, é uma entidade anatomopatológica de origem mista neuroglial, descrita em 1988. É uma lesão estável, indolente do SNC, com ausência de efeito de massa ou edema, cortical ou justacortical, principalmente em lobo temporal (localização mais comum), geralmente em jovens abaixo dos 20 anos de idade. Apresenta prognóstico favorável com cura após ressecção cirúrgica. É classificado como grau I da OMS.

O sintoma mais associado ao DNET é convulsão com crises parciais complexas (mais comuns) com ou sem generalização secundária. Apesar de benigno, pode evoluir com recidiva local após ressecção total. O diagnóstico é pautado na RNM de encéfalo que revela hipossinal nas sequências ponderadas em T1 e hipersinal em T2 e FLAIR, sem realce ao contraste, exibindo espessamento dos giros e aspecto bolhoso da lesão, com margens bem definidas e contornos lobulados (Fig. 114-1).

Tumores neuroectodérmicos primitivos do sistema nervoso central (PNETs) são um grupo heterogêneo de tumores malignos com crescimento agressivo, que predominam em crianças e adolescentes (geralmente de 4 semanas a 20 anos). Podem acometer telencéfalo, tronco ou medula espinhal. Se houver só diferenciação neuronal, o tumor é classificado como neuroblastoma. Se houver neurônios maduros (células ganglionares), fala-se em ganglioneuroblastoma.

São considerados como grau IV da OMS. Em sítios extracerebrais, usa-se o termo tumor neuroectodérmico primitivo periférico (pPNETs). Geralmente, abrem o quadro com convulsões, hipertensão intracraniana, distúrbios da consciência ou sinais de localização, como déficits motores. Em crianças pequenas pode haver aumento acelerado do perímetro cefálico (crescimento importante).

O diagnóstico é suspeitado na imagem e ratificado histologicamente. Apresentam aspecto iso ou hiperdenso na TC, com captação de contraste. Podem ser sólidos, com áreas císticas, necróticas ou calcificadas. Edema peritumoral geralmente não é tão importante. Na RNM, são hipo ou isointensos em T1, hiper ou isointensos em T2 e realçam no contraste (Fig. 114-2). O tratamento é cirúrgico e radioterápico.

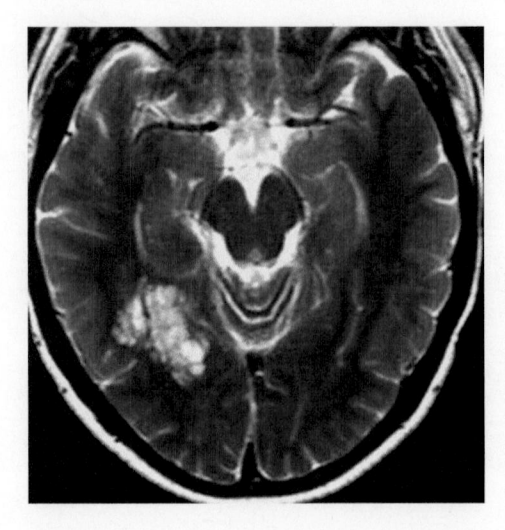

Fig. 114-1. RNM ponderada em T2 evidenciando DNET temporal direito. Os DNETs tendem a apresentar cistos, serem corticais ou justacorticais, hipointensos em T1 e hiperintensos no TR longo (T2/FLAIR). Por vezes, apresentam-se como "macrogiros". Na TC, podem ser iso ou hipodensos, e mostrar calcificações. Em lesões superficiais, pode ser possível observar deformidade da tábua interna da calota craniana, um sinal do lento crescimento do tumor. Cerca de 1/3 dos casos mostra impregnação por contraste.

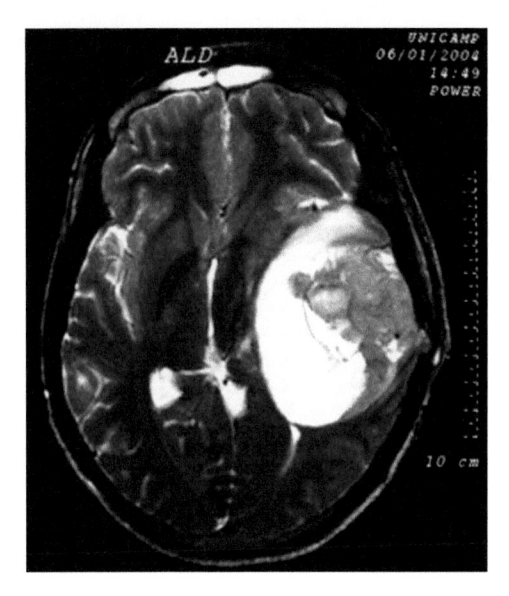

Fig. 114-2. PNET apresentando efeito de massa importante em hemisfério cerebral esquerdo de indivíduo jovem. Geralmente é iso/hipointenso em T1 e iso/hiperintenso em T2. Pode apresentar cistos, calcificações e necrose.

DICAS
■ *DNET (Tumor Neuroepitelial Disembrioplástico)*: benigno, OMS grau I, acomete crianças e adolescentes. Cura com cirurgia. Cortical ou justacortical. Nódulos e multicistos são comuns. Hiper no T2/FLAIR e Hipo no T1, com realce presente no gadolínio. Quadro clínico: epilepsia parcial complexa ou crises parciais simples. Mais comum em lobo temporal; ■ *PNET (Tumor Neuroectodérmico Primitivo do SNC)*: maligno, OMS grau IV, acomete crianças e adolescentes. Prognóstico ruim. Cirurgia e radioterapia. Pode ser em telencéfalo, tronco ou medula espinhal. Geralmente, o quadro clínico é aberto com urgência (crises reentrantes, déficit motor ou hipertensão intracraniana). Crescimento rápido. Hipo ou isointenso em T1, hiper ou isointenso em T2 e realça no contraste. Cisto, calcificação e necrose são comuns.

BIBLIOGRAFIA

Burger PC, Scheithauer BW, Vogel FS. Surgical pathology of the nervous system and its coverings. 4th ed. New York: Churchill Livingstone; 2002. p. 314-5.

McLendon RE, et al. Central nervous system primitive neuroectodermal tumours. In: Louis DN, Ohgaki H, Wiestler OD, Cavenee WK, editors. WHO classification of tumours of the central nervous system. 4th ed. Lyon: International Agency for Research on Cancer; 2007. p. 141-3.

DOENÇA CELÍACA – MANIFESTAÇÕES NEUROLÓGICAS

Carlos Roberto Martins Jr.

A doença celíaca (DC) é uma doença inflamatória autoimune do intestino delgado proximal, com prevalência média de 0,7 a 2,0% da população geral. Associa-se ao HLA-DQ2/DQ8 (suscetibilidade genética) e apresenta sintomas cardinais, como esteatorreia, perda de peso e distensão abdominal pós-prandial.

Em torno de 10% a 20% dos pacientes com doença celíaca cursam com alterações neurológicas, que incluem ataxia cerebelar, demência, mioclonias, disfunção vestibular, convulsões, déficit de atenção e hiperatividade, alterações comportamentais e cefaleia. Embora não esteja clara a relação causal entre os sintomas neurológicos e a DC, acredita-se que fatores nutricionais, bem como imunológicos, façam parte da fisiopatologia das alterações neurológicas. Acredita-se haver um mimetismo entre a gliadina e proteínas do SNC, favorecendo um mecanismo imune como pano de fundo.

Ataxia cerebelar parece ser um dos achados mais prevalentes em pacientes com DC. Neste contexto se faz muito importante excluir quadros de hipovitaminose, especialmente de vitamina E. O diagnóstico de DC baseia-se em testes sorológicos (anticorpos antiendomísio, antigliadina e antitransglutaminase), bem como alterações histopatológicas características (atrofia das vilosidades, hiperplasia das criptas e infiltrados de células inflamatórias) observadas na biópsia duodenal distal. Início de uma dieta sem glúten reverte rapidamente a lesão da mucosa intestinal e corrige a má absorção com melhora sintomática, sobremaneira.

Pacientes com ataxia cerebelar apresentam, em estudos neuropatológicos, infiltrado inflamatório perivascular com degeneração de células de Purkinje, suscitando mecanismo imune associado. Acredita-se que proteínas existentes nas células de Purkinje façam reação cruzada envolvendo anticorpos antigliadina. Embora o íleo terminal seja relativamente poupado na DC, a deficiência de vitamina B12 não é incomum em pacientes não tratados, o que pode corroborar para quadros de polineuropatia axonal, degeneração combinada subaguda de medula, bem como para quadros demenciais.

Quadros de epilepsia podem ocorrer na DC podendo, ou não, estar associados a calcificações cerebrais. Sabe-se que calcificações cerebrais, principalmente em lobos occipitais, são achados encontrados na DC. Anticorpos antigliadina no LCR são encontrados em grande parte dos pacientes com DC, entretanto somente pequena parcela desses indivíduos apresenta achados neurológicos. Muitas vezes, os pacientes apresentam os sintomas neurológicos por anos para, só depois, cursarem com manifestações gastrintestinais, o que atrasa, sobremaneira, o diagnóstico clínico. Dessa forma, a restrição dietética do glúten nem sempre melhora as alterações neurológicas, contudo há casos de reversão ou interrupção de progressão sintomática.

DICAS

- HLA-DQ2/DQ8 (suscetibilidade genética);
- Em torno de 10% a 20% dos pacientes com doença celíaca cursam com alterações neurológicas, que incluem ataxia cerebelar, demência, mioclonias, disfunção vestibular, convulsões, déficit de atenção e hiperatividade, alterações comportamentais e cefaleia;
- Acredita-se haver um mimetismo entre a gliadina e proteínas do SNC, favorecendo um mecanismo imune como pano de fundo;
- Calcificações cerebrais podem ser encontradas;
- Anticorpos antigliadina no LCR são encontrados em grande parte dos pacientes com DC, entretanto somente pequena parcela desses indivíduos apresenta achados neurológicos;
- Restrição dietética do glúten nem sempre melhora as alterações neurológicas, contudo há casos de reversão ou interrupção de progressão sintomática.

BIBLIOGRAFIA

Rewers M. Epidemiology of celiac disease: what are the prevalence, incidence, and progression of celiac disease? Gastroenterology 2005;128(4-1):47-51.

Shahriar Nikpour. Neurological manifestations, diagnosis, and treatment of celiac disease: A comprehensive review. Iran J Neurol 2012;11(2):59-64.

Vieira C, Jatobá I, Matos M, et al. Prevalence of celiac disease in children with epilepsy. Arq Gastroenterol 2013;50(4):290-6.

Zelnik N, Pacht A, Obeid R, Lerner A. Range of neurologic disorders in patients with celiac disease. Pediatrics 2004;113(6):1672-6.

DOENÇA DE ALICATA (*ANGIOSTRONGYLUS CANTONENSIS*)

Carlos Roberto Martins Jr.

Angiostrongylus cantonensis é um nematoide responsável pela causa mais comum de meningite eosinofílica em todo o mundo. Tal parasita tem ratos (larvas pulmonares de ratos) e outros mamíferos como hospedeiros definitivos, e caracóis, camarão de água doce, peixes, sapos e lagartos como hospedeiros intermediários. *A. cantonensis* é encontrado no sudeste da Ásia, no Pacífico Sul, África, Índia, Caribe, Austrália, América do Norte, Jamaica, Haiti, Cuba, Porto Rico e Brasil. Nas Américas, pode ocorrer também patógeno semelhante denominado *A. costaricensis*.

Larvas do *A. cantonensis* são eliminadas nas fezes de roedores, especialmente das ratazanas, que são os hospedeiros naturais desses parasitas. Os moluscos (caramujos, caracóis, lesmas, entre outros) passam a funcionar como hospedeiros intermediários, quando ingerem as fezes contaminadas ou por penetração direta do verme em seu corpo.

Os mamíferos são infectados pela ingestão de hospedeiros intermediários ou vegetais crus/mal cozidos, contendo larvas de terceiro estágio do parasita. Uma vez ingeridas, as larvas penetram a vasculatura do trato intestinal e promovem uma reação inflamatória com eosinofilia e linfocitose. Isso produz ruptura da barreira hematoencefálica, promovendo a meningoencefalite eosinofílica ou a **doença de Alicata**. O período de incubação dura de 2 a 45 dias. Seres humanos não transmitem a doença, porque as larvas morrem antes de completar seu ciclo vital.

Após infecção e ruptura da barreira hematoencefálica, ocorre migração de parasitas para o SNC, determinando pleocitose eosinofílica, mediada por interleucina 5. No SNC, as larvas morrem e causam reação inflamatória intensa. O resultado pode ser meningite, meningoencefalite e meningomielite com ou sem radiculites associadas. Por sua vez, a presença de larvas no humor aquoso pode causar perda parcial ou total da visão. A meningite eosinofílica é definida pela presença de 10 ou mais eosinófilos/mm^3 no líquido cefalorraquidiano (LCR) ou representando pelo menos 10% do total de leucócitos do LCR.

Não há especificidade quanto aos achados dos exames de imagem, revelando alterações condizentes com processo meningoencefalítico, como realce meníngeo leve e edema difuso cerebral. O diagnóstico definitivo se dá com estudo de PCR no LCR desses doentes. O diagnóstico presuntivo sempre é feito na presença de LCR eosinofílico e epidemiologia positiva. No Brasil, não é rara a presença do caramujo *Achantina fulica* (hospedeiro definitivo do *Angiostrongylus cantonensis*).

O caramujo gigante africano (*Achantina fulica*) é o vetor mais frequente desse verme. Ele foi introduzido no Brasil por criadores de *escargot* interessados em difundir o produto comercialmente. Como a utilização para a culinária fracassou, os caramujos foram soltos na natureza e transformaram-se numa praga, que prolifera nas plantações de frutas, hortas e em terrenos baldios. Exceção feita ao Rio Grande do Sul, já foram encontrados caramujos gigantes africanos em praticamente todos os Estados do País.

O tratamento da meningite por *A. cantonensis* é feito com analgésicos, corticoides e remoção de LCR em intervalos frequentes para reduzir a pressão no sistema nervoso central, se elevada. A terapia anti-helmíntica pode aumentar a resposta inflamatória resultando na liberação de antígenos do parasita e inflamação descontrolada. A maioria dos pacientes apresenta um curso autolimitado e recupera-se completamente. Contudo, alguns pacientes evoluem para meningite crônica, apresentando cefaleia refratária e sintomas neurológicos persistentes.

Não há tratamento específico para infecção por *A. costaricensis*. A maioria das infecções desaparece de forma espontânea. Os anti-helmínticos parecem não ser eficazes e podem levar à migração adicional dos vermes e piorar os sintomas.

DICAS
■ Meningite eosinofílica é definida pela presença de 10 ou mais eosinófilos/mm³ no líquido cefalorraquidiano (LCR) ou representando pelo menos 10% do total de leucócitos do LCR; ■ Principal causa de meningite eosinofílica no mundo; ■ *A. cantonensis* ou *A. costaricensis*; ■ Caramujo *Achantina fulica*; ■ Diagnóstico com PCR no LCR; ■ Tratamento com corticoides e punções lombares de repetição, se necessárias.

BIBLIOGRAFIA

Baheti NN, Sreedharan M, Krishnamoorthy T, et al. Eosinophilic meningitis and an ocular worm in a patient from Kerala, South India. J Neurol Neurosurg Psychiatry 2008;79:271.

Kliks MM, Palumbo NE. Eosinophilic meningitis beyond the Pacific Basin: the global dispersal of a peridomestic zoonosis caused by *Angiostrongylus cantonensis*, the nematode lungworm of rats. Soc Sci Med 1992;34:199-212.

Caldeira RL, Mendonça CLGF, Goveia CO, et al. First record of molluscs naturally infected with *Angiostrongylus cantonensis* (Chen, 1935) (Nematoda: Metastrongylidae) in Brazil. Mem Inst Oswaldo Cruz Rio de Janeiro 2007;102:887-9.

Hüttemann M, Schmahl G, Mehlhorn H. Light and electron microscopic studies on two nematodes, *Angiostrongylus cantonensis* and *Trichuris muris*, differing in their mode of nutrition. Parasitol Res 2007;103(Suppl 2):S225-S232.

DOENÇA DE SEITELBERGER

Carlos Roberto Martins Jr.

Descrita em 1952 por Seitelberger, a distrofia neuroaxonal juvenil é síndrome neurodegenerativa de transmissão autossômica recessiva associada ao gene *PLA2G6*. Usualmente, as crianças abrem o quadro clínico antes dos dois anos de vida e morrem na primeira década. A característica anatomopatológica desta doença é a presença de esferoides neuroaxonais em vários níveis do sistema nervoso.

O quadro típico envolve criança com retardo do desenvolvimento neuropsicomotor, diminuição da acuidade visual, atrofia óptica, hiper-reflexia, fraqueza, hipotonia e atrofia muscular. Crises convulsivas podem ocorrer com a evolução, bem como quadro demencial importante. ENMG pode evidenciar polineuropatia sensitivo-motora axonal, entretanto pode ser normal no início da doença. RNM de crânio evidencia atrofia cerebelar importante e, por vezes, hiperintensidade cortical cerebelar.

Os achados neuropatológicos envolvem esferoides neuroaxonais com distribuição no sistema nervoso central e nervos periféricos. É importante lembrar que esferoides neuroaxonais não são patognomônicos da distrofia neuroaxonal infantil, já que podem ocorrer na doença de *Hallervorden-Spatz*, mucoviscidose, doença de *Niemann-Pick* tipo C, glicogenose tipo V e doença de Wilson. Pode-se realizar biópsia de nervo, músculo ou pele. Tais esferoides são estruturas globulares e ovoides no axônio.

Não há tratamento e o falecimento antes da segunda década é a regra, por enquanto.

DICAS
▪ Autossômica recessiva; ▪ Gene *PLA2G6*; ▪ Início geralmente antes dos dois anos de idade (bebês geralmente nascem bem); ▪ Regressão psicomotora, hipotonia, tetraplegia espástica, hiper-reflexia, baixa acuidade visual e demência; ▪ Cutâneo plantar em extensão; ▪ Morte antes dos 10 anos de vida; ▪ Atrofia óptica, nistagmo *downbeat*, nistagmo pendular.

BIBLIOGRAFIA

Al-Maawali A, Blaser S, Yoon G. Diagnostic approach to childhood-onset cerebellar atrophy: a 10-year retrospective study of 300 patients. J Child Neurol 2012;27(9):1121-32.

Biancheri R, Rossi A, Alpigiani G, et al. Cerebellar atrophy without cerebellar cortex hyperintensity in infantile neuroaxonal dystrophy (INAD) due to PLA2G6 mutation. J Eur Paediatric Neurol Soc 2007;11:175-7.

Frattini D, Nardocci N, Pascarella R, et al. Downbeat nystagmus as the presenting symptom of infantile neuroaxonal dystrophy: a case report. Brain Dev 2015;37:270-2.

DOENÇA DOS GÂNGLIOS DA BASE RESPONSIVA À TIAMINA/BIOTINA

Carlos Roberto Martins Jr.

Descrita em 1998 por Ozand, a doença dos gânglios da base responsiva à tiamina-biotina (DGBRTB) é uma afecção neurometabólica autossômica recessiva por mutação do gene *SLC19A3* (deficiência do transportador tipo 2 da tiamina). É uma encefalopatia subaguda que pode cursar com múltiplos achados, como disfagia, disartria, convulsões, oftalmoplegia, parkinsonismo, distonia, quadriparesia, coma e morte.

O diagnóstico é ratificado com teste genético, contudo, o quadro clínico, associado a alterações de neuroimagem e LCR com tiamina em níveis reduzidos, poupa, muitas vezes, o teste molecular. A resposta clínica à reposição de tiamina e biotina é dramática em uma semana, entretanto os sintomas retornam em torno de um mês, se a tiamina e/ou a biotina são descontinuadas.

O gene *SLC19A3* está associado a várias condições incluindo síndrome de Leigh-*like* em lactentes, DGBRTB em crianças e encefalopatia Wernicke-*like* em jovens adultos. Pacientes com DGBRTB apresentam encefalopatia subaguda a partir de 2 a 13 anos de idade, com confusão, disartria, disfagia, paresia facial supranuclear e/ou oftalmoplegia externa. Os episódios, usualmente, são desencadeados por doença febril ou trauma leve e, eventualmente, progridem para severa rigidez com roda dentada, distonia e quadriparesia, levando ao coma ou à morte. Insuficiência respiratória e rabdomiólise por falência energética (a tiamina é necessária para o metabolismo energético) podem ocorrer.

A RNM de crânio ajuda, sobremaneira, na identificação das lesões. Na fase aguda há necrose bilateral e edema importante dos gânglios da base, em especial da cabeça do caudado, putâmen e globo pálido. Outras áreas podem ser afetadas, como tálamo, tronco encefálico, cerebelo e junção corticossubcortical telencefálica. Tais achados se mostram com hipersinal em T2 e FLAIR, sem restrição à difusão (edema vasogênico). Geralmente, não há realce ao contraste (Fig. 118-1). Tais achados são potencialmente reversíveis com o tratamento, entretanto, na ausência deste, as lesões progridem para cavitações necróticas.

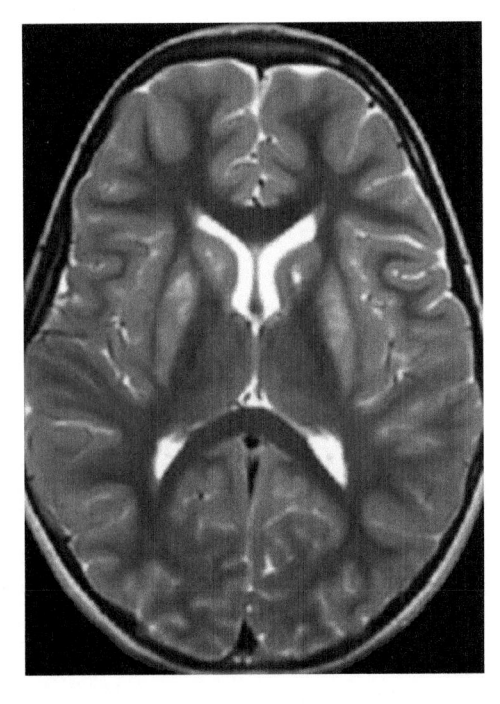

Fig. 118-1. Hipersinal simétrico em gânglios da base em T2.

Os principais diagnósticos diferenciais, principalmente em decorrência da neuroimagem, são as mitocondriopatias, como doença de Leigh (principal), MELAS e MERRF.

A real ação da reposição de altas doses de biotina nesses pacientes permanece incerta, entretanto sabe-se que a expressão do gene *SLC19A3* está ligada aos níveis dessa vitamina. Já a mutação desencadeia deficiência do transportador tipo 2 da tiamina. A administração de biotina e tiamina em pacientes com DGBRTB é apoiada por estudos *in vitro* que propõem que altas doses de ambas as vitaminas podem restaurar o transporte insuficiente de tiamina por expressão do gene *SLC19A3*.

Pacientes devem ser tratados com a combinação de biotina (5 mg/kg/dia) mais tiamina (10-40 mg/kg/dia). Essa combinação é eficaz no tratamento e na prevenção da recorrência de crises. Fatores de mau prognóstico incluem início precoce da doença (principalmente em neonatos), diagnóstico atrasado, não realização terapêutica, envolvimento sistêmico - incluindo insuficiência respiratória e rabdomiólise, déficit neurológico grave e/ou alterações radiológicas exuberantes.

DICAS

- Afecção neurometabólica autossômica recessiva por mutação do gene *SLC19A3* (deficiência do transportador tipo 2 da tiamina);
- LCR com tiamina em níveis reduzidos;
- Encefalopatia subaguda a partir de 2 a 13 anos de idade (pode ocorrer em neonatos) com confusão, disartria, disfagia, paresia facial supranuclear e/ou oftalmoplegia externa;
- Os episódios, usualmente, são desencadeados por doença febril ou trauma leve e, eventualmente, progridem para severa rigidez com roda dentada, distonia e quadriparesia, levando ao coma ou à morte;
- Na fase aguda há necrose bilateral e edema importante dos gânglios da base, em especial da cabeça do caudado, putâmen e globo pálido. Outras áreas podem ser afetadas, como tálamo, tronco encefálico, cerebelo e junção corticossubcortical telencefálica;
- Diagnósticos diferenciais: doença de Leigh (principal), MELAS e MERRF;
- Tratamento: biotina (5 mg/kg/dia) + tiamina (10-40 mg/kg/dia);
- Se tratamento suspenso, sintomas e lesões à RNM retornam em torno de 1 mês.

BIBLIOGRAFIA

Ozand PT, Gascon GG, Al essa M, et al. Biotinresponsive basal ganglia disease: a novel entity. Brain 1998;121(Pt.7):1267-79.

Tabarki B, Alfadhel M, Alshahwan S, et al. Treatment of biotin-responsive basal ganglia disease: Open comparative study between the combination of biotin plus thiamine versus thiamine alone. Eur J Paediatr Neurol 2015;19:547-52.

Yamada K, Miura K, Hara K, et al. A wide spectrum of clinical and brain MRI findings in patients with SLC19A3mutations. BMC Med Genet 2010;11:17.

DICAS
- Condição associada ao alongamento do processo estiloide ou calcificação do ligamento estiloide caracterizada clinicamente por dores na garganta e cervical, irradiando para o ouvido ipsilateral. Disfagia pode ser encontrada;
- Dor craniofacial assemelha-se à neuralgia glossofaríngea e é secundária à irritação das estruturas anatômicas neurovasculares e musculares circundantes (artéria carótida, nervos cranianos e músculos);
- Um processo estiloide acima de 30 mm é considerado alongado;
- Acredita-se que a dor é decorrente da compressão do nervo glossofaríngeo quando este passa sobre o músculo constritor superior da faringe;
- O processo estiloide também pode comprimir as fibras nervosas simpáticas, causando a síndrome de Horner ipsilateral;
- Palpação do processo estiloide alongado no exame intraoral provocando dor;
- Tomografia 3D-TC é considerada o padrão-ouro para visualização do processo estiloide e sua angulação;
- Estiloidectomia tem uma taxa de cura de 80% e parece ser a terapêutica de eleição.

BIBLIOGRAFIA

Baddour HM, Mc Anear JT, Tilson AB. Eagles syndrome report of case. J Oral Surg 1978;36:486.

Ceylan A, Köybaşioğlu A, Çelenk F, et al. Surgical treatment of elongated styloid process: experience of 61 cases. Skull Base 2008;18:289-95.

Kawasaki M, Hatashima S, Matsuda T. Non-surgical therapy for bilateral glossopharyngeal neuralgia caused by Eagle's syndrome, diagnosed by three-dimensional computed tomography: a case report. J Anesth 2012;26:918-21.

Raina D, Gothi R, Rajan S. Eagle syndrome. Indian J Radiol Imaging 2009;19:107-8.

EATON LAMBERT

Tauana Bernardes Leoni ▪ Carlos Roberto Martins Jr.

A síndrome de Eaton Lambert (SEL), descrita por Lambert e Elmqvist em 1968, é uma doença autoimune da junção neuromuscular, que afeta os canais de cálcio voltagem-dependentes pré-sinápticos. Há, então, redução da liberação de acetilcolina na fenda sináptica levando à fraqueza. Muito menos frequente que *miastenia gravis*, a prevalência da SEL é de 2,6 por milhão de habitantes nos EUA. A maioria dos casos ocorre em pacientes de meia-idade, mas pode afetar pacientes mais jovens. Raramente é visto em crianças.

Na doença, há presença de anticorpos anticanais de cálcio voltagem-dependentes (VGCC) interferindo no fluxo correto do cálcio para liberação da acetilcolina. Anticorpo anti-VGCC tipo P/Q está presente em aproximadamente 85%-95% dos pacientes com a doença. A SEL é paraneoplásica em 50% dos casos, sendo o carcinoma pulmonar de pequenas células (CPPC) o tipo mais comum relacionado. Tal neoplasia expressa VGCCs além de outros antígenos neurais. A segunda neoplasia mais relacionada com SEL são as linfoproliferativas. No caso da SEL não paraneoplásica, não se sabe ao certo o *trigger* para a doença, porém está associada a outras afecções como diabetes e doenças tireoidianas.

CLÍNICA

- Fraqueza lentamente progressiva proximal simétrica em membros superiores e inferiores. Fatigabilidade e sensação de cãibras podem acontecer após exercício. Ptose não é comum, mas pode acontecer. Elevação da pálpebra paradoxal ou excessiva pode ocorrer na mirada sustentada para cima;
- Facilitação pós-exercício: reflexos de estiramento muscular estão ausentes ou diminuídos na doença, porém há recuperação dos mesmos após contração isométrica máxima breve por 10-15 s (**fenômeno de Lambert**);
- Disautonomia: boca seca, lentificação simétrica da resposta pupilar à luz, disfunção erétil, hipotensão postural. A disfunção autonômica é mais intensa em pacientes mais idosos e com doença paraneoplásica;
- Ataxia cerebelar (SEL paraneoplásico). Os anticorpos Anti-VGCC ligam-se ao domínio P/Q nos canais de cálcio presentes no cerebelo;
- Sintomas respiratórios: a maioria dos pacientes não tem envolvimento diafragmático significativo.

ELETRODIAGNÓSTICO

Tríade de Lambert (Fig. 126-1):

- Amplitudes dos potenciais de ação muscular compostos (CMAP) reduzidos em amplitude na condução motora;
- Incremento de ao menos 100% da amplitude do CMAP na estimulação repetitiva de alta frequência (10-50 Hz). Correspondente ao teste de esforço curto (10 s);
- Decremento na estimulação repetitiva de baixa frequência (3 a 5 Hz).

Eletromiografia de fibra única: teste muito sensível, porém pouco específico para SEL, reservado apenas quando diagnóstico não está definido com estimulação repetitiva. A fibra única **convencional** (estimulação de 10 Hz) não diferencia distúrbio de condução pré ou pós-sináptico. Na SEL, há *jitter* aumentado e bloqueios de condução. Apesar disso, quando realizada fibra única com estimulação de menor frequência

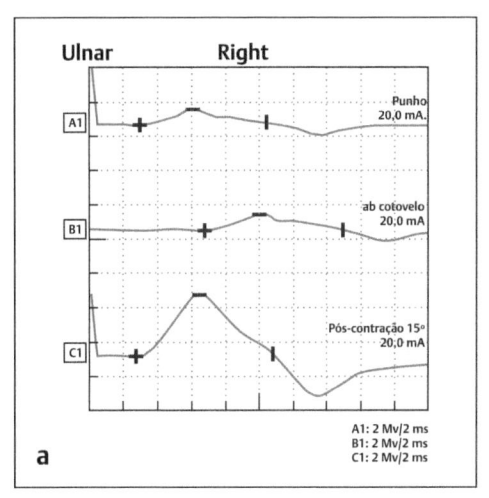

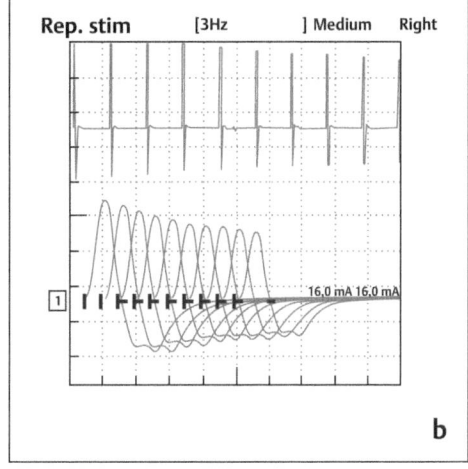

Fig. 126-1. (**a**) CMAP do nervo ulnar com baixa amplitude e aumento da amplitude após contração sustentada por 15 segundos do abdutor do dedo mínimo. (**b**) Decremento maior que 10% na estimulação repetitiva do nervo mediano à baixa frequência (3 Hz).

(3Hz), pode-se verificar aumento do *jitter*, bem como da taxa de bloqueios na SEL, ajudando a diferenciar os distúrbios pré-sinápticos dos pós-sinápticos (Figs. 126-2 e 126-3).

DIAGNÓSTICO DIFERENCIAL
- Miopatias inflamatórias;
- Miopatias de cinturas;
- *Miastenia gravis*;
- Paralisias periódicas;
- AMAN;
- Botulismo;
- Paralisia do carrapato.

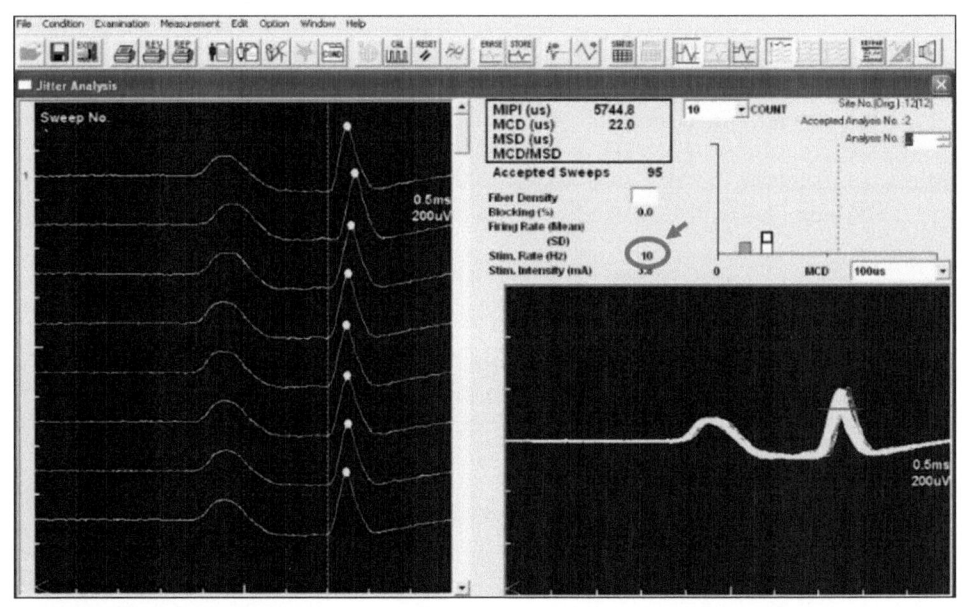

Fig. 126-2. Teste de fibra única convencional (estímulos em 10 Hz). Presença de *jitter* aumentado denotando distúrbio de junção.

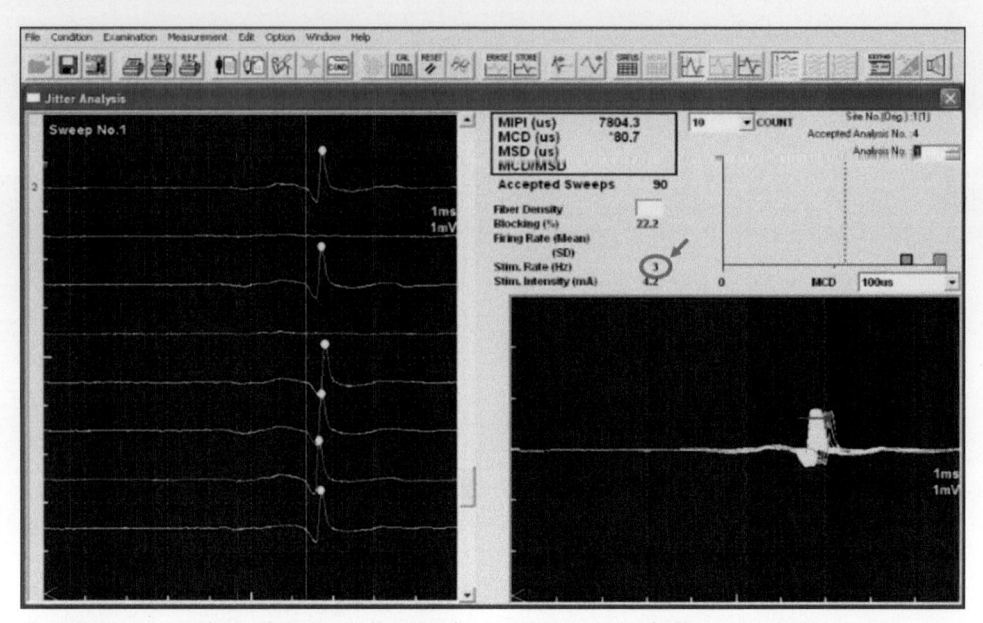

Fig. 126-3. Ao se reduzir a frequência de estímulo para 3 Hz no teste de fibra única, há aumento, sobremaneira, do *jitter* nos distúrbios pré-sinápticos.

AVALIAÇÃO DE MALIGNIDADE
Tomografia computadorizada (TC) de tórax, abdome e pelve. Se TC negativa, realizar PET-CT. Na ausência de neoplasia, deve-se realizar TC de tórax/PET-CT a cada 3 a 6 meses por no mínimo 2 anos do diagnóstico. A SEL pode preceder o diagnóstico de neoplasia em meses a anos. A pesquisa com positividade do anticorpo sérico *Anti-SOX1* é bem sugestiva de SEL paraneoplásica e deve ser feita se disponível.

TRATAMENTO
- Sintomático:
  - 3,4-DAP (3,4 diaminopiridina): bloqueia canais de potássio, prolongando despolarização terminal do nervo e aumentando a liberação de acetilcolina na fenda. Medicamento não disponível no Brasil, por hora;
  - Piridostigmina: pouca ou nenhuma resposta.
- Imunossupressão, quando o tratamento sintomático é insuficiente, pode ser usada:
  - Imunoglobulina humana intravenosa (dose habitual – 2 g/kg total divididos por 5 dias);
  - Prednisona seguida de azatioprina;
  - Plasmaférese (nem sempre disponível em nossos hospitais);
  - Rituximabe (dose habitual).
- O tratamento da neoplasia, quando existente, leva à melhora dos sintomas e sempre deve ser realizado.

DICAS
- Procurar disautonomia; - Não desprezar a ataxia cerebelar; - Testar reflexos pós-esforço (fenômeno de Lambert); - Desconfie sempre de CMAP com baixa amplitude e teste após esforço de 15 segundos; - Fibra única não faz diagnóstico etiológico – lembrar-se de 3 Hz (aumento do *jitter* com redução da frequência de estímulo); - O conhecimento neuromuscular sempre precede a ENMG; - SEL neoplásica (anticorpo *Anti-Sox1*); - Fraqueza insidiosa subaguda caudocranial; - Tende a poupar musculatura ocular; - Tríade de Lambert: CMAP de baixa amplitude, incremento maior que 100% na estimulação repetitiva de alta frequência (20-50 Hz) e decremento na baixa frequência (3-5 Hz).

BIBLIOGRAFIA

Abenroth DC, Smith AG, Greenlee JE, et al. Lambert-Eaton myasthenic syndrome: Epidemiology and therapeutic response in the national veterans affairs population. Muscle Nerve 2017;56(3):421.

Lennon VA, Kryzer TJ, Griesmann GE, et al. Calcium-channel antibodies in the Lambert-Eaton syndrome and other paraneoplastic syndromes. N Engl J Med 1995;332(22):1467.

Nakao YK, Motomura M, Fukudome T, et al. Seronegative Lambert-Eaton myasthenic syndrome: study of 110 Japanese patients. Neurology 2002;59(11):1773.

Nicolle MW. Myasthenia Gravis and Lambert-Eaton myasthenic syndrome. Continuum (Minneap Minn) 2016;22:1997.

CAPÍTULO 127

EDWARDS

Aline de Fátima Dias

Também conhecida como trissomia do cromossomo 18, foi primeiramente descrita por Edwards *et. al* em 1960. Atualmente, é a segunda trissomia autossômica mais comum. Estima-se uma prevalência de 1 para 3.600 a 8.500 nascidos vivos e uma razão de 2 indivíduos do sexo feminino para cada 1 do sexo masculino.

Suas alterações decorrem da presença de material genético adicional do cromossomo 18 e, assim como em outras trissomias, idade materna avançada constitui um fator de risco para defeitos na disjunção meiótica. Em 10% dos casos, ocorrem translocações cromossômicas e mutações *de novo*.

A síndrome de Edwards pode manifestar-se com múltiplas anomalias acometendo diversos órgãos e sistemas (Quadro 127-1), sendo comuns alterações craniofaciais, de membros, cardíacas e neurológicas.

Com relação aos aspectos neurológicos, é frequente a ocorrência de déficit intelectual importante, atraso do desenvolvimento neuropsicomotor e hipertonia. Malformações do SNC ocorrem em 30% dos casos, dentre elas: hipoplasia do cerebelo, heterotopias de células granulares na substância branca cerebelar, anomalias do corpo caloso, anencefalia, hidrocefalia, paralisia facial e malformação de Arnold-Chiari.

Um marcador importante dessa síndrome se refere a malformações cardíacas que estão presentes em 90% dos casos, dentre elas: defeitos do septo ventricular, ducto arterioso persistente, forame oval patente e doença polivalvular.

O diagnóstico é suspeitado pelas **características fenotípicas** e pode ser utilizado um escore com manifestações clínicas (Quadro 127-2). A confirmação se dá por meio do **exame de cariótipo**. Outras técnicas como hibridização genômica comparativa (CGH) ou hibridização *in situ* fluorescente (FISH) podem ser utilizadas.

Durante o pré-natal, alterações em exames de ultrassonografia e ecocardiografia fetais podem levantar a suspeita desta síndrome. Dentre as alterações podemos observar: polidrâmnio/oligoidrâmnio, retardo do crescimento intraútero, defeitos de fechamento do tubo neural, higroma cístico, cardiopatias congênitas, entre outros. A confirmação do diagnóstico pode ser realizada por meio da punção de vilosidades coriônicas e amniocentese, as quais permitem a análise cromossômica fetal.

Quadro 127-1. Malformações mais Comuns na Síndrome de Edwards

Constitucionais	Retardo do crescimento
Sistema nervoso central	Atraso do desenvolvimento neuropsicomotor, déficit intelectual e hipertonia, hipoplasia do cerebelo, heterotopias de células granulares na substância branca cerebelar, anomalias do corpo caloso, anencefalia, hidrocefalia, paralisia facial, malformação de Arnold-Chiari
Craniofacial	Occipital proeminente, micrognatia, orelhas malformadas e com implantação baixa, microcefalia
Tórax	Hipertelorismo mamário, cardiopatia congênita
Abdome	Hérnia inguinal, hérnia umbilical, pâncreas ectópico, divertículo de Meckel
Urogenital	Criptorquidia, hipertrofia clitoriana, anomalias renais (rim em ferradura ou policístico)
Membros	Unhas hipoplásicas, camptodactilia dos dedos das mãos, pé torto congênito, hálux dorsofletido, pé em mata-borrão, sindactilia entre o segundo e terceiro dedos dos pés

Quadro 127-2. Escore Clínico Proposto por Marion *et al.* para Diagnóstico de Síndrome de Edwards

Características gerais	Pontos
Restrição do crescimento intraútero	5
Prematuridade ou pós-maturidade	5
Artéria umbilical única	5
Craniofaciais	
Crânio	
Occipício proeminente, região bifrontal estreita	5
Microcefalia	3
Olhos	
Cristas supraorbitais hipoplásicas	3
Fendas palpebrais pequenas	5
Inclinação mongoloide ou antimongoloide	1
Epicanto	3
Opacificação corneana	3
Coloboma de íris	1
Orelhas	
Orelhas displásicas, baixa implantação	5
Nariz	
Atresia de cóanas	1
Boca	
Limitação à abertura da boca	5
Micrognatia	5
Palato alto	5
Lábio leporino/fenda palatina	1
Tórax	
Esterno curto	5
Mamilos hipoplásicos	5
Pectus excavatum	1
Sopro sistólico	5
Cardiomegalia	5
Dextrocardia	5
Abdome	
Hérnia inguinal, umbilical, diástese de retos abdominais	5
Ânus em funil	3
Ânus imperfurado	1
Eventração ou hérnia diafragmática	3

(Continua.)

Quadro 127-2. *(Cont.)* Escore Clínico Proposto por Marion *et al.* para Diagnóstico de Síndrome de Edwards

Características gerais	Pontos
Mãos e pés	
Postura das mãos	5
Ausência de prega falangeana distal	5
Arco > 5 dedos	5
Prega única	3
Hipoplasia ungueal	5
Hálux curto	5
Polegar hipoplásico/ausente	3
Desvio lateral das mãos	3
Aplasia radial	1
Sindactilia artelhos/dedos	3
5º metacarpo curto	1
Extrodactilia	1
Pé equinovaro	3
Pé em cadeira de balanço	3
Gênito-urinário	
Sexo feminino	5
Hipoplasia de grandes lábios	3
Criptorquidia	3
Outros	
Hipotonia/hipertonia	3
Pelve pequena, limitação a abdução do quadril	3
Luxação do quadril	1
Anomalia vertebral	1
Meningomielocele	1
Escoliose	1
Anomalia de costela	1
Plaquetopenia	1

Em média, a soma dos pontos atribuídos a cada característica apresentada pelo neonato deve resultar em 94 pontos para ser considerado o diagnóstico de síndrome de Edwards.

Atualmente, o tratamento é com base nas alterações presentes em cada caso e focado nas medidas de suporte. Visitas médicas rotineiras são necessárias para acessar as principais complicações presentes nesses pacientes (Quadro 127-3). A grande maioria dos casos evolui para óbito intraútero. Dentre aqueles nascidos, o prognóstico é reservado e em torno de 60% dos casos evoluem para óbito na 1ª semana de vida, com apenas 10% sobrevivendo após 12 meses.

Após o primeiro mês de vida, as malformações cardíacas são uma das principais causas de óbito nesses pacientes. Não há consenso quanto às indicações de abordagem cirúrgica e os casos devem ser avaliados individualmente.

Quadro 127-3. Adaptação de *Guidelines* de Seguimento Clínico de Pacientes com Síndrome de Edwards

Área de avaliação clínica	Frequência	Avaliação
Crescimento e ganho de peso	Todas consultas	Investigar necessidade de nutrição enteral
Desenvolvimento neuropsicomotor e exame neurológico	Todas consultas	Avaliar possíveis atrasos de desenvolvimento, alterações de tônus muscular, convulsões – encaminhamento a fisioterapia, terapia ocupacional, neurologista conforme necessidade
Cardiologia e ecocardiograma	Ao nascimento/diagnóstico e no seguimento conforme necessidade	Malformações congênitas e hipertensão pulmonar
Ultrassonografia abdominal	Ao nascimento/diagnóstico conforme necessidade	Malformações renais
	6/6 meses até adolescência	Tumor de Wilms e hepatoblastoma
Oftalmologia	Ao nascimento/diagnóstico	Malformações oculares
	Crianças maiores	Fotofobia, alterações de refração
Audiologia	Ao nascimento/diagnóstico e no seguimento conforme necessidade	Perdas auditivas neurossensoriais
Exame ortopédico	Todas visitas em > 2 anos	Escoliose
Gastroenterologia	Se necessário	Doença do refluxo gastroesofágico
Pneumologia	Se necessário	Infecções pulmonares recorrentes e apneia obstrutiva

No tocante ao aconselhamento genético, há indicação de avaliação citogenética dos pais apenas nos 10% dos casos em que se verifica uma trissomia por translocação. Nestes, é indicado o estudo cromossômico dos pais para identificar possível portador do rearranjo cromossômico equilibrado.

> **DICAS**
> - A síndrome de Edwards é a segunda trissomia autossômica mais comum. Acomete múltiplos órgãos e sistemas. Malformações cardíacas congênitas ocorrem em mais de 90% dos casos;
> - Do ponto de vista neurológico, há importante déficit intelectual e marcado atraso do DNPM. Malformações do SNC também podem estar presentes;
> - Diagnóstico é dado pela clínica e confirmado por análise de cariótipo;
> - A maioria dos casos evolui para óbito intraútero, e apenas 10% dos que nascem estarão vivos após o primeiro ano de vida;
> - A avaliação do cariótipo dos pais só é necessária quando detectada uma mutação por translocação.

BIBLIOGRAFIA

Cereda A, Carey JC. The trisomy 18 syndrome. Orphanet J Rare Dis 2012;7:81.
Edwards JH, et al. A new trisomic syndrome. Lancet 1960;1:787-90.
Marion R, et al. Trisomy 18 score: A rapid, reliable diagnostic test for trisomy 18. J Pediatr 1988;113(1):45-8.
Rosa RF M, et al. Trisomy 18: Review of the clinical, etiologic, prognostic, and ethical aspects. Rev Paul Pediatr São Paulo 2013;31(1):111-20.

EMERY-DREIFUSS

Carlos Roberto Martins Jr.

Em 1962, Emery e Dreifuss descreveram uma miopatia genética composta por atrofia e fraqueza umeroperoneal associada a contraturas articulares e a defeitos da condução cardíaca. A atrofia e fraqueza muscular, inicialmente, têm distribuição umeroperoneal, mas, na evolução da doença, estendem-se para a musculatura das cinturas escapular e pélvica.

O quadro clínico inicia-se na infância ou adolescência (mais comum na infância), com franca história de dificuldade para correr e subir escadas. As contraturas articulares limitam, sobremaneira, os movimentos do doente. As contraturas acometem principalmente cotovelos, joelhos e tornozelos, bem como toda a coluna vertebral, tornando quase impossíveis movimentos de flexão, e, por esta razão, o diagnóstico é, muitas vezes, confundido com a síndrome da espinha rígida. As contraturas podem ser notadas antes mesmo do desenvolvimento de fraqueza muscular.

Os valores de CPK tendem a ser elevados (média de 2 a 5 vezes o valor de referência). A ENMG é miopática, mas há casos descritos com exame normal. As alterações de condução cardíaca mais encontradas são bradicardia sinusal, aumento do intervalo PR e bloqueios atrioventriculares. Com a evolução da afecção, o paciente pode desenvolver cardiomiopatia e insuficiência cardíaca importante.

No tocante à genética, a doença pode ser ligada ao cromossomo X, autossômica dominante e autossômica recessiva. Na forma ligada ao X, a alteração genética está localizada no *locus* Xq28 (gene *STA*) responsável pela produção da proteína **emerina**. A emerina é uma proteína encontrada na membrana nuclear interna de fibras musculares (esqueléticas, cardíacas e lisas) e de modo difuso no citoplasma de diversas células, como fibroblastos cutâneos, leucócitos e células da mucosa oral. Embora a alteração quantitativa ou qualitativa da emerina na membrana nuclear esteja presente em todas as células do organismo, somente as células musculares esqueléticas e cardíacas são afetadas.

As formas autossômicas da distrofia de Emery-Dreifuss são causadas por mutações no gene *LMNA*, localizado no cromossomo 1, responsáveis pela produção das **lâminas A e C**, que são proteínas da lâmina de filamentos intermediários que se ligam à cromatina e a outras proteínas da membrana nuclear interna. A biópsia muscular apresenta-se com alterações distróficas, com marcação reduzida ou ausente de emerina ou lâmina nas membranas nucleares. O diagnóstico pode ser ratificado por biópsia muscular ou exame genético.

O tratamento é fundamentado em reabilitação e acompanhamento cardiológico. Por vezes, há necessidade de colocação de marca-passo cardíaco para profilaxia de morte súbita. Pacientes com paralisia atrial, fibrilação ou *flutter* atriais devem receber anticoagulação oral para impedir fenômenos embólicos, como AVCi.

DICAS
▪ Fraqueza e atrofia umeroperoneal + contraturas articulares + distúrbios de condução cardíacos;
▪ Ligada ao X (homens), autossômica dominante e recessiva (homens e mulheres);
▪ Ligada ao X – emerina;
▪ Autossômica – lâmina A/C;
▪ Início na infância;
▪ CK 2 a 5 vezes o normal;
▪ ENMG miopática;
▪ Bx muscular com redução/ausência de emerina ou lâmina A/C;
▪ Dx diferencial com síndrome da espinha rígida (contraturas de coluna vertebral);
▪ Reabilitação: por vezes, marca-passo cardíaco.

BIBLIOGRAFIA

Bonne G, Yaou RB, Béroud C, et al. 108th ENMC International Workshop, 3rd Workshop of the MYO-CLUSTER project: EUROMEN, 7th International Emery-Dreifuss Muscular Dystrophy Workshop, 13-15 September 2002, Naarden, The Netherlands. Neuromuscul Disord 2003;13:508-15.

Carvalho AAS, Levy JA, Gutierrez PS, et al. Emery-Dreifuss muscular dystrophy. Arq Neuropsiquiatr 2000;58:1123-7.

Colomer J, Iturriaga C, Bonne G, et al. Autosomal dominant Emery-Dreifuss muscular dystrophy: a new family with late diagnosis. Neuromuscul Disord 2002;12:19-25.

Emery AEH, Dreifuss FE. Unusual type of benign X-linked muscular dystrophy. J Neurol Neurosurg Psychiatry 1966;29:338-42.

Emery AEH. Emery-Dreifuss muscular dystrophy: a 40 year retrospective. Neuromuscul Disord 2000;10:228-32.

ENCEFALITES AUTOIMUNES

Carlos Roberto Martins Jr.

As encefalites autoimunes (EAI) representam a causa mais comum de encefalite não infecciosa. Têm início agudo ou subagudo (início dos sintomas em até 6 semanas), podendo-se tornar crônica com a evolução. Os mecanismos sugeridos que podem desencadear a EAI incluem tumores (paraneoplásicos), infecções (parainfecciosas) ou de característica criptogênica. Possuem grande variabilidade clínica, incluindo sintomas comportamentais e psiquiátricos, alterações autonômicas, distúrbios de movimento e convulsões.

O substrato fisiopatológico das EAI envolve a produção de anticorpos contra autoantígenos neuronais. Tais anticorpos podem ser contra antígenos da superfície celular (ASC), anticorpos contra antígenos sinápticos (ACSy) e anticorpos contra antígenos intraneuronais (AIN). Estes últimos são também conhecidos como anticorpos onconeurais. Pacientes com formas mediadas por anticorpos contra antígenos de superfície tendem a ter prognóstico melhor que doentes com formas contra antígenos intraneuronais.

O espectro clínico das EAI é muito variado. As crises convulsivas são os achados mais prevalentes, podendo ser desde crises focais até *status epilepticus*. Os distúrbios de movimentos podem apresentar-se como ataxia, distonia, discinesias orofaciais e mioclonias. Disautonomia, como sudoreses, hipertensão, taquicardia, hipoventilação e manifestações gastrintestinais (envolvimento do plexo mioentérico), pode ocorrer. Distúrbios do sono, como *agrypnia excitata*, insônia, movimentos e comportamentos anormais do sono, apneia e hipersonia, não são raros.

Os critérios diagnósticos para EAI são presença de anticorpo positivo e os seguintes:

- Início subagudo (progressão menor que 3 meses) de déficit mnésico (memória recente), alteração do estado mental (redução do nível de consciência, letargia ou mudança de personalidade) ou sintomas psiquiátricos;
- Pelo menos um dos seguintes:
  - Novos sinais focais;
  - Crise convulsiva nova;
  - Pleocitose liquórica;
  - RNM sugestiva de encefalite.
- Ausência de outras causas explicáveis.

Os critérios diagnósticos para EAI sem a presença de anticorpo positivo (EAI provável):

- Início subagudo (progressão menor que 3 meses) de déficit mnésico (memória recente), alteração do estado mental (redução do nível de consciência, letargia ou mudança de personalidade) ou sintomas psiquiátricos;
- Exclusão de outras causas explicáveis (encefalite de Bickerstaff, ADEM...);
- Ausência de autoanticorpos no sangue e no LCR e, pelo menos, um dos seguintes:
  - RNM sugestiva de EAI;
  - Pleocitose liquórica, presença de bandas oligoclonais ou aumento do índice de IgG no LCR;
  - Biópsia cerebral com infiltrado inflamatório e sem outros achados condizentes com outros processos.
- Ausência de outras causas explicáveis.

Os critérios diagnósticos para encefalite límbica são:

- Início subagudo (progressão menor que 3 meses) de déficit mnésico (memória recente), alteração do estado mental (redução do nível de consciência, letargia ou mudança de personalidade) ou sintomas psiquiátricos;
- Hipersinal T2/FLAIR em região do lobo temporal medial;
- Pelo menos um dos seguintes:
  - EEG com atividade epileptiforme ou ondas lentas envolvendo os lobos temporais;

- Pleocitose liquórica.
- Ausência de outras causas explicáveis.

A seguir, falaremos um pouco sobre as principais encefalites autoimunes na prática clínica.

ENCEFALITE ANTI-NMDAR

Descrita em 2007 em uma coorte de 12 pacientes, sendo 11 deles com teratoma ovariano. Atinge mais comumente crianças e mulheres jovens (média de 19 anos de idade). Os substratos casuais mais comuns são teratoma ovariano (94%), teratoma extraovariano (2%) e outros tumores (tumor de pulmão e teratoma testicular). Antigamente, grande parte dos casos de encefalite era rotulada como encefalite herpética, contudo, hoje, sabemos que a encefalite por herpes-vírus simples tipo 1 parece ser um gatilho para a encefalite anti-NMDAR, pois a maioria dos casos pós-herpéticos de EAI são, agora, confirmados como encefalite anti-NMDAR.

Os teratomas ovarianos podem ser identificados por ultrassonografia ou apenas após ooforectomia (menos de 40% dos casos são ocultos). Os anticorpos direcionam-se à subunidade NR1 dos receptores NMDA, os quais estão em grande quantidade nos neurônios do hipocampo e no tecido nervoso dentro do teratoma.

Os pacientes abrem o quadro com pródromo febril, cefaleia, diarreia e mal-estar difuso (*flu-like symptoms*) cerca de 2 semanas antes das manifestações neurológicas. Evoluem para sintomas neuropsiquiátricos, como ansiedade, psicose, depressão. Discinesias orofaciais e de membros são muito comuns. Coreoatetose e distonia podem ocorrer. Se não tratados, há progressão para estado catatônico, hipoventilação, coma e necessidade de intubação orotraqueal (sempre excluir síndrome neuroléptica maligna como diferencial). Podem ocorrer crises convulsivas, *status epilepticus* e disautonomia. Quadro de encefalite límbica não é raro, caracterizado por déficit mnésico de instalação aguda ou subaguda.

A RNM de crânio pode ser normal em 50% a 75% dos pacientes. Alteração de sinal inespecífica (substância branca ou cinzenta) em FLAIR/T2 pode aparecer em qualquer local supratentorial ou cerebelar com desaparecimento em RNMs subsequentes. Alguns pacientes podem cursar com sinais típicos de encefalite límbica com hipersinal mesial temporal em T2/FLAIR. Crianças podem apresentar quadro de edema cortical difuso e exuberante (herniação já foi descrita), envolvendo todo telencéfalo (lembre-se de que a encefalite anti-NMDA é a encefalite autoimune mais comum na faixa pediátrica), e LCR com bandas oligoclonais e pleocitose linfocítica ocorrem em mais da metade dos casos.

EEG pode evidenciar alentecimentos difusos com ondas delta/teta, bem como padrão clássico específico da EAI anti-NMDAR, denominado de **delta brush** (ocorre em 30%). A confirmação diagnóstica se dá pela identificação de anticorpos anti-NMDAR no LCR e/ou no sangue periférico. O tratamento baseia-se na retirada do tumor primário e na imunomodulação com resposta completa ou quase completa em aproximadamente 75% dos pacientes. O prognóstico é muito pior se não houver tumor identificado.

ENCEFALITE ANTI-AMPAR

A EAI associada ao anticorpo Anti-AMPAR apresenta-se como quadro de encefalite límbica, envolvendo alterações de memória, convulsões e distúrbios comportamentais. Alguns pacientes podem cursar com distúrbios de movimento ou do sono. Tem substrato paraneoplásico em torno de 65% dos casos com associação a timoma, teratoma ovariano, carcinoma pulmonar e de mama. As mulheres são mais acometidas (90% dos casos), usualmente, acima de 60 anos de idade.

Os receptores AMPA são excitatórios glutamatérgicos encontrados nos neurônios do hipocampo, estriato, subículo e cerebelo. A RNM encefálica evidencia hipersinal T2/FLAIR, particularmente no lobo temporal medial uni ou bilateralmente (padrão límbico). Lesões subcorticais e corticais também podem ser encontradas, por vezes, confundindo-nos quanto a um padrão desmielinizante (usualmente regiões orbitofrontais ou insulares). O LCR pode mostrar pleocitose linfocítica e bandas oligoclonais. O quadro tende a melhorar com o tratamento imunossupressor e ressecção tumoral, embora possa recorrer tempo depois após o tratamento.

ENCEFALITE ANTI-GABA-AR

Descrita em 2014 em seis pacientes (crianças, adolescentes e adultos jovens), esta EAI apresenta-se como encefalopatia rapidamente progressiva com alterações comportamentais ou cognitivas precoces que evoluem para convulsões refratárias e lesões multifocais observadas na ressonância magnética cerebral. A maioria dos pacientes cursa com pleocitose linfocítica com ou sem bandas oligoclonais. Em torno de 27% dos pacientes apresentam substrato neoplásico, sendo o timoma o mais encontrado.

ENCEFALITE ANTI-GABA-BR

EAI causada por anticorpo contra a subunidade B1 do receptor GABA. O quadro típico são crises convulsivas com ou sem sintomas associados à encefalite límbica. Por vezes, há apresentação com ataxia e síndrome *opsoclonus-mioclonus*. Em torno de 60% dos casos, há identificação de substrato neoplásico, principalmente carcinoma de pequenas células de pulmão. Há acometimento igualitário entre homens e mulheres. Em casos que não há identificação de tumor, faz-se necessária a investigação periódica de tumor primário oculto. A RNM pode ser normal, contudo, na maioria dos casos, cursa com padrão límbico clássico, envolvendo regiões mesiais temporais uni ou bilateralmente. O tratamento envolve imunossupressão e tratamento neoplásico subjacente.

ENCEFALITE ANTI-HU

Tais anticorpos (anti-Hu) foram descobertos em 1985 em doentes com neuropatia sensorial (ganglionopatia) paraneoplásica e carcinoma de pequenas células pulmonar. Além de *oat-cell* pulmonar, tais anticorpos podem ser encontrados em pacientes com neuroblastoma e timoma. A ligação dos anticorpos proporciona uma resposta imune citotóxica contra antígenos intracelulares.

As síndromes clínicas associadas ao anticorpo anti-Hu são muito variadas, entre as quais podemos citar:

- Neuropatia sensorial (59% a 69%);
- Síndrome cerebelar (15% a 23%);
- Encefalite límbica com alteração mnéstica e psiquiátrica (16% a 20%);
- Mielopatia com fraqueza e fasciculações (14%);
- Encefalite de tronco (oftalmoparesia, disfagia e disartria) (11% a 14%);
- Disautonomia com ou sem pseudo-obstrução intestinal (10%).

A RNM encefálica pode evidenciar sinais clássicos em T2/FLAIR de encefalite límbica envolvendo regiões mesiais de lobos temporais, bem como acometimento cerebelar com edema e/ou atrofia, além de hipersinal em tronco encefálico, como nos quadros clássicos de romboencefalite. A resposta ao tratamento tumoral e imunossupressor, usualmente, não é satisfatória, sendo as sequelas muito comuns.

ENCEFALITE ANTI-YO

Apresenta-se como quadro de ataxia cerebelar subagudo, decorrente à degeneração cerebelar paraneoplásica, que ocorre exclusivamente em mulheres com carcinoma de mama ou ovariano. Os anticorpos anti-Yo ligam-se a antígenos intracelulares das células de Purkinje cerebelares. A RNM pode ser normal ou mostrar sinais de atrofia cerebelar, acometendo hemisférios e vérmis. O tratamento tumoral e imunossupressor tende a ser desapontador, com muitos pacientes mantendo os déficits cerebelares.

ENCEFALITE ANTI-CV2 (CRMP-5)

Os anticorpos anti-CV2 dirigem-se a antígenos intracitoplasmáticos da família CRMP. Vários quadros podem ocorrer com esse anticorpo, como encefalite límbica clássica, síndrome cerebelar e neuropatia periférica com disautonomia. Contudo, sempre devemos lembrar-nos dessas EAIs quando estamos diante de um quadro agudo ou subagudo de distúrbio de movimento, como **coreia, bem como neurite óptica ou uveíte**.

Tal EAI também é conhecida como encefalite estriatal, pelo fato da RNM evidenciar hipersinal em T2/FLAIR em núcleo caudado e putâmen bilateralmente, principalmente quando quadro coreiforme se mostra presente. Sempre devemos fazer diagnóstico diferencial com doenças priônicas, doença de Wilson, Huntington e coreia de Sydenham.

Só a título de curiosidade, recentemente foi descrito um autoanticorpo contra a fosfodiesterase 10A (**antifosfodiesterase 10A IgG**), que produz uma encefalite de gânglios da base (hipersinal em lentiforme e caudado no T2/FLAIR) cursando com movimentos hipercinéticos ou parkinsonismo. É um forte diagnóstico diferencial para encefalite anti-CV2/CRMP-5.

ENCEFALITE ANTI-MA2 (ANTI-TA)

Típica em homens jovens com tumor testicular de células germinativas, a EAI anti-Ma2 pode-se expressar como encefalite límbica, de tronco, diencefálica ou combinação destas. Encefalite diencefálica não é comum na prática clínica em geral, sendo importante lembrar que os principais sintomas são sonolência excessiva, narcolepsia, disfunção endócrina, alteração termorregulatória, pupilas diencefálicas, bem como outros achados, como paresia do olhar vertical ou oftalmoplegia horizontal.

A RNM pode cursar com padrão clássico de encefalite límbica em lobos temporais ou hipersinal em TR longo em diencéfalo ou tronco cerebral (padrão de encefalite de tronco). O tratamento consiste em orquiectomia e imunomodulação. Por vezes, as alterações de imagem em diencéfalo confundem-se com o diagnóstico de tumor diencefálico.

Recentemente, novo autoanticorpo foi descoberto em casos de encefalite autoimune (paraneoplásica) em pacientes com tumor de células germinativas, mais propriamente seminoma (concomitante ou prévio) no contexto de encefalite ou romboencefalite em pacientes negativos para anti-Ma2. Este anticorpo chamado de anti-KLHL11 (**Kelch-like Protein 11**) deve sempre ser pesquisado em LCR e soro em indivíduos com suspeita de encefalite autoimune e presença de tumor de células germinativas (seminoma). Dos 13 pacientes primariamente descritos, 11 apresentavam seminoma e 2 microlitíase testicular. A KLHL11 é membro do complexo *E3 ubiquitin-protein ligase*, o qual está envolvido na ubiquitinação das proteínas.

A idade média de apresentação da encefalite anti-KLHL11 foi de 41 anos, com títulos médios do anticorpo IgG de 1:15.360 no soro e 1:712 no LCR (imunofluorescência e CBA – *cell based assay*). A apresentação clássica descrita foi de uma romboencefalite, com início de ataxia cerebelar, evoluindo para alteração cognitiva, transtorno de humor, perda auditiva neurossensorial, vertigem, zumbidos, diplopia e disartria. O LCR dos pacientes apresenta pleocitose linfocítica, aumento de proteínas e presença de bandas oligoclonais.

As alterações na RNM encefálica podem revelar atrofia cerebelar leve, hiperintensidade em mesencéfalo (T2/FLAIR), hiperintensidade dos núcleos cerebelares (T2/FLAIR), realce leptomeníngeo, bem como hipersinal em regiões mesiais temporais (T2/FLAIR). A resposta terapêutica à orquiectomia e imunomodulação/imunossupressão parece ser menor em comparação com os pacientes com encefalite anti-Ma2. É importante frisar que o seminoma pode ser testicular ou extratesticular.

ENCEFALITE ANTI-RI
Encefalite autoimune clássica do neuroblastoma que pode acontecer em carcinoma de mama e ovariano também. Os sintomas clássicos são opsoclono-mioclono, síndrome cerebelar ou disfunção de tronco encefálico. A RNM pode ser normal ou apresentar hipersinal em tronco (encefalite de tronco), bem como degeneração cerebelar.

ENCEFALITES ANTI-LGI1 E ANTI-CASPR2 (ANTI-VGKC)
Os primeiros relatos de encefalite contra canais de potássio (anti-VGKC) datam de 2001 em pacientes com síndrome de Morvan, neuromiotonia – síndrome de Isaacs (ver capítulos nesta obra) e encefalite límbica sem substrato neoplásico. Na verdade, os anticorpos destinam-se a estruturas que formam o complexo VGKC, com sintomatologia distinta.

A EAI Anti-LGI1 caracteriza-se por encefalite límbica (déficit mnéstico), hiponatremia por SIADH e crises convulsivas. Cerca de 50% dos doentes apresentam crises distônicas faciobraquiais (podendo ou não envolver a perna ipsilateral), caracterizadas por contrações rápidas (menos que 3 segundos) de um membro superior que se repetem várias vezes ao dia. RNM de crânio pode ser normal ou evidenciar alteração de sinal em regiões mesiais de lobos temporais. É importante não confundir a EAI com distúrbio genético que leva à alteração da proteína LGI1, causando epilepsia do lobo temporal lateral autossômica dominante.

Os distúrbios associados aos anticorpos Anti-Caspr2 (encefalite de Morvan e síndrome de Isaacs) são abordados em capítulos próprios dessa obra.

ENCEFALITE ANTI-GAD
A enzima descarboxilase do ácido glutâmico (GAD) catalisa a conversão de glutamato em GABA nos interneurônios inibitórios do SNC. Neste sentido, os anticorpos anti-GAD desregulam a circuitaria inibitória cerebral e medular, levando à sintomatologia própria da síndrome anti-GAD, que pode ser representada pela síndrome da pessoa rígida, ataxia cerebelar anti-GAD e epilepsia do lobo temporal com ou sem encefalite límbica. Por vezes, também pode-se associar a distúrbios de tronco ou mielopatia.

Importante lembrar que há necessidade de altos títulos anti-GAD, visto que tais anticorpos podem ser encontrados em títulos baixos a moderados em algumas pessoas, principalmente pacientes diabéticos tipo 1. A síndrome da pessoa rígida (*stiff-person syndrome*) caracteriza-se por rigidez muscular progressiva, dolorosa, por contração de agonistas e antagonistas, levando a espasmos dolorosos, hiperecplexia, déficit de marcha, alterações articulares por tensão e disautonomia. A eletroneuromiografia evidencia potenciais de unidade motora constantes sem relaxamento ao estudo de agulha, porém com melhora expressiva e visível durante o exame ao uso de benzodiazepínicos.

Cerca de 30% dos pacientes com síndrome da pessoa rígida cursam com *diabetes mellitus* tipo 1. O envolvimento de membros inferiores e musculatura axial é mais comum. Quando houver envolvimento de membros superiores, é importante lembrar-se de condição paraneoplásica, especialmente timoma, carcinoma pulmonar e de mama. As contrações ininterruptas desaparecem com o sono, bloqueio de nervo periférico e anestesia geral.

Os anticorpos anti-GAD65 ou anti-GAD67 podem ser detectados no sangue ou no LCR, usualmente, com títulos acima de 10.000. Importante lembrar que alguns casos paraneoplásicos podem ser determinados pelos anticorpos antianfifisina. O tratamento é com base na imunomodulação (corticoterapia, imunoglobulina, plasmaférese, rituximabe) e no tratamento oncológico, se existir substrato neoplásico.

A ataxia associada a anticorpos anti-GAD é lentamente progressiva e evolui ao longo de meses ou anos. **Nistagmo do tipo *downbeat*** pode ser uma pista diagnósticsa importante quando presente. Quase 7% dos pacientes com anticorpos anti-GAD apresentam epilepsia do lobo temporal ou *status epilepticus* e 5% desenvolvem encefalite límbica

Os anticorpos anti-GAD raramente são de origem paraneoplásica. Pacientes com síndrome da pessoa rígida, ataxia cerebelar ou outras síndromes neurológicas tipicamente associadas a anticorpos anti-GAD não precisam ser agressivas ou repetidamente rastreadas para câncer. No entanto, a presença de anticorpos anti-GAD em pacientes com encefalite límbica ou síndromes paraneoplásicas clássicas (síndrome de opsoclonia-mioclonia ou encefalomielite) está associada a um aumento de 10 vezes no risco de neoplasia e o rastreamento de tumor é, portanto, recomendado.

A RNM de encéfalo pode ser normal ou evidenciar alteração de sinal em estruturas mesiais dos lobos temporais, bem como atrofia cerebelar. Tratamentos imunossupressor e sintomático são mandatórios.

ENCEFALITE ANTI-GLYR

Os receptores de glicina (GlyR) são canais de cloreto que facilitam a neurotransmissão inibitória encefálica e da medula espinhal. Os anticorpos anti-GlyR foram descritos pela primeira vez em pacientes com encefalomielite progressiva com rigidez e mioclonia e, posteriormente, em pacientes com síndrome da pessoa rígida (atenção: nem toda encefalomielite rígida e nem toda síndrome da pessoa rígida são causadas por anti-GAD!). Habitualmente, os anticorpos anti-GlyR não estão associados a tumores, embora existam relatos de pacientes com timoma subjacente, câncer de pulmão de células pequenas, neoplasia de mama e leucemia linfocítica crônica.

ENCEFALITE ANTI-DPPX

Proteína semelhante à dipeptidil peptidase 6 (DPPX) é uma subunidade dos canais de potássio Kv4.2 expressos no hipocampo, cerebelo, estriado e plexo mioentérico. Pacientes com anticorpos anti-DPPX mostram sintomas neuropsiquiátricos (agitação e confusão), mioclonia, tremor, hiperecplexia, convulsões, síndrome da pessoa rígida e diarreia prodrômica (clássico) de etiologia desconhecida.

Além disso, pode ocorrer disautonomia incluindo arritmias, termodisregulação, diaforese, sintomas urinários e distúrbios do sono. O LCR geralmente mostra pleocitose e aumento das concentrações de proteína.

ENCEFALITE ANTI-IGLON5

IgLON5 é uma molécula de adesão celular neuronal. Os pacientes com EAI anti-IgLON5 podem cursar com parassonias do REM ou do NREM, apneia obstrutiva do sono, hipoventilação central, distúrbio demencial, disfagia, disartria, coreia, instabilidade de marcha e **paresia do olhar vertical**, lembrando uma tauopatia. Parece haver suscetibilidade genética com associação ao HLA-DQB1*0501 e HLA-DRB1*1001.

ENCEFALITE ANTI-MGLUR1 E ANTI-MGLUR5

Receptor de glutamato metabotrópico 1 (mGluR1) e receptor metabotrópico de glutamato 5 (mGluR5) estão envolvidos na modulação das funções sinápticas. Os pacientes com anticorpos anti-mGluR1 desenvolvem ataxia cerebelar de início subagudo, e alguns podem apresentar sintomas adicionais, como paranoia, disgeusia, diplopia e déficits cognitivos. Os tumores mais comuns associados a anticorpos anti-mGluR1 são as neoplasias hematológicas e o adenocarcinoma de próstata. Apresenta resposta variável ao tratamento imunomodulador.

Pacientes com anti-mGluR5, por sua vez, apresentam uma forma de encefalite denominada **síndrome de Ofélia**, caracterizada por perda de memória e psicose em associação com linfoma de Hodgkin. Usualmente, há boa resposta ao tratamento do linfoma e à imunoterapia.

ENCEFALITE RESPONSIVA A ESTEROIDES ASSOCIADA À TIREOIDITE AUTOIMUNE (SREAT)

Também denominada encefalite de Hashimoto, a SREAT é considerada um diagnóstico de exclusão em relação às outras EAIs sem a presença de autoanticorpos ou neoplasia primária, mas com a presença de anticorpos antitireoglobulina (anti-TG) e antitireoperoxidase (anti-TPO), bem como resposta evidente ao uso de corticosteroides.

O quadro clínico clássico envolve alteração cognitiva subaguda e flutuante, mioclonias (clássico), tremor, crises convulsivas e manifestações neuropsiquiátricas. Déficits focais múltiplos sob a forma de *stroke-like* também podem ocorrer. A grande maioria dos pacientes apresenta função tireoidiana normal e cerca de 1/3 dos casos cursa com hipotireoidismo.

Os anticorpos citados acima se encontram positivos no plasma. A RNM é normal em 75% dos pacientes. Por vezes, padrão clássico de encefalite límbica, bem como hipersinal em TR longo periventricular podem ser encontrados na RNM de encéfalo. Recorrência dos sintomas pode ocorrer em alguns pacientes, que se tornam corticodependentes. Por vezes, há necessidade de outras abordagens, como imunoglobulina, azatioprina e ciclofosfamida.

CONSIDERAÇÕES FINAIS

Por causa da baixa frequência de associação tumoral em pacientes com anti-LGI1 e anti-GAD, a triagem desses pacientes deve ser considerada no início da doença, sem necessidade de rastreios periódicos constantes. Se o rastreamento inicial do tumor for negativo, mas o paciente tem anticorpos que são tipicamente paraneoplásicos (por exemplo, anti-NMDAR em mulheres adultas jovens, anti-CASPR2, anti-AMPAR e anti-GABA-BR), a triagem deve ser repetida após três a seis meses, seguida de exames a cada seis meses, por quatro anos.

A tomografia computadorizada de tórax deve ser realizada; se negativa, FDG-PET é indicado, pois aumenta a detecção neoplásica em 20%. Mamografias seguidas de ressonância magnética são usadas para rastreamento do câncer de mama. Para a região pélvica e testículos, a ultrassonografia é a investigação de primeira escolha seguida pela TC pélvica. **É importante notar que os teratomas ovarianos não são vistos em varreduras FDG-PET**.

O tratamento das EAIs não deve ser adiado. Abordagem tumoral com ressecção, bem como rádio e quimioterapia, é essencial. A imunossupressão com pulsoterapia com metilprednisolona EV 1 g por 5 dias é o tratamento de escolha na prática diária. Se após 10 a 14 dias não houver melhora clínica, é recomendado o uso de rituximabe por 4 semanas ou ciclofosfamida por 6 meses em pacientes acima de 16 anos. Pacientes abaixo dessa idade devem receber apenas rituximabe. A plasmaférese é uma opção ao uso de corticosteroides.

É importante lembrar que EAIs mediadas por anticorpos de superfície, como anti-NMDAR, anti-AMPA, anti-GABA e anti-VGKC, tendem a responder melhor ao corticoide e/ou plasmaférese. Diametralmente, EAIs mediadas por anticorpos contra antígenos neuronais intracelulares, como anti-Hu, anti-Yo, anti-Ma2 e antianfifisina apresentam resposta melhor a rituximabe e a ciclofosfamida. É importante lembrar que muitos casos de EAI recorrem e necessitam de novo tratamento, além de sequelas neurológicas serem comuns. Estes pacientes precisam ser acompanhados de perto por muitos anos.

DICAS
▪ *Principais autoanticorpos contra antígenos de superfície*: anti-NMDAR, anti-AMPAR, anti-GABA (AR/BR), anti-VGKC; ▪ *Principais autoanticorpos contra antígenos intracelulares*: anti-Hu, anti-Yo, anti-CV2, anti-Ma2; ▪ *Encefalite autoimune mais comum na infância*: anti-NMDA; ▪ *SREAT*: responde a corticoides; ▪ *Anti-DPPX*: diarreia prodrômica; ▪ *Tumor de células germinativas (seminoma) com anticorpos anti-Ma2 negativos*: pensar em encefalite associada à *Kelch-Like Protein 11*; ▪ *Encefalite com distúrbios do movimento*: pensar em anti-CV2 e antifosfodiesterase 10A; ▪ *Tratamento*: pulsoterapia com metilpredinisolona, plasmaférese, rituximabe e ciclofosfamida.

BIBLIOGRAFIA

Coevorden-Hameete MH, de Graaff E, Titulaer MJ, et al. Molecular and cellular mechanisms underlying anti-neuronal antibody mediated disorders of the central nervous system. Autoimmun Rev 2014;13(3):299-312.

Lancaster E, Dalmau J. Neuronal autoantigens: pathogenesis, associated disorders and antibody testing. Nat Rev Neurol 2012;8(7):380-90.

Leypoldt F, Wandinger KP, Bien CG, Dalmau J. Autoimmune Encephalitis. Eur Neurol Rev 2013;8(1):31-7.

Linnoila JJ, Binnicker MJ, Majed M, et al. CSF herpes virus and autoantibody profiles in the evaluation of encephalitis. Neurol - Neuroimmunol Neuroinflammation 2016;3(4):e245.

Sabater L, Gaig C, Gelpi E, et al. A novel non-rapid-eye movement and rapid-eye-movement parasomnia with sleep breathing disorder associated with antibodies to IgLON5: a case series, characterisation of the antigen, and post-mortem study. Lancet Neurol 2014;13(6):575-86.

ENCEFALOPATIA HIPOGLICÊMICA DO ADULTO

Carlos Roberto Martins Jr.

Este capítulo tem por finalidade diferenciar a encefalopatia hipoglicêmica do adulto de outras afecções neurológicas, como AVCi e encefalopatia posterior reversível. Trata-se de evento relativamente comum em pacientes diabéticos com intoxicação insulínica, bem como idosos com privação de alimentação. Os sintomas mais comuns são alteração do nível de consciência, coma, sinais focais e convulsões. Os sintomas tendem à melhora após correção glicêmica, dependendo do grau de lesão instalado. Déficits residuais podem persistir, mesmo após correção do déficit glicêmico.

A ratificação do diagnóstico se dá por meio de neuroimagem. A TC de crânio mostra hipodensidade geralmente em regiões parietal e occipital. À RNM, podemos encontrar hiperintensidade giral (necrose laminar) em T1, hiper ou hipointensidade em T2/FLAIR a depender da fase, restrição à difusão (DWI hiperintenso com ADC hipointenso) e espectroscopia com queda de NAA e aumento de lactato. **Acometimento cortical e de gânglios da base com preservação de tálamos é a regra** (Figs. 130-1 e 130-2).

Os diagnósticos diferenciais são AVCi (envolve distribuição da irrigação arterial), hipoperfusão global (pós-parada cardiorrespiratória) e encefalopatia posterior reversível – PRES (geralmente sem restrição à difusão).

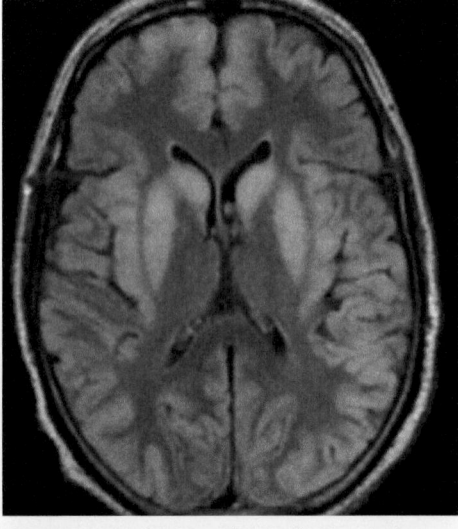

Fig. 130-1. RNM/FLAIR evidenciando hipersinal em gânglios da base. Note regiões talâmicas poupadas.

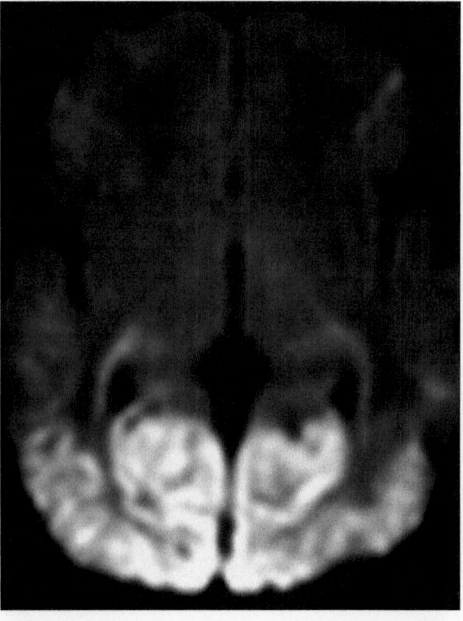

Fig. 130-2. Restrição à difusão em região occipital.

> **DICAS**
>
> - Envolvimento cortical de lobos parietal, occipital e gânglios da base. **Poupa o tálamo**;
> - Restrição à difusão presente. Pode haver necrose laminar com hipersinal em T1 no córtex;
> - Lembre-se de: hipersinal em T1 em gânglios da base é típico de hiperglicemia e estado hiperosmolar não cetótico. Geralmente cursa com coreia aguda e atinge mais asiáticos. Não confundir com os achados de hipoglicemia na RNM.

BIBLIOGRAFIA

Kang EG, Jeon SJ, Choi SS, et al. Diffusion MR imaging of hypoglycemic encephalopathy. Am J Neuroradiol 2010;31:559-64.

ENCEFALOPATIA INDUZIDA PELO METRONIDAZOL

Carlos Roberto Martins Jr.

O metronidazol é um agente antimicrobiano comumente utilizado no tratamento de várias infecções por protozoários e anaeróbios. Suas principais aplicações são no tratamento de infecção tricomonal, amebíase, infecção por *Helicobacter Pylori* e diarreia associada a *Clostridium difficile*. Também pode ser utilizado na doença de Crohn e encefalopatia hepática. Embora seja bem tolerado, o paciente pode apresentar sérios efeitos colaterais neurológicos, tanto no uso de longo como de curto prazo.

São descritas várias complicações decorrentes do uso do metronidazol, especialmente neuropatia periférica, disfunção cerebelar, déficit visual, vestibulotoxicidade, cocleotoxicidade, marcha atáxica, disartria, convulsões e a tão conhecida encefalopatia. A incidência de encefalopatia induzida por metronidazol (EIM) não é bem estabelecida.

Nem sempre é fácil realizar o diagnóstico de EIM. As manifestações de neuroimagem da toxicidade pelo fármaco incluem principalmente lesões do cerebelo, tronco cerebral e corpo caloso. Se presentes, os achados de imagem característicos e a normalização parcial ou completa desses achados podem, por vezes, ser de grande utilidade para firmar o diagnóstico dessa entidade incomum, especialmente nos casos em que há fatores de confusão.

Descrita em 1977, a EIM pode acometer adultos (maioria) e crianças, sem predileção por sexo. A dose cumulativa média é de 93,4 g (variando de 0,25-1.095 g) e o tempo médio de aparecimento dos sintomas neurológicos é em torno de 15 dias de tratamento (1 a 90 dias). Os principais sintomas envolvem ataxia cerebelar, disartria, nistagmo, surdez neurossensorial, alteração do estado mental, crises convulsivas e distúrbios do movimento, como coreia e mioclonias.

O mecanismo de neurotoxicidade induzida pelo metronidazol ainda permanece obscuro, embora várias hipóteses tenham sido propostas, como efeito tóxico de ligação do metronidazol ao RNA ou DNA das células neuronais, indução de vasospasmo reversível em alguns locais (restrição à difusão pode ser observada) e insulto mitocondrial (pico duplo de lactato na espectroscopia de ressonância magnética encefálica).

A RNM encefálica é essencial para o diagnóstico. Pode haver hipersinal em T2/FLAIR nas seguintes regiões em ordem decrescente de frequência: núcleos dentados cerebelares (mais característico), mesencéfalo (incluindo região periaquedutal), esplênio do corpo caloso (clássico), ponte dorsal, bulbo, colículo inferior, substância branca subcortical, gânglios da base, tálamo e pedúnculos cerebelares médios (Fig. 131-1). A sequência T1 pode evidenciar hipossinal leve.

A restrição à difusão nesses locais é comum, mas os valores do coeficiente de difusão aparente (ADC) são variáveis, ou seja, baixo, normal ou alto. É importante lembrar que ADC é, na verdade, uma medida da magnitude da difusão (das moléculas de água) dentro do tecido. A restrição à difusão em imagens DWI com ADC alto ou normal aponta para inchaço axonal ou edema vasogênico como patologia; e o ADC baixo (edema citotóxico), ou pontos de restrição **verdadeiros**, para processo isquêmico definido. Realce pelo meio de contraste não é comum. A espectroscopia pode revelar um pico duplo de lactato, denotando disfunção mitocondrial subjacente. Casos de EIM sem alteração imaginológica já foram descritos. Após a retirada da droga, os achados de imagem tendem a normalizar após algum tempo (semanas a meses).

A única medida eficazmente comprovada é a suspensão imediata da medicação. Terapia alternativa pode ser iniciada para a infecção inicial, levando-se em consideração a cultura e o relatório de sensibilidade ao antibiótico. Em casos de diarreia associada a *Clostridium difficile*, vancomicina oral pode ser iniciada. Da mesma forma, em casos de encefalopatia hepática, o metronidazol deve ser substituído por vancomicina, paromomicina, quinolonas orais ou rifaximina. Infecção por *H. pylori* pode ser abordada com lansoprazol, amoxicilina e claritromicina. Infelizmente, casos em que um 5-nitroimidazol é indispensável, a substituição por outro 5-nitroimidazol, como tinidazol ou ornidazol, pode ser tentada, porém encefalopatia semelhante também já foi descrita com essas drogas.

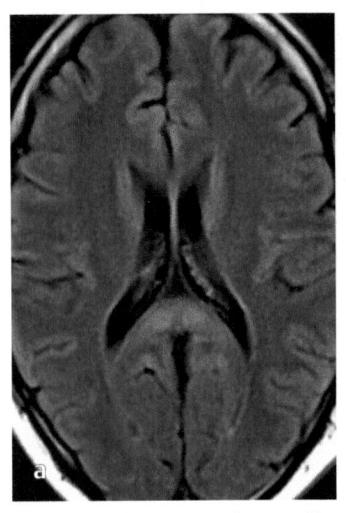

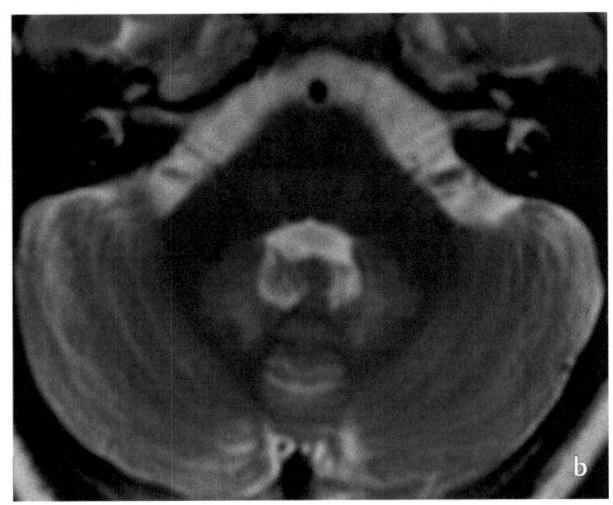

Fig. 131-1. (a) Hipersinal em esplênio de corpo caloso (FLAIR). (b) Hiperintensidade em núcleos denteados cerebelares (FLAIR).

DICAS
■ A dose cumulativa média é de 93,4 g (variando de 0,25-1.095 g) e o tempo médio de aparecimento dos sintomas neurológicos é em torno de 15 dias de tratamento (1 a 90 dias); ■ Principais sintomas envolvem ataxia cerebelar, disartria, nistagmo, surdez neurossensorial, alteração do estado mental, crises convulsivas e distúrbios do movimento, como coreia e mioclonias; ■ Hipersinal em T2/FLAIR nas seguintes regiões em ordem decrescente de frequência: núcleos dentados cerebelares (mais característico), mesencéfalo (incluindo região periaquedutal), esplênio do corpo caloso (clássico), ponte dorsal, bulbo, colículo inferior, substância branca subcortical, gânglios da base, tálamo e pedúnculos cerebelares médios; ■ Pode haver restrição à difusão (DWI). Realce incomum pelo meio de contraste; ■ Achados de neuroimagem podem demorar meses (até 6 meses) para normalizarem após suspensão do fármaco; ■ Tratamento: retirar a droga; ■ Encefalopatia com características clínicas semelhantes também pode ser vista com outros 5-nitroimidazóis, como o tinidazol.

BIBLIOGRAFIA

Chacko J, Pramod K, Sinha S, et al. Clinical, neuroimaging and pathological features of 5-nitroimidazole-induced encephalo-neuropathy in two patients: insights into possible pathogenesis. Neurol India 2011;59:743-7.

Kim E, Na DG, Kim EY, et al. MR imaging of metronidazole-induced encephalopathy: Lesion distribution and diffusion-weighted imaging findings. Am J Neuroradiol 2007;28:1652-8.

Seok JI, Yi H, Song YM, Lee WY. Metronidazole-induced encephalopathy and inferior olivary hypertrophy: lesion analysis with diffusion-weighted imaging and apparent diffusion coefficient maps. Arch Neurol 2003;60:1796-800.

ENCEFALOPATIA NECROTIZANTE AGUDA

Aline de Fátima Dias

Descrita pela primeira vez em 1995 por Mizuguch, trata-se de uma encefalopatia grave, rara e rapidamente progressiva que se manifesta em contexto de infecções virais, sendo o principal agente associado o vírus **Influenza A**. Contudo, outros agentes já foram identificados (Quadro 132-1). Predomina em continente asiático, porém já foi encontrada em outros países.

Acomete principalmente lactentes, entre 6-18 meses, sem predileção por sexo. Há alguns poucos casos descritos em adultos. Em uma minoria de indivíduos ocorreu recorrência familiar associada à mutação do gene *RANBP2* (*RAN-binding protein* 2).

A patogênese é pouco conhecida. A principal teoria é a da presença de **tempestade de citocinas** a qual é desencadeada por uma infecção viral que ativaria uma resposta imune exacerbada. Desta forma, gera-se uma resposta inflamatória sistêmica responsável pelas disfunções orgânicas e alterações de permeabilidade capilar no sistema nervoso central que levam a danos, como edema, hemorragia e necrose.

O quadro clínico é caracterizado por sintomas prodrômicos inespecíficos, como: febre alta, sintomas de infecções respiratórias e gastrintestinais, e, ocasionalmente, *rash* cutâneo. Após 1-3 dias, inicia-se quadro neurológico progressivo com vômitos, convulsões, alterações do estado mental e coma. Ao longo da evolução, podem ocorrer ataxia, discinesias, espasticidade e outros sinais neurológicos focais (como hemiparesia e alterações de motricidade ocular).

Na análise do liquor, é possível encontrar aumento dos níveis de proteína, sem aumento da celularidade. Laboratorialmente, é comum observar-se aumento de transaminases e alterações no coagulograma (alargamento de TPAP e TTPA).

Por meio da neuroimagem (tomografia computadorizada ou ressonância magnética) é possível observar alterações precoces e características. Encontram-se lesões cerebrais multifocais e simétricas das substâncias cinzenta e branca. **Acometimento talâmico bilateral está presente em todos os casos**. Com frequência, há micro-hemorragias na substância cinzenta cortical e profunda, além do acometimento do cerebelo, tronco cerebral e substância branca periventricular.

O diagnóstico é baseado na clínica e nas alterações observadas em exames laboratoriais e exames de imagem, sendo necessária a exclusão de outros distúrbios graves (Quadro 132-2). Os principais diagnósticos diferenciais são:

- Síndrome de Reye;
- Encefalopatia de Leigh;
- Encefalopatia de Wernicke;
- Outras encefalopatias virais.

Quadro 132-1. Vírus Associados

Agentes associados à encefalopatia necrotizante aguda	
Influenza A	*Herpes Simplex*
Influenza B	Rubéola
Herpes 6	*Mycoplasma pneumoniae*
Herpes 7	Adenovírus

Quadro 132-2. Critérios Diagnósticos para Encefalopatia Necrotizante Aguda

Critérios diagnósticos
▪ Encefalopatia aguda precedida de quadro viral febril ▪ Rápida deterioração do nível de consciência ▪ Convulsões
▪ Ausência de pleocitose no líquor ▪ Hiperproteinorraquia é comumente observada
▪ TC e RM evidenciam lesões cerebrais simétricas, multifocais ▪ Envolvimento de tálamo bilateral ▪ Lesões de substância branca periventricular, cápsula interna, putâmen, medula e cerebelo ▪ Ausência de envolvimento em outras regiões cerebrais
▪ Elevação de aminotransferases séricas em vários graus ▪ Sem aumento dos níveis de amônia
Exclusão de outras doenças A. Diagnóstico diferencial de infecções clínicas e virais, hepatite fulminante, choque tóxico, síndrome hemolítico-urêmica e outras doenças induzidas por toxinas – síndrome de Reye, choque hemorrágico B. Diagnósticos diferenciais radiológicos (ou patológicos) – encefalopatia de Leigh, citopatias mitocondriais relacionadas; acidemia glutárica, acidemia metilmalônica, acidemia e necrose estriada bilateral infantil; encefalopatia de Wernicke e envenenamento por monóxido de carbono; encefalomielite aguda disseminada, leucoencefalite hemorrágica aguda e outros tipos de encefalite e vasculite; infarto arterial ou venoso, hipóxia grave ou traumatismo craniano

Não há tratamento específico. Suporte intensivo, com controle da hipertensão intracraniana, é recomendado. Rotineiramente, são utilizadas terapias antivirais, contudo seu uso é controverso. O uso de terapias imunomoduladoras (corticoides, gamaglobulinas) tem sido associado a desfechos favoráveis, mas ainda não há consenso quanto à dosagem, tempo e duração do tratamento.

O prognóstico é reservado. A taxa de mortalidade varia em torno de 14%-30% e, na maioria dos sobreviventes, há algum tipo de sequela neurológica grave (como hemiparesia, ataxia, coreoatetose, oftalmoparesia).

DICAS
▪ Trata-se de uma encefalopatia grave e rapidamente progressiva que predomina em lactentes e ocorre cerca de 1-3 dias após início de pródromo viral; ▪ Manifesta-se com convulsões, alterações do nível de consciência e coma. Outros sinais e sintomas neurológicos focais podem ocorrer durante a evolução; ▪ Neuroimagem é caracterizada pelo acometimento multifocal e simétrico. Sempre haverá lesão talâmica bilateral; ▪ Têm-se realizado terapias imunomoduladoras, como corticoides e gamaglobulinas, porém ainda não há um consenso quanto ao tratamento.

BIBLIOGRAFIA

Lee YJ, Hwang SK, Kwon S. Acute necrotizing encephalopathy in children: a long way to go. J Korean Med Sci 2019;34(19):e143.

Mizuguchi M, Acute necrotizing encephalopathy of childhood: a novel form of acute encephalopathy prevalent in Japan and Taiwan. Brain and Development 1997;19(2):81-92.

Mizuguchi M, et al. Acute necrotising encephalopathy of childhood: a new syndrome presenting with multifocal, symmetric brain lesions. J Neurol Neurosurg Psychiatry 1995;58:555-61.

ENXERTO VS. HOSPEDEIRO: MIOPATIAS

Carlos Roberto Martins Jr.

Doença enxerto *vs.* hospedeiro (DEVH) pode manifestar-se meses a anos após o transplante. Trata-se de uma complicação maior de transplante de medula óssea que gera uma disrupção imunológica importante a ponto de mimetizar doenças imunologicamente mediadas, como polimiosite, dermatomiosite ou miosite necrotizante.

Além do processo miopático, a pele pode apresentar alterações exuberantes, como endurecimento e infiltração difusos, bem como variados graus de disfunção hepática. As características clínicas, envolvendo fraqueza proximal e dor muscular, bem como o CPK aumentado não diferem das miopatias inflamatórias clássicas. A eletroneuromiografia segue o mesmo padrão, com potenciais miopáticos, recrutamento precoce e atividade irritativa, a depender do grau de severidade do processo. A biópsia muscular tende a apresentar características essenciais de cada subtipo (ver capítulo de miopatias inflamatórias), sendo alterada em torno de 80% dos casos.

O tratamento é pautado no uso de corticoterapia, ciclosporina, azatioprina, bem como outros imunossupressores.

DICAS
▪ Quadro de miopatia inflamatória pós-transplante de medula óssea.

BIBLIOGRAFIA
Stevens AM, Sullivan KM, Nelson JL. Polymyositis as a manifestation of chronic graft-versus-host disease. Rheumatology 2003 Jan;42(1):34-9.

EPILEPSIA DO LOBO FRONTAL NOTURNA AUTOSSÔMICA DOMINANTE

Tânia Aparecida Marchiori de O. Cardoso ▪ Paulo Afonso Mei

Trata-se de um tipo de epilepsia focal rara com crises de comportamento motor complexo, que ocorrem principalmente durante o sono. Descrita pela primeira vez em 1981, por Lugaresi e Cirignotta, foi denominada **distonia paroxística noturna**, mas a origem epiléptica da doença foi demonstrada em 1990 (Tinuper P *et al.*) e o termo epilepsia do lobo frontal noturna (ELFN) foi introduzido. Em 1994, Scheffer *et al.* descreveram uma família com ELFN herdada de maneira autossômica dominante (ELFNAD), com defeito genético no gene *CHRNA4*.

Posteriormente, também foram identificadas mutações em *CHRNA2* e *CHRNB2*, *KCNT1* (associada à forma grave da doença, com deficiência intelectual, involução e distúrbios psiquiátricos), *DEPDC5* e *NPRL2* e *3* (implicados na epilepsia familiar com focos variáveis e epilepsia associada à displasia cortical focal), *CRH* e *CABP4*. Já foi demonstrado que as crises na ELFN podem ser originadas em regiões cerebrais extrafrontais e uma conferência de consenso de especialistas, em Bolonha (Itália), propôs renomear a síndrome para **epilepsia hipermotora relacionada ao sono** (EHS).

A etiologia é desconhecida na maioria dos casos, mas causas heterogêneas já foram identificadas, com alterações estruturais variadas (como displasia cortical focal e lesões adquiridas) e causas genéticas (formas esporádicas e familiares). Ainda assim, especialistas concordam que a ELFN/EHS deve ser considerada uma síndrome única, independente da etiologia (genética, lesional ou ambas) e da região cerebral envolvida.

A característica clínica principal são crises breves (< 2 minutos) **hipermotoras**, com manifestações hipercinéticas vigorosas, movimentos corporais automáticos complexos (bimanuais, chutes, pedalar, balanço), com sinais autonômicos, vocalização explosiva, risos e expressão facial emocional. Também são observadas crises tônico-distônicas assimétricas e, eventualmente, comportamento prolongado de deambulação (*epileptic nocturnal wandering*), bem como despertares paroxísticos recorrentes. A frequência de crises é alta, com *clusters*. A consciência geralmente é preservada e há pouco ou nenhum pós-ictal.

Cerca 70% dos indivíduos apresentam controle de crises com carbamazepina, geralmente, em doses baixas, com boa resposta terapêutica também documentada à lacosamida, oxcarbazepina e topiramato. No entanto, trata-se de epilepsia de longa duração e estudos recentes sugerem alta percentagem de pacientes com baixa probabilidade cumulativa de remissão terminal 10 anos após o início (somente 20,4%). Parassonias do sono NREM são observadas frequentemente em pacientes e familiares.

O diagnóstico é com base na clínica sugestiva, combinada à história familiar positiva para outros indivíduos afetados e/ou com testes genéticos moleculares. O eletroencefalograma (EEG) interictal, geralmente, é normal e o ictal, frequentemente, obscurecido por artefatos; vídeo-EEG ou videopolissonografia são importantes ferramentas diagnósticas. Neuroimagem, em geral, é normal. Diagnóstico diferencial faz-se com parassonias do sono NREM/REM, estados dissociativos, distúrbios de movimentos no sono, etc.

DICAS

- Crises breves (< 2 minutos - 5 segundos a 5 min) com padrões motores estereotipados, de início e fim abruptos e características hipermotoras;
- Crises predominam no sono, em *clusters,* e eventualmente crises também na vigília;
- Boa resposta à medicação, mas doença de longa duração;
- Genes variados envolvidos. Mutação cromossomo 20q13 e 15q24 – receptor nicotínico de acetilcolina;
- Geralmente – consciência preservada;
- Ocorre em *clusters* – estágio N1/N2 SNREM;
- Crises diurnas – presente em 30%;
- Generalização secundária pode ocorrer;
- Expressão facial de medo e risos podem ocorrer (córtex orbitofrontal e cíngulo anterior);
- Posturas clássicas (esgrimista) – ativação de área motora suplementar;
- Diagnósticos diferenciais com parassonias **(parassonias do NREM acorrem em estágio N3 e duram de 2 a 30 min).**

BIBLIOGRAFIA

Kurahashi H, Hirose S. Autossomal dominant nocturnal frontal lobe epilepsy. In: Adam MP, Ardinger HH, Pagon RA, Wallace SE, Bean LJH, Stephens K, Amemiya A, editors. GeneReviews® [Internet]. Seattle (WA): University of Washington, Seattle; 1993-2019.

Lugaresi E, Cirignotta F. Hypnogenic paroxysmal dystonia: epileptic seizures or a new syndrome? Sleep 1981;4:129-38.

Menghi V, Bisulli F, Tinuper P, Nobili L. Sleep-related hypermotor epilepsy: prevalence, impact and management strategies. Nat Sci Sleep 2018;10:317-26.

Tinuper P, Cerullo A, Cirignotta F, et al. Nocturnal paroxysmal dystonia with short-lasting attacks: three cases with evidence for an epileptic frontal lobe origin of seizures. Epilepsia 1990;31:549-56.

EPILEPSIAS DO LOBO OCCIPITAL

Rafael Batista João ▪ Lucas Scárdua Silva ▪ Clarissa Lin Yasuda
Carlos Roberto Martins Jr.

A epilepsia do lobo occipital (ELO) corresponde por 5% a 10% de todos os casos de epilepsia[1]. A faixa etária de início das crises é variada, a exceção dos casos das epilepsias occipitais idiopáticas, as quais surgem em maior frequência na infância. Não há significativa diferença na distribuição entre gêneros.[1,2]

SEMIOLOGIA DAS CRISES EPILÉPTICAS DE LOBO OCCIPITAL

Os principais sintomas ictais são visuais e oculomotores. Os sintomas visuais são, habitualmente, caracterizados por alucinações elementares e, em menor frequência, alucinações visuais complexas, amaurose e palinopsia. A amaurose ictal pode caracterizar o início da crise ou ocorrer após a alucinação visual.[1] Os sintomas oculomotores são: desvio tônico do olhar conjugado acompanhado ou não por versão cefálica ipsilateral, abalos oculoclônicos, nistagmo e fechamento palpebral repetitivo/flutter ocular.[2] Também podem ocorrer sintomas oculares subjetivos, como dor orbital ou sensação de movimento ocular.[1,3]

Crises epilépticas iniciadas em focos occipitais infracalcarinos tendem a espraiar-se ao lobo temporal ipsilateral, gerando crises focais disperceptivas, enquanto as com início supracalcarino propagam-se às regiões parietais e frontais, levando a sintomas predominantemente sensitivos e motores.[2] Em um mesmo indivíduo, pode haver múltiplos padrões de propagação.[4]

A cefaleia pós-ictal ocorre na maioria dos casos e tem padrão semiológico semelhante ao da migrânea com aura.[5,6] É necessária a diferenciação dos fenômenos visuais da ELO e da migrânea. As alucinações elementares da ELO tem padrão circular multicolorido, iniciam-se unilateralmente no hemicampo visual temporal contralateral ao foco epileptogênico e podem cruzar ao lado oposto.[2,7] Tais alucinações tendem a crescer em tamanho e a multiplicar-se no decorrer da crise.

A instalação se dá em poucos segundos e a duração geralmente é de 1 a 3 minutos.[8] Excepcionalmente, sintomas visuais com durações prolongadas (acima de 30 minutos, por exemplo) podem caracterizar estado de mal epiléptico focal occipital.[2,9]

A aura visual migranosa é geralmente não colorida, inicia-se no campo visual central, aumenta em tamanho e progride, ao longo de minutos, à periferia de um hemicampo visual, gerando um escotoma. A duração varia de 5 a 60 minutos. O formato da aura como espectro de fortificação é mais comum na migrânea;[8]

CAUSAS

A ELO pode ser idiopática (síndrome de Gastaut e síndrome de Panayiotopoulos) ou de nosologia:[2]

- Congênita (p. ex: malformações do desenvolvimento cortical; síndrome de Sturge-Weber);
- Vascular (p. ex: acidente vascular cerebral, MAVs; angiomas cavernosos);
- Neoplásica (p. ex: tumores intra e extraoccipitais);
- Metabólica (p. ex: doença celíaca);
- Genética (p. ex: MELAS; doença de Lafora; Mitocondriopatias – mutações no gene POLG);
- Inflamatória/Imunomediada (p. ex: lúpus eritematoso sistêmico; doença de Behcet);
- Infecciosa (p. ex: neurocisticercose; neurotoxoplasmose);
- Sistêmica (p. ex: eclâmpsia; encefalopatia posterior reversível).

INVESTIGAÇÃO DIAGNÓSTICA
Exames Laboratoriais
Dentre os casos de etiologia indeterminada, é necessária a investigação hematológica, metabólica e reumatológica.[1] As biópsias de pele e músculo podem ser consideradas quando há a suspeita de doença de Lafora e mitocondriopatias, respectivamente.[10,11]

Neuroimagem
A ressonância magnética de encéfalo é o exame de escolha. A tomografia computadorizada cranioencefálica pode ser útil nos casos associados a lesões calcificadas (p. ex: neurocisticercose, doença celíaca).[12,13]

EEG Interictal e Ictal
O eletroencefalograma (EEG) interictal é habitualmente anormal nos casos de ELO sintomática, com ritmo dominante posterior assimétrico, presença de ondas lentas lateralizadas nos quadrantes posteriores e espículas/ondas agudas occipitais (frequentemente unilaterais).

Nos casos de epilepsia occipital idiopática, a atividade de base é geralmente normal e associada à presença de espículas ou paroxismos epileptiformes nas regiões occipitais.[1] **Esta atividade surge ao fechamento ocular e tende a desaparecer com os olhos abertos e olhar fixo em um ponto específico.** Quando o paciente é solicitado a abrir os olhos e a não fixar em um certo ponto, há retorno da atividade epileptiforme (*fixation-off phenomenon*).[1,2]

O EEG ictal é caracterizado pela presença de paroxismos epileptiformes localizados nos quadrantes posteriores, por vezes, precedidos por períodos de supressão[1]. Quando a área epileptogênica se encontra na superfície medial do lobo occipital, há grande dificuldade na lateralização por meio do EEG de escalpo.[14]

TRATAMENTO
Os fármacos de escolha são aqueles de primeira linha para o tratamento de crises epilépticas focais (i.e.: carbamazepina, oxcarbazepina, lamotrigina e levetiracetam).[15] Em relação aos candidatos à cirurgia, uma metanálise recente envolvendo 584 pacientes adultos e pediátricos concluiu que a lesionectomia associou-se a bom desfecho pós-cirúrgico em aproximadamente 65% dos casos. Déficits visuais foram identificados em 57% dos casos no acompanhamento pós-operatório.[16]

PROGNÓSTICO
As epilepsias idiopáticas da infância tendem a ser autolimitadas e de bom prognóstico, nem sempre requerendo tratamento. Dentre os demais casos, o prognóstico depende da etiologia.

PARA NÃO ESQUECER DO CLÁSSICO...
Epilepsia de Gastaut
Crises caracterizadas por manifestações visuais, amaurose total ou parcial, alucinações elementares ou complexas e ilusões em 65% dos casos. Essas manifestações críticas podem ser seguidas, em cerca de 40% dos casos, por clonias hemigeneralizadas; em 20%, por automatismos e, em 10%, por generalização. Cefaleia intensa difusa pode aparecer em metade dos casos no pós-crise, e dor hemicraniana e pulsátil com náuseas e vômitos em cerca de 10% dos pacientes.

As crises iniciam-se entre **2 e 11 anos** e são frequentemente diurnas e de curta duração. O prognóstico é relativamente bom. Usualmente, ocorre remissão dentro de 2-4 anos após o início das crises e, em 92% dos casos, os indivíduos estão livres das crises antes dos 19 anos. No eletroencefalograma (EEG) interictal, a atividade de base é normal, e aparecem paroxismos, com grande amplitude, de pontas, ondas agudas e complexos de ponta-onda lenta nas regiões occipitais de um ou de ambos os hemisférios. Ocorre atenuação ou desaparecimento desses paroxismos com a abertura dos olhos.

Epilepsia de Panayotopoulos
Epilepsia occipital benigna da infância de início precoce (EOIP) caracterizada por uma tríade – crises de vômitos, desvio lateral e tônico dos olhos, com comprometimento da consciência, e eventual evolução para crise clônica hemigeneralizada ou generalizada. Nessa forma de epilepsia, as crises teriam início entre **2 e 8 anos** de idade. As crises são prolongadas, esporádicas e únicas em um terço dos casos e ocorrem durante o sono em 60% dos pacientes. O EEG interictal mostra paroxismos occipitais de pontas e complexos de ponta-onda bloqueados ou atenuados com a abertura dos olhos. A atividade de base é normal. O prognóstico dessa síndrome é bom, com remissão das crises 1 a 2 anos após o início.

Na Classificação Internacional de Epilepsias, as formas de epilepsias idiopáticas occipitais da infância foram reconhecidas como síndromes de início precoce (tipo Panayiotopoulos) e de início tardio (tipo Gastaut).

DICAS
■ A velocidade de instalação, a duração e o padrão dos fenômenos visuais auxiliam na diferenciação entre ELO e migrânea; ■ A RM de encéfalo e o EEG são de grande importância na investigação diagnóstica da ELO; ■ A lesionectomia occipital é geralmente efetiva, porém o risco de anopsia deve ser considerado.

REFERÊNCIAS BIBLIOGRAFICAS
1. Esmaeli B, Ahmadi A, Tang R, et al. Interferon therapy for orbital infiltration secondary to Erdheim-Chester disease. Am J Ophthalmol 2001;132:945-7.
2. Rushing EJ, Bouffard JP, Neal CJ, et al. Erdheim-Chester disease mimicking a primary brain tumor: case report. J Neurosurg 2004;100:1115-18.

EPILEPSIAS DE LOBO TEMPORAL GENETICAMENTE DETERMINADAS

Rafael Batista João ▪ Lucas Scárdua Silva ▪ Clarissa Lin Yasuda ▪ Fernando Cendes

A epilepsia de lobo temporal (ELT) corresponde a cerca de 60% das epilepsias focais nos adultos.[1] A ELT é frequentemente associada a histórico de convulsão febril, trauma cranioencefálico, injúria vascular e neuroinfecções. Neste contexto, há também de se considerar a influência de substrato genético e sua interação com fatores ambientais.[2]

SÍNDROMES EPILÉPTICAS GENETICAMENTE DETERMINADAS ENVOLVENDO O LOBO TEMPORAL

Epilepsia Autossômica Dominante com Componentes Auditivos (EADCA)

A epilepsia autossômica dominante com componentes auditivos (EADCA) tem seu início na adolescência ou na vida adulta e, geralmente, não é associada a fatores causais prévios. As **crises epilépticas são focais perceptivas com sintomas auditivos proeminentes e/ou afasia de compreensão**. As alucinações auditivas habitualmente são do tipo simples. Crises focais disperceptivas com ou sem evolução tônico-clônica bilateral também podem ocorrer. O exame neurológico é normal.

Dois terços dos eletroencefalogramas (EEGs) apresentam descargas epileptiformes interictais, em maior frequência no lobo temporal. A ressonância magnética (RM) de encéfalo é geralmente normal.

O padrão de herança é autossômico dominante e a penetrância aproximada de 67%.[1,3] As mutações classicamente descritas nesta síndrome foram localizadas no gene *LGI-1*. Estudos recentes descreveram mutações no gene *RELN*.[4] O tratamento envolve o uso de fármacos antiepilépticos (FAEs) de primeira escolha para crises focais, geralmente, com resposta satisfatória.[5]

Epilepsia Familial de Lobo Temporal Mesial (EFLTM)

A Epilepsia Familial de Lobo Temporal Mesial (EFLTM) tende a ser benigna e, usualmente, não associada ao histórico de crises febris ou esclerose hipocampal,[1] correspondendo a aproximadamente 20% das ELTs mesiais não estruturais recém diagnosticadas.[6] O início geralmente se dá na adolescência ou início da vida adulta. A principal característica semiológica é a presença de *Déjà Vu* ou *Jamais Vu*, usualmente não seguidos de dispercepção. A sensação epigástrica e o medo ictal são menos frequentes. A equivocada interpretação dos sintomas como fenômenos normais podem justificar, em parte, o fato de a EFLTM ser subdiagnosticada.[1]

O EEG é pouco esclarecedor e a RM de encéfalo é normal.[1] O padrão de herança da EFLTM é habitualmente complexo.[1,7] Raros casos de famílias com herança dominante também foram relatados.[8] Até o momento, as mutações descritas foram localizadas no gene *DEPDC5*.[9,10] O tratamento é geralmente eficaz com o uso de FAEs de primeira escolha para crises focais.[11]

Epilepsia Autossômica Dominante Hipermotora Relacionada com o Sono (EADHRS)

A epilepsia autossômica dominante hipermotora relacionada com o sono (EADHRS) foi inicialmente descrita como epilepsia familial noturna de lobo frontal, entretanto sua nômina foi alterada recentemente, pois parte das crises originam-se em outras regiões além do lobo frontal (i.e.: lobos temporal e parietal; córtex ínsulo-opercular).[12,13] A EADHRS usualmente é esporádica (86%)[14] e tende a iniciar nas primeiras duas décadas de vida[1]. O histórico familiar está presente em aproximadamente 14% dos casos.[14]

As crises epilépticas são focais, estereotipadas e caracterizadas por automatismos motores hipercinéticos e/ou postura tônica/distônica assimétrica. Os eventos ictais tendem a ser breves e a ocorrer em salvas no período noturno (sono não REM).[14] A consciência pode estar preservada durante os eventos. A frequência pode variar de uma a até cinquenta crises epilépticas noturnas.[15]

O EEG é normal em 50% dos casos e a RM de encéfalo é, usualmente, inalterada.[1] É essencial a diferenciação entre EADHRS e distúrbios paroxísticos não epileptiformes durante o sono, por meio da avaliação clínica e do uso de técnicas complementares, como a polissonografia.[14]

As mutações descritas foram localizadas nos genes *CHRNA2, CHRNA4, CHRNB2, PRIMA1, KCNT1, DEPDC5, NPRL2* e *NPRL3*.[1] O padrão de transmissão é autossômico dominante na maioria dos casos. A penetrância é de aproximadamente 70% e a variabilidade da gravidade dos casos entre familiares é marcante.[1] Geralmente, há boa resposta ao tratamento com baixas doses de carbamazepina durante a noite[1], porém até 1/3 dos casos é farmacorresistente.[14]

Epilepsia Familial Focal com Foco Variável (EFFFV)

Aproximadamente, 70% das crises epilépticas na epilepsia familial focal de foco variável (EFFFV) iniciam-se nos lobos temporal ou parietal. A variabilidade intrafamilial é um marco importante, ou seja, membros acometidos de uma mesma família podem apresentar crises originárias de diferentes lobos. No entanto, a semiologia focal das crises e as anormalidades eletroencefalográficas persistem em um mesmo indivíduo.[1] O início pode ocorrer desde a infância até a vida adulta. Habitualmente, o perfil cognitivo, exame neurológico e a RM de encéfalo são normais.[1] O padrão de herança é autossômico dominante, com penetrância aproximada de 60%.[17] Mutações foram descritas nos genes *DEPDC5, NRPL2* e *NRPL3*.[1] A resposta ao tratamento com FAEs de primeira escolha para crises focais tende a ser satisfatória.[1]

Epilepsia Genética com Crises Febris *Plus* (EGCF-p)

A epilepsia genética com crises febris *plus* (EGCF-p) é uma síndrome epiléptica familial de fenótipo variado, caracterizada pela ocorrência de crises febris associadas ou não a outros tipos de crises em membros de uma mesma família[18]. O espectro clínico estende-se desde crises febris típicas (casos de bom prognóstico) até a epilepsia mioclônico-astática e síndrome de Dravet (prognóstico ruim). A epilepsia de lobo temporal pode apresentar-se como fenótipo da EGCF-p, e não necessariamente associada ao histórico de crises febris ou à esclerose hipocampal.[18]

O desenvolvimento neuropsicomotor é geralmente normal, exceto nos casos de encefalopatia grave. O padrão do EEG depende do fenótipo e a RM de encéfalo é usualmente normal[1]. O padrão de herança é principalmente autossômico dominante, com penetrância incompleta. As mutações descritas foram localizadas nos genes *SCN1A, SCN2A, SCN1B, SCN9A, GABRG2* e *GABRD*.[1] A escolha dos FAEs e a resposta ao tratamento dependem do fenótipo. **FAEs com efeito bloqueador sobre canais de sódio voltagem-dependentes devem ser evitados nos casos associados às mutações no gene *SCN*.** A possibilidade de intervenção cirúrgica pode ser considerada em casos com alterações estruturais.[18]

DICAS

- A ausência de histórico familiar não exclui a possibilidade de influência de fatores genéticos, pois certos casos decorrem de mutações *de novo*;
- A ELT pode ser o fenótipo de diversas síndromes epilépticas geneticamente determinadas;
- FAEs bloqueadores de canais de sódio voltagem-dependentes devem ser evitados em casos associados a mutações no gene *SCN*.

REFERÊNCIAS BIBLIOGRÁFICAS

1. Perucca P. Genetics of focal epilepsies: What do we know and where are we heading? Epilepsy Currents 2018;18(6):356-62.
2. Cendes F. Mesial temporal lobe epilepsy syndrome: an updated overview. Journal of Epilepsy and Clinical Neurophysiology 2005;11(3):141-4.
3. Rosanoff M, Ottman R. Penetrance of LGI1 mutations in autosomal dominant partial epilepsy with auditory features. Neurology 2008;71(8):567-571.
4. Michelucci R, Pulitano P, Di Bonaventura C, et al. The clinical phenotype of autosomal dominant lateral temporal lobe epilepsy related to reeling mutations. Epilepsy & Behavior 2017;68:103-7.
5. Link: https://www.epilepsy.com/learn/professionals/about-epilepsy-seizures/familial-autosomal-dominant-focal-epilepsies/familial-1 – Acessado em 05/01/2020.
6. Perucca P, Crompton D, Bellows S, et al. Familial mesial temporal lobe epilepsy and the borderland of déjà vu. Annals of Neurology 2017;82(2):166-76.
7. Crompton D, Scheffer I, Taylor I, et al. Familial mesial temporal lobe epilepsy: a benign epilepsy syndrome showing complex inheritance. Brain 2010;133(11):3221-31.

8. Baulac S. mTOR signaling pathway genes in focal epilepsies. Progress in Brain Research 2016:61-79.
9. Dibbens L, de Vries B, Donatello S, et al. Mutations in DEPDC5 cause familial focal epilepsy with variable foci. Nature Genetics 2013;45(5):546-51.
10. Ishida S, Picard F, Rudolf G, et al. Mutations of DEPDC5 cause autosomal dominant focal epilepsies. Nature Genetics 2013;45(5):552-5.
11. Morita ME. Familial mesial temporal lobe epilepsy: Characterization of natural. Indivíduos com Evolução Benigna e Pacientes com Crises Refratárias 2012:(11).
12. Tinuper P, Bisulli F, Cross J, et al. Definition and diagnostic criteria of sleep-related hypermotor epilepsy. Neurology 2016;86(19):1834-42.
13. Nobili L, Cossu M, Mai R, Tassi L, et al. Sleep-related hyperkinetic seizures of temporal lobe origin. Neurology 2004;62(3):482-5.
14. Bisulli F, Licchetta L, Tinuper P. Sleep related hyper motor epilepsy (she): a unique syndrome with heterogeneous genetic etiologies. Sleep Science and Practice 2019;3(1).
15. Scheffer I. Autosomal dominant frontal epilepsy misdiagnosed as sleep disorder. The Lancet 1994;343(8896):515-17.
16. Link: https://ghr.nlm.nih.gov/condition/familial-focal-epilepsy-with-variable-foci#resources.
17. Scheffer IE, Phillips HA, O'Brien CE, et al. Familial partial epilepsy with variable foci: a new partial epilepsy syndrome with suggestion of linkage to chromosome 2. Ann Neurol 1998;44:890-9.
18. Scheffer I, Zhang Y, Jansen F, Dibbens L. Dravet syndrome or genetic (generalized) epilepsy with febrile seizures plus? Brain and Development 2009;31(5):394-400.

EPILEPSIA DO SUSTO (STARTLE EPILEPSY) ASSOCIADA À HEMIPLEGIA INFANTIL

Rafael Batista João ▪ Johann Sebastian Ortiz de La Rosa

A epilepsia do susto (*Startle Epilepsy*) foi inicialmente descrita por Gowers, em 1901.[1] Nesta epilepsia, as crises são **reflexas** e ocorrem após o estímulo auditivo abrupto e inesperado. Os estímulos táteis e somatossensitivos também são outros fatores desencadeantes.[2] As crises geralmente são breves (< 30 segundos), tônicas/generalizadas e podem ser acompanhadas de manifestações autonômicas, automatismos e espasmos. Mioclonias e crises atônicas são menos frequentes.[3] Postula-se que o mecanismo fisiopatogênico das crises de susto (*startle*) seja a ativação do córtex motor através de vias corticocorticais provenientes do córtex sensitivo ou de vias originadas na substância reticular/núcleos talâmicos inespecíficos.[4]

Tal condição pode associar-se à hemiparesia/hemiplegia infantil, sendo, então, denominada **epilepsia do susto (*Startle*) associada à hemiplegia infantil** (ESAHI).[2] A maioria dos pacientes apresenta-se com encefalopatia crônica não progressiva e déficits neurológicos adquiridos principalmente no período perinatal.[2] É frequente a correlação com a encefalopatia hipóxico-isquêmica, porém outras condições podem estar presentes, como as encefalites de nosologia infecciosa e a porencefalia.[5]

À neuroimagem, é comum a presença de **alterações estruturais extensas** e, usualmente, restritas a um hemisfério cerebral, envolvendo o córtex pré-motor e/ou perissilviano.[2] Ao eletroencefalograma, os eventos ictais são caracterizados por descargas epileptiformes localizadas no vértex, seguidas de atenuação ou supressão generalizada da atividade de base. As anormalidades interictais podem ser focais ou generalizadas, a depender da causa subjacente.[6] É muito importante a diferenciação das crises epilépticas de susto (*startles*) de outras manifestações não epilépticas, como a **hiperecplexia** e os transtornos do movimento desencadeados pelo estímulo abrupto.[6]

O prognóstico é ruim e marcado por crises epilépticas farmacorresistentes, as quais podem ocorrer diversas vezes em um mesmo dia.[3] Dependendo do padrão de alteração estrutural, a intervenção cirúrgica deve ser considerada.[2]

DICAS

- É necessária a diferenciação com manifestações não epilépticas (hiperecplexia e transtornos do movimento desencadeados pelo estímulo abrupto);
- A possibilidade de intervenção cirúrgica pode ser considerada a depender do caso.

REFERÊNCIAS BIBLIOGRAFICAS

1. Gowers WR. Epilepsy and other chronic convulsions. London: Churchill Livingstone; 1901.
2. Oguni H, Hayashi K, Usui N, et al. Startle epilepsy with infantile hemiplegia: report of two cases improved by surgery. Epilepsia 1998;39(1):93-8.
3. Panayiotopoulos C. A clinical guide to epileptic syndromes and their treatment. 2nd ed. New York: Springer Science; 2010. p. 525-6.
4. Chauvel P, Trottier S, Vignal JP, Bancaud J. Somatomotor seizures of frontal lobe origin. In: Chauvel P, Delagado-Esquetta AV, Halgren E, Bancaud J, eds. Frontal lobe seizures and epilepsies: Advances in Neurology. Vol 57. New York: Raven Press; 1992. p. 185-232.
5. Caraballo R, Semprino M, Cersósimo R, et al. Parálisis cerebral hemiparética y epilepsia del sobresalto. Revista de Neurología 2004;38(02):123.
6. Dreissen Y, Tijssen M. The startle syndromes: Physiology and treatment. Epilepsia 2012;53:3-11.

EPILEPSIAS MIOCLÔNICAS PROGRESSIVAS

Fabiani Honorato de Barros Lourenço

As epilepsias mioclônicas progressivas (EMP) são um grupo heterogêneo e raro de epilepsias com forte componente genético e prognóstico ruim. Compartilham em suas manifestações clínicas a presença de mioclonias, multiplicidade de crises, atraso e/ou regressão do desenvolvimento neuropsicomotor e presença de sinais cerebelares.

As EMPs têm início geralmente na infância e na adolescência, e sua evolução é amplamente variável, com algumas formas lentamente progressivas e outras de curso devastador, com crises epilépticas refratárias e óbito em poucos anos.

As mioclonias podem ser positivas ou negativas, segmentares ou focais, arrítmicas, assíncronas, assimétricas e maciças. As EMPs são tipicamente precipitadas pela postura, ação ou estímulos externos, como luz, sons e toque. São mais aparentes na face e extremidades distais, embora mioclonias maciças bilaterais incluindo musculatura proximal dos membros também possam ocorrer.

Ainda que tenhamos inúmeras causas descritas de EMP, há cinco etiologias principais, bem caracterizadas. As principais características destas doenças estão resumidas no Quadro 138-1.

O tratamento é essencialmente sintomático, juntamente com medidas de suporte e reabilitação. A resposta à terapia pode ser inicialmente favorável, porém as crises tornam-se progressivamente mais frequentes e ocorre declínio neurológico progressivo.

DOENÇA DE UNVERRICHT-LUNDBORG (ULD)
Forma mais comum e menos severa das EMPs. Acomete igualmente ambos os sexos. Relacionada a mutações do gene *CTSB* (cistatina B). A cistatina B protege a célula de proteases endógenas e sua deficiência causa hiperexcitabilidade e prejudica a função neuronal das redes corticais. Mioclonias estão presentes desde o início da doença e, com a evolução do quadro, tornam-se relacionadas com os movimentos e estresse, causando incapacidades. Podem ocorrer crises tônico-clônicas generalizadas, tipicamente durante o sono ou ao despertar.

DOENÇA DE LAFORA
Achado patognomônico de corpúsculos de inclusão (de Lafora), poliglicanos PAS (*periodic acid Shiff*) positivos que podem ser encontrados em neurônios, coração, músculo esquelético, fígado e ductos das glândulas sebáceas. Os principais marcos clínicos são o curto período de idade em que os sintomas se iniciam, a rápida evolução para demência/óbito e as crises epilépticas, frequentemente, de semiologia occipital.

EPILEPSIA MIOCLÔNICA COM FIBRAS VERMELHAS RASGADAS (MERRF)
Espectro clínico variável, inclusive entre membros da mesma família, na idade de início (3 a 62 anos), modo de evolução e gravidade. Manifestações clínicas comuns incluem miopatia, neuropatia, surdez neurossensorial, demência, baixa estatura e atrofia óptica.

LIPOFUSCINOSE CEROIDE NEURONAL
O acúmulo de lipopigmentos autofluorescentes conhecidos como lipofuscina ceroide é o achado histológico comum. Perda progressiva da acuidade visual até cegueira completa, epilepsia, déficits motores e cognitivos, distúrbios comportamentais e óbito precoce.

Quadro 138-1. EMP – Cinco Etiologias Bem Caracterizadas e suas Principais Características

Doença	Idade de início (anos)	Crises epilépticas	Sinais cerebelares	Demência	Fundoscopia	EEG: lentificação da atividade de base	EEG: alterações epileptiformes	Herança	Diagnóstico
DUL	6-15	Mioclônica	Leves/tardios	Leve/tardia ou ausente	Normal	Grafoelementos do sono mantêm-se normais	Paroxismos epileptiformes difusos	AR	Mutação no gene da CTSB
Lafora	12-17	Mioclônica e occipital	Precoces	Leve/grave	Normal	Sim	Surtos espícula-onda 6-12 Hz generalizados	AR	Corpúsculos de Lafora na biópsia de pele ou mutação EPM2A
MERRF	Variável	Mioclônica	Variável	Variável	Distrofia retiniana e retinite pigmentosa, atrofia óptica	Sim	Paroxismos epileptiformes focais e generalizados (espícula-onda 2-5 Hz)	Materna	Fibras vermelhas rasgadas na biópsia de músculo ou mutação MTTK
LCN	Variável	Variável	Variável	Rápida progressão	Degeneração macular, exceto na doença de Kufs	Sim	Paroxismos focais e generalizados	AR	Inclusões típicas ou detecção de mutações em TPP1, CLN3 e CLN5
Sialidose	Variável	Mioclônica	Progressivos	Tipo II: problemas de aprendizagem	Mancha vermelho-cereja	Baixa voltagem, ritmo beta	Trens de espículas positivas associados a mioclonias	AR (exceto doença de Kufs – AD)	Deficiência de neuraminidase em fibroblastos ou leucócitos
ADRPL	–	–	–	–	–	Atividade de base normal	Descargas fotoparoxísticas de espícula – onda	AD (antecipação)	Repetição CAG anormal

Epilepsias mioclônicas progressivas: DUL, doença de unverricht lundborg; MERRF, myoclonic epilepsy with ragged red fibers (epilepsia mioclônica com fibras vermelhas rasgadas); LCN, lipofuscinose ceroide neuronal; ADRPL, atrofia dentatorubro-pálido-luisiana; EEG, eletroencefalografia; AR, autossômico recessivo; AD, autossômico dominante.

SIALIDOSE
Síndrome Mioclônica com Mancha Vermelho-Cereja à Fundoscopia
É causada pela deficiência de alfaneuraminidase. Tem início juvenil ou adulto com mioclonias de ação e intenção, crises tônico-clônicas e perda visual lenta e progressiva. Sua evolução é bastante lenta e a ausência de deterioração mental ou dismorfismos é característica da síndrome.

DICAS
▪ *Amplo grupo de doenças, sendo as cinco principais*: doença de Unverricht-Lundborg, doença de Lafora, epilepsia mioclônica com fibras vermelhas rasgadas, lipofuscinose ceroide neuronal e sialidose; ▪ *Manifestações clínicas deste grupo*: mioclonias, multiplicidade de crises, atraso e/ou regressão do desenvolvimento neuropsicomotor e ataxia; ▪ *Início na infância e/ou adolescência*: evolução variável; ▪ *Causa genética*: grande parte das doenças deste grupo já foi identificada. A maioria é autossômica recessiva.

BIBLIOGRAFIA
Siqueira LFM. Epilepsias mioclônicas progressivas: revisão de aspectos clínicos e moleculares. Rev Neurocienc 2010;18(4):561-71.

Orsini A, Valetto A, Bertini V, et al. Striano, P. The best evidence for progressive myoclonic epilepsy: a pathway to precision therapy. Seizure: European Journal of Epilepsy 2019;71:247-57.

ERDHEIM-CHESTER

Carlos Roberto Martins Jr.

Descrita por Jakob Erdheim e Willian Chester em 1930, a doença de Erdheim-Chester (**histiocitose esclerosante poliostótica**) é uma histiocitose de células não Langerhans rara, de etiologia desconhecida, caracterizada por infiltração difusa de histiócitos de aspecto "espumoso", proporcionando inflamação xantogralunomatosa nos tecidos envolvidos. Diversas partes do corpo podem ser envolvidas, como retroperitônio, rins, ossos, olhos, pulmões e sistema nervoso central (SNC). Apresenta acometimento maior no sexo masculino e a partir da quinta década.

Apesar da patogenia pouco esclarecida, sabe-se que há migração de histiócitos para tecido conjuntivo perivascular e adiposo, levando à inflação granulomatosa com intensa fibrose local. Apesar dos sintomas serem dependentes dos locais de acometimento tecidual, alguns achados são bem prevalentes, como perda ponderal, febre, *diabetes insipidus*, dispneia, exoftalmia, dor óssea e achados neurológicos. O acometimento neurológico como manifestação inicial está presente em cerca de 25% dos pacientes e evolutivo em cerca de 50%.

Trata-se de doença clonal com processo inflamatório crônico intenso, com ativação intensa Th1, mediada por IL1, IL6, IL12 e INF-alfa. A mutação do gene *BRAF V600E* é a mais encontrada (57%-75% dos pacientes). Histologicamente, há histiócitos com citoplasma xantomatoso (conteúdo lipídico), com marcação **positiva para CD68**. Há marcação negativa para CD1A, o que afasta uma histiocitose do tipo Langerhans.

Os achados neurológicos mais observados envolvem síndromes cerebelares (**mais comuns**) e de tronco. Envolvimento medular é pouco frequente. As alterações suprasselares associam-se a *diabetes insipidus*, hipopituitarismo e hiperprolactnemia. Massas retrobitárias são relativamente comuns, proporcionando exoftalmia e paresia ocular extrínseca (Figs. 139-1 e 139-2).

O diagnóstico é confirmado com imagem e biópsia. O tratamento baseia-se em imunossupressores e/ou quimioterápicos. Abordagem neurocirúrgica pode ser necessária em caso de compressão importante de áreas nobres.

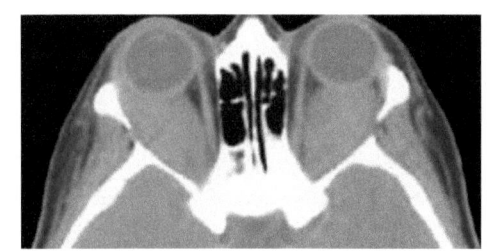

Fig. 139-1. TC de crânio evidenciando lesão expansiva retro-orbitária em paciente com doença de Erdheim-Chester.

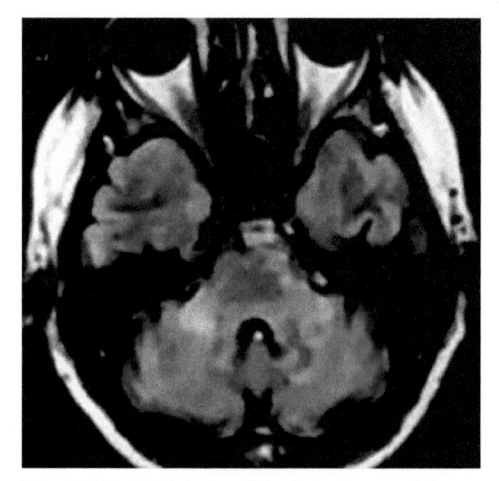

Fig. 139-2. RNM de encéfalo de paciente atáxico com Erdheim-Chester, evidenciando lesões em pedúnculos cerebelares e realce pós-gadolínio.

> **DICAS**
>
> - *Histiocitose não Langerhans*: CD68 positivo com CD1A e S100 negativos;
> - *Macrófagos xantomatosos abarrotados de gordura*: doença xantogranulomatosa crônica;
> - *Doença sistêmica*: febre, acometimento ósseo, cutâneo (xantelasmas perioculares), pulmonar, massas retro-oculares, diabetes insipidus, síndrome cerebelar (acometimento mais comum) e de tronco;
> - *Diagnóstico*: imagem (**RNM hiperintensa em T2 e realce ao contraste no T1**) e biópsia;
> - *Tratamento*: imussupressores e quimioterapia.

BIBLIOGRAFIA

Esmaeli B, Ahmadi A, Tang R, et al. Interferon therapy for orbital infiltration secondary to Erdheim-Chester disease. Am J Ophthalmol 2001;132:945-7.

Rushing EJ, Bouffard JP, Neal CJ, et al. Erdheim-Chester disease mimicking a primary brain tumor: case report. J Neurosurg 2004;100:1115-18.

ESCLEROSE CONCÊNTRICA DE BALÓ

Laura Fiuza Parolin

Descrita primeiramente como encefalite periaxial concêntrica, em 1928, por Joseph Baló, a esclerose concêntrica de Baló (ECB), provavelmente, trata-se de uma variante pseudotumoral rara da esclerose múltipla (EM). Seu aspecto consiste em faixas alternadas e concêntricas de desmielinização e preservação da mielina. Os primeiros casos relatados da doença apresentaram progressão catastrófica, evoluindo a óbito, porém, atualmente, sabe-se que o curso da ECB está menos dramático.

O diagnóstico é realizado por meio da ressonância magnética de encéfalo com sinal típico de lesão tumefativa e anéis concêntricos, conhecidos como casca de cebola (*onion skin sign*), associados a sinais e sintomas neurológicos agudos ou subagudos de evolução rápida. Esses achados de imagem são mais comumente encontrados nos lobos frontais, porém podem se distribuir em **todo neuroeixo**. O liquor e a análise anatomopatológica podem auxiliar nos diagnósticos diferenciais de outras patologias com lesões pseudotumorais.

Os sintomas mais encontrados nessa variante rara são alterações do nível de consciência, de funções corticais, afasia, agnosia, apraxia, hemiparesia e, muitas vezes, acompanhados de cefaleia persistente.

Alguns estudos mostram que a forma ECB encontra-se monofásica em até dois terços dos pacientes, com boa recuperação dos sintomas neurológicos. Já o restante pode evoluir para formas recorrentes com novos eventos clínicos ou radiológicos, o que se assemelha às apresentações clássicas de EM.

Por se tratar de uma forma rara, não existem estudos controlados para indicar o melhor tratamento. Sabe-se que a resposta à corticoterapia, em altas doses, pode ser eficaz, contudo, em muitos casos, é necessário uso de plasmaférese, e, caso não ocorra resposta adequada, pode-se utilizar imunossupressores, como ciclofosfamida ou mitoxantrone.

DICAS
- Cefaleia persistente; - Sinais focais; - *Onion skin sign* à RNM; - 2/3 dos casos são monofásicos; - Mais comum no lobo frontal, mas pode acometer qualquer região do neuroeixo.

BIBLIOGRAFIA

Comi G. Multiple sclerosis: pseudotumoral forms. Neurol Sci 2004;25:S374-S379.
Gonçalves FG, Barra FR, Matos VL, et al. Sinais em neurorradiologia – Parte 1. Radiol Bras 2011;44:1230-8.
Balo J. Encephalitis periaxialis concêntrica. Archives of Neurology and Psychiatry 1928;19(2):242.
Volpato MG, Klaus DG, Carvalho DC, et al. Esclerose concêntrica de Baló – Relato de caso. Rev Med 2007;86(4):207-11.

ESCLEROSE LATERAL AMIOTRÓFICA FAMILIAL

CAPÍTULO 141

Tauana Bernardes Leoni ▪ Carlos Roberto Martins Jr.

A esclerose lateral amiotrófica (ELA) é a principal representante das doenças do neurônio motor. Cerca de 10% dos casos de ELA têm um substrato genético; essas formas são chamadas de ELA familial/familiar (ELAf) e já existem pelo menos 20 *loci* e/ou genes identificados. Na ELA, há degeneração dos neurônios motores localizados no córtex frontal (neurônio motor superior – NMS), corno anterior da medula e núcleos motores dos nervos cranianos da ponte e bulbo (neurônio motor inferior – NMI). É, portanto, caracterizada por perda de força progressiva, sendo acompanhada por atrofia muscular generalizada, fasciculações e sinais de primeiro neurônio motor. Para o diagnóstico da ELAf, é necessário teste molecular para confirmação da presença de mutação.

Em coortes europeias, mutações nos genes *C9orf72* e *SOD1* correspondem a quase 50% de todos os casos familiares. Já, no Brasil, temos uma distribuição diferente, e esses dois genes correspondem a apenas 12,8% e 7,7%, respectivamente. A mutação mais frequente, no Brasil, é a variante *Pro56Ser* no gene *VAPB* correspondendo a 46,3% dos casos avaliados. Outro estudo avaliou apenas a frequência de mutações no gene *C9orf72* chegando a um total de 11,8% no caso de ELAf. Já, quando pacientes apresentam demência frontotemporal (DFT) concomitante, a frequência aumenta para 50% dos casos (ELAf + DFTf) de ELAf e 17,6% nos casos esporádicos.

A seguir abordaremos brevemente os genes mais comuns no Brasil, outras mutações estão citadas no Quadro 141-1.

VAPB

Mutação *missense* no gene *VAPB*: uma troca de prolina por serina na posição 56 (*Pro56Ser*) que se localiza no cromossomo 20q13.33. Manifestaçõs clínicas: início entre 25 e 55 anos de idade, de lenta progressão. A fraqueza ocorre inicialmente nos músculos proximais dos membros inferiores, membros superiores, musculatura axial, em especial de **parede abdominal**, dando ao paciente, mesmo que magro, uma proeminência abdominal baixa. Há predomínio de sinais de NMI, com ausência ou redução dos reflexos tendinosos. A doença tende a apresentar caráter indolente, com sobrevida de 20 a 30 anos. Importante: os pacientes provêm do Estado de Minas Gerais, e trata-se da forma de ELAf mais prevalente no Brasil. Há sinais de neurônio motor inferior e presença de tremor de extremidades em grande parte dos doentes.

C9ORF72

Expansão de hexanucleotídeos GGGGCC (250 a 1.600 repetições) em região não codificada no cromossomo 9q21 no gene *C9ORF72*. Manifestações clínicas: sinais de primeiro e segundo neurônios motores, **com ou sem** DFT, podem ainda apresentar DFT ou ELA isoladamente. Início bulbar comum. Importante: ALS com alta frequência de DFT associada (50% *versus* 12% nos esporádicos).

SOD1

Gene codificante da proteína cobre-zinco superóxido dismutase tipo 1 localizado no cromossomo 21q22. Mais de 140 mutações deste gene já foram descritas e as manifestações clínicas também se alteram de acordo com a mutação.

Mutação mais comum:

- *AV4*: rapidamente progressiva, com uma expectativa de vida de 1 ano e meio pós início dos sintomas.

Os sinais de neurônio motor superior são pouco frequentes, ou ausentes.

TRATAMENTO
Riluzol
É a única droga aprovada no Brasil que tem impacto na sobrevida da ELA.
   Posologia:

- 100 mg/dia.

Terapia Gênica
Há terapia gênica em testes com humanos para *SOD1* e *C9orf72*.

DICAS					
Quadro 141-1. Herança Autossômica Dominante (HAD)					
Gene	Herança	Fenótipos possíveis	Manifestações motoras	Idade de início	Sobrevida
SOD1	HAD, a depender da mutação, penetrância incompleta*	Somente ELA	Predomínio neurônio motor superior, inferior ou bulbar *	15 a 60 anos*	1 ano e 6 meses ou progressão lenta*
SETX	HAD	ALS/existem ataxia e neuropatia periféricas em mutações com HAR	Fraqueza e atrofia distais NMS	2ª década	Lenta progressão
FUS	HAD	DFT/Parkinsonismo	Início cervical	45 anos	33 a 41 meses
VAPB	HAD	ELA	Cãibras, fasciculações e sinais de NMI, tremor	4ª década	Lenta progressão
ANG	HAD	1 paciente com parkinsonismo e DFT	NMI + NMS	Incerto	Incerto
TARDBP	HAD	DFT com ou sem ALS	início MMSS	4ª a 5ª década	Lenta progressão*
VCP	HAD	Doença de Paget, DFT, miopatia vacuolar	NMI + NMS	3ª a 6ª década*	Lenta a rápida*
C9ORF72	HAD	DFT, DFT+ALS	Início bulbar	5ª década	20 meses
SQSTM1	HAD	Miopatia vacuolar, doença de Paget e DFT	NMI + NMS	5ª década	> 4 anos
ANXA11	HAD	DFT, doença de Paget	Bulbar	5ª a 8ª década	Incerto

HAR, herança autossômica recessiva; ELA, esclerose lateral amiotrófica; DFT, demência frontotemporal; NMI, neurônio motor inferior; NMS, neurônio motor superior; MMSS, membros superiores.

BIBLIOGRAFIA
Cintra VP, Bonadia LC, Andrade HMT, et al. The frequency of the C9orf72 expansion in a Brazilian population. Neurobiol Aging. 2018;S0197-4580(18):30015-0.
Chadi G, Maximino JR, Jorge FMH, et al. Genetic analysis of patients with familial and sporadic amyotrophic lateral sclerosis in a Brazilian Research Center, Amyotrophic Lateral Sclerosis and Frontotemporal Degeneration. 2017;18:3-4/249-255.
Nishimura AL, Mitne-Neto M, Silva HCA, et al. A mutation in the vesicle-trafficking protein VAPB causes late-onset spinal muscular atrophy and amyotrophic lateral sclerosis. Am J Hum Genet 2004;75:822-31.
Nishimura AL, Mitne-Neto M, Silva HCA, et al. A novel locus for late onset amyotrophic lateral sclerosis/motor neurone disease variant at 20q13. Med Genet 2004;41:315-20.
Marques VD, Marques W Jr. Neurophysiological findings of the late-onset, dominant, proximal spinal muscular atrophies with dysautonomia because of the VAPB PRO56SER mutation. J Clin Neurophysiol 2008 Aug;25(4):233-5.

Marques VD, Barreira AA, Davis MB, et al. Expanding the phenotypes of the Pro56Ser VAPB mutation: proximal SMA with dysautonomia. Muscle Nerve 2006;34(6):731-9.

Abrahao A, Abath Neto O, Kok F, et al. One family, one gene and three phenotypes: A novel VCP (valosin-containing protein) mutation associated with myopathy with rimmed vacuoles, amyotrophic lateral sclerosis and frontotemporal dementia. J Neurol Sci 2016;368:352-8.

Chadi G, Maximino JR, Jorge FMH, et al. Genetic analysis of patients with familial and sporadic amyotrophic lateral sclerosis in a Brazilian Research Center. Amyotroph Lateral Scler Frontotemporal Degener 2017;18:249-55.

Zou ZY, Zhou ZR, Che CH, et al. Genetic epidemiology of amyotrophic lateral sclerosis: a systematic review and metanalysis. Journal of Neurology, Neurosurgery, and Psychiatry 2017;88:540-9.

ESCLEROSE SISTÊMICA NEFROGÊNICA

Carlos Roberto Martins Jr.

Esclerose sistêmica nefrogênica (ESN) é uma condição relativamente rara que acomete pacientes renais crônicos, geralmente com taxa de filtração glomerular menor que 50 mL/min, expostos ao contraste paramagnético gadolínio utilizado em exames de ressonância magnética. Há um intenso depósito de mucina, colágeno e fibras elásticas por hiperativação de fibroblastos.

Os tecidos mais acometidos são pele, subcutâneo e músculos. O acometimento cutâneo pode levar à intensa fibrose local, produzindo retrações importantes e espessamento de pele limitante. Miopatia crônica secundária pode ocorrer com níveis de CK normais ou levemente elevados. ENMG pode vir miopática ou não. Acometimento cardíaco, hepático e pulmonar pode subsistir.

A fisiopatogenia não está clara e até mesmo renais crônicos sem exposição ao gadolínio podem apresentar a condição (mais raramente). Diagnósticos diferenciais, como amiloidose, esclerose sistêmica, fasciíte eosinofílica e doença do enxerto *versus* hospedeiro, devem ser considerados. O tratamento é desapontador. Corticoterapia, plasmaférese, imunoglobulina e imunossupressores podem ser utilizados.

DICAS
▪ Gadolínio não deve ser utilizado em pacientes com taxa de filtração glomerular menor que **50 mL/min**; ▪ Hiperatividade de fibroblastos em pele, tecido subcutâneo e músculos; ▪ Espessamento cutâneo, articulações limitadas pelas retrações; ▪ Miopatia com **CK normal ou tocado, ENMG normal ou miopática**. Atividade de inserção reduzida ao estudo de agulha ao repouso; ▪ Tratamento desanimador com imunossupressão, corticoterapia, plasmaférese ou imunoglobulina.

BIBLIOGRAFIA

Marckmann P, Skov L, Rossen K, et al. Nephrogenic systemic fibrosis: suspected causative role of gadodiamide used for contrast-enhanced magnetic resonance imaging. J Am Soc Nephrol 2006;17:2359-62.

Mendoza FA, Artlett CM, Sandorfi N, et al. Description of 12 cases of nephrogenic fibrosing dermopathy and review of the literature. Semin Arthritis Rheum 2006;35:238-49.

ESCLEROSE TUBEROSA

Guilherme Menezes Mescolotte ▪ Carlos Roberto Martins Jr.

A esclerose tuberosa (ET) é uma doença de caráter genético, com padrão autossômico dominante. Ocorre por alterações no gene *TSC1* (cromossomo 9), responsável pela produção da proteína hamartina, ou no gene *TSC2* (cromossomo 16), responsável pela proteína tuberina. A função dessas proteínas está relacionada com a inibição de crescimento tumoral.

Estima-se uma incidência de 1 para 10.000 nascidos vivos. A ET apresenta-se por uma constelação de sinais e sintomas que podem atingir diversos sistemas. As manifestações cutâneas são as mais comuns, com prevalência em 90% dos acometidos. Comprometimentos renal e neurológico estão diretamente relacionados com alta morbimortalidade.

MANIFESTAÇÕES CUTÂNEAS
- *Máculas hipomelânicas*: apresentam uma circunferência de mais de 5 milímetros, são causadas por deficiência de melanina e podem estar presentes desde o nascimento;
- *Angiofibromas faciais*: aparecem na primeira década de vida, caracterizados por pápulas na região malar e sulco nasolabial, formados por tecido fibroso e vasos sanguíneos de coloração violácea;
- *Fibromas subungueais*: tumorações do leito ungueal de maior prevalência no sexo feminino; a localização mais frequente é nos pododáctilos. Surgem após a segunda década de vida.

MANIFESTAÇÕES RENAIS
- *Angiomiolipomas*: tumorações benignas, com prevalência de até 80% nos pacientes com ET, surgimento nos primeiros anos de vida e crescimento progressivo até os 60 anos, com posterior estabilização em 30% dos casos. Responsáveis por elevada morbimortalidade nos pacientes, podendo levar à insuficiência renal ou a hemorragias parenquimatosas;
- *Pacientes com ET*: apresentam maior incidência de doença renal policística e carcinoma de células renais em comparação com a população geral.

MANIFESTAÇÕES NEUROLÓGICAS
- *Túberes corticais/subcorticais*: compostos por elementos neuronais e gliais que tiveram um crescimento atípico e desorganizado. Na ressonância magnética, frequentemente apresentam-se por uma forma triangular com o ápice apontado para os ventrículos laterais e hipersinal nas sequências ponderadas em T2/FLAIR;
- *Nódulos subependimários*: Compostos por células gliais e neuronais de tamanho aumentado e formato atípico, virtualmente indistinguíveis dos **tumores subependimários de células gigantes** a não ser por serem de menor tamanho (Fig. 143-1);
- *Déficit cognitivo, desordem do espectro autista e alterações comportamentais*: são comuns na população com ET e estão relacionados diretamente com a carga de alterações encefálicas;
- *Aproximadamente 90% dos pacientes com ET apresentam epilepsia*: as alterações estruturais do córtex e alterações na expressão de receptores GABA nos neurônios dismórficos favorecem a formação de foco epileptogênico.

MANIFESTAÇÕES CARDÍACAS
- A alteração mais frequente envolve rabdomiomas, que apresentam prevalência elevada, de até 50 % ao nascimento, e regridem nos primeiros anos de vida. Seu crescimento é induzido por hormônios maternos no feto.

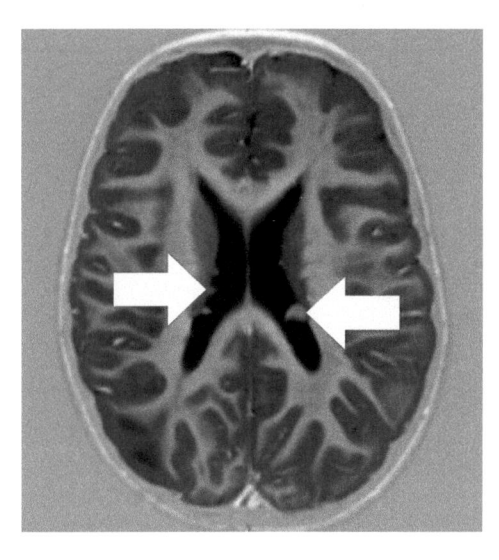

Fig. 143-1. Imagem de RNM ponderada em T1 evidenciando (setas) nódulos subependimários.

O diagnóstico de ET baseia-se nos achados clínicos e teste genético. Os critérios clínicos foram revisados, em 2012, pelo Consenso Internacional de Esclerose Tuberosa. Para o diagnóstico definitivo, há necessidade de dois critérios maiores ou um critério maior e dois menores. O diagnóstico possível é feito pela presença de um critério maior ou dois menores, conforme demonstrado no Quadro 143-1.

Uma mutação patogênica que leve claramente à alteração nas proteínas codificadas pelos genes *TSC1* ou *TSC2*, por exemplo, mutação *non sense*, confirma o diagnóstico genético. Dez a vinte e cinco por cento dos indivíduos com ET não apresentam mutação nos genes descritos.

O manejo do paciente com ET consiste no tratamento sintomático das patologias (p. ex. epilepsia, doença renal, doença cardiovascular, entre outras). O acompanhamento por uma equipe multidisciplinar é de extrema importância para o paciente com vigilância de neoplasias e disfunções de sistemas.

Quadro 143-1. Critérios Maiores e Menores para Diagnóstico de Esclerose Tuberosa

Critérios maiores	Critérios menores
■ Máculas hipomelanóticas (≥ 3, pelo menos 5 mm de diâmetro) ■ Angiofibromas (≥ 3) ou placa cefálica fibrosa ■ Fibromas ungueais (≥ 2) ■ Marcas de Shagreen (nevo do tecido conjuntivo) ■ Hamartomas múltiplos da retina ■ Displasias corticais (inclui tubérculos e linhas de migração radial da substância branca cerebral) ■ Nódulos subependimários ■ Astrocitoma subependimário de células gigantes ■ Rabdomioma cardíaco ■ Linfangioleiomiomatose (LAM)* ■ Angiomiolipomas (≥ 2)*	■ Lesões cutâneas tipo "confete" (máculas hipomelanóticas de 1 a 2 mm) ■ Covas no esmalte dentário (≥ 3) ■ Fibromas gengivais (≥ 2) ■ *Patch* acrômico da retina ■ Cistos renais múltiplos ■ Hamartomas não renais

*A associação de LAM e angiomiolipomas sem outros critérios não estabelece o diagnóstico definitivo de esclerose tuberosa.

DICAS
■ Padrão autossômico dominante; ■ Gene *TSC1* (cromossomo 9), responsável pela produção da proteína hamartina, ou no gene *TSC2* (cromossomo 16), responsável pela proteína tuberina; ■ Envolvimento multissistêmico; ■ Placas de Shagreen (nevo do tecido conjuntivo); ■ Máculas hipomelanocíticas; ■ Manifestações neurológicas: epilepsia, síndrome do espectro autista, distúrbios do comportamento, disfunção cognitiva, neoplasias; ■ Nódulos subependimários, astrocitoma subependimário de células gigantes, hamartomas cerebrais, rabdomioma cardíaco, angiomiolipoma renal; ■ Tratamento sintomático, monitorização de disfunções orgânicas e tumorais.

BIBLIOGRAFIA

Chu-Shore CJ, Major P, Camposano S, et al. The natural history of epilepsy in tuberous sclerosis complex. Epilepsia 2010;51(7):1236-41.

Northrup H, Krueger DA. International tuberous sclerosis complex consensus group. Tuberous sclerosis complex diagnostic criteria update: recommendations of the 2012 International Tuberous Sclerosis Complex Consensus Conference. Pediatr Neurol 2013;49:243.

Portocarrero LKL, Quental KN, Samorano LP, et al. Tuberous sclerosis complex: review based on new diagnostic criteria. An Bras Dermatol 2018;93(3):323-31.

Randle SC. Tuberous sclerosis complex: a review. Pediatr Ann 2017;46(4):166-71.

Rodrigues DA, Gomes CM, Costa IMC. Tuberous sclerosis complex. An Bras Dermatol 2012;87:184-96.

Sadowski K, Kotulska K, Schwartz RA, Józwiak S. Systemic effects of treatment with mTOR inhibitors in tuberous sclerosis complex: a comprehensive review. J Eur Acad Dermatol Venereol 2016;30:586-94.

Webb DW, Clarke A, Fryer A, Osborne JP. The cutaneous features of tuberous sclerosis: a population study. Br J Dermatol 1996;135:1-5.

ESQUIZENCEFALIA

Guilherme Menezes Mescolotte ▪ Carlos Roberto Martins Jr.

Esquizencefalia é uma malformação encefálica, congênita, rara, com incidência aproximada de 1,5 casos para 100.000 nascidos vivos. Caracteriza-se por uma alteração na migração neuronal, de causa desconhecida, que leva à formação de uma **fenda da superfície ependimária até a superfície pial**, revestida por substância cinzenta. Está localizada em um ou ambos os hemisférios cerebrais. Pode estar associada a outras malformações, especialmente da fase migracional do desenvolvimento cerebral.

É classificada em tipo 1 e tipo 2:

- Tipo 1: As duas corticais são justapostas e não se observa presença de liquor entre elas. Também conhecidas como *closed lips*;
- Tipo 2: As duas corticais estão entrepostas por liquor, *open lips*.

Clinicamente, o paciente pode apresentar atraso no desenvolvimento neuropsicomotor, hemiparesia ou tetraparesia e epilepsia. Outras malformações associadas são: microcefalia, displasia septo-óptica, heterotopia e agenesia de corpo caloso.

Segundo revisão de Braga *et al.* (2018), com mais de 700 pacientes, a presença de fendas bilaterais, o déficit motor, a microcefalia e a agenesia de corpo caloso estão fortemente associados a déficit cognitivo importante na esquizencefalia. Outras alterações não obtiveram correlação com alteração cognitiva no estudo.

O diagnóstico diferencial mais relevante é a **porencefalia**, que se difere apenas por apresentar substância branca, em vez de substância cinzenta, nas bordas da fenda. O tratamento baseia-se em controle de crises epilépticas e acompanhamento multidisciplinar.

DICAS
▪ Malformação encefálica migracional (fenda da superfície ependimária até a superfície pial revestida por substância cinzenta);
▪ Presença de fenda revestida por camada cortical;
▪ Atraso no desenvolvimento neuropsicomotor, paresia e epilepsia;
▪ Dois tipos: tipo 1 (fenda aberta) e tipo 2 (fenda fechada);
▪ Principal diagnóstico diferencial é porencefalia;
▪ Tratamento sintomático.

BIBLIOGRAFIA

Barkovich JA, Chuang SH, Norman D. MR of neuronal migration anomalies. AJNR 1988;9:1009-17.
Braga VL, da Costa MDS, Riera R, et al. Schizencephaly: A review of 734 patients. Pediatr Neurol 2018;87:23-9.
Curry CJ, Lammer EJ, Nelson V, et al. Schizencephaly: Heterogeneous etiologies in a population of 4 million California births. Am J Med Genet 2005;137A:181-9.
Sarnat HB. Malformations of the nervous system. Elsevier Science Health Science Div 2008.

ESTESIONEUROBLASTOMA

Carlos Roberto Martins Jr.

O estesioneuroblastoma (ENB) é um tumor raro e maligno de origem neuroectodérmica, configurando cerca de 5% dos tumores nasais e de seios paranasais. A neoplasia tem origem provável no epitélio olfatório superior das fossas nasais, com ascensão pela lâmina cribriforme e extensão à fossa craniana anterior. A frequência de apresentação é bimodal, geralmente na segunda e quinta décadas.

Os sintomas mais comuns são epistaxe e obstrução nasal. Com a evolução, ocorre compressão de região orbitofrontal de lobo frontal, seios paranasais e órbitas. As metástases mais frequentes envolvem linfonodos cervicais, pulmões, ossos e fígado. A RNM cursa com hipossinal em T1, hipersinal em T2 e intenso realce após a injeção do meio de contraste. Podem ocorrer cistos na margem intracraniana do tumor. **Por vezes, é vista a forma em haltere, com a parte superior na fossa craniana anterior, a inferior na cavidade nasal e com o estreitamento localizado na lâmina cribriforme.**

O diagnóstico é ratificado com estudo anatomopatológico. As células de ENB apresentam diferenciação neuronal e neuroendócrina, como cromogranina A, sinaptofisina, NSE e N-CAM. O tratamento de ressecção craniofacial e radioterapia parecem associar-se aos melhores resultados. A quimioterapia é usualmente reservada a tumores localmente avançados, inoperáveis, recidivas ou na presença de metástases.

DICAS

- Tumor raro e maligno de origem neuroectodérmica, configurando cerca de 5% dos tumores nasais e de seios paranasais;
- Origem provável no epitélio olfatório superior das fossas nasais;
- Frequência de apresentação é bimodal, geralmente na segunda e quinta décadas;
- Hipossinal em T1, hipersinal em T2 e intenso realce após a injeção do meio de contraste. Podem ocorrer cistos na margem intracraniana do tumor. Por vezes, é vista a forma em haltere;
- Ressecção craniofacial e radioterapia parecem associar-se aos melhores resultados. A quimioterapia é usualmente reservada a tumores localmente avançados.

BIBLIOGRAFIA

Ferreira MCF, Tonoli C, Varoni ACC, et al. Estesioneuroblastoma. Rev Ciênc Méd 2007;16:193-8.
Howell MC, Branstetter BF, Snyderman CH. Patterns of regional spread for esthesioneuroblastoma. AJNR Am J Neuroradiol 2011;32:929-33.
Kadish S, Goodman M, Wang CC. Olfactory neuroblastoma: a clinical analysis of 17 cases. Cancer 1976;37:1571-6.
Loy AH, Reibel JF, Read PW, et al. Esthesioneuroblastoma: continued follow-up of a single institution's experience. Arch Otolaryngol Head Neck Surg 2006;132:134-8.
Van Gompel JJ, Giannini C, Olsen KD, et al. Long-term outcome of esthesioneuroblastoma: Hyams grade predicts patient survival. J Neurol Surg B Skull Base. 2012;73:331-6.

ESTRIATOPATIA DIABÉTICA

Carlos Roberto Martins Jr. ▪ Bruno Santos Bogéa ▪ Fabiano Reis

A estriatopatia diabética (ED), ou **hemicoreia hiperglicêmica não cetótica**, é uma complicação neurológica relativamente rara da hiperglicemia não cetótica, responsável pelo aparecimento de movimentos involuntários hipercinéticos agudos em pacientes com diabetes (DM) descompensado. Aproximadamente 96,6% são DM2 e 3,4% são DM1. Trata-se de distúrbio mais comum em idosos, mulheres e origem asiática. Assim como as outras complicações neurológicas agudas do DM2, como coma hiperosmolar não cetótico e convulsões hiperglicêmicas, a ED sempre deve ser aventada como possibilidade na presença de coreia, hemibalismo ou atetose agudos.

A fisiopatologia da ED é pouco elucidada até o momento. O corpo estriado parece ser o local com maior suscetibilidade lesional no contexto de hiperosmolaridade no paciente diabético. É importante lembrar que o corpo estriado é formado pelo núcleo caudado e núcleo lentiforme (lentiforme = putâmen + globo pálido). Alguns mecanismos fisiopatológicos hipotéticos incluem: hiperviscosidade secundária à hiperglicemia, levando à ruptura da barreira hematoencefálica regional e danos metabólicos; sensibilidade aumentada dos receptores dopaminérgicos em um período pós-menopausa (possivelmente explicando a predominância feminina na série de casos relatados); micro-hemorragias locais por fragilidade vascular e diminuição da disponibilidade de ácido gama-aminobutírico (GABA) no corpo estriado secundário à hiperosmolaridade.

Os movimentos anormais podem ser uni ou bilaterais. Na maioria das vezes, os movimentos hipercinéticos se dão contralateralmente ao estriado com hipersinal na ressonância encefálica (RNM), contudo, coreia bilateral já foi descrita em diversos casos (9,7% dos casos). É importante lembrar que a osmolalidade sanguínea é mantida entre 275 e 295 mOsm/kg, e o mecanismo para manter esta relação constante é a ingesta e a conservação de água. Logo, a desidratação é um fator quase que essencial para a hiperosmolaridade não cetótica nesses pacientes. Os níveis glicêmicos podem estar altos ou até normais nesses pacientes, todavia a osmolaridade encontra-se aumentada, sobremaneira. Dessa forma, na suspeita de tal afecção, a coleta de gasometria à beira do leito é uma grande aliada para o diagnóstico. A análise, *a posteriori*, de hemoglobina glicada (Hbglic) revela níveis altos, geralmente, acima de 9%, denotando mau controle glicêmico.

Os níveis glicêmicos durante o diagnóstico neurológico encontram-se, usualmente, elevados (média de 414 mg/dL) e com Hbglic médio de 13,1%. Em torno de 17% dos pacientes passam a conhecer a diabetes após o diagnóstico de ED. A TC de crânio geralmente é normal, mas pode demonstrar hiperdensidade na região estriatal (núcleos caudados e putâmen). Os achados tendem a ser contralaterais ao lado do corpo afetado pelos movimentos hemibalísticos e hemicoreicos.

A RNM de crânio revela o **clássico hipersinal estriatal em T1**. As sequências FLAIR e T2 são, usualmente, hipointensas, mas podem variar. A difusão pode mostrar restrição (hipersinal). A hiperintensidade T1 é o achado mais consistente da condição (Fig. 146-1). Os achados de imagem remitem gradualmente após a correção da hiperglicemia. No entanto, eles tendem a retornar aos valores basais mais lentamente do que os achados clínicos (média de 120 dias na RNM e de 24 dias na TC). Cerca de 10% dos pacientes podem cursar com neuroimagem normal durante o diagnóstico da ED.

Os principais diagnósticos diferenciais envolvem causas de aumento de sinal de T1 nos gânglios da base e de infarto estriatocapsular. Algumas causas de hiperdensidade estriatal na TC incluem: hemorragias hipertensivas, calcificações de gânglios da base e doença de Tay Sachs. Dentre as causas de hipersinal em T1 na RNM podemos citar: encefalopatia hepática (Fig. 146-2), hepatopatia crônica, doença de Wilson (hipersinal T2 é mais comum), acúmulo de manganês (terapia dialítica prolongada, nutrição parenteral, encefalopatia hepática, *shunt* venoso portossistêmico – Fig. 146-3).

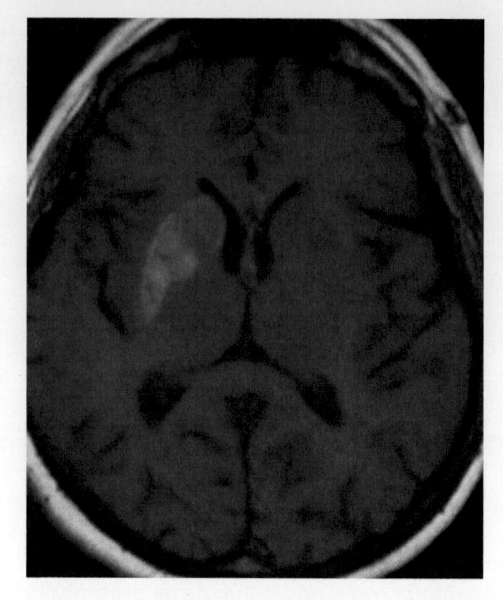

Fig. 146-1. Hipersinal em corpo estriado à direita em sequência T1 de RNM de encéfalo.

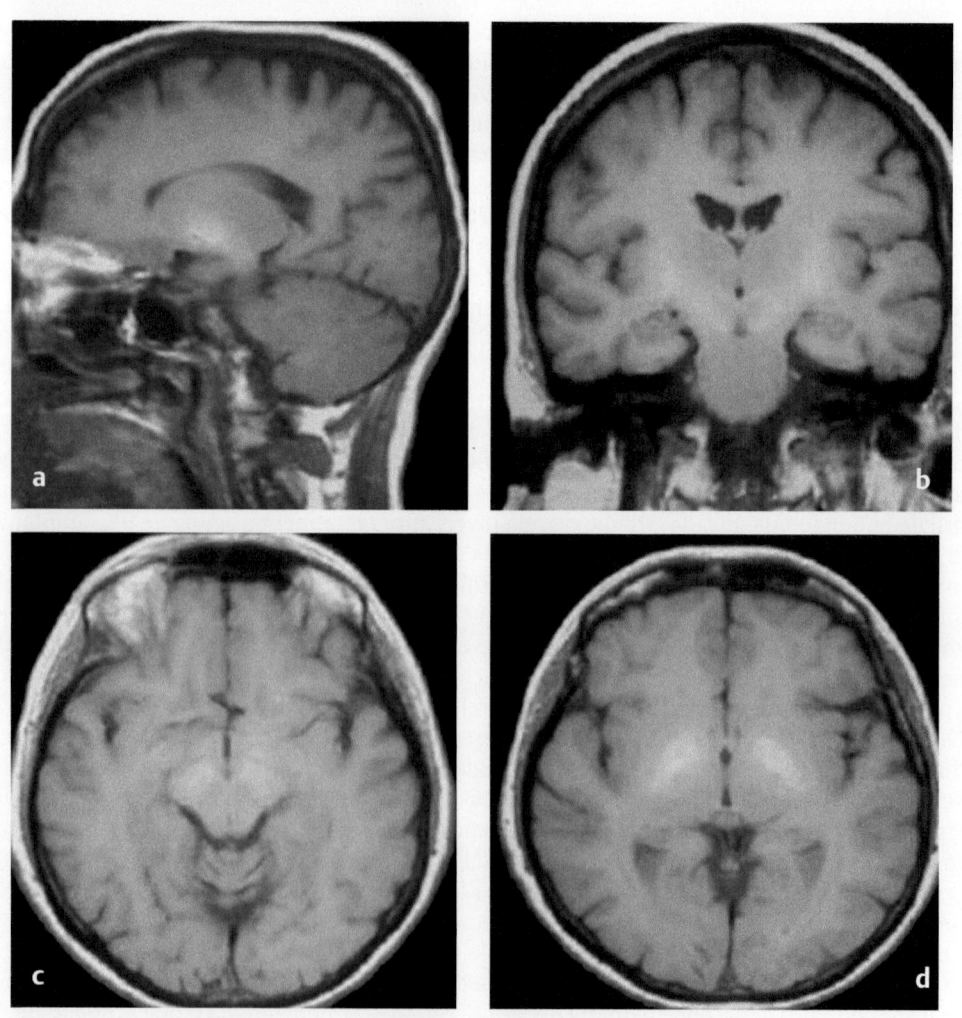

Fig. 146-2. (a-c) Encefalopatia hepática por vírus C. Paciente do sexo feminino, 69 anos. Em T1 sem contraste visualizam-se áreas de hipersinal na região dos globos pálidos, subtálamos e base dos pedúnculos cerebrais.

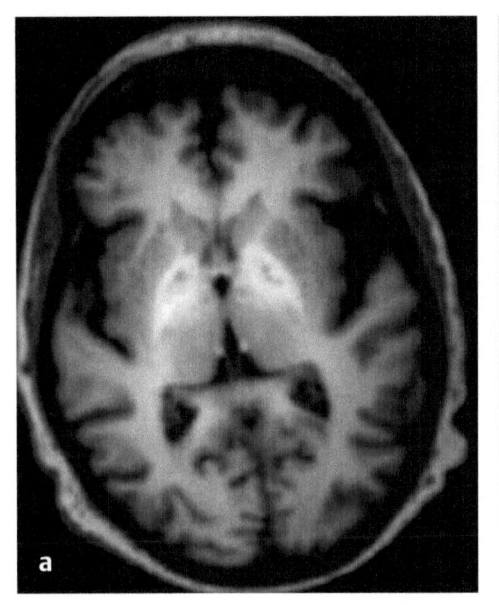

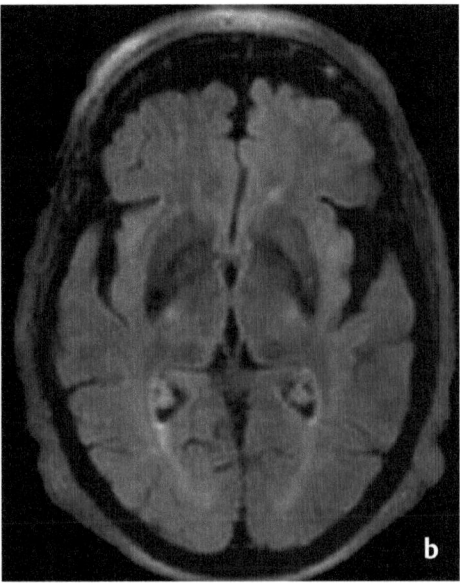

Fig. 146-3. Paciente com insuficiência renal crônica em terapêutica dialítica prolongada não apresentava hepatopatia. (**a**) Axial T1 identificando focos confluentes de hipersinal em T1 nos globos pálidos. (**b**) Axial FLAIR com hipossinal nos núcleos lentiformes.

Do ponto de vista terapêutico, os sintomas tendem a remitir com o tratamento da hiperosmolaridade e hiperglicemia. Drogas anticoreicas, como os neurolépticos, podem ser necessárias em alguns casos, sendo o haloperidol a mais utilizada. Tetrabenazina (não encontrada no Brasil), risperidona e até clonazepam podem ser utilizados. Aproximadamente 18,2% dos pacientes podem apresentar recorrência da condição (não há diferença significativa em relação à recorrência comparando-se pacientes que receberam ou não receberam neurolépticos).

DICAS

- Coreia, atetose ou balismo agudos no paciente DM2 (pode acontecer no DM1, mas é raro);
- Hiperosmolaridade não cetótica. Nem sempre a glicemia está alta. Veja a osmolaridade na gasometria;
- Mais comum em idosos, mulheres e asiáticos;
- Hipersinal T1 em corpo estriado uni ou bilateral (TC pode mostrar hiperdensidade no corpo estriado);
- Pode restringir à difusão (DWI);
- Níveis médios de glicemia = 414 mg/dL. Níveis médios de Hbglic = 13,1%;
- RNM tende a normalizar com média de 120 dias e TC com média de 24 dias após correção dos fatores causais;
- Neurolépticos podem ser necessários para controle dos movimentos hipercinéticos;
- 10% dos casos têm RNM normal;
- 18,2% recorrem.

BIBLIOGRAFIA

Carrion DM, Carrion AF. Non-ketotic hyperglycaemia hemichorea–hemiballismus and acute ischaemic stroke. BMJ Case Rep 2013.

Herath H, Pahalagamage S, Senanayake S. Case report of hyperglycemic nonketotic chorea with rapid radiological resolution. BMC Med Imaging 2017;17:54.

Qi X, Yan Y, Gao Y, et al. Hemichorea associated with non-ketotic hyperglycaemia: a case report. Diabetes Res Clin Pract 2012;95:e1-e3.

Wang L, Song C.-l Chorea associated with nonketotic hyperglycemia: an uncommon patient with bilateral movements. J Clin Neurosci 2015;22:1068-9.

CAPÍTULO 147

EULENBURG

Laura Fiuza Parolin ▪ Carlos Roberto Martins Jr.

A síndrome de Eulenburg, também conhecida como **paramiotonia congênita (PMC) de Von Eulenburg**, é uma afecção hereditária, autossômica dominante, não progressiva, descrita pela primeira vez em 1886 por Von Eulenburg. Considerada uma doença rara, é mais encontrada em países europeus, porém, já se tem relatos de famílias acometidas em outros países da América do Norte, Austrália, Brasil e Japão.

A síndrome é caracterizada clinicamente por **miotonia provocada por exercício e agravada pelo frio**, seguida de paresia flácida dos músculos acometidos com duração de minutos até horas.

Os sintomas geralmente iniciam na primeira década de vida e podem acometer qualquer musculatura, porém, têm predomínio principalmente na musculatura facial, bulbar e membros superiores. Por ter relação com o frio, alguns pacientes podem se queixar de dificuldade em nadar em águas frias ou tomar sorvete (disfagia durante o ato de tomar sorvete).

Acredita-se que possa ter correlação com outras paralisias periódicas em decorrência de sua mutação ser encontrada no gene *SCN4A* (cromossomo 17), responsável por outras doenças, como paralisia periódica hipercalêmica.

O diagnóstico é realizado por meio de avaliação clínica, exames laboratoriais para exclusão de causas metabólicas, eletroneuromiografia, biópsia muscular e estudo genético com mutação do gene que codifica a subunidade alfa do canal de sódio dependente (*SCN4A*; 17q23.3).

O estudo eletrofisiológico revela descargas miotônicas com potencial de ação motor normal. O resfriamento muscular aumenta a miotonia, porém, após exposição ao frio mais prolongado, ocorre desaparecimento das descargas miotônicas com surgimento de paralisia (contratura muscular e silêncio elétrico na avaliação miográfica com agulha) (Figs. 147-1 e 147-2). As diferenças encontradas com a

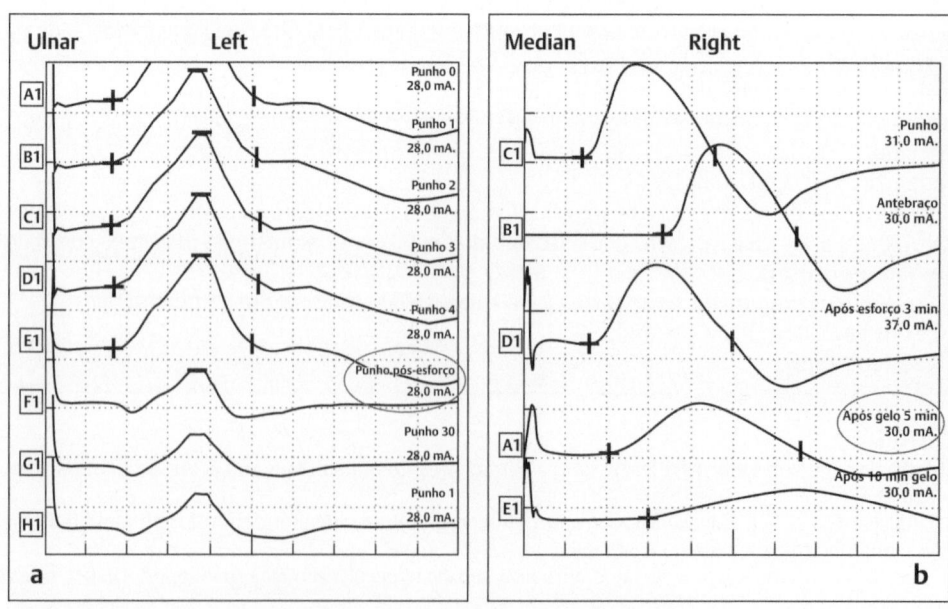

Fig. 147-1. Eletroneuromiografia com teste de condução nervosa motora em nervos ulnar e mediano. (**a**) Note queda de amplitude no CMAP após contração isométrica por 1 minuto do músculo abductor do dedo mínimo, e (**b**) após resfriamento da mão em balde com gelo.

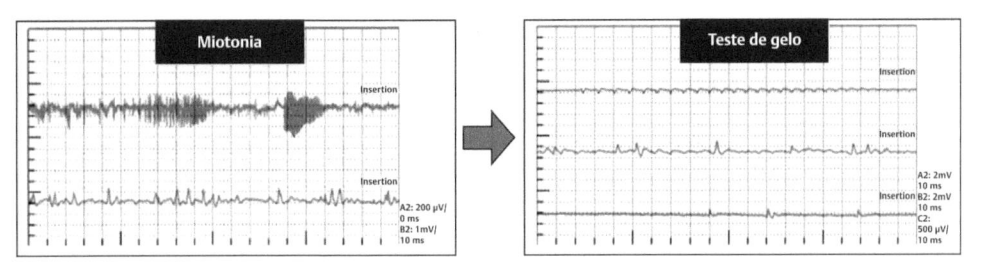

Fig. 147-2. Descargas miotônicas ao repouso em exame de agulha (eletroneuromiografia) em paciente com paramiotonia congênita. Após resfriamento do membro em balde com gelo, ocorre, praticamente, silêncio elétrico, se instalanda a contratura (fraqueza com déficit de relaxamento).

Quadro 147-1. Características da Paramiotonia Congênita

Paramiotonia congênita

- Crises
  - Mm. bulbar, facial, MMSS
  - Fatores desencadeantes: frio, sem *warm-up*
  - ENMG: condução normal
    - Miotonia P > D
    - Recrutamento normal
    - < 28 graus: desap. fibrilações
    - < 20 graus: desap. miotonia
    - < 20 graus: silêncio elétrico

(contratura pode durar 1 hora)

mudança de temperatura auxiliam para diferenciar a síndrome de outros diagnósticos que possam cursar com miotonia (Quadro 147-1).

O tratamento sintomático é realizado evitando-se o frio e com medicações estabilizadoras de membrana como tocainide e mexiletine, contudo, não são encontradas no Brasil. Dessa forma, utilizamos drogas antimiotônicas, como carbamazepina e fenitoína.

DICAS

- Predomínio de musculatura facial, bulbar e membros superiores;
- Miotonia paradoxal (paramiotonia) – induzida pelo exercício (sem fenômeno do *warm-up*);
- Miotonia induzida por exercício físico e agravada pelo frio;
- Fraqueza após exposição prolongada ao frio com duração de minutos a horas;
- Autossômica dominante – mutação do gene que codifica a subunidade alfa do canal de sódio dependente (*SCN4A*; 17q23.3).

BIBLIOGRAFIA

Borg K, Hovmöller M, Larsson L, Edström L. Paramyotonia congenita (Eulenburg): Clinical, neurophysiological and muscle biopsy observations in a Swedish family. Acta Neurologica Scandinavica 2009;87(1):37-42.

Johnsen T, Friis ML. Paramyotonia congenita (von Eulenburg) in Denmark. Acta Neurologica Scandinavica 2009;61(2):78-87.

Matthews E, Tan SV, Fialho D, et al. What causes paramyotonia in United Kingdom? Common and new SCN4A mutations revealed. Neurology 2008;70:50-3.

Ricker K, Haass A, Rudel R, et al. Successuful treatment of paramyotonia congenita (Eulenburg): muscle stiffness and weakness prevented by tocainide. J Neurol, Neurosurg Psych 1980;43(3):268-71.

Sasaki R, Takano H, Kamakura K, et al. A novel mutation in the gene for the adult skeletal muscle sodium channel alfa-subunit (SCN4A) that causes paramyotonia congenita of von Eulenburg. Arch Neurol 1999;56(6):692.

CAPÍTULO 148
FABRY

Marcus Vinicius Magno Gonçalves ▪ André Eduardo de Almeida Franzo
Carlos Roberto Martins Jr.

A doença de Anderson-Fabry, também chamada de doença de Fabry, é um distúrbio lisossomal. Trata-se de um erro inato do metabolismo dos glicoesfingolipídeos, associado a mutações do gene *GALA* do cromossomo X, sendo então mais prevalente em homens. Esse gene codifica a enzima lisossômica α-galactosidase A (α-GAL). A redução ou ausência total da atividade dessa enzima gera o acúmulo progressivo de glicoesfingolipídeos neutros com resíduos terminais α-galactosil (principalmente sob a forma de globotriasilceramida ou Gb3) no plasma e nos lisossomos em vários órgãos, principalmente pele, rins, coração, olhos e no sistema nervoso central.

Estima-se a incidência da doença em 1 caso a cada 117.000 nascidos vivos, representando a segunda doença lisossomal mais frequente nos seres humanos. Os pacientes homozigotos geralmente apresentam a forma clássica da doença com perda total da função enzimática. O início dos sintomas usualmente ocorre na infância, com sintomas de fibras finas e episódios recorrentes de dor abdominal (**crises de Fabry**), intolerância ao calor, hipo ou anidrose associadas à disautonomia, presença de **angioqueratomas** na pele e/ou nas mucosas e a ocorrência da **córnea *verticilata***. Entre a terceira e a quarta década de vida, pode ocorrer intensificação desses sintomas, bem como comprometimento sistêmico progressivo.

Na ausência de história familiar, o diagnóstico geralmente é feito tardiamente (idade média de 29 anos), quando já se desenvolveram danos irreversíveis em órgãos-alvo. Formas mais leves da doença, que se apresentam tardiamente com afecção primária dos sistemas renal ou cardiovascular, são conhecidas como variantes renal ou cardíaca, respectivamente, sendo formas atípicas da doença de Fabry. Essas formas ocorrem em doentes com atividade enzimática residual detectável.

O sintoma cardinal da doença de Fabry é representado pela disfunção de fibra fina nos membros inferiores e posteriormente nos membros superiores, principalmente as acroparestesias. O sintoma ocorre principalmente nos homozigotos, começando na infância e persistindo até a vida adulta. Os sintomas neurológicos de neuropatia periférica compõem a principal causa de morbidade da doença durante as duas primeiras décadas da vida e, em alguns casos, levam à depressão e até mesmo a tentativas de suicídio.

As crises de Fabry, que são episódios de dor abdominal aguda, podem durar de minutos até dias, podendo se associar à fadiga, febre e artralgias, sendo desencadeadas por estresse, fadiga e/ou exercício físico. As acroparestesias e as crises de Fabry tendem a remitir com o passar do tempo em associação com sintomas sensitivos negativos (hipoestesia e anestesia) progressivos, possivelmente pela destruição completa axonal.

Na idade adulta, há risco aumentado de acidente vascular cerebral (AVC) em pacientes jovens, principalmente na idade média de 34 anos em homozigotos e de 40 anos em heterozigotos, principalmente em decorrência de **microembolia**. Outras alterações neurológicas incluem hipoacusia, vertigem e zumbido.

O sinal mais característico da doença de Fabry é a presença de angioqueratomas cutâneos disseminados, também conhecidos como **angioqueratomas *corporis diffusum***. Os angioqueratomas são lesões vasculares dérmicas, em geral acompanhados de reação epidérmica caracterizada por acantose e/ou hiperqueratose. Tendem a se dispor em agrupamentos e, habitualmente, têm distribuição simétrica, principalmente na região periumbilical e nas coxas (disposição conhecida como em **roupa de banho**). Com o avanço da doença, é comum o aparecimento de angioqueratomas nas mucosas. A hipotricose corporal difusa e o linfedema em membros inferiores são outros sinais clínicos comuns na doença de Fabry.

Um achado oftalmológico marcante é a córnea *verticilata* (opacidades amareladas caracterizadas por uma ou mais linhas irradiando de um ponto próximo ao centro da córnea), estando presente em quase todos os pacientes homozigotos e em 70% a 90% dos pacientes heterozigotos. Como esse achado ocular é muito frequente, a oftalmoscopia com lâmpada de fenda é uma importante ferramenta no diagnóstico

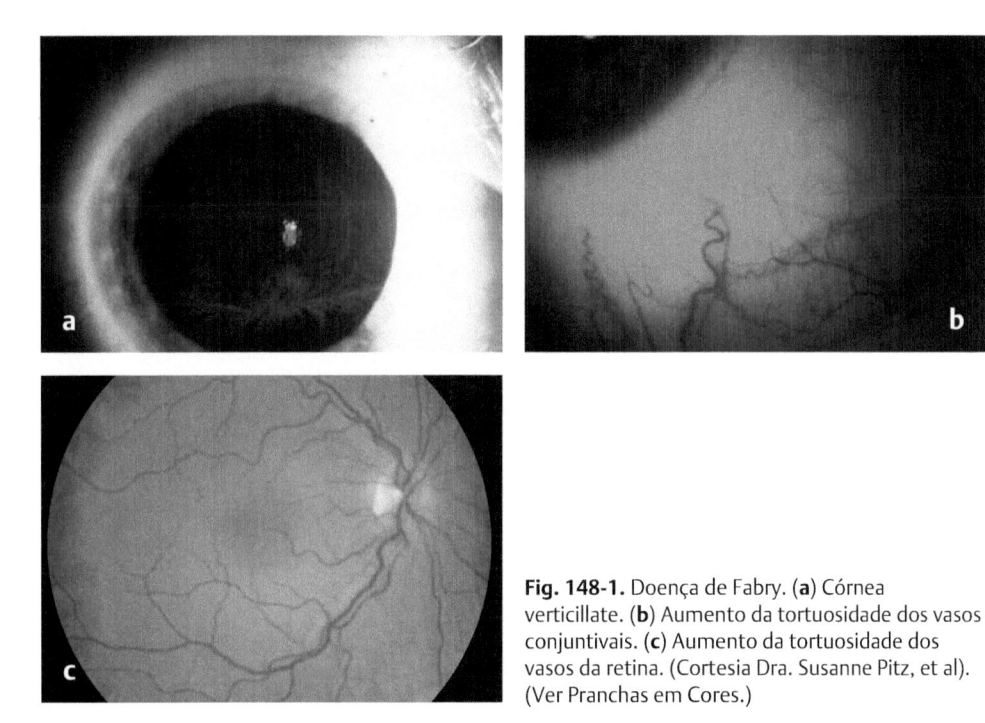

Fig. 148-1. Doença de Fabry. (**a**) Córnea verticillate. (**b**) Aumento da tortuosidade dos vasos conjuntivais. (**c**) Aumento da tortuosidade dos vasos da retina. (Cortesia Dra. Susanne Pitz, et al). (Ver Pranchas em Cores.)

clínico. A presença de tortuosidade nos vasos da esclera e da retina também pode ser encontrada na doença (Fig. 148-1). As manifestações cardíacas mais comuns são:

- Hipertrofia do ventrículo esquerdo;
- Insuficiência mitral;
- Arritmias;
- Doença coronariana arterial.

Alguns doentes apresentam dismorfia facial de diferentes graus. Os achados mais comuns são:

- Lóbulos das orelhas proeminentes;
- Sobrancelhas espessas;
- Fronte deprimida;
- Ângulo nasal pronunciado;
- Nariz grande;
- Ponte supraorbitária proeminente;
- Base nasal larga.

O diagnóstico laboratorial baseia-se na determinação dos níveis da α-GAL em lágrima, plasma, leucócitos, cultura de fibroblastos cutâneos ou em gotas de sangue seco colhidas em papel-filtro. Também pode ser feita a determinação da presença de Gb3 no sedimento urinário, plasma ou cultura de fibroblastos. Uma vez confirmado o diagnóstico, o paciente e seus familiares devem receber aconselhamento genético. Do ponto de vista imaginológico, são frequentes achados como dolicoesctasia vertebrobasilar, infartos lacunares, microangiopatia de substância branca (hipersinal em T2/FLAIR periventricular) e o famoso **sinal de pulvinar**, determinado por hiperintensidade no pulvinar dos tálamos na sequência T1 da RNM.

Quanto ao tratamento clínico, os angioqueratomas podem ser tratados por eletrocoagulação, crioterapia, exérese cirúrgica ou *laser*. Melhora parcial dos sintomas de fibras finas pode ocorrer com o uso da carbamazepina, gabapentina, pregabalina e topiramato. Na profilaxia secundária do AVC, utilizam-se agentes antiplaquetários ou anticoagulantes, conforme o mecanismo do evento vascular.

A terapia de reposição enzimática para doença de Fabry foi aprovada na Europa em 2001 e nos Estados Unidos em 2003. Atualmente, existem duas α-GAL humanas disponíveis no comércio: a algasidase alfa, produzida por cultura de fibroblastos humanos acrescidos de promotores ativos para a transcrição do gene da α-GAL, e a algasidase beta, obtida por terapia recombinante de ovários de *hamsters*. Ambas as proteínas são estrutural e funcionalmente semelhantes, têm atividade específica comparável e são administradas por via intravenosa a cada 15 dias.

DICAS

- Doença de Fabry é a segunda doença lisossomal mais prevalente em seres humanos;
- Pacientes portadores de neuropatia de fibra fina, AVC em jovem, IRC e angioqueratomas difusos, e presença de córnea *verticillata* sem diagnóstico nosológico deveriam ser testados para doença de Fabry;
- O exame complementar de triagem é o teste laboratorial de avaliação enzimática em gotas de sangue seco colhidas em papel-filtro;
- Paciente portador de doença de Fabry e seus familiares deveriam receber aconselhamento genético;
- Crises de Fabry: dores abdominais recorrentes;
- RNM de crânio: microangiopatia de substância branca, dolicoectasia vertebrobasilar e sinal do pulvinar (hipersinal T1 no pulvinar dos tálamos);
- O tratamento enzimático reduz os sintomas de neuropatia de fibra fina, possui ação protetora na função renal e no remodelamento cardíaco.

BIBLIOGRAFIA

Braun F, Blomberg L, Brodesser S, et al. Enzyme replacement therapy clears Gb3 deposits from a podocyte cell culture model of Fabry disease but fails to restore altered cellular signaling. Cell Physiol Biochem. 2019;52(5):1139-1150.

Cairns T, Müntze J, Gernert J, et al. Hot topics in Fabry disease. Postgrad Med J. 2018;94(1118):709-713.

Fabry's disease and stroke: Effectiveness of enzyme replacement therapy (ERT) in stroke prevention, a review with meta-analysis. J Clin Neurosci. 2019;65:83-86.

Hagège A, Réant P, Habib G, et al. Fabry disease in cardiology practice: Literature review and expert point of view. Arch Cardiovasc Dis. 2019;112(4):278-287.

Hauser A C, Lorenz M, Sunder-Plassmann G. The expanding clinical spectrum of Anderson-Fabry disease: a challenge to diagnosis in the novel era of enzyme replacement therapy. J Intern Med. 2004;255:629-36.

Linhart A, Elliott P M. The heart in Anderson-Fabry disease and other lysosomal storage disorders. Heart. 2007;93:528-35.

Matsuzawa F, Aikawa S, Doi H, et al. Fabry disease: correlation between structural changes in alpha-galactosidase, and clinical and biochemical phenotypes. Hum Genet. 2005;117:317-28.

Newman D B, Miranda W R, Matern D, et al. Cost efficacy of α-galactosidase A enzyme screening for Fabry disease. Mayo Clin Proc. 2019;94(1):84-88.

Pitz S, et al. Ocular signs correlate well with disease severity and genotype in Fabry disease. PLoS One. 2015;10(3):e0120814.

Sheng S, Wu L, Nalleballe K, et al. Skin lesion in Fabry disease. Brain Nerve. 2019 Apr;71(4):354-359.

Zarate Y A, Hopkin R J. Fabry's disease. Lancet. 2008;372:1427-35.

FAHR

Laura Fiuza Parolin ▪ Carlos Roberto Martins Jr.

A calcinose estriado-pálido-denteada bilateral teve seus primeiros relatos descritos em 1850 por Delacour, porém, em 1930, Karl Theodor Fahr reportou um caso de hipoparatireoidismo associado a calcificações em substância branca e gânglios da base e, desde então, a doença ficou mais conhecida como **doença de Fahr** ou **síndrome de Fahr**.

Considerada uma doença rara, progressiva, autossômica dominante, já com alguns relatos de casos esporádicos e de herança recessiva, ocorre por causa de depósitos anormais de fosfato de cálcio e carbonato de cálcio nas regiões de gânglios da base, tálamo, hipocampo, córtex cerebral, núcleo denteado e região cerebelar. A etiologia ainda é incerta com associação a algumas desordens endocrinológicas (principalmente alterações da paratireoide), miopatias mitocondriais, doenças infecciosas e recente associação ao cromossomo 14q1 (padrão autossômico dominante).

As manifestações clínicas da doença de Fahr (idiopática ou geneticamente determinada) ocorrem em qualquer idade, mas geralmente iniciam-se entre a quarta e quinta décadas de vida, com predomínio para sinais extrapiramidais (calcificação de núcleos da base), ataxias (calcificação de denteado), além de sintomas neuropsiquiátricos e cognitivos. Epilepsia pode estar presente, sendo representada por tipos variados de crises, principalmente generalizadas.

É importante lembrar que a síndrome de Fahr pode ocorrer no contexto de hipoparatireoidismo (HP) ou pseudo-hipoparatireoidismo (PHP). Ambos cursam com hipocalcemia e aumento do fósforo sérico (fosfatemia), levando ao aumento do **produto cálcio × fósforo**. Quando esse produto está maior que 55, ocorre aumento expressivo do risco de calcificação cerebral. No HP, há níveis baixos de PTH. Já no PHP (resistência ao paratormônio), os níveis de PTH estão elevados. É importante lembrar que as principais causas de HP são: cirúrgica, falência no desenvolvimento glandular das paratireoides e radiação. Já a causa do PHP é genética e de herança autossômica dominante (mutação inativadora da subunidade alfa da proteína G – proteína acoplada a vários receptores hormonais).

É importante lembrar que a hipocalcemia pode levar a crises convulsivas, hiperexcitabilidade neuromuscular (parestesias de extremidades, mioquimias, tetania com sinal de Trousseau e de Chvostek), bem como sinais extrapiramidais (com ou sem calcificações em SNC).

O diagnóstico é com base em achados clínicos de disfunção neurológica progressiva, geralmente por manifestações neuropsiquiátricas e distúrbios do movimento, associados a calcificações dos gânglios da base visualizadas em métodos de neuroimagem (tomografia, principalmente), lembrando que outras regiões podem estar acometidas (Fig. 149-1). Calcificações dos gânglios da base podem ocorrer sem alterações neurológicas ou apresentar uma variedade de síndromes extrapiramidais, incluindo Parkinson, coreoatetose e espasmos distônicos. Essas alterações são resistentes ao tratamento padrão e, usualmente, melhoram com a restauração da hipocalcemia (síndrome de Fahr), a não ser que as calcificações sejam muito extensas.

Em decorrência da sintomatologia variada, o tratamento é direcionado para controle dos sintomas buscando a melhora funcional e da qualidade de vida. Ainda não há tratamento específico para a doença. Por se tratar de uma doença sem tratamento específico de caráter progressivo, é fundamental excluir possíveis causas tratáveis como infecções, alterações metabólicas e doenças autoimunes (doença celíaca pode cursar com calcificações encefálicas). Por outro lado, na presença de síndrome de Fahr por hipoparatireoidismo ou pseudohipoparatireoidismo, a abordagem se dá a fim de reduzir a hipocalcemia. Dessa forma, utilizamos reposição de vitamina D (calcitriol) e cálcio para tais doentes. A avaliação endocrinológica é fundamental.

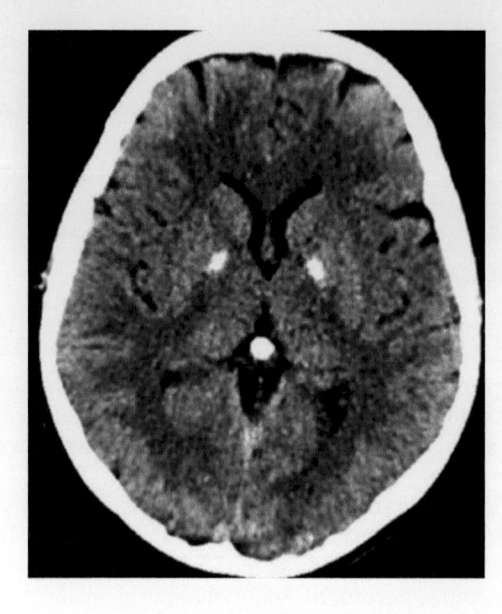

Fig. 149-1. TC de crânio evidenciando calcificações em núcleos da base bilateralmente. Além dos núcleos da base, as calcificações podem ser encontradas no centro semioval e cerebelo (denteados), geralmente, de forma simétrica.

DICAS
▪ Distúrbios do movimento de início entre a quarta e a quinta década de vida; ▪ Calcificações em gânglios da base ou em qualquer outra região cerebral/cerebelar (denteados) visualizadas em tomografia de crânio; ▪ História familiar de distúrbios do movimento (tremor, ataxia, distonia entre outros sintomas extrapiramidais); ▪ Alterações neuropsiquiátricas; ▪ Autossômica dominante (cromossomo 14) ou idiopática – doença de Fahr; ▪ Hipoparatireoidismo e pseudo-hipoparatireoidismo – síndrome de Fahr; ▪ Hipoparatireoidismo (hipocalcemia, hiperfosfatemia e PTH baixo); ▪ Pseudo-hipoparatireoidimo ou resistência ao PTH (hipocalcemia, hiperfosfatemia e PTH alto); ▪ Produto cálcio × fósforo maior que 55 – alto risco de calcificação de SNC (Síndrome de Fahr); ▪ Tratamento do HP e do PHP – cálcio e vitamina D (calcitriol).

BIBLIOGRAFIA

Geschwind DH, Loginov M, Stern JM. Identification of a locus on chromosome 14q for idiopathic basal ganglia calcification ePTH (Fahr's disease). Am J Hum Genet 1999;65:764-72.
Klein C, Vieregge P. The confusion history of "Fahr's disease". Neurology 1998;50(4):A59.
Malheiro A, et al. Doença de Fahr: Um caso clínico inesperado. Medicina Interna, Lisboa 2017;24(1):33-5.
Manyam BV, Walters AS, Narla KR. Bilateral striopallidodentate calcinosis: Clinical characteristics of patients seen in a registry. Movement Disorders 2001;12(2):258-64.
Saleem S, Aslam HM, Anwar M, et al. Fahr's syndrome: literature review of current evidence. Orphanet J Rare Dis 2013;8:156.
Shahidi GA, Safdarian M. Fahr disease: Idiopathic basal ganglia calcification. Iran J Neurol 2017;16(1):53-4.

FALÊNCIA AUTONÔMICA PURA

Carlos Roberto Martins Jr. ▪ Carelis Del Valle González-Salazar

A falência autonômica pura ou primária (*Pure Autonomic Failure* – PAF) ou **síndrome bradbury-eggleston** é um transtorno neurodegenerativa do sistema nervoso autonômico, por causa da diminuição do tono simpático normal. Fisiopatologicamente, é uma **α-sinucleinopatia** (deposição de α-sinucleína em nervos e gânglios autonômicos periféricos). Badbury e Eggleston, em 1925, descreveram três casos de pacientes masculinos de idade adulta com hipotensão ortostática severa e incapacitante. É mais comum em mulheres e, geralmente, tem seu início por volta dos 40 a 50 anos de idade.

Clinicamente, está caracterizada por:

- Hipotensão ortostática (condição *sine qua non*): redução da pressão arterial sistólica e diastólica de pelo menos 20 mmHg e 10 mmHg, respetivamente, durante 3 minutos em pé ou em 60° de inclinação da cabeça;
- Síncope;
- Hipertensão supina;
- Hipotensão pós-prandial;
- Constipação;
- Mudança da cor na região acral;
- Distúrbio comportamental do sono REM (DCSREM – achado típico das α-sinucleinopatias);
- Anidrose;
- Hiposmia (80% têm testes objetivos de olfato alterados);
- Hiperidrose compensatória;
- Disfunção renal;
- Anemia;
- Urgência urinária;
- Noctúria;
- Retenção urinária;
- Incontinência;
- Disfunção e impotência sexual.

Os pacientes com falência autonômica parecem ter risco aumentado para desenvolver outras sinucleinopatias, como atrofia de múltiplos sistemas, doença de Parkinson ou demência com corpos de Lewy, caracterizadas pelo envolvimento dos sistemas nervosos central, periférico e entérico. Há expressiva deposição de alfa-sinucleína nos neurônios e gânglios autonômicos. Além do DCSREM, os pacientes com PAF não apresentam qualquer evidência de acometimento do SNC, ou seja, não há presença de sintomas neurológicos centrais. Contudo, é sabido que análises histopatológicas de pacientes com PAF revelam corpos de Lewy (agregados de alfa-sinucleína) em tronco encefálico e estruturas telencefálicas.

Classicamente, a PAF é uma afecção do sistema nervoso autônomo pós-ganglionar (disfunção simpática ganglionar e pós-ganglionar), com desnervação instalada. A disfunção ou perda dos nervos simpáticos periféricos leva à produção prejudicada de catecolaminas, incluindo norepinefrina. As concentrações plasmáticas de norepinefrina são baixas, quando os pacientes estão deitados em decúbito dorsal, e não aumentam, ou aumentam apenas marginalmente, quando em ortostase. Há evidências de biossíntese de catecolaminas prejudicada na PAF com níveis plasmáticos baixos de 3,4-L-diidroxifenilalanina e ácido 3,4-diidroxifenilacético.

A desnervação pós-ganglionar é evidente, com imunofluorescência demonstrando perda de nervos autonômicos noradrenérgicos e colinérgicos em biópsias de pele de pacientes com PAF. A inervação simpática cardíaca é bastante afetada na PAF. Baixas concentrações miocárdicas de marcadores relacionados com a inervação simpática são evidentes na tomografia computadorizada por emissão de fóton único ou tomografia por emissão de pósitrons.

Embora a marca registrada da PAF seja a desnervação simpática, a função parassimpática também está prejudicada nesta doença. Clinicamente, isto é evidente em testes autonômicos que mostram deficiência da função cardiovagal e variabilidade da frequência cardíaca prejudicada.

Apesar de nenhuma forma genética de PAF tenha sido descrita, as causas genéticas de parkinsonismo são conhecidas por causar disfunção autonômica, com portadores assintomáticos de algumas mutações SNCA com evidência de envolvimento autonômico e inervação cardíaca anormal em estudos de imagem.

Pacientes com PAF frequentemente têm uma redução nos volumes do teste de reflexo axonal sudomotor quantitativo (QSART) e função cardiovagal prejudicada para respiração profunda e manobra de Valsalva. O teste termorregulador do suor avalia o sistema termorregulador a partir do hipotálamo para as glândulas sudoríparas écrinas, analisando defeitos em qualquer lugar ao longo desta via, levando a áreas de anidrose. Portanto, uma área de anidrose, no teste termorregulatório do suor com função sudomotora pós-ganglionar normal ao QSART, sugere uma disfunção pré-ganglionar ou lesão central, relacionando-se com maior risco de progressão para AMS.

Tomografia por emissão de pósitrons de fluorodopamina, que caracteristicamente demonstra diminuição da inervação simpática cardíaca semelhante a pacientes com doença de Parkinson, pode ser encontrada na PAF, em contraste com pacientes com AMS, que normalmente apresentam inervação cardíaca normal. Os dados laboratoriais que apoiam o diagnóstico de PAF incluem baixos níveis de norepinefrina supina com mínimo ou nenhum aumento na posição ortostática. A combinação de testes de função autonômica, imagem funcional e catecolaminas ortostáticas pode ser útil para diferenciar PAF de outras sinucleinopatias.

A sobrevida média dos pacientes após início dos sintomas é em torno de 12,5 anos. Fatores que aumentam o risco de fenoconversão para AMS são: presença de sinais motores sutis, olfato preservado em testes objetivos, norepinefrina supina superior a 100 pg/mL e padrão de anidrose pré-ganglionar.

O tratamento da hipotensão ortostática envolve cabeceira elevada, uso de meias elásticas, midodrina, fludrocortisona e droxidopa. Midodrina é um agonista do adrenorreceptor α1 que leva à vasoconstrição periférica. Droxidopa é uma pró-droga que é convertida em norepinefrina em tecidos centrais e periféricos. Os pacientes devem ser aconselhados a permanecer em pé por pelo menos 4 a 5 horas depois de tomar midodrina ou droxidopa, por causa do risco de hipertensão supina.

A fludrocortisona, por sua vez, aumenta a reabsorção renal de sódio e água para expandir o volume sanguíneo intravascular e deve ser usada com cautela em pacientes com insuficiência cardíaca congestiva. A piridostigmina é um inibidor da acetilcolinesterase que potencializa a neurotransmissão através dos gânglios colinérgicos periféricos, contribuindo para uma melhora modesta na hipotensão ortostática.

A hipertensão supina pode ser tratada com agentes transdérmicos, como nitroglicerina ou clonidina, quando o paciente está deitado ou com agentes orais, como clonidina, nifedipina, losartana, hidralazina, sildenafil ou nebivolol. Octreotida e acarbose podem ser usados para tratar a hipotensão pós-prandial.

Sintomas urinários podem responder a anticolinérgicos ou a alfa-bloqueadores, no entanto, deve-se ter cuidado para evitar o agravamento da hipotensão ortostática. Casos graves de retenção urinária ou incontinência podem exigir cateterismo. Tratamento de constipação inclui medidas dietéticas, como suplementos de fibras e aumento da ingestão de água. A piridostigmina é frequentemente prescrita para hipotensão ortostática e pode ajudar na constipação. Outros tratamentos farmacológicos incluem estimulantes, laxantes osmóticos, amaciantes de fezes, enemas e supositórios. O DCSREM pode ser tratado com melatonina ou clonazepam.

DICAS
▪ Hipotensão ortostática; ▪ Hipotensão pós-prandial; ▪ Disfunção sexual; ▪ Hiposmia (atrofia de múltiplos sistemas tende a ter olfato preservado); ▪ É uma α-sinucleinopatia; ▪ Hiposmia; ▪ DCSREM; ▪ Distúrbio simpático pós-ganglionar; ▪ QSART alterado.

BIBLIOGRAFIA

Coon EA, Singer W, Low PA. Pure Autonomic Failure. Mayo Clin Proc. 2019;94:2087-98.

Freeman R, Wieling W, Axelrod F B, et al. Consensus statement on the definition of orthostatic hypotension neutrally mediated syncope and the postural tachycardia syndrome. Clin Auton Res. 2011;21:69-72.

Kauffmann H, Norcliffe-Kaufmann L, Palma JA, et al. The natural history of pure autonomic failure: a prospective cohort. Am Neurol. 2017;81:287-97.

FARINGOCERVICOBRAQUIAL – UM TIPO DE POLIRRACULONEUROPATIA

Carlos Roberto Martins Jr.

A síndrome de Guillain-Barré (SGB) é a causa mais comum de paralisia flácida aguda. A forma de apresentação mais comum é a polirradiculoneuropatia sensitivo-motora desmielinizante de início em membros inferiores com características ascendentes. Além da forma mais comum, existem outras apresentações da doença, como a síndrome de Miller-Fisher, AMAM, ANSAM, pandisautonomia e a variante faringocervicobraquial (FCB).

Descrita em 1986 por Ropper *et al.*, a variante faringocervicobraquial (FCB) é uma forma rara de polirradiculoneuropatia aguda em que os sintomas bulbares são os iniciais. Há fraqueza expressiva de musculatura facial, faringe, laringe, diafragma e membros superiores, com preservação da força e reflexos dos membros inferiores. Os reflexos em membros superiores estão diminuídos ou ausentes. O acometimento sensorial pode ocorrer. Porém, a maioria dos pacientes não apresenta hipoestesia.

Muitos autores acreditam que a variante FCB e a síndrome de Miller-Fisher fazem parte de um espectro de doença, entretanto, tais afecções apresentam diferenças expressivas clínicas e sorológicas (*ver Capítulo de síndrome de Miller-Fisher*). A variante FCB pode ocorrer após infecção respiratória ou gastrintestinal, assim como nas formas clássicas de SGB. Os agentes mais associados à FCB são *Campylobacter jejuni*, *Cytomegalovirus*, *Epstein-Barr vírus*, *Mycoplasma pneumoniae* e *Haemophilus influenzae*, em ordem decrescente de frequência.

Os anticorpos mais encontrados no soro dos pacientes com FCB são GM1b, GD1a e GT1a, sendo o GT1a, o mais prevalente e específico. Dissociação albuminocitológica (proteínas aumentadas com celularidade normal) no LCR é comum, contudo, pode estar ausente na primeira semana de doença. ENMG apresenta neuropatia desmielinizante com bloqueio de condução ou dispersão temporal em membros superiores e sem acometimento de membros inferiores. O predomínio dos achados ocorre na condução motora, e a condução sensitiva pode, por vezes, estar normal.

O prognóstico desses pacientes tende a ser um pouco pior que nas formas clássicas da SGB, pois há acometimento precoce de musculatura bulbar e diafragma, levando, muitas vezes, à intubação orotraqueal. O tratamento não foge à regra convencional, podendo ser utilizada plasmaférese ou imunoglobulina venosa, a depender da disponibilidade local. É importante salientar que ambas opções terapêuticas apresentam resultados semelhantes.

DICAS
- Polirradiculoneuropatia aguda em que os sintomas bulbares são os iniciais; - Há fraqueza expressiva de musculatura facial, faringe, laringe, diafragma e membros superiores, com preservação da força e reflexos dos membros inferiores; - Os reflexos em membros superiores estão diminuídos ou ausentes; - Acometimento sensorial pode, ou não, ocorrer; - Anticorpo GT1a; - *Campylobacter jejuni* é o agente mais associado.

BIBLIOGRAFIA

Asbury AK. New concepts of Guillain-Barré syndrome. J Child Neurol. 2000;15(3):183-91.
MacLennan SC, Fahey MC, Lawson JA. Pharyngeal-cervical-brachial variant Guillain- Barré syndrome in a child. J Child Neurol. 2004;19(8):626-7.
Ropper AH. Unusual clinical variants and signs in Guillain-Barré syndrome. Arch Neurol. 1986;43(11):1150-52.

FAZIO LONDE

Carlos Roberto Martins Jr.

Também conhecida como paralisia bulbar progressiva juvenil, a síndrome de Fazio Londe (SFL) é uma afecção neurodegenerativa de padrão esporádico (em alguns casos), autossômico recessivo ou autossômico dominante, relacionado com o gene *SLC52A3* que codifica o transportador de riboflavina intestinal (hRFT2).

A afecção costuma ter início por volta dos três anos de idade. Estridor é a característica inicial nos casos de início precoce (1 a 5 anos), mas também pode iniciar-se com paresia facial ou sintomas bulbares, como disfagia e disartria. Com a evolução, há aparecimento de síndrome do neurônio motor inferior em membros (amiotrofia, fasciculações, fraqueza) com, ou sem, acometimento de neurônio motor superior. Há casos com início dos sintomas tardiamente (6 a 20 anos).

Embora o comprometimento predomine nos nervos cranianos bulbares (IX, X e XII), pode ocorrer também envolvimento dos III, IV, VI e VII nervos. O nervo oculomotor geralmente é poupado. A característica inicial pode ser paresia facial, disfagia ou disartria. Com a evolução, ocorre acometimento de musculatura respiratória, necessitando de ventilação mecânica. Os sintomas respiratórios são menos comuns nos casos de início tardio (de 6 a 20 anos).

Os principais diagnósticos diferenciais são *miastenia gravis*, doenças desmielinizantes e tumores de base do crânio. A ENMG é essencial para evidenciar alteração dos potenciais motores com preservação dos potenciais sensitivos. A agulha evidencia desnervação com fibrilações e ondas positivas. O comprometimento respiratório causa a morte em média de um ou dois anos. Há evolução para incapacidade de falar e deglutir, sendo necessária gastrostomia.

Os principais diagnósticos diferenciais são as neuronopatias anteriores com surdez, ELA e forma juvenil de doença de Tay-Sachs (Fig. 152-1). Níveis normais de hexossaminidase A, bem como cerebelo sem

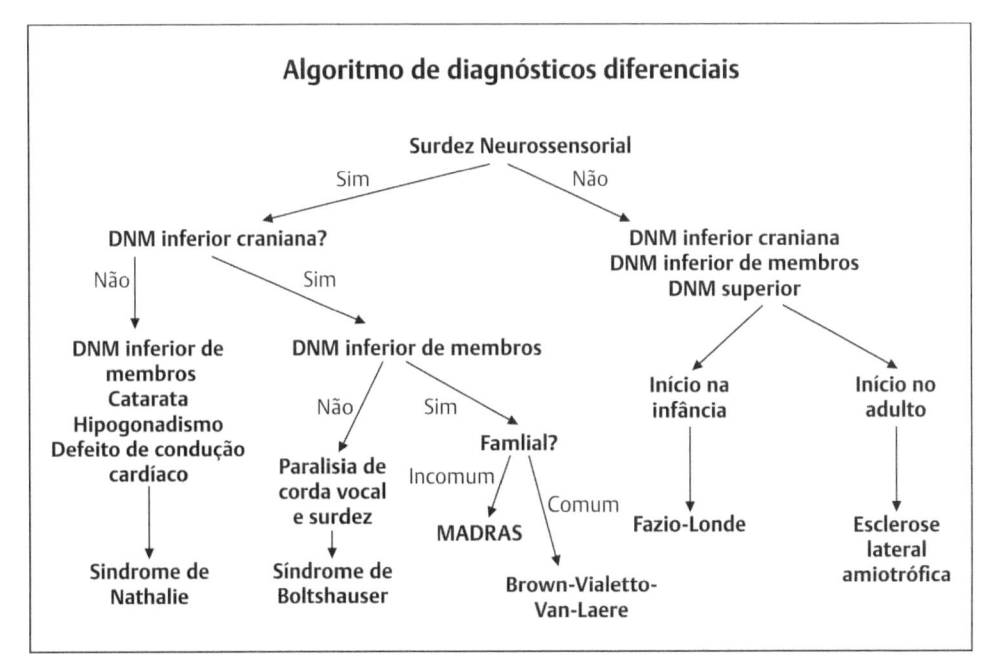

Fig. 152-1. Algoritmo de diagnósticos diferenciais.

atrofia aos exames de imagem afastam Tay-Sachs. Assim como na síndrome de Brown-Vialetto-Van Laere (BVVL), mutações envolvendo transportadores da riboflavina se associam à SFL. Há quem defenda que a BVVL quanto SFL façam parte do mesmo espectro clínico, e a ausência de perda auditiva na SFL é a principal diferença entre eles. Outrossim, a SFL está presente na primeira década de vida, enquanto a BVVL é apresentada na 2ª década de vida, geralmente.

Neste sentido, o uso de riboflavina 10-15 mg/Kg/dia desde os primeiros sintomas é indicado, com melhora da força muscular após alguns dias de uso.

DICAS
- Paralisia pontobulbar progressiva; - Acometimento do facial é comum; - Podem ocorrer sinais de neurônio motor superior, mas são raros; - Padrão esporádico (em alguns casos), autossômico recessivo ou autossômico dominante, relacionado com o gene *SLC52A3* que codifica o transportador de riboflavina intestinal (hRFT2); - Início precoce (1 a 5 anos) ou tardio (6 a 20 anos); - Tratamento com riboflavina 10-15 mg/Kg/dia.

BIBLIOGRAFIA

Bosch AM, Abeling NG, Ijlst L, et al. Brown-Vialetto-Van Laere and Fazio Londe syndrome is associated with a riboflavin transporter defect mimicking mild MADD: A new inborn error of metabolism with potential treatment. J Inherit Metab Dis. 2011;34:159-64.

Bosch AM, Stroek K, Abeling NG, et al. The Brown-Vialetto-Van Laere and Fazio Londe syndrome revisited: Natural history, genetics, treatment and future perspectives. Orphanet J Rare Dis. 2012;7:83.

Ciccolella M, Catteruccia M, Benedetti S, et al. Brown-Vialetto-van Laere and Fazio-Londe overlap syndromes: A clinical, biochemical and genetic study. Neuromuscul Disord. 2012;22:1075-82.

Spagnoli C, De Sousa C. Brown-Vialetto-Van Laere syndrome and Fazio-Londe disease – treatable motor neuron diseases of childhood. Dev Med Child Neurol. 2012;54:292-3.

FENILCETONÚRIA

Luciana Carolina Marques de Oliveira Sandim

A fenilcetonúria ou PKU (do inglês, *Phenylketonuria*) é o erro inato de metabolismo de aminoácidos mais prevalente em recém-nascidos, ocorrendo em 1 para cada 10.000 nascidos. É causa importante de deficiência intelectual, se não tratada, motivo pelo qual seu diagnóstico precoce é de extrema importância. O aminoácido envolvido é a fenilalanina (FAL), que é essencial e indispensável à síntese proteica em tecidos de mamíferos. Uma parte de sua ingesta é usada para síntese de proteínas, porém, a maior parte é transformada em tirosina pela enzima fenilalanina hidroxilase (PAH); tendo como cofator a tetra-hidrobiopterina (BH4). A FAL também é convertida, em menor quantidade, em outros metabólitos, como o fenilpiruvato.

A PKU possui herança autossômica recessiva e decorre de mutações do gene que codifica a PAH, gerando uma enzima ineficiente para realizar o catabolismo da FAL. Existem 4 mutações diferentes que podem modificar a PAH, relacionadas com a variabilidade fenotípica da PKU. Todas essas mutações levam à hiperfenilalaninemia sérica. Ademais, defeitos na produção ou reciclagem do BH4 também geram a condição de aumento de FAL sérica.

As formas clínicas são classificadas de acordo com a deficiência da PAH. Deficiência severa da PAH resulta na PKU clássica. Deficiência moderada resulta em PKU leve; deficiência leve da PAH é classificada como hiperfenilalaninemia leve ou não PKU. Distúrbios do BH4 levam ao fenótipo mais grave, chamado no passado de hiperfenilalaninemia maligna. Cabe ressaltar que existe a PKU materna, quando a mãe tem a doença clássica não tratada e expõe o feto a altos níveis de FAL intraútero, responsável por malformações fetais e dismorfias.

O diagnóstico clínico da PKU clássica é difícil, pois os sintomas são pouco específicos, como atraso do desenvolvimento neuropsicomotor nos primeiros 6 meses de vida e crises convulsivas. Com os anos se instala o déficit intelectual severo com quociente de inteligência (QI) < 50. Outros sintomas podem ocorrer, como: odor desagradável, eczema, tremores, espasticidade de membros, hiper-reflexia, epilepsia e hipopigmentação da pele, cabelo e íris. Também podem ocorrer sintomas, como agressividade, estereotipias e hiperatividade.

A PKU leve apresenta sintomas mais brandos que a clássica, e a hiperfenilalaninemia leve (não PKU) apresenta sintomas mais brandos que a PKU leve. Deficiência de BH4 leva a um quadro mais grave com presença de hipotonia, letargia, microcefalia, epilepsia, dificuldade de controle de temperatura corporal e grave atraso do desenvolvimento neuropsicomotor.

Em razão da dificuldade do diagnóstico clínico precoce, é de suma importância o diagnóstico laboratorial, incluído na triagem neonatal (teste do pezinho). O teste de triagem neonatal no Brasil deve ser coletado **após 48 horas de vida, após o início da alimentação com proteínas**. Os resultados alterados devem ser confirmados em uma segunda coleta.

O diagnóstico é confirmado pelos altos níveis de FAL no sangue, por métodos quantitativos, como análise fluorimétrica, método enzimático e espectrometria de massa por *tandem*. A hiperfenilalaninemia sérica é definida por níveis de FAL maiores que 2 mg/dL ou 120 micromol/Litro. Pode ser definida também pela razão sérica da fenilalanina/tirosina maior que 3, motivo pelo qual é recomendada dosagem de tirosina associada. Na PKU clássica, a dosagem da FAL é > 1.200 micromol/L. Na PKU leve, a FAL fica entre 600 e 1.200 micromol/L. Na não PKU, a dosagem é menor que 600 micromol/Litro. Os casos confirmados devem ser encaminhados para tratamento em serviço de referência.

O tratamento, instituído desde 1953, é com base na dieta com restrição de FAL o mais cedo possível, a partir do diagnóstico. Há evidências que a dieta com baixo teor de FAL regride os déficits neuropsicológicos, porém não normaliza o QI, que se mantém levemente baixo. A reposição precoce de BH4 oral apresenta boa resposta clínica nos casos de deficiência inata desse cofator enzimático.

DICAS
▪ Triagem neonatal alterada para PKU; ▪ Autossômica recessiva; ▪ Atraso global do desenvolvimento neuropsicomotor; ▪ Odor desagradável; ▪ Hipopigmentação da pele, cabelo e íris; ▪ Deficiência intelectual moderada à grave; ▪ Tratamento com restrição de FAL.

BIBLIOGRAFIA

Bickel H. The first treatment of phenylketonuria. Europ J Pediat. 1996;155(1):S2-S3.
Blau N, van Spronsen FJ, Levy HL. Phenylketonuria. Lancet. 2010;376:1417-27.
Gregory DM, Sovetts D, Clow C L, Scriver CR. Plasma free amino acid values in normal children and adolescents. Metabolism. 1986;35:967-9.
Griffiths PV, Demellweek C, Fay N, et al. Wechsler subscale IQ and subtest profile in early treated phenylketonuria. Arch Dis Child. 2000;82:209-15.
Paine RS. The variability in manifestations of untreated patients with phenylketonuria (phenylpyruvic aciduria). Pediatrics. 1957;20:290-302.
Pietz J, Benninger C, Schmidt H, et al. Long-term development of intelligence (IQ) and EEG in 34 children with phenylketonuria treated early. Eur J Pediatr. 1988;147:361-7.
Steinfeld R, Kohlschutter A, Ullrich K, Lukacs Z. Efficiency of long-term tetrahydrobiopterin monotherapy in phenylketonuria. J Inherit Metab Dis. 2004;27:449-53.
Waters PJ, Parniak MA, Akerman BR, Scriver CR. Characterization of phenylketonuria missense substitutions, distant from the phenylalanine hydroxylase active site, illustrates a paradigm for mechanism and potential modulation of phenotype. Molec Genet Metab. 2000;69:101-10. Note: Erratum Molec Genet Metab. 2001;72:89 only.
Weglage J, Pietsch M, Denecke J, et al. Regression of neuropsychological deficits in early-treated phenylketonurics during adolescence. J Inherit Metab Dis. 1999;22:693-705.

FEWDON-MND

Carlos Roberto Martins Jr.

Descrita recentemente, a *finger extension weakness and downbeat nystagmus motor neurone disease* (FEWDON-MND) é uma forma esporádica de doença do neurônio motor lentamente progressiva quando comparada às formas clássicas de esclerose lateral amiotrófica. Geralmente, acomete pacientes entre os 16 e 40 anos de idade, sem predileção por sexo.

O início se dá por fraqueza de musculatura extensora distal do membro superior, com posterior acometimento contralateral e envolvimento proximal dos músculos. Quando o envolvimento bilateral e proximal acontece, ocorre o fenótipo de "homem em barril", já citado em outros capítulos dessa obra. Em estágios ulteriores, pode ocorrer acometimento dos membros inferiores e da musculatura bulbar.

Todos os pacientes cursam com nistagmo *downbeat*, entretanto osciplosia é rara, o que faz com que os pacientes, muitas vezes, nem notem as alterações oftalmológicas. Outros achados neuro-oftalmológicos, como oftalmoparesia, ptose palpebral ou redução da acuidade visual, não estão presentes. Não é comum ocorrer acometimento ocular na doença do neurônio motor habitualmente, logo a presença de nistagmo *downbeat* em um paciente com fraqueza extensora distal de membros superiores, associada à atrofia e a fasciculações, deve-nos fazer pensar em FEWDON-MND.

Importante dizer que não há ataxia cerebelar associada, nem alterações dos exames de neuroimagem nesses pacientes. A ENMG revela fibrilações, ondas positivas e fasciculações nos músculos relacionados com os miótomos cervicais. Não há diferença eletroneuromiográfica em relação às outras formas de esclerose lateral amiotrófica.

O prognóstico tende a ser melhor que a ELA usual. A evolução se dá por anos a décadas, consagrando a entidade como uma síndrome motora periférica de evolução lenta. Faz-se necessário excluir causas de nistagmo *downbeat*, como síndrome anti-GAD, romboencefalites, distúrbios da junção craniocervical, esclerose múltipla, transtornos vasculares de tronco, síndromes vestibulares centrais, uso de antiepilépticos, lítio, amiodarona e ataxias espinocerebelares. Pela raridade do fenótipo, não há estudos neuropatológicos que coloquem a síndrome como uma entidade separada da ELA, portanto, o tratamento e a abordagem seguem os preceitos da ELA clássica.

DICAS
▪ Finger extension weakness and downbeat nystagmus motor neurone disease (FEWDON-MND) é uma forma esporádica de doença do neurônio motor lentamente progressiva;
▪ Sinais de síndrome do neurônio motor inferior;
▪ Fraqueza de musculatura extensora distal do membro superior, com posterior acometimento contralateral e envolvimento proximal dos músculos;
▪ Não há ataxia cerebelar associada, nem alterações dos exames de neuroimagem nesses pacientes;
▪ A ENMG revela fibrilações, ondas positivas e fasciculações nos músculos relacionados com os miótomos cervicais;
▪ Todos os pacientes cursam com nistagmo *downbeat*, entretanto, osciplosia é rara, o que faz com que os pacientes, muitas vezes, nem notem as alterações oftalmológicas;
▪ Acometimento de membros inferiores e musculatura bulbar ocorre após anos ou décadas;
▪ Prognóstico melhor que a ELA usual.

BIBLIOGRAFIA

Delva A, Thakore N, Pioro EP, et al. Finger extension weakness and downbeat nystagmus motor neuron disease syndrome: a novel motor neuron disorder? Muscle Nerve. 2017;56:1164-8.

Sharma R, Hicks S, Berna CM, et al. Oculomotor dysfunction in amyotrophic lateral sclerosis: a comprehensive review. Arch Neurol. 2011;68:857-61.

Thakore NJ, Pioro EP, Rucker JC, et al. Motor neuronopathy with dropped hands and downbeat nystagmus: a distinctive disorder? A case report. BMC Neurol. 2006;6.

FIBRODISPLASIA – MANIFESTAÇÕES NEUROLÓGICAS

Simone Nascimento de Castro

A fibrodisplasia é uma doença arterial segmentar, não inflamatória, não aterosclerótica, de etiologia desconhecida que acomete tipicamente artérias de pequeno e médio calibres, com predominância no sexo feminino. A alteração radiológica mais comum nesta patologia é a alternância de áreas de constrição e dilatação na artéria, dando ao vaso a aparência de cordão de pérolas, miçangas ou acordeão na angiografia. Além das áreas de estenose, também pode evoluir com dissecções e formações aneurismáticas.

A fibrodisplasia cerebrovascular é geralmente assintomática, mas pode-se manifestar pelos seguintes sintomas:

- Cefaleia:
  - Presente em 70% dos pacientes com fibrodisplasia cerebrovascular, dos quais 30% com características migranosas.
- *Tinnitus* pulsátil;
- Sopro carotídeo (sinal mais comum na fibrodisplasia cervical);
- Carotidínia;
- Dissecção arterial:
  - 64% artéria carótida;
  - 21% artéria vertebral;
  - 37% múltiplas artérias cervicais.
- Acidente isquêmico transitório e acidente vascular cerebral (AVC) isquêmico, podendo ocorrer por vários mecanismos, a saber:
  - Hipoperfusão;
  - Dissecção arterial;
  - Embolia artério-arterial;
  - Trombose de artérias perfurantes;
  - Hipertensão arterial crônica secundária à coexistência de fibrodisplasia de artéria renal.
- Hemorragia intracraniana:
  - Microangiopatia hipertensiva;
  - Ruptura de aneurismas.
- Hemorragia subaracnoide:
  - Ruptura de aneurismas.

A apresentação clínica dessa patologia é muito variada, e muitos pacientes são paucissintomáticos ou assintomáticos, resultando num atraso na identificação e diagnóstico das fibrodisplasias.

DICAS
- AVC como consequência de dissecção arterial cervical; - Dissecção arterial cervical espontânea; - Hipertensão precoce; - Cefaleia migranosa com *tinnitus* ou sopro carotídeo.

BIBLIOGRAFIA

Bhuriya R, Arora R, Khosla S. Fibromuscular dysplasia of the internal carotid circulation: an unusual presentation. Vasc Med. 2008 Feb;13(1):41-3.

Bray JM de, Marc G, Pautot V, et al. Fibromuscular Dysplasia May Herald Symptomatic Recurrence of Cervical Artery Dissection. Cerebrovasc Dis. 2007;23(5-6):448-52.

Gornik HL, Persu A, Adlam D, et al. First International Consensus on the diagnosis and management of fibromuscular dysplasia. 2019.

Harriott AM, Zimmerman E, Singhal AB, Jaff MR, Lindsay ME, Rordorf GA. Cerebrovascular fibromuscular dysplasia. Neurol Clin Pract. 2017 Jun;7(3):225-236.

Mousseaux E, Barral X, Joffre F, Persu A, Touze E. Diagnosis and management of fibromuscular dysplasia: an expert consensus. Eur J Clin Invest. 2012 Mar;42(3):338-47.

Oppenheim C, Trystram D, Nokam G, et al. Reviews Fibromuscular dysplasia of cervical and intracranial arteries. Int J Stroke. 2010 Aug;5(4):296-305.

Touzé E, Southerland AM, Boulanger M, et al. Fibromuscular Dysplasia and Its Neurologic Manifestations: A Systematic Review. JAMA Neurol. 2019;76(2):217-26.

FIBRODISPLASIA OSSIFICANTE PROGRESSIVA

Lucas de Melo Teixeira Branco ▪ Carlos Roberto Martins Jr.

A fibrodisplasia ossificante progressiva (FOP), também conhecida como **miosite ossificante progressiva ou síndrome do homem de pedra**, é um raro distúrbio do tecido conjuntivo que cursa com ossificação ectópica, acometendo músculos esqueléticos, tendões, ligamentos, fáscias e aponeuroses. Causada por mutação no gene *ACVR1*, conhecido ainda como *ALK-2*, no cromossomo *2q24*, apresenta-se de modo esporádico na maior parte dos casos, com raras descrições de herança autossômica dominante. Sua prevalência é estimada em 1-2/1.000.000 de indivíduos, sem predileção de gênero, raça ou fatores de risco conhecidos.

Ao nascimento, destaca-se, caracteristicamente, nos acometidos pela presença de malformação de primeiros metatarsos e hálux, com hálux valgo ou fusão/ausência de articulação interfalangiana. Outros achados descritos são malformação de polegares, clinodactilia e perda auditiva. Sua evolução, geralmente, ao longo da primeira década de vida, cursa com episódios sintomáticos e rapidamente progressivos de dor, eritema, edemaciação e hiperemia em tecidos moles, culminando em ossificação ectópica, com duração média de 12 semanas por episódio. Usualmente, inicia-se com lesões em regiões cervical e dorsal de evolução craniocaudal, de axial para apendicular e de proximal para distal, poupando diafragma, língua, músculos extraoculares, músculo cardíaco e músculo liso. As crises podem ser idiopáticas ou desencadeadas por lesões como traumas, injeções intramusculares, incisões cirúrgicas ou infecções virais.

A FOP cursa com importante limitação funcional na sua progressão, de modo que, aos 15 anos de idade, em torno de 95% dos pacientes apresenta restrição funcional severa em extremidades superiores e aos 20 anos de idade quase a totalidade dos pacientes necessita de cadeira de rodas. Em estágios avançados, leva a quadro dramático de desnutrição secundária a acometimento mandibular, além de síndrome da insuficiência toracorrespiratória. Pneumonias (15% dos casos) e insuficiência respiratória (54% dos casos) são as principais causas de óbito.

O diagnóstico é clínico e confirmado por estudo molecular com identificação de mutação *missense* ou deleções *in frame* na região codificante do gene *ACVR1*. **Biópsias são contraindicadas**. Não existem alterações bioquímicas específicas, podendo apresentar elevação de fosfatase alcalina durante crises. O diagnóstico diferencial inclui outras condições associadas à malformação de hálux (ex.: malformações congênitas isoladas), ossificação heterotópica (ex.: heteroplasia óssea progressiva) ou lesões rapidamente progressivas de partes moles (ex.: sarcoma, osteossarcoma, fibromatose juvenil), sendo a associação dos sinais e sintomas fortemente sugestiva de FOP.

Não existe tratamento eficaz da ossificação, sendo o manejo direcionado à prevenção de condições desencadeantes e medidas de suporte. Desse modo, contraindicam-se biópsias, cirurgias e outros procedimentos invasivos, inclusive vacinas intramusculares. É importante, ainda, a prevenção de traumas e orientação de medidas de higiene para reduzir incidência de infecções virais. As recomendações de imunização são individualizadas. Indica-se acompanhamento odontológico preventivo precoce, audiometrias periódicas e fisioterapia respiratória em caso de acometimento torácico ou escoliose significativa. Gastrostomia pode ser necessária em casos de envolvimento mandibular.

Glicocorticoides são indicados profilaticamente em até 24 horas após traumas de tecidos moles ou procedimentos invasivos inevitáveis, com prednisona 1-2 mg/kg/dia (máximo de 100 mg/dia) por 3 a 4 dias ou equivalentes. Indica-se, ainda, precocemente, em casos de acometimento mandibular ou de grandes articulações para minimização de dano funcional. Sua eficácia, todavia, é limitada. O manejo sintomático inclui analgésicos comuns, compressas geladas e drogas anti-inflamatórias não esteroidais por curtos períodos durante as crises. O prognóstico da FOP é reservado, com sobrevida média de 40 anos.

> **DICAS**
>
> - Malformação de hálux identificável ao nascimento (hálux valgo) ou fusão/ausência de articulação interfalangiana;
> - Sinais inflamatórios seguidos de calcificação após trauma local (duração média de 12 semanas por episódio);
> - Nodulações cervicais e dorsais;
> - Progressão craniocaudal, proximal-distal;
> - Mutação no gene *ACVR1*, conhecido ainda como *ALK-2*, no cromossomo *2q24*, apresenta-se de modo esporádico na maior parte dos casos, com raras descrições de herança autossômica dominante;
> - Miosite ossificante progressiva ou síndrome do **homem de pedra**;
> - Poupa diafragma, língua, músculos extraoculares, músculo cardíaco e músculo liso;
> - As crises podem ser idiopáticas ou desencadeadas por lesões como traumas, injeções intramusculares, incisões cirúrgicas ou infecções virais;
> - Pode-se tentar corticoterapia após episódios de trauma;
> - Vacinação intramuscular e biópsia de músculo são contraindicadas.

BIBLIOGRAFIA

Kaplan FS, Xu M, Glaser DL, et al. Early diagnosis of fibrodysplasia ossificans progressiva. Pediatrics. 2008;121:e1295-e1300.

Pignolo RJ, Bedford-Gay C, Liljesthröm M, Durbin-Johnson BP, et al. The natural history of flare-ups in Fibrodysplasia Ossificans Progressiva (FOP): a comprehensive global assessment. J Bone Miner Res. 2016;31:650-6.

Pignolo RJ, Shore EM, Kaplan FS. Fibrodysplasia ossificans progressiva: clinical and genetic aspects. Orphanet J Rare Dis. 2011;6:80.

FOIX-ALAJOUANINE

Simone Nascimento de Castro • Carlos Roberto Martins Jr.

A síndrome de Foix-Alajouanine foi descrita pela primeira vez, em 1926, por Charles Foix e Théophile A J Alajouanine e, posteriormente, em 1931, por Lhermitte. Tal patologia, consiste em uma mielopatia congestiva secundária à formação de fístulas arteriovenosas. As fístulas são *shunts* de baixo fluxo que drenam o plexo venoso medular, e que, com o passar do tempo, se tornam vasos tortuosos e ectasiados, prejudicando o retorno venoso e a perfusão sanguínea. Esse aumento da pressão venosa é mediado principalmente pela ausência de válvulas nos plexos da medula espinhal (causando maior congestão venosa nos níveis mais baixos da coluna) e no sistema de circulação colateral progressivamente mais pobre nas porções inferiores da medula.

A clínica é inespecífica, sendo, muitas vezes, confundida com outras condições, como polirradiculopatias, polineuropatias, tumores medulares, entre outras. O início do quadro pode ser insidioso em 40% a 60% dos pacientes com dor lombar que pode ou não irradiar para região anterior. Evolutivamente, aparecem sintomas neurológicos, como:

- Disestesias;
- Parestesias não relacionadas com um dermátomo específico;
- Alterações de marcha;
- Paraparesia (inicialmente espástica e posteriormente flácida);
- Disfunção esfincteriana.

A presença de sinal hiperintenso em T2 e *flow voids* no espaço subaracnóideo na ressonância ou angiorressonância de medula deve guiar o diagnóstico para a presença de fístulas arteriovenosas. A confirmação do diagnóstico é feita pela realização de angiografia.

O tratamento é cirúrgico, podendo ser realizado por embolização endovascular das fístulas, pela ressecção parcial das lesões vasculares ou com a descompressão das áreas acometidas.

DICAS

- Paraparesia lenta e progressiva;
- Parestesias que não obedecem a um dermátomo específico;
- RNM de medula com sinal hiperintenso em T2 e *flow voids* no espaço subaracnóideo.

BIBLIOGRAFIA

Bordignon KC, Montú MB, Ramina R, Arruda WO. Foix-Alajouanine syndrome: Case report. Arq Neuropsiquiatr. 2005;63(2 B):527-9.

Criscuolo G R, Oldfield E H, Doppman J L. Reversible acute and subacute myelopathy in patients with dural arteriovenous fistulas. Foix-Alajouanine syndrome reconsidered. J Neurosurg. 1989;70(3):354-9.

Ferrell AS, Tubbs RS, Acakpo-Satchivi L, et al. Legacy and current understanding of the often-misunderstood Foix-Alajouanine syndrome: Historical vignette. J Neurosurg. 2009;111(5):902-6.

Krishnan P, Banerjee T K, Saha M. Congestive myelopathy (Foix-Alajouanine Syndrome) due to intradural arteriovenous fistula of the filum terminale fed by anterior spinal artery: Case report and review of literature. Ann Indian Acad Neurol. 2013;16(3):432-6.

Mirich D R, Kucharczyk W, Keller M A, Deck J. Subacute necrotizing myelopathy: MR imaging in four pathologically proved cases. Am J Neuroradiol. 1991;12(6):1077-83.

Sood D, Mistry K A, Khatri G D, et al. Congestive myelopathy due to intradural spinal avm supplied by artery of adamkiewicz: Case report with brief literature review and analysis of the foixalajouanine syndrome definition. Polish J Radiol. 2015;80(1):337-43.

Van Dijk JMC, TerBrugge KG, Willinsky RA, et al. Multidisciplinary management of spinal dural arteriovenous fistulas: Clinical presentation and long-term follow-up in 49 patients. Stroke. 2002;33(6):1578-83.

Wolfang R, Montoya M, Herrera F. Sindrome de Foix Alajouanine (Mielopatía Angiodisgenética Necrotizante Subaguda). Acta Neurológica Colomb. 2014;30(3):222-25.

FOIX-CHAVANY-MARIE

Marina Franciss Tamietti • Carlos Roberto Martins Jr.

A síndrome de Foix-Chavany-Marie, também conhecida como síndrome opercular, foi descrita inicialmente em 1926 como uma forma rara de paralisia supranuclear, causada geralmente por lesões bilaterais na região opercular anterior. Dentre as diversas manifestações neurológicas, a **dissociação automático-voluntária da musculatura bulbar** é a principal. Essa síndrome é caracterizada por diplegia dos músculos mastigatórios, faciais, faríngeo e da língua, com a preservação desses movimentos desencadeada por resposta automática.

O diagnóstico é estabelecido por achados clínicos associados à confirmação radiológica com ressonância magnética ou tomografia computadorizada de crânio. No exame de imagem, é evidente a atrofia cortical assimétrica mais intensa à esquerda, usualmente e predominante na região frontal inferior – opercular.

Alguns dos sintomas típicos estão listados abaixo:

- Apraxia da fala;
- Paralisia facial bilateral;
- Fraqueza da língua;
- Fraqueza mastigatória;
- Fraqueza do palato mole;
- Fraqueza na musculatura da faringe;
- Disfagia;
- Dissociação automático-voluntária (**reflexos preservados**).

As lesões vasculares sequenciais, isquêmicas ou hemorrágicas, em território da artéria cerebral média, são as principais causas desta patologia, porém, doenças infecciosas, degenerativas e congênitas também já podem causar essa síndrome.

O prognóstico é limitado e o déficit neurológico é permanente na maioria dos casos. Uma estratégia alternativa de comunicação, como a escrita, se faz necessária para melhorar a qualidade de vida desses doentes. Uma grave e frequente complicação infecciosa é a pneumonia aspirativa, sendo importante causa de óbito.

DICAS
■ Dissociação automático-voluntária; ■ Diplegia dos músculos mastigatórios, faciais, faríngeo e da língua, com a preservação desses movimentos desencadeados por resposta automática.

BIBLIOGRAFIA

Gouveia MML, et al. Síndrome de Foix-Chavany-Marie: relato de caso. Brasília Med, Brasília. 2013;50(4):333-5.
Mantyh WG, et al. Teaching Video NeuroImages: Foix-Chavany-Marie syndrome. Neurology. 2019;92(22):2620-1.
Novak DA, Griebl G, Dabitz R, Ochs G. Bilateral anterior opercular (Foix-Chavany-Marie) syndrome. J Clin Neurosci. 2010;17(1):1441-2.
Vasconcelos MG, et al. Forma Intermediária de Síndrome de Foix-Chavany-Marie/Síndrome de Worster-Drought Associada a Movimentos Involuntários: Aspectos neuropsicológicos e fonoaudiológicos. Arq Neuropsiquiatr, São Paulo. 2006;64(2):322-5.

FORESTIER

Carlos Roberto Martins Jr. ▪ Bruno Santos Bogéa

Descrita, em 1950, a doença de Forestier ou hiperostose esquelética idiopática difusa é uma patologia dos corpos vertebrais caracterizada pela exuberante formação de osteófitos, podendo gerar complicações pouco habituais em problemas de coluna vertebral, como disfagia e disfonia. Para o diagnóstico correto, deve haver ossificação do ligamento longitudinal anterior de pelo menos quatro (4) corpos vertebrais contíguos, com preservação da altura dos discos intervertebrais.

Além do acometimento do ligamento longitudinal anterior, pode ocorrer envolvimento do ligamento longitudinal posterior em alguns casos. A região torácica é quase sempre envolvida (96%). As regiões, lombar (90%) e cervical (78%) são afetadas em menor grau. Trata-se de condição mais comum em homens a partir dos 50 anos de idade.

Cerca de 17%-28% dos pacientes podem apresentar disfagia por compressão esofágica e/ou faríngea. Disfonia pode ocorrer por rechaço laríngeo. A patogênese é desconhecida, contudo, pesquisas recentes evidenciam que obesidade e *diabetes mellitus* são fatores de risco significativos para o desenvolvimento de doença de Forestier.

O tratamento conservador é o manejo inicial da maioria dos pacientes, todavia, a ressecção cirúrgica dos osteófitos (osteofitectomia) está indicada para casos graves com limitação de movimentos, dor intratável, disfagia ou com obstrução das vias aéreas, que pode causar dispneia, disfonia e síndrome da apneia obstrutiva do sono.

DICAS
▪ Hiperostose esquelética idiopática difusa é uma patologia dos corpos vertebrais caracterizada pela exuberante formação de osteófitos; ▪ Ossificação do ligamento longitudinal anterior de pelo menos quatro (4) corpos vertebrais contíguos, com preservação da altura dos discos intervertebrais; ▪ Região mais envolvida é a torácica; ▪ Osteofitectomia está indicada para casos graves com limitação de movimentos, dor intratável, disfagia ou com obstrução das vias aéreas.

BIBLIOGRAFIA

Akhtar S, O'flynn PE, Kelly A, et al. The management of dysphagia in skeletal hyperostosis. J Laryngol Otol. 2000;114(2):154-7.
Forestier J, Rotes-Querol J. Senile ankylosing hyperostosis of the spine. Ann Rheum Dis. 1950;9(4):321-30.
Resnick D, Niwayama G. Radiographic and pathologic features of spinal involvement in diffuse idiopathic skeletal hyperostosis (DISH) Radiology. 1976;119(3):559-68.
Utsinger PD. Diffuse idiopathic skeletal hyperostosis (DISH, ankylosing spinal hyperostosis) In: Moskowitz RW, editor. Osteoarthritis: diagnosis and medical/surgical management. Philadelphia: WB Saunders. 1992:355-65.

FOSMN

Carlos Roberto Martins Jr.

Facial-onset sensory and motor neuronopathy (FOSMN) ou neuronopatia sensitivo-motora de início facial, inicia-se com comprometimento sensitivo de sentido rostrocaudal (face, pescoço, tronco superior e membros), seguido pelo aparecimento de fraqueza, cãibras e fasciculações.

Estudos neuropatológicos revelam envolvimento, de provável caráter degenerativo, dos núcleos motores e sensitivos dos nervos cranianos, bem como dos núcleos anteriores e gânglios das raízes dorsais espinhais. Há envolvimento dos núcleos dos nervos cranianos V, VII, trato solitário, dorsal do vago, XII e núcleo ambíguo. O processo neurodegenerativo é suportado pela ausência de resposta clínica aos agentes imunomoduladores. As alterações degenerativas envolvem os sistemas nervoso central e periférico com ausência de inflamação franca.

Os principais diagnósticos diferenciais da FOSMN envolvem doença de Tangier do adulto, amiloidose hereditária (variante escandinava – *gelsolina*), doença de Fabry, síndrome de Kennedy, esclerose lateral amiotrófica (ELA), hanseníase, siringobulbia/siringomielia, neuronopatias motoras hereditárias bulbares (Brown-Vialetto-Van Laere e Fazio – Londe) e neuropatia trigeminal relacionada com a síndrome de Sjögren.

O comprometimento sensorial pode ser detectado em alguns pacientes com esclerose lateral amiotrófica familiar associada à mutação no gene *SOD1*, contudo, não há associação sólida entre mutações e a FOSMN. Primariamente, uma provável hereditariedade ligada ao X foi proposta, embora pareça improvável, dado que as mulheres compreendem cerca de 40% da coorte atual. Mecanismo imunológico já foi suscitado para a síndrome decorrente da moderada resposta clínica em um paciente tratado com imunoglobulina venosa e corticoide, entretanto, isso não se perpetuou em outros casos.

O quadro clínico envolve sintomas sensitivos e motores em face, região cervical e em membros superiores. O início se dá com acometimento sensitivo seguido de motor, *a posteriori*. Há envolvimento dos nervos facial, trigêmeo e bulbares baixos (disartria e disfagia), com preservação da musculatura ocular extrínseca. Acometimento dos membros inferiores não é comum, sendo preservados na quase totalidade dos casos. Atrofia facial e de membros, queda de mento e *dropped head* são comuns. Os reflexos tendem a ser normais ou diminuídos. Em apenas um caso da literatura houve acometimento de primeiro neurônio motor (o que suscitou provável, mas não provada, ligação fisiopatológica com ELA) e não há ginecomastia, bem como atrofia testicular, como visto na síndrome de Kennedy.

A RNM de crânio é normal (não há siringobulbia, que é um diagnóstico diferencial importante). A ENMG mostra *blink* ocular ausente ou alterado, condução sensitiva e motora com amplitudes reduzidas, latências e velocidades preservadas (padrão axonal). Ao exame miográfico, há fibrilações, ondas positivas e fasciculações em musculatura facial, cervical e de membros superiores. Os membros inferiores tendem a ser poupados, entretanto, podem ser acometidos em alguns casos. Não há tratamento específico. Reabilitação é a regra.

> **DICAS**
>
> - Neuronopatia sensitivo-motora de início facial;
> - Inicia-se com comprometimento sensitivo de sentido rostrocaudal (face, pescoço, tronco superior e membros), seguido pelo aparecimento de fraqueza, cãibras e fasciculações;
> - Provável caráter degenerativo, dos núcleos motores e sensitivos dos nervos cranianos, bem como dos núcleos anterior e gânglios das raízes dorsais espinhais;
> - Atrofias facial e de membros, queda de mento e *dropped head* são comuns. Os reflexos tendem a ser normais ou diminuídos;
> - Diagnóstico clínico e eletroneuromiográfico;
> - Reabilitação.

BIBLIOGRAFIA

Fluchere F, Verschueren A, Cintas P, et al. Clinical features and follow-up of four new cases of facial-onset sensory and motor neuronopathy. Muscle Nerve. 2011;43:136-40.

Hokonohara T, Shigeto H, Kawano Y, et al. Facial onset sensory and motor neuronopathy (FOSMN) syndrome responding to immunotherapies. J Neurol Sci. 2008;275:157-8.

Vucic S, Kiernan M C. Novel threshold tracking techniques suggest that cortical hyperexcitability is an early feature of motor neuron disease. Brain. 2006;129:2436-46.

Vucic S, Nicholson GA, Kiernan MC. Cortical hyperexcitability may precede the onset of familial amyotrophic lateral sclerosis. Brain. 2008;131:1540-50.

FOSTER-KENNEDY

Marcelo Ferreira Sabbá ▪ Carlos Roberto Martins Jr.

INTRODUÇÃO

Foster Kennedy (1884-1952) publicou, em 1911, uma série de seis pacientes que apresentavam alterações clínicas que, segundo o autor, seriam inequívocas da presença de uma lesão expansiva grande no lobo frontal.

Os sinais clínicos são:

- Atrofia do nervo óptico com escotoma central ipsilateral à lesão;
- Edema de papila no olho contralateral;
- Anosmia ipsilateral.

O conjunto desses sinais/sintomas no contexto da presença de uma lesão expansiva ficou conhecido como **síndrome de Foster-Kennedy**. O efeito compressivo sobre o nervo óptico causa a atrofia deste e a consequente alteração visual (escotoma central). A anosmia está relacionada com o efeito compressivo da lesão sobre o nervo olfatório. No entanto, o aumento da pressão intracraniana é responsável pelo edema papila contralateral.

Apesar do contexto inicial, a síndrome de Foster-Kennedy está presente em apenas 1%-2,5% das lesões intracranianas. O tratamento e o prognóstico variam de acordo com a natureza da lesão expansiva. Meningioma de goteira olfatória é um clássico causador da síndrome.

DICAS
▪ Atrofia do nervo óptico com escotoma central ipsilateral à lesão, edema de papila no olho contralateral e anosmia ipsilateral; ▪ A presença da lesão expansiva faz parte da definição da síndrome; ▪ Está presente em apenas 1%-2,5% das lesões intracranianas.

BIBLIOGRAFIA

Kennedy F. Retrobulbar Neuritis as an Exact Diagnostic Sign of Certain Tumours and Abscesses in the Frontal Lobe. Am J Med Sci. 1911;162:355-68.

von Wowern F. The Foster Kennedy Syndrome: an Evaluation of its Diagnostic Value. Acta Neurol Scand. 1967;43:205-14.

CAPÍTULO 162
FRIEDREICH E LOFA

Guilherme Menezes Mescolotte ▪ Carlos Roberto Martins Jr.

Descrita em 1863 por Friedreich como uma doença de padrão familiar com ataxia de início precoce, cifoescoliose, pé cavo, cardiopatia, degeneração das raízes dorsais e coluna dorsal medular, a ataxia de Friedreich (AF), a mais comum entre as ataxias autossômicas recessivas, tem uma prevalência que varia de um caso para 25.000 até um caso para 725.000 pessoas.

A AF é causada por uma expansão instável do tripleto guanina-adenina-adenina (GAA) no gene da Frataxina (*FXN*), uma proteína mitocondrial, no cromossomo 9q21.11. Expansões com mais de 30 tripletos são consideradas patogênicas, e a AF varia de 44 até 1.700 repetições com uma média entre 600 a 900 repetições. Quanto maior o número de repetições, geralmente mais severo é o fenótipo da doença.

Na apresentação clássica da AF, os sintomas iniciam-se antes dos 25 anos, com média entre 10 e 15 anos. Os sintomas são de ataxia cerebelar e sensitiva, podendo ter componente de disfunção vestibular, disartria, arreflexia, reflexo cutâneo plantar em extensão e paresia, mais pronunciada nos membros inferiores. Perde-se a marcha aproximadamente 8 anos após o diagnóstico. Quadros que iniciam antes dos 20 anos, com envolvimento cardíaco associado, tendem a ter uma pior evolução do ponto de vista neurológico. A polineuropatia vista na afecção, na verdade, é uma ganglionopatia, responsável pelo componente sensitivo da ataxia e arreflexia.

De 8% a 32% dos pacientes com AF apresentam *diabetes mellitus* ou intolerância à glicose, por causa de uma disfunção de células pancreáticas beta. Existem duas formas atípicas de AF, *late onset Friedreich ataxia* (LOFA), início depois dos 25 anos, e *very late onset Friedreich ataxia* (VLOFA), início após os 40 anos. São formas de evolução lenta e menos severas. A forma tardia da AF (LOFA) cursa com ataxia típica, porém com reflexos profundos vivos e menor acometimento esquelético, em comparação à AF clássica (LOFA tem melhor prognóstico).

Os sintomas não neurológicos (diabetes, cardiomiopatia com hipertrofia septal e alterações esqueléticas com escoliose e pés cavos) são menos frequentes nas apresentações mais tardias. O diagnóstico definitivo é feito pelo teste genético-molecular. A ressonância nuclear magnética do paciente com AF evidencia atrofia medular e ausência de atrofia cerebelar (nos primeiros anos de doença). Os principais diagnósticos diferenciais envolvem outras ataxias cerebelares geneticamente determinadas de heranças autossômicas recessivas:

- Ataxia-Telangiectasia;
- Autosomal recessive spastic ataxia of Charlevoix-Saguenay (ARSACS);
- Ataxia com apraxia oculomotora;
- Ataxia por deficiência de vitamina E (AVED);
- Abetalipoproteinemia;
- Doença de Refsum.

O manejo do paciente de AF exige equipe multidisciplinar, e o tratamento é apenas sintomático. Deve-se atentar para as alterações cardíacas, endócrinas e disfagia, causas importantes de morbidade e mortalidade. Estudos com idebenona, coenzima Q10, vitamina E e deferiprona (quelante de ferro) apresentaram resultados pouco satisfatórios. O uso de idebenona (antioxidante) demonstrou ser benéfico no tratamento de hipertrofia ventricular na AF, logo, seu uso é estimulado pelos especialistas no assunto.

DICAS
■ Ataxia genética mais comum; ■ Arreflexia global, mas com Babinski presente; ■ Pés cavos e escoliose – acompanhamento com ortopedista, se faz necessário; ■ Ataxia cerebelar, sensitiva, cardiopatia, pé cavo, cifoescoliose e *diabetes mellitus*; ■ Diagnóstico por teste genético – expansão anormal GAA no gene *FXN*, cromossomo 9q21.11; ■ Formas de início tardio: *Late onset Friedreich ataxia* (LOFA), início depois dos 25 anos, e *very late onset Friedreich ataxia* (VLOFA), início após os 40 anos; ■ Tratamento sintomático. Idebenona para hipertrofia ventricular; ■ RNM sem atrofia cerebelar nos primeiros anos de doença; ■ LOFA cursa com melhor prognóstico – reflexos vivos.

BIBLIOGRAFIA

Bürk K. Friedreich Ataxia: Current Status and Future Prospects. Cerebellum Ataxias. 2017;4:4.

De Michele G, Perrone F, Filla A, et al. Age of Onset, Sex, and Cardiomyopathy as Predictors of Disability and Survival in Friedreich's Disease: a Retrospective Study on 119 Patients. Neurology. 1996;47:1260.

Dürr A, Cossee M, Agid Y, et al. Clinical and Genetic Abnormalities in Patients with Friedreich's Ataxia. N Engl J Med. 1996;335:1169.

Friedreich N. Über Degenerative Atrophie der Spinalen Hinterstränge (On Degenerative Atrophy of the Spinal Dorsal Columns). Virchows Arch Pathol Anat Physiol Klin Med. 1863;26:391-419.

Kearney M, Orrell RW, Fahey M, et al. Pharmacological Treatments for Friedreich Ataxia. Cochrane Database Syst Ver. 2016.

GANGLIONOPATIAS

Carlos Roberto Martins Jr.

As neuronopatias sensoriais (NS) ou ganglionopatias constituem um subgrupo específico de neuropatias periféricas caracterizadas pela destruição neuronal primária e seletiva dos gânglios da raiz dorsal (GRD). A degeneração dos neurônios em forma de "T" e suas projeções, tanto centrais quanto periféricas, geralmente resulta em um padrão multifocal de déficits sensitivos. Isto contrasta com o padrão habitual comprimento-dependente encontrado na maioria das polineuropatias (PNP). Embora relativamente rara, a NS deve ser incluída no diagnóstico diferencial de neuropatias predominantemente sensoriais ou atáxicas (ataxia sensitiva).

Foi descrita, em 1948, por Denny-Brown em um paciente vítima de neoplasia pulmonar que apresentava, em estudos de necropsia, degeneração importante e seletiva dos GRD. Sabe-se que os capilares que suprem os GRD apresentam membrana basal frouxa, permitindo a passagem de toxinas e células inflamatórias. As NS podem ocorrer tanto em condições degenerativas, como ataxia de Friedreich, SCA3, doença de Kennedy, bem como em condições autoimunes, como Sjögren, doença celíaca, hepatite autoimune e paraneoplasia (neoplasia pulmonar – síndrome anti-HU).

Nas NS mediadas por imunidade, a maioria dos dados aponta para lesão mediada por linfócitos T CD8. A disfunção humoral parece desempenhar um papel menor, contudo, os anticorpos anti-GD1b foram associados à condição em modelos celulares e animais. Ademais, pacientes com ganglionopatia idiopática apresentam alta expressão de IL-17 combinada à expressão reduzida de IL-27 em linfócitos no LCR, bem como aumento na proporção de linfócitos CD8, mas não CD4, no sangue e no LCR.

Do ponto de vista clínico, não há qualquer alteração motora. As queixas são multifocais, podendo envolver membros inferiores, superiores, tronco, face e língua. Hipoestesia, parestesias, alodínia, alteração de sensibilidade térmico-álgica e hipopalestesia são achados frequentes. Note que pode ocorrer envolvimento de fibras grossas ou finas, contudo, a grande marca da condição é a alteração de fibras grossas.

Nesse sentido, ataxia sensitiva é muito frequente, com Romberg positivo e pseudoatetose. Arreflexia é achado cardinal, pois há alteração do arco reflexo (lesão sensitiva). As alterações de tato, dor, temperatura e vibração não obedecem ao padrão de comprimento dependência clássico das polineuropatias (PNP). Dessa forma, os sintomas e sinais podem ser mais expressivos em membros superiores quando comparados aos inferiores. Outrossim, disautonomia pode estar presente, como alterações gastrintestinais, disfunção erétil, hipotensão ortostática, bem como pupila tônica de Adie.

Geralmente, as ganglionopatias paraneoplásica e autoimune apresentam início abrupto e piora rápida. Por outro lado, as ganglionopatias idiopáticas tendem a iniciar lentamente e a possuírem curso lento de progressão. Episódios de surto-remissão não são comuns. O diagnóstico de NS é ratificado com ENMG, que evidencia redução das amplitudes dos potenciais sensitivos ou ausência deles, sem padrão de gradiente dependência (pior nos membros superiores em comparação aos membros inferiores). Os potenciais motores são normais. Não há alteração na agulha.

Alguns índices eletroneuromiográficos do estudo de condução podem nos ajudar a diferenciar NS de PNP. O índice sural/radial (maior SNAP sural/maior SNAP radial) < 0,21 condiz com PNP (comprimento dependência). Tal índice acima de 0,21 fala mais a favor de ganglionopatia. Ademais, o índice USMAR (SNAP ulnar/CMAP ulnar) inferior a 0,71 condiz com ganglionopatia com sensibilidade de 94,4% e especificidade de 90,9%.

A RNM de medula espinhal pode evidenciar hipersinal em T2/Flair em funículos posteriores, por causa da degeneração que se estabelece em doença de longa duração. Sempre quando um diagnóstico de ganglionopatia é realizado, deve-se tentar identificar causas prováveis, como paraneoplasia pulmonar (pesquisa de anticorpos anti-HU), síndrome de Sjögren (anti-Ro/anti-La), hepatite autoimune (anti-LKM1), doença celíaca (antigliadina, antitransglutaminase, antiendomísio), hipervitaminose B6, carência de cobre, intoxicação por zinco, quimioterapia à base de platina e hipovitaminose B12. Não é raro excluirmos tais condições e classificarmos a NS em idiopática, todavia, faz-se necessário lembrar que as ganglionopatias podem anteceder processos patológicos, como neoplasias e doenças autoimunes.

A terapêutica é guiada de acordo com a causa, como dieta livre de glúten na doença celíaca, imunomodulação no Sjögren e quimioterapia no carcinoma pulmonar. O uso de imunoglobulina com infusões sequenciais e programadas, azatioprina, rituximabe (anti-CD20), infliximabe (anti-TNFα) e plasmaférese podem ser utilizados, entretanto, sem resultados muito expressivos. Geralmente, a azatioprina é iniciada e, se houver progressão e piora, terapêuticas mais agressivas, como imunoglobulina endovenosa e plasmaférese, podem ser aventadas.

DICAS

- O índice sural/radial (maior SNAP sural/maior SNAP radial) < 0,21 condiz com PNP (comprimento dependência). Acima de 0,21 fala mais a favor de ganglionopatia;
- Índice USMAR (SNAP ulnar/CMAP ulnar) inferior a 0,71 condiz com ganglionopatia;
- Lembrar sempre: paraneoplasia pulmonar (pesquisa de anticorpos anti-HU), síndrome de Sjögren (anti-Ro/anti-La), hepatite autoimune (anti-LKM1), doença celíaca (antigliadina, antitransglutaminase, antiendomísio), hipervitaminose B6, carência de cobre, intoxicação por zinco, quimioterapia à base de platina e hipovitaminose B12.

BIBLIOGRAFIA

Camdessanché JP, Jousserand G, Ferraud K, et al. The pattern and diagnostic criteria of sensory neuronopathy: a case-control study. Brain. 2009;132:1723-33.

França MC Jr, D'Abreu A, Zanardi VA, et al. MRI shows dorsal lesions and spinal cord atrophy in chronic sensory neuronopathies. J Neuroimaging. 2008;18:168-72.

Kuntzer T, Antoine JC, Steck AJ. Clinical features and pathophysiological basis of sensory neuronopathies (ganglionopathies). Muscle Nerve. 2004;30(3):255-68.

Saperstein DS, Katz JS, Amato AA, Barohn RJ. Clinical spectrum of chronic acquired demyelinating polyneuropathies. Muscle Nerve. 2001;24(3):311-24.

Sumner CJ, Sheth S, Griffin JW, et al. The spectrum of neuropathy in diabetes and impaired glucose tolerance. Neurology. 2003;60:108-111.

CAPÍTULO 164
GANGLIOSIDOSES

Luciana Carolina Marques de Oliveira Sandim

As Gangliosidoses são doenças lisossomais relacionadas com o acúmulo de substratos gangliosídeos (esfingolipídios) nos lisossomos. Existem dois (2) tipos de gangliosidoses:
- *Tipo I*: GM1;
- *Tipo II*: GM2.

A GM1 que é uma doença autossômica recessiva, resultante da deficiência da beta-galactosidase. Sua incidência é estimada em 1 a cada 100.000-300.000 nascidos vivos no mundo, e 1 a cada 17.000 no Brasil. Existem três (3) formas clínicas, que se relacionam com o grau de deficiência da beta-galactosidase. No tipo I, ou infantil precoce, os sintomas surgem no primeiro ano de vida, grave atraso do desenvolvimento motor, hipotonia, dificuldade para ganhar peso, edema facial e periocular (*puffy face*). Podem ocorrer dismorfias faciais, como macroglossia, hipertrofia gengival, depressão da ponte nasal – face de "esquilo".

Hepatomegalia e esplenomegalia costumam ser frequentes após os 6 meses de vida. Evolui com escoliose, disostose múltipla, perda visual e espasticidade. **Mácula vermelho-cereja ocorre em 50% dos casos**, à fundoscopia. Melanocitose dérmica persistente ou progressiva ocorre em 25% dos casos. Após 1° ano de vida, há deterioração neurológica com crises convulsivas generalizadas, dificuldade de deglutição e postura de descerebração e morte, geralmente antes dos 2 anos. Infelizmente, é o tipo mais comum.

No tipo II, infantil tardia, os sintomas se iniciam entre 1 e 3 anos de vida. Ocorrem rápida regressão neurológica, com perda dos marcos do desenvolvimento alcançados até então, e instalação de sintomas bulbares. Evolui com crises epilépticas, platispondilia leve e aplainamento das asas dos ilíacos. Os pacientes não apresentam dismorfias e hepatomegalia. A sobrevida costuma ser até idade escolar.

O tipo III, forma adulto, pode surgir dos 3 aos 30 anos, com disartria, distonia e distúrbios de marcha, platispondilia leve, acunhamento anterior das vértebras lombares e aplainamento das asas dos ilíacos. O comprometimento cognitivo pode ser ausente a moderado.

O diagnóstico é com base na baixa ou nula atividade da enzima beta-galactosidase em leucócitos ou fibroblastos. A atividade residual da enzima geralmente se correlaciona com o fenótipo. A atividade nula se relaciona com a forma infantil precoce, mais grave, e a atividade entre 5% e 10% se relaciona com a forma adulta. Exames menos específicos podem estar alterados, como TC de crânio sem contraste com **hiperdensidade talâmica bilateral** no tipo I; mielograma com histiócitos azul marinho no tipo II e mielograma com macrófagos espumosos no tipo III.

O diagnóstico molecular é com base na detecção de variantes alélicas do gene *GLB1* (3p21.33), com cerca de 150 mutações identificadas. **A GM2 consiste em 3 subtipos genéticos e bioquímicos diferentes: doença de Tay-Sachs (ou variante B), Sandhoff (variante 0) e deficiência do ativador GM2 (variante AB).**

A doença de Tay-Sachs possui herança autossômica recessiva. O gene afetado é o *HEXA*, localizado no 15q23-q24, resultando em deficiência da enzima hexosaminidase A. Sua incidência é maior em judeus Ashkenazi, 1/3.900 nascidos, sendo 1/320.000 em não judeus. A forma infantil apresenta sintomas entre 3-10 meses: involução do desenvolvimento, epilepsia, espasmos em resposta a sons (hiperecplexia) e macrocefalia progressiva. Evolui com espasticidade, piora das crises epilépticas, disfagia e descerebração com morte em torno dos 3 anos. **A fundoscopia apresenta mácula vermelho-cereja. A TC de crânio mostra hiperdensidade talâmica bilateral.** A forma juvenil surge entre 2 e 10 anos, com progressão mais lenta. Apresenta ataxia progressiva, síndrome extrapiramidal, epilepsia com fenótipo de mioclonia progressiva. Não ocorre mácula vermelho-cereja em retina, e a perda de visão é mais tardia. A forma adulta ocorre na adolescência e na fase adulta. Manifesta-se com dificuldade de aprendizado seguido por fraqueza muscular progressiva (podendo simular esclerose lateral amiotrófica), polineuropatia e síndrome extrapiramidal com demência progressiva. Não há alteração em retina, e pode ocorrer perda de visão tardiamente.

O diagnóstico é com base na deficiência de hexosaminidase A em leucócitos ou fibroblastos. O diagnóstico molecular detecta variantes do gene *HEXA* que permite a identificação de indivíduos com pseudodeficiência da enzima hexosaminidase A (mas que não apresentam Tay-Sachs) e confirmação do diagnóstico em pacientes sintomáticos.

A doença de Sandhoff, por sua vez, apresenta alteração no gene *HEX B* (5q13) com sintomas clínicos muito parecidos com Tay-Sachs, inclusive nas apresentações infantil, juvenil e do adulto. Na forma infantil, podem ocorrer hepatomegalia e disostose múltipla leve. O diagnóstico é com base na deficiência de hexosaminidases A e B em leucócitos ou fibroblastos. O diagnóstico molecular detecta a mutação no gene *HEXB*. A variante AB possui alteração no gene *GM2A* (5q31.3-q33.1). Seu quadro clínico é semelhante à forma infantil da Tay-Sachs. O diagnóstico depende do sequenciamento genético, pois a doença ocorre por defeito no fator de ativação da hexosaminidase A. Os níveis de hexosaminidases A e B são normais em leucócitos ou fibroblastos.

Não há tratamento disponível que modifique o curso natural das gangliosidoses até o momento. O tratamento é ofertar suporte clínico com nutrição e hidratação adequadas e acompanhamento multiprofissional para manutenção da funcionalidade e da qualidade de vida do indivíduo.

DICAS

- GM 1: deficiência de beta-galactosidase;
- *GM1 forma infantil*: dismorfias faciais, *puffy face*, hepatoesplenomegalia, deformidades ósseas, mácula vermelho-cereja (fundoscopia);
- *GM2*: Tay-Sachs e Sandhoff;
- *Tay-Sachs*: deficiência da enzima hexosaminidase A, hiperecplexia, mácula vermelho-cereja e hiperdensidade talâmica bilateral;
- *Sandhoff*: deficiência de hexosaminidases A e B;
- *Forma infantil de Tay-Sachs e Sandhoff*: involução do desenvolvimento, epilepsia, espasticidade, mácula vermelho-cereja (fundoscopia).

BIBLIOGRAFIA

Coelho JC, Wajner M, Burin MG, et al. Selective Screening od 10,000 high-risk Brazilian patients for the detection erros of metabolismo. Eur J Pediatr. 1997;156:650-4.
Fernandes Filho J, Shapiro B. Tay-Sachs disease. Arch Neurol. 2004;61:1466-8.
Lyon G, Adams RD, Kolodny EH. Neurology of hereditary metabolic diseases of children. McGraw Hill, New York
Muthane U, Chickabasaviah Y, Kaneski C, et al. (2004) Clinical features of adult GM1 gangliosidosis: report of three Indian patients and review of 40 cases. Mov Disord. 1996;19:1334-41.
Neufeld E. Natural History and Inherited disorders of lysossomal enzyme, beta-hexosaminidase.
J Biol Chem. 1989;264:10927-30.
Okada S, O'Brien JS. Generalized gangliosidosis: beta-galactosidase deficiency. Science. 1968;160:1002-1004.
Sakuraba H, Itoh K, Shimmoto M, et al. GM2 gangliosodosis AB variant: clinical na biochemical studies of a japanese paciente. Neurology. 1999;52:372.
Singer HS, Schafer IA. Clinical and enzymatic variations in Gm-1 generalized gangliosidosis. Am J Hum Genet. 1972;24:454-63.
Suzuki Y, Oshima A, Nanba E. Beta-galactosidase deficiency (beta-galactosidosis): GM1galactosidosis and Morquio B disease. In: Scriver C, Beaudet A, Aly W, Valle D. The metabolic ande molecular bases of inherites disease. New York: McGraw- Hill. 2001;8:3375-809.
Tanaka A, Ohno K, Sandhoff K, et al. GM2-gangliosidosis B1 variant: analysis of beta-hexosaminidase alpha gene abnormalities in seven patients. Am J Hum Genet. 1990;46:329-39. Note: Erratum: Am J Hum Genet. 1991;48:176 only.
Vanier MT. Disorders of Sphingolipid metabolism. GM1 gangliosidosis, GM2 gagliosidosis. In: Fernandes J, Saudubray JM, Bergher G, Walter J. Inborn metabolic diseases. Diagnosis ande treatment. 4. ed. Germany: Springer; 2006. p. 484-6.

GARCIA-LURIE

Aline de Fátima Dias

Também conhecida como XK aprosencefalia, foi descrita pela primeira vez por Garcia e Duncan, em 1977 e, posteriormente, por Lurie, em 1979. Trata-se de um quadro raro, representado por uma malformação congênita que se caracteriza por aprosencefalia, alterações oculofaciais, malformações em membros, além de genitália ambígua, ânus imperfurado e anormalidades vertebrais.

Trata-se de uma alteração que ocorre precocemente durante o desenvolvimento embrionário (por volta das 4ª e 5ª semanas de gestação), levando a um defeito da blastogênese que compromete o desenvolvimento do SNC. É caracterizada pela não formação do telencéfalo e diencéfalo, porém, com desenvolvimento adequado do cerebelo e sistema vertebrobasilar.

Ainda sem etiologia bem definida, acredita-se que se apresente como um padrão de herança autossômica recessiva ou esporádica. Pode estar associada a anomalias do cromossomo 13.

Clinicamente, caracteriza-se por:

- Microcefalia;
- Microftalmia;
- Boca pequena;
- Anormalidades da genitália externa – como criptorquidia e genitália ambígua;
- Anormalidades morfológicas do rádio;
- Anormalidades em narinas;
- Anormalidades na faringe;
- Atresia anal ou ânus imperfurado.

Outras alterações ocasionais são:

- Defeitos do septo atrial;
- Hipotelorismo;
- Poli-hidrâmnio;
- Defeitos do septo ventricular.

Durante a gestação, as malformações do sistema nervoso podem ser observadas por um exame de ultrassonografia. Seu diagnóstico é confirmado após o nascimento, sendo com base em características fenotípicas sem um marcador específico. Ainda não há tratamento específico desenvolvido para o quadro.

DICAS

■ Síndrome rara caracterizada por:
  • Microcefalia (anormalidades de desenvolvimento do prosencéfalo);
  • Alterações oculofaciais (malformação de narinas e alterações do desenvolvimento ocular);
  • Anormalidades genitais e do ânus;
  • Podem ocorrer malformações em membros e cardíacas.
■ Padrão de herança autossômica recessiva ou esporádica;
■ Diagnóstico é fenotípico;
■ Ausência de tratamento até o momento.

BIBLIOGRAFIA

Garcia CA, Duncan C. Atelencephalic Microcephaly. Developmental Medicine & Child Neurology. 1977;19:227-32.
Lurie IW, Nedzed MK, Lazjuk GI, et al. The XK-Aprosencephaly Syndrome. Am J Med Genet. 1980;7:231-4.
Renzetti G, Villani A, Bizzarri C, et al. XK-Aprosencephaly and Related Entities. Am J Med Genet. 2005;138A:401-10.

GAUCHER

Luciana Carolina Marques de Oliveira Sandim

A doença de Gaucher (DG) é o mais comum dos distúrbios de acúmulo lisossômico. Sua incidência é estimada em 1:57.000 nascidos vivos na população em geral, e em judeus Ashkenazi chega a 1:400. Possui herança autossômica recessiva, com cerca de 200 mutações no gene *GBA* (1q21) que codifica a enzima glicocerebrosidase (glicosilceraminidase). Esta enzima é responsável pela hidrólise do glicocerebrosídeo (glicosilceramida) em glicose e ceramida. A deficiência enzimática gera acúmulo de glicocerebrosídeos nos macrófagos do baço, fígado, medula óssea e pulmão, caracterizando a DG como multissistêmica.

Historicamente, a DG é dividida em três (3) tipos: I, II e III, entretanto, a doença é considerada um *continuum* de manifestações clínicas. O tipo I é o mais prevalente, sendo presente em população de judeus Ashkenazi. As manifestações clínicas podem ocorrer desde pré-escolares a adolescentes. O quadro clínico abre com hepatoesplenomegalia, trombocitopenia e anemia. Ocorrem também lesões osteolíticas, crises ósseas, fraturas patológicas, dor óssea crônica, osteonecrose e deformidades esqueléticas. O envolvimento pulmonar é caracterizado por doença pulmonar intersticial. **O envolvimento primário neurológico é raro e, quando ocorre, se manifesta por síndrome parkinsoniana atípica e demência.**

Os tipos II e III apresentam comprometimento neurológico, sendo o tipo II agudo, afetando lactentes, e o tipo III crônico, afetando pré-escolares e escolares. **No tipo II, além dos sintomas viscerais, os sintomas neurológicos são: atraso do desenvolvimento seguido por hipertonia global, opistótono, irritabilidade, trismo, dificuldades alimentares e amaurose.** Icterícia colestática e ictiose congênita podem estar presentes. A sobrevida não chega a 3 anos de vida. No tipo III ocorre *epilepsia (podendo ser a mioclônica progressiva),* **ataxia, disartria, demência e paralisia do olhar horizontal conjugado.** A sobrevida chega até 3ª ou 4ª décadas de vida.

O diagnóstico é com base na deficiência de glicocerebrosidase ácida (beta-glicosidase), demonstrada em leucócitos ou fibroblastos. **No mielograma são encontradas as células de Gaucher (macrófagos repletos de glicocerebrosídeos).** Alguns indivíduos com suspeita clínica podem não apresentar níveis enzimáticos deficientes, necessitando de confirmação do diagnóstico por análise molecular do gene *GBA*.

A DG possui tratamento específico para os pacientes do tipo I (e alguns do tipo III): terapia de reposição enzimática (TRE) e a terapia de redução de substrato (TRS). Na TRE existem 3 enzimas recombinantes: a imiglicerase, alfavelaglicerase e alfataliglicerase. Elas parecem similares em termos de eficácia, variando em termos de efeitos adversos. A TRE é realizada intravenosa, a cada 15 dias. Nos últimos 10 anos, mais de 3.000 pacientes do tipo I foram tratados ao redor do mundo, com modificação importante da história natural da doença. Com o tratamento, houve redução da progressão dos sintomas viscerais e das discrasias sanguíneas. Entretanto, a enzima não atravessa a barreira hematoencefálica, não tendo eficácia nas manifestações neurológicas do tipo II.

A TRS, com miglustate via oral, visa diminuir a síntese de glicocerebrosídeos. O miglustate atravessa parcialmente a barreira hematoencefálica, podendo ser usado em casos com manifestações neurológicas mais leves. A terapia escolhida deve-se basear nas características clínicas do paciente, de forma individualizada. Os pacientes devem ser acompanhados em centros terciários específicos de monitorização e manejo de DG. Outras terapias estão em estudos como uso de chaperonas, terapia gênica e transplante de células-tronco, que podem representar uma perspectiva de tratamento complementar futuro.

DICAS
■ DG tipo 1 – hepatoesplenomegalia, trombocitose, anemia, deformidades ósseas. Sem comprometimento neurológico; ■ DG tipos II e III – atraso no desenvolvimento, epilepsia, espasticidade; ■ Tipo II lactentes; ■ Tipo III pré-escolares e escolares; ■ Diagnóstico – deficiência de glicocerebrosidase; ■ Herança autossômica recessiva, com cerca de 200 mutações no gene **GBA** (1q21) que codifica a enzima glicocerebrosidase (glicosilceraminidase); ■ TER – imiglicerase, alfavelaglicerase e alfataliglicerase intravenosa; ■ TSE – miglustate via oral.

BIBLIOGRAFIA

Barton NW, Furbish FS, Murray GJ, et al. Therapeutic response to intravenous infusions of glucocerebrosidase in a patient with Gaucher disease. Proc Nat Acad Sci. 1990;87:1913-16.

Beutler E. Gaucher Disease: Multiple lessons from a single gene. Acta Pediatr. Supl. 2006;95(451):103-9.

Biegstraaten M, et al. Non- neuronopathic´Gaucher disease reconsidered. Prevalence of neurological manifestations in a Dutch cohort of type I Gaucher disease patients and a systematic review of the literature. J Inherit Metab Dis. 2008;31(3):337-49.

Elstein D. Recent advances in treatment approaches to Gaucher disease. Curr. Pharm Biotechnol. 2011;12(6):854-60.

Goker-Alpan O, Schiffmann R, Park JK, et al. Phenotypic continuum in neuronopathic Gaucher disease: an intermediate phenotype between type 2 and type 3. J Ped. 2003;143:273-276.

Jmoudiak M, Futerman AH. Gaucher disease: pathological mechanisms and modern management. Brit J Haemat. 2005;129:178-88.

Vanier MT. Disorders of Sphingolipid metabolismo. Gaucher Disease; In: Fernandes J, Saudubray JM, Bergher G, Walter J. Inborn metabolic diseases. Diagnosis and treatment 4 ed. Germany: Springer; 2006. p. 481-82.

GERSTMANN-STRAUSSLER-SCHEINKER

Marina Franciss Tamietti

A síndrome de Gerstmann-Straussler-Scheinker, também conhecida como encefalopatia subaguda espongiforme, é uma rara doença priônica, neurodegenerativa, hereditária e de progressão lenta. É decorrente de uma mutação heterozigótica no gene da proteína priônica (*PRNP*;176640) no cromossomo 20p13. Os sinais e sintomas se manifestam tipicamente em adultos entre a terceira e a quarta décadas de vida, secundário a um depósito anormal de proteína amiloide no cérebro, acometendo cerebelo e em menor quantidade, córtex cerebral e núcleos da base.

Clinicamente, manifesta-se por uma ataxia apendicular e axial, de caráter progressivo, disartria e declínio cognitivo, evoluindo muitas vezes para demência. Há uma variabilidade fenotípica na apresentação e progressão dessa doença, com base em características clínicas e patológicas, podendo predominar sintomas atáxicos, cognitivos puros ou associação deles, decorrente de acúmulo anormal de emaranhados neurofibrilares. Alguns dos sintomas possíveis estão listados a seguir:

- Ataxia progressiva;
- Declínio cognitivo;
- Disartria;
- Nistagmo;
- Disfagia;
- Apraxia;
- Espasticidade;
- Surdez.

O diagnóstico é com base na combinação das características clínicas e anatomopatológicas, que evidenciam acúmulo de placas amiloides no SNC, na história familiar compatível com herança autossômica dominante e nos testes genéticos, evidenciando mutação do gene *PRNP*.

A idade precoce de acometimento, a duração média maior da doença e o predomínio de sintomas cerebelares são características marcantes da doença de Gerstmann-Straussler-Scheinker, distinguindo da doença de Creutzfeld-Jakob (DCJ), um importante diagnóstico diferencial. A terapia medicamentosa é apenas sintomática e consiste no controle de sintomas, não alterando a velocidade de progressão ou desfecho final da doença. A expectativa de vida pode variar de 2 a 10 anos, em média, cinco anos após o diagnóstico.

DICAS
- Ataxia progressiva; - Comprometimento cognitivo; - Surdez; - Sintomas se iniciam com ataxia cerebelar na terceira ou quarta década de vida, geralmente; - História familiar positiva (autossômica dominante); - Achado anatomopatológico clássico de placas amiloides com imunoreatividade para PrPc; - RNM de encéfalo pode ser normal ou cursar com atrofia cerebral e cerebelar. Restrição à difusão em córtex cerebral ou núcleos da base é rara, mas pode ocorrer com a evolução; - Proteína 14-3-3 no LCR é menos comum que nas outras doenças priônicas. Atividade periódica clássica no EEG, típica da doença de Creutzfeldt - Jakob, é bem mais rara na GSS.

BIBLIOGRAFIA

Genetics and Rare Diseases Information Center. Gerstmann-Straussler-Scheinker disease. 2016.

McKusick V A. Ed. Online Mendelian Inheritance in Man (OMIM). Baltimore. MD: The Johns Hopkins University; Entry No:137440; Last Update. 2017.

Smid J, Studart AN, Landemberger MC, et al. High phenotypic variability in Gerstmann-Straussler-Scheinker diseasea. Arq Neuropsiquiatr. 2017;75:331-8.

GILLESPIE

Carlos Roberto Martins Jr.

Trata-se de síndrome rara que envolve ataxia cerebelar, hipotonia congênita, anormalidades oculares e alterações cognitivas leves a moderadas. A característica típica da doença é a hipoplasia da íris ou **aniridia** (ausência da íris), que pode ser parcial ou total. As pupilas são, constantemente, dilatadas e não respondem à luz, por causa da alteração de desenvolvimento do músculo constritor pupilar. Dessa forma, fotofobia e alterações de acuidade por falta de acomodação pupilar são extremamente comuns.

Nistagmo, hipotonia e ataxia cerebelar são a regra. Tais condições ocorrem em razão de hipoplasia cerebelar manifesta. A hipotonia proporciona atraso do desenvolvimento motor, gerando dificuldade na aquisição de marcha e fala. O padrão de herança é autossômico recessivo, gene *ITPR1* (cromossomo 11), este responsável pela produção de proteínas do canal de cálcio do retículo endoplasmático, proporcionando dificuldade na homeostase desse íon no citoplasma celular. Padrão de herança autossômico dominante já foi descrito em algumas famílias, mas é raríssimo.

O diagnóstico é pautado na clínica típica do paciente (ataxia cerebelar com aniridia). Outros achados, como alargamento das falanges distais, unhas hiperconvexas e fusão de vértebras cervicais, podem ocorrer. A RNM de crânio evidencia hipoplasia cerebelar subjacente. Eletroneuromiografia é normal. Fundoscopia ocular é normal (sem atrofia óptica). O tratamento é suportivo.

É bom lembrar que aniridia isolada é um problema oftalmológico e bem mais comum que síndrome de Gillespie. Geralmente é autossômico dominante. **Aproveitando o contexto, você sabe como diferenciar uma pupila de Adie de uma aniridia, se ambas se apresentam com pupilas dilatadas e ausência de reflexo fotomotor? A resposta é simples: a pupila de Adie responde ao reflexo de acomodação-convergência, já a aniridia, por sua vez, não responde, pois o constritor da pupila é inexistente ou insuficiente.** Ver, na Figura 168-1, a resposta evidenciada na pupila de Adie.

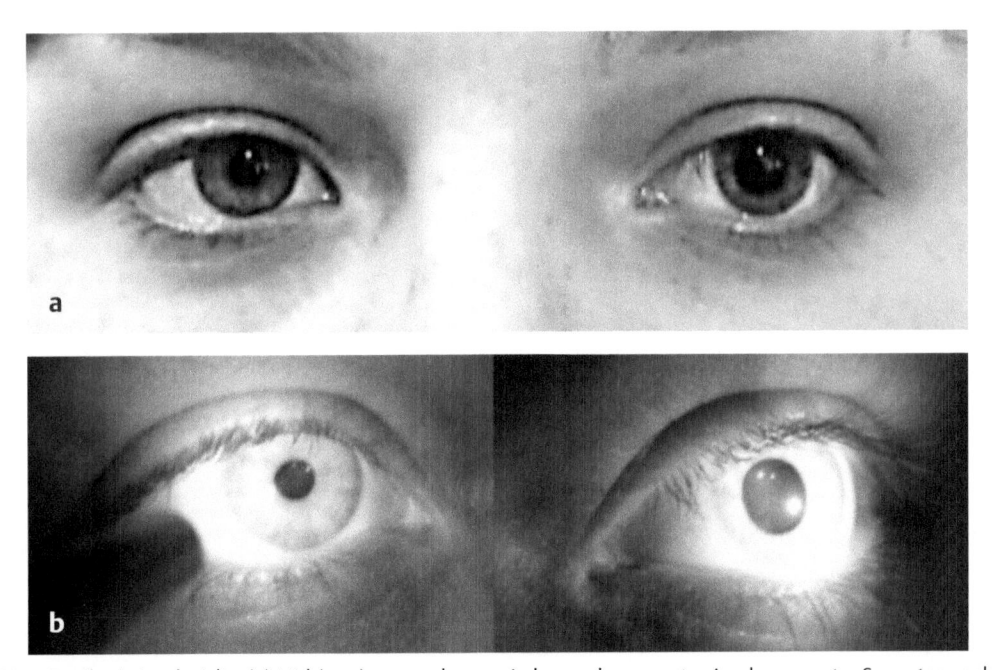

Fig. 168-1. Pupila tônica de Adie: (**a**) Midríase à esquerda associada a embaçamento visual para perto. Sem ptose palpebral. (**b**) Ausência de miose da pupila esquerda sob estímulo luminoso. Pupila direita com resposta normal. *(Continua.)*

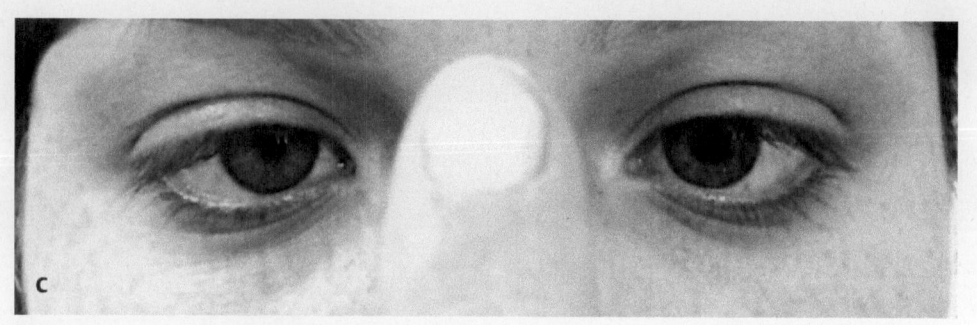

Fig. 168-1. *(Cont.)* **(c)** Sob estímulo da convergência-acomodação, a pupila do olho esquerdo contrai. Esse quadro configura a dissociação luz-perto.

DICAS
▪ Tríade: aniridia (parcial ou total) + ataxia cerebelar + alteração cognitiva leve à moderada; ▪ Maioria autossômica recessiva. Gene *TTPR1*; ▪ Outros achados que podem estar presentes: fusão de vértebras cervicais, espessamento de tecidos moles distais, alargamento de falanges distais de mãos e pés e unhas hiperconvexas (lembra aspecto de baqueteamento digital em pneumopatas); ▪ Tratamento suportivo.

BIBLIOGRAFIA

Crawfurd M, Harcourt RB, Shaw BA. Non-progressive cerebellar ataxia, aplasia of papillary zone of iris, and mental subnormality (Gillespie syndrome) affecting 3 members of a nonconsanguineous family in 2 generations. J Med Genet. 1979;16:373-8.

Gillespie FD. Aniridia, cerebellar ataxia and oligophrenia in siblings. Arch Ophthalmol. 1965;73:338-41.

Sarsfield JK. The syndrome of congenital cerebellar ataxia, aniridia and mental retardation. Dev Med Child Neurol. 1971;13:508-11.

GOMEZ-LOPEZ-HERNANDEZ

Aline de Fátima Dias

É uma síndrome neurocutânea rara, caracterizada pela tríade: alopecia, anestesia do trigêmeo, rombencefalossinapse (anomalia cerebelar em que há ausência do vérmis cerebelar e fusão de seus hemisférios). Sua primeira descrição foi realizada, em 1979, por Manuel Gomez e, posteriormente, por Lopez Hernandez, em 1982. Os genes responsáveis pelas alterações ainda não são conhecidos.

Clinicamente, manifesta-se por:

- Alopecia;
- Alterações craniofaciais (implantação baixa e rotação das orelhas, hipoplasia da face média, craniossinostose, braquiturricefalia);
- Anestesia trigeminal;
- Atraso do desenvolvimento neuropsicomotor e déficit intelectual;
- Alterações de comportamento (hiperatividade, transtorno bipolar, depressão)
- Hipotonia;
- Movimentos estereotipados da cabeça;
- Ataxia;
- Opacidades corneanas;
- Baixa estatura.

À RNM de encéfalo, observam-se alterações como rombencefalossinapse, ventriculomegalia e hidrocefalia. Com base nas manifestações presentes nos casos descritos, foram propostos critérios clínicos para auxiliar o diagnóstico (Quadro 169-1), sendo critérios obrigatórios a presença de rombencefalossinapse e alopecia. Já a anestesia trigeminal não precisa estar presente obrigatoriamente. Ainda não há um tratamento específico para tal. Seu manejo é com base em estratégias de suporte e reabilitação que auxiliem o desenvolvimento.

Quadro 169-1. Critérios Diagnósticos para Síndrome de Gomez-Lopez-Hernández

Critérios obrigatórios
1. Rombencefalossinapse
2. Alopecia
3. Anestesia do n. trigêmeo – em associação aos critérios obrigatórios confirma o diagnóstico de GLHS
Critérios craniofaciais maiores
■ Braquicefalia ou turribraquicefalia ■ Hipoplasia da face média
Critérios craniofaciais menores
■ Estrabismo ■ Hipertelorismo ■ Plagiocefalia ■ Craniossinostose lambdoide
Critérios neurológicos
■ Atraso motor ■ Ataxia ■ Hipotonia ■ Déficit intelectual ■ Movimentos estereotipados

(Continua.)

Quadro 169-1. *(Cont.)* Critérios Diagnósticos para Síndrome de Gomez-Lopez-Hernández

Critérios diagnósticos propostos
▪ Rombencefalia + alopecia + anestesia trigeminal = GLHS
▪ Rombencefalia + alopecia + 1 critério maior craniofacial = GHLS
▪ Alopecia + anestesia trigeminal + ausência de imagem SNC = provável GHLS
▪ Alopecia + ausência de anestesia trigeminal + 1 critério craniofacial maior + ausência imagem SNC – possível GHLS
▪ Alopecia + ausência anestesia trigeminal + ausência de critério craniofacial maior + 2 critérios craniofaciais menores ou 2 critérios neurológicos = possível GHLS

DICAS
▪ Malformação congênita rara; ▪ Ausência de padrão de herança ou genes envolvidos; ▪ Tríade: rombencefalossinapse, anestesia trigeminal e alopecia; ▪ Está associada a alterações do desenvolvimento motor, déficit intelectual e alterações de comportamento; ▪ Não há tratamento específico para o quadro.

BIBLIOGRAFIAS

De Mattos VF, Graziadio C, Machado RRF, et al. Syndrome in a Child Born to Consanguineous Parents: New Evidence for an Autosomal-Recessive Pattern of Inheritance? Pediatr Neurol. 2014;50:612-5.

Gomez MR. Cerebellotrigeminal and focal Dermal Dysplasia: A Newly Recognized Neurocutaneous Syndrome. Brain Dev. 1979;1:253-6.

Gomy I, Heck B, Santos AC, et al. Two new Brazilian Patients With Gómez–López-Hernández Syndrome: Reviewing the Expanded Phenotype With Molecular Insights. Am J Med Genet. 2005;146A:649-57.

Lopez-Hernandez A. Craniosynostosis, Ataxia, Trigeminal Anaesthesia and Parietal Alopecia With Ponsvermis Fusion Anomaly (Atresia of the Fourth Ventricle). Report of Two Cases. Neuropediatrics. 1982;13:99-102.

Rush ET, Adam MP, Clark RD, et al. Four new Patients With Gomez-Lopez-Hernandez Syndrome and Proposed Diagnostic Criteria. Am J Med Genet. 2013;161A:320-6.

Sukhudyan B, Jaladyan V, Melikyan G, et al. Gomez-Lopez-Hernandez Syndrome: Reappraisal of the Diagnostic Criteria. Eur J Pediatr. 2010; 169:1523-8.

GORLIN GOLTZ

Carlos Roberto Martins Jr.

Também conhecida como síndrome dos carcinomas basocelulares múltiplos, a síndrome de Gorlin Goltz (SGG) é uma afecção tumoral hereditária, caracterizada por uma tríade clássica formada por carcinomas basocelulares múltiplos, queratocistos mandibulares e costelas bífidas. Tem distribuição igualitária entre os sexos, sendo autossômica dominante (gene supressor tumoral *PTCH1* – cromossomo 09) com elevada penetrância e expressão fenotípica variada.

Aproximadamente 60% dos pacientes apresentam dismorfias craniofaciais, como macrocefalia, bossas frontais, fenda labiopalatina e hipertelorismo. Cerca de 5% dos pacientes apresentam meduloblastoma com pico de incidência antes dos 2 anos de idade (diferentemente do meduloblastoma isolado, com pico de incidência em torno dos 7 anos). Toda criança com **meduloblastoma** antes dos 2 anos de idade deve ser investigada para SGG. Fibromas cardíacos, linfomas, meningiomas e tumores ovarianos também já foram descritos.

Os achados típicos são:

- Carcinomas basocelulares múltiplos (50%-97%): comum em áreas de exposição solar;
- Depressões puntiformes pigmentadas palmares ou plantares (50%-70%): sinal praticamente patognomônico;
- Queratocistos odontogênicos (70%-95%): maioria mandibulares. Pico na adolescência;
- Malformações esqueléticas; costelas bífidas (38-60%), *pectus excavatum*, sindactilia, escoliose, fusão de corpos vertebrais, hemivértebras;
- **Calcificações ectópicas da foice cerebral** (presente em mais de 90% dos pacientes aos 20 anos de idade).

É muito importante o reconhecimento precoce da SGG a fim de reduzir a morbimortalidade destes pacientes (principalmente por causa das neoplasias cutâneas e cerebrais e da destruição e deformação oromaxilofacial). A sobrevida, exceto nos casos em que há meduloblastoma, é boa, sendo a maior preocupação o efeito estético do tratamento dos múltiplos carcinomas basocelulares e queratocistos.

DICAS
▪ Tríade: queratocistos mandibulares, costelas bífidas e carcinoma basocelular cutâneo; ▪ 90% com calcificação da foice cerebral; ▪ Meduloblastoma (desmoplásico) e meningioma precoce; ▪ Autossômica dominante – gene *PTCH1*.

BIBLIOGRAFIA

Kalogeropoulou C, Zampakis P, Kazantzi S, et al. Gorlin-Goltz syndrome: incidental finding on routine ct scan following car accident. Cases J. 2009;2:9087.

CAPÍTULO 171
GRADENIGO

Gabriel da Silva Schmitt • Carlos Roberto Martins Jr.

Gradenigo descreveu pela primeira vez a síndrome que leva seu nome, em 1904, contudo, apenas mais tarde, em 1907, elaborou a tríade relacionada com o quadro. A condição refere-se a uma rara complicação de otite média, que estende sua infecção para a porção petrosa do osso temporal. A tríade classicamente consiste em dor retro-orbitária ou periauricular decorrente da inflamação do ramo oftálmico do nervo trigêmeo, diplopia secundária ao acometimento do nervo abducente em topografia do canal de Dorello, causando assim paralisia do músculo reto lateral e, por fim, otorreia causada por apicite petrosa (petrosite). Deve-se lembrar que nem sempre todos os itens da tríade estarão presentes, de fato, na série original de 57 pacientes de Gradenigo, menos da metade apresentava-se com a tríade completa.

O intervalo de tempo do início da otite até o comprometimento dos nervos cranianos pode variar de uma semana até 2 a 3 meses. Os patógenos mais comumente encontrados são os *Streptococcus* hemolíticos e pneumococos, mas alguns autores relatam grande frequência de *Staphylococcus aureus* e, em casos crônicos, *Pseudomonas aeruginosa*. A febre pode estar presente em menos de 25% dos pacientes. A disseminação do quadro infeccioso normalmente ocorre através das células aeradas, todavia, pode ocorrer disseminação direta da infecção por osteomielite, planos faciais e canais vasculares.

Quanto à investigação complementar, a tomografia computadorizada é valiosa na descrição da anatomia óssea, como destruição óssea causada pela infecção, além de poder mostrar velamento de células aéreas e envolvimento periosteal com erosão em ápice petroso. Já a ressonância nuclear magnética é preferida para demonstrar acometimento de estruturas nervosas, realce meníngeo e composição da lesão no osso nesses pacientes. Nos casos de petrosite, a lesão é hipointensa nas imagens ponderadas em T1 e hiperintensa nas imagens ponderadas em T2. Nos casos de formação de abscesso, podem ser observados realce com gadolínio e hiperintensidade na difusão. A osteomielite aparece como uma lesão hipointensa nas imagens em T1, mas pode ser discriminada do componente gorduroso normal da medula óssea, que produz hiperintensidade nas imagens em T1. A angiorressonância pode ser útil na avaliação de patologia dos seios venosos.

Na era pré-antibiótica essa condição apresentava-se com elevada mortalidade, o que na atualidade acaba sendo eventos raros os casos de óbito relacionados com essa doença. Tradicionalmente, a apicite petrosa deve ser abordada cirurgicamente para drenagem da orelha média, mastoide e ápice petroso infectados. Mas com o avanço da terapia antimicrobiana e técnicas de imagem, o tratamento conservador pode ser uma opção, principalmente quando o diagnóstico é feito de forma precoce. Tratamento antibiótico endovenoso combinado com ventilação à inserção do tubo é preferível ao contrário de cirurgia radical.

No entanto, se o paciente no momento do diagnóstico apresentar abscesso intracraniano ou se houver piora clínica durante o tratamento conservador, abordagem cirúrgica imediata é indicada. A duração dos antibióticos intravenosos recomendados varia de 10 a 64 dias na maioria das séries. Petrosite causada por infecção é equivalente à osteomielite, necessitando de tratamento antibiótico intensivo e prolongado. Os pacientes geralmente precisam de antibioticoterapia oral em longo prazo após a alta hospitalar para evitar recidivas. Os antibióticos não devem ser retardados, e as opções iniciais geralmente incluem ceftriaxona, piperacilina com tazobactam ou imipenem.

Dentre as possíveis complicações encontramos meningite, abscesso cerebral, abscesso parafaríngeo/pré-vertebral, abscesso de Bezold (abscesso cervical profundo), disseminação pelo plexo simpático ao redor da artéria carótida (levando à síndrome de Claude-Bernard-Horner), acometimento de outros nervos cranianos (como facial e troclear) e também dos nervos IX, X e XI através da disseminação pela base do crânio levando à síndrome de Vernet. Casos graves podem evoluir com hemorragia por lesão da parede da carótida e/ou trombose dos seios venosos basais.

DICAS
■ E → *Ear Discharge*: Otite Média Supurativa; ■ A → *Abducens nerve palsy:* Paralisia do Nervo Abducente; ■ R → *Retro-orbital pain (5th cranial nerve):* Dor na distribuição do nervo trigêmeo.

BIBLIOGRAFIA

Gore MR. Gradenigo's Syndrome: A Review. Ann Med Health Scien Res. 2018.
Gradenigo G. Über die paralyse des nervus abducens bei otitis. Eur Arch Oto-Rhino-Laryngol. 1907;74(1):149-187.
Jensen PVF, et al. The forgotten syndrome? Four cases of Gradenigo's syndrome and a review of the literature. Strabismus. 2016;24(1):21-7.
Motamed M, Kalan A. Gradenigo's syndrome. Postgraduate medical journal. 2000;76(899):559-60.
Olivaes RAOC, Belmont H, Felix JAP. Tratamento conservador da síndrome de Gradenigo. Rev Bras Otorrinolaringol. 2003;69(2):256-9.

HAM/TSP-HTLV

Jessyca Luana Alves Koslyk

A paraparesia espástica tropical, também conhecida como mielopatia associada ao HTLV-1 (HAM/TSP-HTLV), é uma patologia causada pela infecção pelo retrovírus HTLV-1. Este vírus foi isolado e caracterizado pela primeira vez, em 1980, por Robert Gallo em seu laboratório em Bethesda, Maryland – EUA, a partir de uma linhagem de células do linfoma cutâneo de células T. Posteriormente, tal linfoma ficou conhecido por linfoma/leucemia de células T do adulto (LTA).

A infecção pelo HTLV-1 pode levar a diferentes patologias, sendo as duas mais importantes a LTA e HAM/TSP-HTLV. Aproximadamente, 4%-6% dos indivíduos infectados desenvolveram a LTA, e 2%-5% a HAM/TSP-HTLV. Ainda não se sabe quais fatores determinam o desenvolvimento de uma ou de outra patologia, mas se acredita que a via de infecção, a carga viral e o tipo de resposta imune estejam envolvidos.

Estão bem definidas 3 vias de infecção pelo HTLV-1:

1. Vertical (isto é, de mãe para filho, especialmente através da amamentação);
2. Sexual;
3. Sanguínea.

Dados mais atuais estimam que entre 10-20 milhões de pessoas estejam infectadas em todo o mundo, porém, é provável que este número esteja subestimado. Tal vírus não está uniformemente distribuído, de modo que algumas regiões apresentam maior prevalência e são altamente endêmicas, como:

- Japão;
- África Subsaariana;
- Oriente Médio;
- Caribe;
- América do Sul;
- Região central da Austrália.

A HAM/TSP-HTLV é provavelmente causada pela infecção direta do vírus no sistema nervoso central (SNC) sendo possível detectar anticorpos contra o HTLV-1 no liquor (LCR) e no plasma. O período de latência médio após a infecção é de 3 anos, sendo observada uma variação de 4 meses a 30 anos, e há um discreto predomínio entre as mulheres, em proporção de 2:1 a 3:1.

Seu quadro clínico se caracteriza por sintomas com início insidioso, acometendo indivíduos entre as quarta e quinta décadas de vida, com fraqueza e/ou espasticidade nos membros inferiores (podendo ser uni ou bilateral inicialmente), alteração progressiva da marcha, adinamia, dor lombar, disfunção sexual e de esfíncteres urinário (polaciúria, noctúria e urgeincontinência) e intestinal (constipação e tenesmo).

Pode haver alterações sensitivas profunda e superficial, especialmente quando há acometimento do corno posterior da medula e do trato espinotalâmico. Neuropatia periférica e dor (com características tanto neuropáticas quanto osteomusculares) eventualmente são observadas. A doença segue um curso progressivo e ininterrupto de modo que um terço dos pacientes se encontra restrito ao leito em 10 anos após o início dos sintomas (paraparesia progressiva e crônica). A HAM/TSP-HTLV pode estar associada a outros sintomas sistêmicos da infecção pelo HTLV-1, como alveolite pulmonar, miosite, uveíte, artrite, dermatite, síndrome de Sjögren, doença de Behçet, tireoidopatias, cistite e prostatite.

Ao exame neurológico notam-se: paraparesia ou paraplegia espástica, marcha em tesoura, com hiper-reflexia, clônus patelar e aquileu, Babinski bilateral e, eventualmente, Hoffman. Se alterações de sensibilidade, hipopalestesia é a mais frequente e, raramente, se observam envolvimentos cognitivo (se presente, é caracterizado por declínio cognitivo leve) e de pares cranianos.

Para o diagnóstico, além da história e do exame físico, são necessários exames complementares. A ressonância (RNM) de crânio demonstra lesões na substância branca profunda e periventriculares no cérebro por causa da presença de infiltrado inflamatório com destruição de mielina. Já a RNM da medula espinhal mostra atrofia ao nível dos sintomas clínicos. A histologia da medula demonstra degeneração simétrica das colunas laterais, inclusive dos tratos corticoespinhais (eventualmente, das colunas posteriores).

Normalmente, não se detecta o HTLV-1 nas células do SNC, mas é possível encontrar anticorpos contra o HTLV-1 no LCR e no soro. Outras exames inespecíficos, mas que podem estar presentes e corroborar com o diagnóstico: no sangue periférico, presença de linfócitos atípicos, hipergamaglobulinemia, aumento de beta-2 microglobulina, aumento da proporção de células T CD4+; no LCR, pleocitose linfocítica e hiperproteinorraquia discretas, presença de bandas oligoclonais, concentrações elevadas de citocinas, como neopterina, TNF-α, IL-6, CXCL9 e CXCL10.

Infelizmente, apesar dos avanços das terapias antirretrovirais, ainda não há um tratamento específico, e os pacientes recebem apenas medicamentos direcionados aos sintomas (por exemplo: drogas antiespasmódicas, analgésicos, laxantes). Corticosteroides (pulsoterapia) em altas doses têm sido utilizados especialmente na fase inicial da doença quando a inflamação e a desmielinização do SNC estão mais proeminentes, com o objetivo de suprimir ou modular a resposta imune. No momento, há inúmeras drogas sendo pesquisadas, porém nenhuma se mostrou efetiva *in vivo* para conter o avanço do vírus e os seus danos neurológicos.

> **DICAS**
>
> - Fraqueza em membros inferiores lentamente progressiva levando à alteração de marcha (marcha em tesoura), dor lombar e sintomas urinários são os sintomas de alerta;
> - Paraparesia espástica com hiper-reflexia e Babinski bilateral são achados típicos, mas não exclusivos da doença;
> - Diagnóstico clínico e laboratorial com a confirmação sérica e liquórica da infecção pelo HTLV-1, isto é, presença de anticorpos específicos contra o HTLV-1 no sangue e no LCR;
> - Exclusão de outras doenças que podem cursar com paraparesia espástica, como esclerose múltipla e compressões medulares;
> - Transmissão sexual, vertical ou sanguínea;
> - Tratamento com corticoterapia em altas doses (pulsoterapia no início do quadro) e sintomáticos.

BIBLIOGRAFIA

Araujo ABC, Silva MTT. The HTLV-1 Neurological Complex. Lancet Neurol. 2006;5:1068-76.
Bangham CRM, Araujo A, Yamano Y, Taylor GP. HTLV-1-Associated Myelopathy/Tropical Spastic Paraparesis. Nature Reviews-Disease Primers. 2015;1:1-16.
Futsch N, Mahieux R, Dutartre H. HTLV-1, the other Pathogenic yet Neglected Human Retrovírus: from Transmission to Therapeutic Treatment. Viruses. 2018;10:1-25.
Gessain A, Mahieux R. Tropical Spastic Paraparesis and HTLV-1 Associated Myelopathy: Clinical, Epidemiological, Virological and Therapeutic Aspects. Revue Neurologique. 2012;168:257-69.
Gonçalves DU, et al. HTLV-1 Associated Myelopathy/Tropical Spastic Paraparesis (HAM/TSP) Inflammatory Network. Inflammation & Allergy – Drug Targets. 2008;7:98-107.
Hollsberg P, Hafler DA. Pathogenesis of Diseases Induced by Human Lymphotropic Virus Type I Infection. N Engl J Med. 1993;328(16):1173-82.
Kansaki LIB. HTLV-1: a Real Pathogen or a Runway Guest of Diseased Cell? J Biosci. 2018;43(4):785-95.
Martin F, Taylor GO, Jacobson S. Inflammatory Manifestations of HTLV-1 and Their Therapeutic Options. Expert Rev Clin Immunol. 2014;10(11):1531-46.
Matsuura E, Nozuma S, Tashiro Y, et al. HTLV-1 associated myelopathy/Tropical Spastic Paraparesis (HAM/TSP): A Comparative Study to Identify Factors that Influence Disease Progression. JournalJ Neurol Scie. 2016;371:112-6.
Nagai M, Osame M. Human T-Cell Lymphotropic Virus Type I and Neurological Diseases. J Neuroviorol. 2003;9:228-35.
Nozuma S, Jacobson S. Neuroimmunology of Human T-Lymphotropic Virus Tipe 1- Associated Myelopathy/Tropical Spastic Paraparesis. Front Microbiol. 2019;10:885.
Quaresma JAS, et al. HTLV-1, Immune Response and Autoimmunity. Viruses. 2016,8:2-10.

CAPÍTULO 173

HaNDL

Carlos Roberto Martins Jr.

HaNDL (*headache syndrome and transient neurological deficits with cerebrospinal fluid lymphocytosis*), conhecida como **cefaleia com déficits neurológicos transitórios e linfocitose liquórica**, é uma condição rara que afeta mais comumente homens (68%) entre 14 e 39 anos. Descrita, em 1981, como uma síndrome inflamatória provável, permanece, ainda hoje, com sua etiopatogenia pouco elucidada.

Trata-se de condição autolimitada com curso benigno, que se apresenta com cefaleia do tipo migranosa, associada a déficits neurológicos com duração maior que 4 horas, como hemiparesia, hemi-hipoestesia/parestesia, confusão mental, disartria, hemianopsia ou disfasia, acompanhados de linfocitose liquórica > 15 leucócitos/µL (glicorraquia e proteinorraquina normais) e neuroimagem normal. Alguns casos podem cursar com aumento da pressão liquórica. A síndrome clínica, bem como os achados liquóricos se resolvem em 3 meses. Tal condição já foi evidenciada na população pediátrica, principalmente associada à alteração de consciência.

Os critérios diagnósticos são:

A) Episódios de cefaleia de tipo enxaqueca preenchendo os critérios B e C.
B) Os dois seguintes:
  1. Acompanhados ou imediatamente precedidos do início de, pelo menos, um dos seguintes déficits neurológicos transitórios, com duração > 4 horas:
     a) Hemi-hipoestesia ou Hemiparestesia;
     b) Disfasia;
     c) Hemiparesia.
  2. Associada à pleocitose linfocitária (>15 leucócitos/µL), com exames de neuroimagem normais, exame bacteriológico do LCR negativo e outros testes para investigação etiológica também negativos.
C) Evidência de causalidade demonstrada por um ou pelos dois seguintes:
  1. O agravamento da cefaleia e dos déficits neurológicos transitórios foram concomitantes ou levaram ao seu diagnóstico;
  2. A melhoria da cefaleia e dos déficits neurológicos transitórios foram concomitantes.
D) Não mais bem explicada por outro diagnóstico.

É importante lembrar que a difusão é normal nos exames de RNM. A perfusão pode vir alterada no território referente aos sintomas apresentados, entretanto, esse achado nem sempre é observado. Alguns estudos evidenciam estreitamento leve dos vasos associados à área de representatividade clínica. O EEG é normal, contudo, pode-se observar lentificação da atividade no território envolvido.

Alguns pacientes apresentam pródromos virais e febris antes dos sintomas, reforçando um processo imunológico subjacente. Todavia, é importante lembrar que a HaNDL é um diagnóstico de exclusão, devendo ser descartados infecções, encefalites, tumores, bem como processos vasculares do SNC, como AVCi, AVCh, HSA e trombose venosa central. A maioria dos pacientes não apresenta história pregressa de enxaqueca.

As crises podem recorrer no mesmo paciente. Os principais diagnósticos diferenciais são as migrâneas hemiplégicas familiar e esporádica. A coleta de LCR e a manutenção dos déficits prolongados após 1 hora ajudam, sobremaneira, na diferenciação da HaNDL e as migrâneas hemiplégicas.

O tratamento é com base no combate convencional à dor e na tranquilização do paciente. Tentativas com corticoterapia, pensando em processo inflamatório subjacente, bem como uso de nimodipino e magnésio, em um provável contexto de estreitamento vascular, podem ser realizadas. Entretanto, não há consenso quanto ao tratamento, e a eficácia deste é, um tanto quanto, questionável.

> **DICAS**
>
> - Cefaleia com déficits neurológicos transitórios (duração > 4 horas) e linfocitose liquórica;
> - Duração até 3 meses;
> - Linfocitose liquórica > 15μ/L;
> - TC e difusão negativas;
> - Maioria homens, adultos jovens;
> - Tratamento convencional da dor. Corticoides, acetazolamida, nimodipino e magnésio podem ser utilizados, mas com resultados pouco expressivos.

BIBLIOGRAFIA

Armiento R, Kornberg AJ. Altered conscious state as a presentation of the syndrome of transient headache and neurological deficits with cerebrospinal fluid lymphocytosis (HaNDL syndrome) in a paediatric patient. J Paediatr Child Health. 2016;52(7):774-6.

Cifelli A, Vaithianathar L. Syndrome of transient Headache and Neurological Deficits with cerebrospinal fluid Lymphocytosis (HaNDL). BMJ Case Rep. 2011;2011.

Gungor I, Cakar A, Kocasoy Orhan E, Baykan B. [A HaNDL case with papilledema mimicking transient ischemic attack]. Agri. 2016;28(4):199-202.

HAND-SCHÜLLER-CHRISTIAN (HISTIOCITOSE X – MANIFESTAÇÕES NEUROLÓGICAS)

Daniel Collares

O termo histiocitose remete a um grupo heterogêneo de doenças proliferativas das células dendríticas e dos macrófagos, com acometimento de vísceras, tegumento e ossos. Apresenta espectro clínico heterogêneo, podendo apresentar lesões solitárias ou múltiplas, benignas ou malignas. São atualmente agrupadas em três síndromes clínicas: granuloma eosinófilo do osso (lesões ósseas sem acometimento visceral), síndrome de Hand-Schüller-Christian (forma crônica disseminada) e síndrome de Letterer-Siwe (forma aguda disseminada, com acometimento de múltiplos órgãos e mau prognóstico).

A síndrome Hand-Schüller-Christian é observada com mais frequência em crianças e jovens. Estima-se que sua incidência seja em torno de 1/100.000 casos por ano em menores de um ano e 0,2/100.000 em menores de 15 anos. Apesar de não ser considerada como distúrbio hereditário, homens são afetados duas vezes mais que as mulheres. Sua etiologia é indefinida.

Os sintomas surgem geralmente na primeira década de vida, com pico de incidência entre 2 e 6 anos de idade. Apresenta a tríade clássica de defeitos osteolíticos nos ossos membranosos, exoftalmia e *diabetes insipidus*, cuja presença é diagnóstica, embora sua presença ocorra apenas em torno de 30% dos casos.

As lesões ósseas podem ou não produzir sintomas, e podem ser circunscritas, solitárias ou múltiplas, com padrão osteolítico. Estas áreas de destruição podem aparecer rapidamente e ser encontradas em diferentes estágios de evolução.

O principal local de comprometimento ósseo é o crânio. O acometimento da mandíbula causa a destruição da lâmina dura do alvéolo e do osso alveolar, dando a impressão de que os dentes estão flutuando. As porções mastoides e petrosas do osso temporal são as mais afetadas na base do crânio.

O comprometimento dos corpos vertebrais evolui com o colapso do corpo (vértebra plana). O colapso pode ser assimétrico. Um dos aspectos importantes para diferenciar estas lesões das infecções dos corpos vertebrais consiste na preservação da altura do espaço intervertebral.

A exoftalmia manifesta-se tanto unilateral ou bilateralmente e pode causar distúrbios visuais como diplopia. Está associada a lesões esqueléticas destrutivas da órbita.

Outras manifestações envolvem o sistema nervoso central: crises convulsivas, hipertensão intracraniana, déficits neurológicos focais, déficit cognitivo, perda da audição, tremor e atrofia óptica.

Cintilografias ósseas com tecnécio podem evidenciar lesões com atividade osteoblástica. Seu tratamento é feito à base de quimioterápicos. O índice de sobrevida geral das crianças com histiocitose X é de 70%, dependendo de fatores, como idade, extensão da doença e locais de comprometimento.

DICAS
- Defeitos osteolíticos, principalmente no crânio; - Exoftalmia, principalmente se relacionado com lesões na órbita; - *Diabetes insipidus*.

BIBLIOGRAFIA

Carneiro Filho JO, Leite MS, Andrade Neto JM. Histiocitose x (síndrome de Hand-Schuller-Christian): relato de caso. Radiol Bras. 2002;35(2);109-12.

Cugati G, Singh M, Pande A, et al. Hand Schuller Christian Disease. Indian J Med Paediatr Oncol. 2011;32(3):183-84.

Scolozzi P, Lombardi T, Monnier P, Jaques P. Multisystem Langerhans' cell histiocytosis (Hand-Schüller-Christian disease) in an adult: a case report and review of the literature. Eur Arch Otorhinolaryngol. 2004;261:326.

HARTNUP

Thamara de Almeida Silva Teodoro
Rhuann Pontes dos Santos Silva ▪ Carlos Roberto Martins Jr.

A síndrome de Hartnup é uma condição genética rara autossômica recessiva, decorrente da mutação do gene transportador de neurotransmissores *SLC6A19*, do tipo *missense, splice site, frameshift* ou *nonsense*. A prevalência é de 4,2 por 100.000 nascidos vivos, e a característica principal é o defeito na absorção de aminoácidos do tipo neutro nos intestinos e nos rins. As manifestações clínicas dessa condição são relacionadas com baixos níveis de niacina (vitamina B3), como dermatite *pelagroides* e sintomas neurológicos, que costumam apresentar-se pela primeira vez entre os 5 e os 15 anos de idade. Normalmente, as formas cutâneas tendem a aparecer em épocas de maior exposição solar, como nas férias de verão, porém alguns indivíduos podem ser portadores e permanecer assintomáticos.

O quadro apresenta-se de maneira intermitente, e as manifestações, seja das erupções cutâneas, seja as neurológicas, são reversíveis, pioram com a luz solar, com o clima quente e por déficit nutricional, mas tendem a melhorar com o aumento da idade e com consumo adequado de niacina, presente em carnes e em vegetais verde-escuro. As erupções cutâneas evidenciadas têm aspecto eritematoso e escamoso e estão presentes quase que exclusivamente em áreas da pele que são expostas ao sol. Quanto às manifestações neurológicas, há destaque para ataxia, evidente principalmente pela marcha ebriosa, mas também podem estar presentes tremores, transtornos de humor, convulsões, psicose e depressão (em menor grau).

Fisiopatologicamente, essa condição se dá por que o gene *SLC6A19*, localizado no braço curto do cromossomo 5, codifica a proteína B0AT1 do tipo transportador dependente de sódio, que é amplamente encontrada nos túbulos proximais dos rins e nos intestinos em condições normais e, de acordo com a imuno-histoquímica, a proteína possui ampla relação com a absorção dos aminoácidos, em especial o triptofano, precursor da niacina. Como a absorção do triptofano encontra-se limitada pela mutação do gene *SLC6A19*, a conversão em vitamina B3 também se encontra reduzida, o que é evidenciada pelas manifestações clínicas.

Apesar do bom prognóstico, já foram relatadas complicações, como retardo do desenvolvimento, sintomas neurodegenerativos mais graves e hiperpigmentação cutânea. O padrão ouro de diagnóstico é feito com exame de urina, mediante verificação de aminoacidúria neutra. O tratamento é feito mediante reposição nutricional de niacina e tem-se mostrado eficaz tanto no controle das dermatites pelagroides, quanto dos sintomas neurológicos.

DICAS

- É uma condição genética autossômica recessiva, com principal fator diagnóstico a aminoacidúria neutra;
- O quadro clínico envolve erupções cutâneas similares à pelagra e sintomas neurológicos, como ataxia e tremor;
- Os pacientes podem permanecer assintomáticos por toda a vida, desde que haja alimentação rica em niacina (vitamina B3);
- O tratamento é por reposição nutricional vitamínica.

BIBLIOGRAFIA

Escalante O, Amaral A, Canelas H. Metachromatic Leucodystrophy: Study of the Free Amino Acids in Blood, Urine, Saliva and Cerebrospinal Fluid. Arq Neuro-Psiquiat (São Paulo). 1964;22(3).

Hashmi MS, Gupta V. Hartnup Disease. [Updated 2020 Jun 28]. In: StatPearls [Internet]. Treasure Island (FL): StatPearls Publishing. 2020.

Newbold P. The Skin in Genetically-Controlled Metabolic Disorders. J Med Genetic. 1973;10:101.

Nozaki J, Dakeishi M, Ohura T, et al. Homozygosity Mapping to Chromosome 5p15 of a Gene Responsible for Hartnup Disorder. Biochem Biophysic Res Communic. 2001;284:255-60.

Schmidtke K, Endres W, Roscher A, et al. Hartnup Syndrome, Progressive Encephalopathy and Alo-Albuminaemia. A Clinico-Pathological Case Study. Eur J Pediat. 1992;151:899-903.

Scriver C, Mahon B, Levy H, et al. The Hartnup Phenotype: Mendelian Transport Disorder, Multifactorial Disease. Am J Hum Genet. 1987;40:401-12.

HEMATOMIELIA

Fernando Luís Maeda

Hematomielia ou hemorragia intramedular é uma forma rara de hemorragia intraespinhal.

FISIOPATOLOGIA
A hemorragia intramedular causa efeito de massa e disseca longitudinalmente a partir da hemorragia, afetando principalmente a substância cinzenta medular. Posteriormente, o efeito expansivo e o aumento da pressão levam à compressão de tecidos adjacentes, diminuição do fluxo sanguíneo, interrupção fisiológica da atividade celular e a liberação de citocinas inflamatórias. Esta cascata de eventos progride por horas a dias após o sangramento, até resultar na lesão medular definitiva.

FORMA DE APRESENTAÇÃO
Geralmente apresenta-se como uma síndrome medular de início súbito, com deterioração neurológica rápida; entretanto, em raros casos, a hematomielia pode ter apresentação subaguda ou crônica. Os sinais e sintomas dependem do nível (cervical, torácico, lombar) e do tipo de síndrome medular.

ETIOLOGIA
- Trauma;
- Malformação vascular (MAV, cavernomas);
- Anticoagulação;
- Coagulopatias;
- Tumores intramedulares;
- Metástases espinhais;
- Radioterapia;
- Siringomielia;
- Idiopática.

DIAGNÓSTICO
O diagnóstico inicia-se a partir da avaliação clínica pela forma de apresentação. O exame neurológico deve incluir avaliação de sensibilidade, força e reflexos, a fim de determinar o nível de lesão e o tipo da síndrome medular. A ressonância nuclear magnética (RNM) com gadolínio é o método de imagem de escolha para o diagnóstico. Técnicas de RNM como Gradiente Eco (GRE) e sequências de suscetibilidade magnética são mais sensíveis que as imagens convencionais ponderadas em T1 ou T2. A RNM também contribui para a investigação da causa da hematomielia. A tomografia pode ser utilizada quando a RNM não está disponível ou é contraindicada. Devem-se incluir hemograma e coagulograma nos exames laboratoriais iniciais.

PROGNÓSTICO
O prognóstico depende da gravidade de apresentação da síndrome medular (completa ou incompleta), da topografia da lesão (cervical, torácico ou lombar) e forma de apresentação (centro-medular, Brown-Séquard, Medular Anterior, Medular Posterior).

TRATAMENTO
Não existem estudos clínicos sobre o tratamento de fase aguda da hematomielia. O tratamento inicial baseia-se na estabilização clínica. O uso de metilprednisolona em altas doses foi muito debatido por estudos

feitos com lesão medular aguda. O estudo National Acute Spinal Cord Injury (NASCIS) avaliou o uso de metilprednisolona em altas doses na fase aguda, no entanto, os pacientes apresentaram complicações clínicas ao uso do corticoide. Entretanto, alguns estudos recomendam uso de metilprednisolona endovenosa na dose de 30 mg/kg (ataque) e 5,4 mg/kg (em infusão contínua em 23 horas) para pacientes com até 8 horas de apresentação da lesão medular aguda. Outros autores, no entanto, orientam tratamento cirúrgico com evacuação do hematoma.

DICAS
■ Síndrome medular de início súbito e rápida deterioração neurológica; ■ Ressonância nuclear magnética (sequências ponderadas em T1/T2, GRE e suscetibilidade magnética); ■ Uso controverso de metilprednisolona! Dose recomendada de 30 mg/kg de ataque e 5,4 mg/kg de manutenção por 23 horas para pacientes com até 8 horas do início dos sintomas; ■ Opção de tratamento – cirurgia com drenagem do hematoma.

BIBLIOGRAFIA

Agarwal A, Kanekar S, Thamburaj K, Vijay K. Radiation-induced spinal cord hemorrhage (hematomyelia). Neurol Int. 2014;6(4):74-7.

Akpınar A, Celik B, Canbek I, Karavelioğlu E. Acute Paraplegia due to Thoracic Hematomyelia. Case Rep Neurol Med. 2016;2016:1-3.

Cheung V, Hoshide R, Bansal V, et al. Methylprednisolone in the management of spinal cord injuries: Lessons from randomized, controlled trials. Surg Neurol Int. 2015;6(1):142.

Evaniew N, Noonan V K, Fallah N, et al. Methylprednisolone for the Treatment of Patients with Acute Spinal Cord Injuries: A Propensity Score-Matched Cohort Study from a Canadian Multi-Center Spinal Cord Injury Registry. J Neurotrauma. 2015;32(21):1674-83.

Fehlings MG, Wilson JR, Tetreault LA, et al. A Clinical Practice Guideline for the Management of Patients with Acute Spinal Cord Injury: Recommendations on the Use of Methylprednisolone Sodium Succinate. Glob Spine J. 2017;7(3):203S-211S.

Hunderfund ANL, Wijdicks EFM. Intramedullary spinal cord hemorrhage (hematomyelia). Rev Neurol Dis. 2009;6(2).

Rouanet C, Reges D, Rocha E, et al. Traumatismo raquimedular: Conceitos atuais e atualizações terapêuticas. Arq Neuropsiquiatr. 2017;75(6):387-93.

HEMICRÂNIA PAROXÍSTICA E HEMICRÂNIA CONTÍNUA

Carlos Roberto Martins Jr.

Hemicrânia paroxística (HP) é uma cefaleia primária extremamente rara, com prevalência menor que 0,1%. Com predomínio em mulheres e início, geralmente, na terceira década de vida, a HP se apresenta com crises de dor em regiões orbital, supraorbital, frontal ou temporal. Apresenta duração de 1 a 30 minutos e frequência de 2 a 40 crises ao dia.

Associada à dor, há presença de sintomas oculares e faciais autonômicos unilaterais, como injeção conjuntival, rinorreia, ptose palpebral, lacrimejamento, miose pupilar e edema palpebral. Em torno de 20% dos pacientes apresentam a forma episódica, que é caracterizada por paroxismos com duração aproximada de uma semana, separados por remissão de um mês ou mais. Os demais 80% apresentam a forma crônica da HP, em que não ocorre remissão pelo período de um ano, ou a remissão se mantém por menos que um mês. Critérios diagnósticos no Quadro 177-1.

É importante lembrar que os sintomas autonômicos tendem a ser ipsilaterais à dor nas cefaleias trigêmino-autonômicas, diferentemente da migrânea, em que tais sintomas podem ser contralaterais ou bilaterais. Foto e fonofobia são bem comuns, e a dor se restringe unilateralmente ao primeiro segmento do trigêmeo (NCV1). Os ataques tendem a ser diurnos com uma média diária de 11 crises. Inquietude é frequente. A maioria dos ataques é espontânea (sem *triggers*), todavia, cerca de 10% apresentam *triggers* mecânicos, como rotação cefálica, pressão nas apófises transversas C4-C5, raiz C2 e nervo occipital maior. Álcool pode desencadear dor em 1/5 dos pacientes. Menstruação e gravidez costumam exercer influência na HP.

Estas características estão diametralmente opostas à cefaleia em salvas, que predomina em homens, com ataques noturnos e com prevalência maior na forma aguda. Assim como outras cefaleias trigêmino-autonômicas, a HP também tem causa pouco elucidada. Sabe-se que há hiperativação parassimpática, bem como envolvimento de regiões hipotalâmicas posteriores. Há também arco reflexo trigeminal, envolvendo nervo trigêmeo (NCV1), núcleo salivatório superior, nervo facial e gânglio esfenopalatino.

O tratamento é realizado com indometacina e há pronta resposta. A fim de se excluir uma resposta parcial ou incompleta, a indometacina deve ser utilizada em dose mínima oral de 150 mg/dia (dose máxima 225 mg/dia) ou 100 mg/dia (dose máxima 200 mg/dia) se por via venosa. Pacientes intolerantes à indometacina podem ser tratados com AINEs sumatriptano e bloqueio de nervo occipital maior.

A hemicrânia contínua (HC), por sua vez, é uma cefaleia primária rara com menos de 200 casos descritos que cursa com dor crônica unilateral que nunca some, associada a episódios de exacerbações que duram de 20 minutos a dias. Pelo menos 3 meses de dor diária e contínua, com presença de, pelo menos, 1 sinal autonômico unilateral.

Quadro 177-1. Critérios Diagnósticos para HP. *Medicamento de Eleição no Tratamento de HP

A. Pelo menos 20 crises que cumpram os critérios de B e E
B. Dor grave, unilateral orbitrária, supraorbitária e/ou temporal com duração de 2 a 30 minutos
C. Pelo menos, um dos seguintes sintomas ou sinais ipsilaterais à dor:
   1. Hiperemia conjutival e/ou lacrimejo
   2. Congestão nasal e/ou rinorreia
   3. Edema da palpebra
   4. Sudorese facial e da fronte
   5. Rubor facial e da região frontal
   6. Sensação de ouvido cheio
   7. Miose e/ou ptose
D. As crises tem uma frequência superior a 5 por dia, mais de metade do tempo
E. As crises previnem-se de forma absoluta por doses terapêuticas de indometacina*

Quadro 177-2. Critérios Diagnósticos de HC

A. Cefaleia por > 3 meses preenchendo os critérios de B a D
B. Todas as características seguintes:
   1. Dor unilateral sem mudança de lado
   2. Diária e contínua sem intervalos livres de dor
   3. Intensidade moderada, porém com exacerbações para dor intensa
C. Pelo menos uma das características autonômicas seguintes, ocorrendo durante as exacerbações e ipsilaterias à dor:
   1. Hiperemia conjutival e/ou lacrimejamento
   2. Congestão nasal e/ou rinorreia
   3. Ptose e/ou miose
D. Resposta completa a doses terapêuticas de indometacina
E. Não atribuida a outro transtorno

A dor restringe-se ao território oftálmico do nervo trigêmeo (NCV1). A fisiopatologia parece seguir no mesmo sentido da HP e das outras cefaleias trigêmino-autonômicas. A HC é uma das cefaleias que responde completamente ao emprego terapêutico de indometacina (mesmas doses utilizadas na HP), e o diagnóstico deve ser revisto na ausência de resposta a esta medicação. Pacientes intolerantes à indometacina podem ser tratados com AINEs, sumatriptano e bloqueio de nervo occipital maior. Os critérios diagnósticos para HC são ilustrados no Quadro 177-2.

DICAS

- Os sintomas autonômicos tendem a ser ipsilaterais à dor nas cefaleias trigêmino-autonômicas, diferentemente da migrânea, em que tais sintomas podem ser contralaterais ou bilaterais;
- Foto e fonofobia são bem comuns, e a dor se restringe unilateralmente ao primeiro segmento do trigêmeo (NCV1);
- HP; dor se restringe unilateralmente ao primeiro segmento do trigêmeo (NCV1). Os ataques tendem a ser diurnos, duração de 1 a 30 minutos e frequência de 2 a 40 crises ao dia;
- HP crônica (remissão menor que 1 mês) é mais comum que HP aguda;
- HC; dor crônica unilateral que nunca some, associada a episódios de exacerbações que duram de 20 minutos a dias. Pelo menos 3 meses de dor diária e contínua, com presença de, pelo menos, 1 sinal autonômico unilateral;
- HP e HC respondem à a indometacina, que deve ser utilizada em dose mínima oral de 150 mg/dia (dose máxima 225 mg/dia) ou 100 mg/dia (dose máxima 200 mg/dia) se por via venosa.

BIBLIOGRAFIA

Goadsby PJ. Trigeminal autonomic cephalalgias: fancy term or constructive change to the IHS classification? J Neurol Neurosurg Psychiatry. 2005;76:301-5.
Matharu MS, et al. Posterior hypothalamic activation in paroxysmal hemicrania. Ann Neurol. 2006;59(3):535-45;23.
Matharu M, May A. Functional and structural neuroimaging in trigeminal autonomic cephalalgias. Curr Pain Headache Rep. 2008;12(2):132-7.

HEMIMEGALENCEFALIA

Carlos Roberto Martins Jr.

O desenvolvimento cerebral é pautado sob três estágios intimamente relacionados que envolvem a proliferação celular, migração neuronal e organização cortical. Fatores adquiridos ou genéticos podem modificar a organização dessas etapas. Hemimegalencefalia (HME) é um distúrbio congênito esporádico que pode acometer parte de um hemisfério, todo um hemisfério ou um hemisfério e parte de outro contralateral.

Classicamente, o acometimento ocorre no telencéfalo, entretanto, casos de hipertrofia do cerebelo ipsilateral e tronco encefálico já foram descritos. Trata-se de distúrbio de desenvolvimento cortical causado por insultos ocorridos entre o primeiro mês e segundo trimestre de gestação. Em linhas gerais, ocorre uma proliferação anormal não neoplásica cortical.

A HME pode ser isolada ou associada a outra síndrome neurológica, em especial as neurocutâneas. Neste cenário, podemos citar nevo epidérmico, síndrome de Protheus, lipomatose encefalocraniocutânea, Klippel-Trenaunay, esclerose tuberosa (muito rara a associação) e hipomelanose de Ito.

Macrocefalia é muito comum. Hemiparesia, hemianopsia, distúrbios cognitivos e de linguagem ocorrem com frequência. Hipertrofias hemifacial e hemicorporal podem ocorrer. Epilepsia, sem dúvida, é o achado mais prevalente, presente em quase 100% dos pacientes. Geralmente, as crises têm início nos primeiros 6 meses de idade, podendo assumir diversas formas, como crises parciais, mioclônicas, *drop-attacks*, crises parciais contínuas progressivas (síndrome de Kowjenikow) e espasmos infantis.

O diagnóstico é confirmado com RNM de crânio, que revela aumento unilateral cerebral envolvendo **pelo menos um lobo**, com um córtex espessado, giros largos, diferenciação anormal entre substâncias branca e cinzenta, heterotopia neuronal, anormalidades de gânglios da base e aumento ventricular (Fig. 178-1). **Vale ressaltar que o aumento ventricular ocorre no lado hipertrófico,** o que diferencia a HME

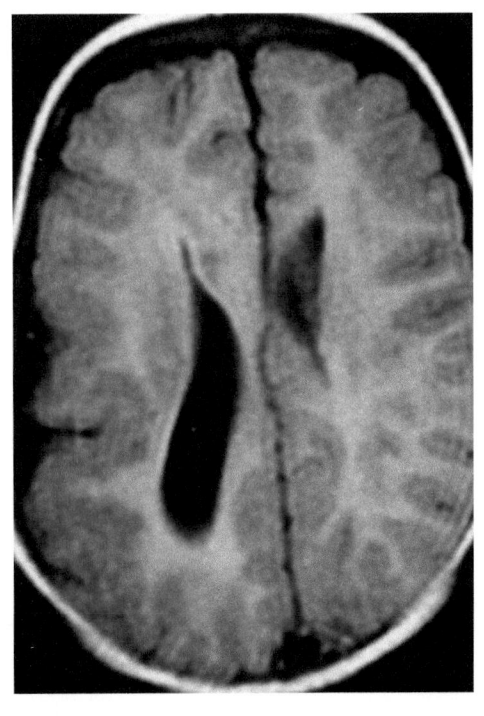

Fig. 178-1. Note o aumento do hemisfério cerebral direito, com espessamento cortical e ventriculomegalia ipsilaterais.

de outras afecções, como síndrome de Rasmussen, que cursa com aumento do ventrículo no lado atrófico (*ex vacum*).

Anormalidades no EEG são encontradas no lado afetado, variando desde lentificação até atividade epileptiforme franca. Nos primeiros meses de vida, padrão de supressão em *bursts,* bem como hipsarritimia podem ocorrer. Encefalopatia epiléptica idade-dependente, correspondente a cada estágio de desenvolvimento particular, pode ser observada e inclui síndrome de Ohtahara, síndrome de West e síndrome de Lennox-Gastaut. *Epilepsia parcialis continua* pode ser observada e, geralmente, agrava a função motora e o desenvolvimento da criança. Interessante notar que, após algum tempo de doença, a atividade elétrica ictal passa a ser bilateral.

O tratamento é pautado no uso de antiepilépticos e acompanhamento multidisciplinar. Em casos de crises intratáveis, a hemisferectomia desconectiva é o tratamento de eleição, com taxa de sucesso (livre de crises) em torno de 40%.

DICAS
▪ Pode ser isolada ou associada a outras doenças neurológicas, em especial às síndromes neurocutâneas; ▪ Na neuroimagem há aumento ventricular no lado hipertrófico. Isto ajuda a diferenciar de outras síndromes morfológicas hemisféricas; ▪ Tratamento geralmente envolve hemisferectomia desconectiva.

BIBLIOGRAFIA

Agid R, et al. Prenatal MR diffusion-weighted imaging in a fetus with hemimegalencephaly. Pediatric Radiology. 2006;36(2):138-40.

Duane DC, Ng YT, Rekate HL, et al. Treatment of refractory status epilepticus with hemispherectomy. Epilepsia. 2004;45(8):1001-4.

Hung PC, Wang HS. Hemimegalencephaly: cranial sonographic findings in neonates. J Clin Ultrasound. 2005;33(5):243-7.

HETEROTOPIAS

Marina Koutsodontis Machado Alvim • Carlos Roberto Martins Jr.

As malformações do desenvolvimento cortical são classificadas de acordo com três processos do desenvolvimento: proliferação celular e apoptose, migração neuronal e organização cortical. As heterotopias são defeitos de migração neuronal, em que os neurônios da matriz germinativa cortical ventricular não realizam a migração adequada até o córtex, processo que costuma ocorrer entre as 6ª e 16ª semanas de gestação. Assim, diversos genes que codificam proteínas que atuam nesse processo já foram identificados.

As heterotopias podem ser assintomáticas, mas o sintoma mais comum (90%) é a epilepsia, normalmente resistente ao tratamento medicamentoso, que pode ter início em qualquer idade, desde a infância até a vida adulta. A epilepsia costuma ser focal e com auras com características temporo-occipitais são mais comuns. Os neurônios ectópicos são normais, porém imaturos, e por isso alterariam o balaço de inibição e excitação neuronal, predispondo a crises. As heterotopias também estão associadas a atraso no desenvolvimento neuropsicomotor (leve ou grave). O diagnóstico das heterotopias é realizado por imagem de ressonância nuclear magnética, de preferência de alta resolução, que permite avaliar com detalhes a localização da área ectópica e diferenciar de outras malformações do desenvolvimento.

A heterotopia pode ocorrer de maneira isolada, associada a outras malformações do desenvolvimento cerebral ou como parte de uma síndrome congênita. Essas são classificadas de acordo com sua localização e formato da substância cinzenta ectópica. As **periventriculares nodulares** são adjacentes ou protrusas nas paredes dos ventrículos laterais; as **heterotopias em bandas** são laminares, como uma camada entre os ventrículos laterais e o córtex (duplo córtex); e as focais subcorticais são como massas em substância branca mais profunda.

Estudos com EEG intracraniano nas heterotopias nodulares sugerem que as descargas epilépticas são provenientes tanto das lesões nodulares, quanto de regiões corticais, sugerindo uma rede epileptogênica mais difusa. Além disso, alguns nódulos podem ser eletrograficamente silentes. Já no caso das heterotopias em bandas, a atividade epileptiforme ocorre tanto no córtex ectópico, como no normal, além de acometer outras estruturas corticais. Pelas investigações clínicas até o momento, a cirurgia de epilepsia não é uma clara alternativa para o tratamento das crises desses pacientes.

HETEROTOPIAS NODULARES PERIVENTRICULARES (FIG. 179-1)
- São as mais comuns;
- Podem ser uni ou bilaterais;

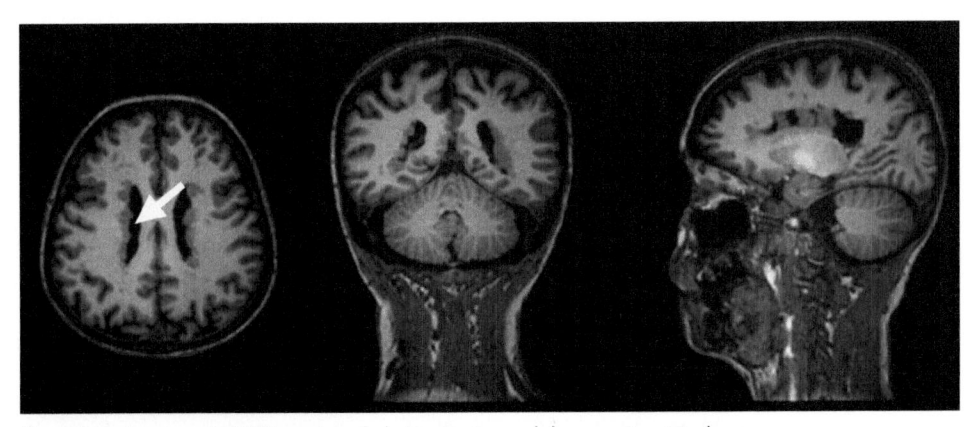

Fig. 179-1. Imagem de RNM mostrando heterotopias nodulares periventriculares.

- Múltiplas ou únicas;
- Frequentemente estão associadas a outras alterações estruturais.

HETEROTOPIAS SUBCORTICAIS EM BANDA (FIG. 179-2)
- Costumam ser bilaterais;
- Girificação cortical normal ou levemente alterada, com giros mais amplos (paquigiria) e aumento da espessura cortical;
- É considerada uma forma leve de lissencefalia.

HETEROTOPIAS FOCAIS SUBCORTICAIS (FIG. 179-3)
- Nodulares;
- Normalmente com distorção ventricular;
- Uni ou bilaterais;
- Redução do volume da substância branca e afilamento do córtex subjacente;
- Déficits cognitivos frequentemente associados.

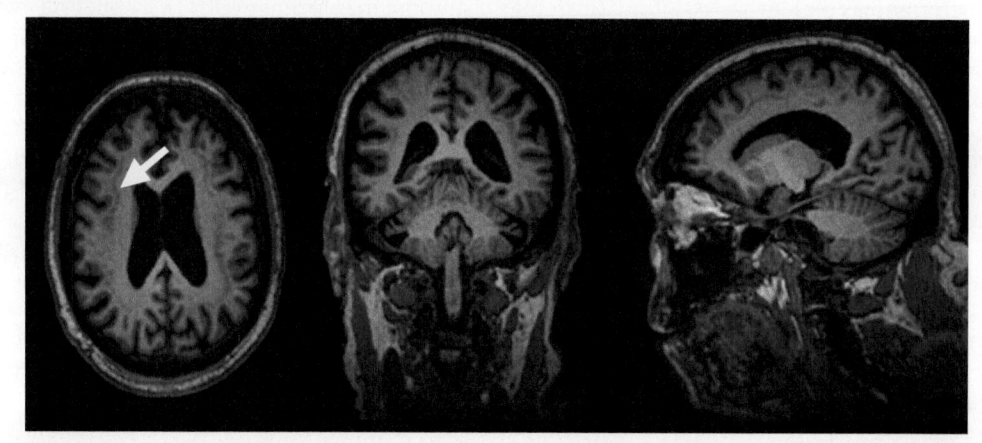

Fig. 179-2. Imagem de RNM mostrando heterotopias subcorticais em banda.

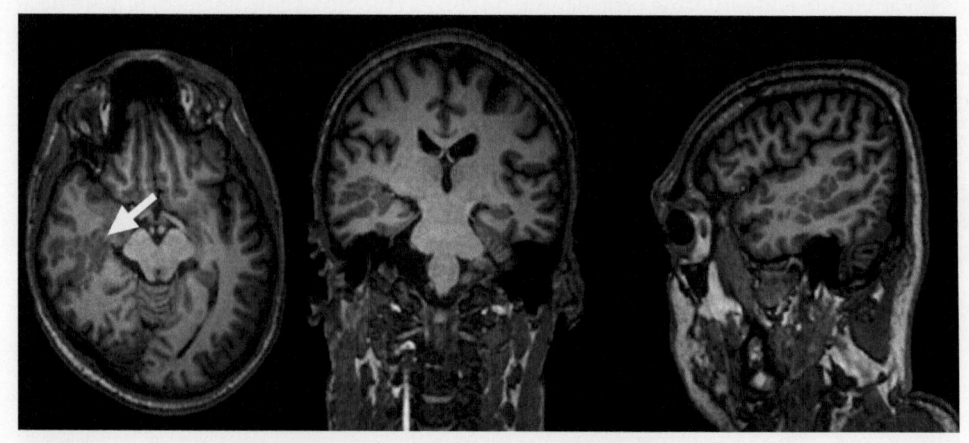

Fig. 179-3. Imagem de RNM mostrando heterotopias focais subcorticais.

> **DICAS**
>
> - Associadas à epilepsia e a déficit cognitivo;
> - Heterotopias nodulares periventriculares são as mais comuns e subcorticais menos comuns;
> - Em bandas – subcorticais – **sinal do duplo córtex**.

BIBLIOGRAFIA

Andrade CS, Leite CC. Malformations of cortical development: current concepts and advanced neuroimaging review. Arq Neuropsiquiatr. 2011;69:130-8.

Barkovich AJ, Dobyns WB, Guerrini R. Malformations of cortical development and epilepsy. Cold Spring Harb Perspect Med. 2015;5:a022392.

Barkovich AJ, Kuzniecky RI, Dobyns WB. Radiologic classification of malformations of cortical development. Curr Opin Neurol. 2001;14:145-9.

Barkovich AJ. Morphologic characteristics of subcortical heterotopia: MR imaging study. AJNR Am J Neuroradiol. 2000;21:290-5.

Dubeau F, Tampieri D, Lee N, et al. Periventricular and subcortical nodular heterotopia. A study of 33 patients. Brain. 1995;118(5):1273-87.

Hung PC, Wang HS, Chou ML, et al. Clinical and neuroimaging findings in children with gray matter heterotopias: A single institution experience of 36 patients. Eur J Paediatr Neurol. 2016;20:732-7.

Leventer RJ, Guerrini R, Dobyns WB. Malformations of cortical development and epilepsy. Dialogues Clin Neurosci. 2008;10:47-62.

Watrin F, Manent JB, Cardoso C, et al. Causes and consequences of gray matter heterotopia. CNS Neurosci Ther. 2015;21:112-22.

HIDRANENCEFALIA

Thamara de Almeida Silva Teodoro
Rhuann Pontes dos Santos Silva ■ Carlos Roberto Martins Jr.

A hidranencefalia (HE) foi descrita pela primeira vez por Cruveilhier, em 1895, mas o termo foi introduzido ao meio científico por Spielmeyer, em 1905. Trata-se de uma condição rara de prognóstico universalmente negativo, decorrente de uma malformação congênita, caracterizada pela substituição **total ou parcial** dos hemisférios cerebrais por líquido cefalorraquidiano. Apesar de a etiologia não ser clara, a teoria mais aceita é de que seja causada por oclusão da porção supraclinoide das artérias carótidas internas durante o segundo trimestre de gestação, entre a 8ª e a 12ª semana.

Pode ser diferenciada da anencefalia por causa da presença do crânio completo, da porencefalia decorrente do tamanho da área comprometida, da holoprosencefalia pela presença da foice do cérebro e ausência de dismorfismo facial e da hidrocefalia em razão da espessura da camada do córtex cerebral. Na HE, o córtex corresponde a uma camada fina e translúcida.

Possui prevalência média de 1 para cada 10.000 nascidos vivos, porém, a maioria dos pacientes morre no útero ou não ultrapassa o primeiro ano de vida, todavia há relatos na literatura de pacientes que alcançaram a adolescência e a idade adulta; provavelmente, a taxa de sobrevida depende dos cuidados recebidos e das manifestações associadas, como a presença de crises convulsivas. Entre os portadores, geralmente há cariótipo normal, mas existe frequente relato de associação da HE com síndrome de Klinefelter (cariótipo XXY).

Nos indivíduos acometidos por essa malformação, as vértebras e a medula espinhal tendem a apresentar-se de forma normal, assim como o diencéfalo, o tronco encefálico e os gânglios da base. O cerebelo pode estar presente, mas normalmente encontra-se subdesenvolvido. As meninges também são preservadas, inclusive a foice do cérebro e o tentório cerebelar, embora possa haver alterações morfológicas.

Durante a gestação e o nascimento, não há anormalidades, pois o perímetro craniano, as suturas, as fontanelas e os reflexos primitivos são normais, mas alguns indícios após o nascimento, como aumento progressivo do crânio, retardo psicomotor, alterações da motilidade ocular e diminuição do tônus muscular, choro débil e dificuldade de alimentação podem ser indicadores de hidranencefalia.

A expectativa de vida é muito baixa, e as crianças que conseguem maior sobrevida possuem, normalmente, deficiência visual, diplegia espástica e atraso cognitivo. Comportamentos, como sorrir, chorar, bocejar, responder a estímulos sonoro ou doloroso, quando presentes, são presumivelmente relacionados com reflexos do tronco cerebral ou do diencéfalo, visto que não há presença de córtex funcional.

A etiologia é pouco conhecida, mas, possivelmente, a perda de fluxo sanguíneo originada da oclusão das carótidas internas leve à necrose do tecido cerebral e, posteriormente, à encefalomalacia. Desse modo, há a substituição do tecido por líquido cefalorraquidiano, uma vez que o plexo coroide segue com funcionamento normal. Além disso, outras etiologias são mencionadas, como infecções intrauterinas por citomegalovírus, toxoplasmose e rubéola, bem como abusos maternos de substâncias tóxicas. Outros fatores considerados são a baixa idade materna e gestação gemelar univitelina, quando há morte de um dos fetos.

Apesar da quase completa substituição do parênquima cerebral, é possível que os lobos frontal e occipital estejam parcialmente preservados, já que pode haver nutrição do tecido realizada pelas artérias oftálmicas, derivadas de uma anastomose das artérias carótidas interna e externa, esta não ocluída, e pelas artérias cerebrais posteriores, respectivamente.

O diagnóstico precoce já foi relatado em até 12 semanas e, normalmente, há suspeita quando uma grande cavidade cheia de fluido sem qualquer manto cortical é observada na ultrassonografia fetal. Na infância, o exame de tomografia computadorizada sem contraste sugere HE na ausência total ou parcial do córtex, no entanto, a ressonância magnética é mais específica. Para confirmar o diagnóstico diferencial, o exame indicado é o eletroencefalograma, pois, para alguns autores, a presença de atividade elétrica fora do lobo occipital descarta hidranencefalia, sendo sugestiva de hidrocefalia grave.

O tratamento medicamentoso não é mencionado; o cirúrgico não melhora funções cognitivas, e as funções mentais superiores permanecem inquestionavelmente afetadas. Porém, a cirurgia de cauterização do plexo coroide pode estabilizar a pressão intracraniana e o tamanho do crânio. Além disso, são necessários suporte nutricional, acompanhamento fisioterapêutico e neurológico, com foco nos ataques epilépticos.

DICAS

- Substituição **total ou parcial** dos hemisférios cerebrais por líquido cefalorraquidiano;
- Na maioria dos casos, o diencéfalo, os núcleos da base, o tronco encefálico, o cerebelo e as meninges encontram-se preservados, embora subdesenvolvidos;
- A causa mais provável é que a oclusão bilateral das artérias carótidas internas causa necrose do tecido nervoso e, posteriormente, encefalomalacia;
- Os recém-nascidos apresentam os reflexos primitivos, mas não desenvolvem as funções mentais superiores. O prognóstico é sempre ruim.

BIBLIOGRAFIA

Lyon G, Robain O. Etude Comparative des Encéphalopathies Circulatoires Prénatales et Para-Natales (Hydranencéphalies, Porencéphalies et Encéphalomalacies Kystiques de la Substance Blanche) Acta Neuropathologica. 1967;9:79-98.
Muir S. Hydranencephaly and Allied Disorders. A Study Cerebral Defects in Chinese. Arch Dis Child. 1959;34:231.
Munõz MB, Reyes CH, Valdés RS, Flores JT. Hidranencefalia Congénita: Reporte de un Adolescente en el Norte de México. Rev Arch Med Camagüey. 2016;20(5).
Paredes R, López W. Hidranencefalia como Presentación Más Severa de Aplopejía Cerebral Fetal: a Propósito dos Casos. Revista Peruana de Ginecologia e Obstetrícia [online]. 2014;60(2):183-8.
Pavone P, et al. Hydranencephaly: cerebral spinal fluid instead of cerebral mantles. It J Pediat. 2014;40(1):79.
Sedain G, Rajbhandari B. Hydranencephaly: Insights into Pathophysiology and Management. NJNS. 2020;17(1):5-9.
Spielmeyer W. Ein Hydranencephales Zwillingspaar. Arch Psychiat Nervenkr. 1905;39:807.
Watson K. Hydranencephaly. Arch Dis Childh. 1956;31(157):195-7.

HIPOMELANOSE DE ITO

Carlos Roberto Martins Jr.

Descrita por Ito, em 1952, no Japão, também conhecida *Incontinentia Pigmenti Achromians*, a Hipomelanose de Ito (HI) é uma neuroectodermose (facomatose) autossômica dominante. Mais comum em meninas, concorre com lesões de pele que aparecem no primeiro ano de vida (cerca de 70% dos casos), representadas por zonas lineares de hipopigmentação em tronco e/ou membros com margens pouco regulares e distribuição aberrante de cor – **hipocromia linear em ondas**) (Fig. 181-1).

Pode apresentar manifestações extracutâneas, como macrocrania, hipertelorismo, dentição irregular, estrabismo, atrofia óptica, miopia e, eventual, descolamento retiniano. O SNC é acometido em mais de 60% dos casos. Distúrbios de linguagem, epilepsia, retardo mental, retardo do desenvolvimento neuropsicomotor e comportamento autista são as manifestações mais encontradas.

Neuroimagem é variável. Alterações de sinal em substância branca, cistos periventriculares, dilatação de espaços de *virchow-robin*, atrofia cerebral/cerebelar e distúrbios migracionais, como heterotopias e hemimegalencefalia são descritos. O diagnóstico é clínico. Biópsia de pele revela disqueratose, ausência variável de melanócitos, redução de melanina e anormalidades pilossebáceas. Não há tratamento modificador de doença. Acompanhamento multidisciplinar com neurologista, ortopedista, oftalmologista, fonoaudiologista e fisioterapeuta se faz, estritamente, necessário.

Fig. 181-1. Aspecto das lesões cutâneas. As lesões seguem as linhas de Blaschko cutâneas. (Ver Pranchas em Cores.)

> **DICAS**
>
> - Autossômica dominante;
> - Quarta facomatose mais frequente;
> - Diagnóstico clínico;
> - Alterações somáticas e de SNC (retardo mental, epilepsia, RDNM, espectro autista e déficit de linguagem);
> - Zonas lineares de hipopigmentação em tronco e/ou membros com margens pouco regulares e distribuição aberrante de cor;
> - Leucodermia linear em ondas (**linhas de Blaschko**);
> - RNM pode cursar com **aumento demasiado de espaços de Virchow-Robin** (diagnóstico diferencial com doença de Lowe).

BIBLIOGRAFIA

Ruggieri M, Pavone L. Hypomelanosis of Ito: clinical syndrome or just phenotype? J Child Neurol. 2000;15(10):635-44.

Steiner J, Adamsbaum C, Desguerres I, et al. Hypomelanosis of Ito and brain abnormalities: MRI findings and literature review. Pediatr Radiol. 1996;26(11):763-8.

CAPÍTULO 182

HIRAYAMA

Carlos Roberto Martins Jr.

Descrita por Keizo Hirayama, em 1959, a doença de Hirayama (DH), também conhecida como atrofia monomélica ou atrofia muscular espinhal juvenil não progressiva, é uma neuronopatia anterior que envolve os segmentos de C7-T1, proporcionando fraqueza e atrofia muscular progressivas em antebraço e mão, geralmente unilateral, mais comumente em jovens do sexo masculino. Tem maior prevalência em indivíduos de origem asiática.

O quadro se dá de forma subaguda e evolução insidiosa de meses a anos com fraqueza, atrofia e fasciculações da musculatura distal de membro superior unilateral. Atrofia de interósseos e antebraço é a regra. Não há sintomas sensitivos, contudo, alguns pacientes referem, paradoxalmente, ligeira hipoestesia. Nãos há sinais de primeiro neurônio motor. Há progressão por 2 a 3 anos com posterior estabilização. Por vezes, pode ser bilateral assimétrica ou, até, simétrica.

A ENMG evidencia potenciais motores com amplitude reduzida e potenciais sensitivos normais no exame de condução. O estudo de agulha revela potenciais neurogênicos de alta amplitude à contração, bem como fibrilações e fasciculações ao repouso. Tais achados topografam o processo na ponta anterior da medula, envolvendo o neurônio motor inferior.

A etiologia da condição ainda é motivo de controvérsias entre os especialistas, todavia, acredita-se tratar de alterações microcirculatórias crônicas no território da artéria espinhal anterior induzidas por flexões repetidas ou sustentadas, proporcionando isquemia dos cornos anteriores do cordão cervical inferior (C7-T1).

A RNM de coluna cervical pode ajudar, sobremaneira, no diagnóstico, através de avaliação em *posição neutra* e em **flexão cervical**. Durante flexão, evidencia-se deslocamento anterior do saco dural (parede posterior do saco dural), formando uma crescente liquórica posterior no T2 sagital e obliterando o saco dural anterior (Fig. 182-1). Ao corte axial, é possível verificar redução do diâmetro anteroposterior da me-

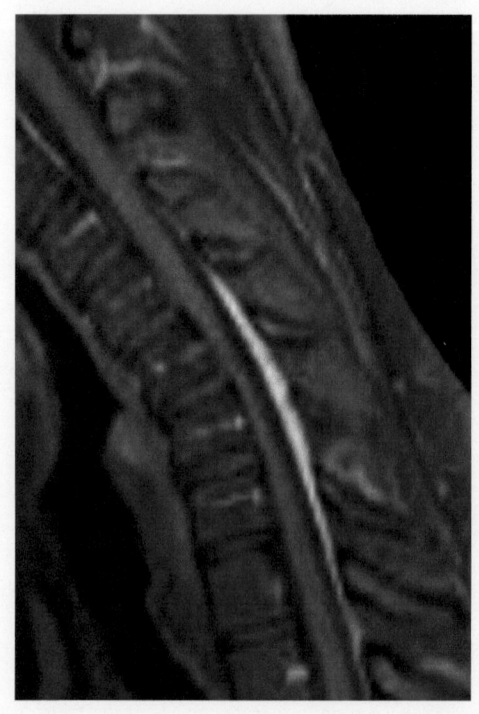

Fig. 182-1. RNM cervical em T2 em flexão evidenciando a obliteração do saco dural anterior e aumento do saco dural posterior.

dula com redução expressiva do saco dural anterior. Por ser uma condição não progressiva, o tratamento é com base em reabilitação.

DICAS
▪ Neuronopatia anterior que envolve os segmentos de C7-T1, proporcionando fraqueza e atrofia muscular progressivas em antebraço e mão, geralmente unilateral; ▪ Atrofia de interósseos e antebraço é a regra; ▪ Diagnóstico com ENMG e RNM dinâmica cervical (posição neutra e em flexão); ▪ Tratamento com reabilitação.

BIBLIOGRAFIA

Chen CJ, Chen CM, Wu CL, et al. Hirayama disease: MR diagnosis. AJNR Am J Neuroradiol. 1998;19:365-8.
Gandhi D, Goyal M, Bourque PR, Jain R. Case 68: Hirayama disease. Radiology. 2004;230:692-6.
Gourie-Devi M, Nalini A. Long-term follow-up of 44 patients with Brachial Monomelic Amyotrophy. Acta Neurol Scand. 2003;107:215-20.
Hirayama K, Tokumaru Y. Cervical dural sac and spinal cord in juvenile muscular atrophy of distal upper extremity. Neurology. 2000;54:1922-6.
Hirayama K. Juvenile muscular atrophy of distal upper extremity (Hirayama disease). Intern Med. 2000;39:283-90.
Okumura H, Homma TT. Juvenile compression myelopathy in the cervical spine. Spine. 1994;19:72-6.
Tashiro K, Kikuchi S, Itoyama Y, et al. Nationwide survey of juvenile muscular atrophy of distal upper extremity (Hirayama disease) in Japan. Amyotroph Lateral Scler Other Motor Neuron Disord. 2006;7(1):38-45.

HIV E DOENÇA DO NEURÔNIO MOTOR

Carlos Roberto Martins Jr.

Nos últimos anos diversos relatos de *ELA-Like* foram descritos em associação à infecção pelo HIV, sendo denominada **doença do neurônio motor associada ao HIV (DNM-HIV)**. Cerca de 75% dos pacientes que apresentam tal afecção já têm o diagnóstico de HIV previamente, com início dos sintomas neurológicos cerca de 8 anos após o diagnóstico da infecção. Os outros 25% dos casos abrem o quadro motor concomitantemente ao descobrimento da infecção viral.

Cerca de 2% dos pacientes com ELA apresentam HIV positivo. A presença de doença do neurônio motor em pacientes HIV (3,5/1.000) é cerca de 100 vezes superior à prevalência de ELA na população em geral (4-6/100.000). Descrita, em 1985, a doença do neurônio motor associada ao HIV é indistinguível fenotipicamente da ELA clássica, exceto pelo fato de alguns pacientes responderem ao uso da terapia antirretroviral.

Apesar das características fenotípicas semelhantes, a DNM-HIV tem curso mais rápido com evolução em semanas a meses em comparação à ELA clássica, tanto em pacientes que já possuem HIV ou nos casos em que os diagnósticos de HIV e de DNM são simultâneos. Ocorre envolvimento do neurônio motor superior e inferior. A DNM-HIV acomete mais homens com menos de 40 anos, enquanto a ELA clássica ocorre, geralmente, em pacientes acima de 50 anos.

As características eletroneuromiográficas obedecem aos critérios *El Escorial* clássicos. A resposta à terapia antirretroviral (TARV) mostra graus variáveis e com reversão quase que completa em alguns pacientes. A resposta motora tende a ser melhor em pacientes com diagnóstico prévio de HIV, quando comparada a pacientes com diagnóstico simultâneo das duas afecções.

A resposta motora tende a ser pior em pacientes que iniciam TARV tardiamente, geralmente, após 6 meses do início dos sintomas motores. Acredita-se que a replicação viral no SNC seja responsável pelo desenvolvimento da DNM, pois a DNM-HIV é vista, geralmente, em pacientes em uso de TARV com baixa penetração na barreira hematoencefálica. Outrossim, pacientes que abrem o quadro de DNM concomitantemente ao diagnóstico de HIV apresentam menor resposta à TARV, bem como curso mais agressivo. Pacientes com DNM-HIV com aumento no soro dos níveis de HERV-K (retrovírus endógeno humano K) são mais responsivos à terapia TARV.

Além do uso de antirretrovirais com alto potencial de penetração na barreira hematoencefálica, riluzol pode ser considerado como terapia adjuvante no tratamento de pacientes com DNM-HIV. Nem todos os pacientes melhoram com a TARV, contudo, grande parte dos pacientes apresenta lentificação da progressão da DNM ou, até mesmo, potencial reversibilidade do processo degenerativo motor.

DICAS

- DNM-HIV é indistinguível fenotipicamente da ELA clássica, exceto pelo fato de alguns pacientes responderem ao uso da terapia antirretroviral;
- Mais comum em homens com menos de 40 anos;
- As características eletroneuromiográficas obedecem aos critérios *El Escorial* clássicos;
- A resposta à terapia antirretroviral (TARV) mostra graus variáveis e com reversão quase que completa em alguns pacientes;
- A resposta motora tende a ser melhor em pacientes com diagnóstico prévio de HIV, quando comparada a pacientes com diagnóstico simultâneo das duas afecções;
- Tratamento com TARV com alta penetração em SNC, o mais precoce possível. Riluzol pode ser associado;
- Potencial reversibilidade do quadro motor ao uso de TARV.

BIBLIOGRAFIA

Orsini M, Oliveira AB, Nascimento OJ, et al. Amyotrophic lateral sclerosis: new perspectives and update. Neurol Int. 2015;7:5885.

Al-Chalabi A, Hardiman O, Kiernan MC, et al. Amyotrophic lateral sclerosis: moving towards a new classification system. Lancet Neurol. 2016;15:1182-94.

Talbott EO, Malek AM, Lacomis D. The epidemiology of amyotrophic lateral sclerosis. Handb Clin Neurol. 2016;138:225-38.

Alfahad T, Nath A. Retroviruses and amyotrophic lateral sclerosis. Antivir Res. 2013;99:180-7.

HNPP

Carlos Roberto Martins Jr.

A neuropatia hereditária com susceptibilidade à pressão (HNPP) é uma condição autossômica dominante associada, na maioria dos casos, à deleção do gene *PMP22*. Caracteriza-se por mononeuropatias sensoriais e/ou motoras recorrentes que tendem a ocorrer em locais de compressão (aprisionamento).

O fenótipo clássico é a ocorrência de mononeuropatia indolor aguda ou subaguda após compressão ou manutenção de posições que proporcionem compressão local, gerando parestesias ou déficit motor. Os locais mais comuns de compressão são nervo fibular na cabeça de fíbula e ulnar no cotovelo.

O prognóstico é relativamente benigno, e a maioria das mononeuropatias se resolve espontaneamente, contudo, lesões mais graves, principalmente de repetição, podem ocorrer, proporcionando déficits residuais. Apresentações atípicas mais raras envolvendo polineuropatia sensitivo-motora já foram descritas em alguns casos.

Sintomas crônicos, como mialgia ao exercício, cãibras e parestesias, ocorrem em cerca de 30% dos pacientes. Muitas vezes, o diagnóstico de HNPP é atrasado, pois os pacientes preenchem critérios para fibromialgia. Fadiga é comum. Do ponto de vista eletroneuromiográfico, não há consenso em relação aos critérios diagnósticos fisiológicos para HNPP. Neste sentido, Verhagen *et al.* propuseram que os achados mais precisos para a condição eram:[1]

- Lentidão na velocidade de condução (VC) do nervo fibular da cabeça da fíbula ao tornozelo;
- Redução da VC do nervo ulnar no cotovelo;
- Prolongamento da latência motora distal (LMD) de pelo menos um dos nervos fibulares.

Mouton *et al.* e Gouider *et al.* verificaram que, após 15 anos de idade, todos os pacientes apresentam LMD prolongada e redução da VC sensitiva no punho do nervo mediano e prolongamento da LMD ou redução da VC de pelo menos um dos nervos fibulares.[2,3] As diretrizes para o diagnóstico da HNPP foram propostas por Dubourg *et al.*:[4]

- Aumento bilateral da LMD do mediano motor associado à redução da VC no mediano sensitivo;
- Pelo menos um dos nervos fibulares com LMD aumentada ou VC reduzida;
- VC do nervo ulnar no segmento do cotovelo reduzida;
- VC nos membros inferiores pode ser moderadamente reduzida;
- Amplitudes dos SNAP (potenciais sensitivos) podem ser reduzidas, principalmente nos membros superiores.

Luigetti *et al.* propuseram a suspeita de HNPP em pacientes com síndrome do túnel do carpo, além de outra alteração desmielinizante na condução motora (VC do nervo ulnar no cotovelo, LMD do nervo ulnar, VC do nervo fibular) mais uma anormalidade de condução sensitiva em um nervo não propenso à compressão (nervo sural). **Neste sentido, não há um consenso neurofisiológico claro, e o diagnóstico deve ser suspeitado com clínica característica associada à alguma evidência de distúrbio desmielinizante focal na eletroneuromiografia.** A ratificação diagnóstica se dá por teste molecular da deleção do *PMP22*.[5]

Geralmente, os sintomas tendem a iniciar antes da terceira década de vida, podendo variar de 5 a 77 anos, com leve predomínio nos homens (4:3/H:M). Em torno de 61,5% dos casos abrem o quadro de mononeuropatia indolor aguda e subaguda. Dor não é um achado comum na HNPP, todavia, alguns pacientes podem abrir o quadro com dor concomitante ao déficit neurológico. Paresia de nervos cranianos não é um achado usual na HNPP, apesar de parestesias em território trigeminal já terem sido descritas. Outro achado pouco típico, mas já descrito, é paresia envolvendo troncos do plexo braquial.

O padrão típico eletroneuromiográfico é de neuropatia sensitivo-motora assimétrica com alentecimentos focais (padrão de mononeuropatia múltipla). Os pacientes que apresentam polineuropatia, geralmente, cursam com bloqueios ou alentecimentos focais em áreas de compressão, envolvendo, principalmente, nervos ulnar, fibular, mediano e tibial. Prolongamento de latência distal e redução de velocidade de condução são achados mais frequentes que bloqueio de condução. Os potenciais mais alterados são os SNAP do mediano e do ulnar, bem como CMAP do fibular profundo. Nem sempre as alterações focais se dão em regiões de compressão, podendo ocorrer em outros locais.[6]

O tratamento é com base em reabilitação, bem como prevenção para traumas locais e uso de órteses que impeçam posições predisponentes para lesão neural.

DICAS

- Deleção do gene *PMP22*;
- Mononeuropatia indolor aguda ou subaguda após compressão ou manutenção de posições que proporcionem compressão local, gerando parestesias ou déficit motor;
- O padrão típico eletroneuromiográfico é de neuropatia sensitivo-motora assimétrica com alentecimentos focais (padrão de mononeuropatia múltipla);
- Os potenciais mais alterados são os SNAP do mediano e do ulnar, bem como CMAP do fibular profundo.

REFERÊNCIAS BIBLIOGRÁFICAS

1. Verhagen WI, Gabreels-Festen AA, Wensen PJ, et al. Hereditary neuropathy with liability to pressure palsy: clinical, electroneurophysiological and morphological study. J Neurol Sciences. 1993;116(2):176-84.
2. Mouton P, Tardieu S, Gouider R, et al. Spectrum of clinical and eletrophysiologic features in HNPP patients with the 17 p11.2 deletion. Neurology. 1999;52(7):1440-6.
3. Gouider R, LeGuern E, Gugenheim M, et al. Clinical, eletrophysiologic and molecular correlations in 13 families with hereditary neuropathy with liability to pressure palsies and a cromossome 17p11.2 deletion. Neurology. 1995;45(11):2018-23.
4. Dubourg O, Mouton P, Brice A. Guidelines for diagnosis of hereditary neuropathy with liability to pressure palsies. Neuromuscular Disord. 2000;10(3):206-8.
5. Luigetti M, Grande AD, Conte A, et al. Clinical, neurophysiological and pathological findings of HNPP patients with 17p12 deletion: a single-centre experience. J Neurol Sci. 2014;341(1-2):46-50.
6. Amato AA, Gronseth GS, Callerame KJ, et al. Tomaculous neuropathy: a clinical and electrophysiological study in patients with and without 1.5Mb deletions in chromosome 17p11.2. Muscle Nerve. 1996;19(1):16-22.

HOLMES – ADIE

Carlos Roberto Martins Jr. ▪ Frederico Castelo Moura

A síndrome de Holmes – Adie (SHA) foi descrita, em 1931, simultaneamente por Gordon Morgan Holmes e Willian John Adie como distúrbio autonômico proporcionando ausência ou diminuição de reflexos profundos associada à pupila tônica. Geralmente afeta adultos jovens e apresenta midríase unilateral em 80% dos casos, podendo ser bilateral, principalmente após meses ou anos de evolução. Mais comum em mulheres.

A fisiopatogenia não é bem esclarecida, entretanto, acredita-se tratar de desnervação do suprimento pós-ganglionar (gânglio ciliar) para o esfíncter da pupila e músculo ciliar (desnervação parassimpática). Acredita-se que a redução ou ausência de reflexos profundos seja decorrente de ganglionopatia associada, no entanto, isto não está claro. A hiporreflexia pode ser global (mais comum) ou assimétrica. Por vezes, há arreflexia em um lado do corpo que após alguns meses passa a ser global. Alguns estudos afirmam ser de causa viral ou pós-viral.

A midríase, muitas vezes, é notada por familiares, e o paciente, na maioria dos casos, não apresenta alteração da acuidade visual. Os reflexos fotomotores direto e consensual estão reduzidos e lentificados, necessitando de alguns minutos para produzir algum grau de miose (**pupila miotônica de Adie**). O reflexo de acomodação – convergência responde melhor (ainda que submáximo), denotando dissociação luz-convergência (Fig. 185-1). Colírio de pilocarpina a 0,125% reduz a midríase sobremaneira, mas quando instilado em ambos os olhos, verifica-se anisocoria clara, por causa da resposta do olho normal conjuntamente. Alguns pacientes podem apresentar tosse seca crônica causada por disfunção vagal.

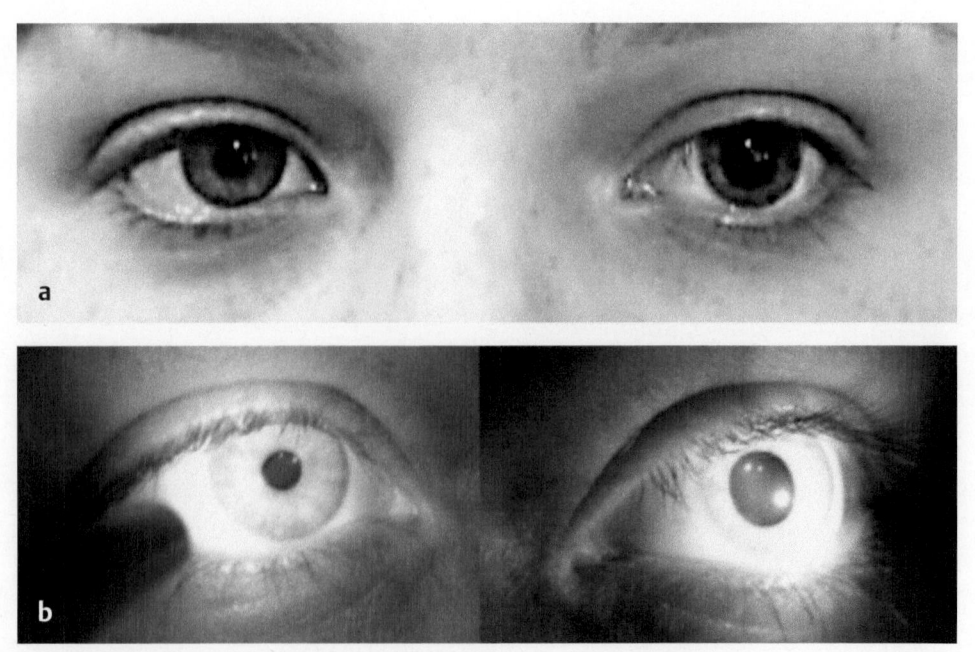

Fig. 185-1. Pupila tônica de Adie: (**a**) Midríase à esquerda associada a embaçamento visual para perto. Sem ptose palpebral. (**b**) Ausência de miose da pupila esquerda sob estímulo luminoso. Pupila direita com resposta normal. *(Continua.)*

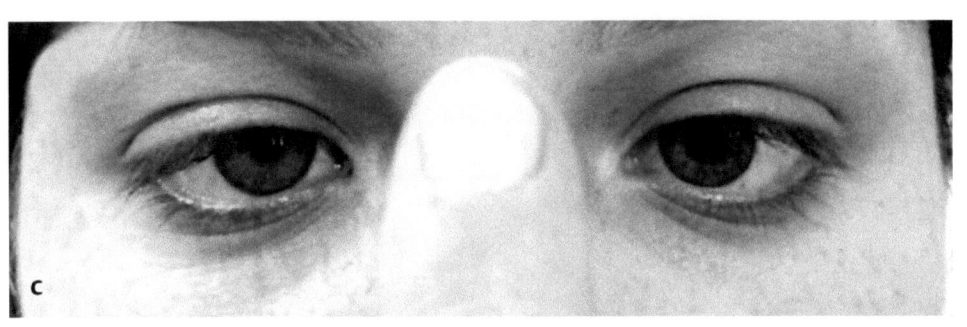

Fig. 185-1. *(Cont.)* **(c)** Sob estímulo da convergência-acomodação, a pupila do olho esquerdo contrai. Este quadro configura a dissociação luz-perto.

O prognóstico é excelente. Os reflexos profundos ficam diminuídos sem melhora. A midríase pode ser facilmente aliviada com pilocarpina em colírio no olho midriático, mas, muitas vezes, os pacientes se adaptam. É importante saber que a tríade, envolvendo pupila de Adie, arreflexia e sudorese excessiva, é chamada de **síndrome de Ross**, apesar de algumas controvérsias, pois a síndrome clássica é composta por anidrose segmentar. Dessa forma, se sudorese excessiva estiver presente, o tratamento de eleição é a simpatectomia torácica.

DICAS
▪ Mais comum em mulheres; ▪ Idiopática. Causa pós-viral? ▪ Pupila de Adie com hiporreflexia. Redução de reflexos pode ser assimétrica. Pupila de Adie pode ser unilateral (mais comumente) ou bilateral; ▪ Ganglionopatia + lesão de gânglio ciliar; ▪ Se sudorese excessiva, pensar em **síndrome de Ross, apesar de a síndrome de Ross ser definida como anidrose segmentar;** ▪ Tratamento – colírio de pilocarpina a 0,125% no olho midriático 3×/dia.

BIBLIOGRAFIA

Johnston R, McLellan D, Love D. Orthostatic hypotension and the Holmes-Adie syndrome: a study of two patients with afferent baroreceptor block. J Neurol Neurosurg Psychiatry. 1971;34:562-70.

Lucy D, Allen M, Van Thompson H. Holmes-Adie syndrome with segmental hypohydrosis. Neurology. 1967;17:763-9.

HOPKINS

Carlos Roberto Martins Jr.

Também conhecida como pólio-*like* associada à asma, a síndrome de Hopkins (SH) é uma afecção rara, caracterizada por paralisia flácida após episódio de asma. Trata-se de doença do neurônio motor (neuronopatia anterior da medula) descrita, em 1974, por Hopkins em crianças australianas.

É representada por mono ou diplegia flácida assimétrica de evolução pouco favorável que se instala após alguns dias (média de 3 dias) do início do broncospasmo asmático. Não se sabe ao certo a fisiopatologia da condição. Sugere-se que o ataque de asma, associado ao uso de corticoides, possa servir de gatilho para que vírus neurotrópicos invadam o corno anterior da medula, causando lesão em metâmeros específicos. A síndrome ocorre em bebês e em crianças, com raros casos em adultos.

O diagnóstico é confirmado com RNM de coluna ao nível dos miótomos acometidos. Nota-se o famoso *snake eyes sign* no corno anterior medular (Fig. 186-1). As alterações de imagem tendem a se normalizarem em torno de 12 semanas. **É importante lembrar que a doença é uma afecção de segundo neurônio motor e não envolve o trato corticoespinhal.** LCR é normal. Potencial somatossensitivo apresenta-se sem alterações, já que o envolvimento é puramente motor. Devemos sempre nos certificar que todos os pacientes receberam vacina para poliomielite.

A ENMG tem papel crucial, pois evidencia sinais de desnervação motora nos músculos acometidos. Ao repouso, notam-se fibrilações e ondas positivas. Potenciais remodelados, com alta amplitude e recrutamento reduzido são a regra nas fases mais ulteriores. Não há tratamento, e a paralisia flácida é permanente. Há relato de melhora em um paciente com o uso de imunoglobulina intravenosa e outro tratado com prednisolona oral na fase inicial.

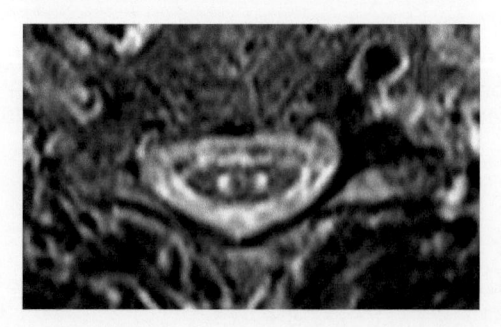

Fig. 186-1. RNM de medula evidenciando o famoso *snake eyes sign*. Neuronopatia anterior medular em paciente com síndrome de Hopkins.

> **DICAS**
>
> - Pólio-*like* associada à asma;
> - Monoplegia ou diplegia assimétrica após instalado quadro de broncospasmo grave em asmáticos;
> - Diagnóstico com RNM de coluna do segmento envolvido (*snake eyes sign*);
> - ENMG evidencia neuronopatia anterior clássica.

BIBLIOGRAFIA

Hopkins IJ. A new syndrome: poliomyelitis-like illness associated with acute asthma in childhood. Aust Paedriatr J. 1974;273-6.

Shahar EM, Hwang PA, Niesen CE, Murphy G. Poliomyelitis-like paralysis during recovery from a acute bronchial asthma: possible etiology and risk factors. Pediatrics. 1991;88:276-9.

HSA PERIMESENCEFÁLICA NÃO ANEURISMÁTICA

Carlos Roberto Martins Jr.

Hemorragia subaracnoide perimesencefálica não aneurismática (HSAPna) ou HSA perimesencefálica benigna nada mais é do que uma HSA típica, geralmente pequena, que ocorre na região perimesencefálica (fossa interpeduncular e/ou regiões lateral ou posterior) e/ou cisterna pré-pontina, com arteriografia negativa. É causada por ruptura de veias perimesencefálicas ou pré-pontinas.

Os sintomas mais comuns são cefaleia, podendo ou não ser em padrão *thunderclap*, paresia de nervos cranianos (HUNT HESS 1 ou 2) e cefaleia pós-coito. O pico de incidência encontra-se entre 40-60 anos, sem predileção por sexo. Tende a ter uma evolução benigna, pois é rara a presença de vasospasmo e ressangramento (< 1%). Complicações advêm geralmente de hidrocefalia não comunicante por obstrução do fluxo liquórico mesencefálico.

A TC evidencia hiperdensidade perimesencefálica ou pré-pontina (Fig. 187-1). Angiotomografia e arteriografia são negativas (sangramento venoso). O estudo liquórico mostra sangramento. O tratamento é de suporte com monitoramento de hidrocefalia e vasospasmo. O manejo clínico pouco difere das demais HSA aneurismáticas.

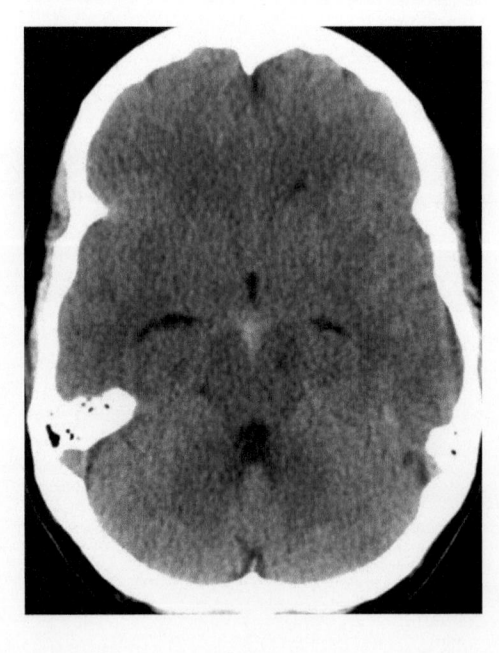

Fig. 187-1. HSA perimesencefálica.

DICAS
■ HSA por ruptura de veias perimesencefálicas ou pré-pontinas. TC com hiperdensidade nessa região; ■ Angiotomografia e arteriografia **sem alterações** (sangramento venoso); ■ Curso benigno. Ressangramento e vasospasmo raros; ■ Cefaleia, paresia de pares cranianos (HH 1 ou 2), cefaleia pós-coito; ■ Complicação – hidrocefalia; ■ Tratamento suportivo.

BIBLIOGRAFIA
Bradac GB, Bergui M, Ferrio MF, et al. False-negative angiograms in subarachnoid haemorrhage due to intracranial aneurysms. Neuroradiology. 1997;39:772-6.

HSAN – NEUROPATIAS HEREDITÁRIAS SENSITIVO-AUTONÔMICAS

Carlos Roberto Martins Jr. ▪ Werner Garcia de Souza

As neuropatias hereditárias sensitivo-autonômicas (HSAN) são um grupo clínica e geneticamente heterogêneo de neuropatias periféricas herdadas, afetando principalmente os neurônios sensitivos e autonômicos periféricos (fibras finas mielínicas e amielínicas) com perda sensitiva distal proeminente e insensibilidade à dor. Esta leva a ulcerações crônicas não dolorosas entre as segunda e quinta décadas de vida nos pés (principalmente em proeminências ósseas e região plantar) e das mãos, resultando em complicações grave, como infecções, osteomielite e necessidade de amputações. A disfunção autonômica, como anidrose, flutuações da pressão arterial, hipotensão postural e distúrbios gastrintestinais estão presentes. Falaremos adiante sobre os principais tipos de HSAN.

HSAN-I

É o subtipo mais comum de HSAN. Trata-se de distúrbio autossômico dominante (AD), com início dos sintomas entre as segunda e quarta décadas de vida. Ulcerações distais indolores, artropatia mutilante, também conhecida como artropatia de Charcot (decorrente de perda da aferência sensorial protetora). Episódios variados de dor lancinante neuropática distal, principalmente em queimação. Por vezes, pode ocorrer alteração mínima da força e da palestesia distais.

Não raro, podem ocorrer outras manifestações, como anormalidades pupilares, perda de reflexo corneano e abrasões, surdez, pernas inquietas, cãibras, reflexos reduzidos e propensão a lesões indolores da língua e membros. Complicações graves envolvem progressão para osteomielite, amputação e morte secundária à sepse.

Existem 6 tipos de HSAN-I, todos AD e com características clínicas correlatas. O principal tipo é a HSAN-IA, causada por mutação no gene *SPTLC1* no cromossomo 9. Os outros subtipos (HSAN-IA, IB, IC, ID, IE e IF) seguem o padrão clássico de sintomatologia, com exceção da HSAN IE, que cursa com demência precoce e surdez neurossensorial.

A ENMG mostra estudo de condução com CMAP (pode ser normal) e SNAP reduzidos em amplitude (acometimento sensitivo é muito mais exuberante). Reflexo simpático-cutâneo reduzido ou ausente. O QST (quantitative sensory testing) apresenta-se alterado, HT (teste histamínico) com ausência de *flare* axonal e QSART (*quantitative sudomotor axonal reflex test*) com resposta ausente. A biópsia de vervo e de pele evidencia perda de fibras finas (mielinizadas e não mielinizadas). A perda é maior nas porções distais dos membros.

HSAN-II

Trata-se de distúrbio AR (autossômico recessivo) com abertura do quadro ao nascimento ou na primeira década de vida. Diferentemente da HSAN-I, a HSAN-II envolve fibras finas e grossas, determinando toda sintomatologia da HSAN I, contudo, com arreflexia, artropatias de Charcot, acometimento importante da propriocepção e vibração, hipotonia generalizada e redução do reflexo corneano.

Outros achados, como escoliose, displasia óssea, úlceras de córnea, marcos de desenvolvimento atrasados e lesões cutâneas indolores complicadas por osteomielite, não são raros. Os neonatos geralmente apresentam dificuldade para engolir, reflexo do vômito fraco e apneia frequente. A sensibilidade gustativa (*geusia*) é diminuída por causa de papilas fungiformes linguais hipotróficas.

A disfunção autonômica é limitada, episódica e irregular, manifestando-se com hiperidrose, lacrimejamento e resposta exagerada a agentes parassimpaticomiméticos. Além disso, os pacientes têm deficiência intelectual, afasia e surdez neurossensorial em graus variados. A força muscular permanece relativamente normal. Existem quatro tipos de HSAN-II (HSAN-IIA, IIB, IIC e IID), a depender do gene envolvido, contudo, todas AR. Os exames complementares tendem a ser parecidos com a HSAN-I, todavia, a biópsia neural costuma apresentar perda de fibras finas e também de fibras grossas.

HSAN-III
Ver Capítulo de **síndrome de Riley-Day** nesta obra.

HSAN-IV
Insensibilidade congênita à dor com anidrose, ou HSAN-IV, tem um padrão de herança AR (gene *NTRK1*) que se manifesta ao nascimento ou primeira infância. Apresenta-se com insensibilidade à dor, automutilação, deficiência intelectual e anidrose. Hiperatividade e labilidade emocional também são manifestações comuns. A anidrose resulta em complicações, incluindo cabelo e unhas distróficas, hiperpirexia e convulsões febris. Força e reflexos estão preservados. Os pacientes não mostram sinais de envolvimento gastrintestinal ou respiratório.

HSAN-V
Pacientes HSAN-V se assemelham ao fenótipo HSAN-IV com perda de percepção dolorosa e térmica, articulações de Charcot, fraturas sem dor, escoliose, lesões bucais e reflexos corneanos ausentes. No entanto, o fenótipo HSAN-V tem menos propensão para progredir à automutilação, graus variáveis de hiper e hipoidrose e hiperatividade e atraso cognitivo mais brandos. Os pacientes têm visão, paladar, olfato e motricidade normais. A falta de dor profunda nos ossos e articulações resulta em déficit de reflexos protetores. Herança AR, gene *NGFβ*.

HSAN-VI
Descrito inicialmente, em 2012, em uma família judia Ashkenazi, HSAN-VI cursa com disfunção autonômica severa, retardo psicomotor, contraturas distais e morte precoce. Alteração sensitiva importante e ausência de papilas fungiformes. Herança AR.

HSAN-VII
HSAN-VII, outra insensibilidade congênita à dor, foi identificada, em 2013, com um padrão de herança AD, como HSAN-I; no entanto, os pacientes abriam o quadro ao nascimento ou na primeira infância. Gene *SCN11A*, responsável pelos canais de sódio voltagem-dependentes (NaV1.9) expressos no plexo entérico, sistema neural nociceptivo e neurônios sensoriais de temperatura. Os poucos pacientes relatados até agora mostram uma diminuição notável de sensações de dor e temperatura, hiperidrose significativa, prurido, automutilação, cicatrização retardada, articulações de Charcot, escoliose, hipotonia, atraso no desenvolvimento motor e dismotilidade intestinal com diarreia.

Os pacientes também relatam abdominais exagerados, perianais ou retais paroxísticos ao defecar ou urinar. Cognição, nervos cranianos, motricidade, reflexos, propriocepção e vibração estão intactos.

HSAN-VIII
HSAN-VIII é mais uma insensibilidade congênita à dor de herança AR, apresentando-se ao nascimento ou primeira infância em associação a mutações do gene *PRDM12*. Novamente, o fenótipo entre as mutações é consistente com a perda de sensações de dor e temperatura, lesões indolores, automutilação, trauma dentário, osteomielite, anidrose, hiperpirexia, reflexos corneanos ausentes e *alacrima*. Vibração, propriocepção e cognição são absolutamente normais. Funções autonômicas são, relativamente, preservadas.

DIAGNÓSTICOS DIFERENCIAIS
Causas de neuropatia sensorial grave, especialmente se associada a úlceras nos pés, quando nenhuma história familiar clara é estabelecida. Isto inclui neuropatia diabética, hanseníase, *tabes dorsalis*, doença vascular periférica, siringomielia (apresentando perda sensorial dissociada). Exceto pela ausência de dor lancinante, CMT-IIB (mutação *RAB7*) é clinicamente indistinguível de HSAN-IA.

HSAN-I também precisa ser diferenciado de *eritromelalgia*, que é um transtorno AD causado por mutações de ganho de função do *SCN9A* e atividade aumentada dos canais NaV1.7, levando a episódios de ataques de queimação distal simétrica, eritema, calor e inchaço, precipitados por calor e exercícios físicos e aliviado pelo repouso, elevação do membro e resfriamento.

A doença de Fabry é ligada ao X, causada pela deficiência de alfa-galactosidase-A, afetando homens, bem como a maioria das mulheres portadoras. Os angioqueratomas abdominais inferiores, distrofia da córnea, doença renal e cerebrovascular ajudam a diferenciá-la da HSAN. O fator confundidor é a presença de polineuropatia de fibras finas da doença.

Amiloidose (hATTR - transtirretina) é um transtorno AD, muitas vezes apresentando-se na idade adulta com uma neuropatia de fibras finas e disautonomia. Muitas vezes é acompanhada por doenças cardíacas, renais, gastrintestinais, manifestações oculares e caquexia. Diferenciar HSAN das duas últimas condições por meio de testes genéticos é imperativo, pois agora temos tratamentos com base genética para tais distúrbios.

TRATAMENTO

A terapêutica é sintomática. O uso de carbidopa (bloqueador periférico da dopa-descarboxilase), bem como piridostigmina (anticolinesterásico), pode ajudar na disautonomia. Se hipertensão, podemos utilizar clonidina ou dexmedetomidina intranasal. Hipotensão postural pode ser abordada com meia elástica, aumento da ingesta hídrica e salina, bem como uso de medicações, como midodrina e droxidopa. Lágrimas artificiais e avaliação odontológica são importantes.

Terapias modificadoras de doença com estudos em andamento para HSAN-I (suplementação de altas doses de L-serina) e para HSAN-III (tocotrienol e fosfatidilserina).

DICAS

- Mutilações ulcerativas de extremidades;
- Insensibilidade à dor associada a crises de dor neuropática lancinante paroxística;
- Fibras finais mais acometidas;
- Distúrbios autonômicos variáveis;
- Oito tipos de HSAN;
- HSAN-I é a mais comum (AD);
- HSAN recessivas tendem a ser mais graves e ocorrem ao nascimento ou primeira infância.

BIBLIOGRAFIA

Aljawder A, Faqi MK, Mohamed A, Alkhalifa F. Anterior interosseous nerve syndrome diagnosis and intraoperative findings: A case report. Int J Surg Case Rep. 2016;21:44-7.

Bevelaqua AC, Hayter CL, Feinberg JH, Rodeo SA. Posterior interosseous neuropathy: electrodiagnostic evaluation. HSS J. 2012;8(2):184-9.

Caetano EB, Vieira LA, Sabongi Neto JJ, et al. Anterior interosseous nerve: anatomical study and clinical implications. Rev Bras Ortop. 2018;53(5):575-81.

Niu X, Hu Y, Zha G, et al. Posterior interosseous nerve syndrome secondary to compression by an intramuscular hemangioma. Muscle Nerve. 2019;60(1):E5-6.

Tyszkiewicz T, Atroshi I. Bilateral anterior interosseous nerve syndrome with 6-year interval. SAGE Open Med Case Rep. 2018;6:2050313X18777416.

HUNTCHINSON-GILFORD

Carlos Roberto Martins Jr.

A síndrome de Hutchinson-Gilford (SHG) é uma doença hereditária autossômica dominante descrita, em 1886, por Hutchinson e mais bem explicitada por Gilford, em 1904. Quase a totalidade dos casos ocorre em caucasianos, com maior incidência no sexo masculino.

Assim como a síndrome de Werner (*ver Capítulo específico*), a SHG é um tipo de progeria, ou seja, afecção de envelhecimento precoce, cursando com ritmo superior a sete vezes em relação à normalidade, o que determina alterações em vários sistemas, como pele, tecido celular subcutâneo, fâneros, sistemas cardiovascular e esquelético.

Ocorre mutação no gene *LMNA* (lamina A) que provoca produção de proteína aberrante conhecida com *progerina*. Neste sentido, a SHG é classificada no grupo das laminopatias. A progerina encontra-se em altas concentrações nas células desses indivíduos, promovendo distorção na membrana nuclear e alteração na função da cromatina, diminuindo a expectativa de vida.

Os pacientes tendem a ser normais no primeiro ano de vida. Após, há redução do ganho estatural e ponderal, bem como surgimento dos primeiros sinais de alopecia e aspecto esclerodérmico da pele. Cognição e inteligência são normais. Os achados típicos são: fácies de pássaro, alopecia, veias proeminentes e visíveis no couro cabeludo, olhos grandes, micrognatia, dentição anormal, tórax em pera, clavículas curtas, coxa valga, membros superiores curtos, articulações proeminentes, baixa estatura, maturação sexual incompleta e redução importante do tecido adiposo.

A sobrevida média é de 13 anos. Geralmente, os pacientes vão a óbito por complicações cardiovasculares, como infarto agudo do miocárdio. Tais pacientes têm elevada tendência a formar placas ateromatosas, podendo evoluir com IAM ou AVC. Como diagnóstico diferencial, podemos citar outras síndromes que cursam com envelhecimento precoce, como acrogeria, pangeria e **síndrome Bloom**. Não há cura.

DICAS
▪ Autossômica dominante – gene *LMNA*;
▪ Subtipo de progeria;
▪ Alteração na progerina;
▪ Envelhecimento precoce;
▪ Sobrevida de 10-20 anos;
▪ Alterações em vários sistemas, como pele, tecido celular subcutâneo, fâneros, sistemas cardiovascular e esquelético;
▪ Cognição e inteligência são normais;
▪ Fácies de pássaro, veias visíveis no couro cabeludo;
▪ Geralmente morte por problemas cardiovasculares IAM ou AVC.

BIBLIOGRAFIA

Delbarre E, Tramier M, Coppey-Moisan M, et al. The truncated prelamin A in Hutchinson-Gilford progeria syndrome alters segregation of A-type and B-type lamin homopolymers. Hum Mol Genet. 2006;15:1113-22.

Pardo RAV, Castillo ST. Progeria. Rev Chil Pediatr. 2002;73:5-8.

Rastogi R, Mohan SMC. Progeria syndrome: A case report. Indian J Orthop. 2008;42:97-9.

HUNTINGTON E HUNTINGTON-*LIKE*

Carlos Roberto Martins Jr.

A doença de Huntington (DH) é uma afecção neurodegenerativa, progressiva, geneticamente determinada, de herança autossômica dominante por expansão do tripleto CAG no braço curto do cromossomo 4, que codifica a proteína huntingtina. Até 26 repetições, o indivíduo é normal. Entre 26-35, o indivíduo é normal, mas existe o risco de o filho desenvolver a doença em caso de herança paternal (*imprinting* paterno), pois a instabilidade das repetições é mais comum nos portadores masculinos. Entre 36-39, a penetrância é incompleta, podendo ou não desenvolver a forma adulta da doença. Repetições ≥ 40 têm penetrância completa. Acima de 60 repetições há desenvolvimento da forma juvenil (início antes dos 20 anos de idade).

Caracteriza-se por coreia, sintomas psiquiátricos e declínio cognitivo. Cerca de 90% dos casos têm início entre 35-50 anos, e 10% antes dos 20 anos. Distúrbios motores, como coreia, disartria, incoordenação, sobretudo para movimentos finos e movimentos sacádicos lentos, são muito comuns. Tiques e mioclonias podem ocorrer. Em fases mais avançadas, distonia e síndrome parkinsoniana podem aparecer e substituir os movimentos hipercinéticos típicos. Na forma juvenil (**variante de Westphal**) há presença de parkinsonismo como sintoma cardinal e, por vezes, podem ocorrer crises convulsivas.

Os achados psiquiátricos podem preceder as manifestações motoras. Comportamento antissocial, ansiedade, distúrbios de personalidade e depressão podem surgir. Casos de suicídio por depressão não são raros nestes pacientes, e abordagem psiquiátrica pormenorizada se faz muito importante. Disfunção cognitiva de início executivo é a regra. Mais tarde, os pacientes evoluem para queda do planejamento mental, diminuição da atenção, distúrbio de memória e das habilidades visuoespaciais, com quadro demencial instalado.

O diagnóstico da DH é clínico com confirmação genética. À RNM de crânio, podemos evidenciar atrofia de núcleo caudado (Fig. 190-1) com hidrocefalia leve compensatória. O tratamento é sintomático. Utilizam-se antipsicóticos atípicos e típicos para tratamento da coreia. A tetrabenazina (depletora dopaminérgica pré-sináptica) tem o seu papel nos estados coreiformes. Antidepressivos são altamente recomendados. Os diagnósticos diferenciais são muitos, entretanto, devemos sempre lembrar de SCA 3, SCA 17, neuroacantocitose, neurodegeneração com acúmulo de ferro cerebral (NBIA), neuroferritinopatia (mutações no gene que codifica cadeia leve de ferritina) e Huntington-*Like* tipo 2.

Cerca 1% dos casos de pacientes com quadro clínico típico de DH não apresentam teste genético positivo para tal (fenocópia da DH). Tais indivíduos apresentam síndrome Huntington-*Like* (SHL). Até o momento, existem 4 fenocópias conhecidas como SHL1, 2, 3 e 4. A SHL1 é causada por uma inserção repetida de octapeptídeos no gene *PRNP*, que codifica estrutura priônica; a SHL2 está associada à expansão de repeti-

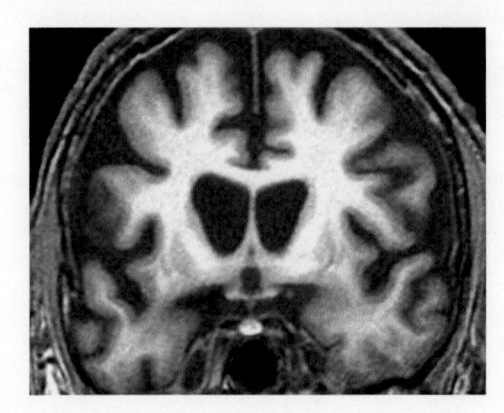

Fig. 190-1. Atrofia da cabeça do núcleo caudado bilateralmente em paciente com doença de Huntington.

ção tripla no gene *JPH3*, que codifica a junctofilina-3; a SHL3 é um autossômica recessiva, cuja mutação causadora é desconhecida, e a SHL4 ou ataxia espinocerebelar tipo 17 (SCA17) é causada pela expansão no gene que codifica a proteína TBP (gene *TBP*).

SHL1, 2 e 4 são autossômicas dominantes e cursam com antecipação. SHL3 é recessiva. Dentre as formas de SHL, a que mais se assemelha à DH é a SHL2, mais frequentes em descendentes de africanos. Sempre devemos pensar nela quando nos deparamos com fenocópia de DH e exame genético negativo.

DICAS
▪ DH – entre 36-39 repetições CAG no cromossomo 4, a penetrância é incompleta, podendo ou não desenvolver a forma adulta da doença. Repetições ≥ 40 têm penetrância completa; ▪ Acima de 60 repetições há desenvolvimento da forma juvenil (início antes dos 20 anos de idade – variante de Westphal); ▪ Lembrar sempre das fenocópias da DH – SCA 3, SCA 17, neuroacantocitose, neurodegeneração com acúmulo cerebral de ferro (NBIA), neuroferritinopatia (mutações no gene que codifica cadeia leve de ferritina) e Huntington-*Like* tipo 2; ▪ SHL1, 2 e 4 são autossômicas dominantes e cursam com antecipação. SHL3 é recessiva; ▪ A SHL tipo 2 é a mais parecida com DH. Lembrar da ancestralidade africana; ▪ SHL1 – gene *PRNP* – príon; ▪ SHL2 – gene *JPH3* – juntofilina-3; ▪ SHL4 (SCA 17) – gene *TBP*; ▪ SHL4 – SCA17 – parkinsonismo + ataxia. ▪ Pacientes com DH podem apresentar reflexos patelares com o fenômeno de "*hung-up*".

BIBLIOGRAFIA

Cardoso F. Huntington's disease and other choreas. Neurol Clin. 2009;27:719-36.
Holmes SE, O'Hearn E, Rosenblatt A, et al. A repeat expansion in the gene encoding junctophilin-3 is associated with Huntington disease-like 2. Nat Genet. 2001;4:377-8.
Ross CA, Tabrizi SJ. Huntington's disease: from molecular pathogenesis to clinical treatment. Lancet Neurol. 2011;10:83-98.
Wild EJ, Mudanohwo EE, Sweeney MG, et al. Huntington's disease phenocopies are clinically and genetically heterogeneous. Mov Disord. 2008;23:716-20.

INSÔNIA FAMILIAR FATAL

Carlos Roberto Martins Jr.

A insônia familiar fatal (IFF) é uma doença priônica autossômica dominante, causada por mutação no gene *PRNP* acompanhada pela presença de uma metionina no códon 129 polimórfico local no alelo mutado (cis-129M). Indivíduos portadores das mesmas mutações, mas com valina na posição 129 cursam com a variante hereditária ou familiar da doença de Creutzfeldt-Jakob (fCJD). A IFF foi relatada em cerca de 40 famílias em todo o mundo e é, invariavelmente, fatal, com uma sobrevida média de 18 meses.

Os achados clínicos mais prevalentes são insônia, fragmentação do sono, agitação, automatismos oníricos durante o dia e disautonomia. Os pacientes apresentam alteração do conteúdo de consciência, hipermotricidade e, por vezes, alucinações, o que nos remete a um quadro conhecido como **Agrypna Excitata**. Isto é seguido por comprometimento cognitivo e distúrbios motores que levam à demência terminal.

Agrypnia e *excitata* são palavras gregas antigas que significam insônia e hiperatividade, respectivamente. É caracterizada pela falta de sono associada à hiperatividade motora e autonômica. Acredita-se que seja causada pela disfunção dos circuitos talamolímbicos, podendo ocorrer na insônia familiar fatal, síndrome de Morvan e *delirium tremens*. No entanto, o espectro está se expandindo com um recente caso relatado no cenário da síndrome corticobasal. A falta de fusos do sono e a persistência do sono não REM no estágio 1 são as principais características eletroencefalográficas.

Geralmente, o início do quadro se inicia entre a quarta e a sexta década de vida. Ansiedade, depressão e dificuldade de concentração abrem a clínica. Os pacientes geralmente atribuem a insônia à ansiedade e ao estresse, mas essa insônia é resistente a drogas ansiolíticas. Os pacientes não conseguem dormir mesmo que se sintam cansados ou tenham dormido mal no dia anterior. A insônia é acompanhada de movimentos das extremidades, vocalizações estranhas e períodos de apneia, como sono inquieto e com disautonomia (*Agrypnia excitata*).

A alteração da vigília ao longo do dia pode ser leve e acompanhada de comportamento automático e amnésia, bem como intensa, com o paciente caindo em um estado de estupor. Perda de peso grave é muito comum, por causa da hiperatividade motora. Disautonomia é a regra, podendo ocorrer taquicardia, diaforese, disfunção erétil, hipertensão, hipertermia e hiperventilação. Nas fases precoces da doença podemos encontrar ataxia leve, tremor postural, *asterixis*, oftalmoparesia sutil, reflexos aumentados, disartria e mioclonias. Deterioração cognitiva, piora da ataxia, distonia e dos achados piramidais são a regra. Os pacientes, geralmente, morrem por apneias do sono ou disautonomias malignas cardiovasculares.

As áreas encefálicas mais afetadas na IFF são os núcleos talâmicos (mediodorsal, ventral anterior, pulvinar, ventral medial) e as olivas inferiores. Hipotálamo, região mesial temporal e hipocampo (CA1) podem ser acometidos. O diagnóstico clínico da IFF pode ser desafiador na ausência de histórico familiar de DCJ genética. Existe uma forma esporádica da IFF, causada por mutação não hereditária. A suspeita existe em paciente com alterações neurológicas consistentes com IFF com antecedentes familiares de IFF ou DCJ. A confirmação é feita pela presença da mutação no *PRNP*. Os pacientes apresentam aumento do cortisol plasmático e desorganização da ação do hormônio de crescimento e melatonina no ritmo circadiano.

O EEG é normal no início com lentificação do ritmo de base com a evolução. Os complexos periódicos típicos de DCJ são vistos em pequena parcela dos casos, somente. À polissonografia, vê-se arquitetura do sono muito alterada, com a presença de múltiplos despertares e encurtamento do REM. Posteriormente, o tempo total de sono é reduzido, e os ritmos fisiológicos desaparecem com uma diminuição dos complexos K do sono. Além disso, barbitúricos e benzodiazepínicos não produzem fusos clássicos. Apneia do tipo central é comum.

À RNM de crânio evidenciam-se hipersinal em TR longo e restrição à difusão em região talâmica. FDG-PET revela hipometabolismo em tálamos mesmo em pacientes pré-sintomáticos, suscitando que a doença inicie, realmente, nessa região. O LCR pode apresentar hiperproteinorraquia, entretanto, as proteínas típicas encontradas na DCJ, como 14-3-3 e S100B, apresentam sensibilidade muito reduzida na IFF. Não há tratamento disponível.

DICAS
■ Doença hereditária causada por uma mutação na proteína PrPc; ■ Autossômica dominante causada por mutação no gene *PRNP* acompanhada pela presença de uma metionina no códon 129 polimórfico no alelo mutado; ■ Sobrevida média após o início dos sintomas de 18 meses; ■ Insônia, fragmentação do sono, agitação, automatismos oníricos durante o dia e disautonomia; ■ *Agrypna excitata;* ■ Ao longo do dia pode ser leve e acompanhada de comportamento automático e amnésia, ou intensa, com o paciente caindo em um estado de estupor; ■ Ataxia leve, tremor postural, *asterixis*, oftalmoparesia sutil, reflexos aumentados, disartria e mioclonias; ■ Deterioração cognitiva, piora da ataxia, distonia e dos achados piramidais são a regra; ■ O EEG é normal no início com lentificação do ritmo de base com a evolução. Os complexos periódicos típicos de DCJ são vistos em pequena parcela dos casos, somente; ■ À RNM de crânio evidenciam-se hipersinal em TR longo e restrição à difusão em região talâmica.

BIBLIOGRAFIA

Gallassi R, Morreale A, Montagna P, et al. Fatal familial insomnia: behavioral and cognitive features. Neurology. 1996;46:935-9.

Gambetti P, Parchi P, Petersen RB, et al. Fatal familial insomnia and familial Creutzfeldt-Jakob disease: clinical, pathological and molecular features. Brain Pathol. 1995;5:43-51.

Lugaresi A, Baruzzi A, Cacciari E, et al. Lack of vegetative and endocrine circadian rhythms in fatal familial thalamic degeneration. ClinEndocrinol (Oxf). 1987;26:573-80.

INTOXICAÇÃO POR CHUMBO E MERCÚRIO

Maycon Melo Lopes • Carlos Roberto Martins Jr.

INTOXICAÇÃO POR CHUMBO

O chumbo (Pb) é um metal tóxico, e suas principais fontes são tintas, canos soldados, munições, cerâmica, joias, poeira de locais em construção, mecânica, minas e manta protetora para as ondas de raios-X. A intoxicação é denominada saturnismo ou plumbismo e pode ocorrer por via digestiva (mais comum), respiratória e cutânea. O Pb pode-se acumular no organismo por meses ou anos antes de causar sintomas.

A intoxicação aguda é rara, mas pode ocorrer cólica saturnina, anemia hemolítica, hepatite, paralisia de nervos periféricos, ataxia, encefalopatia aguda e levar até a morte. Na intoxicação crônica, podem ocorrer neuropatia periférica (mais comum em membros superiores e afeta mais os nervos motores), encefalopatia crônica com prejuízo de memória, aprendizado, concentração, alterações de humor, de comportamento, da marcha e equilíbrio, hipertensão arterial, fadiga, mal-estar, irritabilidade, insônia, anemia, nefrite crônica, cólicas saturninas, náuseas, vômitos, constipação/diarreia, dispepsia, gastrite, anorexia, perda ponderal, osteoporose, artralgia, mialgia, hipotireoidismo e redução da libido. Um sinal específico são as **linhas de Burton** que se apresentam com coloração azul-acinzentada ao longo das gengivas, no colo dos incisivos e dos caninos.

O diagnóstico é realizado pela história de exposição, quadro clínico, exame físico e exames complementares. Pode ser feita a dosagem da plumbemia ou da plumbúria. Edema, seguido de atrofias cerebral (principalmente sistema límbico) e cerebelar, calcificações tardias nos núcleos da base são os achados de neuroimagem. Do ponto de vista periférico, pode ocorrer paresia de nervos motores, principalmente radiais, cursando com mão caída. À ENMG, há lesão axonal.

O tratamento da intoxicação aguda é com base em medidas clínicas, de descontaminação e terapia com quelante (British Anti-Lewisite, EDTA cálcico dissódico, DMSA-succímero, D-penicilamina).

INTOXICAÇÃO POR MERCÚRIO

O mercúrio (Hg) é um metal pesado de coloração prateada. É o único metal líquido em temperatura ambiente, sendo altamente volátil, podendo permanecer na atmosfera por até um ano. É um metal usado para a extração de ouro e prata, em manômetros, termômetros, computadores eletrônicos, lâmpadas fluorescentes, restaurações de amálgama dental, baterias, tintas, antissépticos, reagentes de laboratório e catalisadores.

Na intoxicação aguda podem surgir hipersialorreia, gosto metálico na boca, dor abdominal, vômitos, diarreia, gastroenterite hemorrágica, necrose tubular aguda, dispneia, pneumonite química, edema pulmonar, tremores, convulsões, alucinações, cefaleia, obnubilação visual, confusão mental e coma. A exposição crônica ao Hg geralmente produz uma **tríade clássica caracterizada por distúrbios neuropsiquiátricos, tremores e gengivoestomatite.** Podem ocorrer ataxia, disartria, parestesia, comprometimento da audição e campos visuais. Um sinal característico é a acrodinia, uma reação rara, caracterizada por dor em extremidades acompanhada por coloração rósea e descamação da pele (doença **rosa**). **Síndrome do chapeleiro louco** (Alice no País das Maravilhas) pode ocorrer, cursando com parkinsonismo e sintomas neuropsiquiátricos.

O diagnóstico é realizado pela história de exposição, quadro clínico, exame físico e exames complementares. Pode ser feita a identificação do Hg no sangue, urina ou tecidos. Atrofia cerebelar e cortical (principalmente córtex visual) são os achados de neuroimagem.

O tratamento da intoxicação aguda é com base em medidas clínicas e de descontaminação. Pacientes sintomáticos após exposição aguda ou crônica são candidatos à terapia com quelante (British Anti-Lewisite, DMSA-succímero, D-penicilamina).

> **DICAS**
>
> - *Intoxicação por Pb*: história de exposição positiva e presença de cólica saturnina, cefaleia, anemia, neuropatia motora, paralisias de nervos periféricos e insuficiência renal. Suspeitar de encefalopatia quando há *delirium* ou convulsões na presença de anemia. Um sinal específico são as linhas de Burton. Neuropatia axonal motora, em especial nervos radiais (mão caída);
> - *Intoxicação por Hg*: história de exposição positiva e hipersialorreia, gosto metálico na boca, dor abdominal, dispneia, tremores, convulsões, obnubilação visual e confusão mental. Na intoxicação crônica, a tríade clássica é caracterizada por distúrbios neuropsiquiátricos, tremores e gengivoestomatite. Um sinal característico é a acrodinia.

BIBLIOGRAFIA

Atenção à saúde dos trabalhadores expostos ao chumbo metálico. Ministério da Saúde, Secretaria de Atenção à Saúde – Brasília. 2006.

Cano TM. Efeitos deletérios e teratogênicos da exposição ao mercúrio – Revisão da literatura. Revista de Medicina e Saúde de Brasília. 2014;3(3):288-300.

Malek A, Aouad K, El Khoury R, et al. Chronic mercury intoxication masquerading as systemic disease: a case report and review of the literature. EJCRIM. 2017;4.

Manual de Toxicologia Clínica: orientações para assistência e vigilância das intoxicações agudas. In: Hernandez EMM, Rodrigues RMR, Torres TM. São Paulo: Secretaria Municipal da Saúde. 2017.

Mitra P, Sharma, S, Purohit P, Sharma P. Clinical and molecular aspects of lead toxicity: An update. Critical Reviews in Clinical Laboratory Sciences. 2017.

Moreira FR, Moreira JC. Os efeitos do chumbo sobre o organismo humano e seu significado para a saúde. Rev Panam Salud Publica. 2004;15(2):119-29.

INTOXICAÇÃO POR METANOL E MONÓXIDO DE CARBONO

Maycon Melo Lopes

INTOXICAÇÃO POR METANOL

O metanol é um álcool tóxico, que pode estar presente como adulterante do álcool combustível, como contaminante na fabricação de bebidas clandestinas, em fluidos de limpadores de para-brisas e como componente em mistura de solventes.

A intoxicação pode ser via inalatória, oral ou cutânea. Após a intoxicação aguda, que geralmente ocorre por via oral, os pacientes apresentam sinais de intoxicação alcoólica, como ataxia, sedação e desinibição. Podem, também, apresentar dor abdominal, náuseas, vômitos, cefaleia, taquicardia e hipotensão. Após 12 a 24 horas, podem surgir acidose metabólica, hipotensão, taquicardia, taquipneia, arritmias, convulsões, pancreatite, coma, rabdomiólise, insuficiência renal aguda, hipomagnesemia, hipocalemia, hipofosfatemia, diplopia, visão esbranquiçada ou borrada, discromatopsia e amaurose. Ao exame de fundo de olho, podem-se encontrar midríase, hiperemia de disco óptico e papiledema. Nas exposições crônicas, que são menos comuns, podem ocorrer déficits de memória e concentração, cefaleia, náuseas, fadiga, parestesias, sintomas neuropsiquiátricos, parkinsonismo e alterações visuais, inclusive amaurose.

O diagnóstico é realizado pela história de exposição, quadro clínico, exame físico e exames complementares. Pode ser dosada a alcoolemia (metanol e etanol) por cromatografia gasosa. **Necrose dos gânglios basais, mais especificamente do putâmen, hemorragias petequiais na substância branca subcortical e sinais de edema cerebral são os achados de neuroimagem.**

O tratamento da intoxicação aguda consiste em medidas de suporte clínico, correção da acidose metabólica com bicarbonato de sódio, hemodiálise em casos graves, ácido folínico e fomezipol. Pode ser usado também o etanol intravenoso, porém, este apresenta mais riscos de eventos adversos, como hipoglicemia, em relação ao fomezipol.

INTOXICAÇÃO POR MONÓXIDO DE CARBONO

O monóxido de carbono (CO) é um gás inodoro, insípido e incolor, produzido pela combustão incompleta de combustíveis fósseis, sistemas de aquecimento, usinas termelétricas a carvão, queima de biomassa e tabaco. A fonte mais comum de CO inalado ocorre em incêndios domésticos com uso de fornos, fogões, aquecedores, além do escape dos veículos. O CO liga-se à hemoglobina com afinidade 300 vezes superior ao oxigênio, formando a carboxiemoglobina (COHb). Com isso, há diminuição da distribuição do oxigênio para as células, levando à hipóxia celular.

As manifestações clínicas dependem da quantidade e tempo de exposição. Na intoxicação leve à moderada podem ocorrer: cefaleia, tonturas, náuseas, vômitos, fraqueza, confusão e letargia. Na intoxicação grave: síncope, convulsões, alteração do estado neurológico, ataxia, arritmias cardíacas, isquemia miocárdica, acidose metabólica, coma e óbito. Efeitos neurocognitivos podem-se desenvolver entre 2 e 40 dias da exposição, podendo ocorrer síndrome amnéstica, dificuldade de concentração, apraxia, alterações de personalidade, psicose, parkinsonismo, coreia e neuropatias.

O diagnóstico é realizado pela história de exposição, quadro clínico, exame físico e exames complementares. Pode-se dosar o nível de COHb sérico. Lesão nos globos pálidos, isquemia anóxica difusa no encéfalo ou nas zonas de fronteira arterial, lesão na substância branca (principalmente centro semioval e substância branca periventricular), lesão no hipocampo (atrofia de hipocampo) e cerebelo são os achados de neuroimagem.

O tratamento da intoxicação aguda consiste em medidas clínicas, de descontaminação e oxigênio a 100% através de máscara não reinalante até que o paciente esteja assintomático e com níveis de COHb < 5%.

Câmara hiperbárica está indicada quando déficits neurológicos, alterações importantes do estado mental, isquemias cardíacas, acidose metabólica persistente, gestantes com sofrimento fetal e valores de COHb > 25%.

DICAS
▪ Intoxicação por metanol: sintomas de intoxicação alcoólica (ataxia, sedação e desinibição), podendo haver até midríase, perda visual, convulsões e rebaixamento de consciência, após ingestão de bebidas alcoólicas de procedência duvidosa, álcool para limpeza ou etanol combustível. Na forma crônica podem ocorrer déficits cognitivos, parestesias, sintomas neuropsiquiátricos, parkinsonismo e alterações visuais; ▪ Intoxicação por CO: náuseas, vômitos, cefaleia, letargia, podendo haver até convulsões, ataxia e coma, principalmente quando ocorrem em grupos familiares envolvidos em incêndios domésticos. Na intoxicação crônica pode haver déficits cognitivos, alterações de personalidade, psicose, parkinsonismo, coreia e neuropatias; ▪ Ambas cursam com lesão de gânglios da base vista em RNM.

BIBLIOGRAFIA

Assis CS, Jesus LDF, Miranda AC, Moreira MFR. Uso do metanol e risco de exposição dos trabalhadores de uma usina de biodiesel. Rev Bras Medicina do Trabalho. 2017;15(1):29-41.

Barceloux DG, Bond GR, Krenzelok EP, et al. The American Academy of Clinical Toxicology Ad Hoc Committee on the Treatment Guidelines for Methanol Poisoning. Harrisburg, Pennsylvania: Clinical Toxicology. 2002;40(4):415-46.

Eichhorn L, Thudium M, Jüttner B. The Diagnosis and Treatment of Carbon Monoxide Poisoning- Review Article. Deutsches Ärzteblatt International | Dtsch Arztebl Int. 2018;115:863-70.

Hernandez EMM, Rodrigues RMR, Torres TM. Manual de Toxicologia Clínica: orientações para assistência e vigilância das intoxicações agudas. São Paulo: Sec. Municipal da Saúde. 2017.

Lotti M, Bleecker ML. Carbon monoxide intoxication. Handbook of Clinical Neurology, Elsevier. 2015;131(3).

Souza FGT, Nogueira VVE, Maynart LI, et al. Neuropatia óptica tóxica por inalação de metanol. Rev Bras Oftalmol. 2018;77(1):47-9.

CAPÍTULO 194

INTOXICAÇÃO POR TÁLIO E ARSÊNIO

Carelis Del Valle González-Salazar ▪ Carlos Roberto Martins Jr.

O uso do tálio e arsênico (ou arsênio) para a elaboração de rodenticidas e herbicidas em geral tem sido proibido desde a década de 1970, por causa de sua alta toxicidade e letalidade. Curiosamente, o arsênico foi o tratamento primário para a sífilis até a II Guerra Mundial. Atualmente, a contaminação das águas por fontes geológicas naturais de arsênico é a causa mais frequente de intoxicação por este metal pesado.

A propriedade de serem incolor, inodoro e insípido, somado às amplas vias de absorção – oral, respiratória e dérmica, aumenta a possibilidade de intoxicação por tálio e arsênico. As manifestações clínicas são diversas e dependem do tempo de exposição (Quadro 194-1). Os danos estão relacionados com a concentração e com o tempo da exposição.

TÁLIO
Clínica:

- Dor abdominal;
- Vômitos;
- Diarreia;
- Parestesias e hiperestesias nos pés;
- Distúrbios do sono;
- Comportamento psicótico;
- Fraqueza proximal e envolvimento dos nervos cranianos podem acontecer com intoxicação grave;
- Linhas de Mee: são linhas transversas na base das unhas, sendo evidentes após 1-2 meses da exposição (não são específicas para esta intoxicação e também podem-se apresentar na intoxicação por arsênico);
- Alopecia massiva;
- Arritmia (por neuropatia autonômica);
- Polineuropatia axonal.

Quadro 194-1. Manifestações Clínicas Agudas e Crônicas da Intoxicação por Tálio e Arsênico

Sistema	Evolução	Tálio	Arsênico
Digestivo	Horas	Dor abdominal, vômitos	Dor abdominal, vômitos
Tegumentar	1 semana	Pigmentação do cabelo *Rash* na área malar Hiper-reflexia	–
	3-4 semanas	Alopecia	*Rash* hiperpigmentado difuso Perda da camada epidérmica superficial
	4-8 semanas	Linhas de Mee	Linhas de Mee
Nervoso	1-2 semanas	Polineuropatia sensitivo-motora axonal	Polineuropatia sensitivo-motora axonal
	2-3 semanas	Instabilidade autonômica: labilidade da frequência cardíaca e pressão arterial	–
	3-4 semanas	Hiporreflexia	–
Cardiovascular	> 8 semanas	Arritmia	Arritmia

A dose letal do Tálio é variável (8-15 mg/kg), e o decesso pode ocorrer em menos de 48 horas da ingestão.

ARSÊNICO
Clínica:

- Dor abdominal (de início abrupto);
- Náuseas, vômitos;
- Diarreia;
- Hipotensão;
- Edema pulmonar;
- Disfunção cardíaca;
- Dor e hiperestesias nos pés e nas mãos;
- Perda da camada epidérmica superficial;
- *Rash* hiperpigmentado ou hipopigmentado difuso (acontece várias semanas após a exposição aguda ou durante níveis baixos de ingestão crônica);
- Ceratoses palmar e actínica;
- Linhas de Mee: são linhas transversas na base das unhas. São evidentes após 1-2 meses da exposição (não são específicas para esta intoxicação e também podem-se apresentar na intoxicação por tálio).

Pode ser causa de polineuropatia sensitivo-motora axonal, porém, características desmielinizantes podem estar presentes. A neuropatia pode-se apresentar depois de 5-10 dias da ingestão de arsênico e progride por várias semanas, simulando um quadro de síndrome de Guillain-Barré (Polirradiculoneuropatia ascendente). O arsênio se deposita nos tecidos ricos em queratina (unas, cabelo, pele). A dose letal aguda de arsênico inorgânico é de 0,6 mg/kg/dia. A morte pode ocorrer em até em 24 horas.

O tratamento de primeira escolha numa intoxicação aguda por tálio é a administração oral de **azul da Prússia** [hexacianoferrato de potássio férrico], dado que o seu perfil de segurança é superior a todas as outras terapias propostas. No organismo, ele absorve o tálio no trato gastrintestinal. Recomenda-se também aliar a esta terapêutica a administração de fármacos **diuréticos**, como a **furosemida** e o manitol e, caso seja necessário, complementar com **hemodiálise**. A administração de **carvão ativado** pode ser utilizada como terapêutica alternativa ao azul da Prússia. Contudo, a sua utilização só pode ser feita quando a ingestão de tálio ocorrer num período inferior a uma hora. O tratamento da intoxicação por arsênico baseia-se na eliminação do tóxico presente no organismo, independentemente de ser através de uma lavagem gástrica ou mediante a administração de dimercaprol.

DICAS

- *Intoxicação por tálio*: alopecia massiva;
- *Intoxicação por arsênico*: perda da camada epidérmica superficial, ceratose palmar e actínica + fraqueza rapidamente progressiva com hipoestesias. Polirradiculoneuropatia (simula síndrome de Guillain-Barrè). Neuropatia axonal comumente, mas pode ter componente desmielinizante em alguns casos (padrão desmielinizante com acometimento axonal secundário);
- *1 a 2 meses após exposição*: linhas de Mee (tálio e arsênico).

BIBLIOGRAFIA
Mochizuki H. Arsenic Neurotoxicity in Humans. Int J Mol Sci. 2019;20:E3418.
Moore D, House I, Dixon A. Thallium Poisoning. Diagnosis may be Elusive but Alopecia is the Clue. BMJ. 1993;306:1527-9.
Ratnaike RN. Acute and Chronic Arsenic Toxicity. Postgrad Med J. 2003;79:391-6.

INTOXICAÇÃO POR ZINCO E DEFICIÊNCIA DE COBRE

Carlos Roberto Martins Jr.

Sempre quando estamos diante de um paciente com alterações motoras e proprioceptivas, por lesão subaguda/crônica de funículo posterior e trato corticoespinhal, logo nos vem à mente degeneração combinada subaguda da medula, causada por deficiência de vitamina B12, muito comum em pacientes gastrectomizados, com gastrite atrófica ou após cirurgia disabsortiva para obesidade.

Entretanto, tais pacientes, muitas vezes, apresentam níveis de cianocobalamina normais. Nestes casos, é imperativo pensar em déficit de cobre ou intoxicação por zinco. O zinco, quando em excesso, promove quelação do cobre (impede absorção do cobre pelo enterócito), levando-o a níveis baixos. A deficiência de cobre, por sua vez, promove lesão medular, na maioria das vezes toracolombar, proporcionando paraparesia (com reflexos aumentados) e ataxia sensitiva de evolução subaguda/crônica. Graus variados de polineuropatia axonal podem subsistir, impedindo muitas vezes a hiper-reflexia esperada da lesão de primeiro neurônio motor.

O diagnóstico é feito com dosagem sérica de cobre e ceruloplasmina, que se apresentam reduzidas. Cobre urinário de 24 h também se apresenta reduzido. Dosar zinco sempre é válido para excluir agente causal. Exames de imagem da medula geralmente são normais, contudo, hipersinal em FLAIR e/ou T2 podem ser encontrados. Eletroneuromiografia pode evidenciar polineuropatia sensitiva axonal associada. O tratamento é com base na reposição de cobre e/ou interrupção do uso de zinco. A melhora ocorre a depender do grau de severidade do acometimento, bem como ao tempo de exposição ao insulto medular.

DICAS

- Paraparesia + ataxia sensitiva subaguda/crônica em membros inferiores. Sinais de primeiro neurônio motor encontrados. Lesão de funículos lateral e posterior medulares;
- Comum após cirurgias para obesidade ou uso crônico de suplementos à base de zinco;
- Cobre sérico, ceruloplasmina sérica e cobre urinário de 24 h estão reduzidos. Zinco sérico pode estar aumentado a depender do uso pelo paciente;
- Cobre é absorvido pelo estômago e jejuno proximal – gastrectomia é uma das causas de deficiência de cobre;
- Altas doses de zinco são encontradas em fixadores de próteses dentárias – cuidado;
- Leucopenia e anemia são muito comuns na deficiência de cobre;
- Polineuropatia sensitiva axonal é bastante comum. Sempre peça dosagem de B12 antes. Se B12 normal, pense em cobre e zinco;
- O cobre é essencial para o funcionamento da metionina sintetase, enzima responsável pela metilação e fabricação de purinas, essenciais no processo da homeostase neuronal;
- Tratamento: reposição de cobre oral e/ou parenteral. Suspensão do uso de zinco.

BIBLIOGRAFIA

Scheiber I, Dringen R, Mercer Julian FB. "Chapter 11. Copper: Effects of Deficiency and Overload". In: Astrid S, Helmut S, Roland KOS (Ed.). Interrelations between Essential Metal Ions and Human Diseases. Metal Ions in Life Sciences. 13. Springer. 2013:359-387.

ISAACS

CAPÍTULO 196

Carlos Roberto Martins Jr.

As síndromes de hiperexcitabilidade neuronal (SHN) são afecções relativamente raras e que despertam, sem dúvida, a curiosidade neurológica. Tratam-se, em linhas gerais, de um espectro de doenças que envolvem hiperexcitabilidade dos axônios, gerando descargas anormais e devem ser aventadas sempre que estivermos diante de quadro que envolvam déficit de relaxamento + dor.

As SHN podem ser centrais ou periféricas. O protótipo das centrais é a síndrome de pessoa rígida (*ver Capítulo específico*). A síndrome de Isaacs (SI), por sua vez, representa o envolvimento do sistema nervoso periférico. Já a coreia fibrilar de Morvan ou síndrome de Morvan (*ver Capítulo específico*) engloba características centrais e periféricas.

Descrita por Haim Isaacs, em 1961, através de dois casos com rigidez muscular progressiva, fraqueza e sudorese, a síndrome de Isaacs (SI) é o protótipo das doenças de hiperexcitabilidade neuromuscular periférica. Os sintomas iniciais mais comuns são rigidez muscular, dificuldade de relaxamento, cãibras, fraqueza leve ou subjetiva e aumento da sudorese com temperatura corporal normal. Em sua descrição, em 1961, foi evidenciada atividade neural contínua e de origem periférica (persistência de atividade com anestesia geral, sono e ausência de atividade com *curare*).

Os achados clássicos da SI são:

- *Espasmos* no repouso – mioquimias visíveis (> 90%). Mioquimias visíveis ou palpáveis geralmente ocorrem nos membros (MMII > MMSS), mas podem ocorrer na face e tronco;
- Cãibras dolorosas com piora ao movimento (70%);
- Dificuldade de relaxamento – rigidez dolorosa com piora ao exercício;
- Predileção por musculatura distal;
- Não há miotonia à percussão;
- Sem remissão no sono;
- Hiperidrose;
- Hipertrofia leve – aspecto algo hercúleo (20%);
- Fadiga e sensação subjetiva de fraqueza;
- Sem fraqueza objetiva ou fraqueza leve;
- Reflexos profundos normais ou hipoativos;
- Pode haver Trousseau e Chvostek;
- Sintomas sensitivos podem ocorrer em 30% (disestesias, parestesias) por hiperexcitabilidade periférica sensorial (ausência de neuropatia periférica).

A ENMG se faz muito importante nesse cenário. A condução nervosa motora e sensitiva são normais. O exame de agulha evidencia, ao repouso, descargas espontâneas de unidades motoras (UNM), como mioquimias e neuromiotonia. As mioquimias são descargas contínuas rítmicas, irregulares, duplas, triplas ou múltiplas, envolvem 2 ou mais UNM em salvas, com frequência média 30-40 Hz (5-150 Hz), com som de *marcha de soldado* e com período de silêncio após os *bursts*. Clinicamente, é reconhecida por um movimento ondulatório, involuntário, do músculo. A neuromiotonia, por sua vez, é a descarga mais rápida vista no eletromiógrafo. São descargas ao repouso de alta frequência (150-250 Hz), em decrescendo, de uma única unidade motora, com origem em axônios dos nervos periféricos. Pode ocorrer uma *chuva* de ondas F (onda F reverberantes) após a onda M durante a estimulação repetitiva a 5 Hz.

Do ponto de vista fisiopatológico, estamos diante de mais uma afecção relacionada com o complexo VGKC (canais de potássio) presente no sistema nervoso. Resumidamente, tal complexo é formado por 2 estruturas principais, CASPR2 e LGI1. Anticorpos contra CASPR2 levam à síndrome de Isaacs e à coreia fibrilar de Morvan. Anticorpos contra a LGI1 levam à encefalite autoimune. Isto fica claro quando aprendemos que CAPR2 é abundante na região paranodal de fibras mielinizadas e LGI1 em áreas hipocampais.

A SI pode ser geneticamente determinada (raro) associada ao cromossomo 12 de herança autossômica dominante, ou adquirida. A forma adquirida está relacionada com a neoplasia subjacente, principalmente timoma (mais associado), carcinoma pulmonar de pequenas células (frequente), linfoma de Hodgkin, plasmocitomas com paraproteinemia IgM, linfoma linfoplasmocitário, neoplasia vesical, neoplasia ovariana e hemangioblastoma. A neuroimagem é normal na SI.

É interessante lembrar que esses pacientes nem sempre apresentam neoplasia no momento do diagnóstico neurológico, dessa forma, o rastreamento oncológico deve ser realizado de 6/6 meses por no mínimo 5 anos. O tratamento é sintomático e imunomodulador, a saber:

- Sintomático:
  - Dores/cãibras – anticonvulsivantes (gabapentina, pregabalina, carbamazepina, fenitoína), mexiletina;
- Imunomodulador:
  - Ressecção da neoplasia (nem sempre melhora – presença de células de memória);
  - IgG IV (imunoglobulina humana);
  - Plasmaférese;
  - Corticoterapia oral seguida de poupadores de corticoide;
  - Rituximabe (anti-CD20).

DICAS

- Pense em um paciente que parece que tem ELA, *fascicula tudo*, mas não tem atrofia... ao contrário, é até um pouco hipertrófico...;
- Mioquimias e neuromiotonia;
- Anticorpos contra CASPR2 do complexo VGKC;
- Descargas na ENMG ao repouso não cedem com o sono ou benzodiazepínicos. Só cedem com *curare* (origem periférica);
- Cãibras + dor + hiperidrose;
- Busque neoplasia, principalmente timoma, carcinoma de pequenas células e linfoma;
- Fraqueza leve ou fraqueza subjetiva;
- Não há miotomia à percussão.

BIBLIOGRAFIA

Isaacs H. A syndrome of continuous muscle-fiber activity. J Neurol Neurosurg Psychiatry. 1961;24:319-25.
Levy JA, Wittig EO, Ferraz ECF. Esclerodermia associada a atividade muscular contínua. Arq Neuropsiquiatr. 1965;33:283-7.

JORDANS

Carlos Roberto Martins Jr.

Síndrome de Jordans ou anomalia de **Jordans** foi descrita, em 1953, por G. H. Jordans em dois meninos que apresentavam fraqueza muscular e vacuolização lipídica de células brancas do sangue. Pode ser definida como anomalia que cursa com vacúolos em granulócitos (basófilos, eosinófilos, mastócitos e neutrófilos) e monócitos do sangue (Fig. 197-1) e da medula óssea. Faz parte do espectro de doenças de armazenamento de lipídios neutros (*neutral lipid storage diseases* – NLSD).

A doença de armazenamento lipídico neutro (também conhecida como **síndrome de Chanarin-Dorfman**) é um distúrbio **autossômico recessivo** caracterizado pelo acúmulo de triglicerídeos no citoplasma de leucócitos (**anomalia de Jordans**), músculo, fígado, fibroblastos e outros tecidos. Geralmente ocorre como um dos dois subtipos: doença cardiomiopática do armazenamento lipídico neutro (**NLSD-M**) ou doença ictiótica do armazenamento lipídico neutro (**NLSD-I**), caracterizados principalmente por cardiomiopatia e ictiose, respectivamente.

Defeitos estruturais do gene *Patatin Like Phospholipase 2* (*PNPLA2*) causam principalmente sintomas cardíacos e musculares esqueléticos, enquanto mutações no *CGI58*, coativador do *PNPLA2*, também causam ictiose e hepatopatia, associados à miopatia. Os lipídios se acumulam em vários tecidos, como pele, músculo esquelético, fígado, coração, tireoide, pâncreas, sistema nervoso central e leucócitos. A cardiopatia no NLSD-M pode produzir insuficiência cardíaca grave em pacientes, portanto, deve ser tratada com dispositivos elétricos cardíacos ou transplante. Insuficiência hepática pode ser *causa mortis* na NLSD-I.

A miopatia é fixa com sintomas de fraqueza proximal clássica, com ou sem atrofia e, geralmente, músculos bulbares e respiratórios são poupados nas duas formas. Rabdomiólise e mialgia não são comuns. Podemos observar catarata, retardo de crescimento, ataxia, perda auditiva neurossensorial bilateral e/ou retardo mental. CPK está leve a moderadamente alta. À biópsia muscular, verificamos vacúolos lipídicos na microscopia óptica (positivos nos corantes *Sudan Black* e *ORO* – Fig. 197-2). Teste molecular é uma arma diagnóstica definitiva (mutações *PNPLA2* ou *CGI58*). ENMG é miopática com predileção proximal e axial. Níveis de carnitina sanguíneos são normais.

Não há tratamento específico. Acompanhamento fisioterápico e cardiovascular é essencial. Dietas com baixa concentração de lipídios, substituição por triglicerídeos de cadeia média, uso de fibratos e beta-agonistas pode ser utilizado, porém sem melhora expressiva. Nenhum estudo terapêutico com número significativo de pacientes e acompanhamento em longo prazo foi realizado.

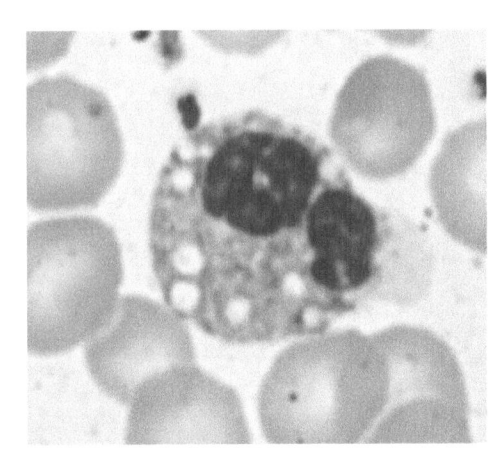

Fig. 197-1. Célula branca com vacuolização lipídica. Anomalia de Jordans. (Ver Pranchas em Cores.)

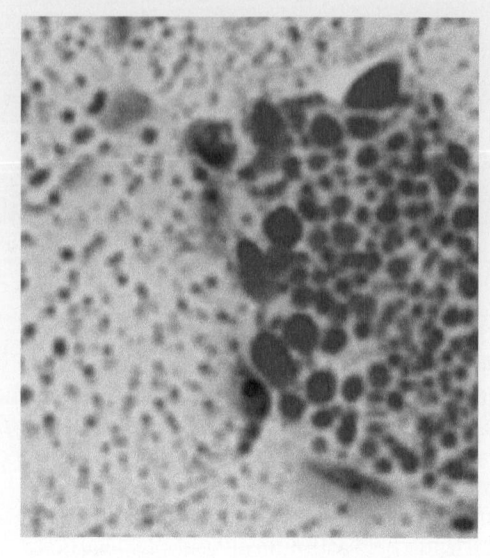

Fig. 197-2. Depósitos lipídicos (vermelhos) na fibra muscular verificada pelo corante O.R.O. (Ver Pranchas em Cores.)

DICAS
▪ Anomalia de Jordans cursa com vacúolos em granulócitos (basófilos, eosinófilos, mastócitos e neutrófilos) e monócitos do sangue e da medula óssea; ▪ Faz parte do espectro de doenças de armazenamento de lipídios neutros (*neutral lipid storage diseases* – NLSD); ▪ Existem duas formas: NLSD-M (forma cardiomiopática) e NLSD-I (forma com ictiose e hepatopatia). Ambas autossômicas recessivas (genes *PNPLA2* e *CGI58*, respectivamente). Ambas podem ter miopatia proximal; ▪ À biópsia muscular, verificamos vacúolos lipídicos na microscopia óptica (positivos nos corantes *Sudan Black* e O.R.O.); ▪ CPK aumentada não distrófica. Carnitina sérica normal; ▪ ENMG miopática.

BIBLIOGRAFIA

Jordans GH. The familial occurrence of fat containing vacuoles in the leukocytes diagnosed in two brothers suffering from dystrophia musculorum progressiva (ERB). Acta Med Scand. 1953;145:419-23.

Laforêt P, Vianey-Saban C. Disorders of muscle lipid metabolism: Diagnostic and therapeutic challenges. Neuromuscul Disord. 2010;20:693-700.

Pennisi EM, Missaglia S, Dimauro S, et al. Myopathy with unusual features caused by PNPLA2 gene mutations. Muscle Nerve. 2015;51:609-13.

Redaelli C, Coleman RA, Moro L, et al. Clinical and genetic characterization of Chanarin-Dorfman syndrome patients: First report of large deletions in the ABHD5 gene. Orphanet J Rare Dis. 2010;5:33.

JOUBERT

Charlington Moreira Cavalcante ▪ Carlos Roberto Martins Jr.

Em 1969, Joubert *et al.* descreveram uma família com quatro irmãos acometidos por oscilações na frequência respiratória, ataxia, movimentos oculares anormais, deficiência intelectual e malformação do vérmis cerebelar. O termo síndrome de Joubert foi proposto anos depois por Isler e Boltshauser, que reportaram mais três casos com características semelhantes, em 1977. Trata-se da **causa mais comum de malformação cerebelar congênita herdada**. A patogênese está relacionada com o mau funcionamento dos cílios primários, fazendo, portanto, parte do grupo das ciliopatias.

O achado mais clássico nos exames de neuroimagem é o **sinal do dente molar,** que é o resultado das seguintes alterações: hipoplasia do *vermis* cerebelar, alteração na conformação dos pedúnculos cerebelares superiores e anomalia da fossa interpeduncular. O **sinal do dente molar** se refere à aparência do mesencéfalo em uma seção axial em que os pedúnculos cerebelares superiores alongados dão ao mesencéfalo uma aparência que lembra um dente do siso ou molar. Foi inicialmente descrito na síndrome de Joubert e nos distúrbios relacionados com o Joubert, mas pode ser encontrado em uma série de outras condições, como nefronoftise, fibrose hepática, síndrome de Cogan e displasia do tegmento pontino (Fig. 198-1).

A aparência dos dentes molares resulta da **falta de decussação normal dos tratos das fibras pedunculares cerebelares superiores**, o que, por sua vez, leva ao alargamento dos pedúnculos, que também seguem um curso mais horizontal. A ausência de fibras cruzadas também leva à redução do diâmetro anteroposterior do mesencéfalo ao aprofundamento da cisterna interpeduncular.

O quadro clínico é extremamente variável, a depender do gene acometido e dos fatores epigenéticos possivelmente envolvidos. Logo no período neonatal, os pacientes apresentam padrão respiratório alternante (hiperpneia e apneia), sendo que a administração de cafeína nessa fase pode ser útil. Em geral, o acometimento respiratório se resolve após o primeiro ano de vida.

Os comemorativos são:

- Hipotonia congênita;
- Alterações respiratórias no primeiro ano de vida;

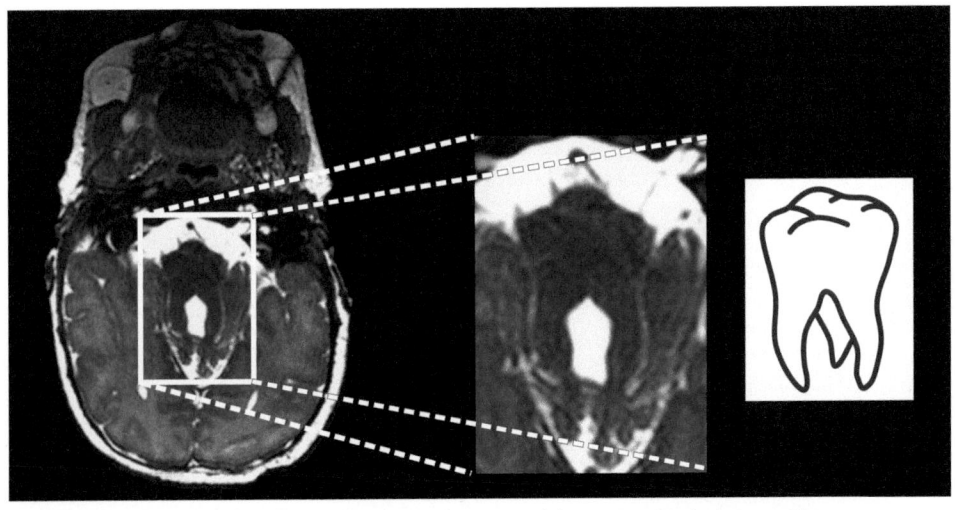

Fig. 198-1. Sinal do dente molar. (Imagem gentilmente cedida por Dra. Maria Augusta Montenegro, originalmente publicada em seu livro Neuropediatria Ilustrada: Imagens clínico-radiológicas).

- Atraso global do desenvolvimento neuropsicomotor;
- Deficiência intelectual de grau variável;
- Ataxia cerebelar;
- Outros fenótipos: amaurose retiniana e disfunção renal associadas ao quadro cerebelar.

Os genes mais comumente relacionados são: *AHI1, INPP5E, CC2D2A, ARL13B, TMEM216, RPGRIP1L, CEP290 e TMEM67*. O modo de herança é autossômico recessivo.

A retina é um dos órgãos mais envolvidos na afecção, principalmente na forma de distrofia retiniana, por causa da degeneração progressiva das células fotorreceptoras. Dentre as anormalidades oculares, estão presentes a movimentação irregular dos olhos, incluindo o nistagmo horizontal, vertical ou pendular, o estrabismo, apraxia do oculomotor, ptose palpebral ou, em casos mais severos, o comprometimento da acuidade visual, podendo chegar à cegueira.

A doença renal é descrita em 25% dos indivíduos, podendo se manifestar de duas formas distintas: displasia cística e nefronoftise juvenil. A displasia cística envolve múltiplos cistos renais (vistos pelo ultrassom de vias urinárias). A presença de displasia cística no contexto de Joubert recebe o nome de **síndrome de Dekaban-Arima**.

A nefronoftise juvenil, por sua vez, é uma alteração tubulointersticial, caracterizada por microcistos em túbulos renais, que proporcionam déficit na concentração urinária. Os achados clássicos são polidipsia, poliúria, anemia e déficit de crescimento, podendo evoluir para insuficiência renal importante após a primeira década de vida, necessitando, muitas vezes, de terapia de substituição renal (diálise).

Não há tratamento específico. A terapêutica baseia-se no acompanhamento e abordagem sintomática.

DICAS

- Sinal do dente molar: hipoplasia do *vermis* cerebelar, alteração na conformação dos pedúnculos cerebelares superiores e anomalia da fossa interpeduncular;
- Há ausência de decussação das fibras dos pedúnculos cerebelares superiores, que estão alongados;
- Distúrbio respiratório no início da vida;
- Hipotonia congênita;
- Ataxia cerebelar;
- Causa mais comum de malformação cerebelar congênita herdada;
- Ciliopatia;
- Autossômica recessiva: múltiplos genes envolvidos.

BIBLIOGRAFIA

Bureau M, Genton P, Dravet C, et al. Epileptic Syndromes infancy, childhood and adolescence. John Libbey Eurotext. 2012:255-75.

Carvill GL, et al. GRIN2A Mutations Cause Epilepsy-Aphasia Spectrum Disorders. Nature Genetics. 2013;45:1073-76.

Roudolf G, Valenti MP, Hirsch E, Szepetowski P. From Rolandic Epilepsy to Continuous Spike-And-Waves During Sleep and Landau-Kleffner syndromes: Insights Into Possible genetic Factors. Epilepsia. 2009;50:25-28.

Uliel-Sibony S, kramer U. Benign Childhood Epilepsy With Centro-Temporal Spikes (BECTS), Electrical Status Epilepticus (ESES) and Academic Decline – How Aggressive Should We Be? Epilepsy & Behavior. 2015;44:117-20.

KALLMANN

Vivian Peraro Miguel Moyses

Distúrbio genético raro, caracterizado por hipogonadismo hipogonadotrófico e hiposmia ou anosmia (olfato ausente ou reduzido). A síndrome de Kallmann (SK) faz parte de um espectro da deficiência de GnRH isolada (DGI) que abrange o hipogonadismo hipogonadotrófico. Genes do neurodesenvolvimento sofrem mutações que atrapalham o desenvolvimento e migração de neurônios GnRH, desses incluem o *KAL1 – Kallmann 1, NSMF-NMDA* – sinal sinaptonuclear de receptor e fator de migração neuronal fibroblastos, FGFR1 – *fibroblast growth factor receptor* 1 entre outros (Quadro 199-1). Cerca de 40% dos pacientes com DGI têm a mutação genética identificada. A SK é geneticamente heterogênea, e as mutações são adquiridas como ligada ao X, autossômica dominante ou autossômica recessiva.

O diagnóstico é realizado em torno dos 20 anos de idade por atraso puberal, amenorreia primária, proporções eunucoides e infertilidade. No sexo masculino, alguns achados são de micropênis e/ou criptorquidismo ao nascimento. Posteriormente, na puberdade, podem apresentar volume testicular reduzido (menor que 4 mL), diminuição da massa muscular e escassez de pelos. No sexo feminino podem ocorrer a puberdade de forma parcial, estirão atenuado, ausência de desenvolvimento das mamas e amenorreia primária. Os pacientes podem apresentar fenótipos variados de sintomas olfatórios que variam de anosmia à hiposmia. Malformações anatômicas do bulbo olfatório (hipoplasia ou aplasia) são frequentemente observadas na ressonância nuclear magnética encefálica (Fig. 199-1). Os pacientes podem apresentar outras várias anomalias não relacionadas com o sistema reprodutivo descritas como:

- *Anomalias da linha média*: fissura labiopalatina, agenesia dentária, palato alto;
- *Anomalias do aparelho auditivo*: deformidades da orelha externa, displasia do canal semicircular, deficiência auditiva congênita;
- *Anomalias oculares*: coloboma do olho, movimentos oculares anormais;
- *Anomalias renais*: agenesia renal unilateral;
- *Anomalias esqueléticas*: deformidades ósseas nos membros e dedos e sincinesia bimanual.

Quadro 199-1. Genes Envolvidos no Fenótipo de Síndrome de Kallmann

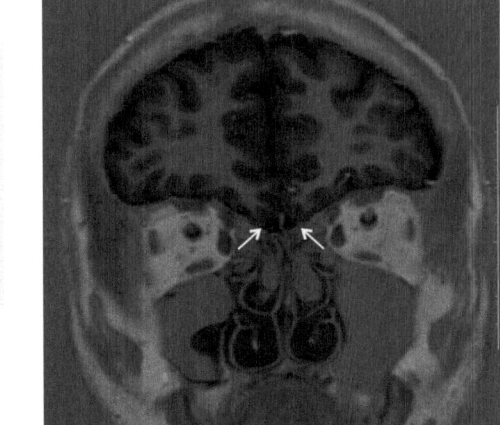

- KAL 1
- OL14RD
- FEZF1
- CHD7
- HS6ST1
- PROKR2
- WDR11
- AXL
- SOX10
- HESX1
- FGFR1
- FGF17
- PROK2
- SEMA7A
- NSMF
- SEMA3A

Fig. 199-1. Malformações anatômicas do bulbo olfatório (hipoplasia ou aplasia) são frequentemente observadas na RNM (setas).

Laboratorialmente, é caracterizada por baixas concentrações de testosterona ou estradiol e valores baixos ou, inapropriadamente, normais de LH e FSH. O tratamento inclui indução da puberdade, indução da fertilidade, correção cirúrgica de algumas anormalidades, como defeitos esqueléticos e fissura labiopalatina.

Na infância e adolescência, é apropriada a correção do criptorquidismo entre 6-12 meses de vida. O micropênis deve ser tratado precocemente com pequenas doses de testosterona. Entre 14-15 anos deve ser realizada a indução da puberdade com esteroides sexuais. Paciente com baixa autoestima, distúrbios de imagem corporal, problemas psicossexuais deverão receber suporte psicológico, além de avaliação metabólica decorrente de maior risco de síndrome metabólica em pacientes hipogonádicos.

DICAS
▪ Anosmia ou hiposmia; ▪ Atraso puberal; ▪ Infertilidade; ▪ Proporções eunucoides; ▪ Anomalias da linha média.

BIBLIOGRAFIA

Boehm U, et al. European Consensus Statement on Congenital Hypogonadotropic Hypogonadism —Pathogenesis, Diagnosis and Treatment. Nat Rev Endocrinol. 2015;11:547-64.

Cho HJ, Shan Y, Whittington NC, Wray S. Nasal Placode Development, GnRH Neuronal Migration and Kallmann Syndrome. Front Cell Dev Biol. 2019;7:121.

Silveira LFG, *Latronico* AC. Approach to Hypogonadotropic Hypogonadism J Clin Endocrinol Metab. 2013;98(5):1781-8.

Stamou MI, Georgopoulos NA. Kallmann Syndrome: Phenotype and Genotype of Hypogonadotropic Hypogonadism. Metabolism. 2017.

Tusset C, Trarbach EB, Silveira LFG, et al. Aspectos clínicos e moleculares do hipogonadismo hipogonadotrófico isolado congênito. Arq Bras Endocrinol Metab. 2011:55-8.

KENNEDY

Maximiliano Ramos Pinto Carneiro ▪ Carlos Roberto Martins Jr.

A doença de Kennedy, ou atrofia muscular bulboespinhal, é uma forma rara de doença do neurônio motor familiar com herança ligada ao X. Foi descrita por William R. Kennedy, em 1968, ao estudar 2 famílias, nas quais 11 membros, todos homens foram acometidos por fraqueza e atrofia progressivas, com predileção bulbar (disfagia, disartria e atrofia de língua) e apendicular. A etiologia foi elucidada, em 1986 e 1991, quando foi caracterizada uma expansão anormal de um tripleto CAG no éxon 1 do gene *AR*, que se localiza no braço curto do cromossomo Xq12 (gene que codifica o receptor androgênico).

Há desenvolvimento de neuronopatia anterior (doença do neurônio motor), com predomínio em musculatura bulbar e apendicular superior. Neste contexto, fasciculações e atrofia são a regra. Pode ocorrer, por vezes, polineuropatia sensitiva leve em membros inferiores e superiores. Alguns estudos advogam a possibilidade de tais afecções sensitivas serem provenientes de neuronopatia posterior (dupla neuronopatia).

ACHADOS CLÍNICOS PRINCIPAIS
- Fraqueza e atrofia em musculatura bulbar (em especial atrofia de língua, disfagia e disartria);
- Fraqueza e atrofia de musculatura proximal dos membros;
- Idade de início entre 30 e 50 anos de idade;
- Hiporreflexia ou arreflexia;
- Sinais de insensibilidade androgênica (ginecomastia, atrofia testicular, disfunção erétil e infertilidade);
- Sintomas sensitivos (dormência e formigamento) – polineuropatia sensitiva, por vezes, presente.

Outros sintomas, como cãibras e tremor, podem anteceder a fraqueza muscular. Este último é do tipo postural e em alta frequência, acometendo as mãos (**minipolimioclônus**). Podem ser observadas, ainda no exame clínico, fasciculações e/ou mioquimias em região perioral (conhecido como sinal do **queixo trêmulo**). O acometimento respiratório é incomum, mesmo em estágios avançados da doença. Distúrbios metabólicos também são reportados nessa síndrome, em especial hipercolesterolemia e *diabetes mellitus*.

ESTUDO NEUROFISIOLÓGICO – ELETRONEUROMIOGRAFIA (ENMG)
Acima de 90% dos pacientes terão uma neurocondução alterada. Digno de nota, os achados neurofisiológicos nessa doença são semelhantes ao de qualquer outra doença do neurônio motor, com 2 exceções. A primeira é o acometimento sensitivo (amplitudes dos potenciais sensitivos reduzidas ou sensitivos ausentes), sendo o padrão é compatível com uma neuronopatia sensitiva (sem gradiente de acometimento entre os membros superiores e inferiores). A segunda é que a eletromiografia (EMG) é marcada por desnervação crônica, presença de mioquimia/fasciculações em região bulbar (mento e língua), porém com menor grau de desnervação aguda (fibrilações e ondas positivas).

O diagnóstico é com base nos achados clínicos (história e exame físico), estudo neurofisiológico e confirmação molecular. Até o momento, não existe nenhum tratamento modificador de doença para a atrofia muscular bulboespinhal.

DICAS
▪ Sexo masculino (doença ligada ao X – gene *AR* – receptor androgênico); ▪ Início entre 30-50 anos de fraqueza muscular proximal; ▪ Disfagia, Disartria e Atrofia de língua com fasciculações; ▪ Mioquimias/fasciculações em mento (**sinal do queixo trêmulo**); ▪ Acometimento motor e sensitivo na ENMG (dupla neuronopatia); ▪ Sinais de insensibilidade androgênica (**ginecomastia**, atrofia testicular e infertilidade).

BIBLIOGRAFIA

Amato AA, Russel JA. Neuromuscular Disorders. Second edition. China: McGraw-Hill Education. 2016.

Breza M, Koutsis G. Kennedy's disease (spinal and bulbar muscular atrophy): a clinically oriented review of a rare disease. J Neurol. 2019 Mar;266(3):565-73.

Kennedy WR, Alter M, Sung JH. Progressive proximal spinal and bulbar muscular atrophy of late onset. A sex-linked recessive trait. Neurology. 1968;671-80.

La Spada AR, Wilson EM, Lubahn DB, et al. Androgen receptor gene mutations in X-linked spinal and bulbar muscular atrophy. Nature. 1991;352:77-9.

Pedroso JL, et al. Neurogenética na prática clínica. Rio de Janeiro: Atheneu; 2019.

KERNICTERUS

Maycon Melo Lopes ▪ Augusto Celso Scarparo Amato Filho

Também conhecida como encefalopatia hiperbilirrubinêmica, é uma síndrome lesional do tecido nervoso causada por aumento da **bilirrubina indireta** (BI). A doença é uma complicação rara em neonatos resultante de uma deposição preferencial da BI nos globos pálidos, núcleos subtalâmicos, hipocampo, putâmen, tálamo e núcleos dos nervos cranianos (principalmente III, IV e VI). Núcleos cerebelares, bulbares, substâncias branca e cinzenta cerebrais também podem ser atingidos.

A entrada de bilirrubina no tecido cerebral tem sido atribuída a distúrbios no equilíbrio entre a albumina e a bilirrubina na corrente sanguínea, resultando em altas concentrações de bilirrubina livre. Considerando a teoria de que a barreira hematoencefálica do recém-nascido seja mais permeável, ela permite maior passagem de bilirrubina.

Icterícia é considerada patológica quando:

A) É evidente nas primeiras 24 horas;
B) Os níveis de bilirrubina aumentarem mais de 5 mg/dL/dia;
C) O recém-nascido apresenta sintomas ou sinais de doença sistêmica;
D) Tem níveis de bilirrubina direta superiores a 1,5 mg/dL.

Cerca de 60% dos casos ocorrem em recém-nascidos a termo, e os níveis de bilirrubina variam de 20 a 50 mg/dL. Os fatores que aumentam o risco são as doenças hemolíticas (deficiência da enzima glicose-6-fosfato-desidrogenase, incompatibilidade dos sistemas ABO ou Rh), transtornos no metabolismo hepático da bilirrubina, hipotermia, acidose, asfixia, hipoxemia, hipoalbuminemia, processos infecciosos (septicemia ou meningite) e hipoglicemia.

A doença possui 4 diferentes períodos clínicos:

1. *Com poucos dias de vida*: sintomas bastante inespecíficos, como hipotonia, letargia e sucção débil;
2. *Hipertonia dos músculos extensores*: opistótono, hipertermia e choro agudo de alta intensidade. As crianças que evoluem para esse período costumam ter um pior prognóstico e frequentemente desenvolvem deficiências neurológicas permanentes.
3. *Crianças com mais de uma semana*: hipotonia é o sinal mais característico;
4. *Encefalopatia bilirrubínica crônica*: inicia-se a partir do segundo ou terceiro mês, ou mais tardiamente em outros casos. É caracterizado por uma tríade clássica com alterações motoras (**atetose, episódios distônicos, posturas estereotipadas dos membros**), auditivas (surdez, agnosia auditiva) e oculares (paresia do olhar conjugado para cima, sinal do *sol poente*). Podem também manifestar comprometimento cognitivo, epilepsia, microcefalia e displasia dentária.

Em crianças a termo, os sintomas neurológicos costumam aparecer 2 a 5 dias após a elevação dos níveis de BI acima de 20 mg/dL. Os prematuros são mais suscetíveis, e os sintomas podem ser mais precoces.

O diagnóstico é realizado pela história perinatal, exame físico e exames complementares. Os achados mais comuns na ressonância nuclear magnética consistem em hipersinal nos globos pálidos (corresponde às áreas de depósito preferencial de bilirrubina não conjugada, sendo a margem posteromedial dos globos pálidos a área mais sensível para lesões de kernicterus e nos núcleos subtalâmicos (Fig. 201-1).

A terapêutica consiste, primeiramente, em atuar sobre os fatores determinantes da lesão neuronal pela bilirrubina, como: hipercapnia, acidose, hipoxemia, sepse, hipotermia, hipoglicemia, jejum, infusão endovenosa de lipídios, ceftriaxona, salicilatos, os benzoatos presentes nos diazepínicos, hiperosmolaridade, baixa concentração sérica de albumina, hipertensão arterial, crise epiléptica. Além disso, é usada a fototerapia e a exsanguineotransfusão em casos graves e bem estabelecidos.

A prevenção dessa doença é possível a partir da triagem dos fatores de risco para hiperbilirrubinemia.

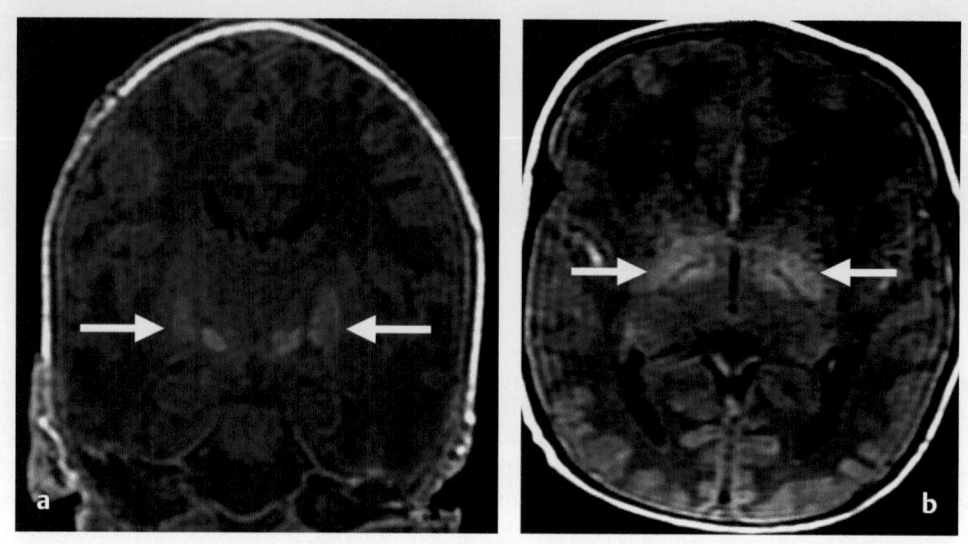

Fig. 201-1. (a,b) Sequência T1 no plano coronal e FLAIR no plano axial evidenciam hipersinal bilateral nos núcleos subtalâmicos e nos globos pálidos, indicando depósito de bilirrubina não conjugada, no contexto clínico compatível com kernicterus.

DICAS
▪ Forma aguda: letargia, sucção débil, hipotonia ou hipertonia, opistótono, crises epilépticas no recém-nascido ictérico; ▪ Forma crônica: tríade clássica com alterações motoras (atetose, episódios distônicos, posturas estereotipadas dos membros), auditivas (surdez, agnosia auditiva) e oculares (paresia vertical do olhar, sinal do "sol poente"); ▪ RNM com lesões hiperintensas principalmente nos globos pálidos e núcleos subtalâmicos.

BIBLIOGRAFIA

Alotaibi SF, Blaser S, MacGregor DL. Neurological Complications of Kernicterus. The Canadian J Neurologic Sci. 2005;32:311-15.

Atenção à Saúde do Recém-Nascido: Guia para os Profissionais de Saúde. Intervenções Comuns, Icterícia e Infecções. In: Giugliani ERJ. Brasília: Ministério da Saúde. 2011.

Campistol J, Galvez H, Cazorla AG, et al. Disfunción neurológica inducida por bilirrubina. España: Elsevier; 2012;27(4):202-11.

Júnior GSN, Vieira WL, Júnior JAAG. Icterícia: uma Doença Comum entre os Recém-Nascidos. Braz J Health Rev. Curitiba. 2019;2(4):2343-50.

Ribeiro AJV, Batigália VA, Batigália F, et al. Kernicterus: Relato de Caso e Breve Revisão de Literatura. Arq. Ciênc. Saúde. 2004;11(1):55-8.

Usman F, Diala UM, Shapiro SM, et al. Acute Bilirubin Encephalopathy and its Progression to Kernicterus: Current Perspectives- Review. Res Rep Neonatol. 2018;8:33-44.

KINSBOURNE

Iure Belli de Melo ▪ Carlos Roberto Martins Jr.

Também chamada síndrome de *Opsoclonus-Mioclonus* ou ataxia *Opsoclonus-Mioclonus*, a síndrome de Kinsbourne é rara e, como o próprio nome sugere, engloba ocorrência de *opsoclonus* e mioclonias corporais focais ou difusas, além de titubeação de tronco com ou sem ataxia cerebelar.

Há algumas evidências atuais apontando para origem autoimune, podendo ser mediada por alguns anticorpos contra ACTH ou anti-Hu, anti-Ri, anti-Yo, antianfifisina etc. Há tantos casos paraneoplásicos quanto não paraneoplásicos. Os não paraneoplásicos têm provável origem parainfecciosa (e muitos casos idiopáticos podem, na realidade, ter origem pós-viral). Já os casos paraneoplásicos, quando em crianças, estão geralmente relacionados com neuroblastomas (50% deles) e, quando em adultos, costumam estar associados a câncer pulmonar de pequenas células, também denominado *oat-cell* (cerca de 20%-40% dos casos).

A clínica em crianças costuma ocorrer por volta dos 6 meses a 3 anos de idade (geralmente antes dos 2 anos) e é de início subagudo de ataxia e quedas, progredindo em dias a semanas, enquanto mioclonias de membros e de tronco, tremor e hipotonia costumam surgir subsequentemente. São comuns mudanças comportamentais e distúrbios de sono moderados a graves. O *opsoclonus* ocorre na maioria dos casos, mas pode não estar presente em seu início, o que atrasa o diagnóstico, uma vez que este é o achado mais característico.

Já em adultos, a clínica é caracterizada por progressão rápida de ataxia de tronco, levando à dificuldade de marcha e a quedas frequentes, sendo muito comuns *opsoclonus* e mioclonias já na apresentação inicial (enquanto ataxia de membros, outros sinais cerebelares e sinais de tronco cerebral, como disfagia, disartria, náuseas e vômitos ocorrem com menos frequência). Cefaleia pode estar presente, e um quadro de encefalopatia ocorre em cerca de 30%-60% dos casos paraneoplásicos (este menos frequente em casos não paraneoplásicos).

O diagnóstico diferencial, tanto em crianças quanto em adultos, deve ser feito com encefalopatias tóxico-metabólicas (principalmente coma hiperosmolar, doença hepática e intoxicações) e com alterações cerebrais estruturais (metástases, processos inflamatórios, focos de desmielinização, hemorragias, sarcoidose).

Todas as crianças com síndrome *Opsoclonus-Mioclonus* devem ser investigadas para neuroblastoma por RNM de tórax, abdome e pelve, além de mais alguns exames laboratoriais (ácido vanilmandélico urinário; ácido homovalínico urinário; 123-I-metaiodobenzilguanidina sérica). Se negativos, deve-se repetir a investigação após alguns meses e, já de antemão, solicitar RNM de crânio para excluir lesões cerebrais estruturais e exames laboratoriais para excluir quadro tóxico-metabólico. Caso estes novos exames também sejam negativos, pode-se investigar história de infecção viral (síndrome parainfecciosa). LCR e EEG costumam vir sem alterações. Já em adultos, deve-se investigar quanto à presença de neoplasias ocultas.

Apesar de falta de estudos adequados, crianças e adultos podem responder à imunoterapia. Em crianças, podem ser utilizados glicocorticoides (prednisolona 2 mg/kg/dia por tempo prolongado ou dexametasona 20 mg/m^2/dia por 3 dias durante 6 meses), ACTH (75U 2×/dia por 52 semanas), plasmaférese, IGIV, azatioprina, ciclofosfamida ou micofenolato mofetil, que podem ser usados tanto isoladamente, quanto em combinação. Costuma haver melhora dos sintomas motores na maioria dos casos, porém, a morbidade neuropsiquiátrica permanece (ou evolui tardiamente).

A exérese do neuroblastoma é necessária, mas também não costuma influenciar na melhora dos sintomas neuropsiquiátricos. Em adultos, a imunoterapia é realizada com corticoides, IGIV ou ciclofosfamida, e há relatos de raros casos de melhora com clonazepam em altas doses e com topiramato. Adultos respondem menos à imunoterapia quando comparados a crianças, e adultos mais velhos costumam ter mais recaídas, sendo o prognóstico melhor em casos não paraneoplásicos ou em pacientes que têm seu câncer diagnosticado e tratado rapidamente.

> **DICAS**
>
> - *Opsoclonus*, distúrbio da motricidade ocular em que ocorrem sacadas conjugadas espontâneas e arrítmicas para todas as direções do olhar, sem intervalos entre elas (sem período intersacádico):
>   - *Mioclonus*, sinal clínico composto por movimentos involuntários breves, semelhantes a choques, causados por contrações ou inibições musculares;
>   - Ataxia costuma estar presente.
> - Pode haver associação à encefalopatia, sinais de tronco cerebral, sinais cerebelares, distúrbios comportamentais e distúrbios do sono;
> - Pode ser de origem paraneoplásica (geralmente, neuroblastoma em crianças e câncer de pulmão de pequenas células em adultos) ou idiopática (neste caso presumivelmente parainfecciosa);
> - Tratamento se baseia na exérese do câncer e/ou em imunoterapia;
> - Lembre-se: *opsoclonus* ocorre em todas as direções do olhar. *Flutter* ocular ocorre somente na horizontal. Ambos são movimentos oculares rápidos, anormais e sem intervalo intersacádico.

BIBLIOGRAFIA

Castañón GA, Barragán PE, Hernández PG, López VJC. Terapia inmunosupresora en síndrome de opsoclonus-mioclonus ataxia asociado a un neuroblastoma paravertebral. Neurología. 2019.

Dalmau J, Rosenfeld MR. Opsoclonus-Myoclonus Syndrome. Post TW, ed. UpToDate. 2019.

Rangel DAR, Pinzón JDG. Síndrome opsoclonus mioclonus paraneoplásico em pediatría: reporte de caso y revisión dela literatura. Acta Neurol Colomb. 2015;31(2):209-13.

KLEINE-LEVIN

Iure Belli de Melo • Carlos Roberto Martins Jr.

A síndrome de Kleine-Levin (KLS), também chamada de hipersonia recorrente, é um raro distúrbio do sono categorizado dentro dos distúrbios centrais de hipersonia. Sua etiologia é desconhecida, e suas principais hipóteses envolvem causas genéticas e imunomediadas.

A KLS deve ser suspeitada em adolescentes (geralmente do sexo masculino) que se apresentam com hipersonia episódica, distúrbio cognitivo e mudanças comportamentais, com retorno ao padrão habitual entre os ataques. Por causa do caráter raro e da inespecificidade da natureza de alguns de seus sintomas, todos os casos suspeitos devem ser investigados extensivamente à procura de outras possíveis etiologias.

A hipersonia é, então, o sintoma mais comum e é obrigatório para o diagnóstico, comumente acompanhada de despertar difícil e alucinações hipnagógicas. A apatia e a mudança no comportamento alimentar tendendo à megafagia também costumam ser bastante frequentes. Já a hipersexualidade, apesar de muito comentada, não ocorre tão comumente. O sintoma provavelmente mais específico de todos é a desrealização. Com relação aos distúrbios cognitivos podemos encontrar dificuldade para ler e para falar, algum grau de amnésia e de astereognosia. Outros sinais e sintomas mais raros são: distúrbios de humor; alucinações visuais e auditivas; outros comportamentos compulsivos; sintomas autonômicos; sintomas meníngeos.

O diagnóstico é com base nos achados clínicos e na exclusão de etiologias alternativas, sendo necessária a presença de **todas** as seguintes características, de acordo com a 3ª edição da *International Classification of Sleep Disorders* (ICSD-3):

- No mínimo dois episódios de excessivas sonolência e duração do sono, cada um deles estendendo-se por dois dias a cinco semanas;
- Episódios devem recorrer em pelo menos uma vez a cada 18 meses e geralmente mais de uma vez por ano;
- Níveis de alerta, cognição, comportamento e humor normais entre os episódios;
- Pelo menos 1 das alterações a seguir durante os episódios: disfunção cognitiva, percepção alterada, distúrbio alimentar (anorexia ou hiperfagia) ou desinibição comportamental (como hipersexualidade);
- Hipersonia e sintomas relacionados não são explicados por outro distúrbio do sono nem por outra condição médica, neurológica ou psiquiátrica (sobretudo transtorno bipolar) nem por uso de drogas ou medicações.

A avaliação deve conter anamnese detalhada coletada com o paciente e com seus familiares, com atenção para mudanças comportamentais e cognitivas, fatores precipitantes e medicações em uso. O exame físico deve englobar exames neurológico (que é normal) e psiquiátrico. Devem-se sempre excluir causas alternativas por exames complementares, como ressonância nuclear magnética (RNM), eletroencefalograma (EEG; costuma mostrar apenas leve alentecimento de atividade de base, sem atividade epileptiforme), polissonografia (PSG; costuma apenas demonstrar aumento no tempo total de sono sem mudança na arquitetura do sono; varia bastante de acordo com o estágio da doença) e exames laboratoriais (LCR; sangue – hemograma, função hepática, creatinina, ureia, amônia, ácido lático, ácido pirúvico, pH, aminoácidos, acilcarnitina, exame toxicológico, chumbo, vitamina B12, ácido fólico, TSH e antitireoglobulina; e urina – exame toxicológico, ácidos orgânicos e porfobilinogênio).

O diagnóstico diferencial de KLS engloba uma variedade de condições psiquiátricas (transtorno bipolar, depressão, hipersonia somática/psicogênica, psicose aguda), neurológicas (patologias estruturais nos hipotálamos e nos lobos frontotemporais, como tumores, infartos, lesões desmielinizantes/inflamatórias; tumores císticos ou cistos coloides), outros distúrbios do sono (outras causas de sonolência excessiva diurna; síndrome da apneia obstrutiva do sono – SAOS; atraso de fase) e intoxicações ou encefalopatias metabólicas.

Por causa da etiologia desconhecida, o tratamento da KLS é primariamente de suporte e educacional. Com relação à terapia farmacológica (apesar de não haver estudos controlados prospectivos) podem-se tentar:

- *Profilaxia dos episódios*: lítio 600-1.200 mg à noite (efeito em 30% dos casos) ou, ainda menos eficaz, antiepilépticos, como carbamazepina ou valproato;
- *Episódios ≥ 30 dias*: metilprednisolona 1 g/d via intravenosa por 3 dias;
- *Controle dos sintomas*: estimulantes, como metilfenidato ou modafinil e indutores de vigília não anfetamínicos/antipsicóticos atípicos/amantadina;

DICAS
▪ Distúrbio raro do sono que se inicia na adolescência; ▪ Episódios recorrentes de hipersonia + alterações cognitivas e de comportamento; ▪ Estado mental e funcionabilidade costumam ser normais entre os episódios; ▪ Devem-se sempre excluir causas mais comuns; ▪ Tratamento, suporte + educacional + farmacológico (lítio, corticoides, modafinil, amantadina e sintomáticos).

BIBLIOGRAFIA

Aran A, Mignot E, Arnulf I. Kleine-Levin syndrome (recurrent hypersomnia). Post TW, ed. UpToDate. Thomas E Scammell. 2005;128(12):2763-76.
Lima D, Zagalo-Cardoso JA. História natural da síndrome de Kleine-Levin: revisão e discussão. 2010.
Ramdurg S. Kleine-Levin syndrome: Etiology, diagnosis, and treatment. Ann Indian Acad Neurol. 2010;13:241-6.

KLIPPEL-FEIL

Iure Belli de Melo

A síndrome de Klippel-Feil é condição rara, tem etiologia desconhecida e pode estar associada a várias outras síndromes clínicas, como síndrome alcóolica fetal e síndrome de Goldenhar (displasia óculo-aurículo-vertebral). As possíveis hipóteses etiológicas são: genética, consequência de alguma perturbação vascular ou algum tipo de insulto fetal global.

Sua apresentação clínica é variada por causa de diversas anomalias e síndromes que podem vir associadas. Costuma ser detectada ao longo da vida, mas também pode ser achado incidental. **A tríade clínica clássica é composta por pescoço curto, diminuição na gama de movimentos cervicais (o achado mais frequente; geralmente há perda rotacional) e baixa implantação capilar** (está em cerca de 40% – 50% dos casos). Déficits neurológicos ocorrem em 20% dos casos, principalmente em razão da instabilidade/hipermobilidade da articulação occipitocervical.

As anomalias associadas podem ser renais (duplicação de sistema coletor, ectopia renal, ectasia tubular bilateral, hidronefrose, ausência de rim unilateral etc.), cardiovasculares (geralmente defeitos septais), deficiências congênitas de membros, Inencefalia, craniossinostose e outras anomalias craniofaciais (inclusive auriculares). Alguns pacientes também apresentam escoliose (congênita ou adquirida), estenose da coluna cervical (incomum), torcicolo e assimetria facial. Pode ainda haver sincinesias, hipoacusia, disfagia.

O acompanhamento destes pacientes deve ser individualizado e consiste inicialmente na solicitação de radiografias nas incidências AP e perfil da coluna cervical (que são base para o diagnóstico). Caso sejam detectadas anomalias, devem-se solicitar radiografias do restante da coluna e avaliar com mais detalhes a articulação occipitocervical. Tomografia computadorizada (TC) cervical pode demonstrar mais detalhes, enquanto ressonância nuclear magnética (RNM) cervical é reservada para casos em que há déficits neurológicos (avalia estenose espinhal e compressão medular). Ultrassonografia (US) de rins e vias urinárias é indicada em casos de anomalias renais.

Conforme a necessidade, os pacientes podem ser encaminhados a médicos especialistas, como cardiologistas e urologistas. Como a associação de Klippel-Feil à hipoacusia é bastante comum, todas as crianças devem ser avaliadas por um otorrinolaringologista. É importante detectarmos nos pacientes todas as anomalias associadas possíveis. A abordagem cirúrgica, avaliada por médico ortopedista, depende da localização, da quantidade e da progressão das deformidades conforme o tempo, além da presença de instabilidade da coluna cervical e de déficits neurológicos (estes podem ocorrer quando há anomalias da junção craniocervical e quando dois segmentos cervicais fundidos estão separados por um segmento normal). Dor persistente também pode ser indicação cirúrgica. Escolioses podem ser abordadas por órteses ou procedimentos cirúrgicos.

DICAS
■ Tríade clássica: pescoço curto, diminuição na gama de movimentos cervicais e baixa implantação capilar;
■ Anomalias associadas: renais, cardíacas, craniofaciais e de membros;
■ Vinte por cento dos casos têm déficits neurológicos associados por causa do comprometimento da medula cervical;
■ Escolioses e torcicolos são frequentes;
■ Acompanhamento multidisciplinar (ortopedistas, cardiologistas, urologistas, neurologistas).

BIBLIOGRAFIA
Mohammad A. ElBeialy. Klippel-Feil syndrome. 2013.
Lewis TR. *Klippel-Feil syndrome* (KFS) is a Rare Skeletal Disorder Primarily Characterized. 1995;57:1364-70.

KLIPPEL-TRENAUNAY-WEBER

Mariana Almeida Vidal

Inicialmente descrita, em 1900, pelos médicos franceses, Klippel e Trenaunay, como uma síndrome composta por malformações capilares, veias varicosas e hipertrofia óssea ou de tecidos moles. Em 1907, Weber complementou a descrição feita pelos seus antecessores com a adição de fístulas arteriovenosas ao quadro clínico, causando controvérsia na literatura com relação ao epônimo e à etiologia.

Diversas opiniões conflitantes são encontradas, de modo que, alguns autores designam a tríade original como **síndrome de Klippel-Trenaunay (KTS)** e a adição das fístulas arteriovenosas como **síndrome de Park-Weber (PWS)**. Ambas são raras, congênitas e têm apresentação neurocutânea com acometimento vascular, cuja etiologia ainda não é totalmente conhecida, sendo aventadas as relações com mutações nos genes *AGGF1* e *RASA1*, respectivamente. Tais mutações alteram os fatores relacionados com a angiogênese e a vasculogênese no desenvolvimento embrionário, desencadeando as alterações características da doença.

A tríade clínica consiste em malformações capilares cutâneas ("manchas do vinho do porto", hemangiomas de pele), veias varicosas ou malformações arteriovenosas e hipertrofia assimétrica dos tecidos moles e ósseos, sendo que para o diagnóstico deve estar presente pelo menos dois dos três. Tais achados ocorrem mais frequentemente nos membros inferiores e, menos comumente, nos membros superiores e tronco, podendo afetar quaisquer órgãos. Outras alterações que podem ser encontradas são: hiperidrose, escoliose, anormalidades linfáticas e malformações arteriovenosas neuroaxiais.

Diversas anormalidades clínicas e/ou imaginológicas no sistema nervoso central (SNC) foram descritas, entre elas:

- Hidrocefalia;
- Calcificações cerebrais;
- Hemi-hipertrofia cerebral;
- Hemimegalencefalia;
- Atrofia cortical;
- Aneurismas intracranianos;
- Displasias fibromusculares;
- Hemorragias ou isquemias encefálicas;
- Cavernomas cerebrais ou medulares;
- Realce leptomeníngeo e dos plexos coroides.

O diagnóstico é clínico e geralmente ocorre na fase neonatal ou na infância. Os achados nos exames de imagem (ressonância nuclear magnética, ultrassonografia Doppler e angiografia) corroboram com a hipótese, e o teste genético é confirmatório. Não existe tratamento definitivo, apenas medidas para reduzir os sintomas e prevenir complicações. Opções terapêuticas incluem escleroterapia, cirurgias e terapias compressivas, a depender da localização e tipo das lesões vasculares.

DICAS
- Malformações capilares cutâneas ("manchas do vinho do porto"); - Veias varicosas ou malformações arteriovenosas; - Hipertrofia dos tecidos moles e/ou ósseos; - Anormalidades no SNC: hidrocefalia, **hemimegalencefalia**, hemorragias, isquemias, cavernomas, displasias ou aneurismas.

BIBLIOGRAFIA

Abuhamda A. Klippel-Trenaunay-Weber syndrome in palestinian neonate: case repot. International J Med Rev Case Reports. 2018;3.

Chadha R. Management of pregnancy with Klippel-Trenaunay-Weber syndrome: a case report and review. Case Reports in Obstet Gynecol. 2018.

Kharat A, et al. Klippel-Trenaunay syndrome: a case report with radiological review. Med J Dr DY Patil Vidyapeeth. 2016;9:522-6.

Oduber EUC, et al. Klippel-Trenaunay syndrome diagnostic criteria and hypothesis on etiology. Ann Plast Surg. 2008;6:217-23.

Renard D, Campello C, et al. Neurologic and vascular abnormalities in Klippel-Trenaunay-Weber syndrome. JAMA Neurology. 2013;70(1):127-8.

CAPÍTULO 206

KRABBE

Carlos Roberto Martins Jr.

Doença lisossomal que acomete o SNC e o SNP, a doença de Krabbe ou leucodistrofia de células globoides, é uma afecção autossômica recessiva do gene *GALC* (cromossomo 14), responsável pela enzima β-galactocerebrosidase. A redução desta enzima produz acúmulo de psicosina e β-galactocerebrosídeo, que, por sua vez, levam à degeneração dos oligodendrócitos e das células de Schwann.

A esmagadora maioria dos casos (mais de 90%) ocorre em torno de 6 meses de idade, com óbito antes do segundo ano de vida. Inicia-se com irritabilidade, choro constante, vômitos e dificuldades alimentares, que logo progridem com episódios febris de origem indeterminada, hiperecplexia auditiva, crises convulsivas e espasticidade. A progressão tende a ser rápida, levando à descerebração.

A forma de início tardio (5% dos casos) em adultos, adolescentes ou em escolares é mais branda, manifestando-se sob paraparesia espástica de progressão lenta, amaurose (neuropatia óptica) e polineuropatia desmielinizante. Alterações cognitivas leves podem estar presentes. O LCR pode, eventualmente, mostrar-se com aumentos de proteínas. O diagnóstico é ratificado pelo teste molecular ou através de cultura de fibroblastos ou leucócitos, evidenciando deficiência de galactocerebrosidase.

A RNM pode ser normal (pacientes erroneamente diagnosticados com doença do neurônio motor ou paraparesia espástica hereditária) ou evidenciar hipersinal em T2/FLAIR em substância branca periventricular parietoccipital, bem como espessamento de nervos cranianos, principalmente nervos ópticos (realce ao contraste presente) (Fig. 206-1). Hipersinal anelar ao redor de denteados cerebelares podem ser observados. A espectroscopia evidencia pico de colina e mioinositol, queda de NAA e aumento discreto de lactato. Na TC de crânio, podemos encontrar hiperdensidade talâmica (dica importante) (Fig. 206-2).

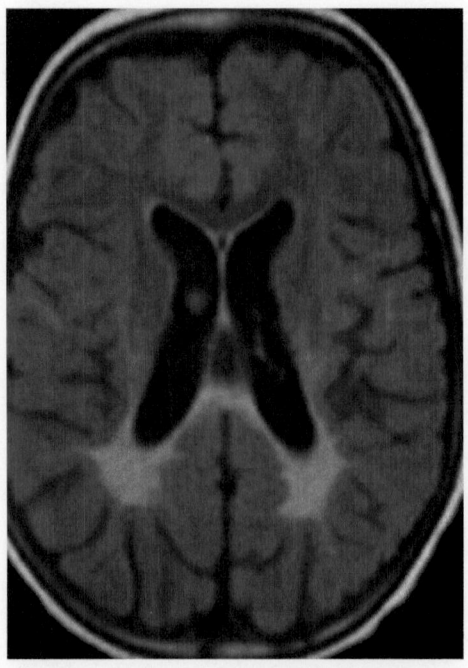

Fig. 206-1. RNM sequência FLAIR evidenciando acometimento periventricular parietoccipital bilateral.

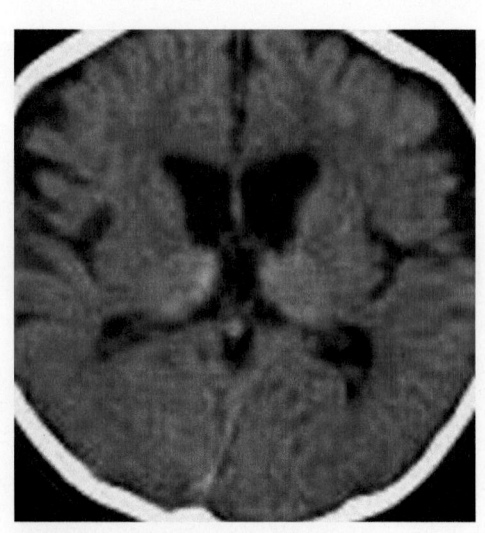

Fig. 206-2. Hiperdensidade talâmica em tomografia de crânio.

O tratamento é com base no transplante de células hematopoiéticas, com melhora cognitiva, sem resultados satisfatórios nos sintomas motores. É indicado apenas para pré-sintomáticos nos quadros leves.

DICAS

- Autossômica recessiva do gene *GALC* (cromossomo 14), responsável pela enzima β-galactocerebrosidase;
- A esmagadora maioria dos casos (mais de 90%) ocorre em torno de 6 meses de idade, com óbito antes do segundo ano de vida;
- A forma de início tardio (5% dos casos) em adultos, adolescentes ou em escolares é mais branda, manifestando-se sob paraparesia espástica de progressão lenta, amaurose (neuropatia óptica) e polineuropatia desmielinizante;
- Hipersinal em T2/FLAIR em substância branca periventricular parietoccipital, bem como espessamento de nervos cranianos, principalmente nervos ópticos (realce ao contraste presente);
- Na TC de crânio, podemos encontrar **hiperdensidade talâmica**;
- Tratamento é com base no transplante de células hematopoiéticas.

BIBLIOGRAFIA

Abdelhalim AN, Alberico RA, Barczykowski AL, et al. Patterns of magnetic resonance abnormalities in symptomatic patients with Krabbe disease correspond to phenotype. Pediatr Neurol. 2014;50:127-34.

Debs R, Froissart R, Aubourg P, et al. Krabbe disease in adults: phenotypic and genotypic update from a series of 11 cases and review. J Inherit Metab Dis. 2013;36:859-68.

LABRUNE

Mariana Almeida Vidal

Também chamada de **leucoencefalopatia com calcificações cerebrais e cistos** (LCC), a síndrome cujo nome contém a tríade das características definidoras da doença, foi descrita, em 1996, por Labrune *et al.*, com relato em três crianças.

Sua etiologia ainda é incerta, porém, recentemente Jenkinson *et al.* identificaram mutações no gene *SNORD118*, que codifica um pequeno RNA nucleolar U8, sugerindo tratar-se de uma **robossomopatia com herança autossômica recessiva**.

Com início na infância, adolescência ou na vida adulta, o quadro clínico depende da localização e da extensão das lesões encefálicas, podendo ocorrer todos os tipos de achados neurológicos, como retardo mental, cefaleia, convulsões, sinais piramidais ou extrapiramidais, distúrbios do movimento, disfunções cognitivas, ataxia cerebelar entre outros.

Mediante as características imaginológicas específicas, o diagnóstico pode ser dado apenas por neuroimagem, como tomografia computadorizada de crânio (TC) e ressonância nuclear magnética encefálica (RNM).

Os achados mais comuns são:

- Calcificações parenquimatosas em vários estágios, tipicamente bilaterais e envolvendo os gânglios da base e tálamo;
- Leucoencefalopatia periventricular e em substância branca profunda;
- Cistos cerebrais ou cerebelares, não havendo região específica preferencial, que podem gerar efeito de massa ou hidrocefalia.

Não é claro o tempo entre o início das lesões e do quadro clínico, podendo ter latências variáveis, havendo descrições de maior agressividade quando acometimento é precoce.

Histologicamente apresenta-se com ectasia de pequenos vasos, calcificações do parênquima cerebral e gliose, com destaque para a formação de fibras de Rosenthal, inclusões proteicas coradas pela hematoxilina-eosina. Tais achados decorrem da patogênese da doença, que afeta a estrutura e a função dos vasos sanguíneos, resultando em microangiopatia e, consequentemente, calcificações e cistos secundários à hipoxemia, bem como mielinização patológica, responsável pela leucoencefalopatia.

O tratamento mais efetivo baseia-se na combinação de corticoide e procedimentos neurocirúrgicos, dependendo da extensão e localização das lesões císticas. Em casos específicos, quando o histopatológico demonstra anormalidades microvasculares, terapia anticoagulante pode ser benéfica, embora potencialize o risco existente de hemorragias intracranianas. O prognóstico varia de estável à fatal em vários anos após o diagnóstico, sendo mais reservado nos casos decorrentes de hemorragias intracranianas.

DICAS
- Leucoencefalopatia periventricular e em substância branca profunda; - Calcificações parenquimatosas, tipicamente talâmicas e em gânglios da base; - Cistos cerebrais ou cerebelares com ou sem efeito de massa e hidrocefalia; - Robossomopatia autossômica recessiva.

BIBLIOGRAFIA

Iwasaki Y, et al. Longitudinal Clinical and Neuro-Radiological Findings in a Patient With Leukoencephalopathy With Brain Calcifications and Cysts (Labrune Syndrome). Elsevier. 2017;8:28-30.

Pessoa ALS, et al. Leukoencephalopathy With Cerebral Calcifications and Cyst: Labrune Syndrome. Arquivos de Neuropsiquiatria. 2012;228-235.

Shtaya A, et al. Leukoencephalopathy, Intracranial Calcifications, Cysts, and *SNORD118* mutation (Labrune Syndrome With Hidrocephalus Obstructive). Elsevier. 2019;125:271-2.

Stephani C, et al. Late-onset Leukoencephalopathy With Cerebral Calcifications and Cysts: Case Report and Review of the Literature. BMC Neurology. 2016;16:19.

LANCE-ADAMS

Felipe Duarte Augusto

Lance e Adams relataram, em 1963, quatro pacientes que desenvolveram mioclonia de intenção/ação após encefalopatia hipóxica. Reconhecida também como **mioclonia pós-hipóxica**, os sintomas de maneira clássica iniciam alguns **dias ou semanas após** o evento causal, geralmente após uma parada cardiopulmonar. A síndrome pode-se apresentar como mioclonia generalizada ou multifocal, comprometendo principalmente os membros e prejudicando as habilidades motoras finas. Embora a fisiopatologia acerca da síndrome de Lance-Adams ainda esteja obscura, os neurotransmissores relacionados são serotonina e ácido gama-aminobutírico (GABA). O comprometimento da serotonina no núcleo olivar inferior acredita-se ter um papel central. O GABA, por sua vez, pode interagir com o sistema serotoninérgico para suprimir a condição. A síndrome é definida com:

- Característica diagnóstica:
  - Mioclonia de intenção, ação e/ou induzida por estímulo.
- Anormalidades associadas:
  - Ataxia;
  - Disartria;
  - Alterações da marcha;
  - *Asterixis* (mioclonia negativa).

As mioclonias geralmente desencadeadas por ação, estímulos, como toque, aspiração traqueal e palmas fortes, desaparecem com o relaxamento do corpo ou durante o sono. A mioclonia na síndrome tem uma correlação inconsistente com achados de eletroencefalograma que, na maioria dos casos, são poliponta e ponta-onda. Avaliação de diagnóstico por imagem, como tomografia computadorizada ou ressonância nuclear magnética cerebral, não é útil para o diagnóstico da síndrome de Lance-Adams.

No tratamento utiliza-se geralmente terapia combinada com clonazepam, ácido valproico e levetiracetam. Para casos refratários, têm-se utilizado L-5-hidroxitriptofano, piracetam, lacosamida e agomelatina. A estimulação cerebral profunda foi tentada em pacientes resistentes a vários medicamentos com resultados parcialmente positivos com alvo no globo pálido interno (GPi). O prognóstico clínico é incerto.

DICAS

- Mioclonia de ação ou de intenção que **inicia dias ou semanas** *após* ressuscitação cardiopulmonar com a consciência recuperada;
- Acometimentos cerebral e cardiopulmonar;
- Prejuízo em habilidades motoras finas;
- Mioclonia negativa das pernas pode causar aparência clássica de pular quando os pacientes tentam deambular.

BIBLIOGRAFIA

Angulo MA, Butler MG, Cataletto ME. Prader-Willi syndrome: a review of clinical, genetic, and endocrine findings. J Endocrinol Invest. 2015;38(12):1249-63.

Bohonowych J, Miller J, McCandless SE, Strong TV. The Global Prader-Willi Syndrome Registry: Development, Launch, and Early Demographics. Genes (Basel). 2019;10(9).

Cassidy SB, Schwartz S, Miller JL, Driscoll DJ. Prader-Willi syndrome. Genet Med. 2012;14(1):10-26.

LANDAU-KLEFFNER E ESTADO DE MAL ELÉTRICO DO SONO

Charlington Moreira Cavalcante

Em 1971, Patry, Lyagoubi e Tassinari descreveram o *status epilepticus* subclínico induzido pelo sono em crianças. Seis anos depois, Tassinari introduziu o termo encefalopatia relacionada com o **estado de mal elétrico durante o sono** (EMES), levando a um severo declínio cognitivo algum tempo após instalado. O termo **ponta-onda contínua durante o sono de ondas lentas** (POCS), de forma simplista, caracteriza o que é encontrado não somente no EMES, mas também na síndrome de Landau-Kleffner (SLK), já que esta é **uma afasia adquirida também relacionada com a extrema ativação das descargas epilépticas durante o sono.** Ambas podem ser consideradas evoluções atípicas das epilepsias benignas da infância com espículas centrotemporais, sendo entendidas, portanto, como pertencentes a um contínuo espectro da mesma entidade. Seguem algumas características, a saber:

- Etiologia estrutural é encontrada em cerca de 2/3 dos casos de EMES;
- Crises epilépticas podem começar entre 2 e 12 anos, com pico de início aos 4 a 5 anos;
- Em casos de etiologia não estrutural, as crises costumam ter características rolândicas (noturnas e unilaterais, com evolução para crises tônico-clônicas bilaterais);
- Em um terço dos casos, as crises cessam antes do POCS. Em cerca de metade, desaparecem junto do POCS. Nos demais, as crises podem continuar mesmo após a resolução do POCS.

Enquanto na encefalopatia relacionada com o EMES, a deterioração cognitiva é global, na SLK o comprometimento é apenas na área de linguagem. Trata-se, portanto, de uma **afasia adquirida de causa epiléptica em crianças com desenvolvimento de habilidades linguísticas previamente normal para a idade.**
Seguem algumas características:

- Agnosia auditiva verbal (perda da habilidade de atribuir um significado semântico aos diferentes sons). No início, há uma dificuldade de compreender o significado de palavras, evoluindo para uma completa perda de articulação das palavras e, até mesmo, do reconhecimento de sons simples, como toque de um telefone ou o latido de um cachorro;
- A afasia se instala de maneira flutuante, podendo levar anos até o mutismo completo;
- Caso o quadro permaneça por mais de um ano, a recuperação das habilidades linguísticas se torna extremamente improvável.

O diagnóstico dessas síndromes depende dos achados eletrográficos. Inicialmente, considerava-se necessário um incremento de pelo menos 85% da atividade epiléptica durante o sono em relação à vigília, o que acontece na maioria das vezes. Entretanto, diversos autores consideram que índices menores de incremento podem ser considerados para o diagnóstico, caso o quadro clínico da encefalopatia epiléptica (deterioração cognitiva ou linguística associada à ocorrência das crises) seja compatível.

Pesquisa-se, atualmente, por estudos com ressonância nuclear magnética funcional concomitante ao estudo eletrográfico, a influência da quantidade de atividade epileptiforme e sua topografia no padrão de ativação e inativação de determinadas áreas corticais, explicando os diferentes desfechos clínicos. Quanto à etiologia genética desses quadros, os genes mais comumente relacionados são o *SRPX2* e o *GRIN2A*.

O tratamento dependerá dos estados funcional e cognitivo prévios do paciente, podendo ser desde bastante agressivo, com altas doses de benzodiazepínicos, até mais parcimonioso, com valproato de sódio e/ou levetiracetam, titulados ambulatorialmente.

> **DICAS**
>
> - EMES, declínio cognitivo global;
> - SLK, afasia adquirira do tipo agnosia auditiva verbal;
> - Diagnóstico clínico-eletrográfico;
> - Inicia e termina na infância;
> - Pode ou não ter crises epilépticas concomitantes (padrão de crises rolândicas);
> - Quanto maior o tempo de instalação, maior a chance de deixar sequela neurológica permanente.

BIBLIOGRAFIA

Bureau M, Genton P, Dravet C, et al. Epileptic Syndromes infancy, childhood and adolescence. John Libbey Eurotext. 2012;12:255-75.

Carvill GL, et al. GRIN2A mutations cause epilepsy-aphasia spectrum disorders. Nature Genetics. 2013;45:1073-76.

Roudolf G, Valenti MP, Hirsch E, Szepetowski P. From rolandic epilepsy to continuous spike-and-waves during sleep and Landau-Kleffner syndromes: Insights into possible genetic factors. Epilepsia. 2009;50;25-8.

Uliel-Sibony S, Kramer U. Benign childhood epilepsy with Centro-Temporal Spikes (BECTS), electrical status epilepticus (ESES) and academic decline – How aggressive should we be? Epilepsy & Behavior. 2015;44;117-20.

LANDOUZY-DEJERINE (DFEU)

Carlos Roberto Martins Jr.

A doença de Landouzy-Dejerine, também conhecida como distrofia facioescapuloumeral (DFEU), é uma miopatia progressiva geneticamente determinada que atinge homens e mulheres com início, em geral, nas segunda e terceira décadas de vida. Acomete, principalmente, a musculatura da face, cintura escapular e de membros superiores.

Trata-se de doença autossômica dominante por deleção no cromossomo 4, e cerca de 30% dos casos ocorrem por mutação *de novo*. Representa a terceira forma mais comum de distrofia muscular com incidência de 1:20.000. Cerca de 95% dos casos são causados por contração da sequência D4Z4 no cromossomo 4, gerando uma proteína tóxica, chamada DUX4. Indivíduos normais têm de 11 a 100 repetições. Pacientes com DFEU tipo 1 apresentam contração de 1 a 10 repetições. Cerca de 5% dos pacientes apresentam DFEU tipo 2, causada por mutação no gene *SMCHD1* (cromossomo 4), que também gera proteína DUX4 tóxica.

Os pacientes apresentam diparesia facial com dificuldade em fechar os olhos e de protrair os lábios. Disartria e disfagia podem ocorrer, mas são raras. Fraqueza e atrofia de musculatura escapular são as regras, com aparecimento de escápula alada e clavículas insinuadas. Não há diferenças clínico-fenotípicas, entre DFEU1 e 2. Comprometimento do bíceps e do tríceps, poupando o deltoide e o antebraço na fase inicial, dá ao membro superior a aparência do "braço do Popeye". Atrofia de peitorais com aparecimento de pregas axilares é comum (sinal clássico).

Comprometimento da cintura pélvica e de musculatura peroneal pode ocorrer. Ocorre também fraqueza da musculatura paraespinhal com acentuação da lordose lombar (pode ser intensa em casos graves). O acometimento abdominal pode proporcionar assimetria de abdome, lembrando uma hérnia de parede local (**sinal muito sugestivo de DFEU**). **A fraqueza abdominal pode gerar sinal de Beevor ao exame neurológico. A DFEU é uma das miopatias mais assimétricas da neurologia. A presença de ptose, envolvimento da musculatura ocular extrínseca, fraqueza bulbar, contraturas graves e acometimento respiratório precoce ou grave afastam DFEU.**

Os níveis de CPK encontram-se aumentados cerca de 3 a 5 vezes o valor de referência. A ENMG é miopática. Biópsia muscular mostra alterações distróficas (variação do calibre de fibras, aumento do tecido conjuntivo interfascicular e degeneração). O diagnóstico é ratificado pelo teste molecular. Por vezes, tais pacientes podem apresentar alterações oftalmológicas e auditivas. As vasculopatias retinianas consistem em telangiectasias ou microaneurismas. Geralmente não há manifestações visuais, mas estas alterações podem ser identificadas na angiofluorescência. Quanto maior a deleção (contração D4Z4), mais grave e mais cedo tende a ser a doença, com aparecimento de hiperlordose, surdez e alterações retinianas (fenômeno de antecipação). Pacientes com grandes contrações podem ter alterações cognitivas leves.

A associação de anormalidades capilares retinianas periféricas com DFEU é bem conhecida, pois aproximadamente 0,6% a 0,8% dos pacientes desenvolvem retinopatia exsudativa com telangiectasia – uma condição que imita a **doença de Coats** (ver Capítulo específico), sendo referida como **síndrome de Coats**. A idade média da apresentação é em torno dos 10 anos, sendo 76% dos pacientes do sexo masculino e 95% unilaterais. Cerca de 60% dos pacientes têm alteração na audiometria, por causa da perda de audição neurossensorial.

A biópsia muscular pode, muitas vezes, vir com aspecto inflamatório nos pacientes com DFEU, revelando infiltrados inflamatórios perivasculares, constituídos principalmente por células CD4+ e infiltrados endomisiais compostos, principalmente, por células CD8+. Neste sentido, não é raro o neurologista ou o reumatologista fazer diagnóstico de miopatia inflamatória erroneamente e iniciar tratamento imunossupressor. Dessa forma, o exame neurológico é o nosso maior aliado, pois as miopatias inflamatórias típicas apresentam padrão de cinturas simétrico e não escapuloumeral. O comprometimento de músculos respiratórios é raro, o que não proporciona sobrevida ruim. Cerca de 20% evoluem para cadeira de rodas antes dos 50 anos de idade. Não há acometimento cardíaco. O tratamento é com base em reabilitação fisioterápica.

DICAS
■ Terceira distrofia mais comum (as mais comuns são Duchenne e miotônica tipo 1); ■ Autossômica dominante – cromossomo 4; ■ DFEU 1 – contração D4Z4 (95%); ■ DFEU 2 – mutação gene *SMCHD1* (5%); ■ Proteína tóxica DUX4; ■ Paresia facial, escapular e umeral; ■ Sinal da prateleira e braço do Popeye; ■ Escápula alada; ■ Hiperlordose; ■ **Síndrome de Coats** (vasculopatia retiniana); ■ Surdez neurossensorial; ■ Poupa coração e musculatura ocular extrínseca. Acometimento respiratório e disfagia não são comuns; ■ Miopatias com sinal de *Beevor* abdominal: pensar em DFEU e em doença de Pompe; ■ Cuidado: a biópsia muscular pode apresentar infiltrados inflamatórios.

BIBLIOGRAFIA

Arahata K, Ishihara T, Fukunaga H, et al. Inflammatory response in facioscapulohumeral muscular dystrophy (FSHD): immunocytochemical and genetic analyses. Muscle Nerve. 1995;2:S56-S66.

Attarian S, Salort-Campana E, Nguyen K, et al. Recommendations for the management of facioscapulohumeral muscular dystrophy in 2011. Rev Neurol (Paris). 2012;168:910-18.

de Greef J C, Lemmers R J, Camano P. et al. Clinical features of facioscapulohumeral muscular dystrophy 2. Neurology. 2010;75:1548-54.

de Greef JC, Lemmers RJ, van Engelen BG, et al. Common epigenetic changes of D4Z4 in contraction-dependent and contraction-independent FSHD. Hum Mutat. 2009;30:1449-59.

LAXOVA-OPTIZ

Felipe Arthur de Almeida Jorge ▪ Carlos Roberto Martins Jr.

Esta síndrome também é conhecida por *parkinsonismo de início precoce com* **déficit intelectual associado ou síndrome de Waisman.** É uma doença rara dos núcleos da base, descrita pela primeira vez, em 1985, e com prevalência estimada de menos de um caso para cada 1.000.000. Ocorre por herança recessiva ligada ao X (localizada na região cromossômica Xq27.3-qt) e associada a mutações patogênicas do gene *RAB39B* mais recentemente descritas (2014). Os sintomas clássicos são:

- Sintomas parkinsonianos (alteração postural, tremor e rigidez);
- Megalencefalia;
- Déficit intelectual variável / transtorno do espectro autista;
- Proeminência frontal;
- Persistência de reflexos frontais;
- Estrabismo;
- Convulsões.

A suspeição diagnóstica se dá na presença de parkinsonismo de início precoce associado ao déficit intelectual. A idade de início dos sintomas parkinsonianos pode variar, assim como a progressão e a severidade dos sintomas, sendo que o aparecimento de tremor de repouso é comum na segunda década de vida.

A ressonância nuclear magnética pode mostrar um marcado hipossinal em substância negra e globo pálido, além de hipossinal mais discreto em núcleo rubro, putâmen e pulvinar do tálamo, mais bem vistos na sequência SWI. O diagnóstico genético se baseia no sequenciamento do exoma. Não há tratamento específico para a síndrome, porém alguns autores sugerem que mutações do *RAB39B* levam à perda de neurônios dopaminérgicos, com fisiopatologia semelhante à doença de Parkinson, sendo os pacientes comumente responsivos à L-dopa.

DICAS
▪ Síndrome parkinsoniana de início precoce com déficit intelectual; ▪ Megalencefalia com proeminência frontal; ▪ Ausência de cromossomopatias e alterações testiculares; ▪ Recessiva ligada ao X – gene *RAB39B*.

BIBLIOGRAFIA

Ciammola A, et al. X-linked Parkinsonism with Intellectual Disability caused by novel mutations and somatic mosaicism in RAB39B gene. Parkinsonism & related disorders. 2017;44:142-6.

Laxova R, et al. An X-linked recessive basal ganglia disorder with mental retardation. Am J Med Genet. 1985;21(4):681-9.

Puschmann A. New genes causing hereditary Parkinson's disease or parkinsonism. Current Neurology and Neuroscience Reports. 2017;17(9):66.

Wilson GR, et al. Mutations in RAB39B cause X-linked intellectual disability and early-onset Parkinson disease with α-synuclein pathology. Am J Human Genet. 2014;95(6):729-35.

LEIGH

Carlos Roberto Martins Jr.

Descrita em 1951, por Denis Leigh, a **encefalomielopatia necrotizante subaguda**, ou síndrome de Leigh (SL), é uma encefalopatia mitocondrial congênita, determinada por déficit metabólico-energético decorrente de defeito na fosforilação oxidativa e na formação de ATP celular. Pode ser transmitida de formas, a saber: herança recessiva ligada ao X, mitocondrial (transmissão materna) e autossômica recessiva.

A SL pode ser causada por mutações tanto no DNA nuclear (75%), quanto no mitocondrial (25%). Pode ocorrer defeito em quase todos os estágios da dinâmica mitocondrial, como disfunção do complexo piruvato desidrogenase, assim como dos cinco complexos que constituem a cadeia respiratória (mais comum no complexo IV). Apresenta incidência de 1:100.000 nascimentos e leva, invariavelmente, à morte. As alterações histológicas observadas envolvem desmielinização, lesão axonal, necrose, gliose e degeneração espongiforme.

Na maioria dos casos, a doença se inicia antes dos 2 anos de idade, apesar de casos em adultos e em jovens serem descritos. Nos casos típicos infantis, a duração média é de 1 ano de sobrevida e nos casos mais tardios (juvenis) é mais lenta, podendo durar anos. A evolução em geral é relativamente lenta e progressiva. O início dos sintomas ocorre de forma subaguda ou abrupta, podendo, em alguns casos, ser precipitado por episódios febris (infecciosos) ou por procedimentos cirúrgicos.

Crianças com idade menor que 1 ano abrem a afecção com a perda do sustentar cefálico, hipotonia central, dificuldade em sugar, anorexia, êmese frequente, irritabilidade e crises convulsivas. Após o primeiro ano de idade, podem ocorrer dificuldade de marcha, ataxia, disartria, distonia, coreoatetose, regressão intelectual importante, distúrbios da respiração (risco de hiperventilação, hipoventilação ou apneia), oftalmoplegia, nistagmo, atrofia óptica e estrabismo.

As alterações laboratoriais mais encontradas são hiperproteinorraquia, níveis elevados de lactato e piruvato no sangue, razão lactato/piruvato no sangue e no liquor elevada (> 20) e a hiperlactacidemia provocada por sobrecarga glicídica. À RNM evidenciam-se hipersinal em T2/FLAIR em núcleos da base (principalmente putâmen), tronco encefálico, região periaqueductal, mesencéfalo, tálamo, substância branca subcortical e núcleo subtalâmico (Fig. 212-1). Geralmente, T1 cursa com hipossinal nas regiões que apresentam hipersinal correspondente em T2. Por vezes, há hipersinal em T1, bem como realce ao contraste. Pode ou não haver restrição à difusão. Espectroscopia com pico de lactato e queda do NAA.

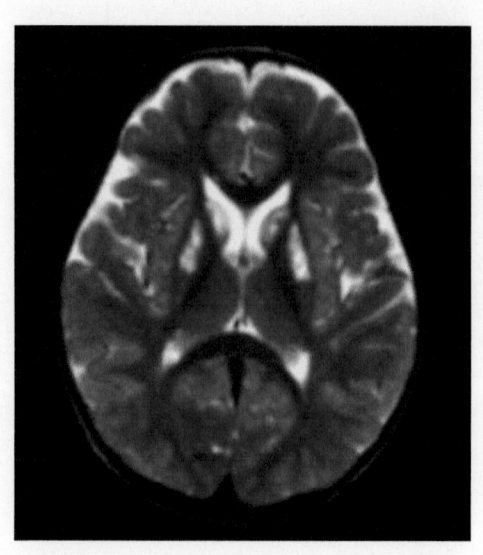

Fig. 212-1. RNM ponderada em T2 evidenciando hipersinal em gânglios da base em paciente com síndrome de Leigh.

DICAS
- Encefalomielopatia necrotizante subaguda; - Pode ser transmitida de formas, a saber: herança recessiva ligada ao X, mitocondrial (transmissão materna) e autossômica recessiva; - Causada por mutações tanto no DNA nuclear (75%) quanto no mitocondrial (25%); - Inicia-se antes dos primeiros 2 anos de idade, apesar de casos em adultos e em jovens serem descritos; - Hiperproteinorraquia, níveis elevados de lactato e piruvato no sangue, razão lactato/piruvato no sangue e no liquor elevada (> 20) e a hiperlactacidemia provocada por sobrecarga glicídica; - Hipersinal em T2/FLAIR em núcleos da base (principalmente putâmen), tronco encefálico, região periaqueductal, mesencéfalo, tálamo, substância branca subcortical e núcleo subtalâmico; - Hipossinal em T1. Por vezes, pode ocorrer hipersinal em T1. Realce ao contraste pode ou não ocorrer; - Pode ou não haver restrição à difusão. Espectroscopia com pico de lactato e queda do NAA.

BIBLIOGRAFIA

Arii J, Tanabe Y. Leigh syndrome: serial MR imaging and clinical follow-up. AJNR Am J Neuroradiol. 2000;21(8):1502-9.

Dimauro S, Mancuso M, Naini A. Mitochondrial encephalomyopathies: therapeutic approach. Ann N Y Acad Sci. 2004;1011:232-45.

DiMauro S, Schon EA. Mitochondrial respiratory-chain diseases. N Engl J Med. 2003;348(26):2656-68.

Leigh D. Subacute necrotizing encephalomyelopathy in an infant. J Neurol Neurosurg Psychiatry. 1951;14(3):216-21.

Miranda AF, Ishii S, DiMauro S, Shay JW. Cytochrome C oxidase deficiency in Leigh's syndrome: genetic evidence for a nuclear DNA-encoded mutation. Neurology. 1989;39(5):697-702.

CAPÍTULO 213
LEMIERRE

Lucas Naves de Resende ▪ Carlos Roberto Martins Jr.
Alberto R. M. Martinez

Relatada inicialmente, em 1900, por Courmont e Cade, e descrita por André Lemierre, em 1936, a *sepsis postangina*, também conhecida como **síndrome de Lemierre**, corresponde à trombose séptica da veia jugular interna com disseminação infecciosa metastática. Trata-se de doença rara na era da terapêutica antimicrobiana, sendo considerada por muitos como a "doença esquecida".

Ocorre, na maioria das vezes, em adultos jovens (14-24 anos), com discreta predominância em homens (2:1), se relacionando com infecções orofaríngeas (tonsilite ou leões peritonsilares, mais raramente odontogênicas, mastoidites, otites e sinusites) causadas por agentes anaeróbios Gram-negativos, notadamente do gênero *Fusobacterium (Fusobacterium necrophorum)*, colonizadores da microbiota oral, gastrintestinal e urinária. Também são relatados casos associados aos gêneros *Bacteroides*, *Eikenella*, *Streptococcus*, *Peptostreptococcus*, *Porphyromonas*, *Prevotella*, *Proteus* e *Staphylococcus aureus*. O mecanismo especulado envolve tanto disseminação hematogênica, quanto invasão direta do espaço faríngeo lateral via sistema linfático.

O diagnóstico é clínico, com base nos seguintes marcos:

- Dor, edema, enduração do ângulo da mandíbula e cervical;
- Febre;
- Sinais de tonsilite, mastoidite, sinusite ou parotidite, precedentes ou concomitantes aos achados da síndrome (até 47,7% dos pacientes não há achados cervicais dignos de nota);
- Veia jugular interna ipsilateral palpável;
- Infartos pulmonares por êmbolos sépticos, abscessos pulmonares, infiltrados, derrame pleural, empiema e mediastinite, manifestos por dor pleurítica, tosse produtiva e hemoptise. Cerca de 85% dos casos apresentam complicações respiratórias;
- Artrite séptica (de 16,5% a 26% dos casos) e osteomielite;
- Abscessos hepáticos;
- Abscessos cerebrais, meningite, empiema, síndrome de Horner (pouco usuais);
- Extensão da trombose para o sistema venoso intracraniano (trombose venosa central), culminando com hipertensão intracraniana, infartos venosos;
- Choque séptico.

O diagnóstico é clínico, podendo se valer de exames de imagem vascular cervical (angiotomografia, angiorressonância, doppler venoso) (Fig. 213-1), tomografia ou ressonância nuclear magnética de crânio, cervical, tórax e abdome.

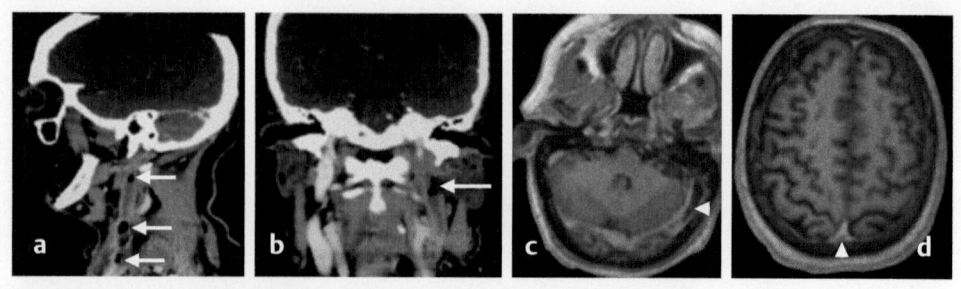

Fig. 213-1. Trombose da veia jugular interna, com extensão para o sistema venoso intracraniano (trombose venosa central), causada por *Streptococcus mitis*.

O tratamento é realizado com antimicrobianos, sendo ceftriaxona e metronidazol a combinação recomendada por 3 a 6 semanas. A monoterapia com carbapenêmicos, ampicilina-sulbactam, clindamicina e penicilinas **antipseudomonas** também é adequada, pelo mesmo período. A exploração e esvaziamento cirúrgico de coleções podem ser necessários. Não há evidência que sugira benefício na anticoagulação (trombose séptica).

DICAS
- Tromboflebite da veia jugular interna; - Pode evoluir para trombose venosa central (seio sigmoide) e hipertensão intracraniana; - Indivíduo jovem, com infecção de via aérea superior; - Sepse e choque séptico; - Culturas positivas para *Fusobacterium* (agente mais associado); - Evidência de disseminação: pulmonar, osteoarticular, hepática e/ou cerebral;

BIBLIOGRAFIA

Kuppalli K, et al. Lemierre's syndrome due to Fusobacterium necrophorum. The Lancet Infectious Diseases. 2012;S.l(sn).

Martinez Alberto RM, et al. Lemierre's syndrome leading to cerebral venous thrombosis. Arquivos de Neuro-Psiquiatria. 2018;S.l(sn).

Osowicki J, et al. The long shadow of Lemierre's syndrome. J Infection. 2017;74:S47-S53.

LEMP × DISTÚRBIO NEUROCOGNITIVO RELACIONADO COM O HIV

Carlos Roberto Martins Jr.

Leucoencefalopatia multifocal progressiva (LEMP) é um distúrbio desmielinizante do SNC causado pela infecção do vírus neurotrópico JC (recebe esse nome pelas iniciais do nome do primeiro paciente descrito). A elevada prevalência de anticorpos IgG na população adulta (cerca de 90%) e a escassez de casos da doença em crianças reforçam o conceito de que a LEMP seja o resultado da reativação viral em indivíduos que se tornam imunossuprimidos. Foi descrita, em 1930, pelo neuropatologista alemão Hallervorden.

O vírus penetra pelas vias aéreas e fica latente em tonsilas, rins, linfonodos e pulmões. Com a imunossupressão parece ocorrer reativação viral, e os linfócitos circulantes (particularmente os linfócitos B) penetram a barreira hematoencefálica e levam à infecção aos astrócitos perivasculares. Além da imunossupressão pelo HIV, há descrições ocasionais de LEMP em pacientes em uso de drogas modificadores de doença na esclerose múltipla, como natalizumab (principal), rituximabe, fingolimode, alemtuzumabe, micofenolato de mofetila e fumarato de dimetila.

No caso do natalizumabe, a associação deve-se à ação desta droga bloqueando a entrada de linfócitos no SNC ao ligar-se à integrina $\alpha4\beta1$ na superfície destas células, impedindo sua ligação com a molécula de adesão VCAM-1, mecanismo esse considerado essencial para a passagem destas células do interior dos vasos para dentro do SNC. Com a menor penetração de linfócitos, cai a vigilância imunológica, permitindo que vírus que tenham adentrado o SNC repliquem-se, ocorrendo destruição de oligodendrócitos e desmielinização.

A LEMP se mostra como doença neurológica com sinais focais, com evidência radiológica de doença em substância branca, sem efeito de massa associado, na presença de condições de queda da imunidade celular. Diversas alterações podem ser observadas, incluindo hemiparesia, ataxia, hemianopsia (muito comum), alexia sem agrafia entre outros. Vertigem, cefaleia e convulsões são menos frequentes. Alterações cognitivas podem ocorrer, como déficit atencional, mnéstico e distúrbios de linguagem, que ocorrem em conjunto com os déficits focais e progridem rapidamente. Essa característica de progressão rápida diferencia das alterações cognitivas lentamente progressivas da demência associada ao HIV que veremos mais à frente.

A TC de crânio evidencia presença de lesões hipodensas envolvendo a substância branca, geralmente, sem realce ao iodo e não exibem efeito de massa. À RNM evidenciam-se lesões em substância branca hiperintensas em T2 e hipointensas em T1, geralmente sem realce ao contraste (pode haver realce periférico em 5% a 10% dos casos, principalmente em LEMP por natalizumab). Por se tratar de lesão desmielinizante, pode ocorrer restrição à difusão periférica. Não há edema e efeito de massa. Os pacientes não cursam com febre.

As lesões iniciam-se na junção corticossubcortical com disseminação concêntrica, podendo ser unifocal ou multifocal, com tendência a coalescer. Ocorre predileção para regiões parietoccipitais. Por vezes, pode ocorrer acometimento de fossa posterior ou cerebelo. Pesquisa por PCR do vírus JC é realizada no LCR quando há suspeita clínico-imaginológica. Outrossim, a quantificação do DNA do vírus JC no LCR parece apresentar importância prognóstica, sendo útil para monitorizar a resposta à terapia.

A LEMP é doença terminal no espectro de manifestações da SIDA, com sobrevida média de 1 a 6 meses na ausência de tratamento. Embora costume ocorrer com CD4 abaixo de 100/mm³, 7%-25% dos casos ocorrem com CD4 acima de 200/mm³. A causa mais óbvia para a LEMP é a imunossupressão, portanto, o objetivo terapêutico mais importante é restaurar a função imunológica. Em pacientes infectados pelo HIV, terapia antirretroviral deve ser iniciada para reverter a deficiência imunológica. Alguns ensaios têm indicado o uso adicional do inibidor CCR5 (*Maraviroc*).

No caso de LEMP complicada por doença autoimune com tratamento imunossupressor, a interrupção ou redução da dose dos medicamentos agressores deve ser feita imediatamente. Existem algumas situações, por exemplo, como em transplante de órgãos, onde a interrupção da imunossupressão não é possível e, portanto, a redução da dose deve ser considerada. No entanto, muitos medicamentos imunossupressores podem levar a um período significativo de *washout*. Neste contexto, muitas vezes, é necessário realizar plasmaférese. O natalizumab, por exemplo, tem meia-vida de 7 a 15 dias, no entanto, acredita-se que seu receptor continue saturado por até 4 semanas, justificando-se a plasmaférese. A busca por uma terapia direcionada para o vírus JC está em andamento, embora nesta fase ainda não exista nenhuma evidência convincente de um tratamento direcionado para LEMP.

Um dos grandes diagnósticos diferenciais de LEMP, bem como das afecções que envolvem a substância branca nos pacientes com HIV, é o **distúrbio neurocognitivo relacionado com o HIV** (HAND). Antigamente denominada **complexo-demência-aids ou leucoencefalopatia do HIV**, a HAND recebeu a denominação atual com base em uma revisão, em 2007. Apesar de bem comuns, alterações psiquiátricas e motoras não são mais necessárias para diagnóstico da condição.

Desde a introdução dos medicamentos para HIV, a expectativa de vida desses pacientes se aproximou das pessoas saudáveis, e as infecções oportunistas diminuíram dramaticamente, todavia, as alterações cognitivas diminuíram menos, apesar da redução observada. A prevalência de disfunção neurocognitiva causada pelo próprio HIV (ao contrário de infecções oportunistas) aumenta ao longo do tempo após a infecção e é, atualmente, estimada em 20%-50%.

É observado que o início precoce de tratamento para HIV, bem como níveis mais altos de CD4 e carga viral reduzida, diminui, sobremaneira, a chance de distúrbio cognitivo associado ao HIV. Embora o amplo uso das terapias antirretrovirais tenha levado a uma acentuada diminuição no número de pacientes de manifestações mais graves de HAND, distúrbios cognitivos menos graves continuam sendo observados com frequência na prática clínica, e essas manifestações agora ocorrem cada vez mais cedo durante o curso da infecção por HIV.

A idade média das pessoas vivendo com HIV está aumentando, e a maior prevalência da HAND encontra-se na faixa etária em torno de 50-60 anos. Isso implica que o diagnóstico diferencial de HAND precisa sempre incluir doenças independentes do vírus e associadas à idade. As chances de desenvolver HAND aumentam, sobremaneira, com o envelhecimento do infectado. A HAND tem início e curso insidiosos com progressão lenta.

Nos estágios iniciais, pacientes com HAND se queixam de dificuldades de concentração, atencionais e deficiência de funções executivas. Quando a doença progride, sinais de desaceleração psicomotora com transtornos depressivos e outros sintomas, como irritabilidade, bem como déficits motores leves e, por vezes, subclínicos, tornam-se aparentes. A demência, se não tratada, pode progredir para um estado acamado com mutismo e incontinência francos. Com a evolução, distúrbios psiquiátricos, como depressão, alterações comportamentais e alucinações podem ocorrer. Crises convulsivas são relatadas em cerca de 5% dos casos avançados.

Do ponto de vista de análise cognitiva, como o início do distúrbio inicia-se com afecções executivas, utilizam-se, habitualmente, os testes *International HIV dementia (IHDS)* e o *Montreal cognitive Assessment (MoCA) test*. Outros testes para avaliação executiva e motora são utilizados, a saber: *Trail-making, grooved peg board, digit-symbol test, reaction time*.

A avaliação neuropsicológica deve pesquisar pelo menos as seguintes habilidades: verbal/linguagem; atenção/memória de trabalho; abstração; memória (aprendizagem; recordação); velocidade de processamento de informações; percepção sensorial e habilidades motoras. Os distúrbios neurocognitivos associados ao HIV são classificados conforme:

- Alteração Cognitiva Assintomática do HIV:
  - Comprometimento adquirido no funcionamento cognitivo, envolvendo pelo menos dois domínios, documentado pelo desempenho de pelo menos **1 desvio-padrão** abaixo da média por escolaridade em teste neuropsicológico;
  - **Não há comprometimento** das atividades de vida diária.
- Distúrbio neurocognitivo moderado do HIV:
  - Comprometimento adquirido no funcionamento cognitivo, envolvendo pelo menos dois domínios, documentado pelo desempenho de pelo menos **1 desvio-padrão** abaixo da média por escolaridade em teste neuropsicológico;
  - Interfere **moderadamente** nas atividades de vida diária.
- Demência Associada ao HIV:
  - Comprometimento adquirido no funcionamento cognitivo, envolvendo pelo menos dois domínios, documentado pelo desempenho de pelo menos **2 desvios-padrão** abaixo da média por escolaridade em teste neuropsicológico;
  - Interfere **acentuadamente** nas atividades de vida diária.

O líquido cefalorraquidiano (LCR) é usado principalmente para descartar infecções oportunistas e linfoma do SNC. Em pacientes com HAND, o LCR geralmente é normal, mas pode cursar com pleocitose linfomonocitária de até 20 células. Pacientes em uso de antirretrovirais tendem a apresentar menos pleocitose que pacientes sem tratamento. Neste sentido, também é importante lembrar que pleocitose que surge poucas semanas após o início da terapia antirretroviral pode sugerir uma resposta imunológica ao HIV em um contexto da reconstituição imune.

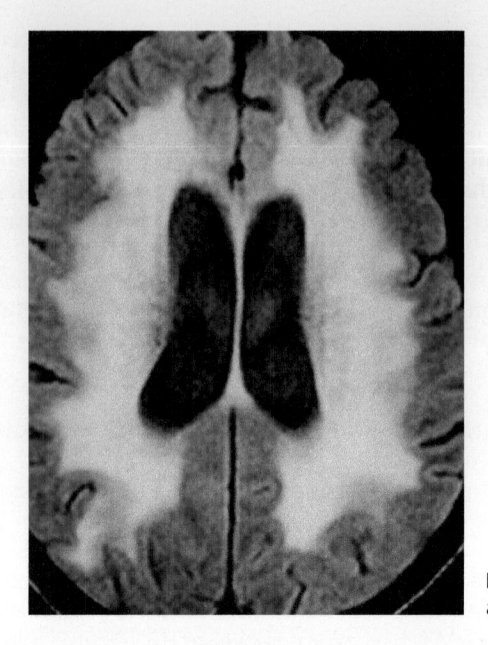

Fig. 214-1. RNM-FLAIR de paciente com HAND. Note acometimento simétrico de substância branca.

Do ponto de vista histopatológico, há comprometimento preferencial da substância branca dos hemisférios cerebrais e da substância cinzenta profunda, como os núcleos da base e tálamos. O córtex é relativamente poupado. Histologicamente, a mielina mostra palidez difusa, tanto nos hemisférios cerebrais, como no cerebelo. Há vacuolização, perda da mielina e axônios, podendo chegar à necrose.

À RNM, evidenciam-se, nas fases iniciais, pequenos focos de hipersinal na substância branca periventricular em T2 e FLAIR, bem como hipossinal em T1 sem edema ou efeito de massa. Com a progressão, há confluência das lesões pequenas, levando a hipersinal difuso e simétrico na substância branca profunda e periventricular, podendo envolver os núcleos da base, tálamos, centro semioval, cerebelo e tronco encefálico. Diferentemente da LEMP, como vimos anteriormente, na HAND há atrofia cortical, dilatação ventricular, acometimento mais simétrico da substância branca, bem como comprometimento das fibras em U subcorticais. Não há realce ao gadolínio e, tampouco, restrição difusional (Fig. 214-1).

Supondo-se que a infecção pelo HIV no cérebro seja o pré-requisito necessário para o desenvolvimento da HAND, a base do tratamento é a supressão da replicação viral no tecido cerebral. Dessa forma, optam-se por antirretrovirais que penetram a barreira hematoencefálica. Anticolinesterásicos utilizados para o tratamento de Alzheimer não apresentaram resultados significativos na HAND e não são indicados.

DICAS

- *LEMP*: evolui de semanas a meses. Vírus JC. Sinais focais. RNM com hipersinal T2/FLAIR multifocal ou unifocal, gadolínio quase sempre negativo, restrição à difusão periférica, envolve fibras em U. Desmielinização;
- *HAND*: evolui em meses a anos. Distúrbios neurocognitivo e motor (leve). HIV no LCR. Alterações degenerativas pelo HIV no parênquima encefálico. RNM com hipersinal T2/FLAIR simétrico em centro semioval, núcleos da base, poupa fibras em U, não realça no gadolínio, não restringe à difusão e evolui com atrofia cortical e aumento ventricular leve.

BIBLIOGRAFIA

Hallervorden J. Eigennartige und nicht rubriziebare Prozesse. In: Bumke O (Ed.). Handbuch der Geiteskranheiten: Vol. 2. Die Anatomie der Psychosen. Berlin: Springer; 1930.

Aström KE, Mancall EL, Richardson EP Jr. Progressive multifocal leukoencephalopathy: a hitherto unrecognized complication of chronic lymphocytic leukemia and lymphoma. Brain. 1958;81:93-111.

Padgett BL, ZuRhein G, Walker D, et al. Cultivation of papova-like virus from human brain with progressive multifocal leukoencephalopathy. Lancet. 1971;1:1257-60.

Brooks BR, Walker DL. Progressive multifocal leukoencephalopathy. Neurol Clin 1984;2:299-313.

Brouillette MJ, Mayo N, Fellows LK, et al. A better screening tool for HIV-associated neurocognitive disorders: is it what clinicians need? AIDS. 2015;29:895-902.

Cysique LA, Waters EK, Brew BJ. Central nervous system antiretroviral efficacy in HIV infection: a qualitative and quantitative review and implications for future research. BMC Neurol. 2011;11:148.

LESCH-NYHAN

Carlos Roberto Martins Jr.

Descrita, em 1964, pelo estudante de medicina, Michael Lesch e seu professor, o pediatra Bill Nyhan, a síndrome de Lesch-Nyhan (SLN) é um distúrbio metabólico determinado pela deficiência da **enzima hipoxantina guanina fosforriboxiltransferase** (HPRT), necessária ao metabolismo das purinas. Trata-se de erro inato do metabolismo geneticamente determinado por mutação no gene *HPRT1*, localizado no cromossomo X (recessiva ligada ao X).

A descrição original envolvia uma síndrome composta por coreoatetose, automutilação, retardo psicomotor e hiperuricemia. Os sintomas são dependentes dos graus de atividade enzimática da HPRT. A alteração no metabolismo das purinas leva ao excesso de ácido úrico que se manifesta de diversas formas, levando à formação de cristais, o que acarreta, muitas vezes, gota, cálculos renais (nefropatia obstrutiva) e retardo de crescimento.

O fenótipo clínico varia de acordo com a atividade residual da enzima HPRT. Uma atividade menor que 1,5% leva à SLN clássica (**hiperuricemia e alterações neurológicas, como distúrbios motores e comportamentos automutilantes**). Atividade enzimática entre 1,5% e 20% leva a menores graus de alterações neurológicas, e a hiperuricemia é achado comum. O comprometimento neurológico aparece apenas no sexo masculino, uma vez que as mulheres são portadoras assintomáticas.

Balismo, distonia, déficit de atenção, transtorno obsessivo, bem como anemia megaloblástica são comuns e sempre devem ser pesquisados. A autoagressão compulsiva tende a ocorrer precocemente (antes do primeiro ano de vida) com mordidas persistentes na mucosa oral, lábios, língua, dedos e ombros, que acabam na destruição total ou parcial dos tecidos envolvidos. Apesar de terem sensibilidade à dor, os pacientes não conseguem controlar seus comportamentos e mantêm a automutilação.

Deve-se suspeitar do diagnóstico em lactentes com retardo psicomotor associado à litíase renal e nefropatia obstrutiva precoce com hiperuricemia e hiperuricosúria. O estudo enzimático permite avaliar a atividade da HPRT e o aumento da atividade da adenina fosforribosiltransferase (APRTase). Teste genético pode ser realizado com codificação do gene *HPRT1*. Diagnósticos diferenciais, como insensibilidade congênita à dor, retardo mental grave, síndrome de Tourette e síndrome de Riley Day, devem ser afastados.

O alopurinol inibe a enzima xantina oxidase e bloqueia a conversão de xantina e hipoxantina em ácido úrico, o que reduz a cristalúria do ácido úrico, a litíase renal e a artrite gotosa. O tratamento neurológico é com base nos sintomas. Espasticidade, distonia e coreoatetose devem ser tratadas de acordo com a tolerância do paciente. Avaliação odontológica é primordial, pois as mutilações envolvem os dentes, que devem ser protegidos com protetores ou, até mesmo, extraídos em casos graves.

> **DICAS**
>
> - Deficiência da **enzima hipoxantina guanina fosforriboxiltransferase** (HPRT), necessária ao metabolismo das purinas;
> - Erro inato ligado ao X. Gene *HPRT1*;
> - **Coreoatetose, automutilação, retardo psicomotor e hiperuricemia.** Os sintomas são dependentes dos graus de atividade enzimática da HPRT;
> - Gota, cálculos renais (nefropatia obstrutiva) e retardo de crescimento;
> - O comprometimento neurológico aparece apenas no sexo masculino, uma vez que as mulheres são portadoras assintomáticas;
> - Balismo, **distonia**, déficit de atenção, transtorno obsessivo, bem como **anemia megaloblástica**, são comuns e sempre devem ser pesquisados;
> - Diagnósticos diferenciais, como insensibilidade congênita à dor, retardo mental grave, síndrome de Tourette e síndrome de Riley-Day devem ser afastados;
> - Tratamento da distonia, coreia e espasticidade. Avaliação com odontólogo sempre. Alopurinol a fim de reduzir hiperuricemia e hiperuricosúria. Controle da função renal e monitorização de nefropatia obstrutiva por cálculos.

BIBLIOGRAFIA

Fasullo M, Endres L. Nucleotide salvage deficiencies, DNA damage and neurodegeneration. Int J Mol Sci. 2015;16(5):9431-49.

Lesch M, Nyhan WLW. A familial disorder of uric acid metabolism and central nervous system function. Am J Med. 1964(9):561-70.

Muzio LLo, Pastorino L, Levanat S, et al. Clinical utility gene card for: Gorlin Syndrome-update 2013. Eur J Hum Genet. 2013;21(10):3-5.

Nyhan WL. Lesch-Nyhan Disease. Nucleosides, Nucleotides and Nucleic Acids. 2008;27(6-7):559-63.

LEUCODISTROFIA METACROMÁTICA

Carlos Roberto Martins Jr.

A leucodistrofia metacromática (LM) é uma afecção autossômica recessiva associada ao gene *ARSA* do cromossomo 22, que leva à deficiência de arilsulfatase A, proporcionando acúmulo de sulfatídeos em excesso nos oligodendrócitos, micróglia e células de Schwann. Também pode ser causada pela deficiência do ativador saposina B e de múltiplas sulfatases. Os sulfatídeos em excesso levam a uma resposta inflamatória na mielina.

Na grande maioria dos casos, o prognóstico é péssimo, culminando com a morte alguns anos após o diagnóstico. Existem três formas clínicas de acordo com a idade de início, a saber: infantil, juvenil e do adulto. A forma infantil é a mais comum (cerca de 52% dos casos) com início entre 1 a 2 anos de vida, apresentando falência de marcha progressiva, fraqueza muscular, quedas, seguido de ataxia, polineuropatia, espasticidade, distonia, declínio cognitivo, epilepsia e perda visual (involução do desenvolvimento neuropsicomotor e tetraparesia espástica com polineuropatia). Se a causa for deficiência de múltiplas sulfatases, a criança pode cursar com características dismórficas semelhantes à mucopolissacaridose e ictiose.

A forma juvenil, por sua vez, tem início entre os 5 e 12 anos de idade com manifestações iniciais leves, como alterações comportamentais e prejuízo das funções escolares. Ataxia cerebelar, distonia, paraparesia, polineuropatia, epilepsia e declínio cognitivo aparecem lentamente nesses pacientes. Quanto mais velho o paciente abre os sintomas, mais lento é o aparecimento e a evolução da sintomatologia.

A suspeita diagnóstica envolve o padrão de neuroimagem à RNM de encéfalo (Fig. 216-1), que se mostra com desmielinização difusa supra e infratentorial. O acometimento da substância branca é **centrífugo** e difuso, **poupando as fibras arqueadas em U** no início da afecção. Há envolvimento de corpo caloso, cápsula interna e núcleos da base. A **substância branca perivascular é poupada,** proporcionando um aspecto tigroide (**sinal da pele de leopardo**) em T2/FLAIR. Realce dos nervos cranianos pode ser encontrado. Com a evolução a atrofia se faz presente.

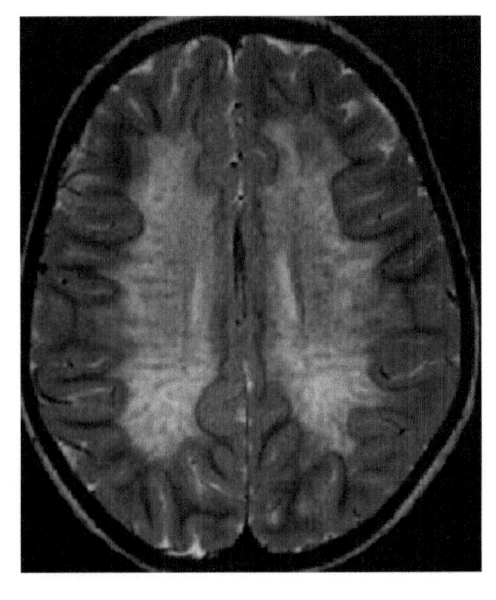

Fig. 216-1. RNM típica de LM. Note o aspecto tigroide, poupando substância branca perivascular. Aspecto periventricular (centrífugo e posteroanterior) e poupando fibras em U.

A polineuropatia é desmielinizante. O LCR cursa com aumento de proteínas e células normais. Há aumento dos sulfatídeos urinários e redução da arilsulfatase A em leucócitos e fibroblastos. A ratificação diagnóstica pode ser feita com teste molecular. Não há tratamento direcionado até então. Transplante de medula óssea halogênico pode ser realizado em formas juvenis, proporcionando leve redução da velocidade de progressão clínica, bem como melhorando parâmetros cognitivos. A polineuropatia, bem como as afecções motoras já instaladas, não apresenta resposta à tal estratégia.

> **DICAS**
>
> - Autossômica recessiva associada ao gene *ARSA* do cromossomo 22;
> - Deficiência de arilsulfatase A, saposina B ou de múltiplas sulfatases;
> - Formas infantil (mais comum), juvenil e do adulto;
> - Involução do desenvolvimento neuropsicomotor e tetraparesia espástica com **polineuropatia desmielinizante**;
> - RNM em padrão centrífugo (envolve mais periventricular), difuso, poupa fibras em U e porções perivasculares (padrão tigroide);
> - Realce dos nervos cranianos pode ser encontrado;
> - Aumento dos sulfatídeos urinários e redução da arilsulfatase A em leucócitos e fibroblastos;
> - LCR com hiperproteinorraquia;
> - Transplante de medula óssea pode ser tentado na forma juvenil.

BIBLIOGRAFIA

Fluharty, A. "Arylsulfatase A Deficiency: Metachromatic Leukodystrophy, ARSA Deficiency". GeneReviews. 2006.
Kishimoto Y, Hiraiwa M, O'Brien JS. "Saposins: structure, function, distribution, and molecular genetics". J Lipid Res. 1992 Sep;33(9):1255-67.

LEUCODISTROFIAS DO ADULTO

Carlos Roberto Martins Jr.

Além das leucodistrofias já descritas em vários capítulos dessa obra, como as leucodistrofias infantis que podem atingir adultos, leucoencefalopatias genéticas de origem vascular (CADASIL, CARASIL e vasculopatia retiniana + leucodistrofia cerebral – *TREX1*) e Leucoencefalopatia com esferoides axonais (HDLS-autossômica dominante/POLD-autossômica dominante/recessiva), trataremos de outras doenças geneticamente determinadas que se expressam sob a forma de leucoencefalopatias no adulto.

VANISHING WHITE MATTER DISEASE
Autossômica recessiva (genes *EIF2B1, EIF2B2, EIF2B3, EIF2B4* e *EIF2B5*), causada por defeito no fator de iniciação eucariótico 2B (regula a tradução do RNAm). O gene mais associado é o *EIF2B5*. Trata-se de uma das leucodistrofias mais comuns em adultos, apresentando-se com alterações cognitivo-comportamentais (demência e sintomas psiquiátricos) precoces, como manifestações centrais. Ataxia cerebelar, epilepsia de fácil manejo e sinais de primeiro neurônio motor (paraparesia espástica e paralisia pseudobulbar) podem ser encontrados. Polineuropatia não é usual.

Como visto no capítulo específico (**Leucodistrofia com Substância Branca Evanescente** – *ver Capítulo*), nos adultos também podemos encontrar agravamento ou aparecimento dos sintomas após infecções ou traumas (clássico da doença). Interessante lembrar que mulheres podem apresentar insuficiência ovariana (disgenesia) e leucodistrofia, uma condição conhecida como **ovarioleucodistrofia**. A insuficiência ovariana pode preceder os sintomas neurológicos.

A RNM de encéfalo ajuda, sobremaneira, no diagnóstico da condição. A substância branca cerebral vai se esvaecendo simetricamente. Primeiramente, há hipersinal difuso bilateral em FLAIR e, com a evolução, há surgimento de cistos (hipossinal em FLAIR), com pouca ou nenhuma dilatação compensatória de ventrículos laterais. Há envolvimento importante de caloso e graus variáveis de atrofia cerebral. Com o passar do tempo, ocorre acometimento de tronco e cerebelo. A espectroscopia cursa com queda importante de todos os metabólitos. A ratificação diagnóstica é molecular e não há tratamento modificador de doença.

Lembre-se: leucodistrofias com formação de cistos – Substância branca evanescente, leucodistrofia megalencefálica com cistos subcorticais e doenças mitocondriais.

LEUCODISTROFIA DESMIELINIZANTE AUTOSSÔMICA DOMINANTE DE INÍCIO NO ADULTO
Também conhecida como leucodistrofia autossômica dominante do adulto *LMNB1-relacionada* ou ADLD, é causada por acúmulo da proteína lamina B1, que leva à desmielinização por alteração astrocitária e preservação de oligodendrócitos. Os sintomas iniciam-se, geralmente, após os 40 anos de vida com disautonomia (urgeincontinência, constipação, disfunção erétil, hipotensão ortostática) precedendo ou acompanhando déficit de marcha e incoordenação (ataxia cerebelar), que evoluem para paraparesia espástica/tetraparesia e paralisia pseudobulbar.

Vale ressaltar aqui que estamos diante de uma síndrome atáxica e piramidal, o que nos remete ao diagnóstico diferencial das **síndromes atáxico-espásticas** ou ataxias espásticas, como a ARSACS (*ver Capítulo específico*). A sobrevida média é cerca de 18 anos após início da sintomatologia. Sintomas cognitivos e psiquiátricos aparecem com o evoluir do processo e, por causa da lesão medular instalada, podemos encontrar ataxia sensitiva e apalestesia sobrepostas. Polineuropatia não é descrita (acredita-se que a disautonomia esteja relacionada com a atrofia medular).

As alterações na RNM de encéfalo e medula se dão já em pacientes pré-sintomáticos (até 20 anos antes do início) com hipersinal em T2/FLAIR em substância branca abaixo do córtex motor, passando para perna posterior da cápsula interna e trato corticoespinhal de ponte e bulbo. Há envolvimento da medula com alteração leve de sinal e atrofia marcante. Com a evolução, ocorrem alteração de substância branca frontoparietal (relativa preservação periventricular), pedúnculos cerebelares simetricamente e caloso. Sem realce ao meio de contraste ou restrição difusional.

Muitos pacientes são diagnosticados com esclerose múltipla primariamente progressiva, em razão das características de imagem e por existir positividade de anticorpos contra a lamina B em pacientes com ADLD e com esclerose múltipla. **Neste contexto, lembrar de ADLD quando se estiver diante de uma suspeita de esclerose múltipla primariamente progressiva.** O diagnóstico é molecular (deleção ou duplicação do gene *LMNB1*), e o tratamento é suportivo.

OUTRAS LEUCODISTROFIAS GENÉTICAS DE INÍCIO NO ADULTO

Doença por Corpos Poliglicosanos do Adulto

Autossômica recessiva (gene *GBE1*), início após 40 anos de idade, comum em judeus asquenazes, paraparesia espástica, bexiga neurogênica, hipoestesia distal em membros inferiores, alterações cognitivas disexecutivas. LCR com proteína elevada (nem sempre), ENMG com polineuropatia axonal sensitivo-motora, RNM com leucopatia subcortical, periventricular, tronco, cerebelo (envolve denteados), pedúnculos cerebelares, medula espinhal com atrofia de córtex cerebral, tronco e medula. Diagnóstico molecular ou biópsia de pele ou de nervo sural com evidência de corpos poliglicosanos.

Leucoencefalopatia Relacionada com *AARS2*

Autossômica recessiva (gene *AARS2*) com início no adulto ou infância. Síndrome de primeiro neurônio motor, ataxia cerebelar, frontalização e disfunção cognitiva. A RNM evidencia leucopatia com hipersinal em T2/FLAIR bilateral assimétrico envolvendo caloso, trato piramidal e substância branca periventricular frontoparietal. Há restrição à difusão (diagnóstico diferencial com ALSP – *ver capítulo específico*). Em mulheres ocorre falência ovariana (**ovarioleucodistrofia – diagnóstico diferencial com** *Vanishing White Matter*). A ratificação diagnóstica é molecular, e o tratamento é suportivo.

Síndrome 4H (Hipomielinização, Hipodontia, Hipogonadismo Hipogonadotrófico)

Autossômica recessiva por mutação do gene *POLR3A* ou *POLR3B* (codificam a polimerase III). Apesar de ser a segunda causa de doença hipomielinizante da infância, pode acometer adultos também. A tríade é: hipomielinização, hipogonadismo hipogonadotrófico *com ou sem* hipodontia (nos adultos, geralmente, a dentição é normal). Cursa com paraparesia espástica associada ou não à ataxia cerebelar e à distonia. Espectro autista ou déficit de aprendizagem na infância são comuns. A RNM evidencia alterações discretas de hipomielinização, afilamento de caloso e atrofia cerebelar leve. O diagnóstico é molecular, e o tratamento, sintomático.

Por fim, não podemos esquecer que as leucodistrofias típicas da infância, como Alexander, metacromática, adrenoleucodistrofia/adrenoleucomieloneuropatia, Krabbe, megalencefálica com cistos subcorticais, leucoencefalopatia de tronco e medula espinhal, xantomatose cerebrotendínea, leucodistrofia relacionada com a *PLP1* (Pelizaeus-Merzbacher/SPG2) e doença de Nasu-Hakola também podem acometer adultos. Dessa forma, sugerimos leitura dos capítulos correspondentes nessa obra.

Se faz necessário lembrar, também, que as leucoencefalopatias genéticas de origem vascular, como CADASIL, CARASIL, vasculopatia relacionada com o *TREX1* e doença de Fabry, bem como leucoencefalopatia com esferoides axonais (HDLS/POLD), são diagnósticos diferenciais essenciais no adulto leucoencefalopata. Neste contexto, também sugerimos leitura dos capítulos correspondentes nessa obra. Boa Leitura.

DICAS

- *Vanishing white matter disease*: recessiva (principal gene: *EIF2B5*), alterações cognitivo-comportamentais (demência e sintomas psiquiátricos), ataxia cerebelar, epilepsia de fácil manejo e sinais de primeiro neurônio motor (paraparesia espástica e paralisia pseudobulbar). Polineuropatia não é usual. Em mulheres: **ovarioleucodistrofia** (falência ovariana precoce). RNM: surgimento de cistos (hipossinal em FLAIR), com pouca ou nenhuma dilatação compensatória de ventrículos laterais. Há envolvimento importante de caloso e graus variáveis de atrofia cerebral. Espectroscopia cursa com queda importante de todos os metabólitos;
- *Leucodistrofias com formação de cistos*: substância branca evanescente, leucodistrofia megalencefálica com cistos subcorticais e doenças mitocondriais;
- *Leucodistrofia* **Autossômica Dominante do Adulto** *LMNB1-relacionada ou ADLD:* é uma ataxia espástica. Diagnóstico diferencial com esclerose múltipla primariamente progressiva. RNM com hipersinal que acompanha o trato motor desde regiões supra até infratentoriais. Atrofia de tronco e medula;
- *Leucoencefalopatia Relacionada com AARS2*: autossômica recessiva (gene *AARS2*). Ovarioleucodistrofia em mulheres (**diagnóstico diferencial com Vanishing White Matter**), restrição à difusão (diagnóstico diferencial com ALSP – leucoencefalopatia com esferoides axonais).

BIBLIOGRAFIA

Costello DJ, Eichler AF, Eichler FS. Leukodystrophies. Classification, Diagnosis and treatment. The Neurologist. 2009;15:319-328.

Köhler W. Leukodystrophies with late disease onset: an update. Curr Opin Neurol. 2010;23:234-241.

Lyon G, Fattal-Valevsky A, Kolodny EH. Leukodystrophies. Clinical and genetic aspects. Top Magn Reson Imaging. 2006;17:219-42.

Sedel F, Tourbah A, Fontaine B, et al. Leukoencephalopaties associated with inborn errors of metabolism in adults. J Inherit Metab Dis. 2008;31:295-307.

LEUCOENCEFALOPATIA COM SUBSTÂNCIA BRANCA EVANESCENTE

Carlos Roberto Martins Jr.

Trata-se de afecção autossômica recessiva relacionada com os genes *EIF2B1*, *EIF2BR*, *EIF2B3*, *EIF2B4* e *EIF2B5*. É uma leucodistrofia que atinge crianças com início dos sintomas entre 2 a 7 anos de idade, com ataxia cerebelar e espasticidade menos pronunciada e déficit cognitivo. Atrofia óptica e epilepsia (de controle razoável) podem estar presentes.

O paciente apresenta piora em surtos, após traumas e infecções febris com deterioração clínica típica que cursa com vômitos, irritabilidade, perda das funções motoras, hipotonia intensa e até coma. A recuperação, quando presente, se dá de forma parcial (perda em "degraus").

A RNM ajuda, sobremaneira, no diagnóstico, evidenciando leucopatia difusa, poupando fibras em U. A cada surto da doença, geralmente, há formação de cistos (degeneração cística) e rarefação mielínica. Por vezes, há atrofia de tronco e cerebelar (atrofia vermiana). A espectroscopia revela redução de NAA, creatina e colina. Às vezes, as alterações de RNM, geralmente, são intensas com manifestações neurológicas discretas (dissociação clínico-imaginológica). A ratificação diagnóstica se dá com sequenciamento dos cinco genes envolvidos. Não há tratamento modificador.

DICAS

- Autossômica recessiva, genes *EIF2B1*, *EIF2BR*, *EIF2B3*, *EIF2B4* e *EIF2B5*;
- Início dos sintomas entre 2 a 7 anos de idade, com ataxia cerebelar e espasticidade menos pronunciada e déficit cognitivo;
- Atrofia óptica e epilepsia (de controle razoável) podem estar presentes;
- Piora após traumas e infecções febris (evolução em degraus);
- Leucopatia difusa, **poupando fibras em U**. Atrofia vermiana;
- Degeneração cística após os surtos;
- Sem tratamento efetivo modificador de doença.

BIBLIOGRAFIA

Olivier M, Lenard HG, Aksu F, Gartner J. A new leukoencephalopathy with bilateral anterior temporal lobe cysts. Neuropediatrics. 1998;29:225-8.

van der Knaap MS, Kamphorst W, Barth PG, et al. Phenotypic variation in leukoencephalopathy with vanishing white matter. Neurology. 1998;51:540-7.

van der Knaap MS, Marth PG, Gabreels FG, et al. A new leukoencephalopathy with vanishing white matter. Neurology. 1997;48:845-55.

van der Knaap MS, Barth PG, Stronik H, et al. Leukoencephalopathy with swelling and a discrepantly mild clinical course in eight children. Ann Neurol. 1995;37:324-34.

Yakinei C, Soyles H, Kutler NO, Seuer RN. Leukoencephalopathy with a mild clinical course: case report. Computerized, imaging and graphics. 1999;23:169-72.

LEUCOENCEFALOPATIA DE TRONCO ENCEFÁLICO E MEDULA ESPINHAL COM ELEVAÇÃO DE LACTATO CEREBRAL

Carlos Roberto Martins Jr.

Trata-se de afecção autossômica recessiva do gene *DARS2*, que codifica a enzima aspartil-tRNA sintetase mitocondrial. A doença pode se iniciar entre 2 a 16 anos de vida e tende a possuir um dos quadros menos graves das leucodistrofias. A progressão tende a ser lenta, com índices de mortalidade relativamente baixos.

Em razão do acometimento de tronco e de cordão posterior medular, o doente abre quadro de ataxia cerebelar e sensitiva, sinais piramidais, tremor e déficit cognitivo variável. A RNM é a grande aliada no diagnóstico da doença. Há acometimento da substância branca periventricular supratentorial, poupando as fibras em U e regiões subcorticais. Há envolvimento do trato piramidal em tronco e medula, bem como do funículo posterior medular e lemnisco medial de tronco (**o acometimento de lemnisco medial e de pirâmides é obrigatório**).

Substância branca cerebelar, pedúnculos cerebelares, braço posterior da cápsula interna e esplênio do caloso podem estar envolvidos. À espectroscopia, há pico de lactato típico. A ratificação diagnóstica pode ser feita pelo sequenciamento do gene *DARS2*. Não há tratamento modificador de doença.

DICAS
<ul><li>Autossômica recessiva do gene *DARS2*, que codifica a enzima aspartil-tRNA sintetase mitocondrial;</li><li>Início entre 2 a 16 anos de vida;</li><li>Ataxias cerebelar e sensitiva, sinais piramidais, tremor e déficit cognitivo variável;</li><li>À espectroscopia, há pico de lactato típico;</li><li>Acometimento de lemnisco medial e de pirâmides é obrigatório;</li><li>Sem tratamento modificador de doença.</li></ul>

BIBLIOGRAFIA

Recommendations for the practice of clinical neurophysiology: guidelines of the International Federation of Clinical Neuroohysiology. Electroencephalogr Clin Neurophysiol. 1999;52(Suppl):S1-S304.

Van der Knaap MS, Van der Voorn P, Barkhof F, et al. A new leukoencephalopathy with brainstem and spinal cord involvement and high lactate. Ann Neurol. 2003;53:252-8.

LEUCOENCEFALOPATIA DIFUSA HEREDITÁRIA COM ESFEROIDES (HDLS)

Carlos Roberto Martins Jr.

Trata-se de doença autossômica dominante relacionada com o gene *CSF1R*, caracterizada por perda axonal expressiva na substância branca com esferoides axonais (edema) e micróglia pigmentada. O gene *CSF1R* regula a proliferação e a sobrevida da micróglia.

É uma leucodistrofia de início na idade adulta entre 20 e 60 anos (principalmente na quinta década) que se manifesta com alterações cognitivas de predomínio executivo e sintomas comportamentais (desinibição, inadequação, perseveração), sendo importante **diagnóstico diferencial da variante comportamental da demência frontotemporal (DFT).**

A sobrevida média é de 9 anos e os pacientes podem apresentar epilepsia, sinais de primeiro neurônio motor (espasticidade), ataxia, crises convulsivas e parkinsonismo. A RNM apresenta substância cinzenta preservada, pequenos focos hiperintensos em T2/FLAIR em substância branca frontoparietal, trato corticospinal e corpo caloso que tendem a se confluir. Atrofia cerebral geralmente é encontrada, porém, com cerebelo poupado. Restrição à difusão pode ser vista nas lesões puntiformes confluentes. Em pacientes assintomáticos podemos encontrar calcificações próximas aos cornos anteriores dos ventrículos laterais.

Quando estudamos doenças que envolvem a micróglia, logo lembramos da importância dessas células de sustentação para o SNC. É inegável o paralelo que podemos fazer com a doença de Nasu-Hakola (*ver capítulo específico*), que é uma leucoencefalopatia relacionada com micróglia por mutação do *TREM2* em homozigose (a mutação em heterozigose do *TREM2* é fator de risco para Alzheimer).

O diagnóstico da HDLS é ratificado por estudo molecular do *CSF1R*. Não há tratamento modificador de doença, apenas sintomático, principalmente dos sintomas comportamentais.

DICAS

- Autossômica dominante relacionada com o gene *CSF1R*;
- Início na idade adulta entre 20 e 60 anos (principalmente na quinta década);
- Alterações cognitivas de predomínio executivo e sintomas comportamentais (desinibição, inadequação, perseveração)
- Importante diagnóstico diferencial da variante comportamental da DFT;
- Sinais de primeiro neurônio motor (espasticidade), ataxia, crises convulsivas e parkinsonismo;
- RNM apresenta substância cinzenta preservada, pequenos focos hiperintensos em T2/*FLAIR* em substância branca frontoparietal, trato corticospinal e corpo caloso que tendem a se confluir;
- Restrição à difusão das lesões;
- Pacientes assintomáticos: calcificações periventriculares;
- Tratar sintomas comportamentais. Sem tratamento modificador de doença.

BIBLIOGRAFIA

Guerreiro R, Kara E, Le Ber I, et al. Genetic analysis of inherited leukodystrophies: genotype-phenotype correlations in the CSF1R gene. JAMA Neurol. 2013;70:875-82.

Prieto-Morin C, Ayrignac X, Ellie E, et al. CSF1R-related leukoencephalopathy mimicking primary progressive multiple sclerosis. J Neurol. 2016;263:1864-65.

LEUCOENCEFALOPATIA MEGALENCEFÁLICA COM CISTOS SUBCORTICAIS

Carlos Roberto Martins Jr.

Também conhecida como síndrome de *Van Der Knaap*, trata-se de doença autossômica recessiva causada por mutação do gene *MLC1* (maioria) ou do gene *HEPACAM*. As crianças apresentam macrocefalia notável e atraso do DNPM. A partir de 1 ano de vida abrem quadro de ataxia cerebelar, déficit cognitivo, retardo das aquisições motoras e espasticidade. Sinais extrapiramidais podem estar presentes.

Há dissociação clinicorradiológica importante. Enquanto os sintomas ainda são leves, a criança apresenta RNM extremamente alterada, caracterizada por leucopatia difusa, envolvendo as fibras arqueadas em U, bem como cistos temporais e frontoparietais (Fig. 221-1). Com a evolução, a atrofia vai ganhando espaço. O grande diagnóstico diferencial aqui é a citomegalovirose congênita, que cursa com alterações da substância branca e cistos subcorticais, entretanto, não há megalencefalia associada.

O fenótipo causado por mutações do gene *HEPACAM* é parecido com a forma clássica, inicialmente, contudo, a partir de 3-4 anos idade, a criança tende a melhorar seu quadro motor e a evoluir com epilepsia e espectro autista. O diagnóstico é ratificado molecularmente. Não há tratamento modificador de doença.

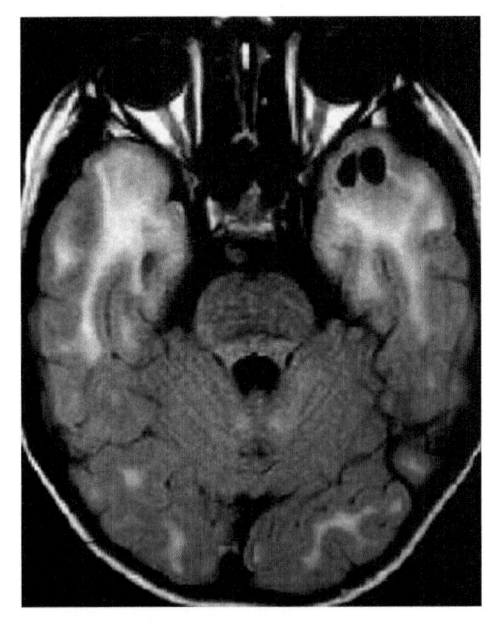

Fig. 221-1. RNM ponderada em FLAIR evidenciando leucopatia difusa com cistos subcorticais temporais.

> **DICAS**
>
> - Autossômica recessiva, genes *MLC1 e HEPACAM;*
> - Macrocefalia notável e atraso do DNPM;
> - A partir de 1 ano de vida, abrem quadro de ataxia cerebelar, déficit cognitivo, retardo das aquisições motoras e espasticidade;
> - Dissociação clinicorradiológica exuberante;
> - Leucopatia difusa e tumefativa, **envolvendo as fibras arqueadas em U**, bem como cistos temporais e frontoparietais;
> - Diagnóstico diferencial aqui é a citomegalovirose congênita (não há macrocefalia);
> - Sem tratamento modificador de doença.

BIBLIOGRAFIA

Olivier M, Lenard H G, Aksu F, Gartner J. A new leukoencephlapathy with bilateral anterior temporal lobe cysts. Neuropediatrics. 1998;29:225-8.

van der Knaap MS, Kamphorst W, Barth PG, et al. Phenotypic variation in leukoencephalopathy with vanishing white matter. Neurology. 1998;51:540-7.

van der Knaap MS, Marth PG, Gabreels F G, et al. A new leukoencephalopathy with vanishing white matter. Neurology. 1997;48:845-55.

van der Knaap MS, Barth PG, Stronik H, et al. Leukoencephalopathy with swelling and a discrepantly mild clinical course in eight children. Ann Neurol. 1995;37:324-34.

LEVINE-CRITCHLEY

Carlos Roberto Martins Jr.

A síndrome de Levine-Critchley (SLC), também conhecida como neuroacantocitose, coreia amiotrófica ou coreoacantocitose, é uma afecção complexa composta por achados cardinais que envolvem coreia de cabeça e de membros superiores, discinesia bucolinguofacial, epilepsia, neuropatia periférica arreflexa com amiotrofia e automutilação de lábios e língua.

Serra *et al.* sugeriram critérios diagnósticos para a identificação desta síndrome:

A) Início na vida adulta ou final da adolescência;
B) Discinesia orofacial progressiva e movimentos coreicos de extremidades;
C) Mordedura da língua e lábios, em decorrência da discinesia;
D) Polineuropatia;
E) Acantocitose eritrocitária;
F) Aumento da creatinofosfoquinase (leve);
G) Herança autossômica recessiva.

Por vezes, esses pacientes cursam com disfagia, disartria e vocalizações involuntárias devido a movimentos anormais de palato e musculatura faríngea. Não raro, há presença de distonia e tiques, caracterizando a afecção como um apanhado de síndromes hipercinéticas. Trata-se de distúrbio autossômico recessivo associado ao gene *VPS13A*. A acantocitose é um achado de esfregaço de sangue periférico em que os eritrócitos se apresentam espiculados. Considera-se acantocitose quando há presença de mais de 10%-15% de acantócitos.

IMPORTANTE

Os avanços na medicina molecular levaram ao reconhecimento de vários distúrbios neurológicos associados à acantocitose. As principais síndromes são definidas por condições geneticamente distintas: coreoacantocitose autossômica recessiva (Levine-Critchley), síndrome de McLeod ligada ao X, neurodegeneração autossômica recessiva associada à pantotenatoquinase (PKAN) e doença de Huntington-*Like* tipo 2.

Recentemente, a hipoprebetalipoproteinemia, acantocitose, retinite pigmentosa e síndrome de degeneração palidal (síndrome de HARP) demonstrou-se geneticamente como uma forma alélica de PKAN. Não se pode esquecer também de outras doenças no grupo das neuroacantocitoses, como abetalipoproteinemia (doença de Bassen-Kornzweig) e hipobetalipoproteinemia, que são caracterizadas pela deterioração anormal da lipoproteína com a má absorção intestinal de gordura, levando a anormalidades neurológicas e acantocitose. Neste tipo de neuroacantocitose observam-se ataxia espinocerebelar progressiva com neuropatia periférica e retinite pigmentosa, contudo, não são observados distúrbios do movimento.

DICAS
▪ Um dos tipos de neuroacantocitose; ▪ Autossômica recessiva – gene *VPS13A*; ▪ Coreia, discinesia bucolinguofacial, epilepsia, neuropatia periférica arreflexa com amiotrofia e automutilação de lábios e língua; ▪ Início na vida adulta ou adolescência; ▪ Diagnósticos diferenciais de outras neuroacantocitoses: PKAN, HARP, Bassen-Kornzweig, McLeod, Huntington-*Like* tipo 2.

BIBLIOGRAFIA

Critchley EM, Clark DB, Wikler A. Acanthocytosis and neurological disorder without betalipoproteinemia. Arch Neurol. 1968;18(2):134-40.

Critchley EM, Nicholson JT, Betts JJ, Weatherall DJ. Acanthocytosis, normolipoproteinaemia and multiple tics. Postgrad Med J. 1970;46(542):698-701.

Gandhi S, Hardie RJ, Lees AJ. An update on the Hardie neuroacanthocytosis series. In: Walker RH, Saiki S, Danek A (Eds.). Neuroacanthocytosis syndromes II. Berlin, Germany: Springer-Verlag; 2008. p. 43-51.

Levine IM, Estes JW, Looney JM. Hereditary neurological disease with acanthocytosis: a new syndrome. Arch Neurol. 1968;19(4):403-9.

Serra S, Xerra A, Arena A. Amyotrophic chorea-acanthocytosis: a new observation in southern Europe. Acta Neurol Scand. 1986;73:481-6.

Walker RH, Jung HH, Dobson-Stone C, et al. Neurologic phenotypes associated with acanthocytosis. Neurol. 2007;68(2):92-9.

LEWIS-SUMNER

Milena de Albuquerque

Richard A. Lewis, Austin J. Sumner, Mark J. Brown e Arthur K. Asbury descreveram, em 1982, 5 pacientes com um padrão diferente de acometimento de polirradiculoneuropatia inflamatória crônica: **clinicamente, como mononeurite múltipla e, eletrofisiologicamente, com bloqueio de condução multifocal persistente.** Atualmente, de acordo com a European Federation of Neurological Societies and the Peripheral Nerve Society (EFNS/PNS), a polineuropatia desmielinizante inflamatória crônica (CIDP) é uma condição progressiva ou recorrente em torno de 2 meses, com evidência eletrofisiológica e patológica de desmielinização, hiperproteinorraquia, perda difusa dos reflexos osteotendíneos, que responde à terapia imunossupressora ou imunomoduladora e é classificada, clinicamente, em típica e atípica, a saber:

A) *Forma típica (CIDP)*: polineuropatia desmielinizante simétrica; afeta igualmente músculos proximais e distais; nervos cranianos;
B) *Formas atípicas*:
   1. MADSAM (ou síndrome de Lewis-Sumner – LSS); neuropatia sensitiva e motora, desmielinizante, adquirida, multifocal; bloqueio de condução; proteína no liquor normal ou pouco elevada;
   2. DADS; neuropatia sensitiva ou sensitivo-motora, simétrica, desmielinizante, distal, adquirida; latência motora distal muito prolongada; comumente associada à paraproteína IgM;
   3. CIDP forma motora pura;
   4. CIDP forma sensitiva pura;
   5. CANOMAD; neuropatia crônica com ataxia, oftalmoplegia, paraproteína IgM, crioaglutininas e anticorpos antigangliosídeos.

Exames de imagem podem ser úteis no diagnóstico. O ultrassom (US) de nervo pode mostrar áreas de secção transversal (CSA) aumentadas na região proximal de nervo mediano e plexo braquial. Na ressonância magnética (RNM) convencional, aumento de plexo ou hiperintensidade T2 podem ser observados nas formas típicas e atípicas de CIDP.

Na LLS, o paciente pode evoluir com a distribuição multifocal por anos ou como um CIDP típico e, geralmente, os **membros superiores são acometidos antes dos inferiores**. Observou-se que os pacientes com predomínio em membros superiores respondem melhor a corticosteroides (CE) do que à imunoglobulina IV (IGIV), sendo o contrário para predomínio em membros inferiores.

Ainda não há estudo clínico randomizado, placebo-controlado, duplo-cego, comparando IGIV, CE ou placebo. Há benefício descrito com IGIV 2g/kg em 3 a 5 dias, seguido de infusão mensal por 2 a 3 meses. Alternativamente pode ser feito uso de prednisona oral ou prednisolona (1-1,5 mg/kg/dia) por 4 a 6 semanas, com redução gradual. A resposta à terapia é avaliada por exame clínico.

DICAS
▪ Forma atípica de CIDP: multifocal; bloqueio de condução; responde à imunoterapia; proteína no liquor normal ou levemente aumentada; ▪ US de nervo/plexo com CSA aumentadas proximais; RNM com aumento de plexo ou hiperintensidade T2; ▪ Predomínio dos déficits tende a ser maior em membros superiores em comparação com os membros inferiores. Usualmente tem início nos membros superiores; ▪ Lembra quadro de neuropatia motora multifocal, contudo, há envolvimento sensitivo; ▪ Tratamento de primeira linha: IGIV 2g/kg em 3 a 5 dias, seguido de infusão mensal por 2 a 3 meses; ▪ Tratamento de segunda linha: prednisona oral ou prednisolona (1-1,5 mg/kg/dia) por 4 a 6 semanas, com redução gradual.

BIBLIOGRAFIA

Lehmann HC, Burke D, Kuwabara S. Chronic inflammatory demyelinating polyneuropathy: update on diagnosis, immunopathogenesis and treatment. J Neurol Neurosurg Psychiatry. 2019;90:981-7.

Lewis RA, Sumner AJ, Brown MJ, et al. Multifocal demyelinating neuropathy with persistent conduction block. Neurology. 1982;32:958.

Nobile-Orazio E. Chronic inflammatory demyelinating polyradiculoneuropathy and variants: where we are and where we should go. J Periph Nerv Syst. 2014;19:2-13.

Sederholm BH. Treatment of chronic immune-mediated neuropathies: chronic inflammatory demyelinating polyradiculoneuropathy, multifocal motor neuropathy, and the lewis-sumner syndrome. Semin Neurol. 2010;30(4):443-56.

LHERMITTE-DUCLOS

Carlos Roberto Martins Jr.

A doença de Lhermitte-Duclos (**gangliocitoma displásico cerebelar**) é uma massa cerebelar benigna rara, de etiologia incerta, caracterizada pelo alargamento/espessamento das folias cerebelares. Apesar da controvérsia sobre sua patogênese, os achados de imagem e histopatológicos são bastante típicos. É considerado OMS grau I na classificação internacional.

Pode ser encontrada em qualquer idade, entretanto, é mais comum em adultos jovens. Geralmente abre quadro com ataxia cerebelar apendicular. Lesões maiores podem exercer efeito de massa, provocando hidrocefalia não comunicante. Em adultos, grande parte das vezes, se associa à mutação do *PTEN* e faz parte da **síndrome de Cowden** (*Cowden-Lhermitte-Duclos Syndrome*). O acometimento infantil não se associa a mutações *PTEN* e deve-se lembrar de que a síndrome de Cowden ou síndrome de múltiplos hamartomas (SMH) é genodermatose rara de herança autossômica dominante e de expressividade variável, causada por mutação do gene supressor tumoral *PTEN* no cromossomo 10.

A aparência macroscópica é de lesão unilateral única com aspecto de hipertrofia cerebelar. Envolve o córtex cerebelar e pode-se estender até a região vermiana. À RNM de crânio verificam-se: T1 hipointenso sem realce, T2 hiperintenso com estriações (padrão lamelar tipo *Tiger Striping*) e áreas de isointensidade, a difusão normal (Fig. 224-1).

O tratamento cirúrgico é curativo na maioria das vezes. É sempre bom lembrar que, na presença de síndrome de Cowden, devemos investigar a presença de outros tumores, principalmente em endométrio, mama e tireoide.

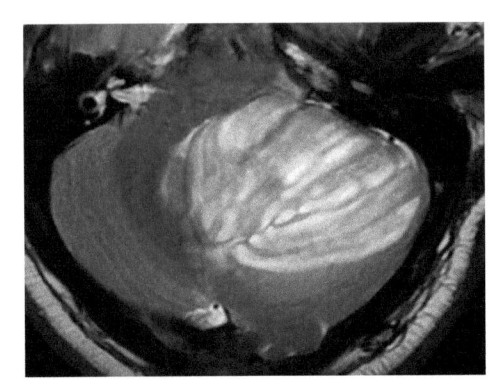

Fig. 224-1. RNM de encéfalo evidenciando espessamento cortical em cerebelo esquerdo com padrão lamelar em T2.

> **DICAS**
>
> - Tumor cerebelar benigno (hamartoma provável) unilateral. Espessamento das folias cerebelares. Envolve córtex e pode crescer para a região vermiana;
> - Pensar em **síndrome de Cowden** (hamartomatose múltipla), relacionada com a mutação do supressor tumoral *PTEN* (cromossomo 10);
> - Tumor de jovens;
> - *Tiger striping* à RNM de crânio.

BIBLIOGRAFIA

Eberhart CG, Wiestler OD, Eng C. Cowden disease and dysplastic gangliocytoma of the cerebellum/ Lhermitte-Duclos disease. In: Louis DN, Ohgaki H, Wiestler OD, Cavenee WK (Eds.). WHO Classification of Tumours of the Central Nervous System. 4th ed. Lyon: IARC; 2007. p. 226-8.

Nowak DA, Trost HA. Lhermitte-Duclos disease (dysplastic cerebellar gangliocytoma): A malformation, hamartoma or neoplasm? Acta Neurol Scand. 2002;105:137-45.

LINFOMA PRIMÁRIO DO SNC

Carlos Roberto Martins Jr.

O linfoma primário do sistema nervoso central (LPSNC) é um linfoma extralinfonodal raro que, por definição, ao diagnóstico, encontra-se restrito ao parênquima cerebral, à meninge e/ou medula espinhal e/ou olhos. Representa, hoje, cerca de 4% a 5% dos tumores cranianos e teve sua incidência triplicada nas últimas décadas, mesmo em pacientes imunossuprimidos e imunocompetentes. Noventa por cento dos LPSNC são do subtipo linfoma difuso de grandes células B (LDGCB) e 10% dividem-se em indolentes, ou do tipo Burkitt ou de células T.

Os casos de LPSNC não relacionados com o HIV acometem pacientes de 45 a 70 anos, com predomínio acima de 60 anos, com predomínio no sexo masculino e em caucasianos. Raramente ocorre em crianças. Os fatores de risco bem estabelecidos são as imunodeficiências congênitas ou adquiridas, contudo, o LPSNC não é raro entre os indivíduos com boa imunidade. O vírus de Epstein-Barr (EBV) tem importante papel nos linfomas primários do SNC de imunodeficientes. O genoma do EBV está presente em mais de 95% dos casos, em comparação a 0% a 20% dos imunocompetentes. Células de linfoma infectadas expressam EBNA 1-6, LMP1 (a principal oncoproteína do EBV) e EBER 1 e 2.

Os clássicos sintomas B, como febre, emagrecimento ou sudorese estão ausentes em grande parte das vezes. Os sintomas neurológicos são dependentes do tamanho e localização tumoral, variando desde sinais focais até comprometimento cognitivo, confusão mental e alterações comportamentais. Lesão intracraniana única é a apresentação mais frequentemente observada em imunocompetentes. Geralmente manifesta-se com cefaleia frontal ou holocraniana, déficit motor e alterações comportamentais. Tardiamente, há depressão, psicose, alteração mnésica, lentidão do pensamento, alucinações e hipertensão intracraniana.

Envolvimento meníngeo ocorre em ¼ dos casos, podendo revelar-se com cefaleia, paresia de nervos cranianos, meningismo, hidrocefalia ou radiculopatia cervical/lombar. Neste cenário há presença, sobremaneira, de células neoplásicas no exame de LCR dos pacientes. Sintomas de turvação visual, ambliopia e alucinações visuais podem ocorrer, denotando envolvimento retro-ocular uni ou bilateral, levando, muitas vezes, à hemorragia retiniana, hifema ou uveíte crônica.

Cerca de 70% dos pacientes cursam com déficit neurológico focal, 40% de sintomas neuropsiquiátricos, 30% de hipertensão intracraniana, 15% de convulsões e 4% de sintomas oculares. O envolvimento da medula espinhal ocorre em cerca de 1% dos casos. A coleta de liquor deve ser feita com cuidado pelo risco de hipertensão intracraniana. Avaliação com citologia e citometria de fluxo é indispensável. Deve-se realizar dosagem de proteína (fator independente de prognóstico), glicose e citologia. Usualmente, há pleocitose, hiperproteinorraquia e hipoglicorraquia.

Todos os pacientes devem ter avaliação oftalmológica com lâmpada de fenda, biópsia de medula óssea, ultrassonografia testicular e TC cervical, de tórax, de abdome e de pelve para estadiamento tumoral. Do ponto de vista sérico, deve-se realizar avaliação renal, hepática, sorologia para HIV e dosagem de LDH (seu aumento condiz com prognóstico ruim). A biópsia do tecido neural envolvido se faz necessária para ratificar o diagnóstico e, geralmente, é feita por navegação neurocirúrgica da região envolvida.

Biópsia estereotáxica é o método de escolha e a única intervenção cirúrgica utilizada em linfomas primários do SNC. Tentativa de ressecção das lesões, mesmo que parciais, associam-se à pior sobrevida. A menos que haja risco de herniação iminente, a biópsia deve ser feita antes da administração de corticoides, pois isto pode levar a amostras inconclusivas, sem células diagnósticas. A melhora com corticoides, clínica e imaginológica (lesões podem até desaparecer à RNM), é dramática, mas temporária.

A RNM de crânio apresenta aspectos que sugerem LPSNC. Apresentam-se como lesões solitárias (60%-70%) ou múltiplas (30%-40%) com predileção pela substância branca periventricular, embora também possam surgir no córtex ou na substância cinzenta profunda; este último sendo mais comum em lesões de baixo grau. A maioria é supratentorial (70%). Na maioria das vezes encontramos hipossinal em T1, iso (33%), hiper (15%-47%, ocorre quando é de alto grau – necrose) ou hipossinal (20%) em T2, realce homogêneo (alto grau) ao gadolínio e restrição à difusão. A espectroscopia evidencia pico de colina, queda do NAA e, às vezes, pico de lactato. O edema vasogênico peritumoral não é muito expressivo.

Embora esse padrão típico seja útil no diagnóstico, ele é predominantemente observado em pacientes imunocompetentes. Os linfomas primários do SNC em pacientes imunocomprometidos (geralmente HIV ou pós-transplante) podem ser tumores mais heterogêneos, apresentando realce em anel na periferia da lesão e T2 hiperintenso (necrose central). Tumores de baixo grau tendem a ocorrer mais em regiões encefálicas profundas ou em medula espinhal. O tratamento é baseado em quimioterapia com metotrexato (droga central) e radioterapia. Não foi encontrado qualquer benefício claro na adição de rituximabe (anti--CD20) à quimioterapia com metotrexato, carmustina, teniposide e prednisona no linfoma primário do SNC.

DICAS

- Noventa por cento dos LPSNC são do subtipo linfoma difuso de grandes células B (LDGCB) e 10% dividem-se em indolentes, ou do tipo Burkitt ou de células T;
- O vírus de Epstein-Barr (EBV) tem importante papel nos linfomas primários do SNC de imunodeficientes. O genoma do EBV está presente em mais de 95% dos casos, em comparação a 0 a 20% dos imunocompetentes;
- Os clássicos sintomas B, como febre, emagrecimento ou sudorese estão ausentes em grande parte das vezes;
- Lesão intracraniana única é a apresentação mais frequentemente observada em imunocompetentes;
- Avaliação com citologia e citometria de fluxo são indispensáveis. Deve-se realizar dosagem de proteína (fator independente de prognóstico), glicose e citologia. Usualmente, há pleocitose, hiperproteinorraquia e hipoglicorraquia;
- A melhora com corticoides, clínica e imaginológica (lesões podem até desaparecer à RNM em horas), é dramática, mas temporária;
- Na maioria das vezes, encontramos hipossinal em T1, iso (33%), hiper (15%-47%, ocorre quando é de alto grau – necrose) ou hipossinal (20%) em T2, realce homogêneo (alto grau) ao gadolínio e restrição à difusão;
- O tratamento é baseado em quimioterapia com metotrexato (droga central) e radioterapia.

BIBLIOGRAFIA

Batchelor T, Loeffer J S. Primary CNS Lymphoma. J Clin Oncol. 2006;24:1281-8.
Fine HA, Mayer RJ. Primary central nervous system lymphoma. Ann Intern Med. 1993,119:1093-4.
Hormigo A, Abrey L, Heinemann MH, DeAngelis LM. Ocular presentation of primary central nervous system lymphoma: diagnosis and treatment. Br J Haematol. 2004;126:202-8.

LIPOFUSCINOSE CEROIDE NEURONAL

Carlos Roberto Martins Jr.

Herdada de forma autossômica recessiva, a lipofuscinose ceroide neuronal (LCN) engloba um grupo de doenças caracterizadas por depósitos de pigmentos lipídicos nos lisossomos neuronais e de outros tecidos (lisossomopatia). É importante deixar claro que a forma rara do adulto (**doença de Kufs**) pode ser autossômica dominante. Podemos classificar a LCN de acordo com a idade de início, a saber: infantil, infantil tardia, juvenil e adulta.

LCN infantil, ou doença de **Haltia-Santavuori**, se desenvolve entre **6 e 24 meses** de idade com ataxia, convulsões mioclônicas, retardo neuropsicomotor e perda visual, com alteração pigmentar da retina e atrofia do nervo óptico. À RNM de crânio observam-se atrofia cerebral e queda da intensidade de sinal do tálamo e aumento de sinal da substância branca periventricular nas imagens ponderadas em T2.

A variante infantil tardia ou doença de **Jansky Bielschowsky** inicia-se, geralmente, entre **2 e 4 anos** de idade e tem manifestações clínicas semelhantes àquelas do tipo infantil com progressão acelerada. As crises convulsivas refratárias e quedas frequentes são a regra. A atrofia generalizada cerebral com envolvimento cerebelar e hipersinal da substância branca nas imagens ponderadas em T2 são típicas da LCN forma infantil tardia. Em sua forma clássica, o tálamo e os gânglios da base se mostram com intensidade de sinal habitual, podendo ocorrer casos em que o tálamo se apresenta com hipossinal nas sequências ponderadas em T2.

LCN juvenil ou doença de **Batten** caracteriza-se por cegueira progressiva e alterações cognitivas que se iniciam por volta de **5 a 10 anos** de idade. A fundoscopia revela pigmentação anormal de porções periféricas da retina e atrofia óptica precoce. Ataxia e convulsões mioclônicas não são tão evidentes quanto nas formas infantis. Distonia pode estar presente. A atrofia cerebelar é mais tardia que a atrofia cerebral, diferente da forma infantil tardia, cuja atrofia cerebelar é precoce e salta aos olhos.

A variante adulta ou doença de **Kufs** inicia-se entre **15 e 50 anos** de idade e não cursa com degeneração retiniana. Os pacientes apresentam convulsões, mioclonias, ataxia e demência progressiva. Não há comprometimento visual e sinais piramidais estão muito presentes.

O diagnóstico é pautado na biópsia de pele que evidencia grânulos de lipofuscina de aspecto granular. **LCN infantil** caracteriza-se pela presença na pele ou conjuntiva de depósitos osmiofílicos granulares; **LCN infantil** tardia, pela presença de corpos curvilíneos. **LCN juvenil**, por inclusões citoplasmáticas similares a impressões digitais; e a **forma adulta de LCN**, pela evidência de corpos curvilíneos e inclusões digitiformes, associados ou não a depósitos osmiofílicos granulares. O eletrorretinograma e o potencial evocado visual são precocemente anormais.

O EEG ajuda muito na suspeita diagnóstica. Alguns autores referem que a diminuição da reatividade do ritmo dominante posterior à abertura e ao fechamento ocular é a anormalidade neurofisiológica mais precoce dessa doença. **A presença de espículas posteriores de alta voltagem, desencadeadas pela fotoestimulação intermitente em frequência baixa, é um achado importante e prevalente nas formas infantil e infantil tardia.**

O teste molecular é o padrão-ouro. Atualmente, graças ao avanço da genética molecular, é possível classificar as LCNs em torno de 14 tipos, com 8 principais: CLN1 (totalidade dos casos infantis), CLN2 (maioria dos casos infantis tardios), CLN3 (maioria dos casos juvenis), CLN4 (forma adulta), CLN5 (variante infantil tardia finlandesa), CLN6 (variante infantil tardia cigana ou hindu), CLN7 (infantil tardia forma turca) e CLN8 (forma juvenil).

O tratamento é sintomático, entretanto, doentes com LCN2 podem ser tratados com **cerliponase alfa**, ou seja, uma cópia da enzima tripeptidil peptidase (**TPP1**), que é deficiente nesta afecção. A administração se dá intratecalmente a cada 15 dias com resultados promissores quanto ao retardo da perda da capacidade de deambulação.

DICAS
▪ Ataxia, regressão psicomotora, perda visual progressiva, convulsões e mioclonias; ▪ Atrofia cerebral e cerebelar; ▪ Autossômica recessiva. Forma adulta (**Kufs**) pode ser dominante; ▪ Início: 6 meses a 2 anos (**Santavuori**), 2 a 4 anos (**Bielschowsky**), 4 a 10 anos (**Batten**), 15 a 50 anos (**Kufs**); ▪ Tratamento com **cerliponase alfa** (cópia da enzima TPP1 faltante) a cada 15 dias para pacientes CLN2 (infantil tardia).

BIBLIOGRAFIA

Veneselli E, Biancheri R, Buoni S, Fois A. Clinical and EEG findings in 18 cases of late infantile neuronal ceroid lipofuscinosis. Brain Dev. 2001;23:306-11.

Wisniewski KE, Zhong N, Philippart M. Pheno/genotypic correlations of neuronal ceroid lipofuscinoses. Neurology. 2001;57:576-81.

LIPOMATOSE ENCEFALOCRANIOCUTÂNEA

Carlos Roberto Martins Jr.

Trata-se de defeito do desenvolvimento mesenquimal durante a embriogênese de característica esporádica, sem predileção de sexo ou raça. Pode ser considerada como entidade única distinta ou como parte integrante de outras síndromes, como Sturge-Weber, Síndrome do nevo epidérmico ou síndrome de proteus. Como afecção isolada, têm-se relatados cerca de 60 casos.

Os achados são:

- *Nevus Psilolipatus,* trata-se de área de alopecia restrita no couro cabeludo. Embaixo há lipoma de escalpe;
- Macrocrania, sem relação com hidrocefalia, que é bem comum;
- Lipomatose meníngea craniana, espinhal, lipomas intra-axiais, principalmente em fossa posterior, proporcionando hidrocefalia não comunicante;
- Pápulas perioculares e perinasais;
- Epilepsia é comum, atraso do neurodesenvolvimento pode ocorrer, déficits neurológicos podem subsistir em decorrência de lipomas cranianos ou espinhais;
- Lipomas de órbita ocular podem ocorrer (**lipomatose oculocerebrocutânea**).

Lembre-se de que tecidos adiposos ficam com hipersinal em T1 na RNM. Logo, o exame de eleição para avaliação desses pacientes é a RNM de neuroeixo. O tratamento é de suporte com controle das crises convulsivas, técnicas neurocirúrgicas para alívio das compressões lipomatosas e *shunts* para hidrocefalias que possam ocorrer.

DICAS
- Procure lipomas intracranianos (hipersinal em T1 na RNM), espinhais, lipomatose meníngea, *nevus psiloliparus* (alopecia em escalpe), pápulas perinasais e perioculares.

BIBLIOGRAFIA

Maiuri F, Cirillo S, Simonetti L, et al. Intracranial lipomas. Diagnostic and therapeutics considerations. J Neurosurg Sci. 1988;32:161-7.

CAPÍTULO 228

LOWE

Carlos Roberto Martins Jr.

Descrita em 1952 por Lowe, a síndrome de Lowe é uma doença de transmissão recessiva ligada ao X, relacionada com o gene *OCRL-1*. Note que o gene nada mais é que o acrônimo para **oculocerebrorrenal**, pois a afecção cursa com alterações congênitas que envolvem os olhos, SNC e rins, dentre as quais podemos citar catarata, glaucoma, atraso no desenvolvimento neuropsicomotor (DNPM), déficit cognitivo e síndrome de Fanconi.

Apesar de as principais manifestações clínicas envolverem o sistema nervoso central, os olhos e os rins, a expressão do gene *OCRL-1* não se restringe a esses sistemas, podendo, também, acometer bexiga, testículos, útero, tuba uterina, estômago, intestinos, fígado, pâncreas e baço. Entretanto, o envolvimento desses órgãos não é clinicamente evidente em tal condição. Os achados oculares mais prevalentes envolvem catarata, glaucoma, pupilas mióticas e nistagmo. Catarata congênita foi identificada em todos os pacientes descritos é o principal motivo de encaminhamento médico.

As manifestações neurológicas expressam-se sob grave comprometimento cognitivo, retardo do DNPM, hipotonia e hiporreflexia. Crises convulsivas e surdez podem fazer parte dos comemorativos. A hipotonia neonatal proporciona dificuldade importante para marcha e manutenção de postura. Achados de RNM clássicos ajudam, sobremaneira, a pensar no diagnóstico.

A síndrome de Fanconi é típica e ocorre durante o primeiro ano de vida, sendo caracterizada por aminoacidúria generalizada e redução da reabsorção de ureia, fosfato e bicarbonato. Proteinúria está sempre presente. No entanto, idade de início, intensidade e velocidade de evolução com perda da função renal variam entre os doentes. Distúrbios metabólicos como hipofosfatemia, hipocalemia, acidose metabólica, hiperuricosúria, proteinúria e poliúria são comuns. A nefrocalcinose, frequentemente associada à acidose tubular distal, pode estar presente. Os pacientes tendem a evoluir para insuficiência renal terminal na segunda década.

Levando em consideração os diagnósticos diferenciais ao nascimento, o envolvimento ocular com catarata bilateral e hipotonia pode ser encontrado em infecções congênitas (rubéola), distúrbios peroxissômicos, mitocondriopatias, distrofias congênitas miotônicas ou miopatias congênitas (doença músculo-olho-cérebro). O aparecimento de envolvimento renal exclui esses diagnósticos alternativos nos primeiros meses de vida.

Eletroneuromiografia é normal (hipotonia arreflexa central congênita). Enzimas musculares podem mostrar elevação não distrófica e leve. A ressonância magnética craniana pode evidenciar ventriculomegalia discreta e múltiplas lesões císticas periventriculares (clássico) (Fig. 228-1). Elas parecem se estabili-

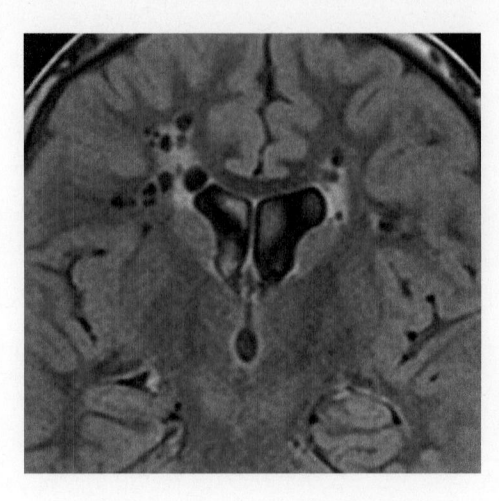

Fig. 228-1. RNM de encéfalo evidenciando cistos periventriculares. Note que o preenchimento é liquórico (hipossinal em FLAIR e em T1, bem como hipersinal em T2).

zar com o tempo e seu significado clínico ainda não foi estabelecido. O tratamento é sintomático. Acidose metabólica, distúrbios eletrolíticos e raquitismo devem ser tratados acirradamente e as patologias oculares devem ser abordadas cirurgicamente, quando possível.

> **DICAS**
>
> - Meninos com hipotonia central congênita, catarata e Fanconi no primeiro ano de vida;
> - Recessiva ligada ao X. Gene *OCRL1*;
> - Insuficiência renal na segunda década;
> - RNM com achados clássicos – cistos periventriculares.

BIBLIOGRAFIA

Bickel H, Thursby-Pelnam DC. Hyper-amino-aciduria in Lignac Fanconi disease, in galactosemia and in an Obscure Syndrome. Arch Dis Child. 1954;29:224-31.

Lowe CU, Terrey M, MacLachan EA. Organic aciduria, decreased renal ammonia production, hydrophthalmos and mental retardation. Am J Dis Child. 1952;83:164-84.

Richards W, Donnel GN, Wilson WA, et al. The oculocerebrorenal syndrome of Lowe. Am J Dis Child. 1965;109:185-203.

CAPÍTULO 229

LYME

Carlos Roberto Martins Jr.

A doença de Lyme, também conhecida como eritema *migrans* crônico (EMC), é uma infecção sistêmica causada pela espiroqueta *Borrelia burgdorferi* e transmitida pelo carrapato *Ixodes ricinus* (hemisfério norte) e pela espécie *Amblyomma cajennense* (famoso carrapato estrela) no Brasil.

Em nosso País, a doença recebe o nome de doença de **Lyme símile** (síndrome de *Baggio-Yoshinari*), pois seus quadros clínico e laboratorial, além da etiologia, são diferentes daqueles encontrados nos Estados Unidos e na Europa. No Brasil, apesar do quadro clínico parecido, e maiores recorrências dos sinais e sintomas, nunca foi isolada bactéria do complexo *Borrelia burgdorferi Sensu Lato* nos doentes e o vetor da espiroqueta costuma ser carrapatos do gênero *Amblyomma sp.*

A afecção, geralmente, se manifesta por 3 estágios clínicos distintos, com período médio de incubação de 3 a 20 dias. Interessante saber que o indivíduo, uma vez picado pelo artrópode, não mantém imunidade para o espiroqueta, podendo-se reinfectar em uma nova picada.

Os estágios clínicos são:

- *Estágio 1*: lesão cutânea anelar concêntrica (**eritema migrans crônico**), que pode ser acompanhada, ou não, por sintomas constitucionais gerais, como mal-estar, fadiga, febre, cefaleia holocraniana e mialgia difusa. Ocorre dias após a picada em **60%-80%** dos casos;
- *Estágio 2*: dias a meses após picada, há infecção disseminada com surgimento de sintomas neurológicos, reumatológicos, oftalmológicos e cardíacos;
- *Estágio 3*: meses a anos após a picada. Manifestações crônicas, como polineuropatia crônica, encefalopatia e artrite de grandes articulações.

As alterações neurológicas ocorrem no estágio 2 ou 3 da doença. No estágio 2 podemos encontrar parestesias difusas, neuropatia craniana, meningite, alterações comportamentais, paralisia de Bell, encefalite, ataxia cerebelar, arritmias, angina, bloqueio atrioventricular, miocardite, artrite, miosite, osteomielite, conjuntivite, episclerite, irite, ceratite, coroidite, vasculite, descolamento retiniano, pan-oftalmite, neurorretinite, neurite óptica, diplopia e papiledema.

No estágio 3, por sua vez, podemos encontrar artrite crônica e manifestações neurológicas arrastadas, como polineuropatia axonal sensitiva ou sensitivo-motora, paraparesia espástica (secundária à mielite), alterações comportamentais e demência. Os mecanismos agressores da afecção são pouco claros, entretanto, há relação substancial de alteração inflamatória sistêmica causada por ativação do sistema imune e reação de hipersensibilidade a antígenos da *Borrelia burgdoferi*, bem como de fatores de virulência e agressão por ela.

As paresias de nervos cranianos são as alterações neurológicas mais prevalentes, podendo afetar qualquer nervo, sendo o facial mais comumente atingido. Pode ocorrer polirradiculoneuropatia, bem como mielite pela doença. Fadiga crônica e distúrbios cognitivos são sintomas frequentes, que se manifestam durante o longo período de acompanhamento da afecção. A presença de sintomas neurológicos e articulares em concomitância nos deve sempre fazer lembrar de neuroborreliose. Disparesia facial, radiculites espinhais, meningoencefalite leve/moderada e mielite transversa são achados passíveis de ocorrer. A meningite, geralmente, é linfocítica com aumento de proteínas e linfócitos no LCR, podendo evoluir com encefalopatia. A mielite transversa segue o mesmo padrão com predileção para substância branca aos exames de imagem.

Os nervos cranianos oculomotor e vestibulococlear são os mais afetados após o nervo facial. Não raro, os pacientes evoluem com surdez neurossensorial. Achados crônicos comportamentais, depressão, bem como demência são descritos, podendo haver leucoencefalopatia crônica à RNM de crânio (achado pouco comum). Paraparesia espástica lentamente progressiva é descrita em alguns pacientes no estágio 3.

Interessante lembrar que muitos pacientes podem evoluir com recorrência dos sintomas neurológicos ao longo dos anos, mesmo aqueles doentes que foram tratados com antibioticoterapia adequada no curso dos primeiros sintomas. As recidivas tendem a ser menos frequentes com o passar dos anos, contudo, tendem a ser mais resistentes à antibioticoterapia. A esmagadora maioria das recidivas não cursa com sorologia positiva, suscitando provável mecanismo imune associado.

O diagnóstico é essencialmente clínico e epidemiológico, já que a sorologia tem sensibilidade e especificidade variáveis, gerando um número considerável de falsos positivos e falsos negativos. Nos estágios mais ulteriores, a sorologia ganha maior confiabilidade, apesar de ainda poder revelar resultados inespecíficos.

Laboratorialmente, utilizam-se *Elisa*, *Western Blotting*, cultura, exame histopatológico e PCR, todos com sensibilidade muito baixa (frustrante). O agente etiológico no Brasil é muito diferente do resto do mundo. Nossos dados têm demonstrado a presença de espiroquetas atípicas, possivelmente na sua forma L (bactéria deficiente de parede celular). Estas estruturas não são cultiváveis em meio de *BSK* e possuem meia-vida curta em meio *SP4* adequado para o espiroplasma, sendo fracamente coradas por Giemsa ou laranja de acridina. São capazes de invadir as células endoteliais *in vitro* e, finalmente, testes de PCR feitos empregando oligonucleotídeos específicos para o gênero *Borrelia* são sempre negativos.

Embora os testes sorológicos sejam os preferidos para o diagnóstico complementar da doença, nos doentes de alto risco (sintomáticos e de área endêmica) não é necessária a confirmação laboratorial para a afecção, pois a pesquisa de anticorpos contra a *Borrelia burgdorferi* proporciona valores baixos e oscilantes, negativando rapidamente nos fluidos biológicos e permanecendo negativos em todas as fases de evolução do distúrbio.

Os critérios diagnósticos segundo o CDC são:

- *Eritema* migrans (de no mínimo 5 cm) em até 30 dias após exposição em área endêmica da doença;
- Na ausência do *eritema* migrans, história de exposição em área endêmica com sinais de envolvimento de um ou mais órgãos e laboratório positivo;
- Na ausência de exposição em área endêmica, presença de *eritema migrans* e dois ou mais órgãos envolvidos;
- Na ausência de exposição em área endêmica, presença de *eritema migrans* e sorologia positiva para a doença.

O tratamento é pautado em antibioticoterapia. Para infecções recentes é indicada doxiciclina 100 mg, 2 vezes por dia, de 14 a 21 dias, ou amoxicilina 500 mg, 3 vezes ao dia, de 14 a 21 dias; doentes alérgicos a estas medicações podem fazer uso de eritromicina ou tetraciclina. Para infecções avançadas e tardias, como em manifestações neurológicas e oftalmológicas, opta-se por ceftriaxona 2 g 1 vez ao dia por 14 a 28 dias, ou penicilina cristalina.

A doença de Lyme brasileira é uma zoonose recidivante progressiva que desenvolve características autoimunes e traz preocupações sérias de diagnóstico diferencial com síndromes reumatológicas idiopáticas e neurológicas. Neste sentido, sua suspeição deve sempre vir à tona em regiões endêmicas.

DICAS

- Eritema *migrans* crônico;
- Espiroqueta *Borrelia burgdorferi* transmitida pelo carrapato *Ixodes ricinus* (hemisfério norte) e pela espécie *Amblyomma cajennense* (famoso carrapato estrela) no Brasil;
- Há 3 estágios clínicos distintos, com período médio de incubação de 3 a 20 dias;
- Zoonose recidivante progressiva que desenvolve características autoimunes;
- O agente etiológico no Brasil é muito diferente do resto do mundo, o que proporciona exames laboratoriais frustrantes (falsos positivos e negativos);
- *Elisa*, *Western Blotting*, cultura, exame histopatológico e PCR, todos com sensibilidade muito baixa (frustrante);
- Neurites cranianas (disparesia facial), neurite óptica, surdez neurossensorial, radiculites espinhais, meningoencefalite, mielite transversa;
- LCR com linforraquia e hiperproteinorraquia;
- Tratamento – antibioticoterapia. Penicilina cristalina, doxiciclina, amoxicilina, ceftriaxona por 14 a 21 dias;
- Recorrências neurológicas e articulares são muito comuns.

BIBLIOGRAFIA

Brown JP, Zachary JF, Teuscher C, et al. Dual role of interleukin-10 in murine Lyme disease: regulation of arthritis severity and host defense. Infect Immun. 1999;67(10):5142-50.
Kanski JJ. Oftalmologia clínica: uma abordagem sistemática, 8th ed. São Paulo: Elsevier. 2016:450-1.
Lipschutz B. Ubereine Seltene Erythemform (Erythema cronicum migrans). Arch Derm Syphilol. 1914;118(1):349-56.
Lyme.org [Internet]. Tolland: Lyme Disease Foundation, Inc. [cited 2006 Mar 15]. Available from: http://www.lyme.org.
Yoshinari NH, Barros PJ, Bonoldi VL, et al. Perfil da borreliose de Lyme no Brasil. Rev Hosp Clin Fac Med Univ São Paulo. 1997;52(2):111-7.
Yoshinari NH, Oyafuso LK, Monteiro FG, et al. Doença de Lyme. Relato de um caso observado no Brasil. Rev Hosp Clin Fac Med São Paulo. 1993;48(4):170-4.

MADELUNG

Camila Callegari Piccinin ▪ Carlos Roberto Martins Jr.

A doença de Madelung, **lipomatose simétrica múltipla ou benigna**, ou ainda, síndrome de Launois-Bensaude é uma afecção caracterizada pelo depósito de massas de tecido adiposo distribuídas simetricamente pelo corpo e descritas pela primeira vez por Brodie em 1846, seguido por Madelung e, depois, por Launois e Bensaude. Trata-se de lipomatoses não encapsuladas, indolores, que se distribuem preferencialmente no pescoço, dorso, mamas, abdome e membros. A incidência é 15 a 30 vezes maior em homens do que em mulheres e não há uma fisiopatologia bem estabelecida.

Disfunção na lipólise induzida por catecolaminas poderia levar a um estado de crescimento autônomo das massas. **Etilismo crônico está presente na maioria dos pacientes**, o que corrobora com a hipótese da possível influência do álcool na hiperplasia dos adipócitos por meio da alteração de funcionalidade do DNA mitocondrial. Na mesma linha, pacientes com doença mitocondrial podem apresentar Madelung geralmente em conjunto com outras características de citopatia mitocondrial como ataxia e miopatia. Outras comorbidades comumente associadas são *diabetes melittus*, hiperuricemia, hipercolesterolemia e hipotireoidismo. Polineuropatia e disautonomia são manifestações neurológicas frequentes.

Há duas classificações principais na literatura que levam em consideração as áreas de distribuição dos depósitos. Enzi determina dois tipos a seguir:

- Tipo 1 (Fig. 230-1):
  - Pescoço – colar de cavalo (*horse collar*);
  - Ombros;
  - Glândulas parótidas – bochechas de *hamster* (*hamster cheeks*);
  - Supraclavicular;
  - Submentoniana – colar de Madelung (*Madelung collar*);
  - Proximal de membros superiores.
- Tipo 2 (assemelha-se à obesidade generalizada):
  - Abdome;
  - Coxas.

Já Donhauser classifica como tipo 1 o envolvimento de pescoço, parte superior do dorso, ombros, cintura escapular e membros superiores; tipo 2 acomete cintura escapular, deltoides, membros superiores e tórax; tipo 3 predomina nas coxas e face medial dos joelhos; por fim, tipo 4 acomete abdome. O diagnóstico é feito pelo fenótipo. Exames de imagem como tomografia, ultrassonografia e ressonância magnética podem auxiliar.

Evolução para malignidade e complicações compressivas como a de estruturas cervicais e venosas são raras. O tratamento, na maioria das vezes, é indicado por questões estéticas e envolve a aspiração ou a retirada das lipomatoses. Dieta com baixa ingesta lipídica e cessação do etilismo são orientações importantes, embora, não interrompam a progressão da doença.

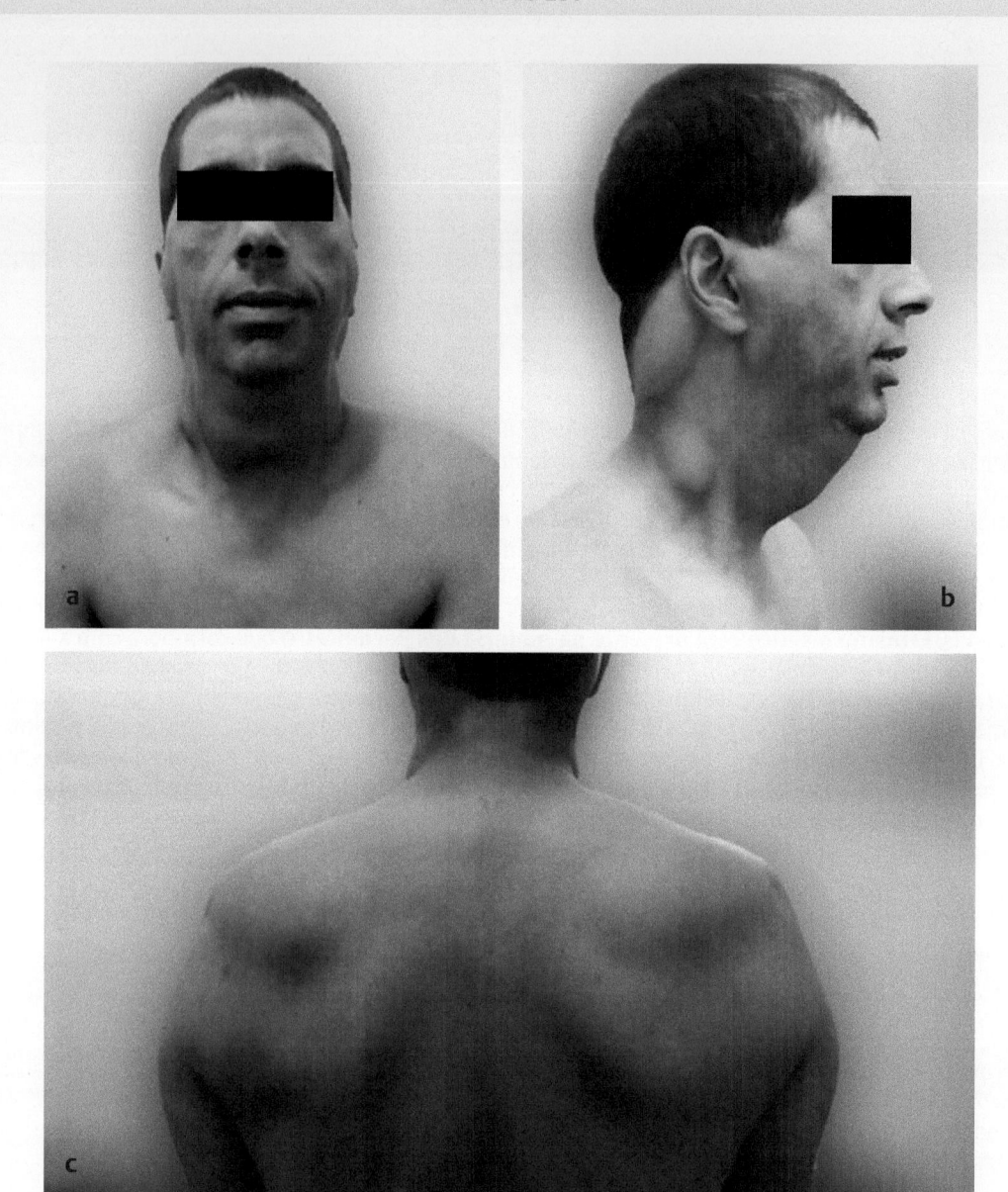

Fig. 230-1. Doença de Madelung: depósitos de tecido adiposo na região cervical anterior (*horse colar*). (**a**) Região parotídea-masseteriana (*hamster cheeks*). (**b**) Região cervical lateral e retroauricular. (**c**) No dorso. (Imagem cordialmente cedida por Dra. Linda Ferreira Maxiamiano e coautores).

DICAS
■ Lipomatose simétrica múltipla ou benigna, ou ainda síndrome de Launois-Bensaude; ■ Etilismo crônico está presente na maioria dos pacientes, o que corrobora com a hipótese da possível influência do álcool na hiperplasia dos adipócitos por meio da alteração de funcionalidade do DNA mitocondrial; ■ Pode ocorrer nas doenças mitocondriais; ■ Polineuropatia é comum.

BIBLIOGRAFIA

González GR, Rodríguez CFJ, Sastre PJ, et al. Benign Symmetric Lipomatosis (Madelung's Disease): Case Reports and Current Management. Aesth Plast Surg. 2004;28:108-12.

Hoi FC, Yu S, Cheng HL, Rong CC. Madelung's disease associated with polyneuropathy and symptomatic hypokalemia. Journal of the Formosan Medical Association. 2013;112(5):283-6.

Maximiano LF, Gaspar MT, Nakahira ES. Madelung disease (multiple symmetric lipomatosis). Autops Case Rep. 2018;8(3):e2018030.

Schiltz D, Anker A, Ortner C, et al. Multiple symmetric lipomatosis: new classification system based on the largest german patient cohort. Plast Reconstr Surg Glob Open. 2018;6(4):e1722.

CAPÍTULO 231

MADRAS

Carlos Roberto Martins Jr.

A doença do neurônio motor de Madras (DNMM) tem uma distribuição geográfica única predominantemente relatada no sul da Índia. As características são o início na juventude, fraqueza e atrofia de membros, múltiplas paralisias dos nervos cranianos e perda auditiva neurossensorial. Há uma sobreposição considerável do fenótipo de DNMM com a síndrome de Boltshauser, de Brown–Vialetto–Van Laere (BVVL), síndrome de Nathalie e a síndrome de Fazio–Londe (*ver capítulos específicos*).

Trata-se de distúrbio esporádico e familiar (descrito em famílias indianas), porém, sem identificação de mutação associada até então, com acometimento de homens e mulheres. Foi descrita em Chennai, capital do estado de Tamil Nadu (sul da Índia). Em algumas famílias há padrão autossômico dominante, autossômico recessivo e, até, ligado ao X.

Geralmente o início dos sintomas se dá por volta dos 15 anos de idade com surdez neurossensorial bilateral, fraqueza distal dos membros superiores com ou sem envolvimento dos membros inferiores, atrofia distal de membros superiores, alteração visual bilateral por atrofia óptica, paresia facial bilateral, envolvimento de pares baixos (IX ao XII), presença de sinais de primeiro (hiper-reflexia) e segundo neurônio motores (atrofia, fasciculações) em graus variados. Babinski pode ou não estar presente. O tempo de evolução médio é de 7 anos de doença, contudo, há comportamento mais benigno que outras DNM, com sobrevida maior que 30 anos em alguns pacientes.

O grande diagnóstico diferencial é BVVL. A síndrome BVVL é, distintamente, um distúrbio familiar raro, com progressão lenta ou rápida de surdez neurossensorial, envolvimento do sétimo ao décimo segundo nervos cranianos e, raramente, do terceiro, quinto e sexto nervos. Sinais de neurônio motor inferior nos membros são pouco frequentes e sinais piramidais são raros, enquanto na DNNM os sinais de neurônio motor inferior e superior são vistos na maioria dos pacientes e nunca se nota acometimento de terceiro ou sexto nervos cranianos. Na síndrome BVVL, há preponderância feminina (M:F; 1:5), enquanto na DNMM é observada preponderância masculina ou distribuição igualitária entre os sexos.

O diagnóstico é clínico e eletroneuromiográfico (fibrilações, ondas positivas e fasciculações ao exame de agulha nos músculos afetados), não fugindo à regra das doenças do neurônio motor. O tratamento é suportivo. Há descrições de sobrevida maior que 30 anos em alguns casos.

DICAS
▪ Sul da Índia; ▪ Início na adolescência; ▪ Acometimento de NCII, VII, VIII, IX, X, XI, XII. A disfunção é variável, podendo afetar somente alguns pares; ▪ Sinais de primeiro e segundo neurônio motor em membros; ▪ Esporádico ou familiar – sem mutações identificadas até então; ▪ Diagnóstico clínico; ▪ Tratamento suportivo.

BIBLIOGRAFIA

Meenakshisundaram E, Jagannathan K, Ramamurthi B. Clinical pattern of motor neuron disease seen in younger age groups in Madras. Neurol India. 1970;18(Suppl. 1):109.

Jagannathan K. Juvenile motor neuron disease. In: Spillane JD (Ed.). Tropical neurology. London: Oxford Univ Press; 1973. p. 127-30.

Jagannathan K, Kumaresan G. Madras pattern of motor neuron disease. In: Gourie-Devi M (Ed.). Motor neuron disease. New Delhi: Oxford and IBH; 1987. p. 191-3.

Mathai K, Prabhakar S, Gnanamuthu C. Motor neuron disease in India. In: Chen KM, Yase Y (Eds.). Amyotrophic lateral sclerosis in Asia and Oceania Taipei. Shyan-Fu Chou: National Taiwan University; 1984. p. 91-100.

Gourie DM, Suresh TG. Madras pattern of motor neuron disease in South India. J Neurol Neurosurg Psychiatry. 1988;51(6):773-7.

Gourie DM, Suresh TG, Shankar S. Pattern of motor neuron disease in South India and Monomelic amyotrophy (a benign atypical form). In: Gourie-Devi M. (Ed.). Motor neuron disease. New Delhi: Oxford and IBH; 1987. p. 171-90.

MANGANISMO

Carlos Roberto Martins Jr. ▪ Fabiano Reis

Um dos metais mais abundantes no ambiente, o manganês, é essencial na homeostase celular do corpo humano. Níveis teciduais estáveis desse metal são controlados pela absorção intestinal e excreção biliar por meio do correto funcionamento do gene *SLC30A10* (cromossomo 1), responsável pelo transportador do manganês.

A superexposição resulta em efeitos neurotóxicos importantes, uma condição chamada "manganismo". Na intoxicação por manganês, o metal se acumula no fígado, músculos, corrente sanguínea e cérebro, particularmente nos gânglios da base, desencadeando um conjunto de sintomas neurológicos caracterizados por mudanças comportamentais precoces (também chamadas de "loucura do manganês") e sinais extrapiramidais proeminentes, como distonia e parkinsonismo.

O acúmulo tóxico de manganês pode ser adquirido ou herdado. Entre as causas adquiridas, podemos citar terapia dialítica prolongada, nutrição parenteral prolongada, encefalopatia hepática, *shunt* venoso portossistêmico, exposição ambiental (mineradores, fundidores e soldadores) e viciados na droga efedrona (manganês pode ser um contaminante da droga). A principal causa hereditária de manganismo é a ocorrência de hipermanganesemia grave e cirrose hepática, associada a sinais extrapiramidais e policitemia, causada por mutações recessivas em *SLC30A10* (gene responsável pelo transportador do metal).

O achado clássico de imagem é o hipersinal simétrico em T1 nos gânglios da base (Fig. 232-1), que pode se estender para outras regiões, como mesencéfalo, tegmento pontino e núcleos cerebelares. Usualmente, as outras sequências T2/FLAIR e DWI não apresentam alterações significativas. Os diagnósticos diferenciais com hipersinal em T1 nos gânglios da base são múltiplos, podendo-se citar: doença associada ao cobre (doença de Wilson), intoxicação por monóxido de carbono, insuficiência hepática, hiperglicemia não cetótica, acúmulo de melatonina e hepatopatia crônica.

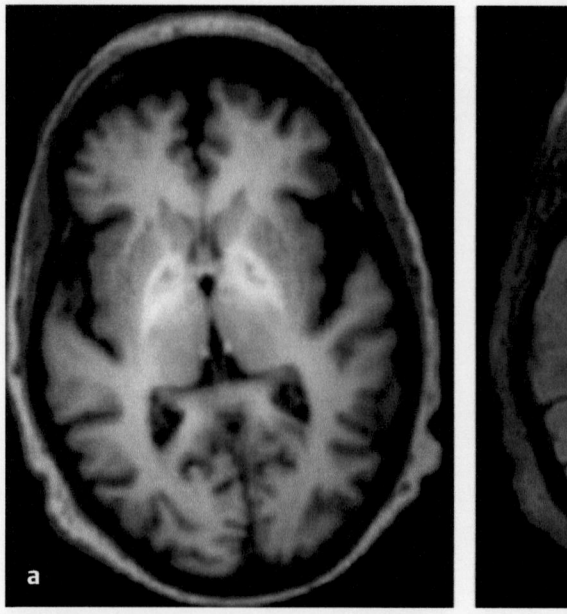

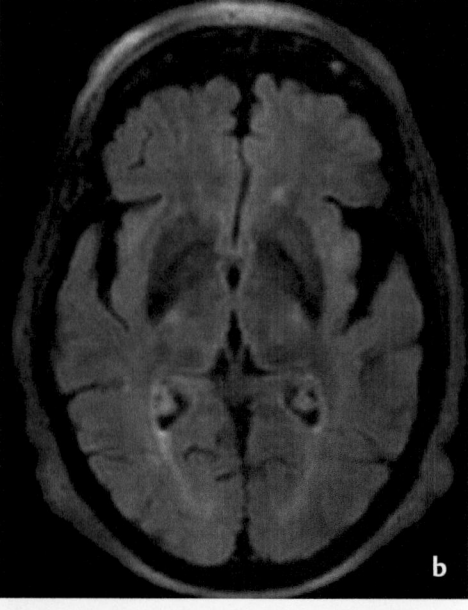

Fig. 232-1. Manganismo. (**a**) Axial T1 identificando focos confluentes de hipersinal em T1 nos globos pálidos. (**b**) Axial FLAIR com hipossinal nos núcleos lentiformes.

O gene *SLC30A10* é altamente expresso no fígado e no cérebro, especialmente nos gânglios da base. Mutações nesse gene produzem disfunção mitocondrial com subsequente estresse oxidativo e inflamação, levando à policitemia e sinais extrapiramidais (distonia e parkinsonismo, cirrose hepática e hipermanganesemia sérica). Acredita-se que o manganês induza a expressão do gene da eritropoetina, sendo responsável por policitemia verificada.

A apresentação neurológica do manganismo hereditário varia de distonia de início juvenil a parkinsonismo acinético-rígido de início tardio. A distonia de membros inferiores pode produzir uma marcha característica, denominada *cock-walk gait* ("marcha do galo"), caracterizada por postura distônica generalizada: tronco estendido, braços flexionados e marcha na ponta dos pés (calcanhares não tocam o chão).

Além da distonia generalizada, outros sintomas podem estar presentes, como bradicinesia, tremor de extremidades, déficit motor fino, paraparesia de início juvenil, bem como alterações psiquiátricas e comportamentais.

A suplementação de ferro combinada à terapia quelante do manganês é o tratamento de escolha. A terapia quelante aumenta a excreção urinária de manganês (principalmente edentato de cálcio dissódico) e a suplementação de ferro reduz a absorção de manganês no intestino (o ferro e o manganês competem pela mesma proteína de ligação sérica e pela proteína transportadora de membrana). A terapia contínua frequentemente resulta em melhora parcial dos sintomas neurológicos, reduz os níveis séricos de manganês e pode interromper a progressão da cirrose (quando presente).

DICAS

- Manganismo refere-se a uma condição caracterizada por altos níveis de manganês sérico, sintomas neurológicos e características típicas de neuroimagem;
- Hipersinal em T1 nos gânglios da base (geralmente simétrico);
- Distonia, parkinsonismo, alterações psiquiátricas e comportamentais;
- Adquirido ou hereditário (autossômico recessivo gene *SLC30A10* – policitemia, hipermagnesemia, cirrose, alterações neurológicas);
- Entra as causas adquiridas podemos citar terapia dialítica prolongada, nutrição parenteral, encefalopatia hepática, *shunt* venoso portossistêmico, exposição ambiental (mineradores, fundidores e soldadores), e viciados na droga efedrona (manganês pode ser um contaminante da droga);
- Marcha e postura do tipo *cock-walk gait*;
- Tratamento: terapia quelante aumenta a excreção urinária de manganês (principalmente edentato de cálcio dissódico) e a suplementação de ferro reduz a absorção e manganês no intestino.

BIBLIOGRAFIA

Lechpammer M, Clegg MS, Muzar Z, et al. Pathology ofinherited manganese transporter deficiency. Ann Neurol. 2014.

Ribeiro RT, Santos-Neto D, Braga-Neto P, Barsottini OGP. Inherited Manganism. Clin Neurol Neurosurg. 2013;115:1536-8.

Tuschl K, Mills PB, Clayton PT. Chapter Twelve – Manganese and the Brain. In: Bhatia KP, Schneider SA (Eds.). International Review of Neurobiology [Inter-net]. Academic Press. 2013:277-312.

MANIFESTAÇÕES CUTÂNEAS E DOENÇAS NEUROMUSCULARES

Marcus Vinicius Magno Gonçalves ▪ André Eduardo de Almeida Franzoi

As manifestações cutâneas nas doenças neuromusculares (DNM) envolvem a pele e seus anexos cutâneos (cabelos, glândulas sudoríparas, glândulas apócrinas, glândulas sebáceas e unhas). É possível que muitas alterações cutâneas nas DNM não sejam detectadas ou notificadas pelos profissionais da área de neurologia. Isso pode ocorrer por vários motivos. Primeiro, o paciente pode não relatar as alterações cutâneas ao neurologista. Segundo, o paciente não tem conhecimento das lesões cutâneas e o neurologista não reconhece o problema por uma investigação clínica inadequada. Terceiro, o neurologista reconhece a anormalidade cutânea, mas não a atribui ao espectro das manifestações das DNM. Quarto, o neurologista reconhece o distúrbio dermatológico associado à DNM, mas não publica o dado.

Para superar essas deficiências, os neurologistas devem ser sensibilizados e treinados para reconhecer as manifestações cutâneas dos pacientes com DNM. Manifestações cutâneas nas DNM são cada vez mais utilizadas de modo propedêutico no diagnóstico neurológico. Nesse capítulo apenas pontuaremos exemplos das principais manifestações cutâneas e DNMs a serem aventadas no diagnóstico diferencial a partir do exame físico com ectoscopia. Dentro do espectro das DNM, pontuam-se então algumas manifestações cutâneas e seus diagnósticos diferenciais:

- Acrocianose – doenças mitocondriais;
- Angioqueratomas – doença de Fabry;
- Carcinoma basocelular – doenças mitocondriais e distrofias miotônicas;
- Carcinoma de células escamosas – distrofias miotônicas;
- Cicatrizes hipertróficas – distrofias musculares congênitas (como a doença de Ullrich);
- Epidermidólise bolhosa – distrofia muscular de cinturas subtipo LGMD2Q;
- Eritema – dermatomiosite e doenças mitocondriais (como MELAS);
- Erupções cutâneas (exantema) – dermatomiosite e doenças mitocondriais;
- Hemangiomas cutâneos – síndrome PHACE;
- Hiperpigmentação cutânea – doenças mitocondriais e polineuropatias (como POEMS);
- Hipopigmentação cutânea generalizada – síndromes de Chédiak-Higashi, Hermansky-Pudlak e Griscelli;
- Hipopigmentação cutânea localizada – esclerose tuberosa;
- Leiomioma cutâneo – polineuropatias;
- Lipoma – doenças mitocondriais;
- Mancha vinho do porto – síndrome de Sturge-Weber;
- Manchas café com leite – neurofibromatose tipo 1 (Fig. 233-1);
- Nevos displásicos – distrofias miotônicas;
- Paget cutâneo – doenças mitocondriais;
- Pápulas de Gottron – dermatomiosite (Fig. 233-2);
- Pigmentação reticulada – doenças mitocondriais (como MELAS);
- Pilomatrixoma – distrofias miotônicas (DM1);
- Psoríase vulgar – doenças mitocondriais e distrofias miotônicas;
- Telangiectasias – síndrome ataxia-telangiectasia;
- Vitiligo – doenças mitocondriais (como MELAS) e deficiência de acetil-CoA desidrogenase;
- Xerose – polineuropatias.

Os neurologistas devem estar cientes das implicações cutâneas das DNM genéticas e adquiridas. Deve-se realizar, sempre que possível, uma avaliação abrangente das lesões cutâneas nestes pacientes. Detectada a evidência de manifestação cutânea em um paciente com DNM, um dermatologista deve ser

MANIFESTAÇÕES CUTÂNEAS E DOENÇAS NEUROMUSCULARES

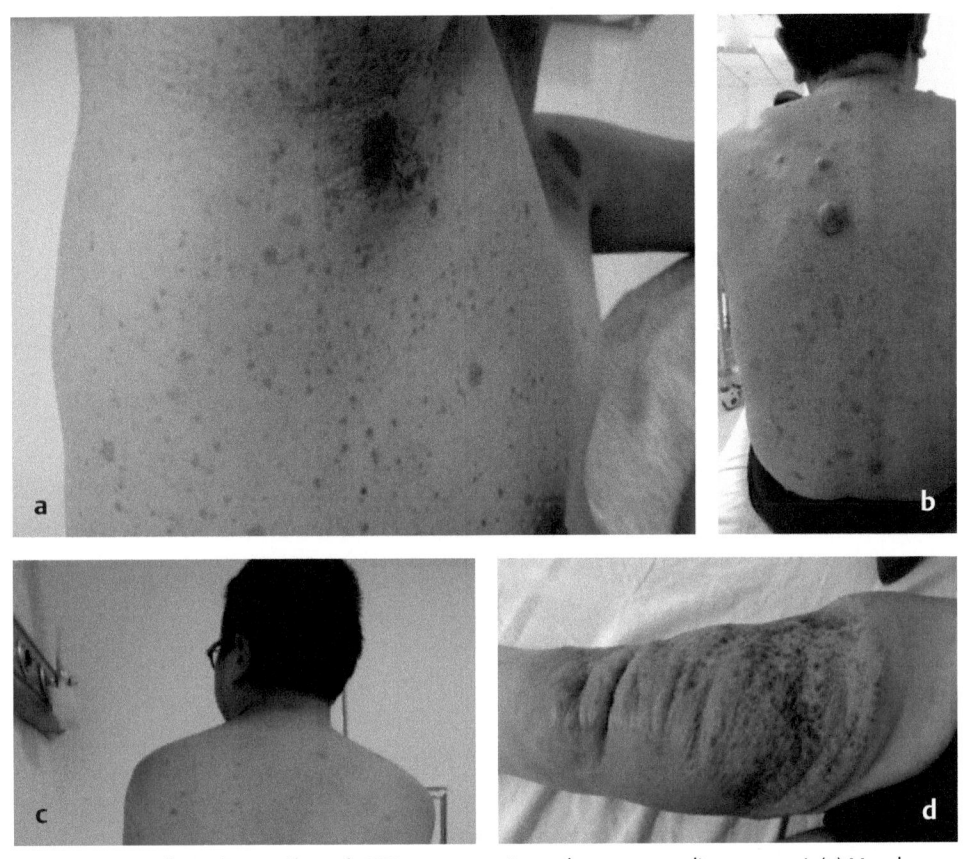

Fig. 233-1. Manifestações cutâneas da NF1 em um paciente do sexo masculino e seu pai. (**a**) Manchas nas regiões axilares. (**b**) Manchas café com leite nas costas do paciente. (**c**) Manchas café com leite e neurofibroma dérmico nas costas e no rosto do pai. (**d**) Neurofibroma dérmico na coxa direita do pai do paciente (Yang F, *et al.*, 2018). (Ver Pranchas em Cores.)

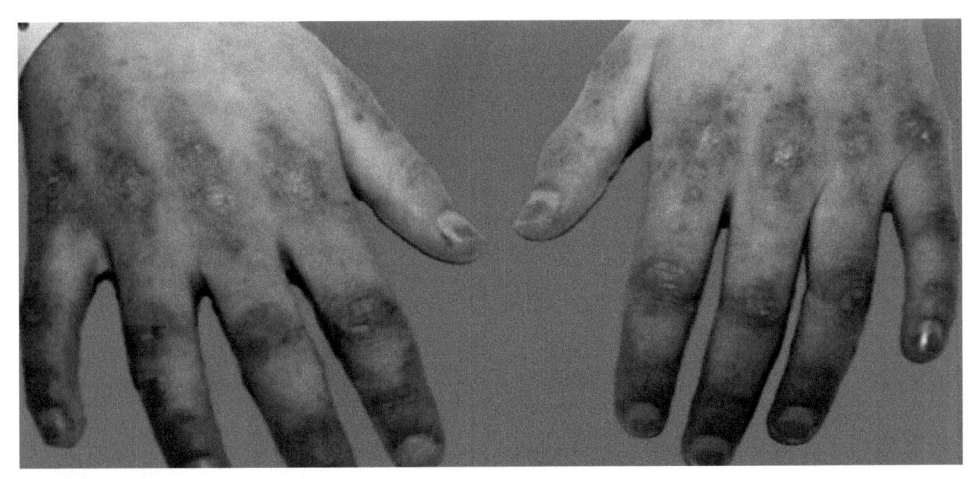

Fig. 233-2. Pápulas de Gottron na porção dorsal das articulações dos dedos em paciente com dermatomiosite (Finsterer J, Wakil S, 2015). (Ver Pranchas em Cores.)

consultado para discussão do caso clínico. A avaliação dermatológica nestes pacientes pode contribuir no diagnóstico diferencial e nosológico das DNM. O tratamento será direcionado para a DNM específica e cada alteração dermatológica específica.

DICAS

- Pacientes com doenças neuromusculares devem receber atenção às manifestações cutâneas;
- Algumas manifestações cutâneas, como os angioqueratomas difusos, podem contribuir para o diagnóstico nosológico de uma doença neuromuscular;
- Sempre encaminhar um paciente com DNM e manifestação cutânea atípica.

BIBLIOGRAFIA

Bodemer C, Rötig A, Rustin P, et al. Hair and skin disorders as signs of mitochondrial disease. Pediatrics. 1999;103:428-33.

Cassano N, Amerio P, D'Ovidio R, Vena GA. Hair disorders associated with autoimmune connective tissue diseases. G Ital Dermatol Venereol. 2014;149:555-65.

Finsterer J, Wakil S. Abnormalities of skin and cutaneous appendages in neuromuscular disorders. Pediatr Neurol. 2015;53(4):301-8.

Iaccarino L, Ghirardello A, Bettio S, et al. The clinical features, diagnosis and classification of dermatomyositis. J Autoimmun. 2014;48-49:122-7.

Katirji B, Kaminski HJ, Ruff RL, et al. Neuromuscular disorders in clinical practice, 2nd ed. New York: Springer. 2014;2:476.

Kwok T, Ting PT, Wong EK, Brassard A. Peripheral neuropathy for dermatologists: what if not diabetic neuropathy? J Cutan Med Surg. 2013;17(1):S1-S5.

Moghadam-Kia S, Franks Jr AG. Autoimmune disease and hair loss. Dermatol Clin. 2013;31:75-91.

Parodi A, Cozzani E. Hair loss in autoimmune systemic diseases. G Ital Dermatol Venereol. 2014;149:79-81.

Winter L, Wiche G. The many faces of plectin and plectinopathies: pathology and mechanisms. Acta Neuropathol. 2013;125:77-93.

Yang F, Xu S, Liu R, et al. The investigation for potential modifier genes in patients with neurofibromatosis type 1 based on next-generation sequencing. Onco Targets Ther. 2018;11:919-32.

MAPLE SYRUP URINE DISEASE (DOENÇA DA URINA EM XAROPE DE BORDO)

Carlos Roberto Martins Jr.

Denominada doença da urina em xarope de bordo, é causada por mutação autossômica recessiva com múltiplos gene envolvidos, como *DLD, PPM1K, BCKDHB, BCKDHA e DBT*. Existe defeito do complexo da desidrogenase dos alfa-cetoácidos de cadeia ramificada dependente de tiamina. Há acúmulo de aminoácidos ramificados, como leucina, isoleucina e valina (altos níveis no plasma).

Existem cinco subtipos da afecção, a saber: clássica (mais comum), intermitente, intermediária, deficiência de di-hidrolipoil desidrogenase e responsiva à tiamina. A forma clássica inicia-se após o nascimento (nas primeiras 24 horas) com abaulamento de fontanela, irritabilidade, opistótono, respiração irregular e distonia. A urina desses pacientes apresenta odor adocicado (**cheiro de açúcar queimado ou caramelo**). A ausência de reconhecimento do distúrbio leva a edema cerebral e óbito em 1 mês de vida.

Nos lactentes, a doença se manifesta sob a forma de flutuações (crises), caracterizadas por crises epilépticas, obnubilação, distúrbios comportamentais e ataxia. O odor característico da urina ocorre somente nessas exacerbações. As crises podem ser precipitadas por vacinação ou infecções.

Há cetoacidúria e positividade para dinitrofenil-hidrazina na urina. No plasma, a cromatografia de aminoácidos evidencia aumento dos níveis de leucina, isoleucina e valina. À RNM, há edema vasogênico em substância branca cerebral, globos pálidos, tálamos, pedúnculos cerebelares, trato corticospinal e ponte (Fig. 234-1). As áreas não mielinizadas cursam com edema vasogênico, já as áreas mielinizadas cursam com edema intramielínico, que se apresenta sob a forma de restrição à difusão (tal padrão também é visto na doença de **Canavan** e na hiperglicemia não cetótica).

O tratamento é pautado em dieta hipoproteica, hipercalórica e restrição de aminoácidos ramificados. Alguns pacientes se beneficiam do transplante hepático (restauração parcial da atividade enzimática e normalização da leucina sérica). Nas crises agudas, deve-se proceder à hemofiltração, diálise ou aférese pelo risco de edema cerebral e morte.

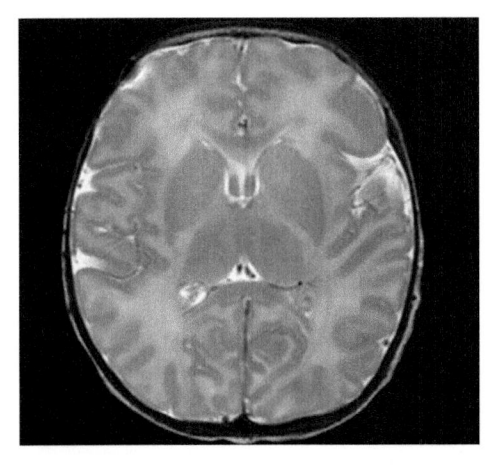

Fig. 234-1. Imagem de RNM em T2 típica da doença da urina em xarope de bordo.

> **DICAS**
>
> - Autossômica recessiva com múltiplos genes envolvidos, como *DLD, PPM1K, BCKDHB, BCKDHA* e *DBT*;
> - A forma clássica inicia-se após o nascimento (nas primeiras 24 horas), com abaulamento de fontanela, irritabilidade, opistótono, respiração irregular e distonia;
> - A urina desses pacientes apresenta odor adocicado (cheiro de açúcar queimado ou caramelo);
> - A ausência de reconhecimento do distúrbio leva a edema cerebral e óbito em 1 mês de vida;
> - Edema vasogênico em substância branca cerebral, globos pálidos, tálamos, pedúnculos cerebelares, trato corticospinal e ponte;
> - As áreas não mielinizadas cursam com edema vasogênico, já as áreas mielinizadas cursam com edema intramielínico, que se apresenta sob a forma de restrição à difusão (tal padrão também é visto na doença de *Canavan* e na hiperglicemia não cetótica);
> - Há acúmulo de aminoácidos ramificados, como leucina, isoleucina e valina (altos níveis no plasma);
> - Tratamento: dieta hipoproteica, hipercalórica e restrição de aminoácidos ramificados;
> - Alguns pacientes se beneficiam do transplante hepático (restauração parcial da atividade enzimática e normalização da leucina sérica);
> - Nas crises agudas, deve-se proceder à hemofiltração, diálise ou aférese.

BIBLIOGRAFIA

Chuang D, Shih V. Disorders of branched-chain amino acid and keto acid metabolism. In: Scriver C, Beaudet A, Sly W, Valle D (Eds.). The metabolic and molecular basis of inherited disease, 7th ed. New York: McGraw-Hill; 2001. p. 1971-95.

Fingerhut R. Recall rate and positive predictive value of MSUD screening is not influenced by hydroxyproline. Eur J Pediatr. 2009;168:599-604.

Morton DH, Strauss KA, Robinson DL, et al. Diagnosis and treatment of maple syrup disease: a study of 36 patients. Pediatrics. 2002;109:999-1008.

Simon E, Fingerhut R, Baumkötter J, et al. Maple syrup urine disease: favourable effect of early diagnosis by newborn screening on the neonatal course of the disease. J Inherit Metab Dis. 2006;29:532-7.

… CAPÍTULO 235

MARBURG

Carlos Roberto Martins Jr.

Descrita em 1906 pelo neurologista austríaco Otto Marburg, a síndrome de Marburg, ou variante de Marburg, é uma forma de esclerose múltipla aguda e maligna, caracterizada por desmielinização intensa e fulminante. Tal condição geralmente leva à morte em semanas ou meses e tende a ser refratária ao tratamento agudo com corticosteroides ou plasmaférese.

O quadro pode ser precedido por estado febril, mas não é a regra. As lesões e os sintomas iniciam e progridem rapidamente, piorado em intensidade e quantidade. Muitas vezes, lesões múltiplas confluem e aumentam sobremaneira, levando a efeito de massa importante com formas tumefativas. As lesões podem ocorrer em tronco ou telencéfalo em substância branca ou região justacortical. Hipersinal em TR Longo (T2/FLAIR), realce anelar (muitas vezes aberto) e restrição à difusão nas margens lesionais. Efeito de massa é comum.

A clínica com múltiplos déficits focais progride rapidamente, levando à morte na maioria os casos. Tende a ser mais comum em jovens, mas casos já foram descritos em idades mais avançadas. Não há história de infecção ou vacinação prévias como na ADEM (**Encefalomielite Disseminada Aguda**). O LCR pode ser positivo, ou não, para bandas oligoclonais (muitas vezes negativo). Proteinorraquia pode ocorrer.

O prognóstico é sombrio. O tratamento baseia-se no uso de corticosteroides e plasmaférese, porém, com resposta ruim. Por vezes, há melhora inicial, entretanto, os déficits e as lesões tendem a piorar. Uso de manitol pode ser necessário, sobretudo pelo efeito de massa das lesões. Não raro, novas lesões aparecem em curto espaço de tempo e as lesões antigas evoluem para dano axonal e necrose cavitária. Trabalhos com ciclofosfamida e alemtuzumab mostraram algum benefício na estabilização das lesões.

DICAS

- Forma de esclerose múltipla aguda e maligna, caracterizada por desmielinização intensa e fulminante;
- Pacientes geralmente morrem no primeiro ano de doença;
- Mais comum em jovens;
- Geralmente refratária ao tratamento agudo – corticosteroides e plasmaférese;
- Reação inflamatória intensa com edema e efeito de massa. Lesões tendem a confluir. Evoluem para necrose cavitante.

BIBLIOGRAFIA

Marburg O. Die sogenannte "akute multiple Sklerose" (Encephalomyelitis periaxialis scleroticans). Jahrb. Psychiatr. Neurol. 1906;27:211-312.

Nozaki K, Abou-Fayssal N. High dose cyclophosphamide treatment in Marburg variant multiple sclerosis a case report. J. Neurol. Sci. 2010;296:121-3.

Patti F, Lo Fermo S. Lights and shadows of cyclophosphamide in the treatment of multiple Sclerosis. Autoimmune Dis. 1-14.

Popescu BF, Lucchinetti CF. 2011/2012.

MARCHIAFAVA-BIGNAMI

Sinval Leite Carrijo Filho

A doença de Marchiafava-Bignami (DMB) é uma condição pouco comum caracterizada pela **desmielinização e posterior necrose do corpo caloso.** Acomete pacientes etilistas crônicos ou pacientes suscetíveis à desnutrição, especialmente na faixa etária dos 40 aos 60 anos. Foi descrita em 1903, pelos patologistas italianos Amico Bignami e Ettore Marchiafava em pacientes que tinham como hábito a ingesta rotineira de vinho. Foram relatados 3 casos de pacientes em estado de mal epiléptico seguido por coma, e na autópsia foi encontrada necrose de 2/3 do corpo caloso.

Sua etiologia permanece incerta, com provável associação do efeito tóxico do álcool, associado à deficiência vitamínica, em especial a tiamina (já que em alguns casos foram descritos em pacientes não usuários de álcool, mas com alguma propensão à desnutrição). O quadro clínico é bem variável, geralmente de prognóstico ruim, composto por alteração do nível de consciência, déficit de marcha, disartria, déficit cognitivo e alteração comportamental. A síndrome de desconexão inter-hemisférica é considerada um achado clássico, entretanto, com pouca relevância em decorrência da alteração de consciência do paciente acometido. Os sintomas podem ter início agudo/subagudo ou crônico.

O diagnóstico advém de um paciente com história de etilismo e/ou desnutrição, com sintomas neurológicos progressivos, com necessidade de realização de neuroimagem. A tomografia de crânio tem baixa sensibilidade, sendo eleita a ressonância magnética (RNM) como o exame de escolha para o diagnóstico da DMB. A característica encontrada na RNM são lesões simétricas com aumento de sinal nas sequências de difusão (DWI) e FLAIR na fase aguda (Fig. 236-1) por um provável edema citotóxico local. Na fase crônica, com a progressão da desmielinização, observam-se processo necrótico e áreas císticas (particularmente na porção central) com atrofia do corpo caloso.

Em razão de a etiologia não estar clara, não há tratamento específico recomendado. Todavia, é amplamente utilizada a reposição vitamínica do complexo B, especialmente a reposição de tiamina, sendo que estudos apontam que, se tratada na fase aguda, a evolução costuma ser favorável, principalmente nos

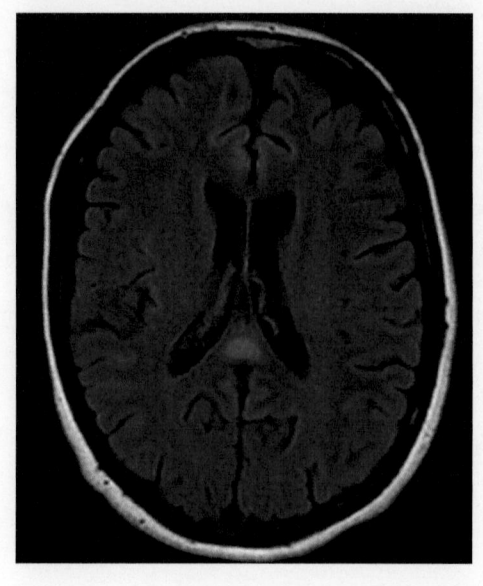

Fig. 236-1. Lesão aguda em corpo caloso em paciente com DMB.

pacientes não etilistas. Alguns autores sugerem o tratamento com corticoterapia, contudo, com pouco benefício se comparado à reposição com tiamina.

Em relação ao prognóstico, apresenta alta mortalidade, em torno de 20%, principalmente nos etilistas. Entretanto, atualmente, com o tratamento precoce com tiamina, a taxa de sobrevida tem aumentado. Nos pacientes sobreviventes, a cessação do uso do álcool, a correta administração vitamínica e proteica, bem como o acompanhamento e reabilitação das possíveis alterações neurológicas são fundamentais.

DICAS

- Alteração de consciência em pacientes etilistas ou desnutridos;
- Presença de sintomas cognitivos, comportamentais e motores;
- RNM de crânio com alterações sugestivas em corpo caloso;
- Tratamento precoce com tiamina;
- Alta taxa de morbidade e mortalidade;
- RNM com lesões sem corpo caloso com aumento de sinal nas sequências de difusão (DWI) e FLAIR na fase aguda por um provável edema citotóxico local. Na fase crônica, com a progressão da desmielinização, observam-se processo necrótico e áreas císticas (particularmente na porção central) com atrofia do corpo caloso.

BIBLIOGRAFIA

Arbelaez A, Pajon A, Castillo M. Acute Marchiafava-Bignami disease: MR findings in two patients. AJNR Am J Neuroradiol. 2004:1955-7.

Arbelaez A, Pajon A, Castillo M. Acute Marchiafava-Bignami Disease: MR Findings in Two Patients. American Journal of Neuroradiology. 2003;1955-7.

De Marchi F, Tondo G, Varrasi C, et al. Marchiafava-Bignami Disease: Uncertain MRI Predictors of Outcome. J Neurol Neurosci. 2016;8:1.

Hillbom M, Saloheimo P, Fujioka S, et al. Diagnosis and management of Marchiafava-Bignami disease: a review of CT/MRI confirmed cases. J Neurol Neurosurg Psychiatry. 2014;168-73.

Marchiafava E, Bignami A. Sopra un alterazione del corpo calloso osservata in soggetti alcoolisti. Riv Patol Nerv. 1903;8:544.

Zuccoli G, Siddiqui N, Cravo I, et al. Neuroimaging findings in alcohol-related encephalopathies. American Journal of Roentgenology. 2010:1378-84.

MARINESCO–SJÖGREN

Carlos Roberto Martins Jr.

A síndrome de Marinesco-Sjögren (SMS), também conhecida como **síndrome de Garland-Moorhouse**, é caracterizada por **ataxia cerebelar, catarata de início precoce (não necessariamente congênita), miopatia e hipotonia**. Retardo do desenvolvimento neuropsicomotor, hipogonadismo hipergonadotrófico, baixa estatura e várias anormalidades esqueléticas podem ser observados. Crianças com SMS geralmente apresentam hipotonia muscular na primeira infância, evoluindo com fraqueza muscular proximal e distal na primeira década de vida.

Mais tarde, achados cerebelares de ataxia axial e apendicular, nistagmo e disartria tornam-se aparentes. A função motora piora progressivamente por alguns anos e depois se estabiliza em idade e grau de gravidade imprevisíveis. A catarata pode-se desenvolver rapidamente e, normalmente, requer correção cirúrgica na primeira década de vida. Embora muitos adultos tenham deficiências graves, a expectativa de vida na SMS é quase normal. A doença é herdada de forma autossômica recessiva, relacionada com o gene *SIL1*.

Provoca baixa estatura e múltiplas anormalidades esqueléticas, incluindo escoliose, encurtamento de metacarpos, metatarsos e falanges, coxa valga, pé plano e *pectus carinatum*. Grande parte das crianças acometidas nunca conseguirão andar sem apoio. Estrabismo é presente em quase metade dos pacientes. A miopatia tem início antes dos sinais cerebelares.

Os níveis de CPK podem ser normais até 2 a 4 vezes os valores de referência. A ENMG é miopática com exame de condução normal e agulha evidenciando recrutamento precoce e potenciais pequenos e polifásicos. A biópsia muscular revela variação no calibre das fibras musculares, fibras atróficas, lipossubstituição e formação de vacúolos (*rimmed vacuole*). À RNM de crânio evidencia-se atrofia cerebelar (pior em *vermis*) com ou sem hipersinal em *TRlongo* no córtex de cerebelo. O tratamento é sintomático e multidisciplinar.

DICAS
▪ Ataxia cerebelar, catarata de início precoce (não necessariamente congênita) e miopatia; ▪ Retardo do desenvolvimento neuropsicomotor, hipogonadismo hipergonadotrófico e baixa estatura; ▪ Catarata pode-se desenvolver rapidamente e, normalmente, requer correção cirúrgica na primeira década de vida; ▪ Expectativa de vida na SMS é quase normal; ▪ Autossômica recessiva, gene *SIL*; ▪ A miopatia tem início antes dos sinais cerebelares; ▪ Níveis de CPK podem ser normais até 2 a 4 vezes os valores de referência; ▪ ENMG miopática; ▪ Biópsia muscular revela vacúolos (*rimmed vacuole*); ▪ À RNM de crânio evidencia-se atrofia cerebelar (pior em *vermis*) com ou sem hipersinal em *TRlongo* no córtex de cerebelo; ▪ Sem cura. Tratamento sintomático; ▪ Não confundir com síndrome de Sjögren–Larsson: paraparesia espástica, retardo mental e ictiose congênita. Autossômica recessiva, cromossomo 17 (*ver capítulo específico*).

BIBLIOGRAFIA

Chung KT, Shen Y, Hendershot LM. BAP, a mammalian BiP-associated protein, is a nucleotide exchange factor that regulates the ATPase activity of BiP. J Biol Chem. 2002;277:47557-63.

Eriguchi M, Mizuta H, Kurohara K, et al. Identification of a new homozygous frameshift insertion mutation in the SIL1 gene in 3 Japanese patients with Marinesco-Sjogren syndrome. J Neurol Sci. 2008;270:197-200.

Gai N, Jiang C, Zou YY, et al. Novel SIL1 nonstop mutation in a Chinese consanguineous family with Marinesco-Sjögren syndrome and Dandy-Walker syndrome. Clin Chim Acta. 2016;458:1-4.

Goto M, Okada M, Komaki H, et al. A nationwide survey on Marinesco-Sjögren syndrome in Japan. Orphanet J Rare Dis. 2014;9:58.

Harting I, Blaschek A, Wolf NI, Set al. T2-hyperintense cerebellar cortex in Marinesco-Sjogren syndrome. Neurology. 2004;63:2448-9.

Haugarvoll K, Johansson S, Rodriguez CE, et al. GBA2 mutations cause a Marinesco-Sjögren-like syndrome: genetic and biochemical studies. PLoS One. 2017;12:e0169309.

McARDLE E TARUI

Carlos Roberto Martins Jr.

Esta obra aborda as três glicogenoses mais comuns na neurologia, a glicogenose tipo V ou doença de McArdle, a glicogenose tipo II ou doença de Pompe (*ver capítulo específico*) e a glicogenose tipo VII ou doença de Tarui. Falaremos, a seguir, das glicogenoses tipo V e tipo VII.

As glicogenoses são doenças do metabolismo do glicogênio, acometendo os músculos esqueléticos. Alguns doentes cursam com sintomas fixos e progressivos com piora da força muscular, como na deficiência da maltase ácida (**doença de Pompe**), deficiência de amilo-1,6-glucosidase (glicogenose III – **doença de Cori-Forbes**) e amilo-1,4-1,6-transglucosidase (glicogenose IV – **doença de Andersen**). Por outro lado, alguns pacientes cursam com manifestações flutuantes, com episódios de cãibras, fraqueza, mioglobinúria e mialgia desencadeados por atividade física, com normalidade ao exame físico entre as crises. Tal padrão é observado em várias glicogenoses, em especial a doença de McArdle e doença de Tarui.

A glicogenose tipo V ou doença de McArdle é a glicogenose mais comum causada por mutação no gene *PYGM* no cromossomo 11, o que determina a deficiência na enzima miofosforilase, impedindo a hidrólise do glicogênio, que se acumula no tecido muscular. O paciente não é capaz de utilizar o glicogênio como fonte de energia durante exercícios pesados ou intensos. O início dos sintomas se dá em crianças ou adultos jovens com intolerância ao exercício, bem como aparecimento de cãibras, mialgia e mioglobinúria após exercícios físicos. Com a evolução, podem ocorrer fraqueza muscular e contraturas (falência energética).

A grande maioria dos doentes cursa com o conhecido **fenômeno do segundo fôlego**, que se refere ao alívio dos sintomas quando se mantém a atividade física em níveis mais brandos, em decorrência da utilização do metabolismo oxidativo mitocondrial do músculo. Clinicamente, há descrição de três estágios evolutivos: a infância e a adolescência com aparecimento de fadiga muscular excessiva após exercícios físicos; entre os 20 e 40 anos, quando se iniciam as cãibras e ocorre mioglobinúria depois de atividades físicas; e após os 40 anos, quando as cãibras e a mioglobinúria tornam-se menos intensas, apesar do surgimento de fraqueza muscular e amiotrofias.

Os níveis de CK são habitualmente elevados, podendo ser normais fora dos períodos de crises. É importante lembrar que o teste isquêmico do antebraço com mensuração sérica mostra elevação de amônia, mas sem aumento do lactato (perda da capacidade de elevação do lactato após exercício em condições anaeróbicas). O ECG é normal. A biópsia muscular revela miopatia vacuolar (vacúolos subsarcolemais e intermiofibrilares) com acúmulo de glicogênio (material PAS-positivo) e reação negativa para miofosforilase. O diagnóstico também pode ser ratificado via exame molecular.

A doença de Tarui, autossômica recessiva, gene *PFKM*, cromossomo 12, segue as mesmas características da doença de McArdle. É uma desordem por defeito na enzima fosfofrutoquinase, ocasionando acúmulo de glicogênio no músculo esquelético por bloqueio na metabolização da glicose-6-fosfato por via glicolítica. A apresentação clínica é variável (mais grave que a McArdle), como hemólise, morte durante a infância e intolerância ao exercício em decorrência de fraqueza muscular, fadiga e cãibras pós-exercícios. Pode haver hemólise compensada (aumento de bilirrubina e reticulócito) e hiperuricemia. Como as manifestações das doenças de McArdle e de Tarui são semelhantes, a diferenciação diagnóstica é realizada pela histoquímica na biópsia muscular (negatividade para fosfofrutoquinase na Tarui).

O tratamento é baseado em exercício físico controlado, a fim de desenvolver a capacidade de oxidação mitocondrial dos músculos e a ingestão programada de glicose de acordo com os períodos de exercício. As dietas com elevada ingestão de proteínas apresentaram resultados variáveis. A abordagem desses doentes é realizada evitando-se exercícios súbitos e violentos, aquecimento lento ao iniciar os exercícios, cessação do exercício durante aparecimento de fadiga ou cãibras, uso de mel, frutose e, em alguns casos, coenzima Q10. A rabdomiólise deve ser evitada a todo custo, por conta do risco de insuficiência renal aguda.

> **DICAS**
>
> - McArdle é a glicogenose mais comum causada por mutação no gene *PYGM* no cromossomo 11, o que determina a deficiência na enzima miofosforilase;
> - O paciente não é capaz de utilizar o glicogênio como fonte de energia durante exercícios pesados ou intensos;
> - Os níveis de CK são habitualmente elevados, podendo ser normais fora dos períodos de crises;
> - Intolerância ao exercício, bem como aparecimento de cãibras, mialgia e mioglobinúria após exercícios físicos;
> - Com a evolução, podem ocorrer fraqueza muscular e contraturas (falência energética);
> - Fenômeno do segundo fôlego;
> - Os níveis de CK são habitualmente elevados, podendo ser normais fora dos períodos de crises;
> - O teste isquêmico do antebraço com mensuração sérica mostra elevação de amônia, mas sem aumento do lactato (perda da capacidade de elevação do lactato após exercício em condições anaeróbicas);
> - Vacúolos subsarcolemais e intermiofibrilares) com acúmulo de glicogênio (material PAS-positivo);
> - Tarui – autossômica recessiva, gene *PFKM*, cromossomo 12 – segue as mesmas características da doença de McArdle. Déficit de enzima fosfofrutoquinase;
> - Tarui pode cursar com hemólise e hiperuricemia.

BIBLIOGRAFIA

Levy JA, Gagioti SM, Cavalieri MJ, Pereira JR. Doença de McArdle: registro de caso. Arquivo Neuro-Psiquiatria, São Paulo. 1980;38(4):411-4.

Lorenzoni PJ, Lange MC, Kay CSK, et al. Estudo da condução nervosa motora na doença de McArdle. Arquivos de Neuro-Psiquiatria, São Paulo. 2005;63(3):874-7.

Tarui S, Okuno G, Ikura Y, Tanaka T, Suda M, Nishikawa, M. Phosphofructokinase deficiency in skeletal muscle. A new type of glycogenosis. Biochemical and Biophysical Research Communications, New York. 1965;19:517-23.

Vieira JCF, Carneiro FM, Assêncio-Ferreira V J. Alteração de deglutição em um caso de glicogenose. Revista CEFAC, São Paulo. 2004;6(1):34-9.

McLEOD

Carlos Roberto Martins Jr.

A síndrome de McLeod (SML) faz parte das neuroacantocitoses, envolvendo sistema nervoso central, periférico e células vermelhas. Trata-se de afecção recessiva ligada ao X envolvendo o gene *XK*, que fornece instruções para a produção da proteína XK, que transporta o antígeno sanguíneo Kx. Tais antígenos sanguíneos são encontrados na superfície dos glóbulos vermelhos e determinam o tipo sanguíneo. A proteína XK é encontrada em vários tecidos, particularmente no cérebro, músculo e coração. A função da proteína XK não é clara e os pesquisadores acreditam que ela possa desempenhar um papel no transporte de substâncias para dentro e fora das células.

A ausência do antígeno Kx e a redução do antígeno Kell são conhecidas como "fenótipo McLeod" e se referem apenas aos glóbulos vermelhos. Não se sabe ao certo como a falta de proteína XK leva a problemas de movimento e a outras características da síndrome de neuroacantocitose de McLeod. Indivíduos com síndrome de McLeod têm glóbulos vermelhos anormais em forma de estrela (**acantocitose**). Essa condição faz parte de um grupo de distúrbios chamado **neuroacantocitose**, que envolve problemas neurológicos e glóbulos vermelhos anormais.

NEUROACANTOCITOSE
Principais Síndromes
- Coreoacantocitose (ChAc);
- Síndrome de McLeod (SML);
- Doença de Huntington 2 (HDL2);
- Neurodegeneração associada a pantotenatoquinase (PKAN: incluindo subtipo HARP – hipoprebetalipoproteinemia, acantocitose, retinite pigmentosa, degeneração palidal).

Com Distúrbios das Lipoproteínas
- Abetalipoproteinemia (síndrome de Bassen – Kornzweig);
- Hipobetalipoproteinemia familiar;
- Doença de Anderson;
- Doença atípica de Wolman.

ACANTOCITOSE EM DOENÇAS SISTÊMICAS EM QUE OS ACHADOS NEUROLÓGICOS TAMBÉM PODEM ESTAR PRESENTES
- Desnutrição grave (p. ex., anorexia nervosa);
- Cânceres, sarcoma;
- Distúrbios da tireoide, mixedema;
- Esplenectomia;
- Cirrose hepática, encefalopatia hepática;
- Psoríase;
- Doença de Eales;
- MELAS.

Cerca de 30% dos pacientes com SML apresentam hepatosplenomegalia (provavelmente por um estado hiper-hemolítico). O que suscita o diagnóstico é a análise de sangue periférico, que evidencia hemácias estreladas (acantócitos). A SML é uma doença multissistêmica que atinge sistemas hematopoiético, neuromuscular e nervoso central. Manifestações do sistema nervoso central se assemelham, em muito, à doença de Huntington, envolvendo coreia, demência subcortical e alterações psiquiátricas.

Em contraste com a coreoacantocitose autossômica recessiva (síndrome de Levine-Critchley – *ver capítulo específico*), apenas raros pacientes apresentam mordedura habitual nos lábios ou língua, disfagia, distonia ou outros sinais extrapiramidais. As alterações cognitivas (50% dos doentes) tendem a ser subcorticais, variando de leve à moderada intensidade. Cerca de 20% dos pacientes com McLeod cursam com problemas psiquiátricos, incluindo transtorno de personalidade, ansiedade, depressão, transtorno obsessivo-compulsivo, transtorno bipolar ou transtorno esquizoafetivo. Cerca de 20% a 40% dos pacientes cursam com crises convulsivas.

À RNM evidenciamos atrofia em caudado e putâmem, bem como hipometabolismo estriatal ao uso de PET-CT. Hipersinal T2/FLAIR também pode ser observado em estriado. Cerebelo e córtex cerebral tendem a ser poupados. Polineuropatia sensitivo-motora axonal pode ser encontrada em 40% dos doentes. Miopatia pode ser vista com CK elevado (< 4.000 U/l), manifestando-se com fraqueza e atrofia. Casos de rabdomiólise já foram descritos. Cardiomiopatia e arritmias cardíacas não são raras, especialmente fibrilação atrial.

É sabido que a SML ocorre em homens com início dos sintomas em adultos após os 30-40 anos, geralmente. Contudo, mulheres carreadoras podem ter sintomas leves, especialmente cognitivos. Há relatos de mulheres que apresentaram fenótipo típico da condição, muito provavelmente por inativação do cromossomo X sem mutação. A evolução da doença é lenta e, geralmente, os pacientes morrem após a quinta ou sexta décadas de vida por pneumonia aspirativa, convulsões ou distúrbios cardiovasculares.

O diagnóstico baseia-se na avaliação imuno-hematológica com ausência de antígeno Kx e antígeno Kell fraco. Teste genético pode ser realizado. Não há tratamento curativo, apenas sintomático. Acompanhamento hematológico, psiquiátrico, tratamento da coreia com neurolépticos, acompanhamento cardiológico, bem como monitoramento dos níveis de CK e de possível rabdomiólise se fazem necessários na conduta clínica.

DICAS

- Entra no diagnóstico diferencial das neuroacantocitoses;
- Recessiva ligada ao X – atinge homens;
- Início após 30 anos de idade – coreia, alteração cognitiva subcortical e sintomas psiquiátricos;
- Doença multissistêmica que atinge sistema hematopoiético, neuromuscular e nervoso central;
- Diagnóstico diferencial de Huntington;
- Acantócitos periféricos;
- Hepatosplenomegalia e anemia hemolítica podem estar presentes;
- Automutilação não é comum – não confundir com síndrome de Levine-Critchley – neuroacantocitose autossômica recessiva;
- Polineuropatia sensitivo-motora axonal;
- Miopatia com CK alto;
- RNM com atrofia de putâmem e caudado;
- Avaliação imuno-hematológica com ausência de antígeno Kx e antígeno Kell fraco. Teste genético pode ser realizado;
- Não há tratamento curativo, apenas sintomático.

BIBLIOGRAFIA

Jung HH, Hergersberg M, Vogt M, et al. McLeod phenotype associated with a XK missense mutation without hematological, neuromuscular, or cerebral involvement. Transfusion. 2003;43:928-38.

Jung HH. McLeod syndrome: a clinical review. In Danek A (Ed.). Neuroacanthocytosis syndromes. Dordrecht, Springer, 2004. p. 45-53.

Walker RH, Danek A, Uttner I, et al. McLeod phenotype without the McLeod syndrome. Transfusion. 2007;47:299-305.

MEIGE

Carlos Roberto Martins Jr.

A síndrome de Meige (SM) nada mais é do que distonia ocular (blefarospasmo) associada à distonia oromandibular, com prevalência média de 3 casos para 100.000. Acredita-se que seja causada por hiperexcitabilidade de interneurônios do tronco encefálico, ratificada pela curva de recuperação do reflexo de piscamento. A etiologia central é reforçada em situações de SM causadas por infarto lacunar da transição entre diencéfalo e mesencéfalo ("Meige vascular"). Outros estudos propõem a ideia de hiperexcitabilidade dos núcleos da base sobre a área motora suplementar.

A maioria dos casos (cerca de 80%) não cursa com história familiar. A maior parte dos pacientes apresenta SM idiopática, sendo uma pequena parcela secundária à trauma, acidente vascular encefálico, esclerose múltipla, doença de Wilson, trauma periférico (intervenção odontológica), doença de Machado-Joseph, doença de Parkinson, agonistas dopaminérgicos, antidepressivos, metoclopramida, bloqueadores de canais de cálcio e causa genética (DYT5 e DYT6).

Afeta mais mulheres e, geralmente, após os 40 anos de idade. Por vezes, os pacientes recebem diagnóstico de síndrome *sicca*, abrindo o quadro com piscamento excessivo para, depois, apresentar fechamento involuntário ocular. Em torno de 15% dos casos a dificuldade de abertura ocular é tão importante que resulta em cegueira funcional. Os pacientes queixam-se de piora com luminosidade, como assistir à televisão e alívio com truques sensoriais clássicos, como toque no supercílio ou pálpebra (**gesto antagonista**).

A distonia oromandibular pode ser de abertura ou fechamento da boca, mais raramente, lateralização. Por vezes, pode causar disartria e dificuldade na alimentação. O envolvimento do andar inferior da face pode levar a careteamento, protrusão labial, redução do diâmetro das narinas (pode causar até dispneia), sons guturais, envolvimento laríngeo e faríngeo. O tratamento é pautado nas diretrizes para distonia focal e segmentar.

Embora raro, alguns pacientes com DYT5 (distonia dopa-responsiva) podem cursar com distonia focal/segmentar. Neste sentido, faz-se necessário testar tratamento com levodopa 125 mg 3 ×/dia por 60 dias. Não havendo desaparecimento da condição, retira-se a medicação para outras formas terapêuticas. A toxina botulínica é o tratamento de escolha, proporcionando excelente resposta em mais de 90% dos pacientes. A resposta ocular é mais satisfatória que a oromandibular. Há relatos de tratamento com estimulação magnética transcraniana em globo pálido medial em pacientes refratários.

DICAS

- Distonia segmentar oromandibular e de pálpebras (blefarospasmo);
- Maioria idiopática, mas pode ser secundária;
- Mais comum em mulheres após 40-50 anos;
- Começa com excesso de piscadelas, evolui para restrição de abertura ocular. Distonia do andar inferior da face e mandíbula. Por vezes, atinge laringe, faringe e língua;
- Causas secundárias: lacunas diencéfalo-mesencefálicas, DYT5, DYT6, esclerose múltipla, bloqueadores de canal de cálcio, doença de Wilson e outras;
- Tratamento de eleição: toxina botulínica.

BIBLIOGRAFIA

Aires A, Gomes T, Linhares P, et al. The impact of deep brain stimulation on health related quality of life and disease-specific disability in Meige Syndrome (MS). Clin Neurol Neurosurg. 2018 Aug;171:53-7.

Sellal F, Frismand S. Cervico-facial dystonia as depicted in sculpture before its scientific description. Rev. Neurol. (Paris). 2019 Mar;175(3):198-200.

Wang X, Mao Z, Cui Z, et al. Predictive factors for long-term clinical outcomes of deep brain stimulation in the treatment of primary Meige syndrome. J. Neurosurg. 2019 Apr;5:1-9.

MELANOSE NEUROCUTÂNEA

Carlos Roberto Martins Jr.

Descrita por Rokitansky em 1961, a melanose neurocutânea (MNC) é uma neuroectodermose rara que se caracteriza por múltiplos nevos congênitos na pele associados à proliferação maligna ou benigna de melanócitos no SNC. Em torno de 70% dos pacientes apresentam sintomas antes dos primeiros 5 anos de vida. Acredita-se que a afecção resulte da proliferação pré-natal e anormal dos melanócitos derivados da crista neural no sistema nervoso central. É esporádica, não familiar.

O comprometimento do SNC ocorre por lesões em leptomeninge ou parenquimatosas, geralmente melanoma ou melanose (agregado benigno de células melanocíticas). Os doentes podem cursar com retardo do desenvolvimento neuropsicomotor, convulsões, mielopatia, alterações psiquiátricas, paresia de nervos cranianos, hidrocefalia e hemorragias intracerebrais. Os critérios diagnósticos envolvem os achados a seguir:

- Nevo congênito gigante (adultos: pelo menos 20 cm no maior diâmetro; neonatos/crianças: 9 cm na cabeça ou 6 cm no tronco) ou múltiplos (três ou mais) nevos congênitos em associação a melanose meníngea ou melanoma do SNC;
- Ausência de melanoma cutâneo, exceto em pacientes com lesão meníngea benigna histologicamente comprovada;
- Ausência de melanoma meníngeo, exceto em pacientes com lesões cutâneas histologicamente benignas.

A RNM de SNC pode apresentar áreas com hipersinal em T1 nos lobos temporais, realce difuso das leptomeninges do encéfalo e da medula, bem como melanoma maligno. A melanose de parênquima usualmente aparece nos lobos temporais (**núcleos amigdaloides**), cerebelo/tronco, geralmente exibe **hipersinal em T1** e não apresenta impregnação pelo contraste. Cistos aracnóideos são comuns.

As lesões leptomeníngeas apresentam iso ou hipersinal em T1, iso ou hipossinal em T2, hipersinal em FLAIR e realce positivo ao gadolíneo. Efeito de massa, edema, hemorragia e necrose condizem com melanoma em detrimento de lesão benigna. É importante lembrar que, como há hipersinal em T1, é importante realizar T1 com supressão de gordura. O LCR pode cursar com hiperproteinorraquia e presença de células epitelioides.

Não há tratamento modificador de doença e o prognóstico não é bom.

DICAS

- Caracteriza-se por múltiplos nevos congênitos na pele (ou nevo gigante) associados à proliferação maligna ou benigna de melanócitos no SNC;
- Esporádica, não familiar;
- Comprometimento do SNC ocorre por lesões em leptomeninge ou parenquimatosas, geralmente melanoma ou melanose (agregado benigno de células melanocíticas);
- Neuroimagem mais comum: hipersinal T1 com supressão gordurosa em leptomeninges e/ou parênquima;
- Prognóstico ruim.

BIBLIOGRAFIA

Kadonaga JN, Frieden IJ. Neurocutaneous melanosis: definition and review of the literature. J Am Acad Dermatol. 1991;24:747-55.

Ramaswamy V, Delaney H, Haque S, et al. Spectrum of central nervous system abnormalities in neurocutaneous melanocytosis. Dev Med Child Neurol. 2012;54:563-8.

MELKERSSON-ROSENTHAL

Yves Glauber Silva dos Santos • Carlos Roberto Martins Jr.

A síndrome de Melkersson-Rosenthal é uma doença neuromucocutânea rara, descrita inicialmente em 1928, quando Melkersson descreveu o caso de uma paciente com paralisia facial periférica associada à edema facial. Em 1932, Rosenthal descreveu um caso semelhante, com uma característica adicional – **língua plicata**. A incidência estimada é de 0,08%, segundo Hornstein. A maioria dos casos descritos tem início entre a segunda e terceira décadas de vida. É controverso se há predileção pelo sexo feminino.

A etiologia é desconhecida. Fatores genéticos, ambientais, imunológicos são sugeridos.

A tríade clínica clássica consiste em:

- Paralisia periférica facial recorrente;
- Edema orofacial;
- **Língua plicada** (aspecto escrotal).

O quadro clínico completo, no entanto, é incomum, sendo as formas oligossintomáticas mais frequentes. **O sintoma mais consistente é o edema orofacial.** O lábio superior é o local mais comumente afetado. O edema é indolor, firme, não depressível, recorrente. Dura de horas a dias. Com o tempo, o intervalo entre as recidivas diminui, evoluindo para deformidade crônica. Histopatologia mostra processo inflamatório com granuloma não caseoso (parece tratar-se de afecção granulomatosa).

A paralisia facial periférica costuma ser precedida por edema orofacial em semanas, meses ou até mesmo anos. Clinicamente é indistinguível da paralisa de Bell. Na maioria dos casos, é ipsilateral ao edema. Com a recorrência, os episódios de paralisia duram mais tempo e são mais graves. Outros acometimentos neurológicos descritos são neuralgia trigeminal, migrânea, parestesias, oftalmoplegia e blefarospasmo. A **língua plicata** está presente em até metade dos casos. Está presente desde o nascimento. É interrogado se não seria, em realidade, um achado incidental, mas sua presença é 10 vezes mais frequente em paciente com Melkersson-Rosenthal.

O diagnóstico diferencial inclui: Crohn, sarcoidose, angioedema, paralisia de Bell. Não existe teste específico para síndrome de Melkersson-Rosenthal. **O diagnóstico é eminentemente clínico com a presença da tríade completa ou edema orofacial recorrente idiopático, com pelo menos um dos outros achados (paralisia facial periférica ou língua fissurada) leva ao diagnóstico.** Histopatologia não é necessária, mas fortalece a suspeita e auxilia a excluir diagnósticos diferenciais importantes. Pode-se lançar mão de investigações adicionais como tomografia computadorizada de tórax de alta resolução, dosagem sérica de enzima conversa de **angiotensinogênio** e PPD para exclusão de sarcoidose a depender do contexto clínico.

Em razão de sua raridade e sua etiologia largamente incompreendida, o tratamento da síndrome de Melkersson-Rosenthal permanece empírico. É voltado para resolução do edema e da paralisia facial periférica. Corticoterapia local, tópica ou intralesional é comumente empregada. Prednisona oral pode ser utilizada. Descompressão do nervo facial foi realizada com sucesso em alguns casos.

DICAS

- Edema orofacial idiopático recorrente, paralisia facial periférica e língua fissurada (aspecto escrotal);
- Curso remitente, podendo progredir para quadro crônico;
- Diagnóstico clínico (tríade completa ou edema orofacial recorrente com pelo menos um dos outros dois achados – paralisia facial periférica ou **língua plicata**);
- Tratamento com corticoterapia e/ou descompressão de nervo facial (sem recomendações terapêuticas bem estabelecidas).

BIBLIOGRAFIA

Bakshi SS. Melkersson-Rosenthal Syndrome. J Allergy Clin Immunol Pract. 2017;5:471-2.
Bohra S, et al. Clinicopathological significance of Melkersson Rosenthal syndrome. BMJ Case Rep. 2015.
Elias MK, Mateen FJ, Weiler CR. The Melkersson-Rosenthal Syndrome: a retrospective study of biopsied cases. J Neurol. 2013;260:138-43.
Lin TY, Chiang CH, Cheng PS. Melkersson-Rosenthal syndrome. J Form Med Assoc. 2016;115:583-4.
Liu R, Yu S. Melkersson-Rosenthal syndrome: a review of seven patients. J Clin Neurosc. 2013;20:993-5.
Mansour M, Ben Mahmoud M, Kacem A, et al. Melkersson-Rosenthal syndrome: about a tunisian family and review of the literature. Clin Neurol Neurosurg. 2019;10:54-7.

MÉNIÈRE

Vanessa Brito Campoy Rocha ▪ Carlos Roberto Martins Jr.

A doença de Ménière (DM) foi descrita pelo médico francês Prosper Ménière e apresenta três sintomas cardinais: **tontura, hipoacusia e zumbido.** Clinicamente, é caracterizada por episódios de vertigem (sensação de rotação) intensa com duração de minutos a horas, acompanhada de sintomas auditivos unilaterais (perda auditiva flutuante, plenitude auricular, zumbido) e sintomas neurovegetativos como náuseas e vômitos. Os sintomas cocleares podem preceder a crise vertiginosa (aura).

Trata-se de uma condição que predomina no **sexo feminino** e, geralmente, surge entre a **quarta e a sétima décadas** de vida. Na fase inicial, a hipoacusia e o zumbido podem desaparecer no período intercrises, mas com a evolução natural da doença, a perda auditiva torna-se irreversível, uma vez que há **degeneração progressiva de função cocleovestibular.**

Na forma clássica da DM, apenas **uma orelha é acometida**, mas a bilateralidade pode ocorrer em até 50% dos casos. A etiologia não está totalmente definida, mas envolve fatores genéticos e ambientais que promovem um acúmulo anormal de endolinfa no labirinto membranoso. A **hidropsia endolinfática** seria responsável por alterar o funcionamento das células sensoriais, provocando os sintomas supracitados.

O diagnóstico de DM é clínico e didaticamente categorizado em:

- Ménière definido:
  - Dois ou mais episódios de vertigem com duração de 20 minutos a 12 horas;
  - Perda auditiva unilateral em baixas e médias frequências **documentada com audiometria** em pelo menos um episódio;
  - Sintomas auditivos flutuantes (hipoacusia, zumbido e plenitude aural) na orelha afetada;
  - Não explicada por outro diagnóstico vestibular.
- Ménière provável:
  - Dois ou mais episódios de vertigem com duração de 20 minutos a 24 horas;
  - Sintomas auditivos flutuantes (hipoacusia, zumbido e plenitude aural) na orelha afetada;
  - Não explicada por outro diagnóstico vestibular.

No exame físico durante a crise pode-se observar **nistagmo espontâneo com direção contralateral** ao lado lesado, *head impulse test positivo* do lado acometido, **Romberg e provas de marcha com queda ipsilateral**. No período intercrises, o exame físico pode estar normal.

A perda audiométrica acomete, inicialmente, as frequências graves, progredindo para o comprometimento das frequências agudas (curva em "U" invertido) e, então, envolve as médias frequências (curva plana) como demostra a Figura 243-1.

O tratamento envolve duas situações:

1. *Vertigem aguda*: durante o **quadro agudo, o uso de supressores labirínticos** como dimenidrinato, meclizina ou flunarizina é indicado, pois são eficazes no controle da vertigem e dos sintomas neurovegetativos. Em associação, podem ser empregados corticoides e benzodiazepínicos;
2. *Profilaxia de crises*: para **profilaxia, o medicamento recomendado é a betaistina** na dose mínima de 48 mg/dia. Nos pacientes com aura, diuréticos tiazídicos podem ser utilizados no momento da aura na tentativa de amenizar a crise.

Recomendações dietéticas também são importantes. A boa hidratação com ao menos 35 mL/kg/d de água, juntamente com restrição de xantinas, sal e excesso de carboidratos podem auxiliar no controle da DM.

O tratamento invasivo é reservado a uma pequena parcela de pacientes que não obtiveram controle satisfatório com as medidas clínicas. Injeção intratimpânica de corticoide ou gentamicina são opções nestes casos. Para pacientes com audição funcional, a cirurgia de descompressão do saco endolinfático tende

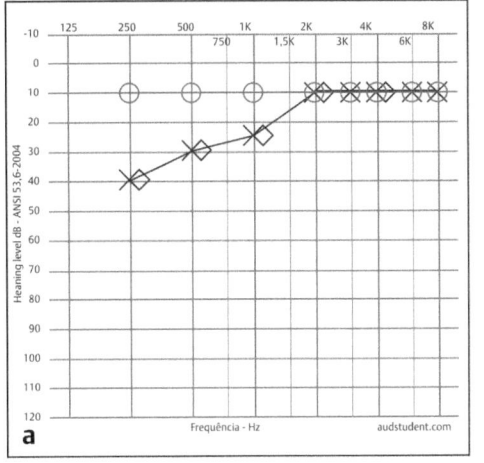

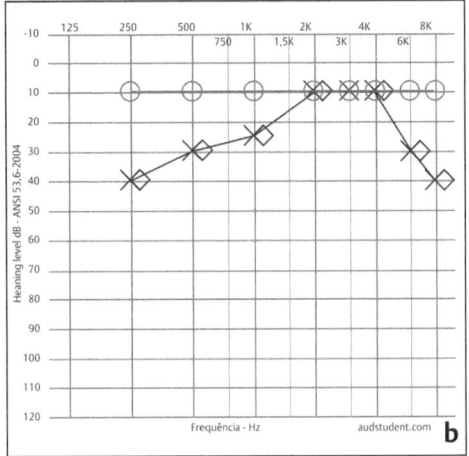

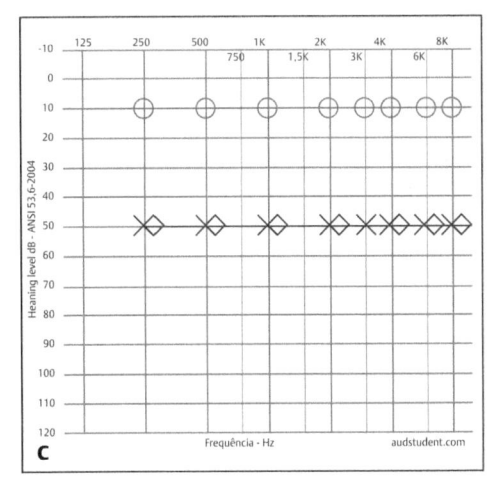

Fig. 243-1. Audiogramas sequenciais. (**a**) Curva audiométrica com perda auditiva em frequências graves em orelha esquerda (quadrado). (**b**) Curva em "U" invertido na orelha esquerda. (**c**) Curva com perda auditiva plana na orelha esquerda.

a melhorar o quadro sem comprometer a função coclear. Nos pacientes que já possuem grandes perdas auditivas, cirurgias destrutivas como labirintectomia e neurectomia podem ser consideradas.

DICAS
▪ Vertigem intensa 20 min-12 horas + hipoacusia + zumbido; ▪ Perda auditiva unilateral documentada com audiometria; ▪ Sintomas auditivos flutuantes; ▪ Crise = supressores labirínticos (meclizina, dimenidrato ou flunarizina)/profilaxia = betaistina.

BIBLIOGRAFIA

Alexander TH, Harris JP. Current epidemiology of Meniere's Syndrome. Otolaryngol Clin North Am. 2010;43(5):965-70.
Bittar R. Otoneurologia clínica. 2. ed. Rio de Janeiro: Thieme Revinter Publicações; 2020.
Lopez-Escamez JA, Carey J, Chung WH, et al. Diagnostic criteria for Meniere's disease. J Vestib Res. 2015;25(1):1-7.

MENINGOENCEFALOMIELITE ANTI-GFAP

Marcus Vinicius Magno Gonçalves ▪ André Eduardo de Almeida Franzoi

Trata-se de uma astrocitopatia autoimune recorrente e responsiva a corticosteroides. A presença sérica da proteína fibrilar glial (GFAP) distingue essa meningoencefalomielite autoimune de outras meningoencefalites no diagnóstico diferencial. A imunoglobulina IgG específica da proteína ácida fibrilar da glia é um autoanticorpo que atua, especificamente, contra os astrócitos perivasculares.

Os linfócitos T CD8+ autorreativos são sugeridos a partir de um modelo de camundongo transgênico de meningoencefalite autoimune por GFAP, como responsáveis pela fisiopatologia da doença. Peptídeos derivados das proteínas ácidas fibrilares gliais presentes em astrócitos reativos são alvos plausíveis dos linfócitos T CD8+ na meningoencefalomielite anti-GFAP.

Um terço dos casos apresenta evidências de endocrinopatias autoimunes associadas e mais de um terço se relaciona com a neoplasia diagnosticada até 2 anos após abertura do quadro clínico. Em 40% dos casos, é diagnosticada neoplasia nos primeiros 3 meses de início dos sintomas. Os tumores mais comuns vinculados à apresentação paraneoplásica são os **teratomas de ovário, os adenocarcinomas (esofágico, endometrial e renal) e os gliomas.**

Os principais distúrbios que englobam o diagnóstico diferencial são as doenças desmielinizantes infecciosas e granulomatosas, além dos linfomas, carcinomatose meníngea e as vasculites do sistema nervoso central (SNC). A apresentação clínica geralmente é subaguda, sendo a cefaleia o sintoma mais prevalente. Outros sinais comuns são déficits neurológicos focais, como escotomas centrais secundários às papilites, além das síndromes medulares associadas às lesões longitudinalmente extensas. O acometimento no SNC pode ser evidenciado na ressonância nuclear magnética (RNM) contrastada com gadolínio (Fig. 244-1).

A imunofluorescência tecidual é o teste mais sensível e específico. O índice de IgG geralmente é elevado nesses pacientes e sugere-se que o *status* de IgG específico da GFAP é mais prevalente no liquor (LCR) do que no soro. O LCR comumente apresenta pleocitose linfocítica e elevados níveis de IgG. A biópsia cerebral revela inflamação linfocítica perivascular leptomeníngea e parenquimatosa, sem envolvimento da parede vascular propriamente dita.

O tratamento imunossupressor é baseado em corticoterapia e exibe marcante resposta clínica positiva. Uma explicação alternativa para a dramática resposta aos corticosteroides na meningoencefalomielite autoimune por GFAP é que a IgG específica contra a GFAP pode estar acompanhada por um autoanticorpo patogênico ainda não identificado, direcionado à membrana plasmática astrocítica.

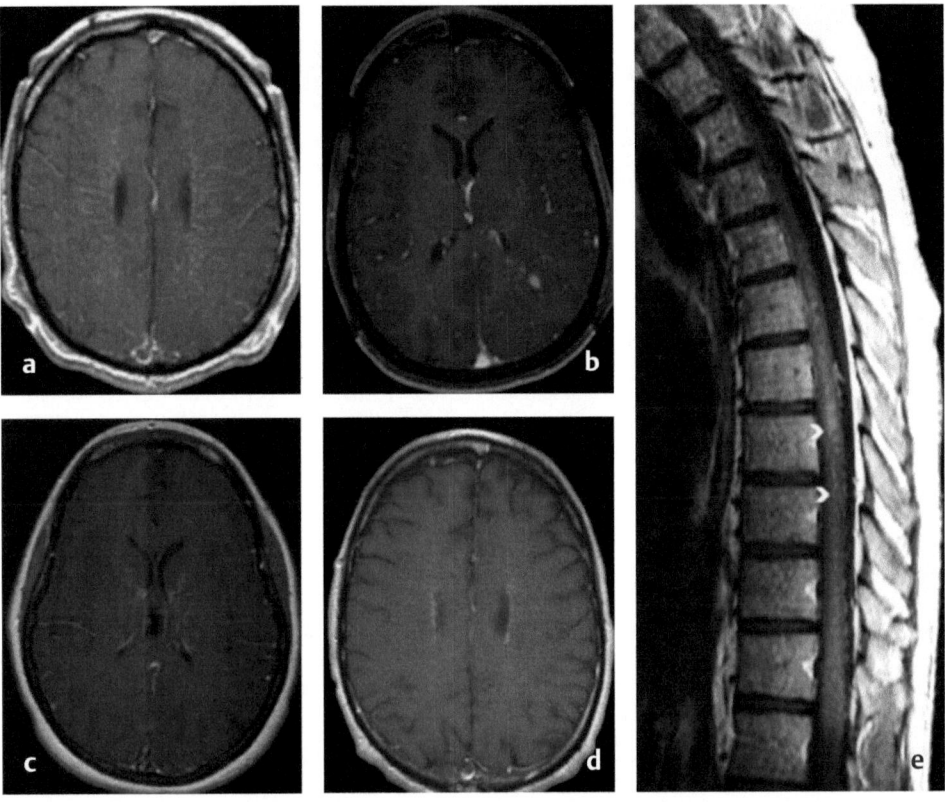

Fig. 244-1. Imagens características da meningoencefalomielite anti-GFAP na RNM pós-gadolínio pondenrada em T1. Os padrões de acometimento incluem: (**a**) Periventricular radial. (**b**) Leptomeníngea e pontuada. (**c**) Serpiginoso. (**d**) Periependimária (cérebro axial). (**e**) Medula sagital. O acometimento da medula espinhal é caracteristicamente central e adjacente ao canal nas pontas de seta.

DICAS

- A doença está associada a endocrinopatias autoimunes e à neoplasia oculta em 1/3 dos casos;
- Os tumores mais comuns são teratomas ovariano, adenocarcinomas (esofágico, endometrial e renal) e gliomas;
- Cefaleia é o sintoma clínico mais prevalente;
- RNM de crânio evidência realce periventricular radialmente, realce puntiforme, serpentiginoso leptomeníngeo e periependimário;
- RNM de medula pode evidenciar lesão centromedular longitudinalmente extensa;
- Doença responsiva à corticoterapia.

BIBLIOGRAFIA

Fang B, McKeon A, Hinson SR, et al. Autoimmune Glial Fibrillary Acidic Protein Astrocytopathy: A Novel Meningoencephalomyelitis. JAMA Neurol. 2016;73(11):1297-307.

Horta ES, Lennon VA, Lachance DH, et al. Neural autoantibody clusters aid diagnosis of cancer. Clin Cancer Res. 2014;20(14):3862-9.

Kunchok A, Zekeridou A, et al. Autoimmune glial fibrillary acidic protein astrocytopathy. Curr Opin Neurol. 2019;32(3):452-8.

Mamber C, Kamphuis W, Haring N L, et al. GFAPδ expression in glia of the developmental and adolescent mouse brain. PLoS One. 2012;7(12):e52659.

Middeldorp J, Hol EM. GFAP in health and disease. Prog Neurobiol. 2011;93(3):421-43.

Porchet R, Probst A, Bouras C, et al. Analysis of glial acidic fibrillary protein in the human entorhinal cortex during aging and in Alzheimer's disease. Proteomics. 2003;3(8):1476-85.

Sasaki K, Bean A, Shah S, et al. Relapsing-remitting central nervous system autoimmunity mediated by GFAP-specific CD8 T cells. J Immunol. 2014;192(7):3029-42.

MENKES

Carlos Roberto Martins Jr.

Descrita em 1962, a doença de Menkes (DK) é um erro inato do metabolismo do cobre, recessiva ligada ao sexo que leva à degeneração avassaladora do SNC. A mutação genética responsável pela doença foi identificada no gene *ATP7A*, localizado no braço longo do cromossomo X (Xq13.3) e que codifica uma enzima transportadora de cobre chamada ATPase do tipo P, essencial ao metabolismo e transporte do cobre intracelular. Os achados clínicos da DM são consequência direta da disfunção das várias enzimas que utilizam o cobre como cofator.

Apesar de relatos de algumas meninas acometidas, a DM é uma afecção de meninos e se manifesta, geralmente, após os 3 meses de vida. É também conhecida como síndrome do cabelo enroscado (*kinky-hair syndrome*), síndrome do cabelo duro (*steely-hair syndrome*) ou tricopoliodistrofia. Alguns autores consideram dois tipos de apresentação: formas clássica e leve. A forma clássica se caracteriza por alterações neurológicas graves e com prognóstico fatal em torno dos 3 anos de vida. Na forma leve, os pacientes têm maior sobrevida e sintomas neurológicos mais leves. Em uma condição alélica à DM, baixas concentrações de ATPase normal (2-5%) no sangue são suficientes para gerar um fenótipo de apresentação menos grave, chamado **síndrome do corno occipital ou de Ehlers-Danlos tipo IX**.

Após os 3 meses de idade, os cabelos e sobrancelhas tornam-se mais claros, grosseiros e quebradiços. Com o tempo, os pacientes evoluem para alopecia em graus variados. O achado histopatológico clássico é o *pili torti* (torção anormal do folículo sobre o seu próprio eixo). Hipopigmentação também ocorre na pele e tende a se concentrar mais em pregas cutâneas. Como o cobre é necessário para a produção de colágeno, as crianças tendem a apresentar maior elasticidade da pele.

A neurodegeneração já está presente por volta do segundo mês de vida com desmielinização encefálica exuberante. Epilepsia, retardo no desenvolvimento motor e cognitivo, ataxia, hematomas subdurais espontâneos, hipotonia axial, hipotermia e hipertonia de membros são comuns. **Síndrome de West** pode ocorrer. Há comprometimento das lâminas elásticas dos vasos intracranianos, o que pode levar a sangramentos. Ptose e hipopigmentação de íris podem ser encontradas. Alargamento metafisário e reação periosteal são comuns. A maioria dos pacientes falece antes dos 4 anos de idade.

O diagnóstico é feito por meio de achados clínicos associados à dosagem plasmática de cobre e ceruloplasmina (níveis baixos). Os níveis séricos destes devem ser mensurados após a terceira semana de vida, pois até esta idade crianças normais também tendem a apresentar níveis séricos baixos; em alguns casos, o cobre se mantém em níveis inferiores até o sexto mês de vida. O diagnóstico definitivo pode ser feito pela verificação do acúmulo intracelular anormal de cobre em cultura de fibroblastos de pele ou teste molecular genético.

À RNM de crânio evidenciam-se atrofia cerebral ou cerebelar importantes, hematomas subdurais e hemorragias intraparenquimatosas. Atrofia exuberante com sinal do Monte Fuji já foi descrita. Hipsarritimia pode ser vista ao EEG. Diagnósticos diferenciais são múltiplos, entre os principais estão fenilcetonúria e doença de Leigh (mitocondriopatia). O tratamento disponível é baseado na reposição precoce de *cobre-histidina* com resultados ruins. O início do tratamento após o terceiro mês de vida tem resposta praticamente nula.

DICAS
■ Recessiva ligada ao sexo. Acomete meninos. Início dos sintomas após 3 anos de vida; ■ Gene *ATP7A*; ■ Deficiência da enzima transportadora de cobre – ATPase tipo P; ■ Cobre não passa pela barreira hematoencefálica; ■ Cobre e ceruloplasmina séricos baixos; ■ Neurodegeneração agressiva. Retardo do DNPM, epilepsia grave, hematoma subdural, hiper-reflexia patológica, atrofia cerebral e cerebelar; hipopigmentação de pele, cabelos e sobrancelhas clareados, grosseiros e quebradiços (*pili torti*); ■ Vasos tem lâmina elástica frágil, predispondo ao sangramento intracraniano; ■ Reação periosteal e alargamento metafisário; ■ Tratamento com cobre-histidina. Resposta desanimadora. A maioria morre antes dos 4 anos de idade, principalmente por infecções respiratórias.

BIBLIOGRAFIA

Chelly J, Tumer Z, Tonnesen T, et al. Isolation of a candidate gene for Menkes disease that encodes a potential heavy metal binding protein. Nat Genet. 1993;3:14-19.

Menkes JH, Atler M, Steigleder GK, et al. A sex-linked recessive disorder with retardation of growth, peculiar hair, and focal cerebral and cerebellar degeneration. Pediatrics. 1962;29:764-79.

Tonnesen T, Kleijer WJ, Horn N. Incidence of Menkes disease. Hum Genet. 1991;86:408-10.

Vulpe C, Levinson B, Whitney S, et al. Isolation of a candidate gene for Menkes disease and evidence that it encodes a copper-transporting ATPase. Nat Genet. 1993;3:7-13.

Whiting DA. Structural abnormalities of the hair shaft. J Am Acad Dermatol. 1987;16:1-25.

CAPÍTULO 246
MIASTENIA *GRAVIS* SORONEGATIVAS

Isabelle Pastor Bandeira ▪ Marco Antônio Machado Schlindwein
Letícia Caroline Breis ▪ Marcus Vinicius Magno Gonçalves

A *miastenia gravis* (MG) é uma doença autoimune da junção neuromuscular (JNM) mediada por anticorpos IgG. Na maioria dos casos (80%) estão presentes anticorpos para os receptores de acetilcolina (AChR) que causam fraqueza flutuante dos músculos esqueléticos. Um ponto importante é que muitos pacientes soronegativos pelo método usual de imunoprecipitação têm anticorpos contra AChR detectáveis pelo método baseado em células (CBA). Esta diferença ocorre também em 50% dos pacientes com MG ocular que eram previamente negativos para anticorpos anti-AChR.

Nos outros 20% dos casos, uma proporção variável (8%-10%) dos pacientes com MG possui anticorpos contra a proteína tirosina quinase específica do músculo (MuSK); e, na ausência dos anticorpos anti-AChR e anti-MuSK, o que corresponde a cerca de 10% dos casos, a MG é conhecida como *miastenia gravis* duplo-soronegativa (MGDSN). Mais recentemente, outros anticorpos vêm sendo descritos para os 10% dos pacientes que são duplamente soronegativos.

Os primeiros exemplos são os anticorpos contra o receptor relacionado com a lipoproteína de baixa densidade 4 (LRP-4). Estes anticorpos são encontrados em até 18,7% dos pacientes soronegativos e, geralmente, acometem pacientes mulheres jovens e soronegativas para anti-MuSK e anti-AChR com doença leve.

Anticorpos contra a proteína cortactina, que faz o agrupamento dos receptores de ACh na membrana pós-sináptica da junção neuromuscular, também foram recentemente descritos como importantes marcadores da MGDSN. Estes anticorpos foram identificados em 24% dos pacientes com MGDSN com apresentação típica de acometimento ocular ou acometimento generalizado leve, e em pacientes mais jovens que aqueles com anticorpos contra AChR. Anticorpos anticortactina também são encontrados em outras doenças autoimunes, a exemplo das miosites.

Os anticorpos contra Titin, por outro lado, frequentemente coexistem com os anticorpos anti-AChR, ainda que também possam ocorrer sem esta associação. A apresentação clínica da MG com anticorpos anti-Titin depende da positividade ou não dos anticorpos anti-AChR: as formas soronegativas para AChR tendem a ser mais leves, e a proporção entre homens e mulheres tende a se igualar.

Outros anticorpos de interesse são os anti-Agrin, que geralmente são encontrados em mulheres e em formas de início precoce da doença. Contudo, o papel destes anticorpos ainda não está bem estabelecido e a resposta ao tratamento é variável.

A MGDSN costuma acometer mais o sexo feminino (19:47/M:F) sem preferência de faixa etária. **Curiosamente, este subtipo de MG tende a se apresentar como uma doença mais branda e com fraqueza bulbar menos frequente.** As características típicas são os sintomas oculares puros (diplopia e/ou ptose), principalmente no início da evolução clínica. Outras manifestações clínicas da MGDSN podem ser fraqueza dos músculos da orofaringe, extensores do pescoço, escapulares e, até mesmo, dos diafragmáticos e intercostais.

O diagnóstico de MG é clínico (fraqueza muscular com flutuação) associado a exames complementares (testes farmacológicos, testes imunológicos e eletromiografia). A determinação dos autoanticorpos séricos é uma ferramenta diagnóstica para prognosticar a doença e otimizar a terapia. Por um outro lado, a eletroneuromiografia (EMG), o *ice pack* teste e a resposta clínica aos fármacos inibidores da colinesterase são importantes para a confirmação da doença e no diagnóstico diferencial.

As abordagens para o tratamento de MGSN diferem entre os centros. Sabe-se que nem sempre os fármacos inibidores de colinesterase são bem tolerados, podendo, inclusive, acarretar piora ou flutuação clínica em alguns pacientes. Também não há indicações formais quanto à timectomia como tratamento da MGDSN, bem como para uso de anticorpos anti-CD20. Novos métodos diagnósticos e novos alvos antigênicos tendem a diminuir cada vez mais a percentagem de pacientes soronegativos para MG, levando ao desenvolvimento de terapias e condutas cada vez mais direcionadas.

> **DICAS**
>
> - A *miastenia gravis* soronegativa costuma acometer mais o sexo feminino (19:47/M:F), sem preferência de faixa etária;
> - A testagem de anticorpos auxilia no diagnóstico de *miastenis gravis*, bem como na determinação do subtipo (soropositivo × soronegativo);
> - A determinação dos autoanticorpos séricos é uma ferramenta diagnóstica para prognosticar a doença e otimizar a terapia;
> - Cerca de 80% são soropositivas (anti-AchR), 20% soronegativas;
> - Das 20% soronegativas, 10% são anti-MusK. Os outros 10% são MGDSN (anti-Agrin, anti-Titin, anticoarctina e anti-LRP4).

BIBLIOGRAFIA

Binks S, Vincent A, Palace J. Myasthenia Gravis: a Clinical-Immunological Update. J Neurol. 2015;263(4):826-34.

Cordts I, Bodart N, Hartmann K, et al. Screening for lipoprotein Receptor-Related Protein 4-, Agrin-, and Titin-Antibodies and Exploring the Autoimmune Spectrum in Myasthenia Gravis. J Neurol. 2017;264(6):1193-203.

Cortés VE, Gallardo E, Martínez M, et al. Clinical Characteristics of Patients With Double-Seronegative Myasthenia Gravis and Antibodies to Cortactin. JAMA Neurol. 2016;73(9):1099.

Kao J, Milone M, Selcen D, et al. Congenital myasthenic syndromes in adult neurology clinic. Neurology. 2018;91(19):e1770-e1777.

Lazaridis K, Tzartos S. Autoantibody specificities in myasthenia gravis; implications for improved diagnostics and therapeutics. Front Immunol. 2020;11.

Mantegazza R, Cavalcante P. Diagnosis and treatment of myasthenia gravis. Curr Opin Rheumatol. 2019;31(6):623-33.

Sieb J. Myasthenia gravis: an update for the clinician. Clinical & Experimental Immunology. 2014;175(3):408-18.

Vincent A, McConville J, Farrugia M, Newsom DJ. Seronegative myasthenia gravis. Semin Neurol. 2004;24(01):125-33.

Zisimopoulou P, Evangelakou P, Tzartos J, et al. a comprehensive analysis of the epidemiology and clinical characteristics of anti-LRP4 in myasthenia gravis. J Autoimmun. 2014;52:139-45.

MIASTENIAS CONGÊNITAS

Carlos Roberto Martins Jr.

Casos de crianças com início precoce (geralmente antes dos 2 anos) de fraqueza e fatigabilidade ocular ou generalizada com anticorpos negativos e ausência de resposta aos corticosteroides, deve-se pensar em miastenias congênitas (MC). É importante lembrar que miastenia autoimune e síndrome de Eaton-Lambert não são comuns na infância. Teste com anticolinesterásicos pode ser positivo nas MC e não serve para diferenciar de *miastenia gravis* (MG).

As MC são, em sua maioria, recessivas, mas há casos dominantes. História familiar nem sempre é clara e mutações *de novo* podem ocorrer. Podemos dividir as MC de acordo com o local de distúrbio na fenda muscular (pré-sináptico, sináptico ou pós-sináptico).

DEFEITO PRÉ-SINÁPTICO

A base molecular dessa forma é a mutação no gene da colina acetiltransferase (**ChAT**) – autossômica recessiva – com prejuízo na ressíntese de acetilcolina. A clínica clássica é fraqueza e dificuldade respiratória e, por vezes, **apneia desencadeados por choro e episódios febris.** O teste com anticolinesterásicos melhora a fraqueza e a ENMG apresenta resposta decremental clássica. Estudos microestruturais da fenda evidenciam redução do número ou do tamanho das vesículas de acetilcolina (Ach) no terminal pré-sináptico (déficit de reciclagem).

DEFEITO SINÁPTICO

Aqui o defeito está centrado na deficiência de acetilcolinesterase, enzima responsável por quebrar a acetilcolina na fenda, proporcionando "excesso deletério" de acetilcolina. Trata-se de afecção autossômica recessiva por mutação no gene da *COLQ*, enzima que se liga à forma assimétrica da acetilcolinesterase na lâmina basal da placa motora.

A clínica é a mesma da MG, como fatigabilidade, ptose, dispneia, contudo, métodos citoquímicos evidenciam ausência da acetilcolinesterase. **Resposta lentificada ao reflexo fotomotor direto e/ou pupila de Adie podem ocorrer.** O déficit de hidrólise da Ach fica evidente ao exame de condução motora na eletroneuromiografia, em que há o **sinal do duplo entalhe ou onda dupla** (Fig. 247-1), ou seja, há presença

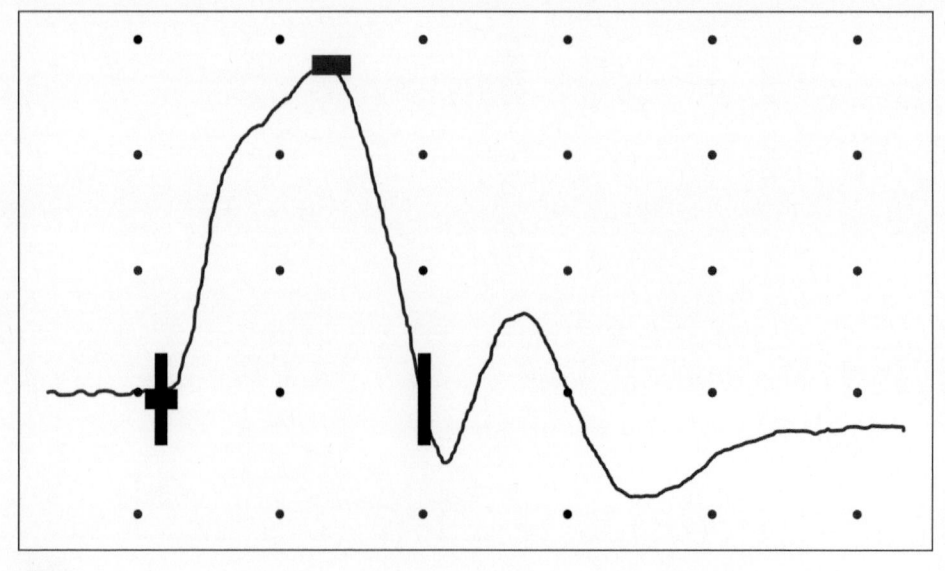

Fig. 247-1. Duplo potencial ou "duplo entalhe" em CMAP de nervo ulnar em paciente com MC sináptica por mutação COLQ.

de dois ou mais potenciais de ação compostos (CMAPs) após estímulo neural. Na estimulação repetitiva clássica, há presença de decremento e desaparecimento do duplo entalho com os estímulos consecutivos.

A laminina β2, codificada por *LAMB2*, é expressa na lâmina basal do olho, rim e placa motora. A laminina β2 alinha o terminal nervoso com a região pós-sináptica e regula suas interações tróficas. Tais pacientes podem apresentar malformações renais e oculares (**síndrome de Pierson**), bem como MC que piora com piridostigmina, mas melhora com efedrina.

DEFEITOS PÓS-SINÁPTICOS

As afecções pós-sinápticas apresentam pico dual de acometimento na primeira e sexta décadas. Pode ocorrer redução dos receptores de Ach, seja por dificuldade de inserção, redução de síntese ou aumento de degradação, bem como defeitos funcionais de tais receptores.

Do ponto de vista estrutural, na maioria das vezes, há defeito primário nos receptores de Ach (AchR) com número reduzido na placa ou em proteínas que dão suporte ao receptor de Ach. A exemplo, podemos citar mutação do gene responsável pela proteína *rapsina*, responsável pela agregação dos receptores de Ach na membrana pós-sináptica. Assim como na mutação da ChAT, podemos encontrar episódios de apneia após febre ou estresse.

Outro defeito estrutural envolve a proteína **DOK-7**, que proporciona uma síndrome miastênica "fixa", ou seja, um fenótipo de fraqueza proximal tipo cinturas com flutuação ocasional. Ptose e sintomas bulbares flutuantes podem ocorrer em sobreposição. Tais condições estruturais pós-sinápticas são herdadas recessivamente. Estridor e paralisia de prega vocal podem ocorrer em neonatos ou crianças.

Qualquer alteração nas proteínas pós-sinápticas de ancoragem dos AChR podem levar a síndromes miastênicas congênitas. MuSK, agrina, LRP4, DOK-7 e rapsina formam uma rede de sinalização essencial para desenvolvimento e manutenção da placa motora. Elas se ligam umas às outras aumentando a expressão do AChR na placa. Defeitos na plectina (**mutação PLEC**) podem causar **epidermólise bolhosa simples e síndrome miastênica** e, até mesmo, fenótipo de cinturas com CK aumentado.

Os defeitos pós-sinápticos podem ser funcionais, envolvendo os canais iônicos. As mais conhecidas são a **síndrome do canal rápido** (aumento da condutância e diminuição do tempo de abertura do canal de Ach) e a **síndrome do canal lento** (canal fica **hiperexposto** à acetilcolina, processo parecido com a deficiência de acetilcolinesterase). A síndrome do canal lento é autossômica dominante. Tais condições dinâmicas levam a quadro de fraqueza. A ENMG ajuda, sobremaneira, na síndrome de canal lento, pois, assim como no defeito sináptico da COLQ, há presença de duplo entalhe na condução motora.

DIAGNÓSTICO DAS MCs

A ENMG evidencia decremento acima de 10% com técnicas de estimulação repetitiva a 3 Hz. Diminuição superior a 50% da amplitude do CMAP após estimulação subtetânica a 10 Hz por 5 minutos, seguida de recuperação lenta por 5 a 10 minutos fala muito a favor de defeito sináptico relacionada com a ChAT. ENMG de fibra única não foge à regra, evidenciando *jitter* aumentado nos pacientes. **Sinal do duplo entalhe do CMAP é visto na síndrome do canal lento e na síndrome sináptica relacionada com COLQ.**

TERAPÊUTICA DAS MCs

Nem sempre a resposta terapêutica é satisfatória nesses pacientes. A piridostigmina tende a ter uma resposta melhor nos pacientes com deficiência de AChR e nas síndromes de canal rápido, em que a margem de segurança da transmissão é comprometida por uma resposta sináptica reduzida à ACh e pelo decaimento anormalmente rápido da corrente sináptica.

Fluoxetina e quinidina reduzem o tempo de abertura do AChR, usados no tratamento da síndrome do canal lento. Ao reduzir a duração das correntes sinápticas prolongadas, elas impedem um bloqueio de despolarização e dessensibilização do AChR a taxas fisiológicas de estimulação e mitigam a sobrecarga catiônica da região pós-sináptica que causa degeneração das dobras juncionais e altera a geometria do botão sináptico.

Os agonistas adrenérgicos albuterol e efedrina foram, empiricamente, eficazes nas síndromes COLQ, DOK-7 e laminina β2, bem como em alguns pacientes portadores de mutações de baixa expressão do AChR. Os mecanismos pelos quais esses agentes melhoram a transmissão neuromuscular são pouco compreendidos. É importante lembrar que os agonistas colinérgicos piridostigmina e 3,4-DAP exercem seu efeito assim que o medicamento é absorvido, enquanto os agonistas adrenérgicos e os bloqueadores de canais AChR agem mais lentamente durante dias, semanas ou meses.

Faz-se necessário lembrar que algumas medicações podem ser efetivas para alguns tipos de MC, mas ineficazes ou prejudiciais em outro tipo. Por exemplo, pacientes com síndrome de canal rápido são melhorados por agonistas colinérgicos, enquanto pacientes com mutações de canal lento são agravados por

Quadro 247-1. Terapêutica Guiada das Miastenias Congênitas

Síndrome	Tratamento	Ressalvas
ChAT deficiency	Pyridostigmine; parenteral neostigmine methyl sulfate for acute apneic episodes	
AChE deficiency	Albuterol or ephedrine	Avoid pyridostigmine and 3,4-DAP
Laminin-β2 deficiency	Ephedrine	Avoid pyridostigmine
Simple AChR deficiency	Pyridostigmine; 3,4-DAP also helps. Albuterol may help if refractory to above	
Slow-channel CMS	Quinine, quinidine, or fluoxetine	Avoid pyridostigmine and 3,4-DAP
Fast-channel CMS	Pyridostigmine and 3,4-DAP	Avoid quinine, quinidine, or fluoxetine
Rapsyn deficiency	Pyridostigmine, 3,4-DAP, albuterol	
Musk deficiency	Variable response to 3,4-DAP. Good response to albuterol in one patient	Conventional doses of pyridostigmine can worsen symptoms
Dok-7 myasthenia	Albuterol or ephedrine	Avoid pyridostigmine
Agrin deficiency	No response to pyridostigmine or 3,4-DAP in one pt; partial response to ephedrine in a second pt	Use pyridostigmine with caution
LRP4 deficiency	Albuterol or ephedrine not tested	Avoid pyridostigmine
GFPT1, DAPGT1, ALG2 and ALG14	Pyridostigmine; 3,4-DAP may confer additional benefit	
Na-channel myasthenia	Pyridostigmine and acetazolamide	
PREPL deficiency	Pyridostigmine beneficial in infancy	Older patients are refractory to pyridostigmine

esses medicamentos. Os pacientes portadores de mutações na DOK-7 são rapidamente agravados pelos agonistas colinérgicos, mas são melhorados pelos agonistas adrenérgicos.

Portanto, é essencial que um diagnóstico molecular informe a escolha da terapia, se possível (Quadro 247-1). Terapias como corticoides, azatioprina, timectomia, imunoglobulina e plasmaférese não devem ser realizadas.

DICAS

- *São recessivas em sua maioria*: a síndrome do canal lento é dominante;
- *Duplo entalhe na ENMG*: COLQ e canal lento;
- *Fluoxetina e quinidina*: usadas para canal lento;
- *Reflexo pupilar lentificado*: COLQ;
- *Apneia pós-febre ou estresse*: ChAT, rapsina;
- *Nefropatia ou manifestações oculares*: laminina β2;
- *Fraqueza fixa*: DOK-7;
- *Epidermólise bolhosa cutânea*: plectina;
- *Contraturas congênitas*: rapsina, deficiência de AChR e ChAT;
- *Paralisia vocal e estridor laríngeo em neonatos*: DOK-7.

BIBLIOGRAFIA

Banwell BL, Russel J, Fukudome T, et al. Myopathy, myasthenic syndrome, and epidermolysis bullosa simplex due to plectin deficiency. J Neuropathol Exp Neurol. 1999;58:832-46.

Elliott CE, Becker B, Oehler S, et al. Plectin transcript diversity: identification and tissue distribution of variants with distinct first coding exons and rodless isoforms. Genomics. 1997;42:115-25.

Fuchs P, Zorer M, Rezniczek GA, et al. Unusual 5′ transcript complexity of plectin isoforms: novel tissue-specific exons modulate actin binding activity. Hum Mol Genet. 1999;8:2461-72.

Konieczny P, Fuchs P, Reipert S, et al. Myofiber integrity depends on desmin network targeting to Z-disks and costameres via distinct plectin isoforms. J Cell Biol. 2008;181:667-81.

MICROANGIOPATIA TROMBÓTICA CEREBRAL

Carlos Roberto Martins Jr.

Microangiopatia trombótica cerebral (MTC) pode ser resultado de qualquer condição que leve à doença microvascular oclusiva, associada à agregação plaquetária intensa e profunda plaquetopenia. Ocorre isquemia cortical e subcortical em múltiplos pontos associados, ou não, a focos hemorrágicos. Os sintomas podem ser variados, desde convulsões, déficits focais fixos/transitórios, alteração do nível de consciência, entre outros.

Pode ocorrer, basicamente, secundário a quatro situações clínicas muito conhecidas:

1. Coagulação intravascular disseminada (CIVD);
2. Púrpura trombótica trombocitopênica (PTT);
3. Síndrome hemolítico-urêmica (SHU);
4. Hipertensão maligna (HM).

Geralmente tais pacientes encontram-se internados em regime intensivo, podendo apresentar insuficiências de outros órgãos, principalmente renal. HM, PTT são mais comuns na população adulta, SHU na pediátrica e CIVD em ambas. O diagnóstico é por imagem, evidenciando isquemia difusa corticossubcortical com ou sem pontos hemorrágicos (Fig. 248-1).

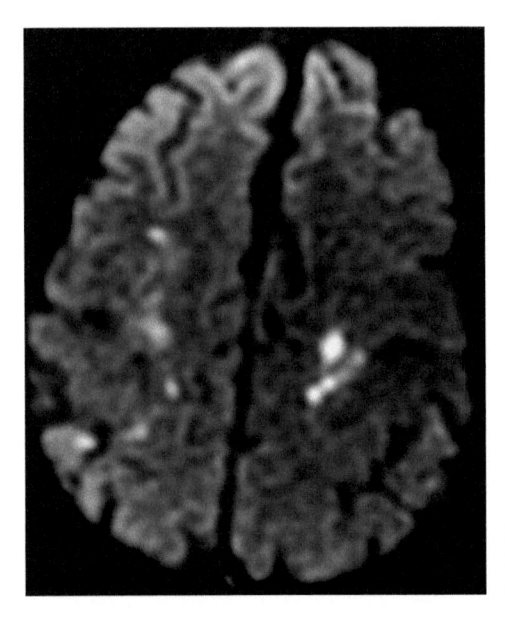

Fig. 248-1. RNM (difusão) evidenciando múltiplos focos isquêmicos, decorrente de oclusão da microvasculatura cerebral.

> **DICAS**
>
> - Isquemia cerebral periférica multifocal no contexto de plaquetopenia. Lembre-se de CIVD, SHU, PTT e HM. Pacientes geralmente já hospitalizados em regime intensivo;
> - Anemia hemolítica e insuficiência renal são muito comuns.

BIBLIOGRAFIA
Gruber O, Wittig I, Wiggins C J, et al. Thrombotic thrombocytopenic purpura: MRI demonstration of persistent small cerebral infarcts after clinical recovery. Neuroradiology. 2000;42:616-8.

MIELOPATIA VACUOLAR PELO HIV

Mariana Rabelo de Brito ▪ Carlos Roberto Martins Jr.

É bem estabelecida a relação entre a síndrome da imunodeficiência adquirida (SIDA/AIDS) e a mielopatia vacuolar (MV-HIV), entretanto ainda não há consenso quanto à sua patogênese. A MV-HIV patologicamente se assemelha à degeneração combinada subaguda, sugerindo causas compartilhadas com a deficiência de B12, essencial na atividade de transmetilação de proteínas básicas da mielina. Apesar disso, os níveis de B12 nesses pacientes são normais e a sua suplementação não acarreta benefício, sugerindo que a sua base patogênica possa estar associada à supressão indireta da atividade de transmetilação por meio de citocinas.

A MV-HIV é caracterizada por acometimento, mais comumente, do cordão posterior e lateral da medula espinhal torácica, apresentando vacuolização da substância branca dessas regiões no estudo patológico. Estudos anatomopatológicos antigos já demonstraram que o processo de vacuolização da medula torácica estava presente em mais de um terço dos pacientes com AIDS. Apesar disso, a doença só se manifestava em torno de metade destes pacientes e em estágios de alteração mais avançados. **Dessa maneira, a MV-HIV ficou conhecida como o acometimento medular mais comum em pacientes com SIDA.**

A epidemiologia atual não é bem conhecida, entretanto houve diminuição com a instituição de terapia antirretroviral (TARV) efetiva e em grande escala. A doença acomete geralmente pacientes com SIDA em estágio avançado e apresenta curso subagudo. Metade destes pacientes podem apresentar, concomitantemente, demência associada ao HIV.

O estudo do líquido cefalorraquidiano (LCR) pode ser normal ou com alterações inespecíficas, como proteinorraquia ou uma discreta pleocitose linfocítica. A ressonância magnética (RM), frequentemente, é normal ou pode apresentar atrofia medular ou hipersinal na sequência de T2. Os potenciais evocados somatossensitivos (PESS) podem estar alterados antes do início da sintomatologia.

Dessa forma, o diagnóstico é pautado nos achados clínicos, a saber:

- Paraparesia espástica progressiva;
- Alteração de esfíncter urinário e fecal;
- Hipopalestesia distal;
- Alteração proprioceptiva;
- Hiper-reflexia em patelar e aquileu;
- Reflexo cutâneo plantar em extensão.

O tratamento de suporte com fisioterapia e antiespasmódicos deve ser instituído. A introdução de TARV agressiva pode levar à melhora dos sintomas. Há também uma pequena série de casos com o uso de imunoglobulina humana intravenosa, que avaliou força motora, marcha e sensibilidade após a infusão do medicamento. O resultado sugeriu melhora da força muscular e sem recuperação das outras modalidades após o primeiro ciclo e um estado de platô nos ciclos subsequentes.

DICAS
▪ Paraparesia espástica em paciente com SIDA/AIDS avançada; ▪ Ataxia sensitiva; ▪ Disfunção esfincteriana; ▪ Análise do LCR normal ou com alterações inespecíficas (leve linforraquia e proteinorraquia); ▪ B12 normal; ▪ RM de coluna total normal ou com atrofia medular ou hipersinal em T2; ▪ Mais comum em coluna torácica e lombar. Pode, por vezes, acometer coluna cervical; ▪ Paciente HIV com síndrome parecida com degeneração subaguda da medula, mas com B12 normal; ▪ Sempre excluir mielopatia por HTLV; ▪ Os vacúolos nem sempre são vistos nos exames de imagem (alteração microscópica).

BIBLIOGRAFIA

Geraci A, Di Rocco A, Liu M, et al. AIDS myelopathy is not associated with elevated HIV viral load in cerebrospinal fluid. Neurology 2000;55:440.

Woolsey RM, McGarry JD. AIDS related spinal cord syndromes. J Am Paraplegia Soc 1989;12:6.

Di Rocco A. Diseases of the spinal cord in human immunodeficiency virus infection. Semin Neurol 1999;19:151.

Dal Pan GJ, Glass JD, McArthur JC. Clinicopathologic correlations of HIV-1-associated vacuolar myelopathy: an autopsy-based case-control study. Neurology 1994;44:2159.

Cikurel K, Schiff L, Simpson DM. Pilot study of intravenous immunoglobulin in HIV-associated myelopathy. AIDS Patient Care STDS 2009;23:75.

Ford B, Tampieri D, Francis G. Long-term follow-up of acute partial transverse myelopathy. Neurology 1992;42:250.

MIGRÂNEA HEMIPLÉGICA

Carlos Roberto Martins Jr.

A enxaqueca hemiplégica é uma forma rara de enxaqueca, em que se verifica hemiparesia ou hemiplegia como aura. A fraqueza pode ocorrer sozinha ou associada a outros fenômenos, como alterações na visão, fala ou parestesias. A migrânea hemiplégica é dividida em **hemiplégica familiar (MHF) e hemiplégica esporádica (MHE)**.

Ambas geralmente começam na infância. O diagnóstico de enxaqueca hemiplégica pode ser difícil, pois os sintomas simulam AVC, convulsões ou outras condições, e o diagnóstico deve sempre ser de exclusão. Dessa forma, exame neurológico pormenorizado e revisão cuidadosa da história e exames de imagem no primeiro evento são necessários para descartar outras afecções. **É importante ressaltar que a fraqueza não necessariamente dura até 1 hora como na aura típica migranosa.** Geralmente, a força é restabelecida em até 72 horas, contudo, há casos que persistem por semanas.

Atualmente, existem quatro genes relacionados com a enxaqueca hemiplégica familiar: *CACNA1A*, *ATP1A2*, *SCN1A* e, possivelmente, *PRRT2*. Esses genes estão relacionados com os canais de sódio, cálcio e potássio, podendo levar a quadro de hiperexcitabilidade. O gene *CACNA1A* parece ser o mais implicado e é responsável por ataxia episódica tipo 2 (AE 2) e ataxia espinocerebelar tipo 6 (SCA 6). Em aproximadamente 50% das famílias com migrânea hemiplégica familiar, ataxia cerebelar progressiva crônica ocorre independentemente dos ataques de enxaqueca.

Existem três tipos de migrânea hemiplégica familiar. Na MHF1, há mutações no gene *CACNA1A* (que codifica um canal de cálcio no cromossomo 19 (representa 50% dos casos de MHF); na MHF2, há mutações no gene *ATP1A2* (codificação da K/Na-ATPase) no cromossomo 1 (25% dos casos); e, na MHF3, existem mutações no gene *SCN1A* (codificação de um canal de sódio) no cromossomo 2. Todos são mediados por herança autossômica dominante. A MHF1 associa-se à degeneração cerebelar crônica.

Interessantemente, os ataques de MHF podem ser desencadeados por traumas cranianos leves. Há relatos de surgimento de edema cerebral tardio após traumas leves nesses pacientes, mas a fisiopatologia permanece obscura. Não raro, durante os ataques, sintomas de tronco encefálico, como ataxia, podem ocorrer. Confusão mental, febre e até coma podem ocorrer. Pleocitose liquórica é outro achado passível de estar presente nestes pacientes. A MHE, por sua vez, não cursa com pleocitose liquórica, o que a diferencia de **síndrome HaNDL** (ver capítulo específico).

O tratamento abortivo segue as recomendações do tratamento migranoso tradicional, entretanto triptanos e ergotamínicos são contraindicados pela ação vasoconstrictora. Essa tendência é seguida no tratamento profilático também, que não foge à regra, contudo não se recomenda o uso de betabloqueadores pela provável diminuição de vasodilatação cerebral.

> **DICAS**
>
> - A migrânea hemiplégica é dividida em hemiplégica familiar (MHF) e hemiplégica esporádica (MHE);
> - Ambas geralmente começam na infância;
> - A fraqueza não necessariamente dura até 1 hora como na aura típica migranosa;
> - A força é restabelecida em até 72 horas, contudo há casos que persistem por semanas;
> - MHF é autossômica dominante;
> - MHF1: há mutações no gene *CACNA1A* (que codifica um canal de cálcio) no cromossomo 19 (representa 50% dos casos de MHF);
> - MHF2: há mutações no gene *ATP1A2* (codificação da K/Na-ATPase) no cromossomo 1 (25% dos casos);
> - MHF3: existem mutações no gene *SCN1A* (codificação de um canal de sódio) no cromossomo 2;
> - Ataques de MHF podem ser desencadeados por traumas cranianos leves;
> - Confusão mental, febre e até coma podem ocorrer;
> - Pleocitose liquórica pode ocorrer em casos de MHF, mas não em MHE (o que a diferencia de **síndrome HaNDL**);
> - Triptanos, ergotamínicos e betabloqueadores são contraindicados.

BIBLIOGRAFIA

Kors E, Terwindt G, Vermeulen F, et al. Delayed cerebral edema and fatal coma after minor head trauma: role of the CACNA1A calcium channel subunit gene and relationship with familial hemiplegic migraine. Ann Neurol 2001;49(6):753-60.

Stam AH, Luijckx GJ, Poll-Thé BT, et al. Early seizures and cerebral oedema after trivial head trauma associated with the CACNA1A S218L mutation. J Neurol Neurosurg Psychiatry 2009;80(10):1125-9.

MILLER FISHER

Carlos Roberto Martins Jr.

A síndrome de Guillain-Barré (SGB) é a causa mais comum de paralisia flácida aguda. Em 1956, Miller Fisher relatou três doentes com a tríade de ataxia sensitiva, arreflexia e oftalmoplegia (**Miller Fisher relatou, mas quem descreveu foi Collier em 1932**). Trata-se de variante de SGB com afecção motora ocular/nervos cranianos e sensorial profunda (ataxia) nos membros superiores e inferiores. É mais comum em homens, e cerca de 2/3 dos casos associam-se a evento infeccioso prévio, principalmente infecção de vias aéreas superiores (*H. influenzae*) e gastroenterites (*Campylobacter jejuni*). O evento infeccioso precede o fenômeno neurológico em média de 5 a 10 dias.

O curso clínico da SMF tende a ser mais benigno que a forma clássica de SGB (paralisia flácida ascendente por polirradiculoneuropatia sensitivo-motora). Em média, os pacientes evoluem com pouca ou nenhuma incapacidade funcional 10 semanas após o início da sintomatologia (sintomas residuais persistem em aproximadamente 33% dos pacientes). A fisiopatologia da SMF é atribuída a mecanismo autoimune contra os antígenos dos nervos periféricos. Em cerca de 90% dos doentes com SMF, podemos encontrar anticorpos antigangliosídeo **GQ1b**. Está descrita também reatividade cruzada destes anticorpos com epitopos de *Campylobacter jejuni* (*trigger* clássico da condição). Os gangliosídeos GQ1b constituem um componente lipídico abundante dos nervos oculomotores, o que explica a oftalmoplegia.

É importante deixar claro que há alteração motora nos nervos cranianos e sensitiva profunda apendicular, apesar de alguns casos cursarem com tetraparesia leve (o fenômeno sensitivo/atáxico é bem mais marcante que o motor nos membros). Muitas vezes, os pacientes ou médicos inexperientes acreditam que haja fraqueza em membros, entretanto o que ocorre é **pseudoparesia**, em decorrência da ataxia sensitiva exuberante. Para diferenciação, pode-se usar técnica semiológica testando a força do membro, enquanto se pede para o doente olhar fixamente para ele, trazendo o *input* visual ao seu favor. Os gangliosídeos GQ1b são abundantes nos nervos sensitivos e gânglios das raízes dorsais, o que explica a neuropatia ou neuronopatia sensorial.

Os nervos cranianos mais envolvidos são III, VI, VII, IX, X e XII. Existem poucos casos na literatura com envolvimento do nervo óptico (neurite óptica), entretanto sem dosagem de anti-GQ1b, o que coloca em dúvida o diagnóstico. O LCR apresenta dissociação albuminocitológica (celularidade normal ou até 10 células e proteínas aumentadas) em torno de 64% dos casos. À ENMG nota-se padrão de ganglionopatia ou polineuropatia axonal com esmagador predomínio sensitivo (neurocondução sensitiva com potenciais ausentes ou diminutos). Eventualmente, podemos notar condução motora com latências distais levemente prolongadas, entretanto, com velocidades e amplitudes preservadas. Estudo de onda F na ENMG é normal em quase 100% dos doentes e bloqueio de condução é raro. Os anticorpos Anti-GQ1b podem ser dosados no LCR ou sangue.

Existe uma síndrome fisiologicamente parecida com a SMF gerada pela ação do anticorpo anti-GQ1b no SNC, denominada **encefalite de Bickerstaff** (*ver capítulo próprio*), que cursa com rebaixamento de consciência, sinais piramidais e paresia de nervos cranianos. Do ponto de vista terapêutico na SMF, considera-se o uso de imunoglobulina endovenosa ou plasmaférese na doença rapidamente progressiva, com incapacidade de caminhar sem ajuda, agravamento da função respiratória e necessidade de ventilação mecânica ou na paralisia bulbar significativa. O uso é raro.

> **DICAS**
>
> - Oftalmoparesia, ataxia sensitiva e arreflexia;
> - Neuropatia motora craniana + neuropatia axonal sensitiva ou ganglionopatia de membros;
> - LCR dissociado em torno de 64% dos casos;
> - Anti-GQ1b positivo no sangue ou LCR em cerca de 90% dos casos;
> - Prognóstico excelente após cerca de 10 semanas na maioria dos casos;
> - 2/3 dos casos associam-se a evento infeccioso prévio (IVAS ou gastroenterite);
> - Raramente usamos imunoglobulina ou plasmaférese, pois a evolução tende a ser boa.

BIBLIOGRAFIA

Arnason BGW, Soliven B. Acute inflammatory demyelinating polyradiculoneuropathy. In: Dick JP, Thomas PK, Griffin JW, Low PA, Poduslo JF, editors. Peripheral neurophathy. 3rd ed. Philadelphia: Saunders; 1983. p. 1437-97.

Fisher M. An unusual variant of acute idiopathic polyneuritis (syndrome of ophthalmoplegia, ataxia and areflexia). N Engl J Med 1956;255:57-65.

Toshniwal P. Demyelinating optic neuropathy with Miller Fisher syndrome: the case for overlap syndromes with central and peripheral demyelination. J Neurol 1987;234:353-8.

MILLS

Carlos Roberto Martins Jr.

Em cerca de três quartos dos casos de esclerose lateral amiotrófica (ELA), a fraqueza surge unilateralmente em um membro, geralmente se espalhando contiguamente, em meses, para se tornar bilateral. Uma síndrome clínica rara de doença do neurônio motor com surgimento em padrão de hemiparesia progressiva foi descrita pelo neurologista americano Charles Karsner Mills em 1900. Tem incidência média de 1,89 por 100.000/ano e prevalência média de 5,2 por 100.000.

Trata-se de doença do neurônio motor que se inicia sob a forma de hemiparesia espástica, ascendente ou descendente, lentamente progressiva. Sinais de acometimento do nervo motor inferior e doença do neurônio motor superior contralateral subclínicos podem estar presentes na síndrome de Mills. Contudo, mesmo com as técnicas eletrodiagnósticas mais sensíveis, a doença unilateral dos neurônios motores superiores pode ser a única anormalidade por até 10 anos. Eventualmente, a hemiparesia pode acometer músculos faciais também. Não há relato de história familiar positiva nesses pacientes.

Nas fases iniciais do distúrbio, há apenas comprometimento do trato corticospinal, ratificado por aumento do tempo de condução central no potencial evocado motor ipsilateralmente ao lado acometido. O menor intervalo entre o início dos sintomas da síndrome de Mills e o surgimento das características típicas da ELA descrito foi de 12 anos e o mais longo, de 26 anos. Parece tratar-se de uma doença do espectro do neurônio motor com um prognóstico mais favorável. Sinal de Babinski e aumento de reflexos contralateralmente à hemiparesia podem ser encontrados.

Há descrições de pacientes com alterações cognitivas disexecutivas e afasia não fluente em pacientes com Mills. Ademais, casos com hemiparesia direita e atrofia cortical cerebral esquerda, bem como atrofia de medula cervical e torácica já foram descritos. Vale lembrar que, no contexto isolado de hemiparesia espástica ascendente ou descendente, é importante afastar diagnósticos diferenciais, como mielites, esclerose múltipla, neurossífilis, HTLV e acidente vascular encefálico. A presença de achados subclínicos eletroneuromiográficos em outros segmentos ajudam, sobremaneira, a pensar no diagnóstico. O estudo do LCR é normal.

Existem vertentes que entendem que a síndrome de Mills faz parte do espectro de doença do neurônio motor, todavia outros advogam se tratar de entidade distinta, o que gera controvérsias quanto ao uso de riluzol para fins terapêuticos. O uso de antiespásticos, como baclofeno, e fisioterapia ajudam na qualidade de vida. Riluzol é uma opção em muitos serviços.

Diametralmente à Síndrome de Mills, existem formas restritas de afecção do neurônio motor inferior no espectro das doenças do neurônio motor. Faz-se necessário lembrar da diplegia braquial amiotrófica (*Flail Arm Syndrome* ou **síndrome de Vulpian-Bernhardt**) com fraqueza, atrofia e fasciculações envolvendo proximalmente os membros superiores com fenótipo do **homem em barril**. Acomete mais homens após os 40 anos, tem prognóstico ligeiramente melhor (sobrevida média de 5 anos) que a ELA clássica, com disfagia e insuficiência respiratória tardias. Quando o envolvimento ocorre nos membros inferiores, chamamos de **síndrome de Patrikios** ou *Flail Leg Syndrome*).

> **DICAS**
>
> - Forma hemiparética espástica do espectro de doença do neurônio motor;
> - A hemiparesia pode ser ascendente (mais comum) ou descendente;
> - Curso mais benigno que ELA clássica;
> - O aparecimento das características típicas de ELA clássica demoram, usualmente, mais de 10 anos;
> - Com a evolução, há aparecimento de outros sinais de doença do neurônio motor inferior, como atrofia e fasciculações;
> - Babinski e hiper-reflexia contralaterais podem ser encontrados;
> - Esporádica.

BIBLIOGRAFIA

Ravits JM, La Spada AR. ALS motor phenotype heterogeneity, focality, and spread: deconstructing motor neuron degeneration. Neurology 2009;73:805-11.

Mills CK. A case of unilateral progressive ascending paralysis, probably representing a new form of degenerative disease. J Nerv Ment Dis 1900;27:195-200.

Elamin M, Phukan J, Bede P, et al. Executive dysfunction is a negative prognostic indicator in patients with ALS without dementia. Neurology 2011;76:1263-9.

Gastaut JL, Bartolomei F. Mills' syndrome: ascending (or descending) progressive hemiplegia: a hemiplegic form of primary lateral sclerosis? J Neurol Neurosurg Psychiatry 1994;57:1280-1.

Mesulam MM. Slowly progressive aphasia without generalized dementia. Ann Neurol 1982;11:592-8.

Schmidtke K, Hiersemenzel LP. Progressive hemiparesis in frontal lobe degeneration. Eur Neurol 1997;38:105-12.

Tsuchiya K, Ozawa E, Fukushima J, et al. Rapidly progressive aphasia and motor neuron disease: a clinical, radiological, and pathological study of an autopsy case with circumscribed lobar atrophy. Acta Neuropathol 2000;99:81-7.

Kim SH, Seo SW, Go SM, et al. Semantic dementia combined with motor neuron disease. J Clin Neurosci 2009;16:1683-5.

MIOPATIA POR CORPOS DE INCLUSÃO FAMILIAR

Carlos Roberto Martins Jr.

Como já descrito no capítulo de miopatias inflamatórias, a miopatia por corpos de inclusão (MCI) representa a doença muscular mais comum após os 40 anos de idade. Classificada como uma doença degenerativa e sem um tratamento relativamente eficaz, a MCI apresenta fenótipo bem definido com acometimento proximal em membros inferiores (quadríceps) e distal em membros superiores (flexores do carpo e dedos). Tem prevalência maior em homens (3:1) e a CPK não ultrapassa valores acima de 2.000 U/L.

A MCI inflamatória (MCIi) apresenta características clínicas de sobreposição com as formas hereditárias (MCIh), o que dificulta, muitas vezes, a diferenciação diagnóstica. Tanto MCIi e MCIh apresentam vacúolos na biópsia muscular, contudo a MCIh não cursa com infiltrado inflamatório e expressão de MHC-1, tendo um processo muito mais degenerativo como pano de fundo.

A MCIh é um grupo heterogêneo de distúrbios musculares de início adulto com padrão de herança autossômica dominante ou autossômica recessiva, sendo, de acordo com os genes afetados, dividido em três tipos diferentes – IBM1, IBM2 e IBM3 (IBM – *inclusion body miopathy*):

1. *IBM1*: pode ser autossômica dominante (maioria) ou recessiva e relaciona-se ao gene *DES* (Desmina) no cromossomo 2;
2. *IBM2*: relaciona-se à mutação no gene *GNE* no cromossomo 9, de herança autossômica recessiva;
3. *IBM3*: de herança autossômica dominante, resulta de mutações no gene *MYHC2A* localizado no cromossomo 17 e codifica a cadeia pesada de miosina IIa.

Existe também outra subforma, já abordada em capítulo específico, a IBMPFD, associada ao gene *VCP* (Valosina) no cromossomo 10, determinando miopatia por corpos de inclusão, demência frontotemporal e doença de Paget de início precoce, de herança autossômica dominante.

Do ponto de vista fisiopatológico, várias proteínas podem ser acumuladas como inclusões no citoplasma das fibras musculares, como amiloide-$\beta 42$ e seus diferentes oligômeros, além da proteína tau fosforilada em filamentos helicoidais duplos. Essas proteínas provavelmente causam a degeneração das fibras na doença. Ademais, existem outras proteínas que podem desempenhar um papel na destruição das fibras musculares, a saber: ubiquitina, catepsina B e D, α1-antichimotripsina, ApoE, BACE1, BACE2, TGFβ1, cistatina C, TDP-43, optineurina, P62, LC3, superóxido dismutase, muitas interleucinas, transglutaminase 1 e 2 e γ-tubulina. TDP-43 e ubiquitina são muito comuns nos casos de IBMPFD (VCP).

A evolução tende a ser lentamente progressiva, com aproximadamente 47% dos doentes evoluindo para cadeira de rodas após 12 anos de acompanhamento. A principal causa de óbito envolve complicações respiratórias associadas à disfagia importante e à aspiração. Não há medicamento eficaz e a reabilitação é o cerne terapêutico.

DICAS
▪ IBMPFD: só 30% dos pacientes têm fraqueza muscular. Sempre pesquisar casos de demência na família (muito sugestivo); ▪ Tanto MCIi e MCIh apresentam vacúolos na biópsia muscular, contudo a MCIh não cursa com infiltrado inflamatório e expressão de MHC-1, tendo um processo muito mais degenerativo como pano de fundo; ▪ IBM1 pode ser autossômica dominante (maioria) ou recessiva e relaciona-se ao gene *DES* (Desmina) no cromossomo 2; ▪ IBM2 relaciona-se à mutação no gene *GNE* no cromossomo 9, de herança autossômica recessiva; ▪ IBM3, de herança autossômica dominante, resulta de mutações no gene *MYHC2A* localizado no cromossomo 17; ▪ IBMPFD: associada ao gene *VCP* (Valosina) no cromossomo 10, autossômica dominante; ▪ Confirmação diagnóstica é por teste molecular. Tratamento com reabilitação.

BIBLIOGRAFIA

Bodoki L, et al. Inclusion body myositis. Ideggy Szle 2015;68:59-67.
Bodoki L, et al. Inclusion body myositis – a case based clinicopathological update. Cent Eur J Med 2014;9:80-5.
Dalakas MC. Sporadic inclusion body myositis – diagnosis, pathogenesis and therapeutic strategies. Nat Clin Pract Neurol 2006;2:437-47.
Greenberg SA. Inclusion body myositis. Curr Opin Rheumatol 2011;23:574-8.
Munshi SK, et al. Inclusion body myositis: an underdiagnosed myopathy of older people. Age Ageing 2006;35:91-4.

MIOPATIAS CONGÊNITAS

Mariana Rabelo de Brito

As miopatias congênitas englobam um conjunto de doenças de desordem muscular primária hereditária, geneticamente distintas, mas que possuem em comum o fato de se tratarem de miopatias com início dos sintomas desde o nascimento ou nos primeiros anos de vida e com **progressão mínima do quadro motor ao longo dos anos; entretanto, a sintomatologia pode ser notada na infância tardia ou início da vida adulta.** De acordo com a gravidade e época de surgimento dos sintomas, podem-se classificar como neonatal grave, início na infância ou início na vida adulta.

Os sinais podem-se apresentar em um amplo espectro, a saber:

- Hipotonia e marcos do desenvolvimento motor atrasados;
- Atrofia e fraqueza muscular em região proximal e distal de membros;
- Fraqueza de musculatura craniofacial e axial;
- Deformidades osteoesqueléticas como dolicocefalia e palato arqueado.

O diagnóstico e a classificação deste grupo de doenças são embasados por meio da biópsia muscular e teste genético, com painel de genes direcionados ao sequenciamento de nova geração, sequenciamento completo de exoma ou de genoma. De acordo com suas características histológicas ou histoquímicas, já foram descritos mais de 30 tipos. As mais comuns são as miopatias nemalínica, *central core*, *minicore*, centronuclear, miotubular e com desproporção congênita de fibras.

A **miopatia nemalínica** é caracterizada histologicamente pela presença de *rods* (estruturas em bastão), definidas como estruturas em formato de haste dentro do músculo e originadas das linhas Z do sarcômero (Fig. 254-1). Apresenta grande heterogeneidade genotípica, decorrendo, geralmente, de mutações de genes que codificam proteínas que fazem parte dos filamentos finos dos sarcômeros.

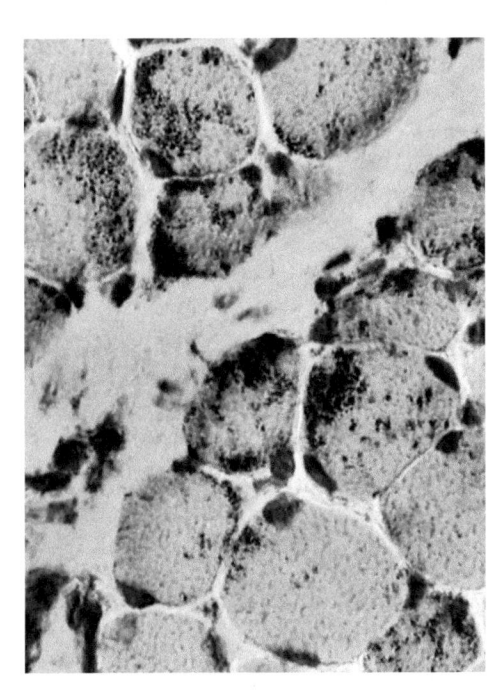

Fig. 254-1. *Rods* no interior das fibras musculares em coloração de Gomori. (Ver Pranchas em Cores.)

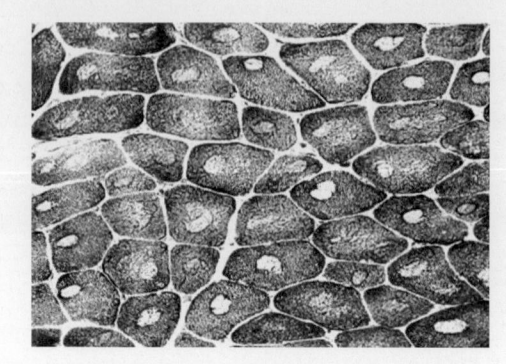

Fig. 254-2. Ausência de coloração central intracitoplasmática de fibras musculares em NADH. (Ver Pranchas em Cores.)

Exemplos mais comuns destas proteínas são nebulina (*NEB*), α-actina (*ACTA1*), tropomiossomas (*TMP2* e *TPM3*) e troponina (*TTN*).

A **miopatia *central core*** é conhecida por apresentar manchas centrais intracitoplasmáticas (Fig. 254-2), que mostram ausência de marcação, resultante da falta de oxidação na coloração NADH e SDH. A maioria dos casos tem como causa variantes patogênicas no gene que codifica o receptor de rianodina (*RYR1*) com herança de padrão autossômico dominante. É importante lembrar que estas mutações estão associadas à sensibilidade a bloqueadores neuromusculares com maior suscetibilidade à hipertermia maligna.

Já, na **miopatia *minicore***, as manchas no interior das fibras musculares são difusas (Fig. 254-3), e como causa genética apresenta geralmente herança autossômica recessiva também no gene *RYR1*. Mutações em *SEPN1* e *MYH7* já foram descritas.

As **miopatias centronucleares** são caracterizadas por fibras musculares com persistência dos núcleos centrais que se assemelham a fibras musculares fetais (Fig. 254-4). A maioria dos casos ocorre de forma esporádica. Pode apresentar defeito no gene *RYR1* em heterozigose composta ou no gene da dinamina-2 (*DNM2*) em herança autossômica dominante.

A **miopatia miotubular** é histologicamente semelhante a miopatias centronucleares, apresentando grandes núcleos centrais. É uma doença de herança recessiva ligada ao X, causada por mutações no gene miotubalirina (*MTM1*), que apresenta papel fundamental na miogênese. Este grupo é conhecido por causar grave comprometimento respiratório e bulbar em meninos ao nascimento. As mães portadoras podem cursar com miopatia leve.

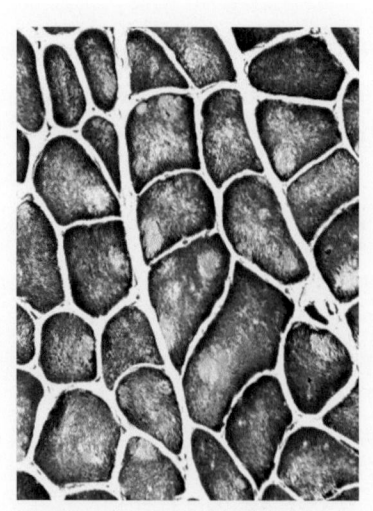

Fig. 254-3. Ausência de coloração em múltiplas áreas intracitoplasmáticas em NADH. (Ver Pranchas em Cores.)

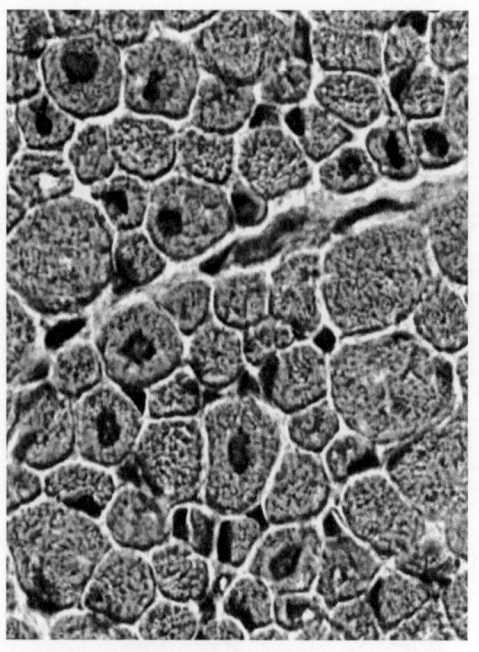

Fig. 254-4. Manutenção dos núcleos musculares em H&E. (Ver Pranchas em Cores.)

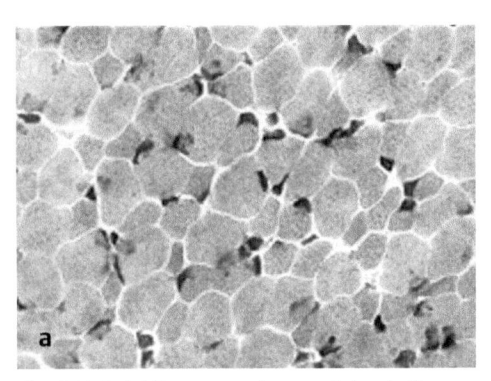

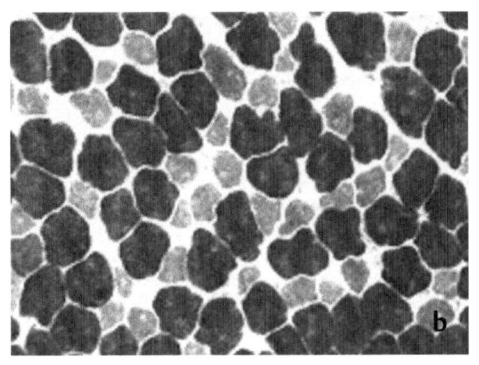

Fig. 254-5. (a) Desproporção congênita de fibras em H&E. (b) Fibras musculares tipo 1 são desproporcionalmente menores do que as tipo 2 em ATPase pH 9,4. (Ver Pranchas em Cores.)

A **desproporção congênita de fibras** é caracterizada por maior atrofia de fibras tipo 1 em relação às fibras tipo 2 (Fig. 254-5). A causa genética é bastante heterogênea e rara. Há descrição em mutações de genes que codificam as proteínas **TPM3, ACTA1, SEPN1, RYR1 e MAP3K20 (ZAK).**

Dessa forma, as miopatias congênitas apresentam heterogeneidade fenotípica relevante, isto é, um mesmo gene pode causar mais de um fenótipo, e um exemplo seria mutação no gene *RYR1 (miopatias centronuclear, minicore e central core)*; também possuem heterogeneidade genotípica, ou seja, um mesmo fenótipo pode ter mais de um gene causal, como, por exemplo, a miopatia nemalínica.

Esse grupo de doenças não apresenta tratamento curativo até o momento, com o manejo baseando-se na reabilitação fisioterápica e orientações quanto ao risco de hipertermia maligna em caso de anestesia com halogenados e bloqueadores neuromusculares.

DICAS
▪ Desordem muscular primária hereditária;
▪ Heterogeneidade genética e fenotípica;
▪ Mínima progressão do quadro motor.

BIBLIOGRAFIA

Agrawal PB, Strickland CD, Midgett C, et al. Heterogeneity of nemaline myopathy cases with skeletal muscle alpha-actin gene mutations. Ann Neurol 2004;56:86.
Beggs AH, Byrne BJ, De Chastonay S, et al. A multicenter, retrospective medical record review of X-linked myotubular myopathy: The recensus study. Muscle Nerve 2018;57:550.
North KN. Clinical approach to the diagnosis of congenital myopathies. Semin Pediatr Neurol 2011;18:216.
Pedroso JL, et al. Neurogenética na prática clínica. Atheneu; 2019. p. 1.
Romero NB, Clarke NF. Congenital myopathies. Handb Clin Neurol 2013;113:1321.
Ryan MM, Schnell C, Strickland CD, et al. Nemaline myopathy: a clinical study of 143 cases. Ann Neurol 2001;50:312.
Site do Centro de Doenças Neuromusculares da Universidade de Washington: https://neuromuscular.wustl.edu/pathol.

MIOPATIAS DISTAIS

Carlos Roberto Martins Jr.

Neste capítulo, falaremos das miopatias distais clássicas. Antes de mais nada, é importante lembrar que várias miopatias podem fugir do aspecto clássico com fraqueza proximal preponderante. Dentre elas, podemos citar: miopatia por corpos de inclusão e distrofia miotônica tipo 1 (*ver capítulos específicos*).

MIOPATIA DISTAL DE WELANDER (*LATE ADULT ONSET, TYPE 1*)

Trata-se de miopatia distal autossômica dominante (cromossomo 2) de início por volta da quinta década de vida com fraqueza dos extensores do carpo e dos dedos dos membros superiores. Acomete mais pacientes de origem sueca e finlandesa. O envolvimento proximal dos membros raramente ocorre, mesmo com doença avançada, exceto em casos homozigóticos graves. A fraqueza na dorsiflexão do pé ocorre em 25% dos casos e pode ser o sintoma inicial em 10%.

Envolvimento dos flexores dos dedos e do carpo ocorre, posteriormente, em 40% dos casos, mas sempre em menor grau do que os extensores. Os reflexos tendinosos permanecem presentes, exceto pela perda de aquileus e estilorradiais em estágios ulteriores. Os níveis de CK são normais ou ligeiramente aumentados. A ENMG é miopática, com ou sem atividade irritativa (fibrilações e ondas positivas). À RNM de músculo, pode-se observar acometimento do compartimento anterior e posterior distal dos membros inferiores.

A expectativa de vida geralmente é normal. A progressão é muito lenta. A biópsia muscular pode, ou não, conter *rimmed vacuoles*, entretanto sem infiltrado inflamatório (diferencia da IBM).

MIOPATIA DISTAL DE UDD (*LATE ADULT ONSET, TYPE 2a*)

Com maior prevalência em população escandinava, a miopatia de Udd tem início após os 40 anos de idade com fraqueza de dorsiflexão dos pés (tibial anterior). Com a evolução pode haver acometimento de extensores do carpo e musculatura proximal. Os níveis de CK são normais ou aumentados. A biópsia mostra padrão distrófico com, ou sem, vacúolos. Conhecida também como distrofia do tibial tipo 2a (gene da titina). É autossômica dominante, envolvendo o cromossomo 2.

MIOPATIA DISTAL DE MARKESBERY-GRIGGS (*LATE ADULT ONSET, TYPE 2b*)

Conhecida como distrofia do tibial tipo 2b (mutação no *ZASP*), é uma miopatia distal autossômica dominante, envolvendo o cromossomo 10. É descrita em famílias finlandesas, inglesas e francesas, com fenótipo pior entre os homens. Assim como a miopatia de Udd, a distrofia do tibial tipo 2b tem início no compartimento anterior distal dos membros inferiores, com fraqueza de dorsiflexão dos pés, e com posterior progressão proximal e para membros superiores (extensores distais principalmente).

A progressão tende a ser mais rápida que a forma de Udd, bem como pode ocorrer acometimento cardíaco, levando à cardiopatia dilatada e a alterações de ritmo. Os níveis de CK estão normais ou aumentados e a biópsia muscular revela presença de vacúolos.

MIOPATIA DISTAL DE NONAKA (*EARLY ADULT ONSET, TYPE 1, DISTAL MYOPATHY WITH RIMMED VACUOLES*)

Descrita em japoneses em 1963 como sendo uma distrofia muscular distal autossômica recessiva de início precoce em adultos (segunda ou terceira décadas de vida). Há envolvimento precoce do compartimento anterior distal dos membros inferiores (tibial anterior) e dos músculos isquiotibiais. Pode ocorrer progressão proximal e para membros superiores. Envolvimento cardíaco pode acontecer após 10-20 anos de evolução com bloqueios que levam à síncope, necessitando de marca-passo. A evolução tende a ser pior e mais rápida em pacientes não japoneses.

Os níveis de CK estão leves ou moderadamente aumentados (não mais que 5× o normal). A ENMG mostra potenciais miopáticos com recrutamento precoce, e atividade irritativa não é rara. A biópsia muscular evidencia padrão distrófico com presença de vacúolos (*rimmed vacuoles*). É autossômica recessiva, envolvento o cromossomo 9, e implicando o gene *GNE*.

MIOPATIA DISTAL DE MYIOSHI (*EARLY ADULT ONSET, TYPE 2*)

Autossômica recessiva, cromossomo 2, gene da disferlina, têm início entre os 15 a 25 anos de idade no compartimento posterior distal de membros inferiores (atrofia de panturrilhas), proporcionando dificuldade, sobremaneira, em andar na ponta dos pés. O compartimento anterior distal dos membros inferiores e os músculos dos membros superiores são poupados no início da doença.

Com a evolução pode ocorrer acometimento proximal (isquiotibiais são mais acometidos que os quadríceps) em membros inferiores e superiores. A ENMG é miopática clássica. A biópsia, usualmente, revela sinais *end-stage* em gastrocnêmios e a marcação para disferlina é negativa na imunofluorescência. Os níveis de CK estão aumentados em 10 a 150 × o normal.

É importante lembrar que a miopatia de Myioshi é alélica da distrofia muscular de cinturas tipo LGMD2B, ambas por mutação do gene relacionado com a produção de disferlina no cromossomo 2. Ambas também têm início na adolescência ou adulto jovem, contudo a LGMD2B tem início com acometimento proximal, o que a diferencia da miopatia de Miyoshi.

Ademais, é importante lembrar uma miopatia distal menos comum, denominada **Miyoshi-Like** (*Early Adult Onset*), autossômica recessiva, gene relacionado à **Anoctamina** (*ANO 5*) do cromossomo 11, com início em panturrilhas e CK que varia de 3 a 100 × a normalidade.

MIOPATIA DISTAL DE LAING (*EARLY ADULT ONSET, TYPE 3, DISTAL MYOPATHY*)

Autossômica dominante, gene *MYH7*, cromossomo 14, com início entre 4 a 25 anos, envolve o compartimento anterior distal de membros inferiores, proporcionando déficit de extensão do hálux e dorsiflexão dos pés, bem como dos flexores cervicais. Com a progressão, cardiomiopatia dilatada ou hipertrófica pode ocorrer. Os níveis de CK estão normais ou aumentados levemente. A ENMG é miopática com atividade irritativa. A biópsia não evidencia vacúolos.

MIOPATIAS MIOFIBRILARES

Por fim, as miopatias miofibrilares também podem ser englobadas no grupo das miopatias distais. Trata-se de doenças musculares esqueléticas e cardíacas com distúrbios nas proteínas do disco Z do sarcômero e filamentos intermediários, formando-se agregados proteicos e desarranjo de miofibrilas. As manifestações clínicas, usualmente, iniciam-se na segunda década de vida. É muito frequente a ocorrência de complicações cardíacas. Geralmente é autossômica dominante, contudo há formas ligadas ao X e de herança autossômica recessiva. Vários genes podem ser implicados a essa condição, dentre eles: *DES* (desmina), *LDB3* (proteína Zasp), *MYOT* (miotilina), *FLNC* (filamina C), *TTN* (titina), *PLEC* (plectina), entre outros.

DICAS

Quadro 255-1. Principais Miopatias Distais

Classificação das Miopatias Distais Clássicas					
Tipo	Herança	Localização de genes	Fraqueza inicial	CK	Biópsia
Welander adulto tardio tipo 1	AD	2p 13	Mãos, dedos, extensores de punho	Aumento normal ou leve	*Rimmed vacuole* miopáticos; em alguns casos
Udd adulto tardio tipo 2a	AD	2q31 titina	Compartimento anterior da perna	Aumento normal ou leve	*Rimmed vacuole* miopáticos; em alguns casos
Markesbery Griggs adulto tardio tipo 2B	AD	10q22,3-q23,2 ZASP	Compartimento anterior da perna	Aumento normal ou leve	Miopatia vacuolar; características miofibrilares
Nonaka início precoce do adulto ou tipo exporádico 1 (hIBM2)	AR	9p 13,3 GNE	Compartimento anterior da perna	Aumento leve a moderado, < 5 × NL	Miopatia vacuolar
Miyoshi início precoce do adulto tipo 2 (LGMD 2B)	AR ou exporádica	2p 13 disfelina	Compartimento posterior da perna	10-150 × NL	Miopática geralmente não vacuolar; gastrocnêmio em estágio terminal
Laing Início precoce do adulto tipo 3 (MPD1)	AD	14q 11,2 MYH7	Compartimento anterior da perna, flexores do pescoço	Aumento suave < 3 × NL	Alterações miopáticas moderadas; sem *vacuoles* na maioria

BIBLIOGRAFIA

Barohn RJ, Watts GD, Amato AA. A case of late-onset proximal and distal muscle weakness. Neurology 2009;73(19):1592-7.

Griggs R, Vihola A, Hackman P, et al. ZASPopathy in a large classic late-onset distal myopathy family. Brain 2007;130(6):1477-84.

Liu J, Aoki M, Illa I, et al. Dysferlin, a novel skeletal muscle gene, is mutated in Miyoshi myopathy and limb girdle muscular dystrophy. Nat Genet 1998;20:31-6.

Rosales XQ, Gastier-Foster JM, Lewis S, et al. Novel diagnostic features of dysferlinopathies. Muscle Nerve. 2010;42(1):14-21.

Selcen D, Engel AG. Mutations in myotilin cause myofibrillar myopathy. Neurology 2004;62:1363-71.

Selcen D, Engel AG. Mutations in ZASP define a novel form of muscular dystrophy in humans. Ann Neurol 2005;5:269-76.

Shaibani A, Harati Y, Amato A, et al. Miyoshi myopathy with vacuoles. Neurology 1997;47:A195.

Udd B. 165th ENMC International workshop: distal myopathies 6-8 February 2009 in Naarden, the Netherlands. Neuromuscul Disord 2009;19:429-38.

MIOPATIA DISTAL COM FRAQUEZA DE CORDA VOCAL

Milena de Albuquerque

Feit H et al., em 1998, descreveram uma família com uma miopatia distal autossômica dominante (AD), na qual paresia de cordas vocais e fraqueza faríngea associavam-se à miopatia distal, sem envolvimento dos músculos oculares (VCPDM).[1] O gene *MPD2* responsável foi mapeado no cromossomo 5q31 e, atualmente, é denominado gene *MATR3*. Ele é expresso no músculo esquelético e codifica a matriz 3, um componente da matriz nuclear que se acredita estar associado ao mecanismo de transcrição, *splicing* de RNA e replicação de DNA.[2,3]

A idade média de início é 45,7 anos. A fraqueza envolve os pés e tornozelos primeiro, mas pode começar nas mãos. Envolvimento assimétrico inicial é muito típico, mas prevalece a fraqueza distal simétrica das mãos e pernas. Pode ter acometimento leve de deltoides.

A fraqueza nos membros inferiores, geralmente, tem uma distribuição peroneal (pé caído) e pode envolver a inversão do tornozelo, sendo o gastrocnêmio relativamente poupado. Nas mãos, o padrão de fraqueza é muito característico. Os extensores dos dedos são afetados em graus diferentes e o abdutor do polegar geralmente sofre atrofia evidente.

A fraqueza de corda vocal e faríngea pode estar presente já no início da fraqueza distal. No início, a voz tem uma qualidade hipofônica e ofegante, mas isso pode progredir lentamente para uma voz rouca com dificuldade de deglutição e aspiração. A laringoscopia revela curvatura das cordas vocais, com secreções fluindo constantemente, como resultado do fechamento incompleto da glote e fraqueza do músculo faríngeo.

Na eletroneuromiografia (EMG), os potenciais de ação musculares podem ser miopáticos, podendo a velocidade de condução ser pouco reduzida. Estudos eletrodiagnósticos da voz e músculos faríngeos podem apresentar potenciais miopáticos.

A biópsia muscular revela miopatia não inflamatória crônica com a presença de vacúolos marginados subsarcolemais, além de atrofia de fibras consistentes com desnervação. Os níveis séricos de creatina fosfoquinase (CPK) são geralmente dentro do dobro do limite superior. O diagnóstico diferencial inclui miopatia distal de Welander, distrofia muscular oculofaríngea e miopatia oculofaringodistal.

Atualmente não há cura. Aparelhos ortopédicos e/ou bengalas são utilizados para auxiliar na deambulação. Pode ser necessária ventilação ou oxigenoterapia se o paciente apresentar comprometimento muscular respiratório grave.

DICAS

- Pé caído e inversão de tornozelo comprometida;
- Extensores dos dedos das mãos afetados em graus diferentes; abdutor do polegar bem atrofiado;
- Fraqueza de corda vocal e/ou faríngea pode ou não estar presente desde o início;
- Gene *MATR3*, cromossomo 5q31; AD;
- Biópsia: vacúolos marginados subsarcolemais, variação no diâmetro de fibras;
- ENMG: padrão miopático.

REFERÊNCIAS BIBLIOGRÁFICAS
1. Feit H, Silbergleit A, Schneider LB, et al. Vocal cord and pharyngeal weakness with autosomal dominant distal myopathy: clinical description and gene localization to 5q31. Am J Hum Genet 1998;63(6):1732-42.
2. Senderek J, Garvey SM, Krieger M, et al. Autosomal-dominant distal myopathy associated with a recurrent missense mutation in the gene encoding the nuclear matrix protein, matrin 3. Am J Hum Genet 2009;84(4):511-8.
3. Yamashita S, Mori A, Nishida Y, et al. Clinicopathological features of the first Asian family having vocal cord and pharyngeal weakness with distal myopathy due to a MATR3 mutation. Neuropathol Apl Neurobiol 2015;41(3):391-8.

MIOPATIA HEREDITÁRIA POR CORPOS DE INCLUSÃO + DFT + PAGET – IBMPFD

Carlos Roberto Martins Jr.

A miopatia hereditária por corpos de inclusão associada à doença óssea de Paget (DOP) e à demência frontotemporal (DFT) ou **IBMPFD** é um distúrbio multissistêmico raro, autossômico dominante, com alta penetrância, progressivo e fatal. É caracterizada por uma tríade clássica de miopatia + doença de Paget de início precoce + demência.

A característica mais prevalente da IBMPFD é a miopatia por corpos de inclusão, que ocorre em mais de 90% dos pacientes, sendo caracterizada por fraqueza primeiramente distal em membros superiores e proximal em membros inferiores, com progressão difusa e bulbar. Padrão de cinturas no início não é raro também. Os níveis de CK são aumentados moderadamente. A biópsia muscular revela miopatia vacuolar (agregados de proteína VCP).

A doença de Paget geralmente está presente na coluna vertebral, pelve, quadril, escápula e em ossos longos. Deformidades de ossos longos e de ossos cranianos, bem como fraturas patológicas e dores em coluna e quadril são comuns. Elevação de fosfatase alcalina sérica e piridinolina urinária (marcadores de reabsorção óssea) está presente. Surdez não é rara por acometimento do osso temporal. Neuralgia trigeminal e paralisia facial podem ser encontradas. O diagnóstico é confirmado por cintilografia óssea.

A DFT progressiva associada à IBMPFD é caracterizada por alterações em linguagem e/ou disfunção comportamental por acometimento dos lobos frontal e temporal. Funções visuoespaciais e memória são, relativamente, preservadas, com alterações ulteriores. Apatia, abulia, desinibição e ausência de *insight* são muito comuns. Agregados de proteína VCP e TDP-43 são encontrados como inclusões citoplasmáticas nos neurônios.

Outros comemorativos podem estar presentes, como catarata, polineuropatia sensitivo-motora axonal, cardiomiopatia e fibrose hepática. A mutação envolve o gene *VCP* (cromossomo 9), responsável pela produção de uma proteína denominada *valosin-containing protein*, associada ao sistema ubiquitina-proteassoma ("limpeza" celular de proteínas indesejadas).

O diagnóstico da IBMPFD é molecular. O tratamento da miopatia e da DFT é sintomático. A doença de Paget deve ser acompanhada por endocrinologista e ortopedista, com tratamento calcado em bifosfonatos, como o ácido zoledrônico. A doença é evolutiva, sem cura e, invariavelmente, fatal.

DICAS
▪ Miopatia hereditária por corpos de inclusão associada à doença óssea de Paget (DOP) e à demência frontotemporal (DFT); ▪ Distúrbio autossômico dominante, cromossomo 9, gene *VCP*; ▪ Proteína denominada *valosin-containing protein*.

BIBLIOGRAFIA

Rouiller I, Butel VM, Latterich M. A major conformational change in p97 AAA ATPase upon ATP binding. Mol Cell 2000;6:1485-90.

Song C, Wang Q, Li CC. ATPase activity of p97-valosincontaining protein (VCP). D2 mediates the major enzyme activity, and D1 contributes to the heat-induced activity. J Biol Chem 2003;278:3648-55.

Wang Q, Song C, Yang X, Li CC. D1 ring is stable and nucleotide-independent, whereas D2 ring undergoes major conformational changes during the ATPase cycle of p97-VCP. J Biol Chem 2003;278:32784-93.

Wojcik C, Yano M, DeMartino GN. RNA interference of valosin-containing protein (VCP/p97) reveals multiple cellular roles linked to ubiquitin/proteasome-dependent proteolysis. J Cell Sci 2004;117:281-92.

MIOPATIAS INFLAMATÓRIAS

Carlos Roberto Martins Jr.

As miopatias inflamatórias (MI) são entidades de elevada morbidade e, relativamente, comuns em nosso meio. A ocorrência anual média está em torno de 4,27 a 7,89/100.000. Excluindo-se a miopatia por corpos de inclusão, cursam com fraqueza proximal e podem evoluir com acometimento sistêmico de outros órgãos, como coração e pulmão. Falaremos a diante um pouco sobre cada tipo de MI.

DERMATOMIOSITE
- Fraqueza muscular simétrica proximal com ou sem dor;
- Sinais cutâneos clássicos, como sinal do xale e sinal do V em tronco, pápulas de Gottron e "mãos de mecânico", bem como heliótropo palpebral;
- CPK pode estar aumentada em até 50 vezes na fase ativa da doença;
- Existem formas raras da condição sem miopatia (dermatomiosite amiopática), bem como miosite sem dermatite (fraqueza e biópsia muscular típica, mas sem alterações cutâneas);
- 15% dos pacientes que recebem o diagnóstico após os 40 anos de idade cursam com carcinoma em 3 a 5 anos após o diagnóstico. Os mais comuns são câncer colorretal, ovariano, pulmonar, pancreático e gástrico;
- ENMG é miopática. Atividade irritativa com fibrilações e ondas positivas são comuns na fase ativa da doença. A presença de descargas repetitivas complexas (CRD's) pode ser um preditor de neoplasia subjacente;
- Biópsia muscular com atrofia perifascicular (fibras musculares com menor diâmetro na região perifascicular), redução de capilares, infiltrado perivascular e perimisial, presença de linfócitos T CD4+ e macrófagos. Pode ocorrer presença de fibras necróticas, sem vacúolos.

SÍNDROME ANTISSINTETASE
Consiste em fraqueza muscular proximal simétrica típica com achados de biópsia consistentes com dermatomiosite, mas com um anticorpo específico associado à miosite, denominado *anti-Jo1* em 75% dos pacientes. A síndrome antissintetase geralmente se apresenta com artrite, fenômeno de *Raynaud*, febre e "mãos de mecânico", com 70% dos pacientes desenvolvendo doença intersticial pulmonar (DIP).

MIOSITE AUTOIMUNE NECROTIZANTE (NAM)
- Corresponde a cerca de 20% das MI. Antes do avanço das técnicas de análise de biópsia, tal entidade era classificada como polimiosite;
- Apresenta fase aguda ou subaguda e pode cursar com fraqueza grave na apresentação;
- A CPK, usualmente, cursa com valores acima de 50 vezes o normal na fase ativa;
- Anticorpos específicos; anti-SRP (*anti-signal recognition particle*) e anti-HMGCR (*3-hydroxy-3-methyl-glutaryl coenzyme A reductase*);
- Os pacientes podem, ou não, ter história de exposição a estatinas. Nem sempre a produção de anticorpos anti-HMGCR se dá por intermédio de estatinas;
- ENMG é miopática. Atividade irritativa com fibrilações e ondas positivas são comuns na fase ativa da doença;
- Biópsia muscular com fibras musculares com intensa necrose e infiltrado importante macrofágico (CD68+). Pode haver presença de complemento. Ausência de linfócitos CD8+, sem vacúolos.

POLIMIOSITE
- Fraqueza proximal simétrica com ou sem dor muscular;
- Sem erupções de pele;
- CPK pode estar aumentada em até 50 vezes o valor de referência na fase ativa da condição;
- Não preenche critérios clínicos, histológicos e sorológicos para as outras MIs;

- Cuidado, pois pode ser uma miopatia geneticamente determinada, como distrofia de cinturas e miopatia congênita. Muitos casos assim são classificados como polimiosite, em decorrência da falta de investigação adequada;
- ENMG é miopática. Atividade irritativa com fibrilações e ondas positivas são comuns na fase ativa da doença;
- Biópsia muscular com infiltrado inflamatório, predomínio de linfócitos T CD8+ e expressão MHC-1, sem vacúolos.

MIOPATIA POR CORPOS DE INCLUSÃO
- Fraqueza proximal em membros inferiores e distal em membros superiores, principalmente em flexores profundos dos dedos, proporcionando atrofia de loja anterior do antebraço e o famoso *Fist Sign*; o paciente é incapaz de esconder as unhas quando fecha as mãos (Fig. 258-1);
- Disfagia é comum;
- Mais comum em homens acima de 50 anos;
- CPK pode estar aumentada em até 10 vezes a normalidade;
- ENMG miopática com potenciais grandes e polifásicos de permeio, o que se confunde, muitas vezes, com doença do neurônio motor. Neste cenário, história e exame físico são fundamentais para diferenciação;
- Biópsia com presença de vacúolos. Linfócitos T CD8+. Pode haver fibras COX-negativas.

PONTOS IMPORTANTES DAS MIOPATIAS INFLAMATÓRIAS

Do ponto de vista evolutivo, os níveis de CPK ajudam, sobremaneira, na avaliação terapêutica, com tendência à redução dos níveis durante tratamento eficaz. As enzimas hepáticas TGO e TGP geralmente estão elevadas em pacientes com níveis de CPK altos e, nesse sentido, a identificação de hepatotoxicidade pelos medicamentos nem sempre é fácil. Dessa forma, deve-se avaliar o nível de GGT (**gama glutamil transferase**) em caso de suspeita de lesão hepática na vigência do uso de metotrexato ou azatioprina. Pacientes com anticorpo anti-Jo1 necessitam de avaliação tomográfica pulmonar pela possibilidade de doença intersticial dos pulmões.

Outro aspecto de suma importância no manejo da MI é a dosagem de anticorpos, que podem ser marcadores séricos do subtipo, bem como predizer muitos aspectos relacionados com a doença (Quadro 258-1).

A terapêutica das MIs nem sempre é fácil. Com exceção da miopatia por corpos de inclusão, as MIs são abordadas com imunossupressão já na fase inicial. A corticoterapia é a terapia de escolha no tratamento, devendo ser oral com prednisona (1 mg/kg/dia – não ultrapassar 80 mg ao dia) em casos leves. Em casos com fraqueza importante, disfagia ou DIP, opta-se pela pulsoterapia com metilprednisolona (1 g ao dia por 3-5 dias), seguida de manutenção oral na dose citada acima por 9 a 12 semanas (avaliar redução de CPK). Na piora clínica durante o tratamento, aventar miopatia pelo corticoide se houver piora da fraqueza sem elevação do CPK (miopatia por corticoide tem CPK e ENMG normais).

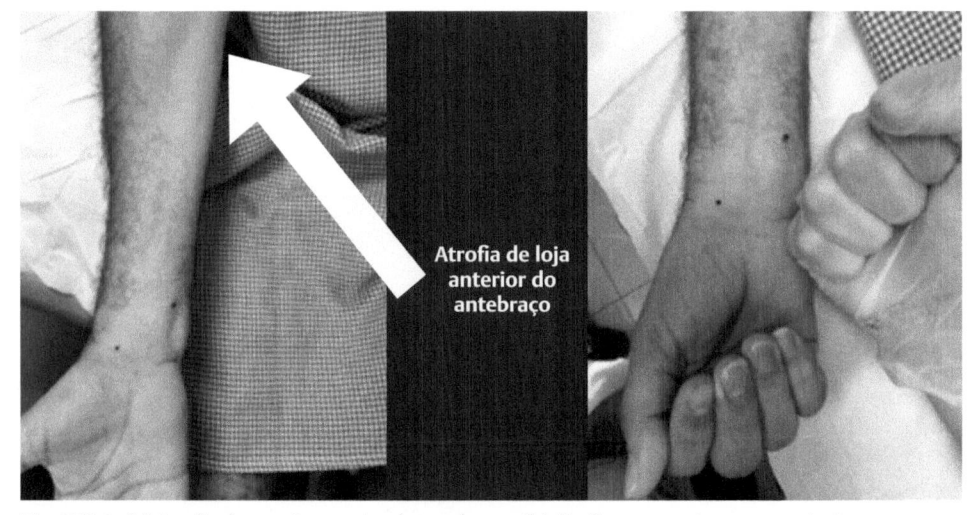

Fig. 258-1. (**a**) Atrofia de porção anterior do antebraço. (**b**) *Fist Sign* em paciente com miosite por corpos de inclusão.

Quadro 258-1. Anticorpos Relacionados com as MIs

Autoanticorpos	Condição relacionada
Anti-Jo1, Anti-PL-7, Anti-PL-12	Síndrome antissintetase, DIP, complicações gastrintestinais
Anti-HMGCR	NAM
Anti-SRP	NAM e polimiosite
Anti-MDA-5	Dermatomiosite amiopática, DIP
Anti-Mi-2	Dermatomiosite com lesões de pele típicas
Anti-cN1A	Miopatia por corpos de inclusão
Anti-TIF-1γ/α	Dermatomiosite com tendência à malignidade subjacente
Anti-NXP-2	Dermatomiosite com tendência à malignidade subjacente, dermatomiosite juvenil com calcinose
Anti-FHL-1	Miosite com intensa atrofia muscular e disfagia grave, sem acometimento pulmonar ou articular

Para manutenção, os poupadores de corticoides mais utilizados são o metotrexato (MTX) e a azatioprina (AZA). O MTX na dose de até 25 mg/semana pode ser iniciado, no entanto deve-se ter cautela em pacientes com DPI por causa do risco de toxicidade pulmonar induzida pelo medicamento. Níveis séricos elevados de ALT e AST resultantes de lesão muscular (própria da miopatia) também podem contribuir para a dificuldade em monitorar os sinais de toxicidade pelo MTX. A AZA é frequentemente preferida em pacientes com DIP, começando na dose de 50 mg/dia e aumentando, após, para um alvo de 2 a 3 mg/kg/dia.

Pacientes que falham ao uso de corticoterapia, bem como os doentes com miopatia por corpos de inclusão disfágicos, podem se beneficiar do uso de imunoglobulina humana intravenosa com repetições mensais de acordo com a resposta. Nesse cenário de refratariedade, o uso de rituximabe (anti-CD20) também pode ser tentado, entretanto, com resultados não muito satisfatórios. O uso de outras drogas imunossupressoras, como tacrolimo, ciclosporina e micofenolato de mofetila, deve ser sempre decidido em conjunto com o reumatologista, a fim de se escolher o melhor plano terapêutico e mitigar os efeitos colaterais advindos.

BIBLIOGRAFIA

Dalakas MC. Inflammatory muscle diseases. N Engl J Med 2015;372:1734-47.
Lundberg I. New ways to subclassify patients with myositis. J Intern Med 2016;280:4-7.
Lundberg I, Miller F, Tjärnlund A, Bottai M. Diagnosis and classification of idiopathic inflammatory myopathies. J Intern Med 2016;280:39-51.
Moghadam-Kia S, Aggarwal R, Oddis C. Treatment of inflammatory myopathy: Emerging therapies and therapeutic targets. Expert Rev Clin Immunol 2015;11:1265-7.
Simon J, Marie I, Jouen F, Boyer O, Martinet J. Autoimmune myopathies: Where do we stand? Front Immunol 2016;7:234.

MIOTONIAS CONGÊNITAS

Carlos Roberto Martins Jr.

Este capítulo apresenta as duas miotonias congênitas: doença de Thomsen e doença de Becker. É importante, inicialmente, lembrar que tais condições são canalopatias musculares e não cursam com distrofia, portanto não são distrofias miotônicas, como as distrofias miotônicas tipo I e II.

A doença de Thomsen (DT) é causada por alteração no canal de cloreto voltagem-dependente, por mutação no gene *CLCN1*, localizado no cromossomo 7. É transmitida de forma autossômica dominante com penetrância variável, embora 90% dos indivíduos afetados sejam sintomáticos. Como a condutância do cloreto é necessária para estabilizar o potencial de membrana em repouso do músculo esquelético, a perda desta condutância resulta em despolarização parcial da membrana, permitindo maior excitabilidade e miotonia.

A DT foi descrita pelo Dr. Thomsen em 1876 em sua própria família. Descreveu-a em 20 membros de sua família, em quatro gerações, para defender um filho seu acusado como desertor do serviço militar. Inicia-se nos primeiros anos de vida (miotonia de pálpebras e facial após choro) ou na infância. Geralmente, a força está normal em repouso, embora alguns doentes apresentem fraqueza proximal, causando dificuldades funcionais, como subir escadas. Alguns pacientes têm hipertrofia muscular (fenótipo hercúleo), enquanto outros se queixam de mialgia.

O fenômeno miotônico clínico é distal, flutuante ou constante e melhora com o movimento repetitivo (fenômeno do aquecimento), entretanto nem sempre se faz presente. Enquanto 90% dos pacientes mostram miotonia na eletromiografia, apenas 50% apresentam miotonia de percussão no exame físico. Por vezes, esses pacientes podem cursar com dificuldade mastigatória e déficit de deglutição.

A doença de Becker (DB), descrita em 1957, também se deve a mutações no canal de cloreto muscular *CLCN1*, portanto as duas formas de miotonia congênita são alélicas. No entanto, a doença de Becker mostra herança autossômica recessiva. Há predominância masculina, sugerindo penetração reduzida ou fenótipo clínico mais leve em mulheres. O início tende a ser mais tardio que na DT, entretanto, ainda na fase pré ou escolar. Fenótipo hercúleo pode ocorrer, porém, menos frequentemente que na DT. Do ponto de vista clínico, os pacientes tendem a apresentar quadro um pouco mais intenso, com fraqueza leve após repouso (p. ex.: fraqueza em membros inferiores ao levantar-se após ficar horas sentado). Fenótipo tipo cinturas pode ocorrer com a evolução.

A miotonia na DB tende a ser mais prevalente e muitos pacientes podem evoluir com atrofia muscular distal, bem como fraqueza pós-fenômeno miotônico. Os níveis de CPK podem estar elevados cerca de 2 a 3 vezes o normal (DB apresenta maior elevação que a DT). O diagnóstico das miotonias congênitas é clínico e amparado pela ENMG. A biópsia muscular pode mostrar redução das fibras tipo II. A ratificação diagnóstica se faz com teste genético. A maioria dos pacientes não requer tratamento. Se necessário, pode-se utilizar bloqueadores de canais de sódio para o fenômeno miotônico, como mexiletina, carbamazepina e fenitoína.

> **DICAS**
>
> - *As duas formas são*: alélicas e gene *CLCN1*, localizado no cromossomo 7;
> - *Doença de Thomsen*: dominante, início geralmente pré-escolar, aspecto hercúleo, miotonia de ação e de percussão, usualmente sem fraqueza, CPK normal ou tocada;
> - *Doença de Becker*: recessiva, a miotonia é pior que na DT e aumenta nas primeiras duas décadas de vida, a fraqueza proximal não é rara, os pais geralmente não têm sintomas, a CPK usualmente está aumentada 2-3 vezes o valor de referência;
> - *Tratamento*: reabilitação, mexiletina (cuidado com arritmias – não é raro acontecer), carbamazepina e fenitoína.

BIBLIOGRAFIA

Abdalla JA, Casley WL, Cousin HK, et al. Linkage of Thomsen disease to the T cell receptor beta (TCRB) locus on chromosome 7 q 35. Am J Hum Genet 1992;51:579-84.

Barchi RL. The nondystrophic myotonic syndromes. In: Rowland LP, DiMauro S, editors. Handbook of clinical neurology, Vol 18(62). New York: Elsevier; 1992. p. 261-86.

Deymeer F, Çakirkaya S, Gültekin SH, et al. Recessive generalized myotonia. Acta Cardiomiol 1993;5:91-7.

Gutmann L, Phillips LH. Myotonia congenita. SemNeurol 1991;11:244-8.

MITOCONDRIOPATIAS

Camila Callegari Piccinin ▪ Carlos Roberto Martins Jr.

Descritas em 1962 por Rolf Luft, as mitocondriopatias são um grupo amplo e heterogêneo de doenças decorrentes de dano na função ou estrutura das mitocôndrias que culminam em alterações na cadeia respiratória celular. A partir dos anos 1980, entendeu-se que as mitocondriopatias são causadas por mutações genéticas e hoje se sabe que tais mutações ocorrem tanto no DNA nuclear, em genes que controlam mecanismos mitocondriais, quanto no DNA mitocondrial (DNAm) propriamente dito, sendo herdadas de forma autossômica dominante, recessiva e ligada ao X, mas também por meio de herança materna no caso das mutações do DNAm.

Uma vez que a cadeia respiratória é a via comum do metabolismo aeróbico, as mitocondriopatias podem afetar qualquer tecido, sobretudo os que demandam maior carga energética, como é o caso do sistema nervoso central, mas também dos músculos, coração e fígado. Isso contribui para que sua apresentação clínica seja variável, tanto na idade de início (recém-nascido até idade adulta) quanto na forma de instalação (subaguda ou insidiosa) e na manifestação clínica que, comumente, agrega uma miríade de sintomas.

Algumas mitocondriopatias são direcionadas a órgãos específicos com manifestações mais restritas, como é o caso da neuropatia óptica hereditária de Leber (LHON), enquanto a maioria se apresenta na forma de uma síndrome clínica que pode tanto ser típica, apontando para um diagnóstico específico, quanto "atípica" (Quadro 260-1). Nesses casos, o condutor do caso deve ter um alto grau de suspeição para mito-

Quadro 260-1. Principais Sintomas em Mitocondriopatias com Acometimento do Sistema Nervoso

Síndrome de Leigh	▪ Encefalomiopatia subaguda neonatal ▪ Sinais cerebelares e de tronco ▪ Retardo psicomotor ▪ Hipotonia e espasticidade ▪ Distúrbios do movimento como ataxia e coreia ▪ Necrose simétrica do tronco e dos núcleos da base
NARP (*Neurogenic muscle weakness, Ataxia, and Retinitis Pigmentosa*)	▪ Fraqueza muscular neurogênica ▪ Ataxia ▪ Retinite pigmentosa ▪ Neuropatia sensitiva e motora ▪ Crises convulsivas
MERRF (*Myoclonic Epilepsy associated with Ragged Red Fibers*)	▪ Epilepsia mioclônica ▪ Ataxia cerebelar ▪ Fraqueza por miopatia ▪ Demência ▪ Perda auditiva ▪ Baixa estatura ▪ Fibras vermelhas rasgadas na biópsia
MELAS (*Mitochondrial Encephalopathy, Lactic Acidosis, and Stroke*)	▪ Encefalopatia ▪ Episódios *stroke-like* < 40 anos ▪ Acidose láctica ▪ Demência ▪ Crises convulsivas ▪ Cefaleia tipo migrânea ▪ Perda auditiva ▪ Baixa estatura ▪ *Diabetes melittus*

(Continua.)

Quadro 260-1. *(Cont.)* Principais Sintomas em Mitocondriopatias com Acometimento do Sistema Nervoso

MEMSA (*Myoclonic Epilepsy, Myopathy and Sensory Ataxia*)	▪ Epilepsia mioclônica ▪ Miopatia ▪ Ataxia sensitiva ▪ Variante patogênica do *POLG* sem oftalmoplegia
MNGIE (*Mitochondrial Neurogastrointestinal Encephalopathy*)	▪ Náuseas e vômitos ▪ Disfagia ▪ Refluxo gastroesofágico ▪ Distensão abdominal ▪ Ptose, oftalmoplegia ou paresia ▪ Leucoencefalopatia ▪ Neuropatia periférica
KSS (*Kearns-Sayre Syndrome*)	▪ Oftalmoplegia externa progressiva ▪ Ptose bilateral ▪ Retinite pigmentosa ▪ Ataxia cerebelar ▪ Defeitos de condução cardíaca (lipotimia ou síncope) ▪ Alterações cognitivas ▪ LCR com proteinorraquia (> 100)
LHON (*Leber Hereditary Optic Neuropathy*)	▪ Defeitos visuais subagudos indolores (progressão para cegueira, usualmente, bilateral) ▪ Encefalomiopatia ▪ Neuropatia periférica ▪ Tremor
SANDO (*Sensory Ataxia, Neuropathy, Dysarthria and Ophtalmoplegia*)	▪ Neuropatia e ataxia sensitivas ▪ Oftalmoplegia externa progressiva ▪ Disartria ▪ Miopatia ▪ Crises convulsivas ▪ Hipoacusia
Alpers-Huttenlocher Syndrome	▪ Encefalopatia progressiva ▪ Epilepsia refratária ▪ Hipotonia ▪ Falência hepática

condriopatia e pode lançar mão de exames complementares. A manifestação clínica pode ser multissistêmica incluindo, por exemplo:

- Ptose;
- Oftalmoplegia externa;
- Miopatia;
- Hipotonia;
- Intolerância a exercícios;
- Encefalopatia;
- Retardo ou regressão do desenvolvimento;
- Crises convulsivas;
- Demência;
- Migrânea;
- Episódios "AVC-*like*";
- Distúrbios do movimento como ataxia, distonia, tremor e coreia;
- Espasticidade;
- Surdez neurossensorial;
- Atrofia óptica;
- Retinite pigmentosa;
- Cardiomiopatia ou alterações de condução cardíaca;
- Diabetes;
- Falência hepática;
- Dismotilidade gastrintestinal.

E os achados complementares podem contemplar:

- Lactato aumentado no plasma ou liquor;
- Aminoácidos e ácidos orgânicos aumentados no sangue, liquor ou urina;
- Creatinoquinase (CPK), ácido úrico e transaminases elevadas;
- Glicemia aumentada (associada à DM);
- Alterações na fundoscopia durante avaliação oftalmológica (retinite pigmentosa ou atrofia óptica);
- Eletrocardiograma pode demonstrar distúrbios de condução;
- Ecocardiograma pode evidenciar alteração das câmaras cardíacas;
- Ressonância magnética de crânio (para diagnóstico diferencial e detectar lesões *stroke-like*);
- Pico de lactato na espectroscopia por ressonância magnética de crânio;
- EEG pode revelar alentecimento da atividade de base bem como atividade epileptiforme;
- ENMG pode sugerir miopatia ou neuropatia periférica;
- Biópsia: em geral de músculo nos casos em que o teste genético não confirma o diagnóstico (biópsia clássica com proliferação mitocondrial – *ragged red fibers*, fibras SDH-negativas e COX-negativas).

É importante lembrar que a ausência de alterações comuns como a do aumento de lactato não exclui as mitocondriopatias.

Em razão da grande variabilidade clínica e genética das mitocondriopatias, seu diagnóstico ainda é considerado um desafio e, muitas vezes, dispendioso em tempo e custo. Nesse contexto, a avaliação adequada da história da doença, suas manifestações e exames complementares afunilam e direcionam os testes genético-moleculares para estudar os genes que, potencialmente, estariam alterados em cada caso.

O prognóstico é variável a depender da mitocondriopatia em questão, e o tratamento, muitas vezes, é com base em medidas sintomáticas e de suporte, como o tratamento das comorbidades endocrinológicas, oftalmológicas e cardíacas associadas. Dependendo dos complexos enzimáticos alterados, alguns pacientes podem se beneficiar de riboflavina, outras vitaminas do complexo B, coenzima Q10 e L-carnitina. Assim como para outras doenças genéticas, o aconselhamento genético é fundamental para a prevenção da doença e decisão informada sobre constituição familiar. *Ver capítulos específicos de cada doença mitocondrial nesta obra.*

DICAS

- Atenção! Nem toda doença mitocondrial é causada por mutação no DNA mitocondrial;
- As mutações ocorrem tanto no DNA nuclear, em genes que controlam mecanismos mitocondriais, quanto no DNA mitocondrial (DNAm) propriamente dito, sendo herdadas de forma autossômica dominante, recessiva e ligada ao X, mas também por meio de herança materna no caso das mutações do DNAm;
- Podem afetar qualquer tecido, sobretudo os que demandam maior carga energética, como é o caso do sistema nervoso central, mas também dos músculos, coração e fígado;
- Sempre pensar em mitocondriopatia quando há síndromes centrais e periféricas em um mesmo doente.

BIBLIOGRAFIA

Chinnery PF. Mitochondrial disorders overview. 2000 Jun 8 [Updated 2014 Aug 14]. In: Adam MP, Ardinger HH, Pagon RA, et al., editors. GeneReviews® [Internet]. Seattle (WA): University of Washington, Seattle; 1993-2020.

Cohen BH, Chinnery PF, Copeland WC. POLG-related disorders. 2010 Mar 16 [Updated 2018 Mar 1]. In: Adam MP, Ardinger HH, Pagon RA, et al., editors. GeneReviews® [Internet]. Seattle (WA): University of Washington, Seattle; 1993-2020.

DiMauro S, Hirano M. Mitochondrial encephalomyopathies: an update. Neuromuscul Disord 2005;15(4):276-86.

Parikh S, Goldstein A, Koenig MK, et al. Diagnosis and management of mitochondrial disease: a consensus statement from the Mitochondrial Medicine Society. Genet Med 2015;17(9):689-701.

MOEBIUS

Cristina Saade Jaques

O primeiro relato dessa síndrome data de 1880 por Van Graefe, seguido por outros relatos e com maior detalhamento em 1888 por Moebius, que ressaltou a fraqueza ou paralisia dos músculos que controlam a expressão facial e o movimento dos olhos, presentes desde o nascimento, não progressivos e característicos da síndrome. Trata-se de um distúrbio de etiologia incerta, provavelmente resultante de uma combinação de fatores ambientais e genéticos. Parece estar associado ao uso de medicamentos ou abuso de drogas, como cocaína, na gestação, bem como a alterações em determinadas regiões dos cromossomos 3, 10 ou 13 em algumas famílias.

A maior parte dos casos ocorre de forma esporádica; dentre a minoria dos casos familiares, não foi ainda identificado um padrão claro de herança genética. Muitos dos sinais e sintomas resultam da ausência ou subdesenvolvimento dos nervos cranianos VI e VII, que controlam o movimento ocular e as expressões faciais. Também pode afetar outros nervos cranianos importantes para a fala, mastigação e deglutição.

Alguns autores especulam que a síndrome de Moebius pode ter relação com alterações no fluxo sanguíneo para o tronco cerebral durante os estágios iniciais do desenvolvimento embrionário. No entanto, não está claro o que causa essas alterações e por que elas perturbam especificamente o desenvolvimento dos nervos cranianos VI e VII. Os achados fenotípicos incluem:

- Redução ou ausência de expressões faciais;
- Salivação;
- Disartria;
- Micrognatia;
- Língua curta ou de formato incomum;
- Microstomia;
- Fenda palatina;
- Palato ogival;
- Anomalias dentárias – dentes desalinhados e hipo ou microdontia;
- Estrabismo;
- Xeroftalmia;
- Hipotonia;
- Hipoacusia;
- Atraso de desenvolvimento motores;
- Anormalidades ósseas nas mãos e pés como sindactilia.

As anormalidades craniofaciais podem dificultar a fala e os pacientes podem cursar com uma dificuldade para o fechamento completo das pálpebras ao piscar ou dormir, o que pode resultar em olhos secos ou irritados. Além disso, esses pacientes têm dificuldade em manter contato visual. Existem estudos controversos sobre risco aumentado de distúrbios do espectro autista, por comunicação e interação social prejudicadas. Apesar do risco um pouco maior de deficiência intelectual, a maioria dos afetados possui inteligência normal. O tratamento é sintomático e o seguimento deve ser multidisciplinar. Cirurgias para correção do estrabismo e esotropia podem ser tentadas, a fim de melhorar a qualidade de vida.

> **DICAS**
> - Fraqueza ou paralisia facial;
> - Fraqueza ou paralisia na abdução dos olhos;
> - Atraso de desenvolvimento motor;
> - Hipodesenvolvimento ou ausência de desenvolvimento dos núcleos dos nervos cranianos VI e/ou VII;
> - Multifatorial, aspectos genéticos e adquiridos (gestação).

BIBLIOGRAFIA

MacKinnon S, Oystreck DT, Andrews C, et al. Diagnostic distinctions and genetic analysis of patients diagnosed with Moebius syndrome. Ophthalmology 2014;121(7):1461-8.

Mulliken JB, Ganske I. National organization for rare disorders: Moebius syndrome. Disponível em https://rarediseases.org/rare-diseases/moebius-syndrome. Acesso em 4 de nov. 2019.

National Human Genome Research Institute. Elements of Morphology. 2013. Disponível em https://elementsofmorphology.nih.gov.

Redett RJ. A guide to understanding Moebius Syndrome. Children's Craniofacial Association. 2013. Available at: http://www.ccakids.com/moebius-syndrome.html.

Verzijl HT, van der Zwaag B, Cruysberg JR, et al. Möbius syndrome redefined: a syndrome of rhombencephalic maldevelopment. Neurology 2003;61(3):327-33.

MONEM – MOG-IGG-ASSOCIATED OPTIC NEURITIS, ENCEPHALITIS AND MYELITIS

Carlos Roberto Martins Jr.

MOG é uma glicoproteína de 218 aminoácidos expressa exclusivamente na membrana plasmática dos oligodendrócitos do SNC. É uma das menores estruturas da bainha de mielina (compõem cerca de 0,5% da bainha de mielina), e sua localização na superfície externa neural tornou-a acessível a anticorpos reativos. Acredita-se que seu domínio extracelular induz autoimunidade humoral e celular. Os anticorpos dirigidos contra MOG (MOG-IgG) são, em sua maioria, do subtipo IgG1 e são capazes de induzir citotoxicidade e fixação de complemento.

Está cada vez mais claro que a MONEM não se restringe a quadros de neuromielite óptica (NMOSD) com anticorpos antiaquaporina 4 negativos (forma soronegativa). Dependendo das características clínicas, esses pacientes podem ser diagnosticados com NMOSD, encefalomielite disseminada aguda, síndrome desmielinizante pediátrica recorrente, mielite transversa ou neurite óptica. Com ensaios específicos fundamentados em células (*cell based assay*), o MOG-IgG está emergindo como um potencial biomarcador de doenças inflamatórias do sistema nervoso central.

Apesar do fato de que MONEM pode se sobrepor à apresentação clínica de NMOSD associada a AQP-4-IgG, os mecanismos subjacentes às doenças induzidas por MOG-IgG são provavelmente diferentes. A MONEM apresenta autoimunidade contra oligodendrócitos, enquanto, na NMOSD AQP4-IgG, o astrócito é a célula-alvo (dano secundário a oligodendrócito e desmielinização ocorrem *a posteriori*).

Histopatologicamente, as lesões na MONEM são descritas como claramente desmielinizantes, com infiltração marcada de macrófagos (frequentemente contendo produtos de degradação da mielina) e células T, bem como preservação relativa de axônios e astrócitos. Na maioria dos casos, infiltração de células B e deposição de IgG e complemento também ocorrem.

As principais características que falam a favor de MONEM em comparação com NMOSD AQP4-IgG são:

- Sexo masculino;
- Etnia caucasiana;
- Ataque único ou apenas alguns ataques;
- Neurite óptica bilateral ou unilateral recorrente poupando o quiasma óptico;
- Mielite transversa longitudinalmente extensa (LETM) envolvendo o segmento lombar e o cone medular;
- Boa recuperação após ataques.

Estudos recentes relataram que 40% dos pacientes com NO bilateral ou recorrente e AQP4-IgG negativo foram positivos para MOG-IgG. Em relação à LETM soronegativa para AQP4-IgG, a prevalência relatada de MOG-IgG variou entre 7,4% e 23,2%. Finalmente, entre as crianças, essa prevalência parece ser ainda maior: 50% para pacientes com NMO definitiva e 80% para pacientes com NO recorrente. É importante ressaltar que cerca de 1/3 dos casos de ADEM em crianças apresenta MOG-IgG positivos.

A positividade dupla (isto é, para AQP4-IgG e MOG-IgG) geralmente não é esperada ou encontrada quando CBA (*cell based assay*) é usada, o que provavelmente sugere que cada anticorpo está presente em processos de doença distintos. Os casos isolados relatados como tendo soropositividade dupla são extremamente raros e geralmente têm taxas de surto significativamente maiores, deficiência residual elevada e maior carga lesional na ressonância magnética, contudo essas características são compatíveis com NMOSD soropositiva para AQP4-IgG.

Parece que a ocorrência de neurite óptica e mielite transversa simultâneas, como descrito por Devic em 1984, é mais comum em MONEM do que em AQP4-IgG NMOSD. Envolvimento do tronco encefálico também é observado em MONEM. A síndrome da área postrema (náuseas, vômitos ou soluços persistentes), que geralmente é considerada um ataque típico de NMOSD (frequência em torno de 40%), foi relatada em 6%-15% dos pacientes soropositivos para MOG-IgG. Em outra série, o envolvimento do tronco encefálico (compreendendo uma ampla variedade de sintomas e sinais e/ou achados radiológicos) ocorreu em algum ponto do curso da doença em 30% dos pacientes com MOG-IgG soropositivo que abriram o quadro com neurite óptica e/ou mielite.

É importante notar também que alguns pacientes com diagnóstico de esclerose múltipla (EM) foram descritos quanto à positividade sérica para MOG-IgG. Contudo, tal grupo apresentava quadro clínico atípico para EM: ataques graves de mielite, NO e/ou síndromes do tronco cerebral limitantes, com falha em vários medicamentos modificadores da doença. Portanto, é provável que o diagnóstico neste subgrupo deva ser revisado para MONEM, em vez de EM, mesmo com preenchimento de critérios clínicos e imaginológicos clássicos.

Na RNM encefálica, as lesões envolvendo a substância cinzenta profunda e as lesões adjacentes ao quarto ventrículo são mais frequentes em AQP4-IgG NMOSD do que em MONEM. As lesões supratentoriais são observadas em 35% dos pacientes com MOG-IgG no início da doença e em 47% durante acompanhamento; anormalidades infratentoriais estão presentes em 15% no início e em 29% durante acompanhamento.

As lesões cerebrais podem ser do tipo ADEM-*like*, tumefativas, envolver a substância cinzenta profunda, pedúnculos cerebelares, bem como apresentar realce leptomeníngeo. A NO geralmente é bilateral, envolve longo segmento do nervo, preserva quiasma óptico (ao contrário de NMO-AQP4). Os achados medulares podem mostrar LETM com predomínio centromedular, envolvimento toracolombar ou do cone medular.

A contagem de leucócitos no LCR costuma ser elevada, variando entre 3 e 306, com predomínio linfocítico. Evidência de síntese intratecal, avaliada pelo índice de IgG, geralmente está ausente, sugerindo que MOG-IgG é provavelmente produzido na periferia. A positividade para MOG-IgG no LCR foi encontrada em 71% dos pacientes que eram soropositivos para MOG-IgG, com um título médio de MOG-IgG no LCR de 1:4. É importante lembrar que a sensibilidade de detecção de MOG-IgG é bem superior no sangue periférico quando comparado ao LCR. Logo, a presença de anticorpos séricos já atesta positividade.

Em comparação com NMOSD AQP4-IgG, a MONEM tende a apresentar melhor recuperação funcional dos surtos. De modo geral, os pacientes MONEM com NO parecem apresentar um risco muito menor de deficiência visual grave e sustentada do que os pacientes soropositivos para AQP4-IgG, mesmo possuindo maior frequência de edema de papila. Em pacientes com LETM que eram soronegativos para AQP4-IgG, aqueles que tinham MOG-IgG apresentaram maior grau de recuperação após os ataques, mas tinham maior predisposição para NO subsequente em relação a aqueles que eram soronegativos para MOG-IgG.

MONEM parece ser um *continuum* de doenças inflamatórias desmielinizantes do SNC também encontradas em pacientes pediátricos, já que várias síndromes clínicas compatíveis com MONEM foram descritas em pacientes pediátricos com soropositividade para MOG-IgG, principalmente ADEM multifásica, ADEM seguida por NO, NO recorrente, mielite transversa e NMOSD soronegativa para AQP4-IgG. Fenandez-Carbonell *et al.* encontraram uma distribuição bimodal em 13 pacientes pediátricos soropositivos para MOG-IgG, com encefalopatia sendo mais comum em pacientes mais jovens (4-8 anos) e NO em pacientes mais velhos (13-18 anos). A presença de MOG-IgG em ADEM pode ser devida ao reconhecimento de antígenos virais ou bacterianos semelhantes a MOG (resposta imune de reação cruzada).

Vale ressaltar, ainda, que a famosa **CRION** (*chronic relapsing inflammatory optic neuropathy*) ou neuropatia óptica inflamatória recorrente crônica, caracterizada por neurite óptica inflamatória recorrente, dependência de corticoesteroides e ausência de critérios diagnósticos para NMOSD e EM, parece se aproximar, cada vez mais, de um quadro de MONEM. Em estudo recente, 92% dos pacientes com CRION apresentaram MOG-IgG em sangue periférico. Tal estudo avaliou 12 pacientes, sendo que 11 eram soropositivos para MOG-IgG e 1 cursava com resultado limítrofe. Neste sentido, CRION, de acordo com os critérios diagnósticos atuais, é uma neurite óptica recidivante associada a MOG-IgG. Nos pacientes com NO e MOG-IgG positivo, a ausência de ataques dependentes de esteroides nos **estágios iniciais** da doença pode predizer um curso de doença sem recidiva em longo prazo e um desfecho mais favorável.

A terapêutica das crises agudas inclui as mesmas estratégias usadas para outras condições imunomediadas do SNC, como metilprednisolona oral ou intravenosa (pulsoterapia), plasmaférese, imunoglobulina intravenosa (IVIg) e ciclofosfamida. Ainda é incerto se todos os pacientes com MONEM precisam de tratamento a longo prazo, dada a possibilidade de um curso monofásico, a taxa de recidiva geralmente mais baixa e a recuperação geralmente boa após ataques em resposta ao tratamento agudo convencional. Por outro lado, o tratamento com drogas imunossupressoras por pelo menos 3 meses após o início da crise tem sido associado a um risco reduzido de uma segunda recidiva sintomática.

Alguns autores propõem que os pacientes com recorrência clínica sejam tratados com azatioprina como terapia inicial, com escalonamento para micofenolato de mofetil ou rituximabe conforme necessário, contudo tal conduta carece de maiores ensaios. As menores taxas de falha do tratamento contínuo foram observadas com prednisolona oral (5%) e rituximabe (17%). IVIg de manutenção e micofenolato de mofetil foram associados a taxas de falha de 43% e 44%, respectivamente. Atualmente, permanece incerto se o curso da doença (isto é, ataque único ou outras recaídas) ou títulos mais elevados ou persistência de MOG-IgG (alguns pacientes negativam após o tratamento inicial) podem prever a necessidade de terapia de longo prazo.

DICAS

- Com ensaios específicos com base em células (*cell based assay*), o MOG-IgG está emergindo como um potencial biomarcador de doenças inflamatórias do sistema nervoso central;
- A MONEM apresenta autoimunidade contra oligodendrócitos, enquanto, na NMOSD AQP4-IgG, o astrócito é a célula-alvo (dano secundário a oligodendrócito e desmielinização ocorre *a posteriori*);
- Sexo masculino;
- Etnia caucasiana;
- Ataque único ou apenas alguns ataques;
- Neurite óptica bilateral ou unilateral recorrente poupando o quiasma óptico;
- Mielite transversa longitudinalmente extensa (LETM) envolvendo o segmento lombar e o cone medular;
- Boa recuperação após ataques;
- As lesões cerebrais podem ser do tipo ADEM-*like*, tumefativas, envolver a substância cinzenta profunda, pedúnculos cerebelares, bem como apresentar realce leptomeníngeo. A NO geralmente é bilateral, envolve longo segmento do nervo, preserva quiasma óptico (ao contrário de NMO-AQP4). Os achados medulares podem mostrar LETM com predomínio centromedular, envolvimento toracolombar ou do cone medular;
- O LCR geralmente é linfocítico, podendo chegar a mais de 300 células. A linforraquia é mais comum quando há mielite;
- Bandas Oligoclonais (BOC) são, na maioria dos casos, negativas;
- MOG-IgG nem sempre estão presentes no LCR (baixa sensibilidade). Dosar no sangue;
- Neurite óptica em crianças;
- Quadro que pareça "esclerose múltipla" em crianças;
- Mielites envolvendo segmento toracolombar ou cone medular;
- Tratamento agudo: metilprednisolona oral ou intravenosa (pulsoterapia), plasmaférese, imunoglobulina intravenosa (IVIg) e ciclofosfamida;
- Na presença de uma CRION (*chronic relapsing inflammatory optic neuropathy*) ou neuropatia óptica inflamatória recorrente crônica (dependência de corticoides), pesquise MOG-IgG no sangue periférico. Mais de 90% das CRION fazem parte do espectro MONEM (segundo séries recentes);
- Tratamento crônico: azatioprina, micofenolato, rituximabe e imunoglobulina de manutenção.

BIBLIOGRAFIA

Fernandez-Carbonell C, Vargas-Lowy D, Musallam A, et al. Clinical and MRI phenotype of children with MOG antibodies. Mult Scler J 2015;22:174-84.

Kitley J, Woodhall M, Waters P, et al. Myelin-oligodendrocyte glycoprotein antibodies in adults with a neuromyelitis optica phenotype. Neurology 2012;79:1273-7

Lee HJ, Kim B, Waters P, et al. Chronic relapsing inflammatory optic neuropathy (CRION): a manifestation of myelin oligodendrocyte glycoprotein antibodies. J Neuroinflammation 2018;15:302.

Marignier R, Bernard-Valnet R, Giraudon P, et al. Aquaporin-4 antibody-negative neuromyelitis optica: distinct assay sensitivity-dependent entity. Neurology 2013;80:2194-200.

Ramanathan S, Mohammad S, Tantsis E, *et al.* Clinical course, therapeutic responses and outcomes in relapsing MOG antibody-associated demyelination. J Neurol Neurosurg Psychiatry 2018;89:127-37.

Sepúlveda M, Armangue T, Martinez-Hernandez E, *et al.* Clinical spectrum associated with MOG autoimmunity in adults: significance of sharing rodent MOG epitopes. J Neurol 2016;263:1349-60.

Wingerchuk DM, Banwell B, Bennett JL, *et al.* International consensus diagnostic criteria for neuromyelitis optica spectrum disorders. Neurology 2015;85(2):177-89.

MORNING GLORY SYNDROME

Cristina Saade Jaques

Descrita em 1970 por Kindler, é caracterizada por uma malformação congênita do disco óptico, que apresenta cavidade aumentada e afunilada, com região central esbranquiçada. Os vasos retinianos são aumentados em número e mais curvilíneos, resultando em aparência semelhante às pétalas de uma flor conhecida como **Glória da Manhã** (Fig. 263-1). A maioria dos casos relatados é unilateral, esporádica e ocorre em mulheres. A etiologia exata não é totalmente compreendida, mas relaciona-se a um mal desenvolvimento da esclera posterior e lâmina crivosa durante a gestação.

O gene *PAX6* pode estar ligado à anomalia. O diagnóstico é confirmado a partir de exame minucioso de fundo de olho em paciente com queixa de baixa acuidade visual importante (de 20/200 até contar dedos) não progressiva, notada desde a infância precoce. Pode ocorrer de forma isolada ou associada a outros sinais e sintomas oculares ou extraoculares, que incluem:

- Sintomas oculares:
  - Baixa acuidade visual;
  - Alteração de campo visual;
  - Estrabismo;
  - Ambliopia;
  - Catarata;
  - Microftalmia;
  - Glaucoma;
  - Coloboma;
  - Drusas no nervo óptico.
- Dismorfismo facial:
  - Hipertelorismo;
  - Orelhas displásicas;
  - Fissura ou fenda de lábio e palato;
  - Ponte nasal deprimida;
  - Cabeça larga.

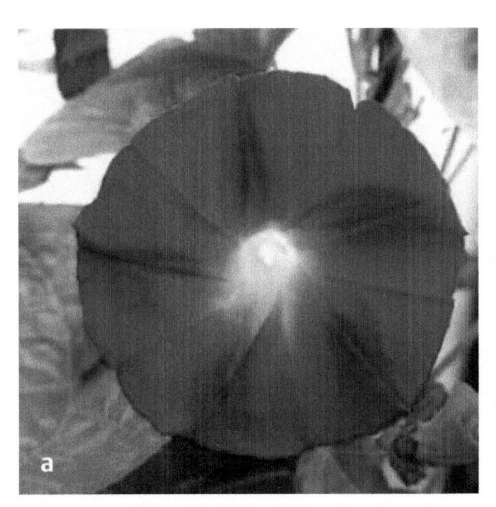

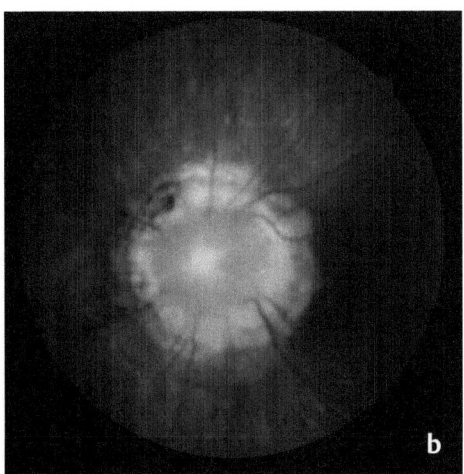

Fig. 263-1. (a) Flor Glória da Manhã. (b) Disco óptico com aspecto *Morning Glory*. (Ver Pranchas em Cores.)

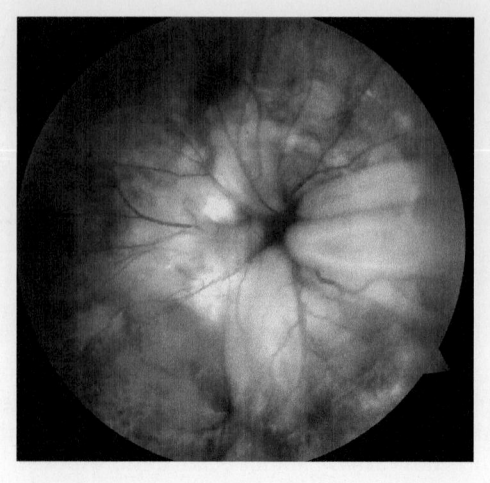

Fig. 263-2. Anomalia do disco tipo *Morning Glory* com líquido sub-retiniano peripapilar.

- Anomalias intracranianas:
  - Encefalocele basal ou outros tipos de encefalocele;
  - Glândula pituitária afetada;
  - Agenesia do corpo caloso;
  - Lipomas da linha média cerebral.
- Anormalidades renais:
  - Hipoplasia;
  - Glomerulonefrite crônica;
  - Hidronefrose.

A complicação mais grave é o descolamento seroso de retina, que pode ocorrer em cerca de 30% dos afetados. Tem como diagnósticos diferenciais o coloboma do nervo óptico, estafiloma e ambliopia. Pode estar associada à aplasia segmentar do polígono de Willis, síndrome de Moyamoya, síndrome PHACE e neurofibromatose tipo 2.

O tratamento é sintomático, inclui cirurgia e pode resultar em alguma recuperação da visão. Dependendo das anormalidades associadas, pode ser necessário seguimento com neurocirurgia, neurorradiologia intervencionista, otorrinolaringologia e odontologia. Todos os afetados devem realizar exames de imagem do encéfalo.

DICAS

- Baixa acuidade visual;
- Fundo de olho (Figs. 263-1 e 263-2):
  - Disco óptico aumentado e afunilado;
  - Região central do disco esbranquiçada;
  - Vasos retinianos aumentados em número e curvilíneos.
- Encefalocele;
- Esporádica ou gene *PAX6*.

BIBLIOGRAFIA

Ceynowa DJ, Wickström R, Olsson M, et al. Morning glory disc anomaly in childhood - a population-based study. Acta Ophthalmol 2015;93(7):626-34.
Kindler P. Morning glory syndrome: unusual congenital optic disk anomaly. Am J Ophthalmol 1970;69(3):376-84.
Lee BJ, Traboulsi EI. Update on the morning glory disc anomaly. Ophthalmic Genet 2008;29(2):47-52.

MORVAN

CAPÍTULO 264

Carlos Roberto Martins Jr.

As síndromes de hiperexcitabilidade neuronal (SHN) são afecções relativamente raras e que despertam, sem dúvida, a curiosidade neurológica. Trata-se, em linhas gerais, de um espectro de doenças que envolvem hiperexcitabilidade dos axônios, gerando descargas anormais e devem ser aventadas sempre que estivermos diante de quadro que envolva **déficit de relaxamento + dor**.

As SHN podem ser centrais ou periféricas. O protótipo das centrais é a síndrome de pessoa rígida (*ver capítulo específico*). A síndrome de Isaacs (SI), por sua vez, representa o envolvimento do sistema nervoso periférico (ver capítulo específico). Já a coreia fibrilar de Morvan ou síndrome de Morvan engloba características **centrais e periféricas**.

La chorée fibrillaire foi primeiro cunhada por Augustin Morvan em 1890 ao descrever 5 pacientes com contrações dolorosas, cãibras, diaforese intensa, *delirium* e insônia. A síndrome de Morvan (MV) é o protótipo das doenças de hiperexcitabilidade neuromuscular que afetam SNC e SNP. Os sintomas iniciais mais comuns são rigidez muscular, dificuldade de relaxamento, cãibras, fraqueza leve ou subjetiva e aumento da sudorese com temperatura corporal normal. O paciente apresenta um tremor fino de extremidades, podendo envolver os dedos das mãos ou dos pés, o que cunhou o termo **coreia fibrilar**.

Diferente da síndrome de Isaacs, a SM cursa com um padrão clássico de sono, chamado *Agrypnia excitata*, que consiste na ausência de sono de ondas lentas e hiperatividade motora. Os pacientes cursam com um estado que lembra o *delirium*, ou seja, certo grau de estupor com a presença de alucinações, distúrbios mnésicos e hiperativação autonômica. Os doentes apresentam comportamento compulsivo e a disautonomia é muito mais comum que na SI. Lacrimejamento, hipersalivação, incontinência, constipação, diaforese e taquicardia são comuns. Secreção inapropriada de ADH (SIADH) pode estar presente, sendo evidenciada por hiponatremia franca.

Agrypnia e *excitata* são palavras gregas antigas que significam insônia e hiperatividade, respectivamente. É caracterizada pela falta de sono associada à hiperatividade motora e autonômica. Acredita-se que sejam causadas pela disfunção dos circuitos talamolímbicos, podendo ocorrer na insônia familiar fatal, síndrome de Morvan e *delirium tremens*. No entanto, o espectro está se expandindo com um recente caso relatado no cenário da síndrome corticobasal. A falta de fusos do sono e a persistência do sono não REM no estágio 1 são as principais características eletroencefalográficas.

A ENMG se faz muito importante nesse cenário. A condução nervosa motora e sensitiva são normais. O exame de agulha evidencia, ao repouso, descargas espontâneas de unidades motoras (UNM), como mioquimias e neuromiotonia. As mioquimias são descargas contínuas rítmicas, irregulares, duplas, triplas ou múltiplas, envolvem duas ou mais UNMs em salvas, com frequência média de 30-40 Hz (5-150 Hz), som de "marcha de soldado" e período de silêncio após os *bursts*. Clinicamente, é reconhecida por um movimento ondulatório, involuntário, do músculo. A neuromiotonia, por sua vez, é a descarga mais rápida vista no eletromiógrafo. São descargas ao repouso de alta frequência (150-250 Hz), em decrescendo, de uma única unidade motora, com origem em axônios dos nervos periféricos. Pode ocorrer uma "chuva" de ondas F (ondas F reverberantes) após a onda M durante a estimulação repetitiva a 5 Hz.

Do ponto de vista fisiopatológico, estamos diante de mais uma afecção relacionada com o complexo VGKC (canais de potássio) presente no sistema nervoso. Resumidamente, tal complexo é formado por duas estruturas principais, CASPR2 e LGI1. Anticorpos contra CASPR2 levam à síndrome de Isaacs e coreia fibrilar de Morvan. Anticorpos contra LGI1 levam à encefalite autoimune. Isso fica claro quando aprendemos que CAPR2 é abundante na região paranodal de fibras mielinizadas e LGI1 em áreas hipocampais. Alguns casos de SM apresentam anticorpos contra CASPR2 e LGI1 concomitantemente.

A SM associa-se a neoplasia subjacente, principalmente timoma (mais associado), carcinoma pulmonar de pequenas células (frequente), linfoma de Hodgkin, linfoma linfoplasmocitário, neoplasia vesical, tumor prostático, neoplasia ovariana e hemangioblastoma. A neuroimagem é normal na maioria dos pacientes, entretanto é possível encontrar hipersinal em regiões mesiais do hipocampo em T2/FLAIR.

É interessante lembrar que esses pacientes nem sempre apresentam neoplasia no momento do diagnóstico neurológico, e, dessa forma, o rastreamento oncológico deve ser realizado de 6/6 meses por no mínimo 5 anos. O tratamento é sintomático e imunomodulador, a saber:

- Sintomático:
  - Dores/cãibras – anticonvulsivantes (gabapentina, pregabalina, carbamazepina, fenitoína), mexiletina;
- Imunomodulador:
  - Ressecção da neoplasia (nem sempre melhora – presença células de memória);
  - IgGIV (imunoglobulina humana);
  - Plasmaférese;
  - Corticoterapia oral seguida de poupadores de corticoide;
  - Rituximabe (anti-CD20).

DICAS

- Padrão de sono *Agrypnia excitata* – Insônia, hiperatividade motora/autonômica e alucinações. Lembra *Delirium*;
- Ausência de fusos do sono e persistência no não REM fase 1. Sono de ondas lentas quase inexistente ou inexistente;
- Disautonomia importante;
- Tremor fino de extremidades pode estar presente – coreia fibrilar;
- Mioquimias e neuromiotonia;
- Anticorpos contra CASPR2 do complexo VGKC. Alguns casos apresentam anticorpos contra LGI1 também;
- Descargas na ENMG ao repouso não cedem sem ou com o sono, ou benzodiazepínicos. Só cedem com curare (origem periférica);
- Cãibras + dor + hiper-hidrose;
- Busque neoplasia, principalmente timoma, carcinoma de pequenas células e linfoma;
- Fraqueza leve ou fraqueza subjetiva;
- Não há miotomia à percussão.

BIBLIOGRAFIA

Josephs KA, Silber MH, Fealey RD, Vernino S, et al. Neurophysiologic studies in Morvan syndrome. J Clin Neurophysiol 2004 Nov-Dec;21(6):440-5.

Rodriguez-Porcel F, Lowder L, Rademakers R, et al. Fulminant corticobasal degeneration: Agrypnia excitata in corticobasal syndrome. Neurology 2016;86:1164-6.

Walusinski O, Honnorat J. Augustin Morvan (1819-1897), a little-known rural physician and neurologist. Rev Neurol (Paris) 2013 Jan;169(1):2-8.

MOVIMENTOS EM ESPELHO CONGÊNITOS

Carlos Roberto Martins Jr.

A síndrome dos movimentos em espelho congênitos (SMEC) é uma condição rara caracterizada por movimentos involuntários de um lado do corpo que imitam movimentos voluntários do outro lado. Sabe-se que movimentos em espelho podem ser normais nas primeiras fases de vida, entretanto o não desaparecimento com o crescimento da criança e maturação da via motora (a mielinização do corpo caloso se dá até os 7 anos) suscita, sempre, patologia.

É importante lembrar que algumas patologias neurológicas podem cursar com movimentos em espelho, principalmente quando há envolvimento do corpo caloso. Por outro lado, pacientes com SMEC não apresentam déficits neurológicos associados. A causa é genética, podendo ser autossômica dominante (maioria dos casos) ou recessiva (rara). Os genes mais relacionados são *RAD51*, *DCC* e *DNAL4* (principais), por sorte com reduzida penetrância (poucos expressam). É interessante saber que o *RAD51* e *DCC* são responsáveis pela maturação e decussação das pirâmides, logo alguns pacientes podem apresentar trato corticospinal não cruzado ou com cruzamento mais baixo. O diagnóstico se faz com teste molecular.

A gravidade é variada, desde inquietude para pequenas tarefas manuais, até impossibilidade de se fazer algo com apenas uma mão. Geralmente, as primeiras queixas vêm de educadores que evidenciam dificuldade da criança em realizar seus afazeres escolares. É importante lembrar que o movimento em espelho (sincinesia) pode ser idêntico ao original ou se apresentar com uma intensidade reduzida, com força menos pronunciada. Tais pacientes apresentam dificuldade, sobremaneira, em tocar instrumentos ou digitar no computador com ambas as mãos. Por vezes, apresentam dor, pois há contração muscular frequente, levando à fadiga dolorosa. Cognição e função motora são normais.

Não há cura. O tratamento é feito com reabilitação com profissional competente, neuropediatra, fisioterapeuta e terapeuta ocupacional.

DICAS

- A maioria dos casos é autossômica dominante – genes *RAD51*, *DCC* e *DNAL4 (principais)*;
- Movimentos involuntários de um lado do corpo que imitam movimentos voluntários contralaterais.

BIBLIOGRAFIA

Schott DG, et al. *Congenital mirror movements*. J Neurol Neurosurg Psychiat 1981;44(7):586-99.

MOYAMOYA

Sinval Leite Carrijo Filho ▪ Carlos Roberto Martins Jr.

A síndrome de moyamoya é uma doença cerebrovascular caracterizada pela **progressiva** estenose da artéria carótida interna distal, geralmente bilateral, e seus ramos proximais, conduzindo ao surgimento de novos vasos colaterais para suprir as regiões da dura-máter e da base do crânio, irrigadas pela circulação anterior. A este fenômeno de neovascularização dá-se o nome de síndrome *moyamoya*, que em japonês significa **cortina de fumaça**, em decorrência do aspecto que essa nova circulação apresenta na arteriografia (Fig. 266-1).

Existe uma distinção entre a síndrome que pode corresponder a qualquer vasculopatia que acomete a circulação intracraniana uni ou bilateral, e que se apresenta à arteriografia com o padrão de cortina em fumaça. Já a doença de moyamoya (DMM) corresponde a esses achados **sempre de forma bilateral**, progressiva e sem fator de risco conhecido (ou seja, **estenoses não ateroscleróticas**). Acredita-se que a DMM tenha uma base genética, mas ainda incerta no momento. A síndrome, portanto, pode ter como etiologia: DMM, doença aterosclerótica grave, anemia falciforme, neurofibromatose, radioterapia cervical, síndrome de Down, hipertireoidismo, entre outros.

Apesar de ser considerada uma patologia predominantemente asiática, moyamoya é vista em todas as etnias.

Existem dois picos de incidência:

1. Na faixa pediátrica, que geralmente leva a um acidente vascular cerebral (AVC) isquêmico ou a um ataque isquêmico transitório (AIT);
2. Por volta dos 40 anos, por meio principalmente do AVC hemorrágico, pelas rupturas dessa neovascularização.

O quadro clínico, portanto, é composto pelo AIT e pelo AVC (seja isquêmico ou hemorrágico), porém o paciente também pode apresentar cefaleia, crises epilépticas e transtornos do movimento (isquemia crônica), de forma menos comum. O diagnóstico é realizado por exame de imagem, principalmente em crianças apresentando sintomas sugestivos de doença cerebrovascular.

Geralmente, na tomografia computadorizada de crânio, são evidenciadas lesões em regiões de fronteiras vasculares, núcleos da base, substância branca profunda ou regiões periventriculares. Na ressonân-

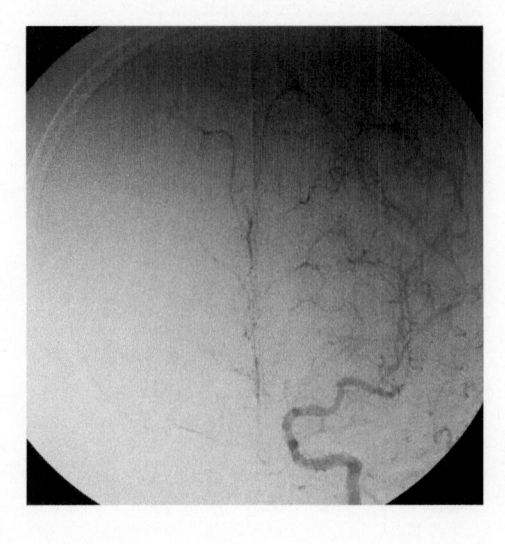

Fig. 266-1. Padrão em cortina de fumaça na arteriografia (Imagem cedida pelo Dr. Gleyson Moraes Rios).

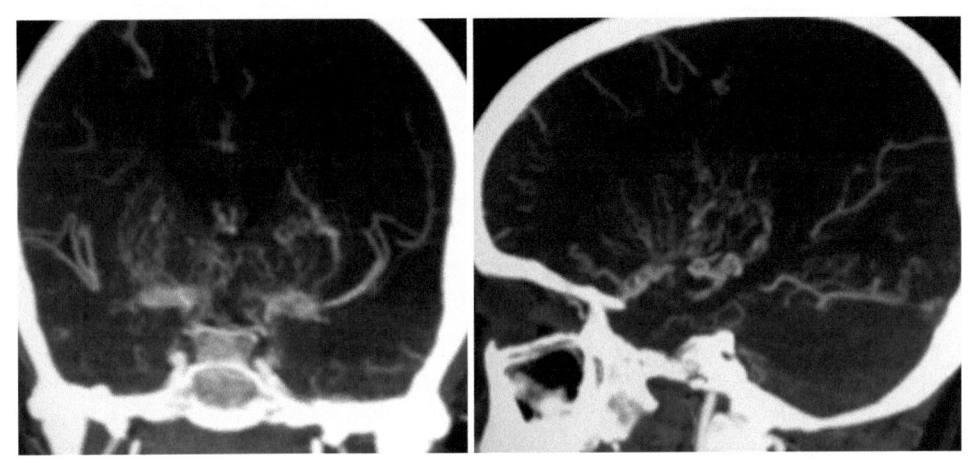

Fig. 266-2. Angiotomografia de crânio evidenciando o famoso *smoke sing* (sinal da fumaça) na DMM.

cia magnética de crânio, além dessas lesões, apresenta-se um sinal aumentado em FLAIR desenhando o córtex, denominado *"ivy sign"* (**sinal da trepadeira**), por causa de um ingurgitamento da vascularização leptomeníngea na convexidade cortical. Tanto na angiotomografia (Fig. 266-2) quanto na angiorressonância de crânio observa-se uma pobre circulação anterior, sendo a arteriografia o exame de eleição para o diagnóstico e estadiamento da condição.

A síndrome de moyamoya ainda não apresenta tratamento bem definido. Todavia, sabe-se que a melhora do fluxo sanguíneo precoce ameniza a formação da neovascularização e pode prevenir o surgimento de AVC e outros sintomas. O tratamento medicamentoso, geralmente indicado naqueles casos de alto risco cirúrgico ou na doença muito leve, é com base em agentes plaquetários, com o objetivo de prevenir a formação de placas ou êmbolos nas estenoses. Os anticoagulantes são raramente utilizados.

Atualmente, a tendência é indicar o tratamento cirúrgico precoce na DMM, pois sabidamente a doença apresenta um caráter progressivo. Já, na síndrome, em razão da variabilidade etiológica, cada caso deve ser individualizado. Basicamente, a cirurgia visa fazer desvio do fluxo sanguíneo para a rede comprometida, optando pelo desvio da artéria carótida externa e seus ramos geralmente (artéria temporal superficial). Essa revascularização pode ser direta (conexão de um vaso ao outro) ou indireta (tecido que tem sua vascularização suprida pela externa é colocado em contato direto com o tecido cerebral).

DICAS

- Nas crianças, AIT e AVC isquêmico são os sintomas mais comuns;
- No adulto, AVC hemorrágico, epilepsia e cefaleia são os mais comuns;
- Na DMM, o acometimento é bilateral, progressivo, não aterosclerótico;
- Tratamento medicamentoso é realizado basicamente com aspirina (impedir a formação de placas nas áreas de estenose);
- Tratamento cirúrgico precoce na DMM é uma tendência (utiliza-se irrigação pelos ramos da carótida externa);
- Sempre diferenciar DMM de síndrome de moyamoya.

BIBLIOGRAFIA

Hertza J, Loughan A, Perna R, et al. Moyamoya disease: a review of the literature. Appl Neuropsychol Adult 2014;21:21-7.

Houkin K, Kamiyama H, Abe H, et al. Surgical therapy for adult moyamoya disease: can surgical revascularization prevent the recurrence of intracerebral hemorrhage? Stroke 1996;27:1342-6.

Scott RM, Smith ER. Moyamoya disease and moyamoya syndrome. N Engl J Med 2009;360:1226-37.

Suzuki J, Kodama N. Moyamoya disease — a review. Stroke 1983;14:104-9.

CAPÍTULO 267
MUCOPOLISSACARIDOSES

Charlington Moreira Cavalcante

As mucopolissacaridoses são um grupo de doenças relacionadas com defeitos em diferentes enzimas lisossomais (glicosidases e sulfatases), alterando o metabolismo e a degradação de glicosaminoglicanos. A hidrólise incompleta dessas moléculas leva à deposição tecidual e aumento na excreção urinária de alguns substratos. Idealmente, o diagnóstico é feito por testes de atividade enzimática.

Existem nove tipos de mucopolissacaridoses, que foram nomeadas de MPS I a IX, de acordo com a ordem de descoberta. Cada uma delas é dividida em múltiplos subtipos, de acordo com o padrão de acometimento. Trata-se de doenças cuja herança é autossômica recessiva, exceto a MPS II (síndrome de Hunter), que é ligada ao X.

Em geral, o quadro clínico é caracterizado por fácies infiltrada (que se instala e agrava-se ao longo dos anos), disostose múltipla, contrações articulares (com restrição de movimento dos membros e do pescoço). Pode haver acometimento oftalmológico (opacidade de córnea, retinopatia pigmentar, atrofia de nervo óptico ou glaucoma), hepatoesplenomegalia, problemas relacionados com obstrução de vias aéreas, hérnia inguinal e umbilical. Infecções de vias aéreas costumam ser recorrentes na infância, e cardiopatias são frequentes (Figs. 267-1 e 267-2).

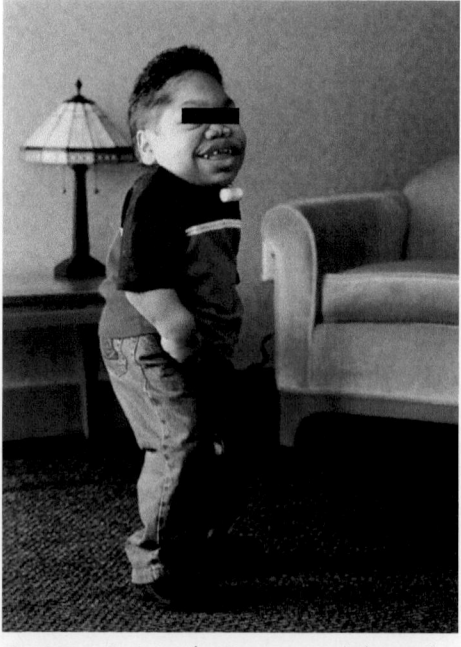

Fig. 267-1. Paciente de 16 anos com síndrome de Maroteaux-Lamy (MPS VI) com fácies infiltrada, deformidades osteoesqueléticas e contraturas articulares em flexão. (Fonte: https://www.ncbi.nlm.nih.gov/pmc/articles/PMC2873242/#__sec3title, Copyright ©2010 Valayannopoulos et al; licensee BioMed Central Ltd, extraída em 03/11/2019.)

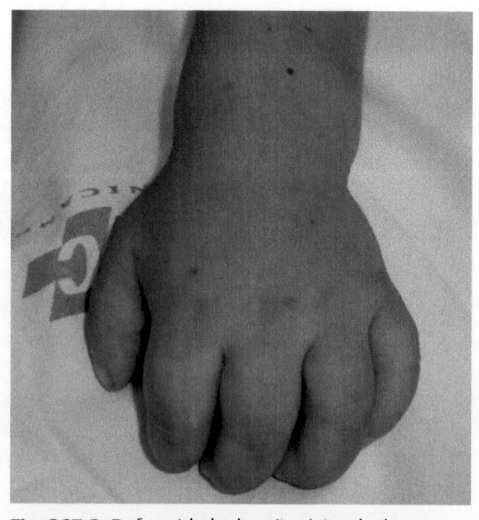

Fig. 267-2. Deformidade da mão típica da doença – falanges curtas. (Imagem cedida pela Dra. Maria Augusta Montenegro, publicada em seu livro Neuropediatria Ilustrada.)

Em avaliação por ressonância magnética de encéfalo, é comum se observar dilatação dos espaços de Virchow-Robin e hidrocefalia (Figs. 267-3 e 267-4).

Alguns dos tipos de MPS podem ser tratados com terapia de reposição enzimática. Transplante de medula óssea também pode ser usado como método de tratamento. Apesar de não haver recuperação do estado funcional do sistema nervoso, podem ser percebidas melhoras de complicações graves, tais como disfunções respiratórias e hidrocefalia.

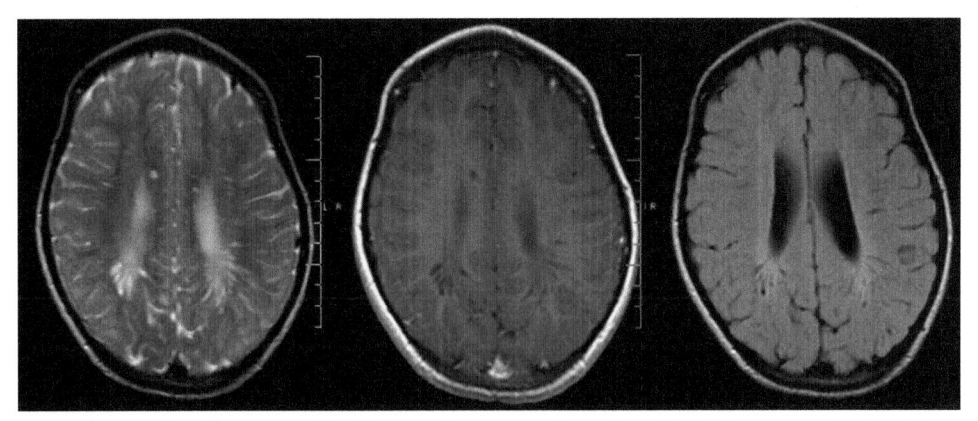

Fig. 267-3. RM de crânio mostrando dilatação dos espaços de Virchow-Robin. (Imagem cedida pela Dra. Maria Augusta Montenegro, publicada em seu livro Neuropediatria Ilustrada.)

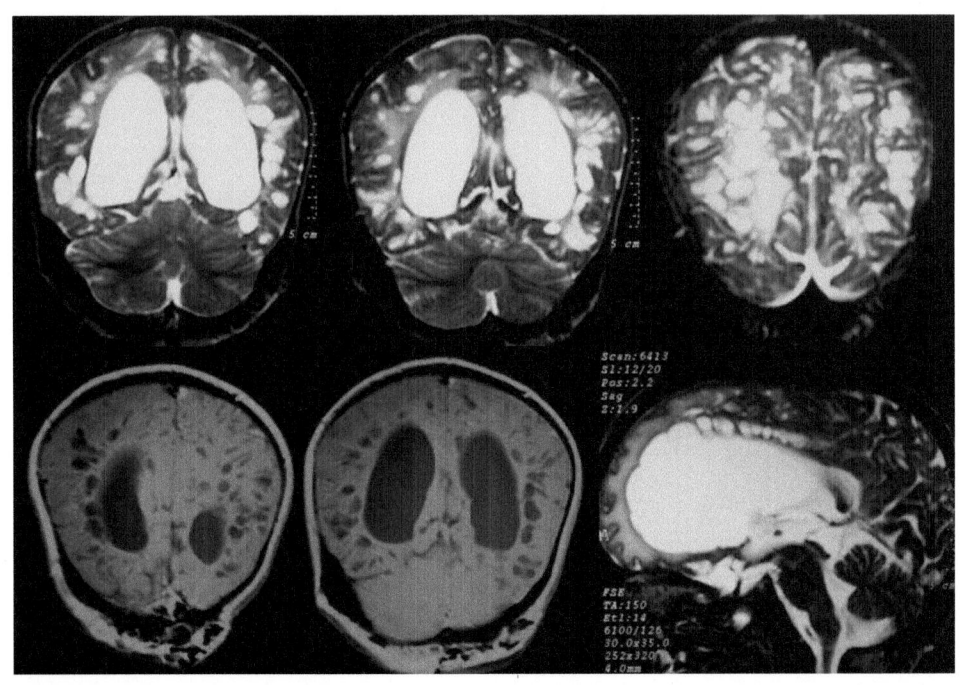

Fig. 267-4. RM de crânio mostrando grande dilatação dos espaços de Virchow-Robin e hidrocefalia. (Imagem cedida pela Dra. Maria Augusta Montenegro, publicada em seu livro Neuropediatria Ilustrada.)

DICAS
■ MPS I (Síndrome de Hurler) – é a forma mais grave de MPS; ■ MPS II (Síndrome de Hunter) – única ligada ao X, ou seja, praticamente todos os casos acontecem em meninos; ■ MPS III (Síndrome de Sanfilippo) – alteração comportamental é a característica mais notável; ■ MPS IV (Síndrome de Morquio) – não cursa com deficiência intelectual; ■ MPS V (Síndrome de Scheie) – atualmente é considerada como um subtipo de MPS I, pois está relacionada ao mesmo complexo enzimático, mas com acometimento menos grave; ■ MPS VI (Maroteaux-Lamy) – fenótipo extremamente variável indo desde pacientes intelectualmente normais até bastante acometidos intelectualmente; ■ MPS VII (Síndrome de Sly) – rara; ■ MPS VIII – inicialmente descrita em um paciente que, depois, provou-se que fazia parte de outra MPS já descrita, por isso o termo MPS VIII não é mais utilizado; ■ MPS IX (Síndrome de Natowicz) – rara; ■ Todas são autossômicas recessivas, com exceção da MPS II (Síndrome de Hunter – ligada ao X); ■ RNM encefálica evidenciando dilatação dos espaços de Virchow-Robin e hidrocefalia.

BIBLIOGRAFIA

Giugliani R, Federhen A, Vairo F, et al. Emerging drugs for mucopolysaccharidoses. Expert Opinion on Emerging Drugs 2016;21:9-26.

Khan SA, Peracha H, Ballhausen D, et al. Epidemiology of mucopolysaccharidoses. Molecular Genetics and Metabolism 2017;121:227-40.

Montenegro MA, Baccin CA. Neuropediatria ilustrada: imagens clínico-radiológicas. Revinter 2010(1):251.

Swaiman KF, Ashwal S, Feerriero DM, Schor NF. Swaiman's pediatric neurology: Principles and practice. Elsevier 2017(6a).

MUSCLE-EYE-BRAIN DISEASE

Mayani Costa Ribeiro Temple

É uma distrofia muscular congênita do grupo das distroglicanopatias associada a malformações oftalmológicas e cerebrais, primeiramente descrita em pacientes finlandeses por Santavuori e colaboradores em 1978. A doença é herdada em padrão autossômico recessivo, homozigoto ou heterozigoto composto, com mutações no *locus* 1p34-p32 que codifica a POMGnT1, uma glicosiltransferase. Esta enzima promove a glicosilação de glicoproteínas, incluindo as distroglicanas. Por sua vez, as distroglicanas participam da união da matriz extracelular ao citoesqueleto de diversos tecidos, sendo importantes no desenvolvimento cerebral fetal e na migração neuronal, bem como para a integridade retiniana. Todas as mutações nesse gene causam completa perda de função da POMGnT1, e o tipo de mutação não está relacionado com a severidade clínica.

Os sintomas iniciam-se por volta dos 2 meses de vida ou antes. Hipotonia ocorre logo no início do quadro, com reflexos osteotendíneos normais, evoluindo com espasticidade e contraturas nos estágios mais avançados da doença. Os pacientes são marcados por atraso do desenvolvimento psicomotor e pobre contato visual. Crises convulsivas, mioclonias e dismorfismos faciais também estão presentes, como testa proeminente com fontanela larga, face plana, nariz e filtro nasal curtos.

As anormalidades oftalmológicas encontradas podem ser: atrofia óptica, glaucoma congênito, coloboma óptico, catarata, miopia severa e hipoplasia retiniana. As malformações encefálicas variam de paqui/polimicrogiria à agiria, anormalidades de substância branca, ventriculomegalia, atrofia de corpo caloso, cistos cerebelares, agenesia vermiana e hipoplasia do tronco encefálico. Na ressonância magnética, chama a atenção o córtex de aspecto nodular nas áreas de polimicrogiria ou em "paralelepípedo" (*cobblestone cortex*), além de hipersinal difuso em T2 envolvendo a substância branca periventricular profunda e subcortical.

A investigação laboratorial mostra níveis de creatinofosfoquinase (CK) chegando a 10 vezes o limite superior da normalidade desde o período neonatal. A eletroneuromiografia (ENMG) mostra padrão miopático que piora ao longo dos anos. A biópsia muscular apresenta variação no diâmetro de fibras e aumento do número de núcleos centrais, bem como da quantidade de tecido conjuntivo endomisial, sem achado de fibras necróticas ou em regeneração. Coloração para alfadistroglicana glicosilada utilizando anticorpo específico mostra redução da imunorreatividade, podendo ser confirmada por Western Blot.

Esses pacientes devem receber especial atenção no caso de precisarem de anestesia. Há relato de hipercalemia com parada cardiorrespiratória após o uso de succinilcolina, sendo o rocurônio uma boa alternativa para o relaxamento muscular nesse contexto.

Não há tratamento curativo até o momento.

DICAS
▪ Bebê hipotônico com atraso global do desenvolvimento; ▪ Malformações encefálicas e oftalmológicas; ▪ Córtex em paralelepípedo (*cobblestone cortex*); ▪ CK elevada, ENMG com padrão miopático, biópsia muscular com padrão distrófico; ▪ Mutação na POMGnT1 com herança autossômica recessiva; ▪ Risco de hipercalemia pós-succinilcolina.

BIBLIOGRAFIA

Falsaperla R, Giunta L, Lubrano R, et al. Long-term survival in a patient with muscle–eye–brain disease. Neurol Sci 2015;36:2147-9.

Falsaperla R, Praticò AD, Ruggieri M, et al. Congenital muscular dystrophy: from muscle to brain. Italian Journal of Pediatrics 2016;42:78.

Hackmann T, Skidmore DL, MacManus B. Case report of cardiac arrest after succinylcholine in a child with muscle-eye-brain disease. A&A Practice 2017;9(8).

Santavuori P, Haltia M, Leivo I, et al. Muscle-eye-brain disease: A neuropathologic study. Ann Neurol 1997;41:173-80.

Yis U, Uyanik G, Rosendahl DM, et al. Clinical, radiological, and genetic survey of patients with muscle-eye-brain disease caused by mutations in POMGNT1. Pediatric Neurology 2014;50:491-7.

NARCOLEPSIA E HIPERSONIA CENTRAL IDIOPÁTICA

Carlos Roberto Martins Jr.

Classificada como um distúrbio neurodegenerativo crônico, a narcolepsia é caracterizada por sonolência excessiva (SE) e manifestações dissociativas do sono REM, como cataplexia, alucinações hipnagógicas/hipnopômpicas, paralisia do sono e REM precoce (sonecas com REM – *SOREMP*). O pico de incidência se dá na segunda década de vida, com leve predomínio no sexo masculino.

A narcolepsia é provavelmente causada por fatores genéticos e ambientais que se associam. O risco de um parente de primeiro grau de um paciente ser diagnosticado com narcolepsia é de 10 a 40 vezes maior que a população geral. A presença do **HLA-DQB1*0602** varia entre 88%-98% na população de narcolepsia com cataplexia, 40%-60% na população de narcolepsia sem cataplexia e 12%-34% na população geral.

Pessoas com HLA-DQB1*0602 tendem a apresentar polimorfismo linfocitário, o que gera predisposição à destruição de células hipocretinérgicas. Há outros genes envolvidos na genética da narcolepsia. A catecol-O-metiltransferase (COMT), por exemplo, é a responsável pela inativação da dopamina e noradrenalina no sistema nervoso, e os narcolépticos tendem a apresentar polimorfismos da COMT.

A sintomatologia da narcolepsia envolve uma pêntade sintomática, composta por sonolência excessiva diurna, sono fragmentado noturno, paralisia do sono, alucinações hipnagógicas e cataplexia. Manifestações comuns na doença são *diabetes mellitus* tipo 2, pesadelos, obesidade, parassonias e comportamentos automáticos. O sintoma mais comum é a SE, a qual independe da quantidade de horas dormidas pelo paciente. É a manifestação inicial da doença em mais de 90% dos casos. Pode durar de 1 a várias horas e tende a ser aliviada temporariamente com cochilos diurnos. Ataques irresistíveis de sonolência não são raros. A SE pode-se apresentar como flutuação do nível de atenção.

A cataplexia é um evento dissociativo do REM (vigília com atonia muscular). Trata-se de episódios de atonia axial e/ou apendicular bilateral, desencadeados por episódios de conteúdo emocional, geralmente positivo, como riso, susto ou raiva. Em geral, ocorrem durante a SE. A função diafragmática é preservada com manutenção do padrão respiratório durante os ataques. Os reflexos de estiramento muscular estão abolidos. Consciência e audição são preservadas. Alguns pacientes podem cursar com movimentação ocular extrínseca preservada. Não há confusão mental após os episódios. A duração pode variar de alguns segundos até 30 minutos (geralmente, 10 minutos).

Cerca de 20% a 65% dos narcolépticos apresentam alucinações hipnagógicas ou hipnopômpicas. São experiências oníricas que acontecem na transição vigília-sono ou sono-vigília, respectivamente. São geralmente visuais, somatossensoriais (sensação de estar "fora do corpo"), mas também são descritas formas auditivas, vestibulares ou multissensoriais. Cerca de 4% a 8% das alucinações são aterrorizantes. Podem ocorrer durante os episódios de cataplexia ou paralisia do sono.

A paralisia do sono caracteriza-se por uma incapacidade total de se mover, ocorrendo ao adormecer ou, mais comumente, ao despertar. O paciente fica temporariamente incapaz de realizar atos voluntários, embora se mantenha em total consciência. Pode ser acompanhada por sensação de incapacidade para respirar e por alucinações variadas em até 50% dos casos, durando de 1 a 10 minutos (com média de 2 minutos), terminando subitamente após esforço mental ou por alguma estimulação sensorial externa.

Cerca de 90% dos doentes relatam insatisfação com o sono noturno. Fragmentação com múltiplos despertares é bem comum e não há relação entre a qualidade do sono noturno e a gravidade da sonolência excessiva. Em 8% a 40% dos casos podem ocorrer comportamentos automáticos com amnésia, variando desde atos repetitivos simples até dirigir um veículo.

Do ponto de vista etiopatogênico, ocorre disfunção do sistema hipocretinérgico hipotalâmico localizado na região posterolateral do hipotálamo. Há destruição dos neurônios produtores de hipocretinas e preservação dos produtores de melanina (MHC). As hipocretinas 1 e 2 são neurotransmissores excitatórios produzidos exclusivamente pelo hipotálamo, com ação no ciclo sono-vigília, comportamentos alimentares, locomoção, comportamentos de recompensa, atividade do sistema nervoso autonômico e eixo hipófise-pituitário-adrenal.

A presença do HLA-DQB1*0602 confere uma suscetibilidade genética para o desenvolvimento de um mecanismo de lesão seletiva e irreversível no período pós-natal dos neurônios hipocretinérgicos. Doenças associadas ao HLA-DQ1B*0602, como esclerose múltipla (EM), tendem a apresentar maior predisposição à narcolepsia. Ambas são consideradas transtornos autoimunes. A EM é um fator de risco para narcolepsia, mas o contrário não é verdadeiro. Mais de 90% dos casos de narcolepsia são esporádicos. Casos familiares e secundários são raros.

Outras comorbidades são comuns à narcolepsia, como depressão (57%), ansiedade (25%), transtorno comportamental do sono REM (36%-61%), compulsão alimentar, transtornos alimentares restritivos, obesidade central e migrânea. Os principais diagnósticos diferenciais da narcolepsia são as hipersonias recorrentes e a hipersonia idiopática do SNC. A **síndrome de Kleine-Levin** é uma hipersonia recorrente, que se caracteriza por surtos autolimitados de 8 a 15 dias de duração, com sonolência associada a hiperfagia, copropraxia, coprolalia e hipersexualidade.

A cataplexia é um evento clássico da narcolepsia com cataplexia, entretanto não é patognomônica. Tal condição pode ocorrer em outros distúrbios, como **doença de Niemann Pick tipo C, doença de Norrie, síndrome Coffin Lowry e síndrome de Möbious.** Apesar da ocorrência de riscos durante as crises gelásticas e no desencadeamento de cataplexia, não há perda de tônus neuromuscular durante as crises gelásticas, mas sim confusão mental. É necessário lembrar que alguns pacientes com narcolepsia sem cataplexia simulam cataplexia (pseudocataplexia) para ganhos secundários ou acesso à medicação estimulante. Alguns pacientes só desenvolvem cataplexia após anos de doença.

As alucinações da esquizofrenia são principalmente auditivas, ocorrendo durante a vigília, enquanto as alucinações da narcolepsia são de natureza visual (na forma de vultos, sombras, em branco e preto), ocorrendo nas transições entre sono e vigília. O paciente narcoléptico tem *insight* presente, referindo que se trata de alucinações. A paralisia do sono ocorre em torno de 2,5% a 40% da população e pode estar associada a medicamentos antidepressivos, bipolaridade e a sono não reparador.

Cerca de 20% de casos de trauma de crânio cursam cronicamente com redução dos níveis de hipocretina-1 no LCR. Apenas uma minoria dos casos de TCE desenvolvem narcolepsia-cataplexia pós-traumática com alterações neurofisiológicas compatíveis. Praticamente, qualquer distúrbio hipotalâmico, como doença de Niemann-Pick tipo C, tumores, traumatismo de crânio, EM, agenesia de corpo caloso, sarcoidose, neurocisticercose e encefalites límbicas, pode cursar com narcolepsia secundária e, nem sempre, há redução de hipocretina-1 no LCR.

O diagnóstico de narcolepsia é ratificado com o teste de latências múltiplas do sono (TLMS), realizado no dia seguinte da polissonografia (PSG). A PSG pode ser dispensável nos casos de narcolepsia **com** cataplexia bem caracterizada clinicamente, entretanto é recomendada para afastar eventos associados ou comorbidades, bem como determinar a quantidade de sono noturno e arquitetura do sono. Deve-se atentar para a retirada de anti-histamínicos, antidepressivos, sedativos, hipnóticos e estimulantes 2 semanas antes do exame (fluoxetina – retirar 6 semanas antes). O paciente não deve fazer uso de cafeína e manter horários regulares de sono (mínimo de 6 horas noturnas) na semana do exame.

A PSG pode evidenciar latência para o NREM menor que 10 minutos e redução da latência para o REM menor que 70 minutos, aumento de microdespertares, aumento de estágio 1, aumento da densidade de movimentos oculares durante o sono REM, sono REM sem atonia (SREMSA) e aumento de atividade fásica no eletromiograma de mento. O TLMS é indicado a todos os pacientes com suspeita de narcolepsia sem cataplexia para confirmação do diagnóstico. Uma latência média de sono inferior ou igual a 8 minutos (alguns autores, dizem 5 minutos), com a presença de dois ou mais episódios de sono REM (SOREMP), é suficiente para o diagnóstico de narcolepsia. Um TLMS negativo para narcolepsia não descarta definitivamente o diagnóstico. O sono REM não ocorre antes de 90 minutos em pacientes normais. A ocorrência de REM antes de 15 minutos é classificada como REM precoce (SOREMP).

A escala de Epworth avalia a presença de SE. Pontuação maior que 10 é positiva para SE diurna. O TMV (Teste de Manutenção da Vigília) avalia, diurnamente, a capacidade de uma pessoa permanecer acordada em um ambiente com pouca estimulação sensorial. É utilizado para avaliação de resposta a tratamento de SE e quando há risco para o paciente e/ou terceiros. Não serve para diagnóstico de narcolepsia.

Em torno de 90% dos casos de narcolepsia com cataplexia demonstram antígeno HLA-DQB1*0602 positivo, mas essa percentagem cai para cerca de 60% em pacientes sem cataplexia (Quadro 269-1).

Quadro 269-1. HLA Positivo e Hipocretina 1 no LCR

Diagnóstico	HLA DQ1B*0602 Presente	Hipocretina 1 ≤ 110 pg/mL
Narcolepsia com cataplexia	> 90%	85%-90%
Narcolepsia sem cataplexia	40%-60%	10%-20%
População	12%-34%	–

Um HLA positivo é critério de suporte diagnóstico, mas sua ausência não elimina a presença de narcolepsia sem cataplexia. A concentração normal de hipocretinas liquórica situa-se acima de 200 pg/mL em todas as idades e em ambos os sexos. Níveis de hipocretina-1 abaixo de 110 pg/mL são altamente específicos (99%) e sensíveis (87%-89%) para casos de narcolepsia com cataplexia, mas não são sensíveis para casos sem cataplexia (Quadro 269-1). Apenas 16% dos casos de narcolepsia sem cataplexia apresentam redução da hipocretina-1 no LCR, e níveis maiores de 110 pg/mL não excluem o diagnóstico de narcolepsia sem cataplexia.

A dosagem de hipocretinas só é recomendada em casos de dúvida diagnóstica ou TLMS inconclusivo. Neste contexto, recomenda-se a tipagem HLA-DQB1*0602 antes do LCR. Se o HLADQB1*0602 for negativo, não há necessidade de se dosar a hipocretina, uma vez que, praticamente, não existe redução de hipocretina-1 no LCR sem HLA-DQB1*0602 positivo em casos de narcolepsia esporádica.

O tratamento é pautado no combate da SE e da cataplexia. Para a SE, podemos utilizar estimulantes do SNC, como a modafinila, o metilfenidato e a selegilina. A selegilina é uma inibidora MAO-B, aumentando os níveis de dopamina, já que ela está envolvida nos mecanismos de manutenção da vigília. O modafinil, diferente de outros psicoestimulantes, tem baixo potencial de abuso e dependência. Seu mecanismo de ação é pouco conhecido e não apresenta ação noradrenégica e dopaminérgica consistentes. Os efeitos colaterais incluem náuseas, cefaleia, boca seca, anorexia, diarreia e eosinofilia.

Para tratar cataplexia e fenômenos do REM utilizamos medicações que aumentam o tônus noradrenérgico, como a venlafaxina, fluoxetina, reboxetina e tricíclicos. Em crianças, o tratamento da SE é feito com metilfenidato e a cataplexia é tratada com imipramina ou clomipramina. O uso de modafinil em menores de 16 anos não é estabelecido. Higiene do sono e cochilos breves de 20-30 minutos pela manhã e à tarde são indicados.

Os eventos catapléxicos e a SE podem também ser abordados pelo oxibato de sódio. O oxibato de sódio é um depressor do sistema nervoso central que reduz a sonolência excessiva durante o dia e a cataplexia em doentes com narcolepsia, e modifica a arquitetura do sono reduzindo a fragmentação do sono noturno. O mecanismo preciso pelo qual o oxibato de sódio produz o seu efeito é desconhecido, contudo pensa-se que o oxibato de sódio atua pela promoção das ondas de sono lentas (delta) e por consolidar o tempo de sono noturno. O oxibato de sódio, administrado antes do sono noturno, aumenta as fases 3 e 4 do sono e aumenta a latência de sono, enquanto reduz a frequência dos períodos de sono REM (SOREMPs).

HIPERSONIA CENTRAL IDIOPÁTICA (HCI)
Trata-se de quadro constante de SE com **sonecas** não restauradoras e despertares confusos (sensação de embriaguez). Pode ser classificada em dois subtipos, a saber:

- *HCI com aumento do tempo de sono*: os doentes apresentam SE diurna mesmo tendo noite de sono superior a 10 horas. Fragmentação clínica do sono é rara e apresentam dificuldade, sobremaneira, em despertar. Referem sensação de embriaguez e sonecas não reparadoras. A PSG apresenta tempo total de sono maior que 10 horas e latência inicial curta. O TLMS cursa com latência do sono menor que 8 minutos e menos de 2 episódios de SOREMP;
- *HCI sem aumento de tempo de sono*: dormem menos que 10 horas de sono e são menos propensos à sensação de embriaguez. A PSG evidencia tempo total de sono menor que 10 horas, contudo o TLMS mostra latência para o sono menor que 8 minutos e menos de 2 SOREMPs.

O tratamento da HCI segue os mesmos preceitos de tratamento da SE na narcolepsia. O modafinil é a droga mais utilizada. Não há predisposição genética evidente para a condição.

DICAS
▪ *Narcolepsia*: HLA DQ1B*0602. LCR com hipocretina 1 < 110 pg/mL; ▪ *Narcolepsia*: cochilos restauradores; ▪ *HCI*: cochilos não restauradores; ▪ *Diagnóstico*: PSG com posterior TLMS (o diagnóstico é pelo TLMS); ▪ *Narcolepsia*: TLMS com latência para sono < 8 min + pelo menos 2 episódios de SOREMP; ▪ *Cataplexia pode ocorrer em outras doenças, como*: Niemann Pick tipo C, doença de Norrie, na síndrome Coffin Lowry e síndrome de Möbious; ▪ *Tratamento para SE*: estimulantes, como modafinil e metilfenidato; ▪ *Tratamento da cataplexia e fenômenos do REM*: aumento do tônus noradrenérgico, como tricíclicos, venlafaxina, fluoxetina.

BIBLIOGRAFIA

American Academy of Sleep Medicine. International classification of sleep disorders: diagnostic and coding manual. 2nd ed. Westchester, IL: American Academy of Sleep Medicine; 2005.

Longstreth WT Jr., Koepsell TD, Ton TG, et al. The epidemiology of narcolepsy. Sleep 2007;30(1):13-26.

Longstreth WT Jr., Ton TG, Koepsell T, et al. Prevalence of narcolepsy in King County, Washington, USA. Sleep Med 2009;10(4):422-6.

NASU-HAKOLA

Julia Lopes Vieira ▪ Carlos Roberto Martins Jr.

Também conhecida como **osteodisplasia lipomembranosa policística com leucoencefalopatia esclerosante**, a doença de Nasu-Hakola foi descrita no início dos anos 1970 por Nasu (Japão) e Hakola (Finlândia). É caracterizada por uma combinação de anormalidades do sistema nervoso central e do tecido adiposo no esqueleto. A doença costuma ser dividida em 4 estágios a saber:

1. *Latente*: paciente apresenta um desenvolvimento normal, durante a infância e adolescência;
2. *Ósseo*: sintomas iniciam-se por volta da terceira a quarta décadas de vida, com dores em porções distais dos membros, mãos, punhos, tornozelos e pés. Há ainda fraturas recorrentes dessas regiões em decorrência da presença de lesões ósseas policísticas;
3. *Neurológico precoce*: indivíduos afetados passam a apresentar alterações comportamentais significativas, como euforia, perda de julgamento e inibição social, determinando síndrome do lobo frontal característica. Nessa fase, pode iniciar a alteração discreta da memória. Pode cursar com crises epilépticas;
4. *Neurológico tardio*: pacientes evoluem com demência grave, sendo incapazes de falar e mesmo se mover, com óbito por volta dos 50 anos.

A doença tem herança autossômica recessiva e decorre da mutação de genes distintos, **TYROBP** ou **TREM2**, localizados nos cromossomos 19q13.1 e 6p21.2 respectivamente. Tais genes estão relacionados com a codificação da proteína de ligação à tirosina quinase e seu receptor. Esse complexo é expresso por uma variedade de células mieloides, micróglia e osteoclastos. O mecanismo pelo qual a mutação dos genes contribui para a patogênese da doença ainda não foi identificado.

O diagnóstico é com base na clínica e avaliação radiológica. Raios X demonstram lesões císticas multifocais nos ossos das mãos, punhos, pés e tornozelos. A tomografia computadorizada ou a ressonância magnética de crânio evidencia atrofia acentuada da substância branca cerebral, em especial nas regiões frontal e temporal. É típica a presença de **calcificações bilaterais em núcleos da base**. O eletroencefalograma pode ser normal no início da doença, evoluindo com lentificação difusa e atividade irritativa nos estágios mais avançados. O diagnóstico pode ser confirmado por meio de teste genético molecular. Não há tratamento curativo até o momento, deve ser instituído suporte clínico com acompanhamento ortopédico e neurológico.

DICAS

- Fraturas e lesões policísticas ósseas distais de membros – dores distais difusas;
- Osteodisplasia lipomembranosa policística com leucoencefalopatia esclerosante;
- Demência frontal;
- Atrofia frontotemporal com calcificação de núcleos da base nas imagens de SNC;
- Autossômica recessiva – mutação de genes distintos, *TYROBP* ou *TREM2*, localizados nos cromossomos 19q13.1 e 6p21.2 respectivamente;
- Sintomas usualmente iniciam-se após a terceira ou quarta décadas de vida do doente.

BIBLIOGRAFIA

Adam MP, Ardinger HH, Pagon RA, et al., editors. GeneReviews. Seattle (WA): University of Washington, Seattle; 1993-2019.

Hakola HPA, Iivanainen M. A new hereditary disease with progressive dementia and polycystic osteodysplasia: Neuroradiological analysis of seven cases. Neuroradiology 1973;6:162-8.

Knaap MS, Valk J. Magnetic resonance of myelination and myelin disorders. 3rd. Springer Berlin Heidelberg New York; 2005.

NEURALGIA DO GLOSSOFARÍNGEO

Lenise Valler ▪ Carlos Roberto Martins Jr.

É definida como dor paroxística, intensa e excruciante em áreas inervadas pelo nervo glossofaríngeo e pelos ramos auricular e faríngeo do nervo vago. Descrita pela primeira vez em 1910, a neuralgia do nervo glossofaríngeo (IX) é uma condição rara, responsável por 0,2% a 1,3% de todos os tipos de neuralgias cranianas. Acomete igualmente ambos os sexos, e a prevalência aumenta com a idade. Envolvimento bilateral foi relatado em 12% dos pacientes.

Critérios diagnósticos de acordo com o ICHD-3 (*International Classification of Headache Disorders* –3):

A) Pelo menos três episódios de dor unilateral preenchendo os critérios B e C;
B) Dor localizada na parte posterior da língua, fossa amigdaliana, faringe, próxima do ângulo da mandíbula e/ou no ouvido;
C) Dor que tem pelo menos três das seguintes características:
   1. Recorre em acessos paroxísticos, de alguns segundos a 2 minutos;
   2. Intensidade grave;
   3. Como guinada, lancinante, cortante;
   4. Precipitada pelo deglutir, tossir, falar ou bocejar.
D) Sem déficits neurológicos clínicos evidentes;
E) Não melhor explicada por outro diagnóstico da ICHD-3,

Episódios têm sido associados à bradicardia, síncope ou mesmo assistolia, presumivelmente, pois a entrada do nervo craniano IX no trato solitário tem um efeito no núcleo motor dorsal do nervo craniano X. Essa condição é chamada de neuralgia do vagoglossofaríngeo e foi descrita por Riley *et al.* em 1942. A resposta vagal também pode causar hipoperfusão cerebral, ondas lentas no EEG e convulsões.

As causas secundárias da neuralgia do glossofaríngeo incluem:

- Compressão vascular pelas artérias vertebral ou artéria cerebelar inferior posterior;
- Doenças desmielinizantes e doenças inflamatórias como doença de Sjögren;
- Lesões intracranianas (tumores medulares ou originários do ângulo cerebelopontino), infecções intraorais e peritonsilares (abscessos) e neoplasias orofaríngeas;
- Síndrome de Eagle: quando o processo estiloide ou o ligamento estilo-hióideo é superior a 25 mm causando compressão do nervo glossofaríngeo (Fig. 271-1).

O diagnóstico diferencial inclui: neuralgia do nervo intermédio (também conhecida como neuralgia do geniculado), neuralgia laríngea superior, neuralgia do trigêmeo, **neuralgia de Jacobson** (quando o único sintoma da neuralgia do glossofaríngeo é a perda sensorial na orelha), arterite temporal e disfunção da articulação temporomandibular.

A avaliação precisa incluir uma história completa, principalmente sobre a presença de fatores desencadeantes, e um cuidadoso exame intraoral e do pescoço. A ressonância magnética com angioressonância é indicada em praticamente todos os pacientes para descartar lesão em massa ou patologia vascular. Raios X simples podem revelar um ligamento estilo-hióideo ossificado (consistente com a síndrome de Eagle).

O tratamento consiste na aplicação de anestésicos locais na orofaringe (tem valor diagnóstico e terapêutico) e uso de medicações como carbamazepina e oxcarbazepina. Como regra geral, esses medicamentos devem ser iniciados em doses baixas e titulados conforme necessário, com base em sua eficácia, tolerabilidade e efeitos colaterais. Técnicas intervencionistas de controle da dor como bloqueios do nervo glossofaríngeo podem ser uma opção. Se o bloqueio for bem sucedido, a neurólise química ou a ablação por radiofrequência térmica pode ser realizada no nervo. O tratamento cirúrgico é considerado para pacientes que falham na terapia médica. Possíveis procedimentos incluem o corte intracraniano do nervo craniano IX, radiocirurgia ou descompressão vascular.

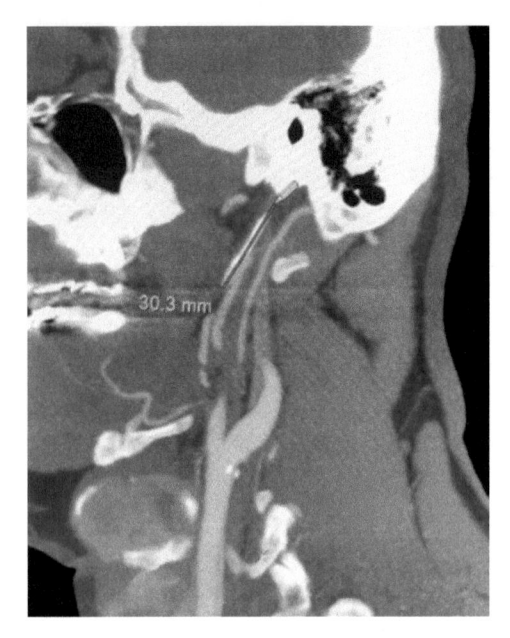

Fig. 271-1. Síndrome de Eagle: ligamento estilo-hióideo calcificado.

DICAS

- Dor paroxística intensa e excruciante na parte posterior da língua, fossa amigdaliana, faringe, próxima do ângulo da mandíbula e/ou no ouvido;
- Principal causa secundária é a compressão vascular do nervo;
- **Neuralgia de Jacobson** – quando o único sintoma da neuralgia do glossofaríngeo é a perda sensorial na orelha;
- Tratamento inclui medicações, procedimentos intervencionistas e cirurgia.

BIBLIOGRAFIA

Blumenfeld A, Nikolskaya G. Glossopharyngeal neuralgia. Curr Pain Headache Rep 2013;17(7):343.
Ferrante L, Artico M, Nardacci B, et al. Glossopharyngeal neuralgia with cardiac syncope. Neurosurgery 1995;36(1):58-63.
Rao S, Rao S. Glossopharyngeal nerve block: the premolar approach. Craniomaxillofac Trauma Reconstr 2018;11(4):331-2.
Singh PM, Kaur M, Trikha A. An uncommonly common: glossopharyngeal neuralgia. Ann Indian Acad Neurol 2013;16(1):1-8.
Teixeira MJ, Siqueira SR, Bor-Seng-Shu E. Glossopharyngeal neuralgia: neurosurgical treatment and differential diagnosis. Acta Neurochir (Wien) 2008;150(5):471-5.

NEURITE MIGRATÓRIA DE WARTENBERG

Carlos Roberto Martins Jr.

Trata-se de condição rara caracterizada por dormência repentina na distribuição de um ou vários nervos cutâneos que podem ser afetados simultaneamente ou de modo sequencial. As parestesias podem ser precedidas por dor na área afetada. Qualquer nervo pode ser acometido, entretanto é mais comum nos membros inferiores distais. Neurites do trigêmeo e de tronco já foram descritas.

Não há envolvimento motor e, muitas vezes, o quadro inicia-se após episódios de alongamento (não é essencial para o diagnóstico) corporal. A distribuição altamente variável dos nervos afetados e a ausência de uma progressão dos nervos distais para proximais não apontam para uma etiologia dependente do comprimento. Em média, há envolvimento de 2-8 nervos por paciente. Parestesias e hiperestesia podem ocorrer antes ou durante o processo.

A ausência de qualquer causa subjacente, a falta de dor contínua e a ausência de envolvimento motor nos doentes durante o acompanhamento tornam a mononeurite multiplex associada a uma doença autoimune improvável (principal diagnóstico diferencial). O LCR não apresenta alterações. Não há qualquer achado sérico que defina a doença. A ENMG evidencia queda nas amplitudes dos potenciais sensitivos (SNAPS) em cerca de 75% dos pacientes, sem qualquer alteração motora.

Os estudos de biópsia do nervo em pacientes com neurite de Wartenberg mostram achados que variam de alterações inflamatórias perineurais à degeneração axonal. No Brasil, é essencial afastar hanseníase. Vasculites devem ser afastadas. Não há tratamento. A maioria dos pacientes melhora totalmente dos sintomas em meses a anos. Alguns pacientes podem persistir com hipoestesia nos territórios acometidos indefinidamente.

DICAS
■ Sem causa aparente. Exames normais, com exceção da ENMG e biópsia; ■ Acometimento de nervos sensitivos concomitante ou sequencialmente; ■ Tende a remissão em meses a anos; ■ Hipoestesia/parestesia precedida ou não por dor em território sensitivo; ■ Maior acometimento em membros inferiores. Membros superiores, face e tronco podem ser acometidos; ■ A dor, quando presente, tende a ser moderada (não é dor tipo vasculite aguda) e a melhorar em alguns dias.

BIBLIOGRAFIA

Asbury AK, Picard EH, Baringer JR. Sensory perineuritis. Arch Neurol 1972;26:302-12.
Devigili G, Tugnoli V, Penza P, et al. The diagnostic criteria for small fibre neuropathy: from symptoms to neuropathology. Brain 2008;131:1912-25.
Franssen H, Notermans NC. Length dependence in polyneuropathy associated with IgM gammopathy. Ann Neurol 2006;59:365-71.
Keunen RWM, ten Bruggen JP, Mauser HW, Ackerstaff RGA. Migrant sensory neuritis of Wartenberg. Clin Neurol Neurosurg 1988;90(1):79-81.

NEUROAFECÇÕES DA CARDIOPATIA CHAGÁSICA

Aezio de Magalhães Jr. ▪ Carlos Roberto Martins Jr.

A doença de Chagas é a maior infecção parasitária sistêmica do mundo, transmitida pelo protozoário *Trypanosoma cruzi* e descrita pela primeira vez em 1909 por Carlos Chagas. O vetor é o barbeiro, um inseto do gênero *Triatominae*, que transmite a patologia ao hospedeiro por meio de suas fezes contaminadas pelo *T. cruzi*.

A cardiopatia chagásica é uma doença crônica causada por uma miocardite fibrosante incessante gerada pelo *T. cruzi*. Cerca de 6 milhões de latino-americanos apresentam a infecção e, aproximadamente, um terço dos pacientes desenvolve ao longo da vida a forma cardíaca crônica da Doença de Chagas, explicando porque esta condição é uma das principais causas não isquêmicas de insuficiência cardíaca na América Latina.

A morte súbita, geralmente proporcionada por arritmias ventriculares, e a progressão da insuficiência cardíaca são as principais condições que levam ao óbito. Constituem-se como aspectos prognósticos importantes os sintomas de IC avançada (Classes funcionais III e IV da New York Heart Association – NYHA), cardiomegalia, disfunção sistólica do VE e taquicardia ventricular não sustentada. **A doença de Chagas é fator de risco independente para o acidente vascular cerebral (AVC) em áreas endêmicas.**

Condições como demência, confusão mental, encefalopatia crônica e déficits motores e sensitivos podem ocorrer em pacientes com miocardiopatia chagásica no contexto de demência vascular por isquemias sequenciais. IC e arritmias levam a alterações no fluxo sanguíneo cerebral com prejuízo crônico encefálico, ratificado por alteração de sinal em substância branca profunda cerebral vista nos exames de RNM com TR longo.

No tocante a arritmias, destaca-se a associação entre acidentes vasculares cerebrais (AVC) isquêmicos de etiologia cardioembólica, sobretudo nos pacientes portadores de fibrilação atrial, bem como em doentes com discinesias de parede expressivas, o que poderia proporcionar a formação de trombos murais.

O tratamento dos pacientes com condições neurológicas consiste em medidas de suporte e alívio dos sintomas. Não se indica o uso de benzonidazol para o tratamento da cardiomiopatia chagásica crônica, visto que a medicação não reduz a mortalidade e complicações cardiovasculares, dentre elas os acidentes vasculares cerebrais e ataques isquêmicos transitórios. No entanto, na presença de discinesias de parede, aneurisma apical, fibrilação atrial e IC dilatada, faz-se necessário avaliar o uso de drogas anticoagulantes a fim de mitigar os riscos de cardioembolia e AVCi. O tratamento da IC chagásica deve ser realizado sob óptica agressiva com o objetivo de reduzir os microinfartos em substância branca advindos de baixo fluxo central, minimizando, dessa forma, distúrbios cognitivos associados.

DICAS
▪ Apesar da relação entre AVC e cardiopatia chagásica ser a mais conhecida, devemos ficar atentos para a ocorrência de outras condições, como a demência (contexto vascular por hipofluxo crônico).

BIBLIOGRAFIA

Córdova E, et al. Neurological manifestations of Chagas disease. Neurological Research 2010;32:238-44.

Morillo CA, Marin-Neto JA, Avezum A, et al. Randomized trial of benzonidazole for chronic Chagas' cardiomyopathy. N Engl J Med 2015;373(14):1295-306.

Pittella JE. Central nervous system involvement in Chagas' disease. An updating. Rev Inst Med Trop Sao Paulo 1993;35:111-16.

Wackermann PV, Fernandes RM, Elias J Jr, et al. Involvement of the central nervous system in the chronic form of Chagas' disease. J Neurol Sci 2008;269:152-7.

NEURO-BEHÇET

Ricardo Brioschi ▪ Carlos Roberto Martins Jr.

Em 1937, um dermatologista turco, Hulusi Behçet, descreveu a tríade clínica: úlceras recorrentes orais, úlceras genitais e uveíte. A doença, comumente referida como doença de Behçet (DB), é caracterizada por uma desordem inflamatória multissistêmica de etiopatogenia ainda desconhecida. Sabe-se que existe relação com o HLA B51, o que está particularmente relacionado com a ocorrência de uveíte. Conforme os critérios propostos pelo Grupo Internacional de Estudos em DB, para o diagnóstico desta condição é necessário presença de:

- Úlceras aftosas recorrentes orais, mais dois dos seguintes:
    1. Úlceras genitais;
    2. Lesões cutâneas;
    3. Lesões oculares;
    4. Teste de patergia positivo.
- Critérios diagnósticos menores incluem:
    - Artrite ou artralgia;
    - Trombose venosa profunda;
    - Tromboflebite;
    - Epididimite;
    - História familiar positiva;
    - Envolvimento gastrintestinal;
    - Envolvimento vascular;
    - Envolvimento do SNC.

A síndrome de Neuro-Behçet (SNB) refere-se ao acometimento neurológico da doença, que pode estar presente em 4%-49% dos casos. Embora diversas manifestações neurológicas possam ocorrer, os achados clínicos e de neuroimagem apontam para dois tipos maiores de SNB:

1. *Forma parenquimatosa inflamatória do SNC (intra-axial)*: 70%-80% dos casos – afeta predominantemente o tronco encefálico e o diencéfalo;
2. *Forma não parenquimatosa (extra-axial)*: 12%-20% dos casos na forma de TVC (o seio sagital superior é o local mais acometido); a SNB arterial é rara, e pode envolver artérias craniocervicais extracranianas; aneurismas intra ou extracranianos são extremamente raros.

Sintomas neurológicos possivelmente presentes na SNB incluem: cefaleia, sintomas motores, fala pseudobulbar, alterações cognitivo-comportamentais. Um importante diagnóstico diferencial é a esclerose múltipla (EM), que mais comumente se apresenta com sintomas sensoriais, neurite, oftalmoparesia internuclear, ataxia e disartria cerebelar. Há outras doenças que também se apresentam com síndromes uveomeningíticas: sarcoidose, LES, síndrome de Sjögren primária, linfoma primário do SNC. A forma parenquimatosa da SNB pode também simular uma síndrome cerebrovascular aguda.

O exame de imagem é de fundamental importância no diagnóstico de Neuro-Behçet – a RNM de encéfalo é o padrão-ouro e ajuda no diagnóstico diferencial. Lesões de tronco (ponte, principalmente), tálamo, gânglios da base, no contexto clínico apropriado, podem suportar fortemente o diagnóstico de SNB parenquimatosa aguda/subaguda e podem levantar a suspeita mesmo quando as características sistêmicas de DB são escassas. Hipossinal T1 e hipersinal T2/FLAIR são a regra. Edema vasogênico pode ser encontrado. Realce ao contraste é observado. Restrição à difusão não é comum, mas pode ocorrer.

O LCR está alterado em 70%-80% dos pacientes, com aumento modesto de proteínas e BOC negativas em geral. Cerca de 60%-80% dos pacientes tem pleocitose na SNB parenquimatosa (0-400), com neutrofilia, linfocitose ou celularidade mista. A glicorraquia é geralmente normal. **A patergia é um dos critérios maiores para diagnóstico de DB e consiste na hiperatividade não específica da pele ao trauma. O teste positivo é definido como uma pápula ou pústula que tipicamente aparece em 24-48 h após a injeção intradérmica.** Falsos positivos são vistos em: pioderma gangrenoso, síndrome de *Sweet*, doenças inflamatórias intestinais, febre do mediterrâneo familiar, leucemia mieloide aguda e tratamento com IFN-alfa.

Não há *trials* comparativos para o tratamento da SNB parenquimatosa e, comumente, é tratada com corticoterapia e poupadores de corticoide. É importante evitar uma cessação abrupta da medicação para evitar a recorrência precoce da doença. O tempo de início das terapias modificadoras de doença (TMD) não é sempre claro. A azatioprina é frequentemente usada como primeira TMD. Outras terapias já empregadas são: mofetil micofenolato, metotrexato, clorambucil e ciclofosfamida. O infliximabe pode ser usado nas formas refratárias oculares. Adalimumabe foi descrito como alternativa efetiva. Por fim, a anticoagulação é o tratamento padrão de trombose venosa sistêmica e TVC de qualquer etiologia.

DICAS
▪ Úlceras aftosas recorrentes orais, mais dois dos seguintes: úlceras genitais; lesões cutâneas; lesões oculares; teste de patergia positivo.
▪ Síndrome de cefaleia secundária, sintomas motores, fala pseudobulbar, alterações cognitivo-comportamentais.
▪ RNM com lesões de tronco (ponte), tálamo e gânglios da base (padrão cerebral profundo e diencefálico). Também, trombose de seios venosos.
▪ LCR com aumento de proteínas, glicorraquia normal, pleocitose e possível aumento da pressão de abertura (pensar em TVC e hipertensão intracraniana).

BIBLIOGRAFIA

Kalra S. et al. Diagnosis and management of Neuro-Behçet's disease: international consensus recommendations. J Neurol 2014;261:1662-76.

Uygunoglu U, Saip S, Siva A. Behçet's disease and Neuro-Behçet's syndrome. EMJ Neurol 2018;6[1]:77-85.

NEURODEGENERAÇÃO COM ACÚMULO CEREBRAL DE FERRO

Rubens Paulo Araujo Salomão ▪ Carlos Roberto Martins Jr.
José Luiz Pedroso ▪ Orlando Graziani Povoas Barsottini

NBIA (sigla em inglês para *Neurodegeneration with Brain Iron Accumulation*) é um grupo de doenças raras, com prevalência menor de 1/1.000.000 na população geral e tem como característica o acúmulo cerebral de ferro com predomínio na região dos gânglios da base. O quadro clínico das NBIAs é heterogêneo e cursa principalmente com transtorno de movimento associado à disfunção cognitiva, sinais piramidais e anormalidades oftalmológicas.

Fazem parte do espectro de doenças classificadas como NBIA: PKAN (neurodegeneração associada à pantotenato quinase), PLAN (neurodegeneração associada à fosfolipase A2), neuroferritinopatia, aceruloplasminemia, BPAN (neurodegeneração associada à proteína beta-*propeller*), síndrome de Kufor-Rakeb, MPAN (neurodegeneração associada à proteína de membrana mitocondrial), FAHN (neurodegeneração associada à hidroxilase de ácidos graxos), CoPAN (neurodegeneração associada à proteína CoA sintase) e síndrome de Woodhouse-Sakati.[1-4]

Recentemente, novos genes têm sido relacionados com o espectro de doença das NBIAs, como, por exemplo, *SPC2, CRAT, AP4M1, GTPBP2, VAC14, RESP1*. Contudo, outros genes devem ser identificados como responsáveis pelas NBIAs em um futuro próximo. No Quadro 275-1 analisamos as doenças classificadas como NBIAs e suas respectivas características clínicas e de neuroimagem.

Com o avanço do conhecimento sobre as NBIAs, poderemos ter outros tratamentos efetivos num futuro próximo. No momento, existem evidências para tratamento de PKAN com deferiprona.

Quadro 275-1. Resumo das Doenças Associadas à Neurodegeneração e Acúmulo Cerebral de Ferro

Doença (gene) e tipo de herança	Apresentação clínica típica	Neuroimagem típica
PKAN (*PANK2*); AR	Retinite pigmentar, distonia assimétrica e oromandibular, espasticidade, alteração comportamental	Sinal do olho de tigre (Fig. 277-1) (GP hipointenso em T2 com hiperintensidade central)
PLAN (*PLA2G6*); AR	Regressão do DNPM, ataxia, distonia, parkinsonismo, atrofia óptica e neuropatia	Hipointensidade de SN e GP, atrofia cerebelar
MPAN (*C19ORF12*); AR	Espasticidade, distonia, neuropatia e declínio cognitivo	Hipointensidade de SN e GP, hipersinal laminar medial em GP visto em T2
BPAN (*WDR45*); dominante ligada ao X	Epilepsia, autismo antes dos três anos. Evolução é estática até a adolescência/adulto jovem com parkinsonismo	Hipointensidade em SN maior que em GP com halo brilhante em SN visto em T1
FAHN (*FA2H*); AR	Espasticidade, ataxia, distonia, atrofia óptica, demência	Alteração de substância branca com ou sem hipointensidade em GB

NEURODEGENERAÇÃO COM ACÚMULO CEREBRAL DE FERRO

Quadro 275-1. *(Cont.)* Resumo das Doenças Associadas à Neurodegeneração e Acúmulo Cerebral de Ferro

Doença (gene) e tipo de herança	Apresentação clínica típica	Neuroimagem típica
Aceruloplasminemia (*CP*); AR	Início no adulto, degeneração de retina, parkinsonismo e espasticidade	Hipointensidade em núcleo denteado, SN, GP, putâmen, caudado e tálamo
Neuroferritinopatia (*FTL*); AD	Início no adulto, coreia, distonia, déficit cognitivo agudo	Sinal de cavitação associado à hipointensidade em GP, SN, putâmen, caudado e tálamo
Doença de Kufor Rakeb (*ATP13A2*); AR	Parkinsonismo juvenil associado à síndrome demencial e à paralisia supranuclear	Maioria dos casos com ausência de sinais de depósito de ferro. Atrofia difusa
COPAN (*COASY*); AR	Alteração comportamental, distonia, espasticidade	T2 hipointenso em globo pálido
Woodhouse-Sakati (*C2ORF37/DCAF17*); AR	Hipogonadismo, surdez, alopecia e diabetes	Alteração confluente em substância branca com ou sem hipointensidade em GB

GP, globo pálido; SN, substância negra; DNPM, desenvolvimento neuropsicomotor; AD, autossômica dominante; AR, autossômica recessiva.

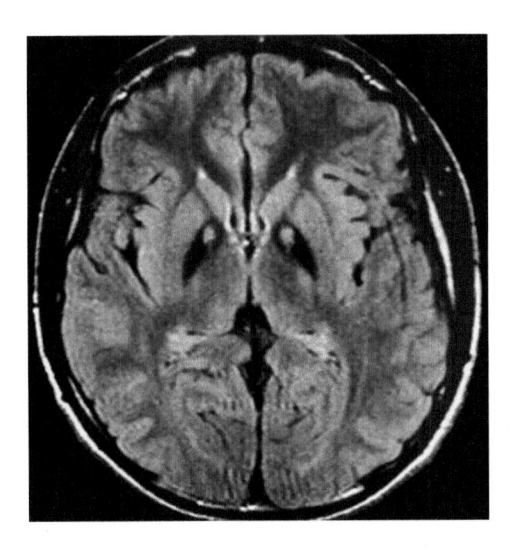

Fig. 275-1. Ressonância magnética de crânio com presença do **sinal de olho de tigre** (sinal hipointenso em globo pálido com hiperintensidade em região central anteromedial do globo pálido).

DICAS

- *PKAN*: a apresentação típica tem início na infância e com progressão em degraus; a apresentação atípica tem início após início da adolescência e progride lentamente, sendo menos agressiva. Corresponde a 50% das NBIAS. Autossômica recessiva – gene *PANK2* (codifica proteína mitocondrial NAPK2) localizado no cromossomo 20. A forma clássica inicia-se antes dos 6 anos de idade com distonia em membros inferiores e sinais piramidais. Queixas visuais podem estar presentes em decorrência de retinite pigmentar. Acantócitos podem estar presentes no sangue periférico. Na forma atípica (início após os 10 anos de idade), é mais branda e pode cursar com parkinsonismo, palilalia, gagueira, disfonia espasmódica, tiques e distonia (usualmente, oromandibular, axial e de ação). Tratamento com deferiprona (quelante de ferro) e medicações sintomáticas para distonia; *PLAN*: a apresentação infantil (distrofia neuroaxonal típica infantil) inicia antes dos 3 anos e a evolução é agressiva com ataxia cerebelar, neuropatia periférica, atrofia óptica e atraso do DNPM; a apresentação atípica tem início após os 3 anos de idade (distrofia neuroaxonal atípica ou síndrome de Karak) e a evolução é mais branda com ataxia cerebelar, alteração cognitiva, distonia e arreflexia. A forma de início no adulto caracteriza-se por distonia e parkinsonismo (PARK14). Autossômica recessiva, gene *PLA2G6*, cromossomo 22, leva à disfunção mitocondrial. A apresentação no adulto cursa com parkinsonismo, demência e espasticidade;
- *MPAN*: a apresentação com início na infância é lentamente progressiva; a apresentação com início após os 60 anos é rapidamente progressiva. Autossômica recessiva. Gene *C19ORF12* (função mitocondrial). Sinais piramidais, ataxia cerebelar, distonia, atrofia óptica, parkinsonismo, alterações psiquiátricas. Neuronopatia anterior pode ocorrer com fenótipo *ELA-like*;
- *BPAN*: única com herança dominante ligada ao X, mais comum em meninas, e, quando acomete meninos, o quadro é mais grave. Epilepsia, ataxia cerebelar, distonia, sinais piramidais, hipersonolência, parkinsonismo, demência, estereotipias (síndrome de Rett atípica) e alterações de linguagem. Tratamento sintomático em especial das crises convulsivas;
- *FAHN*: pode-se manifestar como paraparesia espástica hereditária (SPG35). Autossômica recessiva. Espasticidade, distonia, ataxia cerebelar, atrofia óptica, distúrbio cognitivo e polineuropatia axonal. Atrofia cerebelar a corpo caloso fino;
- *Aceruloplasminemia*: pode cursar com baixos níveis de cobre sérico, cobre urinário normal, baixa concentração de ferro sérico, associada a elevados níveis de ferritina no plasma com total ausência de ceruloplasmina sérica. Autossômica recessiva, mutação do gene da ceruloplasmina. Mais comum no Japão. Depósito de ferro encefálico difuso, no pâncreas e na retina. Início dos sintomas no adulto com *diabetes mellitus*, retinopatia, anemia microcítica, distonia oromandibular e cervical, parkinsonismo, ataxia cerebelar, tremor a disfunção cognitiva. Hiperglicemia é comum;
- *Neuroferritinopatia*: única com herança autossômica dominante (gene da cadeia leve da ferritina – cromossomo 19), pode apresentar baixa ferritina sérica (menor que 20 μg/dL). Início na idade adulta com coreia, distonia orofacial, alteração cognitiva, parkinsonismo, piramidalismo e disfunção psiquiátrica.
- *Doença de Kufor Rakeb*: pode-se apresentar como paraparesia espástica hereditária (SPG78), parkinsonismo juvenil (PARK9) ou lipofuscinose ceroide neuronal (CLN12). Originalmente descrita em famílias na Jordânia. Além de depósitos de ferro nos gânglios da base, cursa com atrofia cerebral difusa. Quadro clássico é de parkinsonismo juvenil, sinais piramidais, paresia de miradas verticais, retardo mental e mioclonias (face e dedos). Autossômica recessiva;
- *Woodhouse-Sakati*: a alopecia costuma ser em região temporal. Autossômica recessiva. Mais comum na Arábia Saudita. Disfunção cognitiva, coreia, distonia, alopecia, surdez neurossensorial e hipogonadismo;
- *COPAN*: em tomografia computadorizada de crânio pode ser identificada a presença de calcificação. Erro inato autossômico recessivo. Paraparesia espástica, alteração cognitiva, distonia oromandibular, polineuropatia axonal e parkinsonismo.

REFERÊNCIAS BIBLIOGRÁFICAS

1. Salomao RP, Pedroso JL, Gama, MT, et al. A diagnostic approach for neurodegeneration with brain iron accumulation: Clinical features, genetics and brain imaging. Arq Neuro-Psiquiatr 2016;74:587-96.
2. Levi S, Tiranti V. Neurodegeneration with brain iron accumulation disorders: valuable models aimed at understanding the pathogenesis of iron deposition. Pharmaceuticals 2019;12(1):27.
3. Klopstock T, Tricta F, Neumayr L, et al. Safety and efficacy of deferiprone for pantothenate kinase-associated neurodegeneration: a randomised, double-blind, controlled trial and an open-label extension study. Lancet Neurol 2019;18(7):631-42.
4. Hogarth P. Neurodegeneration with brain iron accumulation: diagnosis and management. J Mov Disord 2015;8(1):1-13.

NEUROFIBROMATOSE

Carlos Roberto Martins Jr.

O termo **neurofibromatose** abrange pelo menos três distúrbios distintos, denominados NF1, NF2 e *schwannomatosis*. Todas são desordens autossômicas dominantes, mas cada uma é distinguida por um espectro distinto de tumores da bainha nervosa e alterações clínicas típicas.

O subtipo mais comum de neurofibromatose é a NF1, causada pelo gene *NF1* (cromossomo 17) com penetrância completa, expressividade variável e frequência de 1:3.000. Os pacientes apresentam manchas café com leite na pele desde os primeiros anos de vida. Sardas nas dobras na pele, também chamadas de *skin-fold freckling*, surgem em região inguinal e axilar entre os 3 a 5 anos de idade. Neurofibromas são tumores benignos da bainha de mielina e podem ocorrer em qualquer região corpórea. Neurofibromas na superfície dérmica podem ser visíveis na infância, contudo os números, geralmente, aumentam após a puberdade, embora tamanho e quantidade sejam variáveis e imprevisíveis.

Os neurofibromas internos podem ser visualizados por ressonância magnética, podendo ser assintomáticos ou causar dor/déficit neurológico. Neurofibromas decorrentes das raízes dos nervos espinhais podem crescer através do forame neural e comprimir a medula espinhal e/ou raízes. Eventualmente, neurofibromas ao longo dos nervos espinhais podem formar tumores plexiformes determinando crescimento excessivo de tecidos moles em qualquer parte do corpo (deformidades).

Outros achados são típicos de NF, como os **nódulos de Lisch**, que são hamartomas melanocíticos da íris assintomáticos, vistos mais facilmente com lâmpada de fenda. Outro tumor típico é o glioma óptico, que são astrocitomas pilocíticos que podem envolver o nervo óptico, quiasma e/ou hipotálamo. A maioria é assintomática, mas alguns podem prejudicar a visão ou causar distúrbios hipotalâmicos, como puberdade precoce ou outros sintomas neurológicos.

Displasia da asa do esfenoide ou de ossos longos é comum. Por vezes, pode ocorrer um tipo de NF1 denominada **NF segmentar**, na qual há envolvimento apenas de uma região corpórea com aparecimento das alterações típicas da afecção. Aproximadamente 50% dos indivíduos com NF1 têm comprometimento cognitivo, incluindo dificuldades de aprendizagem, transtorno de déficit de atenção, problemas comportamentais e, em menor grau, deficiência intelectual. Tumores subungueais e feocromocitoma podem ser encontrados. O risco de malignização tumoral dos tumores neurais nestes pacientes é de 8% a 13%. Sinais, como crescimento acelerado, mudança de textura e dor intratável, acendem o alerta para transformação maligna.

O diagnóstico de NF1 se faz com teste genético para o gene *NF1*. Recentemente, mutações no gene *SPRED1*, que codifica proteína envolvida na sinalização de *Ras*, foram encontradas em indivíduos com múltiplas manchas café com leite, sardas em dobras de pele e macrocefalia, sem outros sinais de NF1, segregando nas famílias como uma característica autossômica dominante, agora denominada **síndrome de Legius**.

NF2 é caracterizada pela ocorrência de schwannomas vestibulares bilaterais, juntamente com vários outros tumores, incluindo outros schwannomas de nervos cranianos e periféricos, meningiomas e ependimomas. Catarata subcapsular posterior é única manifestação não tumoral associada. Tem prevalência estimada de 1:25.000 com penetrância completa e expressividade variável. O gene associado é o *NF2* (cromossomo 22), com mecanismo autossômico dominante. *Schwannomas* dérmicos e manchas café com leite podem ser vistos, mas não são habitualmente encontrados.

Verificou-se que os tumores na NF2 expressam fator de crescimento endotelial vascular (VEGF) e receptor de VEGF. Um ensaio clínico piloto com o inibidor de VEGF, o *Bevacizumab*, mostrou resultados promissores na redução de *schwannomas* vestibulares e melhora da audição, entretanto necessita de mais estudos. O tratamento cirúrgico e radiocirúrgico dos neurinomas vestibulares ainda são os de eleição, a depender do tamanho do tumor e dos sintomas.

Schwannomatosis é a adição mais recente à lista de neurofibromatoses. É caracterizada pela ocorrência de múltiplos schwannomas sem outros fatores associados. Trata-se de distúrbio autossômico dominante, relacionado aos genes e *INI1/SMARCB1*, com penetrância incompleta, expressão variável e com uma alta taxa de mutação *de novo*. A maioria dos pacientes apresenta um ou mais *schwannomas*, geralmente associados à dor. Pode haver tumores isolados ou múltiplos, com apresentação em qualquer fase da vida. *Schwannomas* vestibulares não são vistos, contudo meningiomas podem ser encontrados.

DICAS

- NF1, NF2 e *schwannomatosis*. Todas herdadas de modo autossômico dominante;
- NF1 = manchas café com leite e sardas em dobras (*skin-fold freckling*), *nódulos de Lisch*, glioma óptico (astrocitoma pilocítico), displasia da asa do esfenoide, feocromocitoma, tumores subungueais, distúrbio cognitivo (50%);
- Manchas café com leite, sardas em dobras de pele e macrocefalia, sem outros sinais de NF1, autossômica dominante, gene *SPRED1* = **síndrome de Legius**;
- NF2 = schwannomas vestibulares bilaterais, outros schwannomas de nervos cranianos e periféricos, meningiomas e ependimomas, e catarata subcapsular posterior;
- *Schwannomatosis* = ocorrência de um ou mais schwannomas sem outros fatores associados. Dor é comum. Trata-se de distúrbio autossômico dominante, relacionado com os genes e *INI1/SMARC1*.

BIBLIOGRAFIA

Listernick R, Ferner RE, Liu GT, et al. Optic pathway gliomas in neurofibromatosis-1: controversies and recommendations. Ann Neurol 2007;61:189-98.

Lubs ML, Bauer MS, Formas ME, et al. Lisch nodules in neurofibromatosis type 1. N Engl J Med 1991;324:1264-6.

MacCollin M, Chiocca EA, Evans DG, et al. Diagnostic criteria for schwannomatosis. Neurology 2005;64:1838-45.

Maertens O, De Schepper S, Vandesompele J, et al. Molecular dissection of isolated disease features in mosaic neurofibromatosis type 1. Am J Hum Genet 2007;81:243-51.

Maini S, Cohen MA, Hollow R, et al. Update on longterm results with auditory brainstem implants in NF2 patients. Cochlear Implants Int 2009;10:33-7.

NEURO-HISTOPLASMOSE

Rhuann Pontes dos Santos Silva ▪ Thamara de Almeida Silva Teodoro
Carlos Roberto Martins Jr.

A histoplasmose foi descrita pela primeira vez em 1906 pelo patologista Samuel T. Darling. Apesar disso, o acometimento do sistema nervoso central pela doença foi reconhecido apenas em 1934 numa criança. Atualmente, sabe-se que a neuro-histoplasmose é uma infecção causada pelo fungo dimórfico *Histoplasma capsulatum*, que pode se apresentar de forma assintomática. É endêmica em regiões da América do Norte e América Latina, apesar dos motivos para tal distribuição geográfica ainda serem desconhecidos.

A neuro-histoplasmose atinge entre 5% a 10% dos casos de histoplasmose, podendo estar associada à forma disseminada progressiva da doença. Indivíduos imunocomprometidos são mais atingidos. O quadro clínico comum é de **meningoencefalite subaguda ou crônica (mais comum)**. Dentre as manifestações neurológicas frequentes estão a cefaleia, hipertensão intracraniana, alteração do estado mental, confusão, déficits dos nervos cranianos e convulsões. Pleocitose de predomínio linfocítico (há presença de neutrófilos) é regra nos casos de meningite, mesmo que o meningismo geralmente esteja ausente. Hipoglicorraquia e aumento do nível de proteína no LCR também são comuns, embora o LCR possa estar normal em situações em que não haja meningite concomitante. O padrão liquórico, infelizmente, pode-se confundir com o padrão de neurotuberculose, apesar dos títulos de ADA estarem bem maiores nesta última.

Nos achados de imagem de TC e RNM, as ocorrências mais comuns são **hidrocefalia** e lesões expansivas com **captação anelar** pelo contraste e **realce meníngeo**. A presença de edema vasogênico ao redor das lesões é observada comumente. Menos frequentemente, há mudanças difusas da substância branca, anormalidades em T2 ou FLAIR.

Em relação à etiologia, sabe-se que os humanos são infectados por meio da inalação de microconídios transportados pelo ar, estes convertidos em leveduras patogênicas ao chegarem ao pulmão, e, posteriormente, disseminados para o cérebro, medula espinal e meninges. O processo de transporte aéreo é intensificado em áreas de construção, espeleologia e em áreas de destruição de antigos galinheiros, além de excrementos de pássaros e morcegos aumentarem a expansão da fase micelial do *H. capsulatum*.

O diagnóstico é geralmente atrasado em mais de um mês pela não suspeita de uma etiologia fúngica, sobretudo em casos de meningite crônica. Assim, dentre os diagnósticos diferenciais frequentes estão a neurossarcoidose, tuberculose, toxoplasmose e doenças inflamatórias. Portanto, deve ser considerada neuro-histoplasmose quando o paciente, seja ele imunocomprometido ou não, apresentar meningite crônica ou lesões parenquimatosas, sobretudo se vive em área endêmica e quando forem descartadas doenças como tuberculose e criptococose.

O padrão-ouro para diagnóstico consiste no crescimento do fungo em cultura de LCR, de tecido meníngeo ou de biópsia cerebral, de sangue ou medula óssea. A detecção de antígeno ou anticorpo de *H. capsulatum* em fluidos corporais, como na urina e no LCR, mostrou-se eficaz como método de detecção da neuro-histoplasmose. Ainda não há estudos suficientes que comprovem o exame de PCR como um arsenal diagnóstico. A coloração de metenamina de prata de Grocott-Gomori pode revelar pequenas e redondas leveduras com base estreita.

A terapia de indução antifúngica consiste na administração de anfotericina B lipossomal, que apresenta menor nefrotoxidade em relação à forma desoxicolato. A continuidade do tratamento (terapia de manutenção) deve ser feita com administração oral de itraconazol (mais eficaz contra o fungo) ou fluconazol (maior penetração na barreira hematoencefálica). Punção lombar deve ser realizada para contagem de células, proteína, glicose e pesquisa de antígeno fúngico caso haja piora no quadro clínico e nos exames de imagem. Os pacientes acometidos por neuro-histoplasmose devem ser acompanhados no mínimo por 3 anos para evitar recorrência (Fig. 277-1).

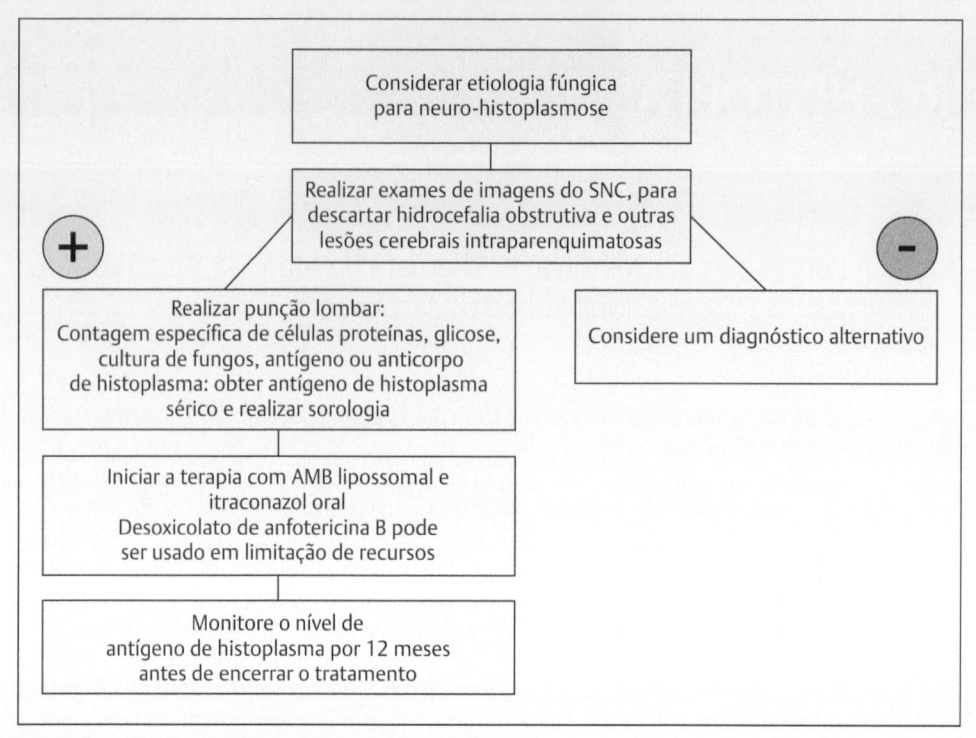

Fig. 277-1. Algoritmo de diagnóstico e tratamento.

DICAS
- Suspeitar de neuro-histoplasmose em casos de meningite crônica sem etiologia infecciosa definida ou em casos com sintomas do SNC em histoplasmose disseminada; - As apresentações neurológicas ocorrem desde meningite crônica, que evolui com hidrocefalia, forma mais comum de apresentação, até formação de lesões expansivas encefálicas e/ou medulares; - Diagnóstico diferencial de neurotuberculose e neurocriptococose; - Tanto os indivíduos imunocomprometidos quanto os não imunocompetentes estão em risco; - Sempre pensar em neuro-histoplasmose em pacientes com quadro típico de neurotuberculose, mas que não respondem ao tratamento; - Tratamento-chave consiste na AnfoB lipossomal e manutenção com itraconazol ou fluconazol oral; - No seguimento terapêutico, a observação da diminuição dos títulos antigênicos no soro e no LCR condiz com sucesso no tratamento.

BIBLIOGRAFIA

Bradsher RW. Histoplasmosis and blastomycosis. Clin Infect Dis 1996;22(2):S102-S111.
Darling ST. A protozoon general infection producing pseudotubercles in the lungs and focal necrosis in the liver, spleen, and lymph nodes. JAMA 1906;40(6):1283-5.
Dodd K, Tompkins E. A case of histoplasmosis of Darling in an infant. Am J Trop Med 1934;14:127-37.
Odio CM, Navarrete M, Carrillo JM, et al. Disseminated histoplasmosis in infants. Pediatr Infect Dis 1999;18:1065-8.
Wheat J, Myint T, Guo Y, et al. Central nervous system histoplasmosis: multicenter retrospective study on clinical features, diagnostic approach and outcome of treatment. Medicine 2018;97:e0245.
Wheat LJ, Batteiger BE, Sathapatayavongs B. Histoplasma capsulatum infections of the central nervous system: a clinical review. Medicine (Baltimore) 1990;69:244-60.
Wheat LJ, Connolly PAS, Baker RL, et al. Disseminated histoplasmosis in the acquired immune deficiency syndrome: clinical findings, diagnosis and treatment, and review of the literature. Medicine (Baltimore) 1990;69:361-74.
Wheat LJ, Slama TG, Zeckel ML. Histoplasmosis in the acquired immune deficiency syndrome. Am J Med 1985;78:203-10.
Wheat LJ. Histoplasmosis: Experience during outbreaks in Indianapolis and review of the literature. Medicine (Baltimore) 1997;76:339-54.

NEUROPATIAS ASSOCIADAS A GAMOPATIAS MONOCLONAIS

Carlos Roberto Martins Jr.

As gamopatias monoclonais consistem em um espectro de distúrbios clonais das células plasmáticas, caracterizados por produção excessiva de imunoglobulina monoclonal, denominada proteína monoclonal (M). A neuropatia periférica é uma complicação bem reconhecida das gamopatias monoclonais e um problema clínico em termos de diagnóstico e tratamento. Tais neuropatias recebem o nome de neuropatia paraproteinêmica (NPP).

Em torno de 4% da população com mais de 50 anos tem gamopatia monoclonal, sendo muito comum encontrar pacientes com neuropatia periférica na presença de proteína monoclonal (M) no plasma. A grande maioria desses pacientes não tem nenhuma evidência de malignidade, como mieloma múltiplo (MM) ou macroglobulinemia de Waldenstrom (MW), ocupando o cenário de gamopatia monoclonal de significado indeterminado (MGUS). É difícil distinguir pacientes nos quais a proteína M está causalmente relacionada com a polineuropatia de indivíduos nos quais a presença de uma proteína M é incidental e não relacionada com a neuropatia.

MGUS é relativamente comum na população em geral e a mera presença de uma proteína M em um paciente com neuropatia não significa que exista uma relação causal. De fato, na maioria das vezes, a associação provavelmente é coincidência, refletindo simplesmente a prevalência relativamente alta desses dois distúrbios na população. A MGUS está presente em aproximadamente 4% da população com mais de 50 anos de idade. É uma precursora pré-maligna do mieloma múltiplo. Existem três tipos principais de MGUS a depender do tipo de proteína M secretada: **MGUS IgM, MGUS não IgM (IgG ou IgA) e MGUS de cadeia leve.** A progressão para malignidade é a principal consequência clínica da MGUS e ocorre a uma taxa de 1% ao ano.

A MGUS IgM está associada a um risco de progressão para a macroglobulinemia de Waldenstrom, enquanto a MGUS não IgM acarreta um risco de progressão para MM. MGUS de cadeia leve é uma entidade recente que está associada a um risco de progressão para o tipo de MM de cadeia leve. Todas as formas de MGUS podem progredir para amiloidose AL. Outra importante consequência da MGUS é a capacidade de causar danos aos órgãos em decorrência das propriedades imunogênicas da proteína M, incluindo neuropatia periférica e glomerulonefrite membranoproliferativa.

A neuropatia periférica é muito mais comumente associada às proteínas IgM do que às proteínas IgG ou IgA. De fato, não está claro se existe uma verdadeira relação causal entre proteínas M não IgM e neuropatia periférica, exceto nos casos com síndrome POEMS ou amiloidose AL. Estudos adicionais a esse respeito são necessários. Clinicamente, é difícil distinguir neuropatia periférica associada à gamopatia monoclonal de outras causas de neuropatia.

Os sintomas da neuropatia periférica podem preceder por anos outros sintomas ou diagnóstico da condição produtora de anticorpos, seja malignidade hematológica ou gamopatia monoclonal de significado indeterminado (MGUS). As paraproteínas ou proteínas monoclonais ocorrem como subtipos de cadeia pesada (IgG, IgA, IgM e menos comumente IgD ou IgE) e subtipos de cadeia leve (*kappa* ou lambda). A proliferação clonal pode ocorrer no contexto de uma neoplasia hematológica ou pré-malignidade. Os distúrbios comumente associados incluem mieloma múltiplo, crioglobulinemia, linfoma, amiloidose, macroglobulinemia de Waldenstrom e POEMS (polineuropatia, organomegalia, endocrinopatia, pico de proteína M e manifestações cutâneas).

A ocorrência mais comum das paraproteinemias se dá na MGUS, que é definida por condição médica comum relacionada com a idade, caracterizada por acúmulo de células plasmáticas da medula óssea derivadas de um único clone anormal e sem proliferação de células malignas.

Os critérios definidores de MGUS são:

- Pico monoclonal menor que 3 g/dL (30g/L);

- Células plasmáticas inferiores a 10% no exame da medula óssea;
- Nenhuma evidência de lesões ósseas, anemia, hipercalcemia ou insuficiência renal relacionada com a paraproteína.

As neuropatias muito leves associadas à MGUS geralmente não são tratadas, exceto no caso de uma gamopatia monoclonal IgM incapacitante ou quando associada à neuropatia desmielinizante inflamatória crônica (CIDP), como em certos casos de gamopatia monoclonal IgG ou IgA. A CIDP-MGUS (não IgM) tem as mesmas características clínicas e eletrodiagnósticas que a CIDP pura e tem o mesmo esquema algorítmico de tratamento. No caso da gamopatia monoclonal IgG, os estudos mostraram melhora nas medidas de comprometimento após o tratamento com rituximabe, ciclofosfamida/prednisona ou fludarabina.

Durante suspeita de um paciente com MGUS é sempre importante excluir mieloma múltiplo (MM), o qual faz parte de um espectro que pode variar desde MGUS até leucemia de células plasmáticas. Acompanhamento em conjunto com hematologista é essencial.

As NPPs podem ser causadas pela interação de anticorpos com alvos antigênicos específicos nos nervos periféricos ou pela deposição de imunoglobulinas ou proteína amiloide. Cerca de 10% das neuropatias sem causa aparente têm pico monoclonal sérico presente e em torno de 2/3 dessas são inicialmente classificadas como MGUS. As NPPs ocorrem mais comumente com gamopatia IgM (48%), seguida por IgG (37%) e IgA (15%). A apresentação clínica, o tratamento e o prognóstico das NPPs diferem com base no subtipo e nos distúrbios associados. **Existem três principais subtipos clínicos de NPP, a saber:**

1. Neuropatia simétrica desmielinizante distal (DADS-M);
2. Polineuropatia desmielinizante inflamatória crônica (CIDP);
3. Neuropatia periférica sensório-motora axonal.

A neuropatia anti-MAG é uma NPP sensitiva e motora desmielinizante adquirida distal (DADS-M – *ver capítulo específico*). Geralmente é muito lentamente progressiva e predominantemente distal com ataxia sensitiva franca, pouca ou nenhuma fraqueza e presença de tremor neuropático (3 a 6 Hz). Essa condição geralmente tem um curso benigno com pouca deterioração funcional ao longo do tempo, entretanto a neuropatia pode evoluir mais rapidamente em certos estágios. Em resumo, provoca uma ataxia sensitiva clássica com leve déficit motor distal e latências distais muito prolongadas na ENMG. Anticorpos anti-MAG estão presentes em aproximadamente 50% dos pacientes; no entanto, não há diferença na gravidade ou tipo de neuropatia com ou sem anticorpos anti-MAG (*ver capítulo específico*).

MGUS IgG/IgA cursa com poliradiculoneuropatia desmielinizante inflamatória crônica (CIDP). É um distúrbio sensitivo-motor recorrente ou progressivo envolvendo os nervos periféricos com fraqueza simétrica proximal e distal dos quatro membros, envolvimento sensitivo e arreflexia. Cerca de 80% dos pacientes respondem a um dos tratamentos típicos de CIDP. Alguns pacientes estabilizam sem terapia. Ademais, a MGUS IgG/IgA também pode causar polineuropatia sensitivo-motora axonal comprimento-dependente, com início distal em membros inferiores, causando sintomas sensitivos que evoluem para sintomas motores em fases ulteriores. A progressão é lenta e muitas vezes não requer nenhum tratamento. É sabido que pacientes com CIDP com e sem paraproteína respondem de maneira semelhante ao tratamento.

A macroglobulinemia de Waldenstrom (MW) pode resultar em neuropatia periférica em até 47% dos pacientes, com envolvimento axonal comprimento-dependente sensitivo-motor. Menos comumente, há uma neuropatia motora predominante que pode estar associada a títulos elevados de anticorpos IgM direcionados ao gangliosídeo GM1 do nervo periférico, determinando quadro semelhante à **neuropatia motora multifocal**.

A crioglobulinemia pode cursar com neuropatia axonal multifocal, como um padrão multiplex de mononeuropatia, secundário à vasculite necrotizante. Dor é um achado clássico. As fibras sensoriais são mais comumente afetadas que as fibras motoras, com aproximadamente 5% dos pacientes experimentando neuropatia motora pura.

Um fenótipo raro associado à MGUS IgM é a síndrome CANOMAD (*Chronic Ataxic Neuropathy with Ophthalmoplegia, M-protein, cold Agglutinins and Disialosyl antibodies [anti-ganglioside, anti-GD1b, and anti-GQ1b]*). Trata-se de uma forma crônica da *síndrome de Miller Fisher* (*ver capítulo específico*), uma variante rara da síndrome de Guillain-Barré que se manifesta com ataxia, arreflexia e oftalmoplegia. A ataxia sensitiva é importante, contudo a função motora permanece relativamente poupada.

A amiloidose primária AL (*ver capítulo específico*) coexiste com mieloma múltiplo em 10% dos casos e 20% dos pacientes com amiloidose AL apresentam neuropatia. Os possíveis mecanismos de neuropatia na amiloidose AL são efeito direto da deposição de amiloide nos nervos, compressão nervosa ou isquemia. A neuropatia envolve membros inferiores distais com acometimento de fibras finas (dor e queimação são comuns). A disfunção autonômica é frequente. Os sintomas da amiloidose incluem dor, perda de peso, macroglossia, organomegalia ou cardiomiopatia. Se não tratada, apresenta um prognóstico ruim, com sobrevida média menor que 18 meses.

A síndrome de POEMS (*ver capítulo específico*) é um distúrbio clonal das células plasmáticas descrito pelo acrônimo em seu nome: polineuropatia, organomegalia, endocrinopatia, proteína monoclonal e alterações cutâneas (*skin changes*). Caracteriza-se por polineuropatia sensitivo-motora desmielinizante crônica progressiva, comprimento-dependente ou por polirradiculoneuropatia com padrão de CIDP. Organomegalia (hepatomegalia ou esplenomegalia) e alterações cutâneas (por exemplo, hiperpigmentação) podem ser observadas. Outras características incluem edema, derrame pleural, ascite e papiledema.

As lesões ósseas na síndrome de POEMS são **escleróticas** (**mieloma osteosclerótico**), em contraste com o MM, em que as lesões ósseas são **osteolíticas**. Muitos pacientes com POEMS podem abrir o quadro com neuropatia e uma proteína M tipo lambda sem outras características evidentes. É necessária uma avaliação cuidadosa com histórico e exame, e, se houver suspeita de POEMS, devem ser realizados estudos radiográficos de esqueleto à procura de lesões ósseas osteoscleróticas.

A neuropatia periférica da POEMS é predominantemente motora, mas com sintomas sensoriais associados e frequentemente dor na apresentação inicial. A ENMG geralmente mostra um padrão desmielinizante com perda axonal mais intensa (redução das amplitudes motoras na condução e atividade aguda na agulha) do que o observado na CIDP clássica ou na DADS-M. A proteína M na síndrome POEMS é geralmente **IgG** ou **IgA**. A causa subjacente da neuropatia permanece desconhecida, embora o fator de crescimento endotelial vascular possa desempenhar um papel na patogênese (pacientes cursam com VEGF > 146 pg/mL no sangue periférico, e, se maior que 200 pg/Ml, a especificidade é de 95% para POEMS). O tratamento da síndrome de POEMS envolve radioterapia e quimioterapia para os plasmocitomas escleróticos.

A investigação das NPPs nem sempre é fácil. Os testes devem incluir um painel com eletroforese de proteínas séricas e urinárias com imunofixação. Para pacientes com paraproteinemia, os testes de diagnóstico envolvem busca de possíveis neoplasias hematológicas. As proteínas monoclonais devem ser caracterizadas por eletroforese de proteínas e imunofixação do soro e de urina. A eletrofisiologia detalhada inclui a determinação de latência motora distal, velocidade de condução do nervo motor, índice de latência terminal, avaliação de bloqueio de condução e de dispersão temporal (vale a pena conversar com o eletroneuromiografista previamente). Em geral, as NPPs por IgM tendem a ser desmielinizantes e por IgG axonais, contudo isso não é regra.

Usualmente, o colega hematologista considera biópsia da medula óssea antes do diagnóstico de MGUS. Uma pesquisa radiológica esquelética pode detectar a presença de lesões líticas ou escleróticas. As NPPs usualmente revelam aumento de proteínas no LCR. A análise do líquido cefalorraquidiano, incluindo estudos de citologia e neuroimagem (RM neurográfica), pode excluir a infiltração leptomeníngea, principalmente na presença de linfoma. Na investigação de possível amiloidose AL, a biópsia de gordura abdominal é preferida à biópsia de nervo em razão do perfil de segurança mais favorável, apesar da menor sensibilidade.

A decisão terapêutica dos pacientes com NPP nem sempre é fácil, por causa das medicações utilizadas, que podem impactar, sobremaneira, na qualidade de vida dos doentes. Para pacientes com MGUS, quantificação periódica (a cada 6 a 12 meses) de proteína monoclonal deve ser realizada. Consideramos o tratamento (sempre em consulta com um hematologista) quando a proteína monoclonal sérica se eleva acima de uma concentração de 1,5 g/dL. Ocasionalmente, estudos eletrodiagnósticos seriados a cada 12 meses são usados para monitorar a resposta ou a progressão da afecção.

O tratamento visa à redução da quantidade de paraproteínas e à diminuição das células produtoras das paraproteínas, o que pode levar à melhora dos sintomas neurológicos. Às vezes, a NPP responde a imunoterapias, mas os benefícios potenciais devem ser equilibrados contra possíveis efeitos colaterais, bem como a progressão lenta da doença (Fig. 278-1). As opções terapêuticas são:

- **Imunoglobulina Intravenosa**
  - Dose de 2 g/kg em 5 dias, seguida de 1 g/kg a cada 4 semanas;
  - Primeira linha de tratamento para CIDP com proteína M (*off-label*);
  - Primeira linha de tratamento para neuropatia motora multifocal (*off-label*);
  - Tratamento alternativo para IgM/A/G-MGUS (após rituximab, *off-label*);
  - Tratamento de CANOMAD (*off-label*).

```
                    Neuropatia periférica paraproteinêmica
                    ┌──────────────┴──────────────┐
            Proteína monoclonal IgM         Proteína monoclonal não-IgM
            ┌───────┴───────┐               ┌───────┴───────┐
      Evidência de MW   Sem evidência de MW.   Evidência de MM   Sem evidência de MM
            │           Apresentação clínica       │               ┌───┴───┐
            │              de DADS                 │         Apresentação  Polineuropatia
            │                 │                    │         como CIDP     não-CIDP
      Tratar como MW    Imunoglobulina        Tratar como MM       │           │
      (Hematologista)        │                (Hematologista)      │           │
                            Sem                                    │           │
                          resposta                          Tratar como CIDP   │
                             │                              (Imunoglobulina,   │
                      Considerar Rituximab                    corticoide,   Procurar outras causas.
                                                              azatioprina,...)  Considerar tratamento se
                                                                                piora da NPP sem outras
                                                                                causas aparentes.
                                                                                Avaliar caso a caso
```

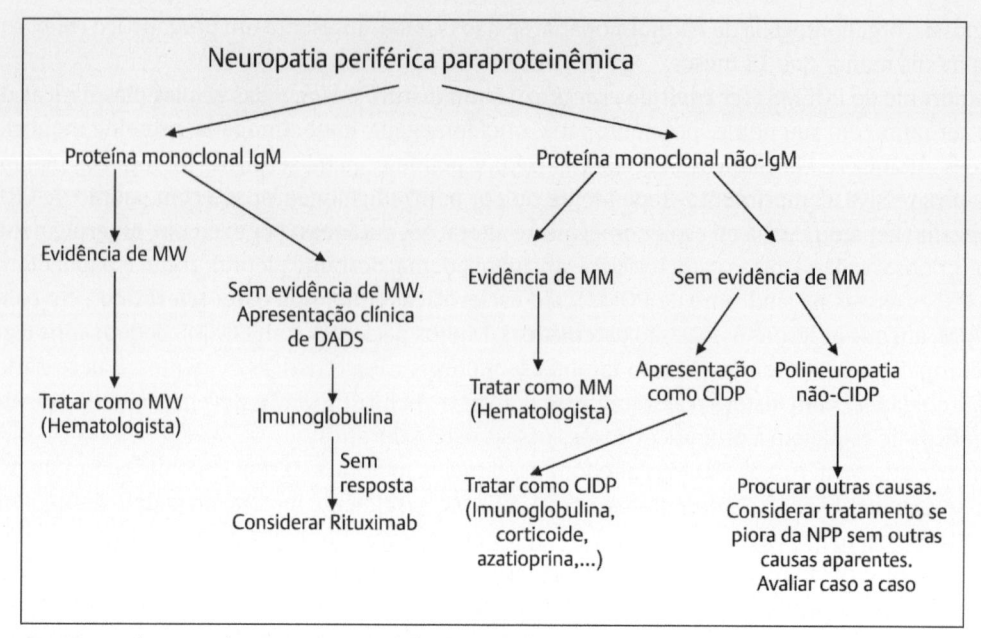

Fig. 278-1. Algoritmo de tratamento simplificado das NPPs.

- Corticoides
  - Primeira linha de tratamento para CIDP com proteína M (*off-label*);
  - Tratamento alternativo para IgM/A/G-MGUS (após rituximabe, *off-label*);
  - Dose de 1-1,5 mg/kg/dia.
- Azatioprina
  - Tratamento alternativo para CIDP com proteína M (após imunoglobulina ou corticoide, *off-label*);
  - Dose de 2-3 mg/kg/dia.
- Rituximabe
  - Primeira linha de tratamento para IgM-MGUS (*off-label*);
  - Tratamento alternativo para neuropatia motora multifocal (após imunoglobulina, *off-label*);
  - Dose de 375 mg/m² de superfície corpórea administrada como infusão intravenosa, uma vez por semana, por quatro semanas.
- Clorambucil
  - Tratamento alternativo para IgM-MGUS (*off-label*);
  - Dose de 0,1 a 0,2 mg/kg/dia oral por 3 a 6 semanas.
  - Fludarabina
  - Tratamento alternativo para IgM-MGUS (*off-label*);
  - Dose de 40 mg/m² por 5 dias a cada 28 dias.
- Melfalan
  - Tratamento para POEMS;
  - Tratamento para amiloidose AL em conjunto com corticoide;
  - Dose para POEMS: 10 mg/m² por 4 dias a cada 28 dias;
  - Dose para amiloidose AL: 0,15 mg/kg/dia por 7 dias a cada 6 semanas, com aumento programado posterior.
- Plasmaférese
  - Primeira linha de tratamento em IgG/A-MGUS;
  - Pode ser benéfica em casos graves de crioglobulinemia.
- Transplante de células autólogas
  - Primeira linha de tratamento em POEMS;
  - Tratamento alternativo para amiloidose AL em combinação com melfalan.
- Radioterapia
  - Primeira linha de tratamento em plasmocitoma dominante esclerótico na POEMS.

NEUROPATIA MOTORA HEREDITÁRIA DISTAL

Carlos Roberto Martins Jr.

As neuropatias motoras hereditárias distais (NMHd) são um dos grandes diagnósticos diferenciais da doença de *Charcot Marie Tooth* (*ver capítulo específico*). Apresentam herança autossômica dominante, recessiva ou ligada ao X. Em linhas gerais, representam neuropatias exclusivamente motoras que, muitas vezes, são confundidas com formas axonais de neuropatias de *Charcot Marie* (CMT2). Estão diametralmente opostas às neuropatias hereditárias sensitivas (HSAN – *ver capítulo específico*).

Trata-se de um grupo de neuropatias comprimento-dependentes quase que exclusivamente motoras. Apesar disso, muitas formas de NMHd podem apresentar alterações sensoriais leves e comprometimento do neurônio motor superior, gerando sobreposição com formas axonais de CMT, especialmente CMT2, formas juvenis de esclerose lateral amiotrófica e paraplegia espástica hereditária. Sempre devemos pensar em NMHd em pacientes com fenótipo de CMT2, mas com predominância, sobremaneira, de comprometimento motor.

Tal grupo de afecção também é chamado por alguns de amiotrofia espinhal distal, pois se especulava lesão no corno anterior da medula espinhal, como acontece na amiotrofia espinhal clássica (AME). Diferentemente das doenças do neurônio motor inferior que afetam de modo mais proximal os membros, como AME, doença de Kennedy e subtipos juvenis de ELA, as NMHds têm predileção por segmentos distais dos membros.

O início se dá antes das três primeiras décadas de vida, em geral antes dos 20 anos de idade, usualmente com neuropatia simétrica motora de membros inferiores, lentamente progressiva, com reflexos abolidos e atrofia distal evidente (**sinal da garrafa de champanhe invertida** – parece CMT). Mau desempenho em esportes na escola e progressão insidiosa são pistas úteis. Envolvimento bulbar pode ocorrer, mas é raro.

A ENMG evidencia redução das amplitudes dos potenciais motores, com relativa preservação sensitiva, bem como desnervação crônica no exame de agulha com ou sem fibrilações/ondas positivas. A eletroneuromiografia não é usada apenas para confirmar a desnervação, mas também é útil para diferenciar a NMHd de miopatia distal. Nos membros superiores, os músculos intrínsecos da mão são geralmente afetados precocemente nas NMHds, enquanto, nas miopatias distais, geralmente, são os flexores do antebraço.

Existem diversos tipos de NMHd, podendo ser autossômicas dominantes, recessivas ou ligadas ao X. Os tipos I e II são neuropatias motoras distais típicas autossômicas dominantes, iniciando nos membros inferiores e apresentando-se na infância ou na idade adulta, respectivamente. Ambos podem ser causados por mutações no HSPB1 ou HSPB8, demonstrando que essas categorias fenotípicas são geneticamente heterogêneas. Se houver envolvimento sensorial, a doença é denominada CMT2F (mutações no HSPB1) e CMT2L (mutação em HSPB8).

NMHd com sinais piramidais pode ser devida a mutações em BSCL2 (SPG17), REEP1, DYNC1H1, BICD2, SIGMAR1 e em SETX. Início nos membros superiores é típico de BSCL2 ou de GARS, grupo das NMHds tipo V. As NMHds do tipo VII caracterizam-se por serem dominantes e cursarem com paresia de corda vocal ou acometimento facial e bulbar. Os tipos III, IV e VI são recessivos. Pode ocorrer paralisia diafragmática na do tipo IV e parada respiratória na do tipo VI. Mutações no gene ATP7A levam à forma clássica de NMHd, com herança ligada ao X.

O diagnóstico é molecular. O tratamento é com base na reabilitação neurológica. Não há tratamento modificador de doença.

DICAS

- Neuropatia comprimento-dependente, simétrica, de predomínio motor, insidiosa, com início antes da terceira década;
- Devemos pensar em NMHd em pacientes com fenótipo de CMT2, mas com predominância, sobremaneira, de comprometimento motor;
- Arreflexia, atrofia distal;
- Sinais piramidais podem estar presentes;
- Diagnóstico diferencial com CMT axonal;
- Podem ser autossômicas dominante, recessiva ou ligada ao X;
- Sintomas e alterações sensitivas leves podem ocorrer;
- ENMG – neuropatia axonal de predomínio motor;
- Predomínio e início nos membros superiores – tipo V;
- Tipo VII caracterizam-se por serem dominantes e cursarem com paresia de corda vocal ou acometimento facial e bulbar;
- Pode ocorrer paralisia diafragmática na do tipo IV e parada respiratória na do tipo VI.

BIBLIOGRAFIA

Chen B, Zheng R, Luan X, et al. Clinical and pathological study of distal motor neuropathy with N88S mutation in BSCL2. Neuropathology 2009;29:543e7.

Cho HJ, Sung DH, Ki CS. Identification of de novo BSCL2 Ser90Leu mutation in a Korean family with Silver syndrome and distal hereditary motor neuropathy. Muscle Nerve 2007;36:384e6.

Irobi J, Van den Bergh P, Merlini L, et al. The phenotype of motor neuropathies associated with BSCL2 mutations is broader than Silver syndrome and distal HMN type V. Brain 2004;127:2124e30.

Luigetti M, Fabrizi GM, Madia F, et al. Seipin S90L mutation in an Italian family with CMT2/dHMN and pyramidal signs. Muscle Nerve 2010;42:448e51.

NEUROPATIA MOTORA MULTIFOCAL

Mayani Costa Ribeiro Temple ▪ Carlos Roberto Martins Jr.

A neuropatia motora multifocal (NMM) é uma doença autoimune que se manifesta por paresia na topografia de dois ou mais nervos, progredindo de forma lenta ou em degraus, com início típico em membros superiores (Quadro 281-1). Tem prevalência de menos de 1 caso a cada 100.000 pessoas, predominando no sexo masculino, com início por volta dos 40 anos. Sintomas sensitivos estão ausentes ou podem ser mínimos, como hipopalestesia leve nos membros inferiores. A fraqueza é tipicamente acompanhada por cãibras e fasciculações, podendo ser exacerbada pelo frio. Fadiga pode ser um sintoma mais debilitante que a própria paresia.

O achado neurofisiológico clássico é o bloqueio de condução fora de áreas típicas de compressão, causado provavelmente por ataque de autoanticorpos e sistema complemento ao nodo de Ranvier e/ou região paranodal, impedindo a condução saltatória. Os mecanismos desse bloqueio de condução são diversos: descolamento de mielina no paranodo, ruptura dos canais de sódio voltagem-dependentes e alteração da homeostase iônica com inexcitabilidade do axolema. Alguns pacientes podem não ter bloqueio de condução identificado nos estudos eletrofisiológicos caso esteja em segmentos muito distais ou muito proximais do nervo.

Em 40%-60% dos pacientes com NMM são encontrados altos títulos de anticorpos IgM anti-GM1, um gangliosídeo que estabiliza a região paranodal, funciona como âncora para os canais de potássio e concentra os canais de sódio. É importante a dosagem desse anticorpo, mantendo-se em mente que ele pode estar ausente em boa parte dos casos.

A ressonância magnética desses pacientes mostra hiperintensidade em T2 no plexo braquial e realce ao contraste em 40%-50% dos pacientes, de forma assimétrica. A ultrassonografia de alta resolução dos nervos mediano e ulnar pode mostrar aumento da área transversal, podendo ser até mais sensível que a ressonância em algumas situações.

Essa patologia tem como principal diagnóstico diferencial a doença do neurônio motor, principalmente pelos achados assimétricos e exclusivamente motores. No entanto, a NMM muito raramente envolve musculatura bulbar ou respiratória e tem menos atrofia, sendo característica a distribuição de acometimento por nervo em vez de miótomos, além do bloqueio de condução. Na NMM, a fraqueza provém mais do bloqueio de condução que da perda axonal, que ocorre mais tardiamente.

O nível A de tratamento é a imunoglobulina humana endovenosa ou, mais recentemente, subcutânea (manutenção). É feita uma fase de indução com a dose de 2 g/kg administrada em 2-5 dias, por 3 a 6 me-

Quadro 281-1. Critérios Diagnósticos para Neuropatia Motora Multifocal (Federação Europeia de Sociedades Neurológicas)

- Critérios principais (ambos devem estar presentes):
  - Progressão lenta ou em degraus, focal, paresia assimétrica de membros com envolvimento motor em distribuição de nervos motores de pelo menos 2 nervos, por mais de 1 mês (geralmente, mais de 6 meses). Se sinais e sintomas estiverem presentes na distribuição de apenas 1 nervo, um diagnóstico possível pode ser feito
  - Ausência de anormalidades sensitivas objetivas, exceto por mínimas alterações vibratórias nos membros inferiores
- Critérios de suporte clínico:
  - Envolvimento predominante em membros superiores
  - Reflexos osteotendíneos reduzidos ou abolidos nos membros afetados
  - Ausência de envolvimento de nervos cranianos
  - Cãibras e fasciculações nos membros afetados
  - Resposta ao tratamento imunomodulador quanto a incapacidades ou força muscular
- Critérios de exclusão:
  - Sinais de neurônio motor superior
  - Envolvimento bulbar importante
  - Envolvimento sensitivo mais importante que leve hipopalestesia em membros inferiores
  - Fraqueza difusa e simétrica nas primeiras semanas

ses, com intervalo de 1 mês. Havendo resposta, segue-se com a fase de manutenção, em que se administra 1 g/kg a cada 2-4 semanas ou 2 g/kg a cada 1-2 meses. Um tratamento de longo prazo é necessário para a maioria dos pacientes, muitas vezes, demandando aumento das doses. Mesmo assim, a maioria mantém alguma progressão em decorrência do dano axonal secundário. Nesses casos, outros agentes imunossupressores podem ser tentados, como ciclofosfamida e rituximabe, no entanto nenhum mostrou eficácia clara. Esteroides e plasmaférese, além de ineficazes, podem induzir piora clínica e neurofisiológica.

O diagnóstico e início de tratamento precoces da NMM sabidamente retardam a progressão para a degeneração axonal e incapacidade severa. Por isso sempre deve ser lembrada e pesquisada.

DICAS
<ul><li>Quadro motor puro assimétrico com predomínio em membros superiores;</li><li>Distribuição de nervo motor em vez de miótomo;</li><li>Bloqueio de condução fora de áreas típicas de compressão;</li><li>Anti-GM1 IgM positivo em 40% a 60% dos doentes;</li><li>Tratamento com imunoglobulina e piora com esteroides ou plasmaférese.</li></ul>

BIBLIOGRAFIA

Beadon K, Guimarães-Costa R, Léger JM. Multifocal motor neuropathy. Curr Opin Neurol 2018;31:559-64.

Chia PK, Hung SKY, Hiew FL. Clinical and functional change in multifocal motor neuropathy treated with IVIg. J Clin Neurosci 2019 Nov;69:114-119.

Lawson VH, Arnold WD. Multifocal motor neuropathy: a review of pathogenesis, diagnosis, and treatment. Neuropsychiatric Disease and Treatment 2014;10:567-76.

van Schaik IN, Leger J, Nobile-Orazio E, et al. European Federation of Neurological Societies/Peripheral Nerve Society guideline on management of multifocal motor neuropathy. Report of a joint task force of the European Federation of Neurological Societies and the Peripheral Nerve Society–first revision. J Peripher Nerv Syst 2010;15:295-301.

Yeh WZ, Dyck PJ, van den Berg LH, et al. Multifocal motor neuropathy: controversies and priorities. J Neurol Neurosurg Psychiatry 2019.

DICAS
■ MGUS IgM está associada a um risco de progressão para a macroglobulinemia de Waldenstrom, enquanto a MGUS não IgM acarreta um risco de progressão para MM; ■ MGUS de cadeia leve é uma entidade recente que está associada a um risco de progressão para o tipo de MM de cadeia leve; ■ Neuropatia periférica é muito mais comumente associada às proteínas IgM do que às proteínas IgG ou IgA; ■ Não está claro se existe uma verdadeira relação causal entre proteínas M não IgM e neuropatia periférica, exceto nos casos com síndrome POEMS ou amiloidose por AL; ■ As paraproteínas ou proteínas monoclonais ocorrem como subtipos de cadeia pesada (IgG, IgA, IgM e menos comumente IgD ou IgE) e subtipos de cadeia leve (*kappa* ou lambda); ■ A proliferação clonal pode ocorrer no contexto de uma neoplasia hematológica ou pré-malignidade; ■ Cerca de 10% das neuropatias sem causa aparente têm pico monoclonal sérico presente, e em torno de 2/3 dessas são inicialmente classificadas como MGUS; ■ Amiloidose primária AL (*ver capítulo específico*) coexiste com mieloma múltiplo em 10% dos casos e 20% dos pacientes com amiloidose AL apresentam neuropatia; ■ As lesões ósseas na síndrome de POEMS são **escleróticas** (**mieloma osteosclerótico**), em contraste com o MM onde as lesões ósseas são **osteolíticas**; ■ As proteínas monoclonais devem ser caracterizadas por eletroforese de proteínas e imunofixação do soro e de urina; ■ As NPPs usualmente revelam aumento de proteínas no LCR; ■ NPP por IgM, sempre tratar. Fenótipo de CIDP, sempre tratar. NPP não IgM sem fenótipo de CIDP, avaliar caso a caso.

BIBLIOGRAFIA

Gertz MA. Immunoglobulin light chain amyloidosis: 2014 update on diagnosis, prognosis, and treatment. Am J Hematol 2014;89(12):1132-40.
Kelly JJ Jr, Kyle RA, O'Brien PC, Dyck PJ. Prevalence of monoclonal protein in peripheral neuropathy. Neurology 1981;31(11):1480-3.
Kwan JY. Paraproteinemic neuropathy. Neurol Clin 2007;25(1):47-69.
Martyn CN, Hughes RA. Epidemiology of peripheral neuropathy. J Neurol Neurosurg Psychiatry 1997;62(4):310-18.
Rajabally YA. Neuropathy and paraproteins: review of a complex association. Eur J Neurol 2011;18(11):1291-8.
Rajkumar SV, Dimopoulos MA, Palumbo A, et al. International Myeloma Working Group updated criteria for the diagnosis of multiple myeloma. Lancet Oncol 2014;15(12):e538-548.
Rojas-Garcia R, Gallardo E, Illa I. Paraproteinemic neuropathies. Presse medicale (Paris, France: 1983) 2013;42(6-2):e225-e234.
Zivkovic SA, Lacomis D, Lentzsch S. Paraproteinemic neuropathy. Leuk Lymphoma 2009;50(9):1422-33.

NEUROPATIA DOS INTERÓSSEOS POSTERIOR E ANTERIOR

Thiago Dias Fernandes ▪ Carlos Roberto Martins Jr.

NEUROPATIA DO INTERÓSSEO POSTERIOR

O nervo interósseo posterior (NIP) tem origem no nervo radial, na altura da articulação radioumeral, sendo responsável pela inervação dos músculos do compartimento posterior do antebraço. Não tem ramos cutâneos e sua inervação sensitiva se restringe a articulações do carpo. Seu comprometimento é pouco frequente, sendo duas vezes mais comum em homens e no antebraço direito.

O nervo radial, *per se*, ao nível do epicôndilo lateral, divide-se em um ramo motor profundo (NIP) e um superficial sensitivo. O NIP passa através do músculo supinador na arcada de Frohse (túnel entre o ventre radial e ventre ulnar do supinador), inervando o próprio supinador e todos os extensores do antebraço e dos dedos, com exceção do extensor radial do carpo e abdutor longo do polegar, que se originam do tronco comum do radial (proximal à emergência do NIP).

As etiologias variam, como trauma, síndrome de Parsonage-Turner ou compressão espontânea na arcada de Frohse.

O quadro clínico inclui dor mal localizada no antebraço, fraqueza do grupamento extensor do antebraço e **ausência de déficits sensitivos**. Ao cerrar o punho, pode-se notar desvio radial. Músculos inervados pelo radial estão poupados, como tríceps, ancôneo, braquiorradial e extensor radial longo do carpo. Classicamente, o que se observa na lesão do NIP é um quadro mais distal, com queda dos dedos, mas sem queda do punho. **O paciente é capaz de extender o punho, mas não consegue extender os dedos.**

A eletroneuromiografia confirma o diagnóstico e afasta diagnósticos diferenciais. A neurocondução sensitiva do radial é absolutamente normal, contudo, a depender da causa, há alteração da neurocondução motora, bem como do exame miográfico. Compressão do NIP ao nível da arcada de Frohse proporciona bloqueio de condução clássico. Exames de imagem como ressonância magnética e ultrassonografia podem contribuir. O tratamento é com base em fisioterapia e uso de órteses. Tratamento cirúrgico é reservado para casos refratários ao tratamento clínico.

DICAS

- Déficits exclusivamente motores;
- Fraqueza do grupamento extensor, posterior do antebraço;
- Paciente tem fraqueza de extensão dos dedos, mas consegue estender o carpo. Ao estender o carpo, nota-se leve desvio radial (extensor radial do carpo está preservado);
- Músculos tríceps, ancôneo, braquiorradial e extensor radial longo do carpo estão poupados.

NEUROPATIA DO INTERÓSSEO ANTERIOR

O nervo interósseo anterior (NIA) é ramo do nervo mediano (emerge do mediano 5 a 8 cm abaixo do epicôndilo lateral após a saída do ramo para os flexores superficiais dos dedos), predominantemente motor, inervando os **músculos flexor longo do polegar, flexor profundo dos dedos (indicador e dedo médio) e pronador quadrado**. Emite pequenos ramos sensitivos para a articulação do carpo. A neuropatia do NIA, também conhecida como **síndrome de Kiloh-Nevin**, corresponde a cerca de 1% das neuropatias de membros superiores.

As causas são variáveis, podendo ser traumáticas, compressivas (**mais frequente no músculo pronador redondo**), associadas à síndrome de Parsonage-Turner ou síndrome compartimental.

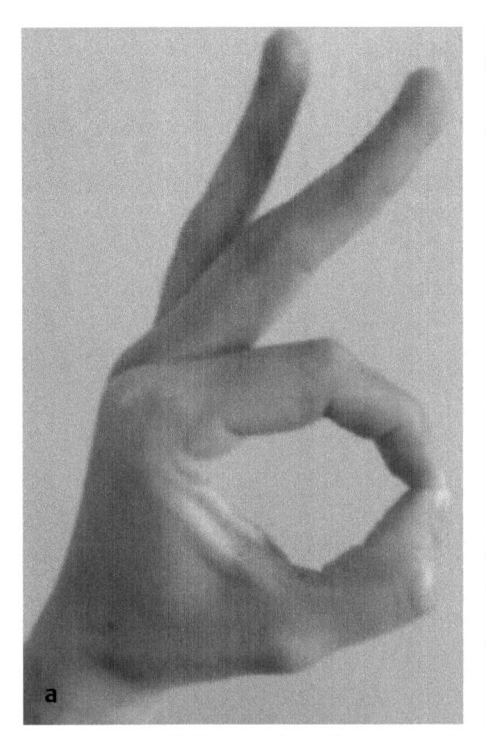

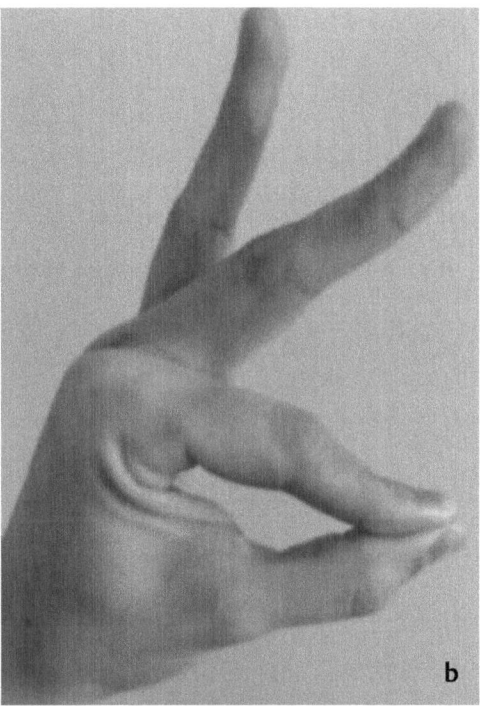

Fig. 279-1. (a) Indivíduo sem lesão de nervo interósseo anterior. (b) Representação de lesão no nervo interósseo anterior esquerdo evidenciando a dificuldade em se realizar o sinal do **OK** (simulação). Tal achado é conhecido como *sinal de Kiloh-Nevin*.

As manifestações clínicas incluem dor mal localizada no antebraço e déficits exclusivamente motores, comprometendo um ou mais dos músculos inervados pelo NIA. Ao exame pode-se notar dificuldade ou incapacidade em fazer o **sinal do OK** com o polegar e indicador, em decorrência da fraqueza do flexor profundo do indicador e flexor longo do polegar (Fig. 279-1).

O diagnóstico pode ser confirmado por eletroneuromiografia, e ressonância magnética pode contribuir em alguns casos. A ENMG evidencia comprometimento motor dos músculos inervados pelo NIA, sem alteração sensitiva. O tratamento é dependente da etiologia, podendo ser conservador, com órteses, fisioterapia, e/ou cirúrgico. É importante não confundir a síndrome do NIA com compressão do mediano ao nível do úmero pela persistência do **ligamento de Struthers.** Tal ligamento é uma estrutura anômala fibrosa que pode estar presente em algumas pessoas na epífise distal ao úmero, 3 a 6 cm proximal ao epicôndilo medial do úmero, formando um túnel osteofibroso pelo qual passa o feixe vasculonervoso do mediano. Neste caso, o déficit é sensitivo e motor envolvendo todas as estruturas inervadas pelo mediano no antebraço.

Ademais, precisamos também diferenciar a síndrome do NIA da **síndrome do pronador** (SP). A SP é caracterizada pela compressão do mediano ao nível do cotovelo. O mediano sofre compressão quando passa pela fáscia que se estende do tendão bicipital ao ponto de fixação no osso ulnar ou entre as duas porções superficial e profunda do músculo pronador redondo. Trata-se de síndrome rara com queixa de dor na porção proximal do antebraço, acompanhada de sensação de peso local. A digitopressão local pode desencadear dor e parestesia em alguns casos. É importante lembrar que na SP, o músculo pronador redondo é poupado, pois o ramo para esse músculo é proximal à compressão. A síndrome é sensitiva e motora, ratificada pelo estudo de condução eletroneuromiográfico.

DICAS
▪ Dor mal localizada no antebraço; ▪ Déficits exclusivamente motores; ▪ Fraqueza do flexor longo do polegar, flexor profundo dos dedos (indicador e dedo médio) e pronador quadrado; ▪ Incapacidade de fazer o sinal do **OK** (**sinal de Kiloh-Nevin**); ▪ Não confundir com compressão ao nível do **ligamento de Struthers** (braço) ou com **síndrome do pronador** (antebraço).

BIBLIOGRAFIA

Aljawder A, Faqi MK, Mohamed A, Alkhalifa F. Anterior interosseous nerve syndrome diagnosis and intraoperative findings: A case report. Int J Surg Case Rep 2016;21:44-7.

Bevelaqua AC, Hayter CL, Feinberg JH, Rodeo SA. Posterior interosseous neuropathy: electrodiagnostic evaluation. HSS J 2012;8(2):184-9.

Caetano EB, Vieira LA, Sabongi Neto JJ, et al. Anterior interosseous nerve: anatomical study and clinical implications. Rev Bras Ortop 2018;53(5):575-81.

Niu X, Hu Y, Zha G, et al. Posterior interosseous nerve syndrome secondary to compression by an intramuscular hemangioma. Muscle Nerve 2019;60(1):E5-6.

Tyszkiewicz T, Atroshi I. Bilateral anterior interosseous nerve syndrome with 6-year interval. SAGE Open Med Case Rep 2018;6:2050313X18777416.

NEUROPATIA ÓPTICA HEREDITÁRIA DE LEBER

Aron Barbosa Caixeta Guimarães ▪ Carlos Roberto Martins Jr.

É uma desordem genética de transmissão materna causada por mutações em genes mitocondriais que levam a lesões no nervo óptico. Os principais genes mitocondriais envolvidos são *ND1*, *ND4* e *ND6*. **Há comprometimento das células ganglionares retinianas do feixe papilomacular**.

- Epidemiologia
  - Prevalência de aproximadamente 1:50.000;
  - Em 80%-90% dos casos afeta homens;
  - Início dos sintomas se dá na segunda ou terceira décadas de vida;
  - A maioria dos afetados tem histórico familiar de perda visual compatível com NOHL.
- Clínica
  - Perda visual significativa indolor que se estende por dias ou semanas;
  - O comprometimento do campo visual é central;
  - No início, unilateral, evoluindo para **bilateral** em semanas/meses;
  - Reflexos pupilares em geral são normais;
  - Na fase aguda, alterações fundoscópicas podem ser encontradas:
    - Tortuosidade vascular;
    - Hiperemia do disco ótico;
    - Edema da camada de fibras nervosas peridiscal.
  - Cerca de 1-2 meses após o início dos sintomas pode ser visualizada palidez do nervo óptico;
  - Outras anormalidades neurológicas são raramente encontradas: neuropatia periférica, tremor postural, distonia, roda denteada, espasticidade, ataxia, miopatia, síndrome cordonal posterior e distúrbios de condução cardíaca.
- Exames complementares
  - Potencial visual evocado e eletrorretinograma estão alterados e são úteis para o diagnóstico e o acompanhamento;
  - Ressonância nuclear magnética cerebral e orbitária estão em geral normais. Pode haver aumento de sinal em T2 na porção posterior dos nervos óticos e do quiasma. Também pode ser encontrado aumento do quiasma ótico.
  - Confirmação molecular: existem várias mutações do DNA mitocondrial (que codificam a NADH desidrogenase) associadas à condição. A mais comum é MT-ND4, e corrobora com pior prognóstico. A mutação MT-D6 pode cursar com leve melhora parcial do quadro visual;
  - A penetrância é reduzida, uma vez que apenas 50% dos homens portadores e 10% das mulheres portadoras desenvolvem a doença.
- Evolução e prognóstico
  - A maior parte tem perda permanente e evolui com cegueira total;
  - Pode haver recuperação parcial espontânea que, em geral, se dá no primeiro ano do início dos sintomas, mas pode ser tardia;
  - É verificado um prognóstico melhor em indivíduos que iniciam sintomas antes dos 20 anos.
- Terapêutica
  - Ainda é pouco efetiva e baseia-se em suporte clínico;
  - Reabilitação visual com auxílios para baixa visão;
  - Aconselhamento genético;
  - Medicações:
    - Idebenone: análogo sintético da coenzima Q10 – uso controverso;
    - Terapia gênica – ainda em estudo.

DICAS
■ Doença genética mitocondrial; ■ Afeta cinco vezes mais homens que mulheres. Geralmente início na segunda e terceira décadas de vida; ■ Perda visual importante e **indolor** de início unilateral que evolui para bilateral em algumas semanas; ■ Palidez de nervo ótico após fase aguda.

BIBLIOGRAFIA

Manickam AH, Michael MJ, Ramasamy S. Mitochondrial genetics and therapeutic overview of Leber's hereditary optic neuropathy. Indian J Ophthalmol 2017;65(11):1087-92.

Blanc C, Heran F, Habas C, et al. MRI of the optic nerves and chiasm in patients with Leber hereditary optic neuropathy. J Neuroophthalmol 2018;38(4):434-7.

Feuer WJ, Schiffman JC, Davis JL, et al. Gene therapy for Leber hereditary optic neuropathy: Initial results. Ophthalmology 2016;123(3):558-70.

NEUROPATIA TRIGEMINAL ASSOCIADA À SÍNDROME DE SJÖGREN

Carlos Roberto Martins Jr.

A neuropatia trigeminal é uma complicação conhecida da síndrome de Sjögren (SS), podendo, por vezes, até abrir o quadro da afeção autoimune. Estima-se que o acometimento do nervo trigêmeo ocorra em torno de 16% dos pacientes com SS, contudo não se sabe ao certo as causas para tal predileção. Além do quinto nervo craniano, o nervo facial também pode ser acometido nesses pacientes.

A fisiopatologia da neuropatia trigeminal na SS não é elucidada. Geralmente, é unilateral, com envolvimento primordial sensitivo. Por vezes, pode ocorrer acometimento motor. Há descrição de neuropatia atáxica associada em alguns pacientes, em decorrência da neuronopatia posterior (ganglionopatia).

A RNM de crânio pode evidenciar realce ao gadolínio no nervo trigêmeo, bem como do gânglio gasseriano. Anti-RO, Anti-LA encontram-se aumentados. O tratamento é com base em corticoterapia e no uso de poupadores de corticoide, se quadro crônico.

DICAS
▪ Geralmente sensitiva, mas pode ser motora; ▪ Pode-se associar a um contexto de ganglionopatia com ataxia sensitiva associada; ▪ Realce ao gadolínio na RNM pode estar presente; ▪ Fisiopatologia incerta; ▪ Tratamento com corticoterapia oral.

BIBLIOGRAFIA
Chai J, Logigian EL. Neurological manifestations of primary Sjögren's syndrome. Curr Opin Neurol 2010;23:509-13.
Mori K, Iijima M, Koike H, et al. The wide spectrum of clinical manifestations in Sjögren's syndrome-associated neuropathy. Brain 2005;128(11):2518-34.

NEUROTOXICIDADE CEREBRAL PELO MEIO DE CONTRASTE

Fabricio Buchdid Cardoso

Os agentes de contraste aumentam a diferenciação entre os tecidos corporais nas técnicas de diagnóstico, alterando a atenuação dos raios X, sendo usados a fim de facilitar a visualização anatômica dos órgãos. Tais meios de contrastes contém iodo, pois este átomo possui alto peso molecular e aumenta a probabilidade de absorção fotoelétrica de raios X, diminuindo a dispersão da radiação e, com isso, reduzindo a produção de artefatos de imagem. Têm características físico-químicas principais, como concentração, viscosidade e osmolaridade, sendo importantes quando considerada a segurança do paciente e a redução de efeitos colaterais.

Tais agentes são divididos em iônicos (1.000-2.000 mOsm/kg H_2O) e não iônicos (500-800 mOsm/kg H_2O), sendo os primeiros mais antigos e menos usados na última década. Em um estudo em que avaliou 300.000 pacientes que utilizaram os agentes de contraste, foi observado que o uso de contrastes não iônicos reduziu em 4-5 vezes o risco de reações adversas, sendo 0,04% *versus* 0,22% quando consideradas reações severas.

REAÇÕES ADVERSAS

A intensidade das reações, ao meio de contraste são divididas em: leve, moderada ou severa. Reações leves incluem vermelhidão, prurido e náuseas. Reações moderadas incluem *rash* difuso, broncospasmo, edema facial, laríngeo e reações vagais. Reações severas incluem convulsões, edema pulmonar, choque, parada respiratória e parada cardíaca. As reações leves são as mais comuns e variam entre 1% a 50% em frequência, diretamente proporcional ao rigor científico da obtenção dos dados em prévias séries de casos.

NEUROTOXICIDADE

A primeira descrição de encefalopatia na literatura foi em 1970, tendo o paciente apresentado cegueira cortical, o **sintoma mais comum na encefalopatia por contraste**, após realização de angiocoronariografia. Após esta publicação, inúmeros casos de convulsões, edema cerebral, hemiparesia, amnésia global transitória e encefalopatia pós-realização de contraste foram relatados, apresentando curso benigno e, na maior parte dos casos, resolução espontânea dentro de horas a dias (média de 2,5 dias).

Tais reações, em sua grande maioria, foram descritas em estudos anteriores, quando os agentes iônicos e de maior osmolalidade eram usados com maior frequência. Também, naquele período, a mielografia era utilizada como método diagnóstico, havendo descrição dos efeitos descritos previamente, assim como disfunção de esfíncteres, espasmos em membro inferiores e cefaleia intensa associados ao exame. Como mecanismo etiopatogênico, especula-se que a hipertonicidade destes agentes, quando diretamente na vasculatura cerebral, facilita a quebra da barreira hematoencefálica através da abertura das *tight junctions* no endotélio vascular, levando ao edema cerebral. Também a toxicidade direta neuronal é uma hipótese.

TRATAMENTO

Em casos de reações severas, o tratamento é direcionado para os sintomas apresentados, como no caso de convulsões, por exemplo. Os sintomas tendem a regredir nas primeiras horas, podendo durar em média 2 dias.

DICAS
■ Contrastes iônicos; ■ Quebra de barreira hematoencefálica; ■ Reações vagais; ■ Encefalopatia; ■ Cegueira cortical (sintoma mais comum); ■ Convulsões; ■ Duração média dos sintomas de 2,5 dias; ■ Regressão espontânea geralmente; ■ Quebra da barreira hematoencefálica através da abertura das *tight junctions* no endotélio vascular levando ao edema cerebral.

BIBLIOGRAFIA

Caschera L, Lazara A, Piergallini L. Contrast agents in diagnosis imaging: Present and future. Pharmacological Research 2016;110:65-75.

Katayama H, et al. Adverse reactions to ionic and nonionic contrast media: a report from the Japanese committee on the safety of contrast media. Radiology 1990;175(3):621-8.

Leong S, Fanning NF. Persistent neurological deficit from iodinated contrast encephalopathy following intracranial aneurysm coiling: a case report and review of the literature. Intervencional Neuroradiology 2012;(18) 33-41.

Thomsen HS, Morcos SK, Barrett BJ. Contrast-induced nephropathy: the wheel has turned 360 degrees. Acta Radiol 2008;49(6):646-57.

NEVO SEBÁCEO LINEAR DE JADASSOHN

Cristiane Comparin

O nevo sebáceo (NS) é o nevo epidérmico organoide mais comum. Geralmente é uma placa única e pequena, amarelada, oval, sem pelos, com localização preferencial no couro cabeludo e face. Acomete 0,3% da população e caracteriza-se histologicamente por hamartoma com elementos sebáceos, foliculares e apócrinos. Tende a crescer na adolescência e pode ocorrer degeneração benigna ou, raramente, maligna. Formas extensas estão relacionadas com síndromes, malformações neurológicas, oculares e em outros órgãos.

O NS congênito linear foi descrito por Jadassohn em 1895. A síndrome do nevo sebáceo linear (SNSL) é caracterizada pela tríade clássica:

- NS linear (geralmente na linha média);
- Epilepsia;
- Déficit cognitivo.

Sua ocorrência é relativamente comum, 1/10.000 nascidos vivos. Outras alterações neurológicas descritas são disgenesia cerebral, displasia cortical, hamartomas da glia, gliomas de baixo grau e hemimegalencefalia. Os sistemas cardiovascular, esquelético, cardiológico, oftalmológico e urogenital também são acometidos.

Em 70% dos casos ocorre alteração estrutural craniocerebral, com agenesia do corpo caloso e displasia dos vasos cerebrais. Anormalidades oftalmológicas estão presentes em 60%, a exemplo do coloboma. Malformações cardíacas relatadas são: persistência do ducto arterial, forame oval patente, coarctação da aorta, *flutter* e fibrilação atrial entre outros. As malformações urogenitais estão presentes em 40% dos casos, principalmente rim em ferradura, sistema excretor duplicado e criptorquidia.

A SNSL é um dos seis subtipos de um grupo de doenças neurocutâneas classificadas como **síndrome do nevo epidérmico** (SNE). Este é um termo mais abrangente, que inclui alterações sistêmicas em associação com as diferentes variedades de nevos epidérmicos. Há diversas anormalidades cutâneas, oculares, esqueléticas, cardiovasculares e urogenitais. Os outros subtipos de SNE são diagnósticos diferenciais da SNSL:

- Síndrome do nevo comedônico;
- Síndrome de nevo de Becker;
- Facomatose pigmentoqueratósica;
- Síndrome de Proteus (nevo verrucoso);
- Síndrome CHILD.

A ocorrência do NS único e da SNSL é esporádica, por mosaicismo genético. Decorrem de mutação dos genes *HRAS* (cromossomo 11q15) e *KRAS* (cromossomo 12p12), sendo o mosaicismo maior na SNSL.

Pacientes com NS extensos do couro cabeludo e face devem-se beneficiar de investigações neurológicas e oftalmológicas, pelo risco considerável de malformações associadas. Alterações no desenvolvimento neurológico devem motivar a investigação sindrômica.

Exames complementares para investigação da SNSL envolvem biópsia do SN para histopatologia, eletroencefalograma, tomografia de crânio, eletrocardiograma, ecocardiograma, ultrassom de rins e vias urinárias, retinografia e *krinsky test*.

Não é recomendada a exérese do NS profilaticamente pelo baixo risco de transformação maligna. Se desejo de exérese por questão estética, há melhores resultados quando realizada precocemente.

DICAS
▪ Nevo sebáceo extenso; ▪ Alterações neurológicas, classicamente epilepsia e déficit cognitivo; ▪ Alteração oftalmológica, cardíaca e urogenital; ▪ Mutação dos genes *HRAS* (cromossomo 11q15) e *KRAS* (cromossomo 12p12).

BIBLIOGRAFIA

El Ezzi O, de Buys Roessingh AS, Bigorre M, Captier G. Syndromic sebaceous nevus: current findings. Int J Dermatol 2018;57(5):599-604.

Lena CP, Kondo RN, Nicolacópulos T. Do you know this syndrome? Schimmelpenning-Feuerstein-Mims syndrome. An Bras Dermatol 2019;94(2):227-9.

Menascu S, Donner EJ. Linear nevus sebaceous syndrome: case reports and review of the literature. Pediatr Neurol 2008;38(3):207-10.

NIEMANN-PICK TIPO C

Carlos Roberto Martins Jr.

A doença de Niemann-Pick tipo C (NP-C) é uma doença autossômica recessiva, causada por mutações no gene *NPC1* ou *NPC2*, que leva ao comprometimento do tráfego lipídico intracelular e ao acúmulo de colesterol e glicoesfingolipídios no SNC e em outros tecidos. Tal condição é marcada pela heterogeneidade fenotípica, sendo expressa por vários tipos de sintomas, sendo os mais comuns: ataxia cerebelar, paresia vertical supranuclear, cataplexia, distonia, demência, epilepsia e afecções viscerais. O quadro pode ser aberto em qualquer idade.

Os pacientes apresentam histiócitos azul-marinho/células espumosas nas análises da medula óssea e acúmulo de lipídios intracelulares com coloração *filipin* nas culturas de fibroblastos em biópsia de pele. Estudos moleculares geralmente mostram mutações no *NPC1* (em 95% dos casos) ou *NPC2* (em cerca de 4% de casos). Há também aumento sérico de *chitotriosidase*, o qual é um biomarcador da ativação macrofágica, que pode ser elevado em várias doenças lisossômicas de armazenamento lipídico, incluindo doença de Gaucher, doença de Niemann – Pick, galactosialidose e doença de armazenamento de éster de colesterol. Neste sentido, um paciente com paralisia supranuclear vertical e aumento de *chitotriosidase* salta aos olhos para NPC.

Outros achados como colestase, hepatoesplenomegalia, surdez e distúrbios psiquiátricos podem ser encontrados. Na forma infantil grave (em torno de 20% dos casos), o envolvimento neurológico ocorre antes dos 2 anos de idade com atraso nos marcos de desenvolvimento motor e hipotonia, seguido de sinais piramidais. Nas outras formas, mais comuns, os achados envolvem ataxia cerebelar e disartria, cataplexia (20% dos casos), distonia, oftalmoplegia vertical supranuclear (quase em 100% dos pacientes), convulsões (não muito comum) e quadro demencial, com apresentação entre os 3 e 15 anos (formas tardias infantis e juvenis, 60% a 70% dos casos).

Na variante do adulto (cerca de 10% dos casos), os sintomas psiquiátricos são muito prevalentes. A evolução é marcada por piora neurológica, sinais piramidais, disfagia progressiva e, por vezes, necessidade de gastrostomia. A hepatoesplenomegalia, muitas vezes, está ausente. RNM de SNC apresenta alterações pouco específicas, como atrofia cerebelar e cerebral, bem como alterações de sinal em substância branca. O tratamento é com base no uso do miglustat, um inibidor da enzima glicosilceramida, responsável por um dos passos da produção de glicoesfingolipídios. O miglustat é capaz de transpor a barreira hematoencefálica, proporcionando discretos resultados na redução da velocidade de piora dos sintomas motores.

DICAS

- Autossômica recessiva – genes *NPC1* e *NPC2*;
- *Chitotriosidase* sérica alta;
- Histiócitos azul-marinho/células espumosas nas análises da medula óssea e acúmulo de lipídios intracelulares com coloração *filipin* nas culturas de fibroblastos em biópsia de pele;
- Início em qualquer idade;
- Oftalmoplegia vertical supranuclear (quase em 100% dos pacientes);
- Distonia, cataplexia, disartria, sinais piramidais;
- Sintomas psiquiátricos. Quadro demencial;
- Hepatoesplenomegalia – geralmente formas mais precoces;
- Miglustat.

BIBLIOGRAFIA

Iturriaga C, Pineda M, Fernández-Valero EM, et al. Niemann-Pick C disease in Spain: clinical spectrum and development of a disability scale. J Neurol Sci 2006;249:1-6;4.

Patterson MC, Mengel E, Wijburg FA, et al. Disease and patient characteristics in NP-C patients: findings from an international disease registry. Orphanet J Rare Dis 2013;8:12.

Wraith E, Guffon N, Rohrbach M, et al. Natural history of Niemann-Pick disease type C in a multicentre observational retrospective cohort study. Mol Genet Metab 2009;98:250-4.

NOIA – NEUROPATIA ÓPTICA ISQUÊMICA ANTERIOR ARTERÍTICA E NÃO ARTERÍTICA

Débora Fernandes Biazim ▪ Carlos Roberto Martins Jr.

A neuropatia óptica isquêmica anterior (NOIA), como o próprio nome diz, atinge a parte anterior do nervo óptico, o então chamado disco ou papila óptica; por isso, é possível visualizar suas alterações ao exame da fundoscopia. Este padrão de acometimento representa 90% de todos os casos de neuropatia óptica isquêmica,[1] que é considerada uma das principais patologias do nervo óptico e é conhecida como a **causa mais comum de edema de papila em pacientes acima de 55 anos**.[2] A perfusão é diminuída nessa região em vista da maior demanda e aglomeração de fibras nervosas, tornando o disco óptico a região mais suscetível à isquemia do nervo.[3]

REVISANDO A ANATOMIA

As **artérias ciliares posteriores curtas** (ACPC) são as principais responsáveis pela vascularização da cabeça do nervo óptico (exceto para a camada de fibras nervosas, que é dada pela circulação retiniana). Na grande maioria das vezes, há duas ACPCs, sendo uma medial e lateral; qualquer uma pode irrigar o disco, como, também, este pode ser vascularizado por ambas. Essas artérias formam uma anastomose circular arterial perineural, denominada **círculo de Haller-Zinn**, a qual se encontra no nível da esclera. Esta rede vascular emite ramos que se destinam às duas últimas porções da cabeça do nervo óptico e coroide peripapilar.[1-3]

O segmento anterior do nervo, cabeça e porção orbitária distal à entrada da artéria central da retina (ACR) é a região de maior suscetibilidade à isquemia, acarretando NOIA. A parte distal da porção orbitária é nutrida por *vasos piais*, ramos da artéria oftálmica, na região onde a artéria central da retina perfura a dura-máter e penetra o nervo óptico. Entre essa região e a lâmina cribriforme, o suprimento sanguíneo se dá por vasos centrífugos da artéria central da retina. Logo, essa região possui diferentes fontes de irrigação, levando a uma zona de transição e possível *watershed zone*. A região entre os territórios de distribuição de artérias terminais, como as artérias ciliares posteriores curtas, é chamada de zona de transição ou zona limítrofe (*watershed zone*).[1-3]

A artéria oftálmica, por sua vez, atravessa e adentra a bainha do nervo em 8 a 12 mm do bulbo ocular e segue um trajeto até o disco óptico, local onde recebe o nome de artéria central da retina. Após o estudo das estruturas anatômicas e o conhecimento quanto a sua nutrição, podemos inferir que, diante de uma insuficiência vascular destes vasos, desenvolve-se uma isquemia do disco óptico, a então denominada neuropatia óptica isquêmica anterior, que é subclassificada em dois grupos (Quadro 287-1):

1. *NOIA – NA*: neuropatia óptica iquêmica anterior não arterítica;
2. *NOIA – A*: neuropatia óptica isquêmica anterior arterítica.

Já a isquemia do nervo óptico, a partir de sua porção intraorbitária, não se apresenta com alterações fundoscópicas e, frente a este caso, diagnostica-se NOIP (neuropatia óptica isquêmica posterior), a qual será abordada em outro capítulo (*ver capítulo específico nesta obra*).

NOIA-NA: NEUROPATIA ÓPTICA ISQUÊMICA ANTERIOR NÃO ARTERÍTICA
Definição e Epidemiologia
A NOIA-NA é uma condição relativamente frequente e sua incidência anual estimada, nos Estados Unidos, é de 2,3-10,2 por 100.000 habitantes acima de 50 anos, com 6.000 a 8.000 casos novos em cada ano,[1-6] sem predisposição genética documentada até o presente momento, mas sabe-se que 90% dos doentes são caucasianos, sem sexo predominante e com faixa etária prevalente entre 50 a 70 anos.[1]

Quadro 287-1. Resumo das NOIAs

	NOIA – NA	NOIA – A
Epidemiologia	2,3 a 10,2 a cada 100.000 habitantes acima de 50 anos, com 6 a 8 mil casos novos por ano. Geralmente: paciente caucasianos, sem sexo predisponente e sem herança genética, faixa etária entre 50-70 anos, com comorbidades ou uso de medicações sistêmicas	0,36 a cada 100.000 habitantes acima de 50 anos. Geralmente: paciente com faixa etária mais avançada (média de 80 anos), mulher, genes de histocompatibilidade relacionados: HLA-DRB1, HLA-DRb6, HLA-DRW6, associação com polimialgia reumática e associação com sintomas sistêmicos importantes
Fisiopatogenia	Infarto segmentar ou difuso do disco por hipofluxo do nervo, déficit de autorregulação das ACPC, exacerbada pela aglomeração estrutural de fibras nervosas (crowded disc) e fatores sistêmicos predisponentes	Vasculite da ACPC com consequente oclusão destes vasos, resultando em necrose isquêmica da parte anterior do nervo óptico. Vasculite mais associada: Arterite de células gigantes; Arterite temporal
Quadro clínico	Sem sintoma prévio, paciente chega com queixa de BAV súbita e indolor ao acordar, após episódio de hipotensão noturna. 30% com BAV discretamente diminuída ou normal, 70% com BAV moderada a severa. Discromatopsia proporcional à BAV. Edema de papila hiperêmico	Sintoma prévio de obscurecimento súbito da visão. BAV súbita e dolorosa em região temporal, claudicação mandibular, cefaleia e sensibilidade em couro cabeludo, rigidez muscular principalmente matutina e em músculos proximais, dificuldade de pentear o cabelo, fraqueza, adinamia, febre e outros sintomas sistêmicos inespecíficos. Edema de papila pálido. Pode acometer em conjunto: ▪ Artéria central da retina; ▪ Artéria ciliorretiniana
Exames complementares	▪ *Campo visual*: defeito altitudinal inferior; ▪ *Angiografia por fluoresceína*: deve ser realizada na fase aguda. Encontramos: watershed zone, extravasamento de disco, atraso de enchimento peridiscal (5-13 segundos); ▪ *Exames laboratoriais*: não há alterações significativas nas provas de atividade inflamatória, como na NOIA-A. Deve-se solicitar exames adicionais para pesquisar possíveis comorbidades	▪ *Campo visual*: defeito altitudinal inferior; ▪ *Angiografia por fluoresceína*: deve ser realizada na fase aguda. Encontramos: retardo de enchimento do disco e coroide peripapilar muito significativo (30-39 segundos); ▪ *Exames laboratoriais*: PCR e VHS, sendo o último tão importante para diagnóstico (níveis > 50 mm) quanto para acompanhamento (quando normaliza VHS, começa regredir o corticoide)
Diagnóstico	Não há exame padrão-ouro; primeiro, deve-se excluir possibilidade de NOIA-A, e, então, fazer o diagnóstico a partir do quadro clínico compatível e exames complementares. Pode-se pesquisar comorbidades relacionadas: hipertensão, hipotensão noturna, *diabetes mellitus*, hiperlipidemia, doença vascular, doença do colágeno, síndrome do anticorpo antifosfolípide, hiper-homocisteinemia, síndrome da apneia do sono, uso de anticonceptivos orais, distúrbios de coagulação, uso de amiodarona e medicações para disfunção erétil, entre outras	Exame padrão-ouro: biópsia de artéria temporal. Não se deve, de maneira alguma, adiar a corticoterapia para a realização deste procedimento. As alterações histopatológicas mantêm-se por dias a semanas, logo, inicialmente, tratar o paciente como uma emergência médica e, posteriormente, realizar a biópsia de artéria temporal.
Tratamento	▪ Controverso; ▪ Prednisona 1 mg/kg/dia VO, enquanto houver edema à fundoscopia, depois regressão paulatina; ▪ Sem benefício comprovado: DBNO, medicações dopaminérgicas e AAS como profilaxia para acometimento do olho contralateral	▪ Emergência médica; ▪ Metilprednisolona 1 g/dia EV durante 3 dias, seguida de prednisona 60-100 mg/dia: manter altas doses até cessar sintomas e normalização do VHS; ▪ Regressão lenta: com limite de 10% da dose total a cada 1 ou 2 semanas
Prognóstico	▪ 25,5% AV do olho acometido é conta dedos ou pior; ▪ Se não tratar → reversibilidade autolimitada da BAV em 20-30% dos casos; ▪ Risco de recidiva no olho já acometido: 5%. Risco de acometer olho contralateral: 38%	▪ 60% AV do olho acometido é conta dedos ou pior; ▪ Se não tratar → risco de atingir o olho contralateral de 25%-50% a 54%-95% dos casos (controvérsias na literatura), sendo que este acometimento ocorre em 4 meses geralmente; ▪ Manter acompanhamento clínico e laboratorial (VHS) por 6 a 12 meses após o episódio → risco de recidivas

Pode ainda ser subdivida na forma idiopática, subtipo mais comum, quando a etiologia é indeterminada;[1] e no grupo de causas determinadas, nos quais a isquemia da cabeça do nervo óptico está relacionada com uma condição sistêmica preexistente, dentre as quais incluem: doenças neuro e cardiovasculares, episódio de hipotensão noturna, distúrbios de coagulação, entre outras inúmeras condições[2] que predispõem ao hipofluxo do nervo e à consequente instalação da neuropatia. Quanto aos fatores de risco locais, temos as **drusas de papila, pressão intraocular elevada e, principalmente, disco óptico pequeno.**

Apesar de ser muito comum em indivíduos acima de 50 anos, pacientes em associação com diabetes e migrânea podem desenvolver a doença mais cedo.[2,7] Existem inúmeros relatos na literatura de ligação entre NOIA-NA e migrânea,[8,9] bem como narrativas de casos de mulheres jovens, em uso de anticoncepcionais, com diagnóstico prévio de enxaqueca, com perda visual súbita em decorrência da neurite óptica isquêmica não arterítica.[10] Em pacientes jovens com estes comemorativos e quadro clínico compatível, deve-se ter NOIA-NA como uma das principais hipóteses diagnósticas.

Fisiopatologia

Como já explanado acima, é uma doença vascular e o infarto do disco ocorre por causa do acometimento das artérias ciliares posteriores curtas. Estudos histopatológicos documentam insuficiência de irrigação nas regiões laminar e pós-laminar da cabeça do nervo óptico. Edema de disco óptico seguido de atrofia óptica é a regra (Figs. 287-1 e 287-2).

Há inúmeras teorias sobre a fisiopatologia, sendo que uma delas propõe oclusão da ACPC por trombo ou êmbolo; entretanto, a mais comum é a insuficiência da nutrição do disco, que é rico na quantidade de fibras nervosas aglomeradas e nos tecidos de sustentação do nervo óptico; por isso, um dos fatores de risco identificáveis é a papila pequena,[11] pois, em uma menor área de extensão, há um conglomerado de fibras nervosas que podem aumentar a demanda do oxigênio. É interessante notar que ao exame de papilas menores, com todas as fibras aglutinadas em um pequeno espaço (*crowded disc*), leva a um diagnóstico capcioso de edema de papila. **É tão importante essa relação que, se uma neuropatia óptica isquêmica se desenvolver em papilas maiores, sugere fortemente o diagnóstico da forma arterítica.**[12,13]

Resumindo, por algum motivo predisponente, há uma hipoperfusão das artérias ciliares posteriores curtas e coroide peripapilar, acarretando um infarto segmentar ou generalizado da cabeça do nervo.

Quadro Clínico

O paciente com NOIA-NA apresenta-se com queixa de baixa visual súbita, indolor e unilateral. Na maioria dos indivíduos, não há sintoma prévio, paradoxalmente à presença de dor e obscurecimento fugaz que são encontrados na forma arterítica. Com muita frequência, o relato de baixa acuidade visual (BAV) é ao **acordar** e, em razão disso, há publicações correlacionando essa patologia à hipotensão noturna.[14] A BAV varia muito, desde mínimo déficit visual até ausência de percepção luminosa, mas geralmente menos intensa

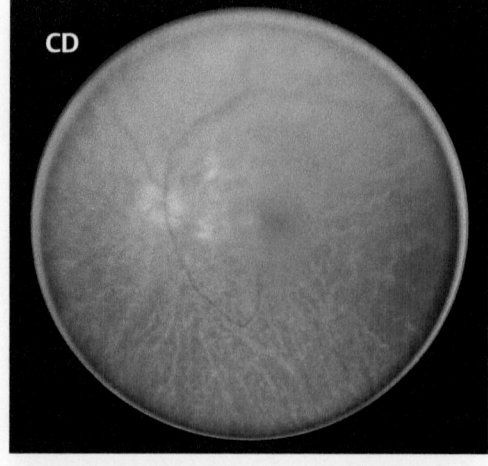

Fig. 287-1. Retinografia de olho esquerdo com edema de papila em paciente com história de baixa de visão ao acordar, associada a comorbidades sistêmicas. (Imagem cedida gentilmente pelo professor Wagner Ghirelli do Instituto de Oftalmologia Tadeu Cvintal -IOTC.) (Ver Pranchas em Cores.)

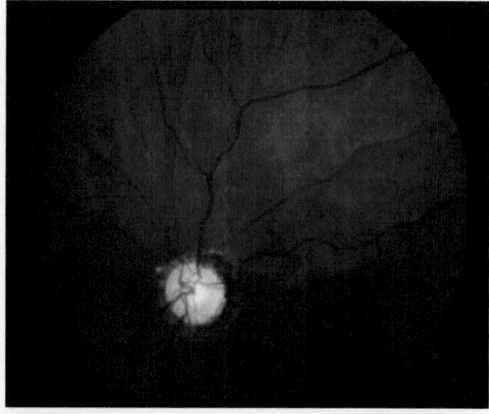

Fig. 287-2. Retinografia de olho esquerdo de paciente com atrofia e palidez de papila, características encontradas em neuropatias ópticas isquêmicas após resolução da fase aguda. (Imagem cedida gentilmente por Beatriz Nugent Cunha do Departamento de Oftalmologia da UNIFESP/EPM.) (Ver Pranchas em Cores.)

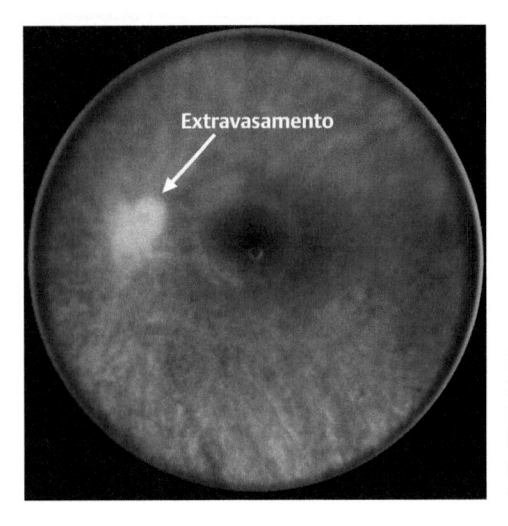

Fig. 287-3. Angiografia por fluoresceína de olho esquerdo (do mesmo paciente da Fig. 287-1) demonstrando extravasamento peridiscal e impregnação tardia. (Imagem cedida gentilmente pelo professor Wagner Ghirelli do Instituto de Oftalmologia Tadeu Cvintal-IOTC.)

que NOIA-A. Até 30% dos pacientes com NOIA-NA apresentam acuidade visual (AV) normal ou discretamente diminuída, sendo que os 70% restantes têm acometimento moderado a severo.

A baixa visual ainda pode piorar progressivamente nas primeiras 4 a 6 semanas, período concomitante à persistência do edema de papila;[4] todavia, sabe-se que, ao decorrer do tempo, essa deterioração visual pode ser reversível e há registros na literatura de melhora visual espontânea em até 20%-30% dos casos.[15] **A discromatopsia (distúrbio da visão de cores) é proporcional ao comprometimento da AV, dado semiológico que auxilia na distinção de neurite óptica, pois esta apresenta discromatopsia significativa em pacientes com acuidade visual normal.**

No exame de fundo de olho, podemos encontrar, na fase aguda, edema de papila, manchas algodonosas, hemorragias em chama de vela, telangiectasias focais, estreitamento arteriolar e congestão venosa perineurais. Geralmente, em neuropatias ópticas isquêmicas, o que mais se descreve é um edema pálido de disco, porém, na NOIA-NA, é comum ver um edema hiperêmico, com as alterações vasculares perineurais acima descritas. Como já mencionado, é uma doença unilateral, porém uma parcela, destes indivíduos desenvolvem o quadro no olho contralateral, meses ou até anos depois;[16,17] em contrapartida, a recidiva no olho previamente acometido é rara, totalizando menos de 5% dos casos.[16,18]

O achado mais característico na NOIA-NA é o defeito de campo visual **altitudinal inferior**; todavia, também podemos encontrar depressão generalizada, escotoma cecocentral e escotomas arqueados. Angiografia por fluoresceína pode ajudar na definição diagnóstica (Fig. 287-3).

Diagnóstico

Não há um exame padrão-ouro para estabelecer NOIA-NA. O diagnóstico é realizado, considerando já a exclusão da forma arterítica, a partir de quadro clínico compatível em paciente com mais de 50 anos e com comorbidades sistêmicas (na maioria das vezes), apresentando provas atividade inflamatória normais, conjuntamente a exames propedêuticos neuro-oftalmológicos que corroboram a hipótese e evidenciam a base da fisiopatologia (angiografia por fluoresceína). Diante da suspeita, podemos investigar outras comorbidades sistêmicas, como: hipertensão, hipotensão noturna, *diabetes mellitus*, hiperlipidemia, doença vascular, doença do colágeno, síndrome do anticorpo antifosfolípide, hiper-homocisteinemia, síndrome da apneia do sono, uso de anticonceptivos orais, distúrbios de coagulação, uso de amiodarona e medicações para disfunção erétil, entre outras.[1,19-21]

Tratamento

Ainda não há tratamento definitivo para NOIA-NA, mas, se houver qualquer comorbidade sistêmica, esta deve ser controlada. Logo, há muitos estudos dos mais diversos agentes terapêuticos, como corticoide (base do tratamento da NOIA-A), vasodilatadores, antiagregantes e anticoagulantes; ainda assim, não há uma padronização do melhor tratamento para o paciente.[2,16] Há autores que preconizam uso de corticoide sistêmico via oral (prednisona 1 mg/kg/dia), enquanto houver presença de edema de papila.

O ácido acetilsalicílico é usado como prevenção de acometimento do olho contralateral (taxa de acometimento de 38%[17]), apesar de que, para padronizar esta conduta, são precisos mais estudos científicos e técnicas randomizadas para serem significativamente estatísticos.[3] É mais comum atingir o outro olho do que recidiva no olho acometido, pois a taxa desta recorrência está próxima a 5%.[3]

NOIA-A: NEUROPATIA ÓPTICA ISQUÊMICA ANTERIOR ARTERÍTICA
Definição e Epidemiologia
É uma **vasculite** que leva ao infarto do segmento anterior do nervo e manifesta-se clinicamente por baixa de visão súbita, de forma indolor, contudo com dor possível em região temporal e/ou em músculos mastigatórios. Também apresenta defeito no campo visual e edema de disco à fundoscopia na fase aguda da doença; estes achados possibilitam auxiliar no diagnóstico clínico, especialmente quando encontrados em indivíduos de faixa etária avançada.[2,22]

Essa vasculite pode ter várias etiologias, sendo a mais comum a arterite de células gigantes (arterite temporal). Há diversas publicações na literatura que incitam a predisposição genética, em virtude da associação com gene de histocompatibilidade *HLA-DRB1, HLA-DRb6, HLA-DRW6*.[23,24] Também, existem trabalhos que relacionam a patologia a alterações degenerativas senis na parede dos vasos e à influência hormonal, justificadas pelo aumento da frequência da doença em pacientes idosos e do sexo feminino.[25,26] Apesar de todos estudos, ainda não se sabe ao certo qual o evento desencadeador para ativar sua fisiopatologia.[23,24] Sua incidência é comparativamente mais baixa em relação à forma não arterítica, com uma estimativa anual de 0,36 por 100.000 habitantes acima de 50 anos de idade.[5]

Fisiopatologia
Como já mostrado, é relacionada intimamente com a arterite temporal ou de células gigantes, a qual é uma vasculite granulomatosa que afeta vasos de grande e médio calibres e instala-se predominantemente na artéria temporal superficial.[24] Para acarretar o surgimento da neuropatia óptica isquêmica do tipo arterítica, atinge preferencialmente as artérias ciliares posteriores curtas (ACPC) e outras artérias orbitárias, que representam os principais vasos responsáveis pela vascularização do nervo óptico. Ademais, já foram relatados casos de NOIA-A com acometimento das ACPCs em associação à oclusão da artéria central da retina.[1,2]

Quadro Clínico
A baixa acuidade visual varia muito, mas a forma arterítica é amplamente conhecida por seu pior prognóstico. Previamente, foi publicado um trabalho comparativo da acuidade visual entre as duas formas de NOIA, que assinalaram medida de conta dedos, ou pior, para 60% dos casos de NOIA-A, e, em contrapartida, apenas em 25,5% dos casos de NOIA-NA.[5] A perda de visão pode ser aguda ou também precedida por obscurecimentos visuais súbitos,[2] fato que não é comum a NOIA-NA, e, por isso, serve de subsídio no diagnóstico diferencial.[22] Há descrições, felizmente raras, de pacientes apresentarem, concomitantes ao déficit visual, diplopia e oftalmoplegia por acometimento de músculos extra-oculares e alguns nervos cranianos,[2] revelando a importância de um exame neuro-oftalmológico completo.[27-31]

Além do comprometimento visual, o paciente pode manifestar claudicação mandibular, cefaleia em região temporal e sintomas relacionados com a polimialgia reumática, como fadiga muscular, perda de peso, rigidez e dor cervical, em ombros e quadris, sendo os sintomas piores pela manhã.[32] A claudicação mandibular é decorrente da isquemia dos músculos da mastigação e é extremamente sugestiva ao diagnóstico. Pacientes também podem se queixar de sensibilidade no couro cabeludo, com dificuldade ao pentear o cabelo.[20] Outrossim, pacientes podem exibir uma artéria temporal superficial tortuosa, com nodulações e dor à palpação[28] e que perde o caráter pulsátil, característica comum a artérias superficiais. Cegueira súbita sem qualquer manifestação sistêmica é rara.[20]

Exames Complementares
Após a construção do raciocínio clínico, deve-se lançar mão de exames complementares para firmar sua hipótese. Portanto, devem-se solicitar provas de atividade inflamatória, VHS e PCR, que se encontram tipicamente muito elevadas. A velocidade de hemossedimentação é muito sensível, mas pouco específica, e, geralmente, seus níveis se encontram superiores a 50. Existe um trabalho publicado na literatura registrando os valores de VHS elevados em 97% dos indivíduos estudados.[26]

Como propedêutica oftalmológica, usamos a campimetria computadorizada que registra os defeitos de campo, sendo o defeito **altitudinal inferior** à alteração geralmente encontrada; contudo, podemos encontrar escotomas centrais, defeitos arqueados, contrições generalizadas ou, entre outras,[30] alterações análogas às encontradas na NOIA-NA.

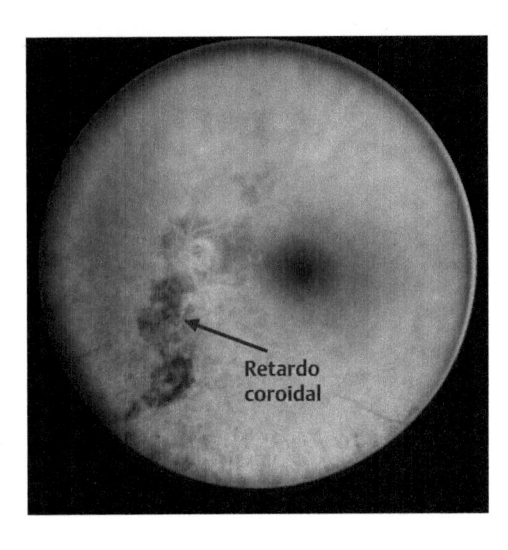

Fig. 287-4. Angiografia por fluoresceína de olho esquerdo em fases iniciais demonstrando anomalia de enchimento da coroide. (Imagem cedida gentilmente pelo professor Wagner Ghirelli do Instituto de Oftalmologia Tadeu Cvintal -IOTC.)

Outra ferramenta oftalmológica relevante, também já comentada na NOIA-NA, é a angiografia por fluoresceína, perimitindo uma avaliação fidedigna da circulação da retina e coroideana. Há registros angiográficos ratificando que a forma arterítica é uma vasculite que atinge a artérias ciliares posteriores curtas e resultam na isquemia da cabeça do nervo.

O exame da angiografia também nos fornece informações úteis para diferenciar NOIA-A e NOIA-NA, como, por exemplo, o retardo no enchimento do disco e coroide que é encontrado de maneira significativa predominantemente na forma arterítica.[27,33] É imprescindível maior atenção nas fases iniciais do exame para o registro fotográfico das alterações cruciais ao diagnóstico, como, também, a realização da angiografia deve ser feita na fase aguda da neuropatia (Fig. 287-4).[2]

Diagnóstico

O padrão-ouro é a biópsia de artéria temporal revelando estruturas histológicas que confirmam o diagnóstico – processo granulomatoso na presença de células gigantes; mas, o procedimento, de maneira alguma, deve retardar o início da corticoterapia, que é a base do tratamento.[34] Além disso, as lesões histopatológicas permanecem por dias a semanas, mesmo após tratamento.[1]

Tratamento

Em indivíduos com faixa etária avançada, principalmente próximo a 80 anos, e com quadro clínico compatível, o diagnóstico de NOIA-A causada por arterite de células gigantes é presuntivo, justificando a prescrição de corticoterapia rapidamente. O tratamento, como todos sabem, deve ser imediato, porque a NOIA arterítica é considerada uma **emergência médica**, em vista do alto risco de acometimento do olho contralateral, de **25%-50%**, após dias ou semanas, se não tratada,[2,28] com variação desta taxa na literatura para até 54%-95% dos casos.[3]

Inicia-se com a prescrição de metilprednisolona endovenosa 1 g/dia durante 3 dias, sendo seguida por prednisona 60-100 mg diariamente. Com o tratamento instituído, há caracteristicamente uma resposta eficaz, tanto que, se não houver, deve-se considerar outro diagnóstico.[3] **O tratamento é mantido em altas doses até melhora de sintomas sistêmicos e normalização do VHS**. É importante atentar-se que mesmo com o término dos sintomas, os quais costumar cessar em 3 dias, o VHS demora a normalizar, e são os seus níveis que irão guiar a redução progressiva da dose.[1,2] O manejo da diminuição da dose deve ser lento, com limite de 10% da dose total a cada 1 ou 2 semanas.[1]

É fundamental enfatizar ao paciente e aos acompanhantes que o tratamento não visa ao retorno da visão do olho atingido e, sim, a prevenção de acometimento do outro olho. E mesmo depois do término do tratamento, acompanhamentos clínico e laboratorial devem ser mantidos por 6 a 12 meses, para evitar possível recidiva. Aqui, níveis laboratoriais do VHS são protagonistas, pois podem se elevar mesmo antes de manifestações sistêmicas.[1]

> **DICAS**
>
> - Déficit altitudinal inferior;
> - Indolor;
> - Artérias ciliares posteriores curtas;
> - Arterítica: arterite temporal;
> - Não arterítica, fatores de risco cardiovasculares. Geralmente, ao acordar;
> - NOIA-A acomete o outro olho em 25%-50% dos casos em dias ou semanas.

REFERÊNCIAS BIBLIOGRÁFICAS

1. Monteiro M. Neuroftalmologia. Rio de Janeiro: Cultura Médica; 2013. p. 3.
2. Alves CR. Neuroftalmologia. 1st ed. São Paulo, SP: Roca; 2000.
3. Yanoff M, Duker J, Augsburger J. Ophthalmology. Mosby Elsevier 2009;3(I).
4. Hayreh S. Anterior ischaemic optic neuropathy. I. Terminology and pathogenesis. British Journal of Ophthalmology 1974;58(12):955-63.
5. Johson LN, Arnold AC. Incidence of nonarteritic and arteritic anterior ischemic optic neuropathy: Population-based study in the state of Missouri and Los Angeles Country, California. Am J Neuroophtahalmol 1994;14:38-44.
6. Hattenhauer MG, Leavitt JA, Hodge DO, et al. Incidence of nonarteritic anterior ischemic optic neuropathy. Am J Ophthalmol 1997;123:103-7.
7. Pahor A, Pahor D. Clinical findings in patients with non-arteritic anterior ischemic optic neuropathy (NA-AION) under 50 years of age.Klinische Monatsblätter für Augenheilkunde 2015;233(01):66-71.
8. Hayreh S, Joos K, Podhajsky P, Long C. Systemic diseases associated with nonarteritic anterior ischemic optic neuropathy. American Journal Ophthalmology 1994;118(6):766-80.
9. González J, Pilo-de-la-Fuente B, Martín PM. Migraineous anterior optic ischemic neuropathy. Archivos de la Sociedad Española de Oftalmología, Madri 2009;473-6.
10. Sawle G, James C, Russel R. The natural history of non-arteritic anterior ischaemic optic neuropathy. Journal of Neurology, Neurosurgery & Psychiatry 1990;53(10):830-3.
11. Hoyt WF. Rocky Mountain neuro-ophthalmology. Society Meeting 1982.
12. Beck R, Savino P, Repka M, et al. Optic disc structure in anterior ischemic optic neuropathy. Ophthalmology 1984;91(11):1334-7.
13. Beck RW, Servais GE, Hayreh SS. Anterior ischemic optic neuropathy. IX Cup-to-Disc Ratio and Its Role in Pathogenesis 1987;94(11):1503-8.
14. Hayreh SS, Zimmerman BM, Podhajsky PA, Alward WLM. Nocturnal arterial hypotension and its role in optic nerve head and ocular ischemic disorders. Am J Ophthalmol 1994;117:603-24.
15. Jablons M. Optic nerve sheath fenestration for treatment of progressive ischemic optic neuropathy. Archives of Ophthalmology 1993;111(1):84.
16. Kelman SE. Ischemic optic neuropathies. In: Miller NR e Newman NJ. Walsh & Hoyt's Clinical Neuro-Ophthalmology 1998;5.
17. Boghen DR, Glazer JS. Ischaemic optic neuropathy. Brain 1987;98:689-708.
18. Bochert M, Lessel S. Progressive and recurrent nonarteritic anterior ischemic optic neuropathy. Am J Ophthalmol 1988.
19. Arnold AC, Hepler RS. Fluorescein angiography in acute anterior ischemic optic neuropathy. Am J Ophthalmol 1994;117:222-30.
20. Kanski J, Bowling B. Clinical ophthalmology. Edinburgh: Elsevier; 2012.
21. Johnson LN, Gould TJ, Krohel GB. Effect of levodopa and carbidopa on recovery of visual function in patients with nonarteritic anterior isquemic optic neuropathy of longer than six months duration. Am J Ophthalmo 1996.
22. Beri M, Klugman MR, Kohler JA, Hayreh SS. Anterior ischemic optic neuropathy: VII. Incidence of bilaterality and various influencing factors. Ophthalmology 1987;94:1020-8.
23. Hutchinson J. On a peculiar form of thrombotic arteritis of the aged which is sometimes productive of gangrene. Arch Surg (London) 1890;1:323-9.
24. Pineles S, Arnold A. Giant cell arteritis. International Ophthalmology Clinics 2007;47(4):105-19.
25. Hunder GG, Sheps SG, Allen GL, Joyce JW. Daily and alternate day corticosteroids regimens in treatment of giant cell arteritis: comparison in prospective study. Ann Intern Med 1975;82:613-18.
26. Machado E, Michet C, Ballard D, et al. Trends in incidence and clinical presentation of temporal arteritis in Olmsted County, Minnesota, 1950–1985. Arthritis & Rheumatism 1988;31(6):745-9.
27. Hayreh SS. Anterior ischemic optic neuropathy. Differentiation of arteritic from non-arteritic type and its management. Eye 1990;4:25-41.
28. Peixoto ML. A forma arterítica da neuropatia óptica isquêmica anterior: estudo de 25 casos. Arquivos de Neuro-Psiquiatria 1994;52(3):343-53.
29. Hayreh SS. Anterior ischemic optic neuropathy: II. Fundus lesions on ophthalmoscopy and fluorescein angiography. Br J Ophthalmol 1974;58:964-80.

30. Hayreh S, Podhajsky P. Visual field defects in anterior ischemic optic neuropathy. Third International Visual Field Symposium Tokyo 1978-1979;3-6:53-71.
31. Monteiro M, Coppeto J, Greco P. Giant cell arteritis of the posterior cerebral circulation presenting with ataxia and ophthalmoplegia. Archives of Ophthalmology 1984;102(3):407-9.
32. Cullen JF. Occult temporal arteritis: a common cause of blindness. Br J Ophthalmol 1967;51:513-25.
33. Siatkowski R, Gass J, Glaser J, et al. Fluorescein angiography in the diagnosis of giant cell arteritis. American Journal of Ophthalmology 1993;115(1):57-63.
34. Albert DM, Searl SS, Craft JL. Histologic and ultrastructural characteristics of temporal arteritis: the value of the temporal artery biopsy. Ophthalmology 1982;89:1111-26.

NEUROPATIA ÓPTICA ISQUÊMICA POSTERIOR – NOIP

Débora Fernandes Biazim ▪ Carlos Roberto Martins Jr.

Em paradoxo com o capítulo de NOIA (neuropatias ópticas isquêmicas anteriores), este retrata uma forma de neuropatia isquêmica quando esta não envolve a cabeça do nervo óptico.[1] Quando há presença de alguma patologia do nervo, seja ela por processo isquêmico, inflamatório, desmielinizante ou infeccioso, com decorrentes alterações em acuidade visual e campo de visão, e dificuldade em distinguir cores, somadas a um exame fundoscópico normal, estamos, provavelmente, diante de um quadro de neuropatia retrobulbar.[2] Logo, a NOIP (neuropatia óptica isquêmica posterior), protagonista desta seção, é uma neuropatia retrobulbar por isquemia das porções posteriores do nervo e é um diagnóstico de exclusão, devendo-se afastar outras causas (como inflamatórias, tóxicas e compressivas) para ratificação do diagnóstico.[3,4]

A NOIP pode ser classificada em três subtipos:

1. Arterítica;
2. Não arterítica;
3. Perioperatória.[4,5]

A forma não aterítica é rara e geralmente está associada a comorbidades sistêmicas, como HAS e DM, que podem prejudicar mecanismos de autorregulação. A forma menos comum é a arterítica, encontrada em pacientes mais velhos com arterite de células gigantes, e de pior prognóstico. Por último, a forma perioperatória, que combina hipotensão sistêmica com perda volêmica importante em cirurgias extensas, iniciando quadro ao acordar do procedimento (Quadro 288-1).

Quadro 288-1. Resumo da NOIP

Características	NOIP
Definição	Neuropatia óptica isquêmica posterior é uma rara neuropatia retrobulbar por isquemia das porções posteriores do nervo e é um diagnóstico de exclusão, após afastar outras causas: inflamatórias, tóxicas e compressivas. Há 3 formas de apresentação: arterítica, não arterítica e perioperatória
Fisiopatogenia	Insuficiência vascular que ocorre posterior à região retrolaminar, acometendo principalmente os vasos piais
Quadro clínico	A depender do subtipo. No geral, paciente com queixa de baixa de visão aguda e indolor, uni ou bilateral, com defeito pupilar aferente, alteração ao campo de confrontação, mas com papila normal à fundoscopia, independente da forma de apresentação. Observações: se forma arterítica, pode apresentar todos os sintomas sistêmicos relacionados e também dor em região temporal; se forma não arterítica, pode revelar comorbidades sistêmicas associadas; se forma perioperatória, paciente vai apresentar suas queixas na recuperação pós-procedimento e, geralmente, é cirurgia com perda significativa da volemia
Exames complementares	Assim como na fundoscopia, a angiografia por fluoresceína é normal. Campo visual, geralmente, com defeito central. Ressonância magnética com alteração na sequência de DWI nas porções posteriores do nervo demonstrando caráter isquêmico no local envolvido e auxiliando no diagnóstico diferencial de neurite óptica. Provas de atividade inflamatória caracteristicamente aumentadas na forma arterítica
Diagnóstico	Mesmo com quadro clínico característico e compatível, é diagnóstico de exclusão. É obrigatória a exclusão de outras possíveis causas de lesão no nervo
Tratamento	A depender do subtipo: ▪ Forma arterítica: corticoterapia endovenosa seguida de prednisona oral, com dose guiada pelos níveis de VHS, similarmente ao tratamento da NOIA-A ▪ Forma não arterítica: assim como na NOIA-NA, há controvérsia quando ao uso da corticoterapia, porém o pilar do tratamento é o manejo das comorbidades sistêmicas ▪ Forma perioperatória: sem tratamento definido. Deve-se ter um bom planejamento pré-operatório. Corticoterapia não está indicada

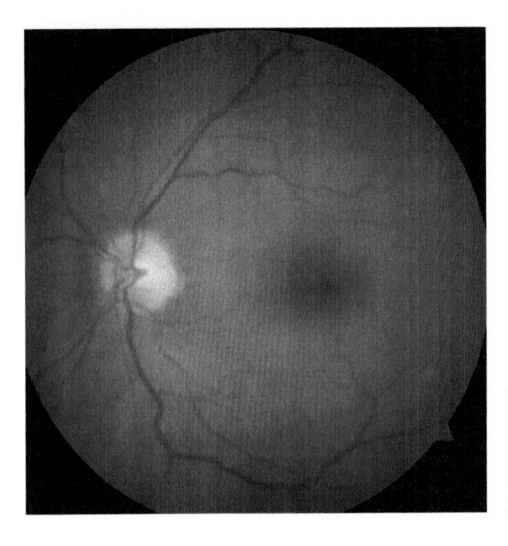

Fig. 288-1. Fundo de olho esquerdo de paciente com disco óptico normal ao exame. (Imagem gentilmente cedida por Beatriz Nugent da Cunha do Departamento de Oftalmologia da UNIFESP/EPM.) (Ver Pranchas em Cores.)

FISIOPATOLOGIA

Como já exposto, é uma insuficiência vascular e, neste caso, ocorre posteriormente à região retrolaminar, portanto acomete principalmente os vasos piais. Haja vista sua fisiopatologia diferente da NOIA, justificando o fato de encontrarmos o disco óptico normal na fase aguda da NOIP (Fig. 288-1), enquanto há edema de papila na neuropatia óptica isquêmica anterior.

QUADRO CLÍNICO

Deve-se suspeitar do diagnóstico frente a um paciente com queixa **de baixa de visão aguda e indolor, uni ou bilateral,** e, ao exame físico, apresentando **defeito pupilar aferente**, alteração ao campo de confrontação, mas com **papila normal à fundoscopia**.

Geralmente, o quadro está associado a um idoso com vasculite de células gigantes ou em pacientes com história de perda importante da volemia por cirurgia, trauma ou hemorragia gastrintestinal.[1] A palidez temporal do disco é comum de 6 a 8 semanas após a perda visual.[4,6,7] A baixa de visão varia desde discretas alterações até a ausência de percepção luminosa e, geralmente, o defeito de campo de visão é central.[4]

DIAGNÓSTICO E EXAMES COMPLEMENTARES

Em um estudo norte-americano produzido por Hayreh SS,[4] com análise de dezenas de pacientes com diagnóstico firmado de NOIP, conseguiu-se definir clínica, fisiopatologia e manejo da afecção. Foram definidos quatro critérios essenciais para o diagnóstico: baixa de visão súbita, presença de defeito em campo visual, presença de disco óptico normal à fundoscopia e à angiografia por fluoresceína (fase aguda) e exclusão de diagnósticos diferenciais (NOIP é diagnóstico de exclusão).

Para diagnóstico diferencial, dispomos de neuroimagens para descartar causas compressivas, exames laboratoriais para avaliar provas de atividades inflamatórias e propedêutica oftalmológica, tais como fundoscopia e angiografia por fluoresceína. Geralmente, na campimetria no método 30-2, pode-se encontrar escotoma central.[8] **Nas sequências de difusão (DWI) da ressonância magnética de órbitas, observa-se restrição à difusão do nervo óptico, compatível com o edema citotóxico ocasionado pela isquemia aguda. Já, na neurite óptica inflamatória, observa-se realce do nervo óptico nas sequências ponderadas em T1 pós-contraste e não há restrição à difusão** (Fig. 288-2).[9,10]

TRATAMENTO

Antes de apresentarmos o manejo destes pacientes, é fundamental atentar-se aos subtipos da NOIP e classificá-la de antemão. Excluindo os pacientes com a forma pós-operatória (que desenvolveram sintomas após cirurgia), deve-se descartar possibilidade de NOIP arterítica em todos aqueles maiores que 50 anos.[4]

A abordagem da NOIP do tipo arterítica deve envolver uso de corticoterapia endovenosa na emergência, seguida pelo uso de 1 mg/kg/dia de prednisona via oral diariamente e com regressão paulatina, guiada pela clínica e provas laboratoriais de atividade inflamatória do doente (mesmo esquema que na NOIA-A). Geralmente, o tempo total de tratamento pode durar 3 meses ou mais.[11] Similarmente, pode-se usar esteroides para NOIP não arterítica, com registro de melhora da acuidade e campo visual em alguns

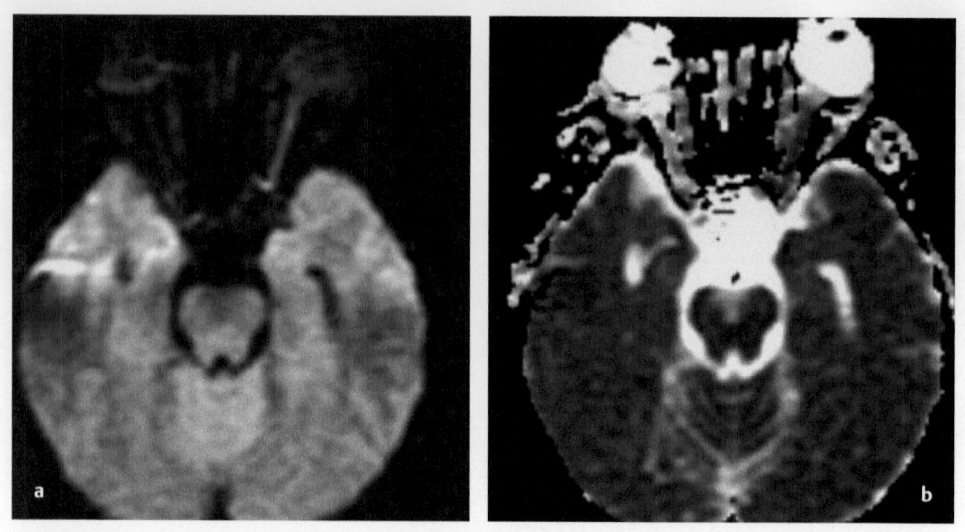

Fig. 288-2. (a) Sequência de difusão mostrando hipersinal no nervo óptico esquerdo. (b) Mapa ADC (coeficiente de difusão aparente) com correspondente hipossinal do nervo óptico esquerdo, compatível com restrição à difusão de moléculas de água verdadeira. (Imagem gentilmente cedida por Camila Tavares Joau e Silva do Departamento de Radiologia da UNIFESP/EPM.)

pacientes,[4] porém, para estes, é imprescindível reduzir os fatores de risco e comorbidades sistêmicas associadas, como na NOIA-NA.

Há publicações na literatura de pacientes com NOIP que foram submetidos a tratamento com altas doses de corticoide e que resultou em melhora da acuidade visual quando comparado a de pacientes não tratados,[4] mas, em contrapartida, não melhorou a totalidade dos casos; sendo assim, foi aberto um leque de outras oportunidades terapêuticas. Neste contexto, eis que surge a Prostaglandina 1 (PGE-1) em decorrência do potente efeito de vasodilatação periférica, portanto exercendo efeito de microcirculação que nutre o segmento do nervo envolvido,[8] agindo diretamente na fisiopatologia em questão e apresentando resultados promissores. Todavia, por causa da maior disponibilidade e facilidade, o tratamento com corticoide é o de escolha.

Até os dias de hoje, apenas a forma NOIP pós-operatória está sem terapêutica decretada, todavia é importante enfatizar que o uso de corticoterapia nesta forma está proscrita.[12] Uma vez estabelecido este subtipo de NOIP, a perda visual, na maioria das vezes, é bilateral e severa, e não há descrição de tratamento de resgate. Dessa forma, para impedir seu desenvolvimento, a conduta é um bom planejamento e anamnese pré-operatórios, diminuir ao máximo o tempo cirúrgico e medidas preventivas quanto à hipotensão.[4]

DICAS

- Baixa acuidade visual, uni ou bilateral, presença de defeito pupilar aferente, alteração ao campo de confrontação, mas com papila normal à fundoscopia (retrobulbar);
- Geralmente, o quadro está associado a um idoso com vasculite de células gigantes ou em pacientes com história de perda importante da volemia por cirurgia, trauma ou hemorragia gastrintestinal;
- Forma arterítica (arterite temporal), não arerítica (HAS, DM), perioperatória (hipovolemia);
- Envolve vasos piais;
- Tratar com corticoide na forma arterítica.

REFERÊNCIAS BIBLIOGRÁFICAS

1. Yanoff M, Duker J, Augsburger J. Ophthalmology. 3rd ed. [S.l.]: Mosby Elsevier; 2009.
2. Alves CR. Neuroftalmologia. 1st ed. São Paulo, SP: Roca; 2000.
3. Amigo M, Ghirelli W. Neuropatia Óptica isquêmica posterior como complicação pós-cirurgia de blefaroplastia. Revista Brasileira de Oftalmologia 2011;70(6):422-5.
4. Hayreh SS. Posterior ischaemic optic neuropathy: clinical features, pathogenesis, and management. Eye. 2004;18:1188-206.

5. Sadda S, Nee M, Miller N, et al. Clinical spectrum of posterior ischemic optic neuropathy. American Journal of Ophthalmology 2001;132(5):743-50.
6. Hayreh S. Posterior ischemic optic neuropathy. ophthalmologica. 1981;182(1):29-41.
7. Rucker JC, Biousse V, Newman NJ. Ischemic optic neuropathies. Curr Opin Neurol 2004;17(1):27-35.
8. Steigerwalt R, Cesarone M, Belcaro G, et al. Non-arteritic posterior ischaemic optic neuropathy treated with intravenous prostaglandin E1 and oral corticosteroids. Neuro-Ophthalmology 2011;35(2):81-4.
9. Maramattom B, Sundar S, Thomas D, Panikar D. Postoperative posterior ischemic optic neuropathy (PION) following right pterional meningioma surgery. Annals of Indian Academy of Neurology 2016;19(3):374-6.
10. Bhatt NP, Morales RE, Mathews MK. MRI findings in post-operative bilateral posterior ischemic optic neuropathy. Open J Ophthalmol 2013;3:51-3.
11. Hayreh S. Ischemic optic neuropathy. Progress in Retinal and Eye Research 2009;28(1):34-62.
12. Posterior Ischemic Optic Neuropathy – EyeWiki [Internet]. Eyewiki.aao.org. 2019.

NORRIE

Carlos Roberto Martins Jr.

A síndrome de Norrie (SN) é uma doença recessiva ligada ao X relacionada com o gene *NDP* que configura a proteína norrina, responsável pela angiogênese da retina e do ouvido interno. Descrita por Gordon Norrie em 1927, a SN cursa com cegueira neonatal ou pós-neonatal proporcionada por displasia retiniana e leucocoria (reflexo retiniano branco). Atrofia da íris e catarata não são raras.

Em torno de 30% dos indivíduos com doença de Norrie desenvolvem perda auditiva progressiva (neurossensorial) e 30% a 50% dos afetados sofrem atrasos no desenvolvimento das habilidades motoras, como sentar-se e caminhar. Outros problemas podem incluir deficiência intelectual leve a moderada e sintomas psiquiátricos, geralmente, psicóticos.

Epilepsia ocorre em menos de 10% dos pacientes, podendo cursar com crises parciais ou generalizadas. Espasmos infantis com hipsarritimia ao EEG já foram descritos. Cataplexia e fenômenos do REM podem ocorrer. A RNM de crânio, usualmente, não apresenta anormalidades. O tratamento é suportivo e multidisciplinar.

DICAS
▪ Recessiva ligada ao X relacionada com o gene *NDP*; ▪ Cegueira neonatal ou pós-neonatal – displasia retiniana; leucocoria; ▪ Surdez neurossensorial pode ocorrer com a evolução; ▪ Retardo do desenvolvimento neuropsicomotor e sintomas psicóticos podem estar presentes. Por vezes, o desenvolvimento motor é normal; ▪ Cataplexia e epilepsia podem ocorrer.

BIBLIOGRAFIA

Lev D, Weigl Y, Hasan M, et al. A novel missense mutation in the NDP gene in a child with Norrie disease and severe neurological involvement including infantile spasms. Am J Med Genet Part A 2007;143A:921-4.

Okumura A, Arai E, Kitamura Y, et al. Epilepsy phenotypes in siblings with Norrie disease. Brain and Development 2015;37(10):978-82.

NOTALGIA PARESTÉSICA

Carlos Roberto Martins Jr.

Descrita em 1934 por Astwazaturow, a notalgia parestésica (NP) é uma entidade subdiagnosticada que se caracteriza por distúrbio neuropático sensitivo que acomete a região dorsal entre os dermátomos de **T2 a T6**, de curso crônico com episódios de exacerbação e remissão.

O sintoma cardinal envolve prurido localizado associado à sensação de queimação, hiperestesia ou parestesias e podendo evoluir com área bem delimitada de hiperpigmentação na região interescapular (relacionada com coçadura e fricção crônicas). **O principal sintoma é prurido interescapular**. Dor intermitente e choques não são raros. Usualmente, tem início no adulto e a sua causa é incerta, podendo estar relacionada com aspectos multifatoriais, como aumento da inervação cutânea local, lesão de raízes espinhais por trauma crônico ou compressão por alterações degenerativas da coluna e/ou tecidos moles adjacentes.

Eventualmente, o quadro dorsal pode ser irradiado para região anterior do tórax. O tratamento envolve gabapentinoides, antidepressivos tricíclicos, anti-histamínicos, anti-inflamatórios não esteroides, relaxantes musculares orais e anticonvulsivantes, creme tópico de capsaicina, corticosteroides tópicos, anestésicos tópicos, bloqueio do nervo paravertebral e cirurgia de descompressão nervosa espinhal. Sempre se faz necessário afastar quadro herpético atual ou nevralgia pós-herpética. A resposta ao uso de gabapentina e anticonvulsivantes parece ter efeito após alguns meses do início.

DICAS

- Prurido neuropático causado pela compressão do nervo sensitivo envolvendo as ramificações posteriores das raízes nervosas de T2 a T6, estando associada principalmente a alterações degenerativas nas vértebras;
- Curso crônico com episódios de remissão e exacerbação;
- Hiperpigmentação da área acometida pode ocorrer pelo excesso de arranhões e fricção local;
- Podem ou não ocorrer alterações degenerativas de coluna. Sempre excluir história de herpes-zóster (nevralgia pós-herpética);
- Prurido interescapular é o sintoma cardinal;
- Tratamento com drogas neuropáticas, como gabapentina, anticonvulsivantes, anestésicos tópicos. Bloqueio do nervo paravertebral e cirurgia de descompressão nervosa espinhal são opções em casos refratários.

BIBLIOGRAFIA

Astwazaturow M. Über parästhetische Neuralgien und eine besondere form derselben-notalgia paraesthetica. Deutsche Zeitschrift für Nervenheilkunde 1934;133(3-4):188-96.

Chiriac A, Podoleanu C, Moldovan C, Stolnicu S. Notalgia paresthetica, a clinical series and review. Pain Pract 2016;16(5):E90-1.

Shin J, Kim YC. Neuropathic itch of the back: a case of notalgia paresthetica. Ann Dermatol 2014;26(3):392-4.

O'SULLIVAN–McLEOD

Carlos Roberto Martins Jr.

O'Sullivan e McLeod descreveram seis pacientes com fraqueza distal lentamente progressiva, amiotrofia das mãos e antebraços e progressão muito lenta (até 20 anos). O distúrbio envolve apenas o motoneurônio inferior, sem alterações sensitivas, com início no adulto jovem (alguns casos após a quarta década de vida), acometendo os miótomos distais cervicais (C7-C8-T1), determinando fraqueza e atrofia lentamente progressivas em mãos e, por vezes, antebraços.

Os principais diagnósticos diferenciais incluem a doença de Hirayama, neuronopatia motora-hereditária distal (atrofia muscular espinal distal) e neuropatia motora multifocal com bloqueio de condução. No entanto, apesar de várias semelhanças com a doença de Hirayama, a apresentação clínica inicial, estudos neurofisiológicos e estudos de neuroimagem diferem entre as duas condições neurodegenerativas.

A ENMG evidencia neuronopatia motora exclusiva dos segmentos cervicais baixos. A neuroimagem é normal na maioria dos casos, contudo, muito raramente, podemos observar atrofia de medula espinhal cervical e hipersinal funicular anterior (*snake sign*). A síndrome atinge duas vezes mais homens que mulheres, com início unilateral e distal do membro superior, envolvendo fraqueza, atrofia e fasciculações. O tempo médio para atingir o outro membro é de cerca de 2-3 anos.

Embora um possível mecanismo autoimune e/ou inflamatório tenha sido considerado por alguns autores, não há nenhum marcador laboratorial liquórico ou sérico para essa condição. Ademais, não houve melhora clínica, bem como estabilização do processo, com imunoglobulina intravenosa e/ou metilprednisolona. Por hora, os casos afetados na literatura são esporádicos e não há identificação de substrato genético associado. Tratamento é com base em reabilitação.

DICAS
▪ Doença do neurônio motor distal em mãos e/ou antebraço – C7-C8-T1;
▪ RNM normal – sem as alterações típicas de medula cervical da doença de Hirayama (*ver capítulo específico*);
▪ Fraqueza, atrofia, fasciculações em mão e/ou antebraço unilateral. Progride para outra mão após 2,5 anos em média. Evolução muito lenta – pode progredir por 20 anos;
▪ Mais comum em homens;
▪ Esporádica, sem substrato genético, por hora;
▪ LCR normal. ENMG – neuronopatia motora em miótomos distais cervicais;
▪ Diagnósticos diferenciais incluem a doença de Hirayama, neuronopatia motora-hereditária distal (atrofia muscular espinal distal) e neuropatia motora multifocal com bloqueio de condução;
▪ Não há fraqueza, atrofia ou fasciculações na língua, segmento cervical alto ou em outras regiões;
▪ Início antes dos 40 anos de idade;
▪ Tratamento com reabilitação.

BIBLIOGRAFIA

Garg N, Park SB, Vucic S, et al. Differentiating lower motor neuron syndromes. J Neurol Neurosurg Psychiatry 2017;88:474-83.

O'Sullivan DJ, McLeod JG. Distal chronic spinal muscular atrophy involving the hands. J Neurol Neurosurg Psychiatry 1978;41:653-8.

Petiot P, Gonon V, Froment JC, et al. Slowly progressive spinal muscular atrophy of the hands (O'Sullivan-McLeod syndrome): clinical and magnetic resonance imaging presentation. J Neurol 2000;247:654-5.

Pradat PF, Bruneteau G. Differential diagnosis and atypical subsets of amyotrophic lateral sclerosis. Rev Neurol 2006;162:4S81-4S90.

ONDINE

Gabriel da Silva Schmitt ▪ Ricardo Brioschi ▪ Carlos Roberto Martins Jr.

Síndrome de Ondine ou **síndrome da hipoventilação central congênita** (CCHS em inglês) foi primeiramente descrita por Robert Mellins em 1970. É um distúrbio genético raro com risco de vida que se manifesta como hipoventilação associada ao sono. Apesar do quadro estar geralmente presente durante a vigília, este se acentua e é pior durante o sono, particularmente no estágio do sono NREM, quando predomina o controle autonômico da respiração. Geralmente, apresenta-se no período neonatal, mas ocasionalmente pode afetar indivíduos mais velhos. A condição foi chamada de maldição/síndrome de Ondine, baseada na obra mitológica nórdica Ondina, que conta a história de uma ninfa que abdica da imortalidade para viver um amor humano, porém, ao ser traída, amaldiçoa o amado infiel a esquecer de respirar ao dormir.

Deve-se considerar o diagnóstico em crianças com hipoventilação episódica ou sustentada e hipoxemia nos primeiros meses de vida, inexistindo associação com outras doenças. Estas apresentam hipercapnia e hipoxemia progressivas quando dormem, com resposta ausente ou diminuída à hipóxia e à hipercapnia, e não apresentam sensação subjetiva de dispneia ou desconforto respiratório. Os pacientes normalmente nascem a termo e sem anormalidades durante a gravidez ou parto.

Além da cianose presente principalmente durante o sono, a síndrome associa-se também à **disfunção generalizada do sistema nervoso autônomo**, incluindo regulação cardiovascular (disfunção da pressão arterial e frequência cardíaca, pouca resposta ao esforço físico e pausas sinusais prolongadas). Há também alterações oftalmológicas, como anormalidades da dilatação pupilar e estrabismo. A doença de Hirschsprung está associada a 20% dos casos de CCHS, e a coocorrência dos distúrbios é conhecida como **síndrome de Haddad**. Mesmo em pacientes sem Hirschsprung, muitas vezes há evidências de dismotilidade gastrintestinal, constipação e disfagia. O sistema endócrino também pode ser afetado, sendo a deficiência de hormônio do crescimento e hiperinsulinemia congênita as alterações mais comumente observadas. Os tumores de origem da crista neural (neuroblastoma, ganglioneuroma ou ganglioneuroblastoma) estão associados a 5%-10% dos casos, principalmente nos primeiros dois anos de vida.

A doença é causada por um defeito genético no *PHOX2B* localizado no cromossomo 4p12. Acredita-se que a mutação leve à disfunção no núcleo retrotrapezoide no bulbo, sendo local-chave no controle central da respiração. Quanto à herança, as mutações são autossômicas dominantes e 92% são mutações de novo. A mais encontrada é uma expansão de polialanina no éxon 3. Mais de 90% dos acometidos são heterozigotos para essa mutação. Os genótipos associados têm relação com mutações não associadas à expansão de polialaninas (NPARMs) e mutações de repetição de polialanina (PARMs).

Indivíduos NPARMs, em geral, são mais severamente afetados do que os PARMs, assim como aqueles com um número maior de repetições de alanina. Há, assim, correlação entre o genótipo e o fenótipo, ou seja, quanto maior for o número de alaninas, maior será a gravidade dos achados clínicos. Os NPARMs normalmente apresentam um defeito ventilatório grave. Estes também são mais propensos a ter tumores da crista neural e doença de Hirschsprung.

A CCHS é um diagnóstico de exclusão. Isso significa que distúrbios pulmonares, cardíacos, neurológicos e generalizados precisam ser excluídos antes que o diagnóstico seja estabelecido. RNM é realizada para excluir malformações do tronco cerebral que possam prejudicar o controle ventilatório. Triagem para erros inatos do metabolismo também são essenciais. Na maioria dos casos, a traqueostomia com ventilação com pressão positiva é considerada a conduta mais segura. Em casos mais leves, as trocas gasosas durante a vigília podem ser adequadas, de modo que a ventilação assistida por pressão positiva seja necessária apenas durante o sono.

> **DICAS**
>
> - Paciente com disfunção ventilatória, principalmente durante o sono, sem evidência de distúrbios respiratórios, cardíacos ou neurológicos primários;
> - Apesar do quadro estar geralmente presente durante a vigília, este se acentua e é pior durante o sono, particularmente no estágio do sono NREM, quando predomina o controle autonômico da respiração;
> - Hipoventilação central congênita;
> - Polissonografia com elevações da pCO_2 principalmente durante o sono NREM;
> - Disautonomia;
> - Doença de Hirschsprung;
> - Pacientes podem apresentar fenótipo de rosto curto, largo e um pouco achatado;
> - Disautonomia é comum;
> - Confirmada por testes moleculares para mutações no *PHOX2B*.

BIBLIOGRAFIA

Mellins RB, et al. Failure of automatic control of ventilation (Ondine's curse): report of an infant born with this syndrome and review of the literature. Medicine. 1970;49(6):487-504.

Weese-Mayer DE, et al. An official ATS clinical policy statement: congenital central hypoventilation syndrome: genetic basis, diagnosis, and management. American journal of respiratory and critical care medicine. 2010;181(6):626-44.

Healy F, Marcus CL. Congenital central hypoventilation syndrome in children. Paediatric respiratory reviews. 2011;12(4):253-63.

Sandoval RL, et al. Síndrome de hipoventilação central congênita associada à doença de Hirschsprung: relato de caso e revisão de literatura. Revista Paulista de Pediatria 2016;34(3):374-8.

Todd ES, et al. Facial phenotype in children and young adults with PHOX2B-determined congenital central hypoventilation syndrome: Quantitative pattern of dysmorphology. Pediatric research 2006;59(1):39.

OPALSKI E BABINSKI-NAGEAOTTE

Carlos Roberto Martins Jr.

Trata-se nada mais do que uma síndrome de Wallenberg associada a comprometimento motor. Sabemos que a síndrome de Wallenberg é uma síndrome vascular classicamente conhecida pelo não comprometimento motor dos membros superiores ou inferiores (ausência de lesão do trato corticospinal). O infarto localiza-se no segmento posterolateral do bulbo, levando à ataxia ipsilateral, disartria, vertigem, Horner ipsilateral e hipoestesia térmico-álgica em face ipsi e em braço/perna contralateral.

A síndrome de Opalski (1949), por sua vez, cursa com acometimento estendido do trato corticospinal após a decussação das pirâmides, proporcionando, além dos sintomas clássicos de Wallenberg, hemiparesia **ipsilateral** de braço/perna. Já a síndrome de Babinski-Nageaotte envolve o trato corticospinal antes da decussação das pirâmides, levando à hemiparesia **contralateral**. Desse modo, a síndrome de Opalski tende a cursar com uma isquemia mais extensa (bulbar e medular alta), que transpassa o nível da decussação motora.

A síndrome de Babinski-Nageotte é muito mais intuitiva para se explicar do ponto de vista vascular. Trata-se de expansão da isquemia em território motor bulbar. Entretanto, a síndrome de Opalski apresenta várias tentativas de explicação. A mais aceita envolve alteração hemodinâmica da circulação medular alta pelos vasos penetrantes medulares oriundos da oclusão ou estenose das artérias vertebrais.

DICAS
▪ *Síndrome de Opalski*: Wallenberg + hemiparesia **ipsilateral** à isquemia bulbar; ▪ *Síndrome de Babinski – Nageotte* = Wallenberg + hemiparesia **contralateral** à isquemia bulbar.

BIBLIOGRAFIA

Kimura Y, Hashimoto H, Tagaya M, et al. Ipsilateral hemiplegia in a lateral medullary infarct – Opalski's syndrome. J Neuroimaging 2003;13:83-4.

OPHELIA

Ricardo Brioschi • Carlos Roberto Martins Jr.

Em 1982, o Dr. Ian Carr descreveu, em sua própria filha de aproximadamente 15 anos de idade, uma desordem neuropsiquiátrica, caracterizada por progressiva perda da competência mnésica, depressão, alucinações e comportamentos bizarros. No processo de investigação, um linfoma de Hodgkin (LH) foi detectado e tratado com sucesso, resultando em significativa melhora dos sintomas. Ele, então, postulou que algum mecanismo imunomediado humoral secretado pelo próprio tumor poderia estar vinculado à gênese dos sintomas de sua filha. Nomeou a desordem neurológica como **síndrome de Ophelia**, fazendo referência à atração obsessiva e desequilibrada desta personagem, da obra de Shakespeare, por Hamlet, o que a teria levado à morte.

A síndrome de Ophelia é uma forma extremamente rara de encefalite paraneoplásica autoimune, associada ao linfoma de Hodgkin. Os sintomas neurológicos geralmente precedem a detecção do tumor em semanas a meses, e melhoram com o tratamento da neoplasia. As anormalidades neuropsiquiátricas podem ser diversas, dentre as quais citam-se mudanças na personalidade e no humor, amnésia anterógrada, desorientação, cefaleia, movimentos involuntários, crises epilépticas, desordens do sono, fadiga e prosopagnosia.

Foi identificado como marcador humoral da doença a produção de anticorpos contra receptores de glutamato metabotrópicos do tipo 5 (**mGluR5**), presentes nos terminais pós-sinápticos dos neurônios e micróglia, mais expressos nas amígdalas e hipocampos. Sua localização preferencial ajuda a explicar os problemas típicos relacionados com a memória e o comportamento nesta doença. Hoje, sabe-se também que a encefalite anti-mGluR5 pode ocorrer na ausência de tumor, ou mesmo associada ao tumor de pequenas células do pulmão.

Deve-se suspeitar de encefalite autoimune, devendo os pacientes ser testados para anti-mGluR5, preenchendo os seguintes critérios:

- Início subagudo (rápida progressão de < 3 meses) de déficit na memória operacional, alterações no *status* mental (letargia, alteração do nível de consciência, mudanças de personalidade) ou sintomas psiquiátricos;
- Pelo menos 1 dos seguintes:
  - Novos sinais focais do SNC;
  - Crises epilépticas não explicadas por desordem epiléptica previamente conhecida; EEG demonstrando atividade aguda ou lentificada em um ou ambos lobos temporais;
  - Liquor demonstrando características inflamatórias (pleocitose, bandas oligoclonais, aumento de IgG, aumento de proteínas);
  - RNM de encéfalo demonstrando anormalidades sugestivas de encefalite (hipersinal nas ponderações T2/FLAIR em regiões temporais).
- Exclusão racional de causas alternativas.

Possíveis diagnósticos diferenciais incluem: doença metastática afetando o encéfalo e leptomeninges, encefalites virais, doença de Creutzfeldt-Jakob, doença cerebrovascular isquêmica ou hemorrágica, doença de Whipple, doença psiquiátrica, encefalopatia tóxico-metabólica, encefalopatia de Wernicke e demência degenerativa primária.

O *status* quanto à presença do anticorpo não é necessário para o diagnóstico precoce e o tratamento precoce de encefalite autoimune não deve ser atrasado, uma vez que a detecção do anticorpo não está disponível na maior parte das instituições, e o resultado pode demorar semanas até ser obtido. Quando da suspeita diagnóstica, a investigação de condição neoplásica subjacente deve ser realizada, obtendo-se tomografias computadorizadas de tórax, abdome e pelve ou FDG-PET como propedêutica armada em busca do tumor oculto.

O tratamento oncológico deve ser instituído assim que possível, com boa resposta neurológica. Regimes de imunossupressão, empregando corticoterapia ou plasmaférese, bem como imunomodulação com infusão endovenosa de imunoglobulina, podem ser empregados, embora as recomendações sejam, em grande parte, baseadas em séries retrospectivas e na opinião de especialistas.

DICAS

- Início recente de sintomas neuropsiquiátricos, incluindo amnésia, alteração de comportamento, alterações de humor e sintomas psicóticos;
- LCR com características inflamatórias;
- RNM de encéfalo com hipersinal temporal (límbico);
- EEG com atividade epileptiforme temporal;
- Investigar síndrome neurológica paraneoplásica: pensar em linfoma de Hodgkin e neoplasia de pulmão (*oat cell*);
- Encefalite autoimune anti-mGluR5.

BIBLIOGRAFIA

Guevara C, et al. Encephalitis associated to metabotropic glutamate receptor 5 (mGluR5) antibodies in cerebrospinal fluid. Front Immunol 2018;5(9):2568.

Ronnyson S, Grativvol W, Cavalcante CP, et al. Updates in the diagnosis and treatment of paraneoplastic neurologic syndromes. Current Oncology Reports 2018;20:92.

Spatola M, Sabater L, Planagumà J, et al. Encephalitis with mGluR5 antibodies: Symptoms and antibody effects. Neurology 2018;90(22):e1964.

ORBITOPATIA DE GRAVES

CAPÍTULO 295

Cínthia Minatel Riguetto ▪ Karla Borges Daniel ▪ Carlos Roberto Martins Jr.

A orbitopatia de Graves (OG) é a manifestação extratireoidiana mais comum da doença de Graves (DG). A DG é caracterizada pela hiperfunção da tireoide e excesso de secreção de hormônios tireoidianos, resultando na diminuição dos níveis séricos do hormônio tireoestimulante (TSH) em associação com elevação nos níveis séricos da tiroxina (T4) e da tri-iodotironina (T3). **A oftalmopatia tem um curso independente da DG, podendo anteceder, coincidir ou suceder o hipertireoidismo**.

Frequentemente, acomete os dois olhos; entretanto, quase sempre de uma forma assimétrica, **podendo ser unilateral em 15% dos casos. Sua patogênese, está relacionada com a imunorreatividade cruzada entre antígenos orbitais e tireoidianos, especialmente o anticorpo contra o receptor do hormônio tireoestimulante da tireoide (TRAb), resultando em infiltração por linfócitos T ativados, com subsequente liberação de mediadores inflamatórios**. Os músculos estão infiltrados com células inflamatórias (linfócitos, macrófagos, células plasmáticas e eosinófilos) e aumento da deposição de mucopolissacarídeo. Em casos de longa data, o aumento da deposição de colágeno leva à fibrose.

Envolvimento dos músculos extraoculares em ordem decrescente de frequência: músculo levantador da pálpebra, reto inferior, reto medial, reto superior, reto lateral e oblíquos. O aumento no volume da gordura orbital é resultado da congestão venosa pela compressão da veia oftálmica superior pelos músculos aumentados e/ou inflamação adiposa intrínseca.

Os sinais e os sintomas clássicos relacionados com a OG são:

- Retração palpebral;
- Irritação ocular;
- Fotofobia;
- Olho seco;
- Lacrimejamento;
- Hiperemia conjuntival;
- Edema palpebral;
- Diplopia;
- Dor ocular;
- Ptose;
- Edema periorbital;
- Proptose.

O diagnóstico é realizado pela avaliação clínica por meio do exame físico, determinando a presença de sinais característicos da doença e a gravidade da inflamação ocular e da proptose. Além disso, diversas técnicas de imagem são utilizadas para quantificar as alterações retro-orbitárias, como a ultrassonografia, a cintilografia com octreotide, a tomografia computadorizada e a ressonância magnética.

Em decorrência de sua ampla disponibilidade e rápida aquisição de imagens, o diagnóstico geralmente é feito pela primeira vez na TC. O contraste intravenoso, embora ideal, não é necessário, pois as diferentes densidades de gordura orbital e músculo permitem o delineamento adequado do conteúdo orbital.

A exoftalmia/proptose pode ser vista na TC. A linha de referência para a medição da proptose é a **linha interzigomática** (uma linha que conecta as bordas anteriores dos ossos zigomáticos): a distância desta linha para a esclera posterior é normalmente 9,9 +/- 1,7 mm; a distância desta linha à superfície anterior do globo deve ser < 23 mm – uma distância maior indica exoftalmia. O tendão anterior é geralmente poupado (embora possa estar envolvido em casos agudos), com o edema em grande parte confinado ao ventre muscular. Esta aparência é frequentemente referida como "**garrafa de coca**" (**sinal da garrafa de *Coca-Cola*®**), por causa de sua semelhança com a garrafa de Coca-Cola® clássica (Fig. 295-1). O tamanho dos músculos

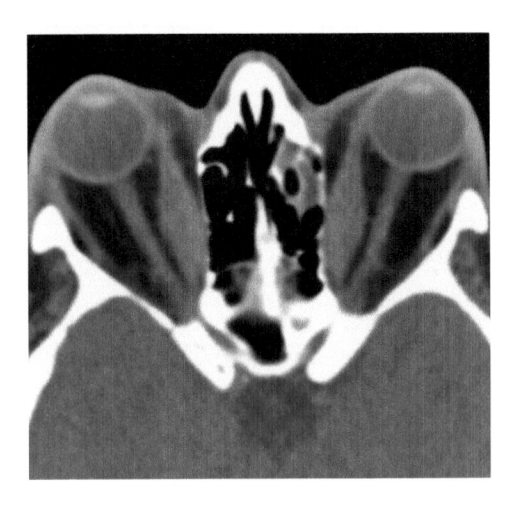

Fig. 295-1. TC evidenciando aumento do diâmetro muscular. Note a semelhança com uma garrafinha de Coca-Cola.®

correlaciona-se com a gravidade da doença e o risco de compressão do nervo óptico, dessa forma sempre é bom conversar com o radiologista.

A avaliação com ressonância magnética pode ser útil em razão do contraste melhorado dos tecidos moles e as capacidades multiplanares. A ressonância magnética evita a radiação ionizante para o cristalino e o correspondente aumento do risco de catarata induzida por radiação. Os achados de sequências de ressonância magnética específicas podem incluir:

- *T1*: isointenso aos outros músculos faciais ou infiltração gordurosa;
- *T2*: aumento da intensidade do sinal pode ser visto em virtude do processo inflamatório;
- *T1 C + (Gd)*: realce pode estar presente (se inflamação importante).

As considerações gerais sobre o diferencial de imagem incluem: pseudotumor orbital (envolve a inserção tendínea), malformação arteriovenosa orbital, sarcoidose orbital, linfoma orbital, metástases orbitais, amiloidose orbital (rara), doença de Erdheim Chester (*ver capítulo específico*).

O tratamento consiste no controle do hipertireoidismo com drogas antitireoidianas (propiltiouracila ou metimazol) e uso de medicamentos tópicos, como colírios e géis lubrificantes. Nos casos mais graves, pode-se indicar o uso de glicocorticoides (via oral ou venoso, se grave), medicamentos biológicos (rituximabe), radioterapia e a cirurgia de descompressão orbitária. Importante cessar o tabagismo se houver, pois há piora expressiva do quadro com o vício. Grande parte dos casos pode melhorar espontaneamente em 3 a 5 anos, necessitando apenas de acompanhamento.

DICAS
▪ Retração palpebral; ▪ Lacrimejamento; ▪ Hiperemia conjuntival; ▪ Edema palpebral; ▪ Edema periorbital; ▪ Diplopia; ▪ Sinal da garrafa de Coca-Cola® à TC; ▪ Proptose; ▪ Tem um curso independente da DG, podendo anteceder, coincidir ou suceder o hipertireoidismo; ▪ Unilateral em 15% dos casos; ▪ Imunorreatividade cruzada entre antígenos orbitais e tireoidianos, especialmente o anticorpo contra o receptor do hormônio tireoestimulante da tireoide (TRAb), resultando em infiltração por linfócitos T ativados, com subsequente liberação de mediadores inflamatórios; ▪ RNM pode cursar com realce; ▪ Poupa o tendão de inserção.

BIBLIOGRAFIA

Bahn RS. Graves' ophthalmopathy. N Engl J Med 2010;362(8):726-38.

Burch HB, Cooper DS. Management of Graves disease: A review. Jama 2015;314(23):2544-54.

Perros P, Hegedus L, Bartalena L, et al. Graves' orbitopathy as a rare disease in Europe: a European group on Graves' orbitopathy (EUGOGO) position statement. Orphanet J Rare Dis 2017;12(1):72.

Ross DS, Burch HB, Cooper DS, et al. American thyroid association guidelines for diagnosis and management of hyperthyroidism and other causes of thyrotoxicosis. Thyroid 2016;26(10):1343-421.

Smith TJ, Hegedus L. Graves' disease. N Engl J Med 2016;375(16):1552-65.

OHTAHARA

Carlos Roberto Martins Jr.

A síndrome de Ohtahara (SO) é uma encefalopatia epilética de péssimo prognóstico que se inicia nos primeiros 3 meses de vida da criança, principalmente antes de duas semanas após o nascimento. É rara, ocorrendo em 0,2% dos bebês com epilepsia. Os bebês desenvolvem espasmos tônicos que podem ser generalizados ou lateralizados, isoladamente ou em grupos e são independentes do ciclo do sono. Os espasmos geralmente duram até 10 segundos e podem ocorrer centenas de vezes ao dia.

Aproximadamente um terço dos pacientes com a síndrome de Ohtahara também desenvolverá outros tipos de convulsões, como convulsões motoras focais ou convulsões tônico-clônicas generalizadas. O EEG evidencia um padrão de surto-supressão que se associa, em sua maioria, às crises tônicas. O padrão normalmente permanece inalterado durante a vigília e o sono.

Cerca de 75% dos pacientes desenvolvem síndrome de West entre 2 e 6 meses de idade e 12%, posteriormente, desenvolvem síndrome de Lennox-Gastaut. Muitos pacientes evoluem com óbito na infância. A evolução para a síndrome de West é marcada por uma transição eletrográfica para hipsarritimia e a progressão adicional para a síndrome de Lennox-Gastaut é acompanhada pelo desenvolvimento de um padrão generalizado e lento de espícula-onda. A estreita relação entre essas três síndromes levou à teoria de que elas representam reações específicas da idade no cérebro a influências exógenas semelhantes.

É importante lembrar que o padrão de surto-supressão também é visto na **encefalopatia mioclônica precoce**, que acomete bebês da mesma faixa etária da síndrome de Otahara, até mesmo nas primeiras horas de vida. A síndrome de Ohtahara pode resultar de uma variedade de etiologias, mas a maioria dos casos é associada a anormalidades estruturais do cérebro (**síndrome de Aicardi e displasias corticais**) ou hipoxemia. Casos relacionados com mutações genéticas e anormalidades metabólicas também são descritos. Mesmo em casos em que não há lesão estrutural evidente na neuroimagem, os exames *post-mortem* demonstram evidência de um distúrbio migratório ou disgenesia como fator causal.

Os principais distúrbios metabólicos associados à SO são hiperglicemia não cetótica, deficiência de citocromo C oxidase, dependência de piridoxina, deficiência de carnitina palmitoiltransferase e encefalopatia de Leigh. Mutações classicamente associadas à SO envolvem os genes *ARX* (diferenciação e proliferação neuronal), *STXBP1* (regula liberação de vesículas sinápticas) e *SLC25A22* (transporte de glutamato mitocondrial). Mutações do gene *ARX* associam-se a anormalidades estruturais, como corpo caloso hipoplásico, gânglios da base e hipocampos pequenos, *cavum* de septo pelúcido e atrofia cerebral.

O tratamento medicamentoso é de difícil manejo, sendo epilepsia refratária a regra.

DICAS
■ Encefalopatia epilética de péssimo prognóstico que se inicia nos primeiros 3 meses de vida da criança; ■ Espasmos tônicos que podem ser generalizados ou lateralizados, isoladamente ou em grupos e são independentes do ciclo do sono; ■ Os espasmos geralmente duram até 10 segundos e podem ocorrer centenas de vezes ao dia; ■ EEG evidencia um padrão de surto-supressão que se associa, em sua maioria, às crises tônicas. O padrão normalmente permanece inalterado durante a vigília e sono (contínuo). Na encefalopatia mioclônica precoce, o padrão é intermitente; ■ Cerca de 75% dos pacientes desenvolvem síndrome de West entre 2 e 6 meses de idade e 12%, posteriormente, desenvolvem síndrome de Lennox-Gastaut; ■ Anormalidades estruturais do cérebro (**síndrome de Aicardi e displasias corticais**) ou hipoxemia. Casos relacionados com mutações genéticas e anormalidades metabólicas também são descritos; ■ Tratamento medicamentoso é de difícil manejo, sendo epilepsia refratária a regra.

BIBLIOGRAFIA

Aicardi J, Goutieres F. Encephalopathie myoclonique neonatale. Rev Electroencephalographr Neurophysiol Clin 1978;8:99e101.

Clarke M, Gill J, Noronha M, McKinlay I. Early infantile epileptic encephalopathy with suppression burst: Ohtahara syndrome. Dev Med Child Neurol 1987;29:520e8.

Ohtahara S, Ishida T, Oka E, et al. On the specific age-dependent epileptic syndromes: The early-infantile epileptic encephalopathy with suppression-burst. No To Hattatsu 1976;8:270e80.

Ohtahara S, Yamatogu Y. Epileptic encephalopathies in early infancy with suppression burst. J Clin Neurophysiol 2003;20:398e407.

Ohtahara S. A study on the age-dependent epileptic encephalopathy. No To Hattatsu 1977;9:2e21.

PANDAS

Maria do Bom Sucesso Lacerda Fernandes Neta

Os primeiros casos de um subtipo pediátrico de transtorno obsessivo-compulsivo com sintomas de início agudo foram descritos por Swedo et al., na década de 90. Essa condição denominada PANDAS (*pediatric autoimmune neuropsychiatric disorders associated with streptococcal infection*) apresenta **episódios recorrentes de exacerbação aguda** de tiques ou sintomas obsessivo-compulsivos associados a sintomas neurológicos ou neuropsiquiátricos, como déficit de atenção e hiperatividade, labilidade emocional, distúrbios do sono ou alterações na motricidade fina.

Acredita-se que possa existir um mecanismo de autoimunidade na gênese da patologia, por meio da produção de anticorpos, após infecção por estreptococo beta-hemolítico do grupo A e reação cruzada nos gânglios da base causando alterações em indivíduos suscetíveis geneticamente. Embora haja semelhança em relação à etiopatogenia e ao quadro clínico, a síndrome PANDAS diferencia-se da coreia de Sydenham, pois não apresenta outros achados de febre reumática.

Os critérios clínicos de PANDAS são:

- Presença de transtorno obsessivo-compulsivo ou tiques;
- Início dos sintomas em idade pré-puberal;
- Início agudo dos sintomas e curso com episódios recorrentes;
- Associação temporal entre infecção por estreptococo do grupo A e início dos sintomas ou exacerbações;
- Associação com sintomas neurológicos nas exacerbações.

Apesar de clínica semelhante, já foram descritas condições distintas com PITAND (*pediatric infection-triggered autoimmune neuropsychiatric disorders*), CANS (*childhood neuropsychiatric symptoms*) e PANS (*pediatric acute-onset neuropsychiatric syndrome*) caracterizadas por infecções não estreptocócicas como gatilho, e não terem evidência de infecção estreptocócica e presença de sintomas obsessivo-compulsivos de início agudo ou distúrbios alimentares associados a outros sintomas neurológicos ou psiquiátricos, respectivamente.

O diagnóstico de PANDAS é considerado um desafio na prática, tanto pela dificuldade de comprovação da infecção estreptocócica (cultura, dosagens de anticorpos) quanto pela variabilidade de sintomas e curso clínico da doença. O diagnóstico é realizado, na maioria das vezes, de maneira prospectiva, correlacionando-se temporalmente surtos da doença com infecção por estreptococos.

Foram objeto de estudo as seguintes estratégias de tratamento: antibióticos, imunoglobulina endovenosa, plasmaférese, corticosteroides, anti-inflamatórios não esteroidais, imunossupressores, terapia cognitivo-comportamental e amigdalectomia. Há evidências de que a antibioticoterapia na vigência de infecção estreptocócica aguda é benéfica, mas não há recomendação sobre o uso profilático rotineiro. A terapia cognitivo-comportamental e os inibidores seletivos da recaptação de serotonina parecem ser eficazes para o transtorno obsessivo-compulsivo. Atualmente, preconiza-se terapêutica individualizada.

DICAS
- Faixa etária pediátrica; - Tiques e transtorno obsessivo-compulsivo; - Início abrupto e dramático dos sintomas e surtos recorrentes; - Relação temporal entre infecção por estreptococo do grupo A e início dos sintomas ou exacerbações.

BIBLIOGRAFIA

Macerollo A, Martino D. Pediatric autoimmune neuropsychiatric disorders associated with streptococcal infections (PANDAS): An evolving concept. Tremor and other hyperkinetic moviments. 2013.

Murphy ML, Pichichero ME. Prospective identification and treatment of children with pediatric autoimmune neuropsychiatric disorder associated with group a streptococcal infection (PANDAS). Arch Pediatr Adolesc Med 2002.

Sigra S, Hesselmark E, Bejerot S. Treatment of PANDAS and PANS: a systematic review. Neuroscience and Biobehavioral Reviews 2018.

Swedo SE, et al. From research subgroup to clinical syndrome: modifying the PANDAS criteria to describe PANS (pediatric acute-onset neuropsychiatric syndrome). Pediatrics & Therapeutics 2012.

PANENCEFALITE ESCLEROSANTE SUBAGUDA (SÍNDROME DE VAN BOGAERT – ENCEFALITE DE DAWSON)

Carlos Roberto Martins Jr.

Apesar de praticamente desaparecida em países desenvolvidos após vacinação compulsória, casos de panencefalite esclerosante subaguda (PES) continuam sendo verificados na Ásia, África e América Latina. A incidência é cerca de 1:1.000.000 casos de sarampo. Trata-se de afecção causada por infecção persistente por uma forma mutante do vírus do sarampo. Excepcionalmente, pode ocorrer após imunização pela vacina do sarampo (muito raro).

Não se sabe ao certo o porquê a infecção permanece latente por tanto tempo e volta a se expressar. Acredita-se estar relacionada com vários fatores, como mutação da proteína matriz viral que matura o vírus na superfície das células infectadas, infecção viral em um período de desenvolvimento e diferenciação do SNC (quanto mais precoce a infeção na criança, maiores as chances da mesma ter PES no futuro) ou falha do sistema imune em eliminar o vírus.

Depois de uma infecção típica por sarampo, os primeiros sintomas de PES ocorrem após um intervalo de 6 a 15 anos (em média 12 anos). Em pacientes vacinados sem história da doença, o período entre a imunização e a PES é de 7,7 anos, em média. A doença pode-se manifestar entre 4 meses a 15 anos, contudo a maioria dos casos concentra-se entre 5 e 15 anos de idade. É mais frequente no sexo masculino, havendo aumento da suscetibilidade quando a doença exantemática ocorre antes dos dois anos de vida. A forma de apresentação da doença é variável, embora classicamente se descreva uma evolução estereotipada (**estádios de Jabbour**).

Os sintomas iniciam-se com alterações comportamentais, queda do desempenho escolar, déficit atencional, hiperatividade, distúrbios mnésicos, alteração do sono e comportamento inapropriado. Com a evolução, ocorre aparecimento de mioclonias focais não periódicas (generalizadas ou restritas a um membro ou face), apraxia, agnosias, distúrbios de linguagem, ataxia cerebelar, sinais piramidais com espasticidade, quedas, dificuldade para deambulação, corioretinite macular, atrofia óptica (raro), piora das mioclonias em intensidade e frequência, crises convulsivas (nem sempre), disfagia, distúrbios de movimento (coreia ou distonia), estado vegetativo, ausência de mioclonias e morte.

As mioclonias desaparecem durante o sono. Por vezes, esses pacientes apresentam espasmos mioclônicos importantes com queda ao solo. Cerca de 80% dos pacientes morrem em até 2 anos, 10% morrem rapidamente em semanas a meses e 10% sobrevivem por até 8 anos (casos com remissões e exacerbações). Invariavelmente, todos morrem. O EEG cursa com complexos periódicos de ondas lentas (delta) de alta amplitude em 80% dos pacientes (mas podem estar ausentes nas fases iniciais e finais da afecção). Esse padrão de EEG é chamado de **complexos de Radermecker** (padrão periódico com periodicidade de 4 a 15 segundos – periodicidade longa).

As mioclonias têm possível origem subcortical, pois elas precedem as anormalidades do EEG por milésimos de segundo. Com o avançar da doença, o ritmo de base fica suprimido, lento, amplitude baixa e os complexos periódicos desaparecem. O LCR cursa com hiperproteinorraquia importante, com gamaglobulina elevada (com presença de bandas oligoclonais), índice de IgG alto e títulos elevados de anticorpos antissarampo (> 1:4). Estes títulos são também elevados no soro (> 1:256). A biópsia cerebral, realizada em casos excepcionais, mostra corpos de inclusão intranucleares ou citoplasmáticos que contêm antígenos virais. A RNM de crânio é inespecífica com hipersinal cortical ou subcortical em T2/FLAIR e atrofia cortical de grau variável.

A terapêutica combinada com isoprinosina oral (reduz proliferação linfocitária) e interferon alfa intratecal (ativa células *natural killers*) é a que tem demonstrado maiores benefícios (aumenta os períodos de remissão), entretanto, não modifica a evolução para morte. O tratamento sintomático visa ao controle das mioclonias, crises convulsivas, distonia e espasticidade. As mioclonias podem ser abordadas com clonazepam e ácido valpróico. Considerando a evolução da doença e a ausência de tratamentos curativos, a vacinação constitui a alternativa para evitar esta complicação tardia do sarampo, rara, mas invariavelmente triste e fatal.

DICAS

- Complicação tardia e fatal do sarampo;
- Média de 12 anos após infecção;
- Infecção persistente por vírus mutante;
- Pode ocorrer após vacinação (raríssimo);
- Quanto mais cedo a criança tem sarampo, maior a chance de ter PES;
- Alterações comportamentais, cognitivas, mioclonias, ataxia, espasticidade, estado vegetativo, morte (**estádios de Jabbour**);
- 80% dos pacientes morrem em até 2 anos, 10% morrem rapidamente em semanas a meses e 10% sobrevivem por até 8 anos (casos com remissões e exacerbações);
- EEG cursa com complexos de ondas delta de alta amplitude periódicos de **periodicidade longa** (4 a 15 s) – **complexos de Radermecker**. Atenção: padrão de ondas lentas bifásicas ou trifásicas de alta amplitude e **periodicidade curta** (0,5 a 1 s) é típico de **Creutzfeldt-Jakob** (*ver capítulo específico nesta obra*);
- EEG pode ser não clássico e as mioclonias podem estar ausentes no início e no final da PES;
- LCR com aumento importante de proteínas, títulos de IgG elevados, bandas positivas, títulos elevados de anticorpos antissarampo (> 1:4);
- RNM inespecífica (hipersinal T2/FLAIR em centro semioval ou córtex – atrofia);
- Tratamento das mioclonias com valproato e clonazepam;
- Atenção aos diagnósticos diferenciais com distúrbios cognitivo-psiquiátricos + mioclonias: encefalite de Hashimoto, epilepsias mioclônicas progressivas, doença de Creutzfeldt-Jakob;
- Tratamento da PES com isoprinosina oral (reduz proliferação linfocitária) e interferon alfa intratecal (ativa células *natural killers*) – não modifica história natural da doença, apenas pode aumentar as remissões.

BIBLIOGRAFIA

Bonthius JD, Stanek N, Grose C. Subacute sclerosing panencephalitis, a measles complication, in an internationally adopted child. Emerg Infect Disease 2000;6:377-81.

Campbell C, Levin S, Humphreys P, et al. Subacute sclerosing panencephalitis: Results of the Canadian Paediatric Surveillance Program and review of the literature. BMC Pediatrics 2005;5:47.

Nunes ML, Costa JC, Stancher VM, et al. Subacute sclerosing panencephalitis: Clinical aspects and prognosis. The Brazilian registry. Arq Neuropsiquiatr 1999;57(2A):176-81.

Tuncel D; Ozbek AE, Demirpolat G, Karabiber H. Subacute sclerosing panencephalitis with generalized seizures as a first symptom: a case report. Jpn J Infect Dis 2006;59:317-9.

PAQUIMENINGITE HIPERTRÓFICA IGG4 RELACIONADA

Carlos Roberto Martins Jr.

Paquimeningite hipertrófica é uma afecção crônica caracterizada pelo espessamento difuso ou localizado da dura-máter craniana e/ou espinhal, que leva a manifestações clínicas diversas como cefaleia, neuropatias cranianas, hidrocefalia, hipopituitarismo e *diabetes insipidus*. As causas mais comuns para paquimeningite são doenças inflamatórias, distúrbios autoimunes, carcinomatose e infecções diversas.

Com o avançar dos métodos de imuno-histoquímica, muito se ganhou no que diz respeito aos diagnósticos de paquimeningite idiopática. A paquimeningite hipertrófica IgG4 relacionada (PHIgG4) é reconhecidamente uma manifestação clínica da doença relacionada com a IgG4 (DRIgG4), uma afecção fibroinflamatória que pode acometer praticamente qualquer órgão.

A DRIgG4 é classicamente conhecida por acometimento pancreático (pancreatite autoimune tipo 1), podendo acometer outros tecidos como retroperitônio, aorta, ductos biliares e, mais raramente, pulmões e tireoide. Neste contexto, a dura-máter craniana e/ou espinhal pode ser acometida. Ocorre intenso infiltrado inflamatório de linfócitos T e B, bem como macrófagos e eosinófilos, com hiperativação fibroblástica e deposição de colágeno. Ocorre hiperfunção dos linfócitos B, orquestrados pelos linfócitos CD4. Isso fica claro quando verificamos a intensa produção intratecal de bandas oligoclonais IgG4 e a sua remissão após terapêutica apropriada. A interleucina 10 (IL-10) parece influenciar a produção de IgG4 pelos linfócitos B.

Os sintomas mais comuns são cefaleia refratária e crônica, paresia de nervos cranianos, redução de acuidade visual (compressão de nervo óptico), pseudotumor orbitário com proptose, e déficits focais, muitas vezes, desencadeados por compressão vascular. Outros achados, no contexto de doença sistêmica, podem estar presentes, como dor abdominal (pancreatite, fibrose retroperitoneal, periaortite), febre baixa, mal-estar, dispneia (fibrose intersticial pulmonar, estenose traqueobrônquica), alteração tireoidiana (tireoidite de Riedel), entre outros.

À RNM de crânio verifica-se espessamento meníngeo localizado ou difuso. Há realce no T1 com gadolínio e hipossinal em T2. Do ponto de vista serológico, pode haver leve aumento de VHS e títulos de IgE. FAN, anti-RO/La são negativos. Títulos de IgG4 estão elevados em 70% a 90% dos pacientes com DRIgG4. A maioria dos pacientes com doença restrita às meninges (PHIgG4) não apresenta títulos séricos de IgG4 elevados. O LCR apresenta glicose normal, mas pode cursar com proteinorraquia e pleocitose linfocítica leves. Ocorre produção intratecal de IgG4, sendo verificada, a grosso modo, por bandas oligoclonais de IgG4 no LCR. Índice de IgG4 (comparando liquor e sangue) acima de 0,47 apresenta sensibilidade e especificidade perto de 100% para diferenciar PHIgG4 de outras causas.

O padrão-ouro para o diagnóstico da condição é a biópsia de paquimeninge. Verifica-se padrão fibroinflamatório representado por intensa fibrose, infiltrado linfoplasmocitário, com presença de macrófagos e eosinófilos. A presença de inflamação granulomatosa ou de neutrófilos fala muito contra o diagnóstico. Flebite obliterativa é um dos achados que reforçam o diagnóstico. Estudo de imuno-histoquímica revela marcação aumentada para IgG4. Neste cenário, uma razão IgG4/IgG superior a 40% condiz, sobremaneira, com o diagnóstico.

O tratamento é baseado em pulsoterapia com metilprednisolona, seguido com corticoide oral e, posteriormente, poupador de corticoide, como azatioprina, micofenolato e metotrexato. Rituximabe tem apresentado resultados animadores. O tempo de tratamento é indeterminado e a melhora é substancial.

DICAS
■ Os sintomas mais comuns são cefaleia refratária e crônica, paresia de nervos cranianos (maioria baixos), redução de acuidade visual (compressão de nervo óptico); ■ À RNM de crânio verifica-se espessamento meníngeo localizado ou difuso. A realce no T1 com gadolínio e hipossinal em T2; ■ A maioria dos pacientes com doença restrita às meninges (PHIgG4) não apresenta títulos séricos de IgG4 elevados; ■ O LCR apresenta glicose normal, mas pode cursar com proteinorraquia e pleocitose linfocítica leves. Ocorre produção intratecal de IgG4, sendo verificada, a grosso modo, por bandas oligoclonais de IgG4 no LCR; ■ Índice de IgG4 (comparando liquor e sangue) acima de 0,47 apresenta sensibilidade e especificidade perto de 100% para diferenciar PHIgG4 de outras causas; ■ O padrão-ouro para o diagnóstico da condição é biópsia de paquimeninge; ■ Biópsia com: fibrose + infiltrado linfoplasmocitário + flebite obliterativa; ■ Imuno-histoquímica revela marcação aumentada para IgG4 – razão IgG4/IgG > 40% fala muito a favor do diagnóstico; ■ Tratamento: imunossupressão (corticoide, micofenolato, azatioprina, metotrexato e rituximabe).

BIBLIOGRAFIA

Deshpande V, Zen Y, Chan JK, et al. Consensus statement on the pathology of IgG4-related disease. Mod Pathol. 2012;25(9):1181-92.

Lindstrom K M, Cousar JB, Lopes MB. IgG4-related meningeal disease: clinico-pathological features and proposal for diagnostic criteria. Acta Neuropathol. 2010;120(6):765-76.

Mahajan VS, Mattoo H, Deshpande V, et al. IgG4-related disease. Annu Rev Pathol. 2014;9:315-47.

PARALISIA DO CARRAPATO

Luciana Akemi Yasuda Suemitsu

A paralisia causada por toxina secretada através da saliva do carrapato foi descrita pela primeira vez em 1824. Pela distribuição e pelo ciclo de vida do vetor, ocorre em determinadas regiões específicas com mais frequência, principalmente na Austrália (leste; *Ixodes holocyclus*) e na América do Norte (costa oeste; *Dermacentor andersoni* – Fig. 300-1), durante as estações primavera e verão, sendo transmitida por fêmeas de carrapato ao se alimentarem. Porém, como o tempo de latência para o desenvolvimento dos sintomas varia de 4 a 7 dias, o início da doença em viajantes pode ocorrer nos países de origem. A maioria dos casos acomete meninas até 8 anos e o carrapato é encontrado na região do couro cabeludo, atrás da orelha, do pescoço, na virilha ou na axila. Nos adultos ocorre mais em homens.

- Pródromo – fadiga, parestesia, irritabilidade (1,5 dia antes);
- Paralisia flácida ascendente simétrica (rapidamente progressiva);
- REM abolidos ou hipoativos;
- Paralisia de pares cranianos;
- Insuficiência respiratória (ventilação mecânica pode ser necessária);
- Déficits focais (local do carrapato próximo ao trajeto do nervo);
- Ataxia cerebelar (menos frequente);
- Dilatação pupilar – *Ixodes holocyclus*;
- Hipertensão arterial – *Ixodes holocyclus*.

A toxina causa redução da liberação de acetilcolina para a fenda sináptica, levando à paralisia muscular. Nos estudos neurofisiológicos há queda da amplitude do potencial de ação com aumento da latência, podendo haver queda da velocidade de condução motora. A condução sensitiva é, usualmente, normal. A estimulação repetitiva é descrita como normal nos poucos estudos existentes. Neste sentido, parece haver bloqueio de condução das fibras motoras, que se resolve totalmente dias após a remoção do carrapato (melhora total da queda expressiva da amplitude e do aumento leve das latências distais dos CMAPS). O liquor é normal, não se observando dissociação proteinocitológica.

O principal diagnóstico diferencial é a síndrome de Guillain-Barré. Outros são: mielite transversa, mielopatia compressiva/isquêmica, síndrome de Miller-Fisher, paralisia periódica, botulismo, difteria, poliomielite, *miastenia gravis*. O correto diagnóstico evita que tratamentos invasivos, como plasmaférese, sejam realizados.

O tratamento consiste na remoção do carrapato sem deixar partes de sua região oral na pele do paciente. Deve ser feita busca em locais de difícil visualização no corpo do paciente, mesmo que um carrapato já

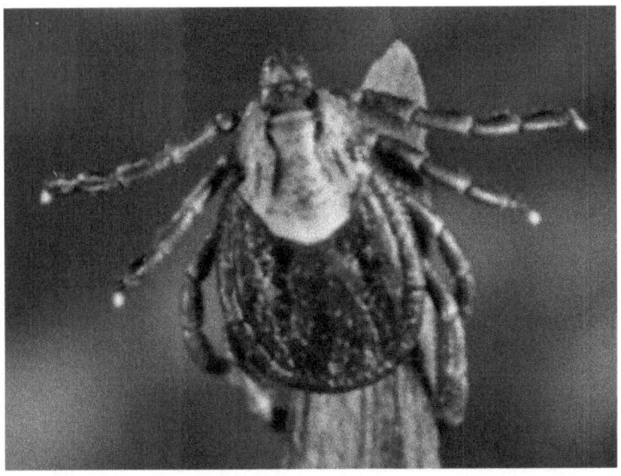

Fig. 300-1. Carrapato *Dermacentor andersoni* encontrado na costa oeste da América do Norte. (Fonte: US Centers for Disease Control and Prevention (CDC), Atlanta, GA, USA. CDC Public Health Image Library (PHIL). PHIL ID #10865. Sem necessidade de autorização.)

tenha sido encontrado, pois pode haver mais de um. A recuperação ocorre rapidamente, exceto nos casos de *Ixodes holocyclus,* em que os sintomas podem piorar cerca de 48 horas após a retirada do carrapato, devendo-se deixar em observação esses pacientes até sua recuperação completa. Tratamento de suporte deve ser oferecido, se necessário.

Obs.: as espécies mencionadas anteriormente são as mais comuns como vetores da paralisia do carrapato, porém, há mais de 40 espécies que podem levar à doença.

DICAS

- Paralisia flácida ascendente simétrica (diagnóstico diferencial com síndrome de Guillain-Barré);
- Paralisia de pares cranianos;
- Insuficiência respiratória;
- Suspeitar em doentes com quadro clínico parecido com Guillain-Barré que estiveram na Austrália/América do Norte;
- Tempo de latência para o desenvolvimento dos sintomas varia de 4 a 7 dias;
- Toxina secretada pela saliva do carrapato – causa redução da liberação de acetilcolina para a fenda sináptica (doença pré-sináptica);
- Tratamento – remover o carrapato escondido.

BIBLIOGRAFIA

Borawski K, Pancewicz S, Czupryna P, et al. Tick Paralysis. PRZEGL Epidemiol. 2018;72(1):17-24.
Dehhaghi M, Kazemi SPH, Holmes EC, et al. Human Tick-Borne Diseases in Australia. Front. Cell. Infect. Microbiol. 2019;9:3.
Edlow JA, McGillicuddy DC. Tick paralysis. Infect Dis Clin N Am. 2008;22:397-413.
Felz MW, Swift TR, Hobbs W. Tick Paralysis in the United States: A Photographic review. Arch Neurol. 2000;57:1071-2.
Greenstein P. Tick Paralysis. Medical Clinics of North America. 2002;86(2):441-6.
James HD. A 60-Year Meta-Analysis of Tick Paralysis in the United States: A Predictable, Preventable, and Often Misdiagnosed Poisoning. J. Med. Toxicol. 2010;6:15-21.
Li Z, Turner R P. Pediatric tick paralysis: discussion of two cases and literature review. Pediatr Neurol. 2004;31:304-7.
Rose I. A review of tick paralysis. Can Med Assoc J. 1954;70(2):175-6.

PARALISIA DO OLHAR HORIZONTAL COM ESCOLIOSE PROGRESSIVA (HGPPS)

Fabrício Castro de Borba • Carlos Roberto Martins Jr.
Alberto Rolim Muro Martinez • Marcondes Cavalcante França Jr.

Em 1974, R. J. Crisfield descreveu quatro membros de uma família jamaicana que haviam buscado atendimento por acentuada escoliose que, coincidentemente, apresentavam oftalmoparesia externa, preferencialmente para a mirada horizontal. Em 2002, estudos genéticos concluíram que esses casos estavam relacionados com mutações no *locus* 11q23-25, e em 2004 foi publicado o artigo que descrevia uma mutação no gene *ROBO3* como causador da afecção. Trata-se de doença com herança mendeliana autossômica recessiva.

Ocorre deficiência na decussação embrionária das vias piramidais que resulta em controle ipsilateral do córtex motor primário. Há relato de caso na literatura de hemorragia intraparenquimatosa hipertensiva nucleocapsular resultando em **déficit ipsilateral** em paciente com HGPPS. Neste caso a paciente foi diagnosticada apenas após o evento vascular.

O início da doença é precoce em todos os casos descritos, com progressão de oftalmoparesia para oftalmoplegia completa na mirada horizontal nos primeiros anos de vida.

A neuroimagem é elucidativa, evidenciando ausência dos colículos faciais, além de aspecto fendido da ponte, denominado *split sign*. O bulbo também é morfologicamente alterado, com achatamento anterior e fenda mediana, que conferem aparência semelhante a uma borboleta nos cortes axiais. A hipoplasia do núcleo abducente, fascículo longitudinal medial e formação reticular pontina paramediana provavelmente explicam a oftalmoparesia.

O diagnóstico é realizado por fenótipo clínico e neuroimagem, confirmado com sequenciamento do gene *ROBO3*. Não há tratamento.

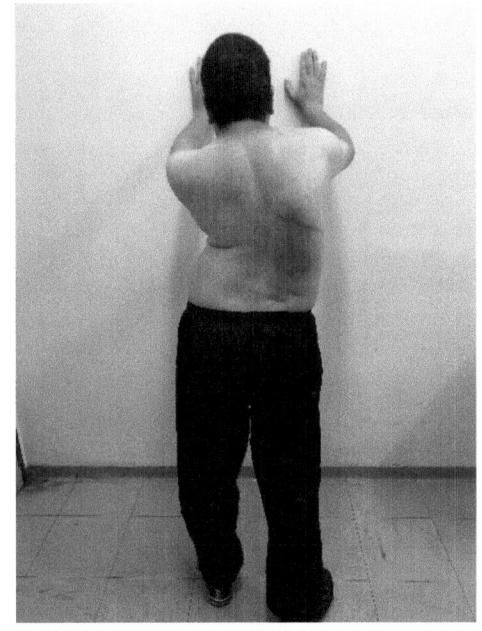

Fig. 301-1. Escoliose progressiva em paciente com HGPPS. Ambulatório de doenças neuromusculares da UNICAMP.

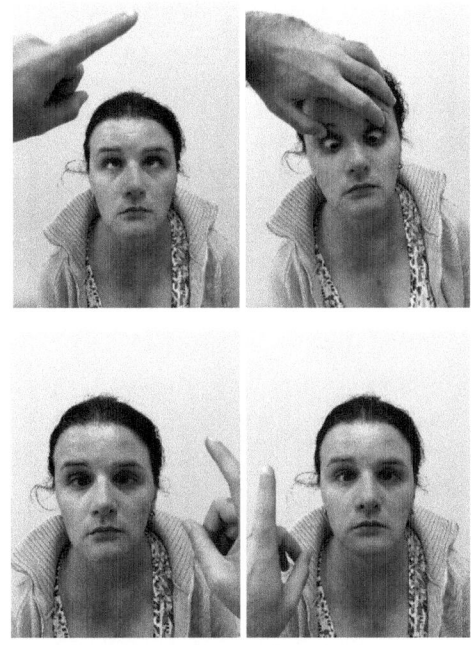

Fig. 301-2. Oftalmoparesia horizontal em paciente com HGPPS. Ambulatório de doenças neuromusculares da UNICAMP.

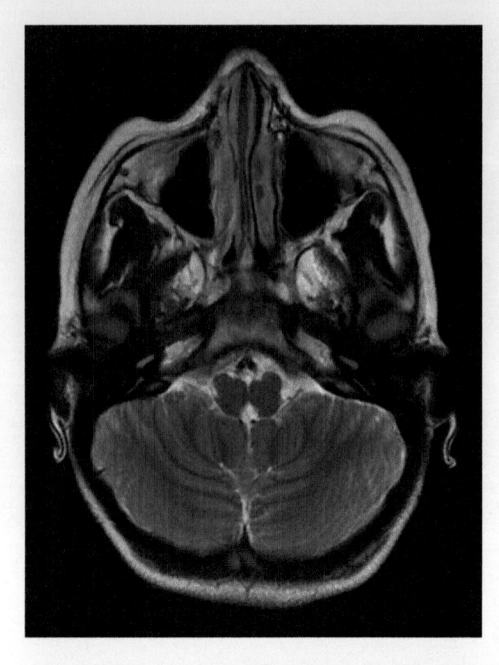

Fig. 301-3. Ressonância de paciente com HGPPS evidenciando bulbo em borboleta. (Cortesia do Dr. Marcos Gil Alberto da Veiga, Radiopaedia.org, rID: 48427.)

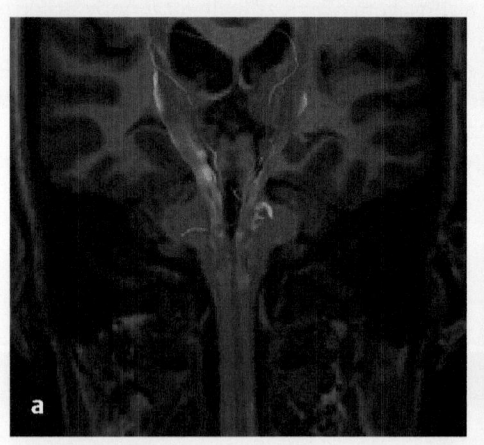

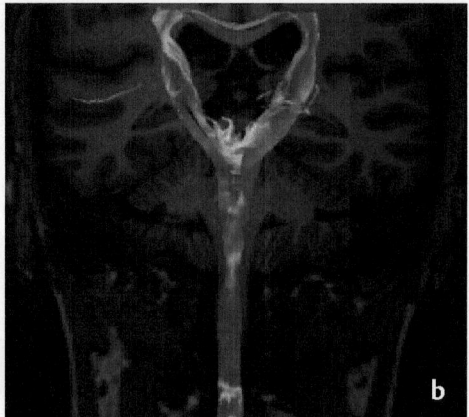

Fig. 301-4. (a) Ausência de decussação das pirâmides bulbares de um paciente com HGPPS e mutação no gene ROBO3. (b) Controle normal. (Banco de imagens do LNI Unicamp) (Ver Pranchas em Cores.)

DICAS

- Escoliose acentuada e progressiva (Fig. 301-1);
- Oftalmoparesia horizontal progressiva de início na infância (Fig. 301-2);
- Padrão de herança autossômico recessivo, gene *ROBO3*;
- Ressonância com ausência de colículos faciais, *split sign* na ponte e bulbo com formato de borboleta (Fig. 301-3).
- Tractografia evidencia ausência de decussação dos tratos piramidais (Fig. 301-4).

BIBLIOGRAFIA

Agostoni E, Frigerio R, Santoro P. Atypical facial pain: clinical considerations and differential diagnosis. Neurol Sci. 2005;26:71-4.

Harrison SD, Glover L, Feinmann C, et al. A comparison of antidepressant medication alone and in conjunction with cognitive behavioural therapy for chronic idiopathic facial pain. Proceedings of the 8th World Congress on Pain. Seattle: IASP Press. 1997:663-723.

Friedman AP. Atypical facial pain. Headache. 1969;9:27-30.

PARALISIAS PERIÓDICAS

Carlos Roberto Martins Jr.

As paralisias periódicas primárias (PPP) são doenças autossômicas dominantes relativamente raras. A prevalência é de 1:100.000 para a paralisia periódica hipercalêmica (PPhiper), 1:200.000 para a paralisia periódica hipocalêmica (PPhipo) e 1:1.000.000 para a síndrome de Andersen-Tawil (SAT). Geralmente o início se dá na infância, entretanto, pode ocorrer na fase adulta.

A maioria dos pacientes apresenta ectoscopia normal, com aparência eutrófica muscular, contudo, em casos mais graves e com idade avançada, certo grau de atrofia pode ocorrer, nos remetendo, muitas vezes, a um aspecto de síndrome de cinturas. Alguns pacientes podem apresentar atrofia proximal e fraqueza fixa com o passar do tempo, mesmo fora dos episódios agudos.

Os pacientes apresentam episódios recorrentes de fraqueza envolvendo dois ou mais membros que duram de minutos a horas. Não raro, os eventos podem durar dias e são confundidos com síndrome de Guillain-Barré, pois, usualmente, há tetraparesia flácida arreflexa. Muitos pacientes são tachados de psiquiátricos, já que os episódios apresentam caráter passageiro em um contexto de ansiedade importante pelos doentes.

Se houver história de PPP na família, o diagnóstico é bastante simples. No entanto, o primeiro episódio sem história familiar pode ser um pouco mais difícil. Por se tratar de uma canalopatia muscular, os pacientes apresentam redução dos reflexos, bem como do fenômeno idiomuscular (percussão do ventre do músculo). Este achado semiológico nos ajuda, sobremaneira, na diferenciação de polirradiculoneuropatias agudas, já que na Guillain-Barré os pacientes tendem a ter fenômeno idiomuscular preservado. Outrossim, há ausência de sinais radiculares e de comprometimento sensorial nas PPP.

É importante ressaltar que as PPP relacionadas com o canal de sódio podem apresentar miotonia. Isso pode ser observado nos músculos apendiculares, bem como na musculatura ocular extrínseca, produzindo estrabismo (comum nos pacientes pediátricos). Estridor laríngeo é um achado não raro em formas neonatais de PPhiper. Os níveis de CPK estão normais mesmo durante os ataques. O LCR é normal. Os níveis de potássio sérico estão alterados. A ENMG é normal fora das crises. Durante as crises, podemos ter CMAPs com baixa amplitude na condução motora, bem como descargas miotônicas (apenas nas canalopatias de sódio). Protocolo de contração prolongada pode evidenciar decremento nas PPP.

A PPhipo é mais comum em homens e geralmente se inicia na segunda década de vida. Os fatores desencadeantes mais descritos são ingestão prévia de alimentos ricos em carboidratos e exercícios físicos vigorosos. A fraqueza é generalizada e tende a poupar a musculatura bulbar e respiratória. Grande parte dos casos entra em remissão após a quarta década de vida. Durante as crises, os níveis séricos de potássio estão reduzidos ou no limite inferior. A biópsia muscular pode mostrar vacúolos e agregados tubulares. É causada, principalmente, por mutações no canal de cálcio, gene *CACNA1S* (cromossomo 1) e, raramente, em decorrência de mutações no canal no sódio, gene *SCN4A* (cromossomo 17).

É importante lembrar que existe uma forma adquirida de PPhipo vista na hipertireotoxicose, principalmente em indivíduos de origem asiática, com predominância em homens. Em geral, os ataques se iniciam após os 30 anos de idade e os níveis de TSH estão suprimidos, com ou sem aumento de T4. O hormônio tireoidiano aumenta a transcrição gênica e a modificação pós-transcricional da Na-K ATPase, uma proteína da membrana celular que regula o potencial elétrico da célula.

A Na-K ATPase aumenta o transporte ativo de íons potássio para o compartimento intracelular, causando hipocalemia sem déficit total de potássio no corpo. A hipocalemia grave afeta a despolarização da membrana das células musculares, clinicamente evidenciada como paralisia. Outros fatores que podem desencadear hipocalemia e paralisia no cenário do hipertireoidismo incluem dieta rica em carboidratos e sal, álcool, trauma, infecções, certos medicamentos e exercícios extenuantes. A resolução da crise tireotóxica resolve prontamente a paresia.

A PPhiper, por sua vez, inicia-se na infância e afeta igualmente os sexos. Tende a ocorrer após exercícios vigorosos ou após exposição ao frio ou jejum prolongado. As crises geralmente são mais breves e duram minutos a horas. O potássio sérico encontra-se elevado e a CPK pode estar normal ou levemente aumentada. Fenômeno miotônico pode estar presente durante os ataques e fora deles. A biópsia muscular pode cursar com leve atrofia e vacúolos. É uma canalopatia de sódio, gene *SCN4A* (cromossomo 17). A ENMG pode evidenciar miotonia e queda, sobremaneira, das amplitudes dos CMAPs, bem como silêncio elétrico à agulha com o resfriamento do membro (Fig. 302-1), o que faz diagnóstico diferencial com paramiotonia congênita.

A síndrome de Andersen-Tawil (SAT) é uma canalopatia do potássio, autossômica dominante associada ao gene *KCNJ2* do cromossomo 17. Alterações dismórficas clássicas (Fig. 302-2), como baixa estatura, hipertelorismo, clinodactilia, sindactilia, hipoplasia mandibular (micrognatia típica), implantação baixa de orelhas, palma achatada, quinto dedo curto das mãos e dentes duplos são comuns. Estes pacientes apresentam síndrome do QT longo e são predispostos a apresentar batimentos ventriculares prematuros, *torsades de pointes* e outras arritmias ventriculares malignas.

Geralmente estes doentes têm alterações cardiológicas diagnosticadas primeiro para, só depois, a paralisia periódica ser demonstrada. O aumento dos valores séricos de potássio precipita a fraqueza e melhora o eletrocardiograma; do mesmo modo, a hipocalemia melhora a perda de força, mas deteriora o ECG, contudo, isso não é a regra. Estes pacientes precisam de acompanhamento cardiológico pormenorizado por meio de avaliações constantes, bem como análise da possibilidade de implantação de dispositivos desfibriladores automáticos.

O tratamento a longo prazo das PPP consiste em evitar os fatores desencadeantes bem como ter uma dieta que mantenha os níveis calêmicos normais. O uso de inibidores da anidrase carbônica, como a acetazolamida e a diclorfenamida (menos efeitos colaterais) é preconizado quando houver persistência de crises mesmo com as medidas não farmacológicas otimizadas. Durantes as crises, deve-se corrigir prontamente os níveis séricos de potássio, utilizando, sempre, monitorização cardíaca adequada. Diuréticos caliopênicos podem ser utilizados na PPhiper.

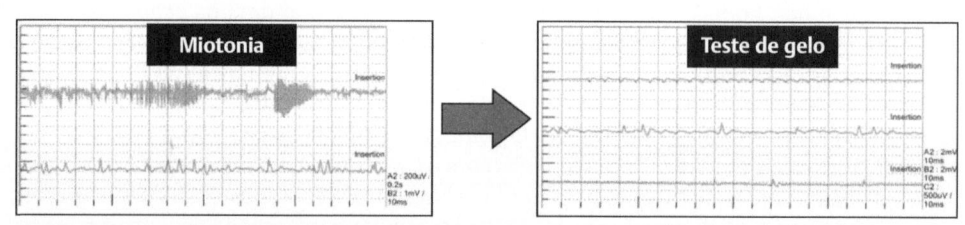

Fig. 302-1. Ao estudo de agulha, há descargas miotônicas bem como silêncio elétrico após resfriamento. Tal condição pode estar presente na PPhiper (mais raro) e na paramiotonia congênita (comum) – (*ver capítulo específico* – Eulenburg).

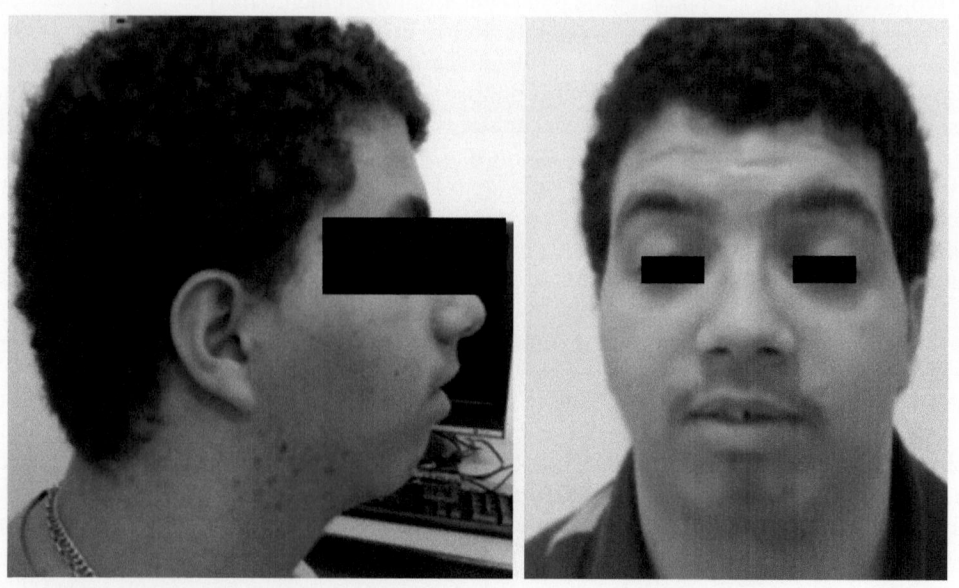

Fig. 302-2. Síndrome de Andersen – Tawil (ambulatório de Neuromuscular UNICAMP).

DICAS
■ *Autossômicas*: dominantes; ■ *PPhipo*: gene *CACNA1S* (canal de sódio, cromossomo 1) e, raramente, mutações no canal no sódio, gene *SCN4A* (cromossomo 17); ■ *PPhiper*: canalopatia do sódio, gene *SCN4A* (cromossomo 17); ■ *Andersen-Tawil*: canalopatia do potássio, gene *KCNJ2* (cromossomo 17); ■ *PP tireotóxica*: tireotoxicose em asiáticos, PPhipo; ■ *Canalopatia muscular*: nas crises, reflexos e fenômeno idiomuscular reduzidos ou abolidos; ■ *Miotonia*: somente nas canalopatias de sódio; ■ *Principais desencadeantes*: PPhipo – carboidratos e exercícios; PPhiper – jejum, exercícios e frio; ■ *Andersen-Tawil*: QT longo e predisposição a apresentar batimentos ventriculares prematuros, *torsades de pointes* e outras arritmias ventriculares malignas; ■ *Andersen-Tawil*: hipercalemia precipita fraqueza e melhora o eletrocardiograma; do mesmo modo, a hipocalemia melhora a paresia, mas deteriora o ECG. Contudo, isso não é regra; ■ *Tratamento*: evitar os desencadeantes. Acetazolamida de diclorfenamida.

BIBLIOGRAFIA

Cavel-Greant D, Lehmann-Horn F, Jurkat-Rott K. The impact of permanent muscle weakness on quality of life in periodic paralysis: a survey of 66 patients. Acta Myol. 2012;31(2):126-33.

Sansone V A, Ricci C, Montanari M, et al. Measuring quality of life impairment in skeletal muscle channelopathies. Eur J Neurol. 2012;19(11):1470-6.

Matthews E, Silwal A, Sud R, et al. Skeletal muscle channelopathies: rare disorders with common pediatric symptoms. J Pediatr. 2017;188:181-5.

PARAPARESIAS ESPÁSTICAS HEREDITÁRIAS

Carlos Roberto Martins Jr.

As paraparesias espásticas hereditárias (PEH) são um grupo de doenças geneticamente determinadas caracterizadas por degeneração comprimento-dependente do trato corticospinal, proporcionando quadro de fraqueza de membros inferiores no contexto de síndrome de primeiro neurônio motor (espasticidade e hiper-reflexia). Apresentam prevalência de 2 a 10 casos por 100.000 pessoas, podem ser autossômicas dominantes, recessivas, ligadas ao X ou mitocondriais. Heterogeneidade fenotípica é a regra.

O início dos sintomas pode variar desde a infância até a senilidade, a depender de vários aspectos. A progressão é insidiosa, muitas vezes, referida como problemas nos joelhos ou ortopédicos. As formas congênitas, usualmente, são estáticas. Além do trato corticospinal, diversas vias centrais podem ser acometidas, como funículo posterior e neurônios associados ao controle esfincteriano. Formas que afetam somente essas vias são chamadas de formas puras, contudo, subtipos que cursam com outros achados, como parkinsonismo, alterações cognitivas, achados oculares e neuropatia periférica, são classificados em PEH complicadas.

Alterações esfincterianas miccionais são muito prevalentes. Hipertonia de adutores/tríceps sural e marcha com pés arrastando, joelhos com limitação de flexão e desgaste no antepé lateral dos calçados são bem comuns. A propedêutica semiológica é baseada em reflexos exaltados, podendo afetar os membros superiores em decorrência de degeneração comprimento-dependente que se estabelece nas fibras do trato corticospinal. Hipopalestesia e Romberg podem estar presentes pelo acometimento funicular posterior. Atrofia não é comum, exceto em casos de acometimento de nervos periféricos, podendo ser do tipo neuronopatia anterior ou polineuropatia comprimento-dependente.

Nem sempre história familiar está clara na anamnese. Por vezes, familiares do paciente podem ser paucissintomáticos, revelando achados apenas durante o exame neurológico. Além disso, a grande heterogeneidade, por vezes, pode mascarar o substrato patológico subjacente, já que um mesmo gene implicado em PEH pode causar outros fenótipos como oftalmoplegia externa progressiva (SPG7), parkinsonismo (SPG11), amiotrofia espinhal distal (SPG17) e neuropatia periférica hereditária semelhante à Charcot-Marie-Tooth (SPG17, SPG10).

Durante avaliação de provável caso de PEH, é essencial afastar causas adquiridas de mielopatia, especialmente as de curso progressivo. Faz-se necessária a dosagem de ácido metilmalônico, vitamina B12, cobre, zinco, vitamina E, ácido fólico, homocisteína e realização de sorologias como HIV, HTLV 1 e 2. Ressonância magnética espinhal é fundamental, bem como estudo vascular para afastar fístula arteriovenosa dural (Foix-Alajouanine).

Do ponto de vista fisiopatológico, parece existir disfunção quanto ao transporte intracelular de sustâncias necessárias à integridade dos neurônios do TCE. Neste sentido, ocorre degeneração retrógrada destes longos neurônios, o que explica a hiper-reflexia observada em membros superiores.

Como dito anteriormente, **as PEH autossômicas dominantes tendem a ser puras, e as recessivas, complicadas.** A SPG4 (gene *SPAST* – codifica a proteína espastina) é a forma dominante mais comum, representando cerca de 35% dos casos de PEH em nosso país. Usualmente tem início por volta dos 30 anos de idade, apesar de casos com início na infância serem possíveis. Raramente a SPG4 cursa com fenótipos complicados, envolvendo distúrbios neuropsiquiátricos, cognitivos e tremor. A espastina está relacionada com o bom funcionamento dos microtúbulos e retículo endoplasmático.

O segundo tipo puro mais frequente de PEH é a SPG3A (*gene ATL1*), com início na primeira década de vida. Fenótipos complicados podem ocorrer com associação à neuropatia periférica. A terceira forma de PEH pura mais comum é a SPG31 (gene *REEP1*).

As PEH autossômicas recessivas são, em quase sua totalidade, formas complicadas. As duas formas mais comuns são a SPG7 e a SPG11. A SPG7 (proteína paraplegina) é o subtipo recessivo mais prevalente de início no adulto. A marca da condição é o envolvimento ocular que pode variar desde ptose e oftalmoplegia externa até atrofia óptica e paresia supranuclear vertical.

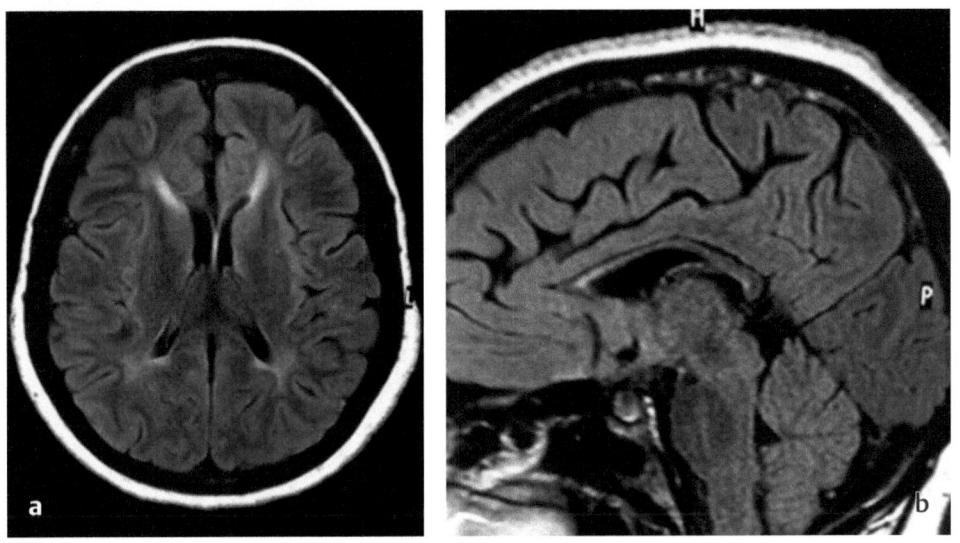

Fig. 303-1. RNM-FLAIR de paciente com SPG11. (**a**) Evidenciando o sinal das orelhas de lince. (**b**) Corpo caloso fino.

SPG11 é um subtipo recessivo associado à alteração cognitiva e a corpo caloso fino. A paraparesia tem início antes dos 20 anos de idade e o comprometimento cognitivo, usualmente, situa-se dentro da esfera frontotemporal. Neuropatia periférica, parkinsonismo, ataxia e epilepsia podem ocorrer. À RNM T2/FLAIR pode-se encontrar hipersinal anteriormente aos cornos frontais dos ventrículos laterais, constituindo o **sinal das orelhas de lince** bem como afilamento de corpo caloso (Fig. 303-1). É importante lembrar que tais achados não são específicos da SPG11, sendo encontrados na SPG15, SPG 35, SPG 21, SPG 44, SPG46, SPG47, SPG48 e SPG54.

A síndrome SPOAN (**paraplegia espástica, atrofia óptica e neuropatia**) é uma condição descrita em nosso país, caracterizada por atrofia óptica congênita, hiperecplexia e comprometimento motor central e periférico (*ver capítulo específico nesta obra*).

As PEH ligadas ao X são representadas, principalmente, por SPG1 (*L1CAM*) e SPG2 (*PLP1*). A SPG1 geralmente cursa com hidrocefalia e a SPG2 é alélica da síndrome de Pelizaeus-Merzbacher, podendo cursar com neuropatia periférica e lesões de substância branca encefálica.

OUTRAS DOENÇAS GENÉTICAS QUE CURSAM COM PARAPARESIA ESPÁSTICA

Existem afecções que se comportam com ataxia e espasticidade, sendo denominadas ataxias espásticas. As principais representantes são SPG7, ARSACS E LOFA (*ver capítulo específico*). Além dessas, deve-se lembrar do grupo das SPAX (ataxias espásticas), que podem ser autossômicas dominantes (SPAX1 – gene *VAMP1*) ou recessivas (SPAX 2, 3, 4 e 5).

A SCA3 (doença de Machado-Joseph) deve ser aventada em casos de paraparesia espástica complicada autossômica dominante. Espasticidade e paraparesia podem estar presentes, principalmente nos subtipos 2 e 5 da SCA3. Ataxia de Friedreich com início após os 25 anos de idade (LOFA) podem cursar com paraparesia espástica ou ataxia espástica.

A doença de Segawa (DYT5 – gene *GCH* – autossômica dominante) é a distonia doparresponsiva que acomete membros inferiores, podendo cursar com hiper-reflexia e espasticidade aparentes. Distonia de hálux em extensão, simulando sinal de Babinski pode estar presente, o que dificulta a diferenciação diagnóstica, sobremaneira. Outras condições podem cursar com paraparesia espástica progressiva, como AVED (ataxia com deficiência de vitamina E), adrenomieloneuropatia, doença de Krabbe e xantomatose cerebrotendínea. Todas essas afecções possuem capítulos específicos (*ver capítulos*).

Outrossim, a MTHF (deficiência de metilenotetra-hidrofolato-redutase) pode cursar com paraparesia espástica progressiva. Tem herança autossômica recessiva e pode apresentar lesões de substância branca em regiões posteriores, neuropatia periférica e alterações neurocognitivas. Níveis séricos normais ou baixos de metionina associados à hiper-homocisteinemia nos fazem pensar na condição, que é confirmada com teste genético e tratada com reposição de betaína anidra, levando à melhora dos achados e à diminuição dos níveis de homocisteína.

O tratamento é sintomático e a reabilitação é o fulcro terapêutico.

DICAS
■ Grupo de doenças geneticamente determinadas caracterizadas por degeneração comprimento-dependente do trato corticospinal; ■ Subtipos que apresentam alteração esfincteriana e funicular posterior são denominadas PEH puras; ■ Subtipos que cursam com outros achados, como parkinsonismo, alterações cognitivas, achados oculares e neuropatia periférica, são classificadas em PEH complicadas; ■ As PEH autossômicas dominantes tendem a ser puras, e as recessivas, complicadas; ■ Autossômicas dominantes mais comuns: SPG4 (gene *SPAST* – codifica a proteína espastina) e SPG3A (*gene ATL1*); ■ Autossômicas recessivas mais comuns – SPG7 (paraplegina) e SPG11; ■ Ligadas ao X mais comuns: SPG1 (*L1CAM*) e SPG2 (*PLP1*).

BIBLIOGRAFIA

Dick KJ, Al-Mjeni R, Baskir W, et al. A novel locus for an autosomal recessive hereditary spastic paraplegia (SPG35) maps to 16q21- q23. Neurology. 2008;71:248-52.

Dick KJ, Eckhardt M, Paisan-Ruiz C, et al. Mutation of FA2H underlies a complicated form of hereditary spastic paraplegia (SPG35). Hum Mutat. 2010;31:E1251-E1260.

Feinstein M, Markus B, Noyman I, et al. Pelizaeus-Merzbacher-like disease caused by AIMP1/p43 homozygous mutation. Am J Hum Genet. 2010;87:820-8.

Franca MC, Jr., D'Abreu A, Maurer-Morelli CV, et al. Prospective neuroimaging study in hereditary spastic paraplegia with thin corpus callosum. Mov Disord. 2007;22:1556-62.

Harding AE. Hereditary spastic paraplegias. Semin Neurol. 1993;13:333-6.

PARASSONIAS DO REM – PARASSONIAS DO NREM

Carlos Roberto Martins Jr.

Parassonias são experiências indesejáveis que ocorrem durante o sono, no início ou ao despertar. Manifestam-se como comportamentos, movimentos, emoções ou percepções por ativação do SNC que são transmitidas para os sistemas musculoesquelético, límbico e autônomo. Podemos classificar as parassonias em parassonias do REM (PREM), parassonias do não REM (PNREM) e outras parassonias.

PNREM (transtornos do despertar):

- Despertar confusional;
- Sonambulismo;
- Terror noturno.

PREM:

- Distúrbio comportamental do sono REM (*ver capítulo específico*);
- Pesadelos;
- Paralisia isolada do sono recorrente.

Outras parassonias (ver capítulos específicos):

- Enurese do sono;
- Catatrenia;
- Transtorno alimentar relacionado com o sono;
- Síndrome da cabeça explodindo.

Parassonias (para: ao lado; sonia: sono) são eventos indesejáveis que podem ocorrer no início, durante ou no fim do sono. Tais eventos têm início progressivo, crescente, duração relativamente prolongada (superior a 2 minutos), não estereotipados (diferente de crises convulsivas) e sem a presença de fenômenos extrapiramidais.

As PNREM são também conhecidas como transtornos do despertar e caracterizam-se por despertar acompanhado de comportamento motor e ativação autonômica. Surgem na primeira metade do sono, na fase N3 (sono de ondas lentas), podendo ocorrer em cochilos também. Cursam com amnésia, maior prevalência na infância e com fatores precipitantes claros, como privação de sono, febre, síndrome de apneia obstrutiva do sono, uso ou retirada de álcool, movimentos periódicos dos membros, uso de substâncias psicoativas, estímulos externos (luz e barulho) ou estímulos internos, como bexiga distendida.

O despertar confusional (DC) é um episódio de confusão mental que ocorre por despertar em sono NREM. Fala arrastada, desorientação, redução de sensibilidade aos estímulos ambientais e discurso lento e sem conteúdo são comuns. Sudorese pode ocorrer, entretanto, envolvimento autonômico e hipermotor (típico de terror noturno e sonambulismo) não são comuns. É típico da primeira metade do sono, contudo, pode acontecer ao despertar pela manhã.

A duração é de minutos a 1 hora e, por vezes, pode acontecer **sexsônia** (masturbação ou abuso de outrem durante o despertar). A prevalência média é de 15% em crianças e 3% em adultos. É benigno e autolimitado, todavia, 20% dos pacientes podem desenvolver sonambulismo ou terror noturno na adolescência. Tratamento é expectante na maioria dos casos, pois tende a ser limitado, contudo, em casos graves pode-se lançar mão de benzodiazepínicos ou tricíclicos.

O sonambulismo envolve sequência de comportamentos complexos ao despertar em N3, cursando com ato elaborado alvo-dirigido como sentar-se na cama, caminhar de olhos abertos, podendo acordar depois em outros locais ou retornar à cama. Vocalização pode ocorrer e atos complexos, como cozinhar, comer, dirigir, limpar e arrumar a mobília já foram relatados. Não há lembrança na manhã seguinte.

Quando acordados totalmente, esses pacientes podem ficar agressivos. Os episódios duram de minutos a 2 horas. Costuma ter frequência de 17% em crianças e 4% em adultos. História de despertar confusional em idades menores é muito comum. Início de sonambulismo em adultos é raro. A maioria dos casos remite durante a adolescência. O tratamento envolve medidas de proteção no quarto e na casa, higiene do sono, rotina de sono e, em casos mais intensos, uso de tricíclicos, paroxetina ou benzodiazepínicos, como clonazepam ou lorazepam.

Terror noturno cursa com despertar súbito que se acompanha de grito estridente agudo e intensa ativação do sistema nervoso autônomo (rubor, taquicardia, taquipneia, midríase e sudorese). Pode durar até 20 minutos, com confusão mental marcante. Os pacientes voltam a dormir calmamente com sono imediato após o fim do evento. Não há lembrança na manhã seguinte. A prevalência em crianças é de 6,5% e em adultos de 2,6%. Usualmente, desaparecem ao final da infância e o tratamento é igual ao do sonambulismo. Os diagnósticos diferenciais são pesadelos, distúrbio comportamental do sono REM e epilepsia. Assim como no sonambulismo, não se deve despertar totalmente o doente, pois pode ocorrer agressividade. A atitude dos pais sempre é pautada na tranquilidade e na delicadeza.

O transtorno do pesadelo é uma parassonia do REM que consiste em sonhos recorrentes com conteúdo desagradável que ocorrem durante o sono REM, levando a despertares com manifestações emocionais negativas, como medo, ansiedade, nojo ou raiva. Ocorrem mais em mulheres e em crianças e tendem a diminuir com a idade. Parece existir predisposição genética e ambiental.

Existem vários fatores predisponentes a saber, como estresse, uso de anti-hipertensivos (betabloqueadores, minoxidil, metildopa), anti-histamínicos, agonistas dopaminérgicos (levodopa, pramipexol, pergolida e bromocriptina), introdução ou retirada de antidepressivos (ISRS ou tricíclicos), anticolinesterásicos (donepezila), introdução ou retirada de psicoativos (hipnóticos, álcool e nicotina). O tratamento envolve retirada do possível fator causal ou uso de medicamentos como clonidina (0,2-0,6 mg) ou prazosina (5-10 mg) em casos mais intensos.

A enurese do sono são micções involuntárias e recorrentes durante o sono que ocorrem, pelo menos, duas vezes por semana em crianças com mais de 5 anos de idade. Diminui progressivamente com a idade, podendo afetar até 30% das crianças e 1% dos adultos. Tratamento pode envolver imipramina, desmopressina nasal ou oxibutinina, entretanto, geralmente, não há necessidade de medicamento pela característica autolimitada. Tratamento comportamental é preferido, como uso de alarme durante a noite, sistemas de reforço, técnicas de interrupção do jato urinário e treinamento de responsabilidade.

Distúrbio comportamental do sono REM, catatrenia, síndrome da cabeça explodindo, transtorno alimentar do sono e diagnósticos diferenciais, como epilepsia noturna do lobo frontal podem ser vistos em outros capítulos dessa obra.

DICAS
▪ *Parassonias do NREM*: ocorrem em N3 e na primeira metade do sono; ▪ *Parassonias do REM*: ocorrem na segunda metade do sono; ▪ *Epilepsia noturna do lobo frontal*: ocorre nas transições sono-vigília ou em N1/N2; ▪ *Terror noturno*: hiperativação simpática; ▪ *Despertar confusional*: poucos fenômenos autonômicos; ▪ *Tratamento básico de PNREM*: envolve tricíclicos ou benzodiazepínicos; ▪ *Pesadelos incapacitantes*: clonidina (0,2-0,6 mg) ou prazosina (5-10 mg).

BIBLIOGRAFIA

American Academy of Sleep Medicine. International classification of sleep disorders. 3rd. ed. Darien: American Academy of Sleep Medicine, 2014.
Bayne AP, Skoog SJ. Nocturnal enuresis: an approach to assessment and treatment. Pediatr Rev. 2014;35(8):327-34.
Derry CP, Davey M, Johns M, et al. Distinguishing sleep disorders from seizures: diagnosing bumps in the night. Arch Neurol. 2006;63(5):705-9.
Fleetam JA, Fleming JAE. Parasominias. CMAJ. 2014;186(8):273-80.

PARATRIGEMINALGIA DE READER

Werner Garcia de Souza ▪ Carlos Roberto Martins Jr.

A síndrome de Raeder (SR), ou neuralgia paratrigeminal, reportada através de 5 casos de cefaleia ipsilateral e incompleta síndrome de Horner (sem anidrose), foi descrita em 1918 e 1924 pelo norueguês George Reader, cuja definição é a de dor constante e unilateral na distribuição do ramo oftálmico do nervo trigêmeo, algumas vezes com irradiação para região maxilar, acompanhada por ramos neurais do sistema nervoso simpático (pericarotídeos, usualmente), causada por um defeito na artéria carótida ou na fossa craniana média – de acordo com a Classificação Internacional de Cefaleia a Algias Faciais (ICHD-3).

A incidência exata da SR não é conhecida, pois há um número limitado de casos relatados na literatura, porém, na maioria dos casos relatados pelo próprio Reader estava relacionada com a dissecção da artéria carótida, entretanto, a síndrome tem sido associada a traumatismo craniano, hipertensão, vasculite, massas parasselares, tumores nasofaríngeos, meningiomas e infecções.

Os processos fisiopatológicos envolvidos na formação da síndrome de Raeder podem ser explicados pela cefaleia tipo *cluster* e disfunção oculossimpática resultante da inflamação neurogênica pericarotídea. Os neurônios simpáticos de terceira linha ramificam-se da parte superior do gânglio cervical e artéria carótida ascendente. Fibras nervosas associadas à sudorese facial cursam ao longo da artéria carótida externa e outras fibras simpáticas de terceira linha percorrem a artéria carótida interna após a bifurcação. **Portanto, a preservação da transpiração na presença de dor facial diferencia os sintomas da SR da síndrome de Horner. Estes sinais e sintomas da síndrome de Raeder permitem a localização da lesão acima da bifurcação carotídea.**

Quadros clínicos resultantes do envolvimento dos nervos cranianos parasselares permitem a localização da lesão mais especificamente na fossa craniana média. Função parassimpática também é considerada preservada, considerando o curso intacto dos eferentes viscerais pupilares ao longo do nervo oculomotor. Dor irradiando para a região facial profunda, inferior da fossa orbital e fossa nasal podem estar associados a conexões entre o plexo selar lateral e o gânglio pterigopalatino.

A neuralgia de Raeder pode ser uma apresentação clínica de disfunção do sistema trigeminovascular contendo múltiplas conexões dentro do plexo selar lateral no seio cavernoso e artéria carótida interna. Diagnóstico precoce com exames de imagem – devemos utilizar RNM de crânio, cervical e US cervical (intuito de excluir causas secundárias), a fim de avaliar a artéria carótida e estruturas que a envolvam em pacientes que apresentem síndrome parcial de Horner e cefaleia frontal ou ocular ipsilateral.

DICAS
▪ Cefaleia homolateral (ramo V1 do trigêmio); ▪ Miose e ptose palpebral ipsilateral à dor; ▪ Sem envolvimento de outros pares cranianos; ▪ Diagnóstico diferencial com outras cefaleias trigeminoautonômicas, como salvas e hemicrânia paroxística; ▪ Síndrome de Horner incompleta – sem anidrose (pós-bifurcação carotídea).

BIBLIOGRAFIA

Sanvito WL, Rocha AJ. Síndromes neurológicas. 3. ed. 1997.
Uzuner, Gülnur Tekgöl, Yasemin Maraşli Dinç and Nevzat Uzuner. Raeder's Syndrome Paratrigeminal Neuralgia Beyond Headache: A Case Report. 2017.

PARRY-ROMBERG

Thiago Dias Fernandes ▪ Carlos Roberto Martins Jr.

Embora primeiramente descrita por Parry em 1825 e Romberg em 1846, as primeiras evidências da doença datam de múmias do antigo Egito. Tem como sinônimos atrofia hemifacial idiopática, hemiatrofia facial progressiva e síndrome de Romberg. Há controvérsias sobre tratar-se de uma forma de esclerodermia, a morfeia em golpe de sabre (*en coup de sabre*), e, em alguns casos, as manifestações de ambas se sobrepõem.

Tem prevalência estimada de 1/700.000 indivíduos, com predomínio no sexo feminino e com início dos sintomas na infância ou em adultos jovens. A etiologia não é conhecida, embora a teoria predominante sugira disfunção autoimune com comprometimento autonômico e vascular. Acredita-se que o *trigger* autoimune seja algum evento infeccioso ou traumático. Casos familiares são descritos com possível padrão de herança autossômico dominante, com penetrância incompleta.

O diagnóstico é essencialmente clínico, com base em história e inspeção, embora não haja critérios clínicos definidos. Nota-se atrofia da face inferior à testa, envolvendo o tecido subcutâneo, músculos e cartilagens, com comprometimento epidérmico discreto ou mesmo ausente (Fig. 306-1). Língua, gengivas, dentes e palato podem ser acometidos. Tais achados podem ser corroborados por exames de imagem e mesmo histopatológicos.

Manifestações associadas, como cefaleia e crises epilépticas, são comuns. Outras alterações neurológicas como neuropatia de nervos cranianos, neuralgia trigeminal (secundária a alterações ósseas no trajeto do nervo), disartria e deterioração cognitiva podem estar presentes. Alterações vasculares intracranianas podem resultar em isquemia ou hemorragias. Na RNM encefálica podemos observar anormalidades de sinal da substância branca supra e infratentorial, bem como micro-hemorragias ou calcificações ipsilateralmente à atrofia facial, geralmente. Realce leptomeníngeo ipsilateral, bem como atrofia cortical leve hemisférica cerebral podem ocorrer.

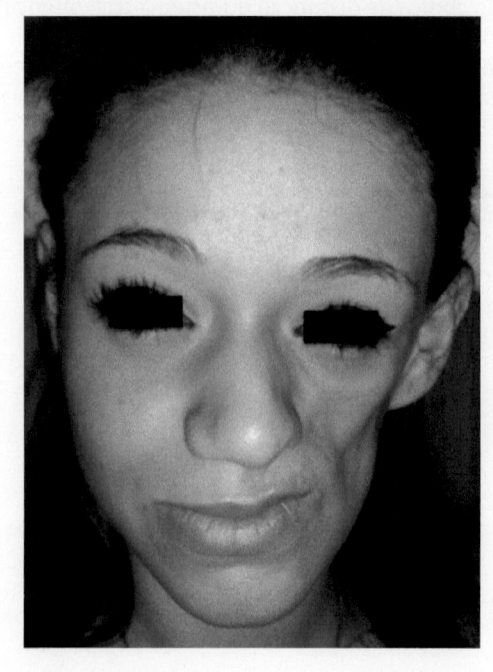

Fig. 306-1. Atrofia da hemiface esquerda abaixo da fronte, incluindo alteração do pavilhão auditivo.

Alterações oftalmológicas incluem enoftalmia, retração palpebral, ptose palpebral, estrabismo restritivo, síndrome de Horner, episclerite, uveíte e vasculite retiniana. Os diagnósticos diferenciais incluem microssomia hemifacial (condição congênita e não progressiva), atrofia pós-traumática e lipodistrofia parcial (geralmente bilateral e envolve, principalmente, o tecido adiposo). Outros diagnósticos diferenciais incluem doenças que cursam com hemiatrofia cerebral, como encefalite de Rasmussen e síndrome de Sturge-Weber, embora as alterações hemifaciais típicas da síndrome de Parry-Romberg não sejam encontradas nessas doenças.

O tratamento é baseado em imunossupressores (corticoides e metotrexato), principalmente em pacientes com comprometimento neurológico acentuado (imunossupressão parece reduzir déficits neurológicos e progressão da hemiatrofia), além de cirurgias plásticas reparadoras (após estabilização do quadro). Quase sempre são necessários enxertos ósseos autólogos ou alogênicos. O momento ideal se dá após a estabilização da doença.

DICAS
▪ Atrofia da porção inferior da hemiface poupando fronte (usualmente); ▪ Crises epilépticas e cefaleia; ▪ Comprometimento ocular; ▪ Associação à morfeia em golpe de sabre (acredita-se que a fisiopatologia tenha substrato autoimune com comprometimento inflamatório e vascular); ▪ Alterações em RNM em SNC podem ser evidenciadas em alguns casos; ▪ Tratamento com imunossupressores. Cirurgia plástica após estabilização da progressão da atrofia.

BIBLIOGRAFIA

Nasser O, Greiner K, Amer R. Unilateral optic atrophy preceding Coats disease in a girl with Parry-Romberg syndrome. Eur J Ophthalmol. 2010;20(1):221-3.

Resende LA, Dal Pai V, Alves A. Experimental study of progressive facial hemiatrophy: effects of cervical sympathectomy in animals. Rev Neurol. 1991;147(8-9):609-11.

Tolkachjov SN, Patel NG, Tollefson MM. Progressive hemifacial atrophy: a review. Or-phanet J Rare Dis. 2015;10:39.

Vafa A, Gevorgyan O, De D, Hassan S. Retinal vasculitis the first clue in the diagnosis of progressive hemifacial atrophy. Eur J Rheumatol. 2019;20:1-3.

Wong M, Phillips CD, Hagiwara M, Shatzkes DR. Parry Romberg Syndrome: 7 Cases and Literature Review. AJNR Am J Neuroradiol. 2015;36(7):1355-61.

PARSONAGE-TURNER

Thiago Dias Fernandes

Descrita de maneira consistente por Parsonage e Turner, em 1948, tal síndrome já havia sido reportada de maneira anedótica outras vezes, primeiramente em 1887, por Julius Dreschfeld. Trata-se de inflamação aguda e dolorosa do plexo braquial, ou de um ou mais nervos periféricos da cintura escapular, resultando em déficits sensitivos e motores. Seus sinônimos são inúmeros, sendo os mais comuns:

- Amiotrofia nevrálgica;
- Plexopatia braquial idiopática;
- Plexite braquial aguda.

A prevalência varia entre 1,6 a 3 casos/100.000, acometendo, preferencialmente, homens de meia-idade, embora a doença possa ocorrer em qualquer faixa etária e sexo. A fisiopatologia não é completamente compreendida. Fatores autoimunes, genéticos, infecciosos e mecânicos podem estar envolvidos. Entre as principais causas, a mais provável é de processo imunomediado, uma vez que infecções e imunizações prévias à síndrome são frequentes.

O diagnóstico é clínico. Devem ser considerados pacientes com dor uni ou bilateral, em ombro ou porção superior do braço, de início agudo, de forte ou muito forte intensidade (07 a 10 na escala de dor), não responsiva a analgésicos. Geralmente a dor é pior à noite. Os sintomas e sinais são multifocais, e quando bilaterais, são assimétricos. Após 2-3 semanas, a dor costuma amenizar e então os déficits surgem. Há sintomas sensitivos em diferentes territórios dos sintomas motores. Esta ausência de correlação topográfica é um dos marcadores da doença.

Ao exame observam-se movimentos anormais do ombro (glenoumeral ou escapulotorácico) durante abdução e anteflexão máximas. Comprometimento dos nervos torácico longo, interósseo anterior, interósseo posterior e supraescapular, após o período de dor, também contribuem para o diagnóstico. Deve-se lembrar que há uma variante acometendo o plexo lombossacro (plexite lombossacra).

A eletroneuromiografia contribui para o diagnóstico diferencial. Achados na ressonância magnética com neurografia do plexo braquial são inespecíficos e podem demonstrar anormalidades como edema, espessamento local e realce com gadolínio. O tratamento inclui corticosteroides, analgesia e fisioterapia. O uso de imunoglobulina em casos refratários pode ser aventado, contudo, sem resultados comprovados.

DICAS
- Dor aguda e intensa em ombro (uni ou bilateral); - Movimentos anormais do ombro (glenoumeral ou escapulotorácico) durante abdução e anteflexão máximas; - Comprometimento assimétrico; - Evolução após 3 semanas do início do quadro com paralisia dos nervos supraescapular, torácico longo, interósseo anterior ou posterior; - ENMG com padrão de lesão de plexo braquial e/ou nervos do membros superior. Padrão axonal sensitivo e motor; - Fisioterapia, controle da dor com opiáceos. Corticoterapia e imunoglobulina em casos graves com dor refratária e déficits motores expressivos em progressão (*off label*).

BIBLIOGRAFIA

Feinberg JH, Nguyen ET, Boachie-Adjei K, et al. The electrodiagnostic natural history of parsonage-turner syndrome. Muscle Nerve. 2017;56(4):737-43.

Parsonage MJ, Turner JW. Neuralgic amyotrophy; the shoulder-girdle syndrome. Lancet. 1948;1(6513):973-8.

Seror P. Neuralgic amyotrophy. An update. Joint Bone Spine. 2017;84(2):153-8.

Smith CC, Bevelaqua AC. Challenging pain syndromes: Parsonage-Turner syndrome. Phys Med Rehabil Clin N Am. 2014;25(2):265-77.

Sneag DB, Rancy SK, Wolfe SW, et al. Brachial plexitis or neuritis? MRI features of lesion distribution in Parsonage-Turner syndrome. Muscle Nerve. 2018;58(3):359-66.

CAPÍTULO 308

PEARSON

Carlos Roberto Martins Jr.

Descrita em 1979 pelo pediatra Howard Pearson, *Pearson Marrow-Pancreas Syndrome* é uma doença mitocondrial geneticamente determinada causada por deleção no DNA mitocondrial (DNAmt) que acomete medula óssea e o tecido pancreático. A grande maioria dos casos ocorre por mutação *de novo* do DNAmt.

Como envolve a medula óssea, as crianças cursam com distúrbio hematopoiético importante. Anemia é a regra e glóbulos vermelhos na medula óssea podem ter um acúmulo anormal de ferro, que aparece como um anel de coloração azul após o tratamento com certos corantes. Essas células anormais são chamadas sideroblastos em anel (**anemia sideroblástica**).

Neutropenia com infecções recorrentes é comum, bem como trombocitopenia, que pode levar a pequenos sangramentos. O distúrbio pancreático se dá primeiramente com insuficiência exócrina, determinando dificuldade na digestão, bem como absorção de proteínas e gorduras. Esteatose hepática se dá como consequência. Em fases ulteriores, distúrbios pancreáticos endócrinos (relativamente raro) levam à baixa produção de insulina, proporcionando diabetes. Fibrose pancreática pode ocorrer.

A carência de nutrientes leva a transtornos no crescimento e desenvolvimento da criança e episódios de acidose lática são comuns, determinando problemas secundários hepáticos e renais. A maioria das crianças morre antes dos 4 anos de idade e a principal causa de morte é a acidose lática, muitas vezes desencadeada por um quadro infeccioso.

As crianças que sobrevivem desenvolvem *Syndrome Kearns-Sayre* – SKS (*ver capítulo específico*). A SKS é o protótipo das afecções do espectro da oftalmoplegia externa progressiva (PEO). É caracterizada por PEO + ptose + retinite pigmentosa associada e pelo menos um destes achados: hiperproteinorraquia > 100 ou ataxia ou bloqueio cardíaco. As opções de tratamento incluem transfusões sanguíneas frequentes, terapia de reposição enzimática pancreática e tratamento de infecções.

Assim como em outras citopatias mitocondriais, podemos encontrar biópsia muscular com fibras SDH positivas, COX negativas e *ragged red fibers*. A neuroimagem pode ser normal ou muito alterada, principalmente em substância branca profunda e núcleos da base. O tratamento é baseado em terapia de reposição enzimática, transfusões sanguíneas e, em casos de pouco envolvimento sistêmico, transplante de medula óssea.

DICAS
▪ Mitocondriopatia, maioria mutação do DNAmt *de novo*;
▪ Anemia sideroblástica + insuficiência pancreática exócrina;
▪ Pancitopenia e diabetes por baixa produção insulínica podem ocorrer;
▪ Ácido lático é a principal causa de morte. Grande parte morre antes dos 4 anos de idade;
▪ As crianças que sobrevivem desenvolvem **síndrome de Kearns-Sayre**.

BIBLIOGRAFIA

Simonsz HJ, Barlocher K, Rotig A. Kearns–Sayre's syndrome developing in a boy who survived Pearson's syndrome caused by mitochondrial deletion. Doc Ophthalmol. 1992;82:73-9.

Smith OP, Hann IM, Woodward CE, Brockington M. Pearson's marrow/pancreas syndrome: haematological features associated with deletion and duplication of mitochondrial DNA. Br J Haematol. 1995;90:469-72.

PELIZAEUS-MERZBACHER

Carlos Roberto Martins Jr.

Causada por herança recessiva ligada ao X, envolvendo mutação do gene *PLP1*, responsável pela proteína proteolipoproteína (principal proteína mielínica), a doença de Pelizaeus-Merzbacher (PM) é a afecção hipomielinizante mais comum. O espectro clínico que envolve a mutação do *PLP1* é variado, indo desde formas congênitas até formas de apresentações mais tardias de SPG2 (*ver capítulo de paraparesias espásticas hereditárias*). Alguns pacientes apresentam forma de *Pelizaeus-Merzbacher-like* associada à mutação autossômica recessiva (ambos os sexos) do gene *GJC2/GJA12*.

A apresentação clássica da PM se inicia em meninos recém-nascidos ou lactentes com retardo do desenvolvimento neuropsicomotor importante, nistagmo pendular (muito comum), ataxia, titubeação cefálica, hipotonia. A progressão se dá com tetraparesia espástica, distonia, coreoatetose, limitação de fala, com óbito geralmente antes da segunda década. Atrofia ótica, epilepsia e estridor laríngeo podem ser encontrados.

O potencial evocado auditivo (BERA) é um exame importante para diferenciar a PM clássica e a PM-*like*. A PM-*like* apresenta BERA normal, já a forma clássica da afecção cursa com ausência de ondas III, IV e V. As mutações envolvendo o *PLP1* também causam paraparesia espástica hereditária sob duas formas:

1. *Forma SPG2*: cursa com paraparesia espástica de início tardio, ataxia, disartria, nistagmo e déficit cognitivo;
2. *Forma Null*: por sua vez, apresenta paraparesia espástica e polineuropatia.

À RNM evidencia-se hipomielinização típica e não desmielinização, ou seja, presença de hipersinal clássico em T2, mas ausência de hipossinal em T1 (sinal quase normal em T1 ou levemente alterado). Dessa forma, não há hipossinal típico em T1, o que acontece nas leucodistrofias desmielinizantes. O acometimento é difuso, envolvendo tronco encefálico e pedúnculos cerebelares. Atrofia cerebelar pode estar presente. A ratificação diagnóstica se dá com teste molecular. Não há tratamento modificador de doença.

DICAS

- Doença hipomielinizante mais comum;
- Herança recessiva ligada ao X, envolvendo mutação do gene *PLP1*, responsável pela proteína proteolipoproteína (principal proteína mielínica);
- *Pelizaeus-Merzbacher-like*, associada à mutação autossômica recessiva (ambos os sexos) do gene *GJC2/GJA12*;
- Meninos recém-nascidos ou lactentes com retardo do desenvolvimento neuropsicomotor importante, **nistagmo pendular** (muito comum), ataxia, titubeação cefálica e hipotonia;
- Mutações envolvendo o *PLP1* também causam paraparesia espástica hereditária, sob duas formas: a SPG2 e a forma *null*;
- **Não há hipossinal típico em T1** (hipomielinização – sem inversão branco-cinza no T1), o que acontece nas leucodistrofias desmielinizantes.

BIBLIOGRAFIA

van der Knaap MS, Kamphorst W, Barth PG, et al. Phenotypic variation in leukoencephalopathy with vanishing white matter. Neurology. 1998;51:540-7.

van der Knaap MS, Marth PG, Gabreels FG, et al. A new leukoencephalopathy with vanishing white matter. Neurology. 1997;48:845-55.

van der Knaap MS, Barth PG, Stronik H, et al. Leukoencephalopathy with swelling and a discrepantly mild clinical course in eight children. Ann Neurol. 1995;37:324-34.

PERM – SÍNDROME DA PESSOA RÍGIDA (VARIANTE)

Carlos Roberto Martins Jr.

Encefalomielite progressiva com rigidez e mioclonia (EPRM ou PERM) é uma variante de síndrome de pessoa rígida (SPR) associada à neoplasia subjacente, principalmente linfoma e *oat cell*, com sobrevida média de 4-5 anos. Trata-se de quadro arrastado e insidioso com piora gradual (meses a anos), apresentando rigidez em membros inferiores e região lombar, associado à encefalopatia, representada por alteração de acuidade auditiva, oftalmoparesia, nistagmo, mioclonias, vertigem, cefaleia, flutuação de sensório e disautonomia. O quadro de rigidez passa a ser perene e os sintomas encefalopáticos podem ser flutuantes.

Aumento de proteínas liquóricas e ressonância encefálica inocente são a regra. Eletroneuromiografia de musculatura paravetebral apresenta atividade muscular contínua (potenciais de unidade motora no estudo de agulha) com déficit de relaxamento e melhora expressiva ao uso de benzodiazepínicos (relaxamento com rarefação dos potenciais). Geralmente a PERM está associada a títulos de anti-GAD (títulos superiores a 1.000 U/mL) ou antiglicina elevados no sangue e/ou no LCR.

A PERM pode ou não vir acompanhada de neoplasia subjacente. O rastreio deve ser incessante, pois o câncer pode surgir somente após anos do processo neurológico. O tratamento, além da neoplasia, é pautado no uso de corticoterapia, plasmaférese, imunoglobulina, ciclofosfamida e rituximabe. Sintomas podem ser aliviados com benzodiazepínicos.

DICAS
▪ Macete: PERM é uma SPR com sintomas de tronco; ▪ É insidiosa: rigidez de musculatura axial e membros (principalmente membros inferiores), oftalmoparesia, nistagmo, alteração de sensório, cefaleia, surdez, ataxia e mioclonias. Os sintomas encefalíticos podem ser flutuantes; ▪ LCR pode ter proteinorraquia, RNM geralmente inocente, ENMG com déficit de relaxamento paraespinal (potenciais de unidade motora contínuos) com melhora ao uso de benzodiazepínicos; ▪ Anticorpos: anti-GAD (> 10.000 U/mL, geralmente) ou antiglicina; ▪ Tratamento: imunoglobulina, plasmaférese, ciclofosfamida, corticoterapia, rituximabe; ▪ Sintomáticos: benzodiazepínicos; ▪ Para maiores detalhes de SPR, vide capítulo de síndromes de hiperexcitabilidade neuronal.

BIBLIOGRAFIA

Spitz M, Ferraz HB, Barsottini OGP, et al. Progressive encephalomyelitis with rigidity: a paraneoplastic presentation of oat cell carcinoma of the lung. Arq Neuropsiquiatr. 2004;2013:547-9.

Vincent A, Bien CG, Irani SR, et al. Autoantibodies associated with diseases of the CNS: new developments and future challenges. Lancet Neurol. 2011;2013:759-72.

PERRY

Carlos Roberto Martins Jr.

Descrita em 1975, a síndrome de Perry (SP) é uma doença progressiva caracterizada por parkinsonismo rapidamente progressivo, alterações psiquiátricas, perda de peso e respiração anormalmente lenta (hipoventilação central), com aparecimento geralmente entre a quarta e sexta décadas. Trata-se de doença determinada de modo autossômico dominante, associada ao gene *DCTN1*, responsável pela síntese da proteína dinactina 1, envolvida na homeostase microtubular dos neurônios. Recentemente foi classificada, neuropatologicamente, no grupo das doenças relacionadas com o TDP-43.

Os sintomas psiquiátricos mais comuns são depressão, apatia e alterações de personalidade/comportamento. Casos de suicídio já foram descritos. Parkinsonismo e alterações psiquiátricas geralmente são as primeiras características da síndrome de Perry. O parkinsonismo pode ser simétrico ou assimétrico e tende a responder à levodopa nas fases iniciais. A hipoventilação central é uma característica ulterior da síndrome de Perry, desenvolvendo-se com a evolução do processo.

A respiração anormalmente lenta ocorre com mais frequência à noite, fazendo com que os indivíduos afetados acordem com frequência e a apneia noturna é a regra. À medida que a doença piora, a hipoventilação pode resultar em falta de oxigênio e insuficiência respiratória franca. A sobrevida média desses pacientes é cerca de 5 anos, com insuficiência ventilatória e pneumonia sendo causas comuns.

Outros achados, como reflexos primitivos, hiperfagia, desinibição e alterações cognitivas disexecutivas podem ocorrer. Paralisia supranuclear é descrita em torno de 15% dos indivíduos. O liquor é normal. RNM pode ser normal ou apresentar atrofia frontotemporal e de tronco alto. Estudos com PET-CT e SPECT evidenciam redução do metabolismo de glicose e perfusão global telencefálica envolvendo lobos frontal, temporal, parietal e occipital.

DICAS
▪ Autossômica dominante, gene *DCTN1*;
▪ Parkinsonismo + alterações psiquiátricas (depressão/apatia) + hipoventilação central + perda de peso;
▪ Associada à TDP-43;
▪ Sobrevida de 5 anos, em média.

BIBLIOGRAFIA

Perry TL, Bratty PJ, Hansen S, et al. Hereditary mental depression and Parkinsonism with taurine deficiency. Arch Neurol. 1975;32:108-13.

Purdy A, Hahn A, Barnett HJ, et al. Familial fatal Parkinsonism with alveolar hypoventilation and mental depression. Ann Neurol. 1979;6:523-31.

Roy EP, Riggs JE, Martin JD, et al. Familial parkinsonism, apathy, weight loss, and central hypoventilation: successful long-term management. Neurology. 1988;38:637-9.

PICK

Letízia Gonçalves Borges

Doença de Pick é uma doença neurodegenerativa rara. Este nome foi dado em homenagem ao professor de psiquiatra Arnold Pick, que em 1982 descreveu um caso de afasia progressiva e distúrbio comportamental associado à atrofia frontotemporal. A histologia da doença foi definida por Alois Alzheimer em 1911. Dessa forma, surgiram inúmeras nomenclaturas que levaram a certa confusão em relação ao nome da doença, pois alguns a usavam para definir um critério clínico, enquanto outros apenas para dar o diagnóstico histológico. Estudos posteriores mostraram que nem todos os pacientes com diagnóstico clínico de doença de Pick apresentavam a neuropatologia da doença de Pick. Atualmente, portanto, o termo doença de Pick é usado para diagnóstico **neuropatológico**.

Uma mesma entidade neuropatológica pode-se manifestar com diferentes fenótipos. É importante ficar claro que o diagnóstico de demência frontotemporal (DFT) diz respeito ao diagnóstico **clínico**. Já a degeneração lobar frontotemporal (DLFT) é um diagnóstico **patológico**. A doença de Pick é uma alteração neuropatológica que faz parte da DLFT e pode-se manifestar, clinicamente, de diferentes formas como:

- DFT;
- Afasia progressiva primária;
- Síndrome corticobasal;
- Paralisia supranuclear progressiva.

A doença de Pick é uma **tauopatia**, ou seja, é causada por acúmulo da proteína tau nos neurônios. Ocorre acúmulo dos corpos de Pick no lobo frontal e temporal, levando à disfunção executiva e à alteração de comportamento. Os corpos de Pick são inclusões esféricas intracitoplasmáticas bem delimitadas. Há predomínio de isoformas tau com 3 repetições (é diferente, portanto, da doença de Alzheimer, que apresenta isoformas 3R e 4R).

É uma doença sem tratamento curativo, as medicações prescritas são direcionadas ao tratamento dos distúrbios neuropsiquiátricos. Geralmente são prescritos os inibidores da recaptação da serotonina (ISRS; por exemplo, o escitalopram) e a trazodona. Em casos mais graves pode ser necessário o uso de neuroléptico (quetiapina).

> **DICAS**
> - A doença de Pick é uma tauopatia definida pela presença dos corpos de Pick;
> - O termo **doença de Pick** é usado para diagnóstico **patológico**;
> - Os corpos de Pick são um tipo de degeneração lobar frontotemporal (DLFT);
> - Clinicamente a doença pode-se manifestar como demência frontotemporal, afasia progressiva primária, síndrome corticobasal ou paralisia supranuclear progressiva.

BIBLIOGRAFIA

Grinberg LT. Estendendo o espectro das degenerações lobares frontotemporais: revisão de uma série clinicopatológica de demências. Tese (Doutorado) – Faculdade de Medicina da Universidade de São Paulo. São Paulo. 2006.
Hodges JR. Frontotemporal dementia (Pick´s disease): clinical features and assessment. Neurology. 2001;56:S6.
McKhann GM, Albert MS, Grossman M, et al. Clinical and pathological diagnosis of frontotemporal dementia: report of the Work Group on Frontotemporal Dementia and Pick's Disease. Arch Neurol. 2001;58:1803-9.
Rossor MN. Pick's disease: a clinical overview. Neurology. 2001;56(4):S3-S5.

PLAGIOCEFALIA POSICIONAL

Luciana Akemi Yasuda Suemitsu

Plagiocefalia posicional é a deformidade craniana caracterizada por achatamento da região occipital unilateral que pode levar à sobressalência frontal (bossa) ou ao avanço da orelha ipsilateral. Desse modo, **resulta em um formato que lembra um paralelogramo**. Ocorre por compressão da região occipital por pressão externa. Difere da braquicefalia, pois essa é caracterizada por deformidade na região occipital bilateral levando à redução do diâmetro anteroposterior cefálico.

É vista, principalmente, em crianças durante o primeiro ano de vida com incidência máxima aos 4 meses (em torno de 19%) e, aos 2 anos, já é bem reduzida (em torno de 3%). Os principais fatores de risco são: lado preferencial para repouso pela criança, sexo masculino, prematuridade, parto com uso de fórceps ou vácuo-extrator, torcicolo congênito e gestação múltipla. Houve aumento importante da incidência de plagiocefalia posicional na década de 90 após a recomendação de repouso na posição supina para prevenção de morte súbita em crianças.

O diagnóstico é essencialmente clínico, sendo o principal diferencial a craniossinostose. Nos casos em que há dúvida, podem ser realizadas ultrassonografia ou radiografia da sutura em questão. Apenas nos casos em que há deformidade severa e ainda há dúvida após os exames anteriores deve ser realizada tomografia computadorizada do crânio. Um instrumento (plagiocefalômetro) pode ser usado para o diagnóstico e mensuração clínica. Pode-se classificar o grau de deformidade em cinco variações de acordo com a classificação de Argenta (Fig. 313-1).

O prognóstico é bom, exceto nos casos em que a deformidade é severa. O tratamento recomendado difere de acordo com a idade da criança. Até 4 meses de idade recomenda-se terapia de reposicionamento associada à fisioterapia, que tem maior efeito nos casos em que há torcicolo. Para os casos entre 4 e 6 meses em que não houve melhora com esse tratamento ou ocorreu piora, deve ser iniciado uso de órtese

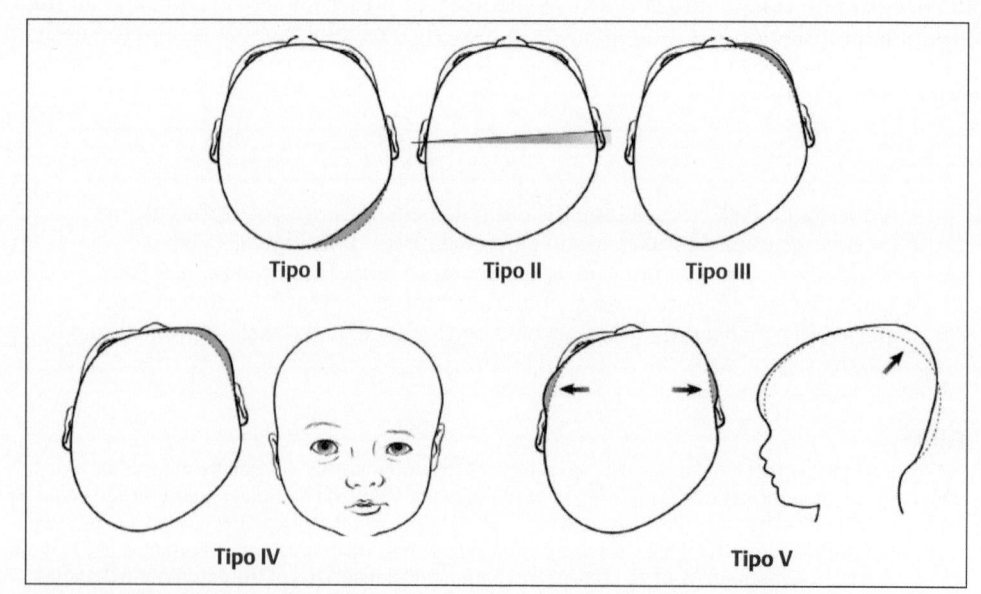

Fig. 313-1. Classificação de Argenta para plagiocefalia posicional. Tipo I: Deformidade occipital. Tipo II: Avanço anterior da orelha ipsilateral. Tipo III: Deformidade frontal. Tipo IV: Deformidade malar. Tipo V: Deformidade temporal ou vertical.

(capacete). Em crianças com 7 meses ou mais e em casos de deformidade severa, o tratamento com órtese deve ser preferencial, devendo essa ser usada por um período de 23 horas por dia.

Dentre as recomendações da terapia de reposicionamento encontram-se variar a posição da cabeça da criança enquanto dormindo e amamentando (mantendo a posição supina) e, quando acordada, deixar em posição prona sob supervisão (*tummy time*) pelo menos 3 vezes ao dia por 10 a 15 minutos.

Há evidências de que crianças que apresentam plagiocefalia posicional tenham pior desempenho motor, cognitivo e de linguagem comparadas com outras crianças de mesma idade. Essa diferença, contudo, não caracteriza um atraso de desenvolvimento (está dentro da normalidade). No momento, não se pode definir uma relação causal da deformidade com o pior desempenho. Recomenda-se, contudo, que essas crianças recebam maior atenção em relação ao rastreio de atraso do desenvolvimento neuropsicomotor.

DICAS

- Assimetria craniana com achatamento occipital unilateral;
- Avanço anterior da orelha;
- Forma em **paralelepípedo** do crânio;
- Deformidade frontal ou malar;
- Deformidade temporal ou vertical do crânio.

BIBLIOGRAFIA

Bialocerkowski AE, Vladusic SL, Wei Ng C. Prevalence, risk factors, and natural history of positional plagiocephaly: a systematic review. Dev Med Child Neurol. 2008;50:577-86.

Branch LG, Kesty K, Krebs E, et al. Argenta clinical classification of deformational plagiocephaly. J Craniofac Surg. 2015;26:606-10.

Collett BR, Aylward EH, Berg J, et al. Brain volume and shape in infants with deformational plagiocephaly. Childs Nerv Syst. 2012;28(7):1083-90.

Collett BR, Gray KE, Starr JR, et al. Development at age 36 months in children with deformational plagiocephaly. Pediatrics. 2013;131(1):e109-e115.

Collett BR, Starr JR, Kartin D, et al. Development in toddlers with and without deformational plagiocephaly. Arch Pediatr Adolesc Med. 2011;165(7):653-8.

Couture DE, Crantford JC, Somasundaram A, et al. Efficacy of Passive Helmet therapy for deformational plagiocephaly: report of 1050 cases. Neurosurgical Focus. 2013;5(4):E4.

Cummings C. Positional plagiocephaly. Paediatr Child Health. 2011;16(8):493-4.

Flannery AM, Tamber MS, Mazzola C, et al. Congress of neurological surgeons systematic review and evidence-based guidelines for the management of patients with positional plagiocephaly: executive summary. Neurosurgery. 2016;79(5):623-4.

Graham T, Adams-Huet B, Gilbert N, et al. Effects of initial age and severity on cranial remolding orthotic treatment for infants with deformational plagiocephaly. J Clin Med. 2019;8(8):1097.

Kim HY, Chung YK, Kim YO. Effectiveness of Helmet cranial remodeling in older infants with positional plagiocephaly. Arch Craniofac Surg. 2014;15(2):47-52.

Kim SY, Park MS, Yang JI, et al. Comparison of Helmet therapy and counter positioning for deformational plagiocephaly. Ann Rehabil Med. 2013;37(6):785-95.

Lam S, Pan I, Strickland BA, et al. Factors influencing outcomes of the treatment of positional plagiocephaly in infants: a 7-year experience. Journal of Neurosurgery. 2017;19(3):273-81.

Linz C, Kunz F, Böhm H, et al. Positional skull deformities. Dtsch Arztebl Int. 2017;114(31-32):535-42.

Martiniuk AL, Vujovich-Dunn C, Park M, et al. Plagiocephaly and developmental delay: a systematic review. J Develop Behavioral Pediatr. 2017;38(1):67-78.

Mawji A, Vollman AR, Fung T, et al. Risk factors for positional plagiocephaly and appropriate time frames for prevention messaging. Paediatr Child Health. 2014;19(8):423-7.

Pogliani L, Mameli C, Fabiano V, et al. Childs Nerv Syst 2011;27:1867.

Positional plagiocephaly and sleep positioning: an update to the joint statement on sudden infant death syndrome. Paediatr Child Health. 2001;6(10):788-793.

CAPÍTULO 314

POEMS

Guilherme Perassa Gasque

A síndrome de POEMS também é conhecida como **mieloma osteoesclerótico, síndrome de Crow-Fukase ou síndrome de Takatsuki**. Em 1980, Bardwick cunhou o acrônimo POEMS para representar a síndrome caracterizada por **P**olineuropatia, **O**rganomegalia, **E**ndocrinopatia, distúrbio **M**onoclonal de plasmócitos e alterações de pele (*Skin changes*). Nem todos os pacientes com síndrome de POEMS apresentam as características clássicas descritas no acrônimo. Outras alterações podem estar presentes, como, por exemplo, a doença de Castleman, sobrecarga de volume extravascular (derrame pleural, ascite, edema periférico), lesões osteoescleróticas, níveis elevados de fator de crescimento endotelial vascular (VEGF), alteração dos testes de função pulmonar, papiledema e baqueteamento digital.

A síndrome de POEMS é uma rara síndrome paraneoplásica. Sua patogênese não é bem compreendida, mas provavelmente está relacionada com um distúrbio proliferativo de células plasmáticas monoclonais e pelo impacto induzido por resposta inflamatória induzida pelas interleucinas IL1, IL-6, fator de necrose tumoral-alfa (TNF-α) e VEGF, que é usado como biomarcador para detecção e monitoramento da doença. A maior incidência ocorre entre a quarta e quinta décadas de vida e mais da metade dos pacientes são do sexo masculino. A prevalência é de aproximadamente 0,3 casos por 100.000 habitantes.

Os critérios para o diagnóstico foram propostos por Dispenzieri *et al.* e incluem critérios maiores e menores. Os maiores critérios obrigatórios são: polineuropatia (tipicamente desmielinizante) e distúrbio monoclonal dos plasmócitos. Há, ainda, três critérios maiores secundários, e somente um deles é necessário:

1. Doença de Castleman;
2. Lesões ósseas escleróticas;
3. VEGF elevado.

Os critérios menores são 6 e basta um para completar a tríade diagnóstica. São eles:

- Organomegalia;
- Aumento de volume extravascular;
- Endocrinopatia;
- Alterações de pele;
- Papiledema;
- Trombocitose;
- Eritrocitose.

Também podem estar presentes perda ponderal, hipertensão pulmonar, síndrome diarreica e hipovitaminose B12, porém, esses não são considerados critérios diagnósticos.

A síndrome POEMS, embora rara, deve ser incluída no diagnóstico diferencial das polineuropatias desmielinizantes, principalmente a polirradiculoneuropatia desmielinizante inflamatória crônica (PDIC), lesões osteoescleróticas, discrasias de plasmócitos, neoplasias e vasculites.

A base do tratamento é a supressão da proliferação das células monoclonais. A escolha da terapia vai depender da extensão da doença, das comorbidades e da adequação do paciente. Aqueles com envolvimento da medula óssea na biópsia ou três ou mais lesões ósseas são considerados com doença sistêmica. O caso de duas ou menos lesões ósseas é considerado doença localizada. A radioterapia é o tratamento de primeira linha na doença localizada. No acometimento sistêmico, a quimioterapia associada a transplante autólogo de células-tronco é o tratamento padrão-ouro, com bom controle hematológico. A melhora da neuropatia pela síndrome de POEMS pode demorar até 3 anos após o tratamento, mas 100% dos pacientes apresentam algum grau de recuperação neurológica.

DICAS
▪ Polineuropatia, Organomegalia, Endocrinopatia, distúrbio Monoclonal de plasmócitos e alterações de pele (*Skin*); ▪ Eletroforese e imunofixação de proteínas sérica e urinária, pesquisa de cadeia leve livre no soro e VEGF sérico; ▪ Neuropatia desmielinizante + paraproteinemia (cadeia leve lambda, IgG ou IgA) + VEGF elevado; ▪ Biópsia de medula óssea e PET são necessários para determinar o grau de envolvimento monoclonal e orientar o tratamento.

BIBLIOGRAFIA

Bardwick PA, Zvaifler NJ, Gill GN, et al. plasma cell dyscrasia with polyneuropathy, organomegaly, endocrinopathy, M protein, and skin changes: the POEMS syndrome. Report on two cases and a review of the literature. Medicine. 1980;59:311.

Dispenzieri A. POEMS syndrome: update on diagnosis, risk stratification, and management. Am J Hematol. 2017;92(2):814-29.

Hashiguchi T, Arimura K, Matsumuro K, et al. Highly concentrated vascular endothelial growth factor in platelets in crow-fukase syndrome. Muscle Nerve. 2000;23:1051-6.

Jorge V. Pinto Neto. POEMS syndrome (osteosclerotic myeloma). Rev. Bras. Hematol. Hemoter. 2007;29(1):98-102.

Keddie S, et al. poems neuropathy: optimising diagnosis and management. Pract Neurol. 2018;18:278-90.

Nakamoto Y, Imai H, Yasuda T, et al. A Spectrum of Clinicopathological Features of Nephropathy Associated with POEMS Syndrome. Nephrol Dial Transplant. 1999;14:2370.

Nakanishi T, Sobue I, Toyokura Y, et al. The crow-fukase syndrome: a study of 102 cases in Japan. Neurology. 1984;34:712.

Sung JY, Kuwabara S, Ogawara K, et al. Patterns of nerve conduction abnormalities in POEMS syndrome. Muscle Nerve. 2002;26:189-93.

Vital C, Vital A, Ferrer X, et al. Crow-fukase (POEMS) syndrome: a study of peripheral nerve biopsy in five new cases. J Peripher Nerv Syst. 2003;8:136-44.

Watanabe O, Maruyama I, Arimura K, et al. Overproduction of vascular endothelial growth factor/vascular permeability factor is causative in crow-fukase (POEMS) syndrome. Muscle Nerve. 1998;21:1390-7.

POLAND

Gabriel da Silva Schmitt

Em 1841, Sir Alfred Poland, um cirurgião britânico do século XIX, ainda como estudante de medicina, em seu trabalho intitulado *"Deficiency of the pectoralis muscles"*, observou, especificamente, durante uma autópsia, a ausência da porção esternal do músculo peitoral maior, com sua porção clavicular intacta, além da ausência do músculo peitoral menor, com hipoplasia de serrátil anterior e músculos oblíquos externos abdominais, surgindo, assim, o relato da **síndrome de Poland** (SP). A originalidade da descrição da síndrome ainda é criticada, já que em 1826, Dr. Lallemand teria sido o primeiro a descrever a alteração clínica da ausência do músculo peitoral maior.

As características mais comumente descritas são a **ausência da porção esternal do músculo peitoral maior (considerada a expressão mínima dessa síndrome), hipoplasia da caixa torácica, do tecido subcutâneo e braquissindactilia ipsilateral**. Os ossos do antebraço podem ser encurtados, mas pode ser difícil de detectar, a menos que seja realizada a medição. Também foi descrito o envolvimento de músculos adjacentes, incluindo o peitoral menor, serrátil, latíssimo do dorso e oblíquo externo do abdome. Outros achados incluem hipoplasia e/ou aplasia da mama e mamilo ipsilateral, rarefação ou ausência de peles axilares e, até mesmo, alterações renais e dextrocardia. A maioria dos pacientes não apresenta sintomas respiratórios, embora aqueles com falta de costelas possam ter movimento respiratório paradoxal da parede torácica, semelhante ao observado no tórax instável. Em casos graves, até o aparecimento de hérnia pulmonar pode estar presente. Outro eventual achado é a deformidade de Sprengel, caracterizada por assimetria da altura das escápulas.

A SP é incomum, mas não rara. Estima-se uma incidência de 1 em 30.000. Não há predileção por gênero, porém, nota-se, na prática, maior número de casos em mulheres já que estas procuram avaliação de forma mais precoce. O lado direito costuma ser afetado em até duas vezes mais que o esquerdo. A maioria dos casos é esporádica. No entanto, existem vários relatos de familiares e gêmeos com o mesmo diagnóstico, sugerindo algum grau de transmissão genética. A SP tem sido associada a outras patologias, como a síndrome de Möbius (paralisia facial bilateral congênita com incapacidade de abduzir os olhos), Síndrome de Klippel-Feil (SKF) e síndrome de Pierre-Robin. As neoplasias hematopoiéticas, incluindo leucemia e linfoma não Hodgkin também podem estar associadas.

Os mecanismos patogênicos pressupostos na SP ainda são desconhecidos. A hipótese atual é de que um insulto vascular, que ocorre durante a sexta semana de gestação, conhecido como sequência de interrupção do suprimento da artéria subclávia, levaria à sua hipoplasia e, secundariamente, a malformações musculoesqueléticas regionais. Eventualmente, a SP é denominada sequência de Poland, referindo-se a um padrão de malformações derivadas de uma única anomalia, já que a região específica do envolvimento vascular determinaria diferentes manifestações clínicas (englobando a SP e outras síndromes como Möbius e SKF). Alternativamente, há também a hipótese relacionada com a origem genética secundária a mutações deletérias de genes que regulam o desenvolvimento embrionário e afetam, particularmente, os músculos da região torácica e as estruturas do esqueleto.

Durante o exame físico e manejo, deve-se observar o estágio do desenvolvimento das mamas e o estado do músculo latíssimo do dorso, já que são fatores relacionados com o prognóstico cirúrgico. A avaliação da musculatura ocular extrínseca deve ser realizada para ajudar na exclusão com a associação com síndrome de Möbius. A palpação de linfonodos e a solicitação de hemograma devem ajudar na avaliação de quadros associados à leucemia e a linfoma não Hodgkin. O tratamento baseia-se na abordagem cirúrgica plástica. A fisioterapia pode ser benéfica para melhorar a restrição de mobilidade. Embora a maioria dos casos de SP pareça esporádica, parece essencial, no contexto do aconselhamento genético, informar os pacientes sobre existência de casos familiares e que o risco de uma pessoa afetada ter filhos com SP é maior do que o da população em geral.

DICAS
▪ Ausência do músculo peitoral maior; ▪ Deformidades da caixa torácica; ▪ Braquissindactilia; ▪ Hipoplasia e/ou aplasia de mama ou mamilo; ▪ Deficiência do tecido subcutâneo e pelos axilares; ▪ Por vezes, associa-se à leucemia ou a linfoma não Hodgkin; ▪ Diagnóstico diferencial com miopatias envolvendo a cintura escapular.

BIBLIOGRAFIA

Baas M, et al. Controversies in Poland syndrome: alternative diagnoses in patients with congenital pectoral muscle deficiency. J Hand Surg. 2018;43(2):186. e1-186.e16.

Bavinck JNB, et al. Subclavian artery supply disruption sequence: hypothesis of a vascular etiology for Poland, Klippel-Feil, and Möbius anomalies. Am J Med Genet. 1986;23(4):903-18.

David TJ, Winter RM. Familial absence of the pectoralis major, serratus anterior, and latissimus dorsi muscles. J Med Genet. 1985;22(5):390-2.

Freire-Maia NF, et al. The Poland syndrome – clinical and genealogical data, dermatoglyphic analysis, and incidence. Human Heredity. 1973;23(2):97-104.

Kennedy KR, Wang AL. Poland syndrome. New England Journal of Medicine. 2018;378(1):72.

Poland A. Deficiency of the pectoralis muscles. Guy's Hospital Report. 1841;6:191.

Ram AN, Chung KC. Poland's syndrome: current thoughts in the setting of a controversy. Plastic and Reconstructive Surgery. 2009;123(3):949.

Romanini MV, et al. Poland syndrome: a proposed classification system and perspectives on diagnosis and treatment. In: Seminars in pediatric surgery. WB Saunders, 2018. p. 189-99.

Torre M et al. Dextrocardia in patients with Poland syndrome: phenotypic characterization provides insight into the pathogenesis. J Thorac Cardiovasc Surg. 2010;139(5):1177-82.

Valasek P, et al. Cellular and molecular investigations into the development of the pectoral girdle. Developmental Biology. 2011;357(1):108-16.

POLIMICROGIRIA

Amanda Canal Rigotti ▪ Ludmila Aragão Feitosa ▪ Nayara Silocchi Pergo
Thiago Santos Prado ▪ Ana Carolina Coan

Dentre as malformações do desenvolvimento cortical, a polimicrogiria é uma das mais comuns, embora sua incidência real ainda seja desconhecida. O termo malformação do desenvolvimento cortical foi introduzido por Barkovich em 1996, em referência a indivíduos com distúrbios caracterizados por atraso do desenvolvimento e epilepsia, e que leva em conta o estágio do neurodesenvolvimento em que o dano ocorreu. De maneira sucinta, tais danos podem ocorrer durante as fases de proliferação, diferenciação ou migração neuronal ou podem se dar no período pós-migracional, como é o caso da polimicrogiria.

Na polimicrogiria, as camadas mais profundas do córtex cerebral se desenvolvem de modo anormal de tal forma que dentro do córtex haja múltiplos pequenos giros. São várias as causas de polimicrogiria, desde infecções congênitas (especialmente citomegalovírus), insulto vascular (especialmente entre a 20ª e 24ª semanas de gestação) e múltiplas causas genéticas.

A apresentação clínica nesses pacientes é amplamente variável, com quadros desde epilepsia focal, alterações motoras e de linguagem, até deficiência intelectual. A gravidade clínica depende da localização e da extensão da malformação, que pode ser focal, multifocal ou difusa; uni ou bilateral (a segunda correspondendo a quase 60% dos casos) e de maneira simétrica ou não. Qualquer região cortical pode ser acometida, sendo a **localização mais comum ao redor da fissura Sylviana (60% a 70% dos casos)**. Lesões perissylvianas, principalmente quando se estendem para porção posterior, podem cursar com distúrbios de linguagem. Já as lesões frontais geralmente cursam com tetraparesia espástica, disartria e déficit intelectual. Epilepsia acontece em cerca da metade dos pacientes com polimicrogiria e a resposta ao tratamento é variável. A epilepsia farmacorresistente, conjuntamente com o déficit intelectual, compreende o espectro clínico mais grave da doença.

O diagnóstico de polimicrogiria se dá por meio de exame de neuroimagem, especialmente ressonância magnética (RNM), em que se procura avaliar a presença de padrão anormal de giros, aumento da espessura cortical e irregularidades na junção corticossubcortical (Fig. 316-1). Em função da limitação das

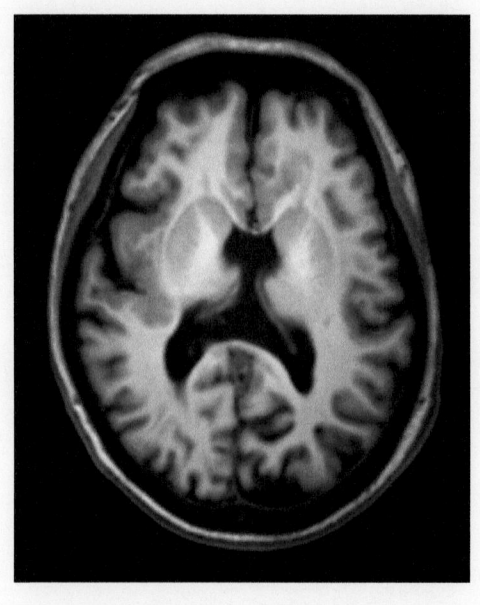

Fig. 316-1. Polimicrogiria perissylviana direita.

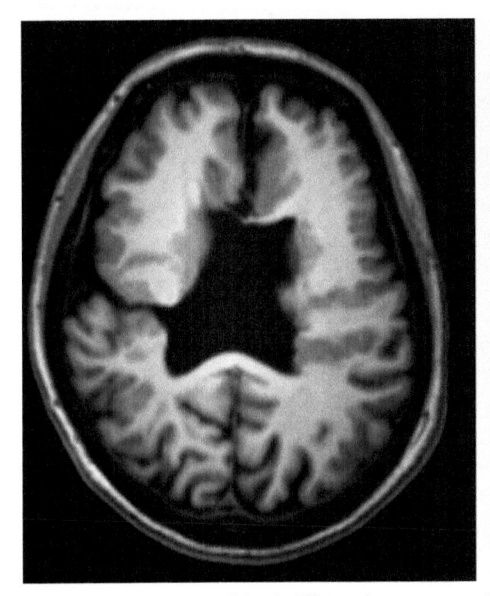

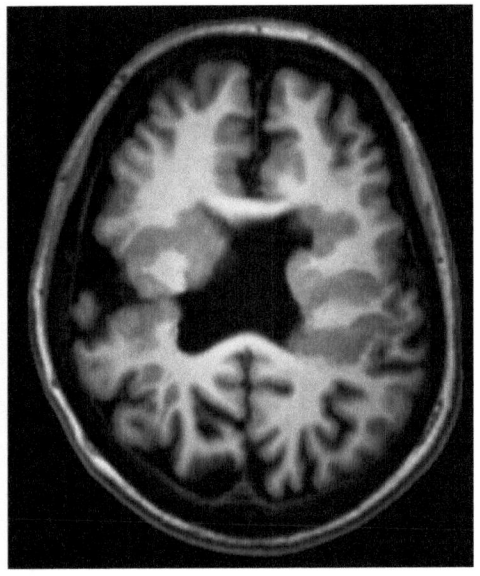

Fig. 316-2. Esquizencefalia de lábios abertos peryssilviana direita com polimicrogiria em bordos e polimicrogiria contralateral.

técnicas de neuroimagem, muitas vezes, o diagnóstico pode ser um desafio. Polimicrogiria pode ocorrer isolada ou associada a outras malformações, especialmente com heterotopia nodular ou nas bordas de uma fenda de esquizencefalia. Pode, ainda, estar associada a outras malformações maiores, como hipo ou agenesia do corpo caloso e hipoplasia cerebelar.

Várias síndromes com polimicrogiria têm sido descritas e podem ser reconhecidas por meio exames de neuroimagem. A mais conhecida é a **polimicrogiria perissylviana bilateral** (Fig. 316-2), que pode ser esporádica ou familiar e tem padrão de herança heterogêneo, sendo que 75% dos casos têm padrão ligado ao X e, nessas famílias, o *locus* Xq28 parece estar implicado. Outras síndromes conhecidas são a **polimicrogiria frontoparietal bilateral** e a **polimicrogiria bilateral simétrica ou generalizada**. Além disso, polimicrogiria também é descrita em associação a outras síndromes que cursam com anomalias congênitas múltiplas/déficit intelectual, incluindo síndrome de Aicardi, síndrome de Delleman, síndrome de DiGeorge e síndrome de Warburg Micro, entre outras.

> **DICAS**
>
> - Malformação do desenvolvimento cortical mais comum;
> - Várias causas: infecção congênita, insulto vascular perinatal ou múltiplas causas genéticas;
> - Quadro clínico variável: epilepsia, alteração de linguagem, déficit intelectual.

BIBLIOGRAFIA

Barkovich AJ, Guerrini R, Kuzniecky RI, et al. A developmental and genetic classification for malformations of cortical development: update. 2012;135:1348-69.
Barkovich AJ, Kuzniecky RI, Jackson GD, et al. Classification system for malformations of cortical development: Update 2001. Neurology. 2001;57;2168-78.
Barkovich AJ. Current concepts of polymicrogyria. Neuroradiology. 2010;52:479-87.
Desikan RS, Barkovich AJ. Malformations of cortical development. American Neurological Association. 2016;80:797-810.
Guerreiro MM, Hage SRV, Guimarães CA, et al. Developmental language disorder associated with polymicrogyria. Neurology. 2002;59:245-50.
Guerrini R, Marini C. Genetic malformations of cortical development. Experimental Brain Research. 2006;173:322-33.
Jansen A, Andermann E. Genetics of the polymicrogyria syndromes. J Med Genet. 2005;42:369-78.

POLIRRADICULONEUROPATIA DA SOROCONVERSÃO DO HIV

Lucas Naves de Resende ▪ Carlos Roberto Martins Jr.

Cerca de 70% dos indivíduos portadores do vírus HIV desenvolverão complicações neurológicas, sejam centrais ou periféricas, causadas diretamente pelo vírus ou por distúrbios secundários. Dentre as complicações periféricas, a polirradiculoneuropatia aguda (síndrome de Guillain Barré – SGB) pode ocorrer tanto durante a soroconversão quanto na evolução da doença, sendo descrita a associação pela primeira vez em 1985 em um paciente com imunodeficiência adquirida (AIDS). Contudo, a associação HIV-SGB ocorre antes da AIDS instalada ou da evidência de imunossupressão (com CD4 > 500), muitas vezes por ocasião da soroconversão.

O quadro clínico não difere a despeito do *status* sorológico, composto de:

- Tetraparesia flácida, ascendente, com fraqueza proximal e distal de membros, simétrica, associada a hipo/arreflexia;
- Dor radicular ou em membros. Parestesias distais;
- Evolução aguda (horas até 4 semanas, usualmente < 2 semanas);
- Paralisia facial (classicamente diparesia facial);
- Paresia bulbar;
- Disfunção autonômica;
- Dissociação proteinocitológica (< 50 cels/microL no LCR).

Dadas as semelhanças clínicas entre pacientes soronegativos e aqueles em fase de soroconversão, recomenda-se o rastreio para HIV em casos onde há aumento de células no LCR, usualmente, entre 10 a 50 cel/microL. A SGB clássica, geralmente, cursa com celularidade liquórica normal ou menor que 10 cel/microL. Já a SGB da soroconversão do HIV, tende a apresentar celularidade mais alta, contudo, menor que 50 cel/microL. Neste sentido, sempre que a possibilidade de SGB-HIV for aventada, sugere-se solicitar carga viral sanguínea, pois os testes tradicionais de diagnóstico de HIV (ELISA/WB) são normais na soroconversão. Pacientes que apresentam SGB no contexto da infecção pelo HIV tendem a ter maior recorrência do quadro (até 30%, contra 3% na população geral).

O tratamento se assemelha àquele utilizado em pacientes soronegativos, incluindo plasmaférese ou imunoglobulina humana (400 mg/kg/dia, por 5 dias consecutivos). É recomendada a introdução precoce da HAART. Naqueles indivíduos com CD4 > 200 (cels/por microL), o prognóstico é semelhante aos soronegativos.

DICAS
▪ Tetraparesia flácida, aguda, simétrica, com fraqueza proximal e distal, hipo/arreflexia; ▪ Geralmente ocorre na soroconversão com CD4 > 500; ▪ Pleiocitose liquórica persistente (> 10 células/microL); ▪ Pedir carga viral sanguínea (soroconversão); ▪ Episódios recorrentes de SGB são mais frequentes em pacientes com HIV.

BIBLIOGRAFIA

Brannagan TH, Zhou Y. HIV-associated Guillain-Barré syndrome. J Neurol Sci. 2003;208(1-2):39-42.
Centner CM, Bateman KJ, Heckmann JM. Manifestations of HIV infection in the peripheral nervous system. Lancet Neurol. 2013;12(3):295-309.
Girgin NK, Işçimen R, Yilmaz E, et al. Guillain-barré sendromu ve human immunodeficiency virüs. Turk J Anesteshiol Reanim. 2014;42(2):100-2.
Leonhard SE, Mandarakas MR, Gondim FAA, et al. Diagnosis and management of Guillain–Barré syndrome in ten steps. Nat Rev Neurol. 2019.

POMPE

Guilherme Perassa Gasque ▪ Carlos Roberto Martins Jr.

A doença de Pompe, glicogenose tipo II ou deficiência de maltase ácida é uma rara doença neuromuscular, autossômica recessiva, resultante da ausência ou deficiência da enzima lisossomal α-glicosidase ácida (GAA). Essa condição gera um acúmulo generalizado, progressivo e irreversível de glicogênio nos lisossomos, acarretando um distúrbio autofágico nas fibras musculares esqueléticas e cardíacas.

A doença de Pompe é classificada com base na idade de início, que varia desde o início neonatal, com maior gravidade, até uma forma mais branda de início tardio. A forma infantil ou neonatal geralmente se apresenta de forma clínica nas primeiras semanas de vida, com hipotonia grave, fraqueza progressiva, cardiomegalia, macroglossia e hepatomegalia. Com essa apresentação clínica típica, o diagnóstico geralmente é simples e a doença é fatal antes dos 2 anos de idade, em decorrência de insuficiências cardíaca e respiratória causadas pelo grande acúmulo de glicogênio intracelular. Mais recentemente pode-se fazer o diagnóstico da doença de Pompe por meio da triagem neonatal.

Por outro lado, o diagnóstico da doença de Pompe de início tardio (juvenil ou na vida adulta) pode ser mais desafiador, pois esses pacientes geralmente apresentam fraqueza proximal progressiva nos membros (do tipo cinturas), com evolução lentamente progressiva, associada ou não a comprometimento respiratório. O envolvimento cardíaco na doença de Pompe de início tardio pode-se manifestar como **síndrome de Wolff-Parkinson-White**, hipertrofia ventricular esquerda e dilatação da aorta ascendente. Pode ocorrer, ainda, síndrome da espinha rígida, escoliose e escápula alada. A **presença de fraqueza da musculatura axial e abdominal pode ser uma dica importante para o diagnóstico**. O reconhecimento precoce e o exame da gota de sangue seca de pacientes que apresentam fraqueza muscular axial/proximal (fenótipo I), insuficiência respiratória restritiva (fenótipo II) e/ou hiperCKemia (fenótipo III) podem levar ao diagnóstico mais precoce e proporcionar melhores resultados para os pacientes com a doença de Pompe de início tardio.

Macroglossia pode estar presente. Levantar-se miopático (GOWERS modificado) pode ser visto, bem como queda expressiva da capacidade vital forçada (CVF) durante decúbito dorsal em comparação com o paciente em ortostase, durante o exame de espirometria.

Diante da suspeita clínica de doença de Pompe de início tardio, deve-se prosseguir a investigação com a realização de eletroneuromiografia que, geralmente, demonstra um padrão miopático de predomínio proximal, por vezes com a presença de **atividade aguda ou descargas miotônicas**, tensor da fáscia lata e vasto lateral do quadríceps femoral (descargas de alta frequência em músculos paravertebrais são um achado clássico).

O exame da alfaglicosidase ácida (GAA) utilizando a gota de sangue seca é um método de diagnóstico bem estabelecido para a doença de Pompe. Após um resultado positivo, deve-se proceder com um exame de tecido para detectar a atividade da enzima GAA que poderá ser realizado no músculo esquelético (fibras com vacúolos PAS positivos), fibroblastos da pele ou linfócitos. O diagnóstico estará estabelecido se a atividade da enzima GAA for < 30%, considerada como insuficiente. Porém, se a atividade estiver entre 30-40%, (limítrofe), complementação por análise de mutação no DNA deverá ser realizada.

Se a investigação para doença de Pompe de início tardio for negativa, outros diagnósticos devem ser pesquisados, como por exemplo:

- Distrofia muscular de Duchenne/Becker;
- Distrofia muscular cintura-membros (LGMD);
- Miopatia inflamatória (dermatomiosite, miosite por corpos de inclusão e polimiosite);
- Doenças de armazenamento do glicogênio dos tipos III (doença de Cori), tipo IV (doença de Andersen) e tipo V (doença de McArdle);
- Amiotrofia espinhal, dentre outros.

O tratamento para a doença de Pompe com a reposição enzimática específica com alfaglucosidase de ácido humano recombinante (alfa alglucosidase) foi aprovado em 2006 e os estudos mostram melhora da deambulação e da função respiratória e mortalidade 5 vezes menor nos pacientes que usaram o medicamento. A dose recomendada é de 20 mg/kg de peso corporal administrada por via endovenosa a cada 2 semanas.

DICAS

- Doença de Pompe pode ocorrer desde o nascimento até a idade adulta;
- Pompe infantil; hipotonia grave, fraqueza progressiva, cardiomegalia, hepatomegalia e macroglossia;
- Pompe de início tardio, fraqueza proximal progressiva, com ou sem insuficiência respiratória ou hiperCKemia;
- Eletroneuromiografia com padrão miopático e presença de atividade aguda ou descargas miotônicas nos músculos paravertebrais, tensor da fáscia lata e vasto lateral do quadríceps femoral;
- Biópsia muscular com vacuolização (vacúolos PAS positivos) e ativação lisossomal;
- Exame da α-glicosidase ácida em amostras de sangue seco nos casos de miopatia de início tardio;
- Primeira miopatia metabólica para a qual existe tratamento com reposição enzimática específica (alfaglucosidase), 20 mg/kg a cada 2 semanas.

BIBLIOGRAFIA

Dasouki M, et al. Pompe disease literature review and case series. Neurol Clin. 2014;32:751-76.
Leslie N, et al. Pompe disease. In: Adam MP, et al. (Eds.). Source Gene Reviews (internet). Seattle (WA); University of Washington, Seattle, 1993-2019.
Montagnesi F, et al. Clinical and molecular aspects of 30 patients with late-onset Pompe disease (LOPD): unusual features and response to treatment. J Neurol. 2015;262:968-78.
Musumeci O, et al. LOPED study: looking for an early diagnosis in a late-onset Pompe disease high-risk population. J Neurol Neurosurg Psychiatry. 2016;87:5-11.

PORETTI-BOLTSHAUSER

Amanda Gontijo Carvalho Guerin

A síndrome de Poretti-Boltshauser (SPB) foi descrita em 2014 e é uma patologia autossômica recessiva caracterizada pela presença de **displasia cerebelar associada a cistos, com um quarto ventrículo de formato anormal**, na ausência de anormalidades supratentoriais significativas ou de envolvimento muscular.

Algumas malformações cerebelares, como, por exemplo, a síndrome de Joubert e a malformação de Dandy-Walker têm seus critérios diagnósticos com base, exclusivamente, em características da neuroimagem. Outras malformações, por outro lado, são descritas por alterações cerebelares na imagem menos específicas, como cistos, displasia e hipoplasia que podem ser isolados ou fazer parte de patologias mais complexas.

O progresso da análise genética e da neuroimagem permitiram melhora diagnóstica e, após a descrição clínica e radiológica da SPB, Aldinger *et al.* identificaram variantes no gene *LAMA1* nos pacientes com SPB. Quase todas as variantes encontradas implicam em completa perda funcional da proteína correspondente.

Os achados de neuroimagem nessa síndrome são:

- Displasia cerebelar com presença de cistos;
- Quarto ventrículo alongado, dilatado e com formato quadrado;
- Hipoplasia de vérmis cerebelar;
- Outras anormalidades do tronco cerebral, como mesencéfalo alongado ou ponte curta;
- Malformações corticais, em geral, estão ausentes.

O fenótipo clínico geralmente é heterogêneo e caracterizado por:

- Hipotonia nos primeiros 6 meses de vida;
- Ataxia cerebelar não progressiva;
- Deficiência intelectual de grau variável;
- Comprometimento da linguagem;
- Ausência de envolvimento muscular;
- Apraxia oculomotora;
- Miopia;
- Alterações retinianas.

O diagnóstico é realizado pela suspeita clínica e alterações neurorradiológicas típicas, com confirmação pela mutação no gene *LAMA1*. Como este gene é extenso pode-se considerar testar, inicialmente, a variante c.[2935delA], responsável por no mínimo 40% dos casos originados da região Mediterrânea.

Até o momento, não há tratamento descrito para a patologia.

DICAS
- Displasia cerebelar associada a cistos; - Quarto ventrículo de formato anormal; - Ausência de anormalidades supratentoriais significativas; - Ausência de envolvimento muscular; - Ataxia cerebelar não progressiva; - Deficiência intelectual de grau variável; - Apraxia oculomotora.

BIBLIOGRAFIA

Aldinger KA, Mosca SJ, Tétreault M, et al. Mutations in LAMA1 cause cerebellar dysplasia and cysts with and without retinal dystrophy. Am J Hum Genet. 2014;95:227-34.

Banerjee AT, et al. Cerebellar cysts and dysplasias: more diagnoses to consider pediatric neurology. 2019;98:91-2.

Mickalizi A, Poretti A, Romani M, et al, Clinical, neuroradiological and molecular characterization of cerebellar dysplasia with cysts (Poretti–Boltshauser syndrome). Eur J Hum Genet. 2016;24:1262-7.

Poretti A, Boltshauser E. Cerebellar dysplasia. In: Boltshauser E, Schmahmann J (Eds.). Cerebellar disorders in children. Mac Keith Press, London. 2012:172-6.

PORFIRIAS

Lucas Naves de Resende ▪ Carlos Roberto Martins Jr.

As porfirias são um grupo extenso e heterogêneo de doenças, geneticamente determinadas, relacionadas com deficiências enzimáticas na cadeia de biossíntese do grupamento heme. Dentre os nove tipos listados de deficiências, apenas quatro têm relevância para o neurologista (porfirias agudas):

- Porfiria intermitente aguda (gene *HMBS*);
- Porfiria *variegata* (*PPOX*);
- Coproporfiria hereditária (*CPOX*);
- E a rara porfiria por deficiência de desidrogenase do ácido delta-aminolevulínico (*ALAD*).

O grupamento heme (molécula de ferro em anel heterocíclico) é produzido em todas as células nucleadas, sendo, majoritariamente, formado na medula óssea (para hemoglobina) e nos hepatócitos (para o citocromo P450). Os defeitos na cascata geram **efeitos tóxicos por acúmulo de ácido delta-aminolevulínico** no encéfalo, nervos periféricos e sistema autonômico, e as crises são atribuídas ao aumento de produção hepática deste (pelo consumo de álcool, medicamentos, esteroides endógenos durante ciclos menstruais/puberdade e jejum prolongado).

A porfiria intermitente aguda (PIA) é o subtipo agudo mais comum da doença e costuma estar associada a sintomas psiquiátricos, polirradiculoneuropatia axonal e à dor abdominal. Trata-se de erro inato do metabolismo, autossômico dominante, causado por deficiência da enzima **PBG desaminase**, o que determina acúmulo de substratos tóxicos do heme. A dor abdominal é o sintoma mais prevalente, ocorrendo em até 90% dos casos; a neuropatia axonal se apresenta como fraqueza e hiporreflexia e ocorre em cerca de 20% dos pacientes. Transtornos neuropsiquiátricos são encontrados em 19-58% dos pacientes, anunciando-se como depressão, ansiedade, estado confusional agudo, insônia e psicose.

Ataques agudos são precipitados por eventos que aumentam a enzima ALA sintetase ou a demanda de síntese de heme no fígado, incluindo restrição de carboidratos, perda de peso e uso de medicamentos como os barbitúricos. No entanto, a mensuração da concentração dos dois precursores do heme (ácido delta-aminolevulínico e porfobilinogênio) na urina permite ao médico estabelecer o diagnóstico da porfiria aguda intermitente. As concentrações desses precursores encontram-se muito elevadas durante os episódios de porfiria aguda intermitente e assim permanecem naqueles que apresentam episódios repetidos. Os precursores podem formar porfirinas, que possuem uma coloração avermelhada, e outras substâncias que possuem uma coloração acastanhada. Por essa razão, a urina pode apresentar uma alteração de cor, especialmente após permanecer exposta à luz (do sol principalmente). Essas alterações da cor da urina podem levar o médico a suspeitar de uma porfiria (Fig. 320-1).

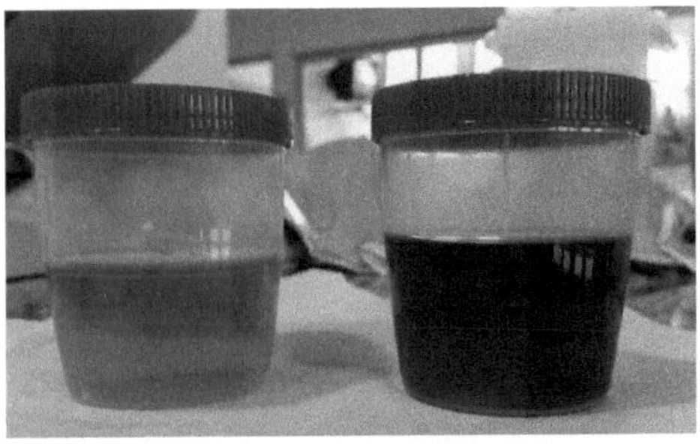

Fig. 320-1. Escurecimento da urina de paciente com polirradiculopatia aguda, após exposição por 15 minutos em luz solar, sugerindo diagnóstico de porfiria aguda intermitente. (Foto e teste realizados à beira do leito pelo Dr. Carlos Roberto Martins Jr. na UTI Neurológica do Hospital de Clínicas da UNICAMP). (Ver Pranchas em Cores.)

As manifestações neurológicas das porfirias geralmente ocorrem em crises e são frequentemente negligenciadas, fazendo com que o diagnóstico seja tardio em grande parte das ocasiões. Os períodos intercríticos podem ser longos e quiescentes.

São características:

- Dor abdominal importante, vômitos e constipação;
- Tetraparesia flácida proximal, podendo ser assimétrica, puramente motora, aguda (nadir: 2-4 semanas), com reflexos geralmente preservados ou com hiporreflexia;
- Crises epilépticas focais ou generalizadas;
- Encefalopatia semelhante à vasoconstrição cerebral posterior reversível;
- Insônia, alterações de ciclo sono-vigília, ansiedade, depressão, psicose;
- Hiponatremia;
- Disfunção autonômica: hipertensão, palpitações;
- Fotossensibilidade cutânea: mutações nos genes *PPOX* e *CPOX*;

O diagnóstico é feito pela suspeição clínica e confirmado por achados bioquímicos sequenciais: dosa-se, durante os ataques, o porfobilinogênio urinário e o ácido delta-aminolevulínico, que estão marcadamente elevados. A espectroscopia de fluorescência plasmática da porfirina favorece o diagnóstico de porfiria *variegata*; caso negativa, dosa-se a relação entre coproporfirina III e coproporfirina I, cujo aumento (> 1,5) é indicativo de coproporfiria; caso a relação seja < 1,5, as crises são atruibuídas à porfiria intermitente aguda. Durante a remissão as porfirinas séricas, urinárias e plasmáticas encontram-se no limite da normalidade. O padrão neurofisiológico é de polirradiculoneuropatia axonal.

O tratamento das crises consiste na infusão de glicose 10 a 20 g por hora até 400 g/dia, bem como hematina via venosa de 2 a 5 mg/kg/dia durante 60 minutos, podendo ser administrada por 3 a 14 dias a depender da resposta clínica do doente. Essas medidas reduzem a concentração de ALA por meio da indução da enzima ALA sintetase. Hiponatremia, hipomagnesemia e uremia devem ser corrigidas habitualmente. Hipertensão arterial por disautonomia, bem como taquicardia devem ser abordadas com betabloqueadores.

Além do tratamento da crise, o mais importante é prevenir a agudização da doença evitando-se os eventos desencadeantes, como jejum prolongado, etanol, estresse físico/infecções e medicamentos, em especial: barbitúricos, cloranfenicol, cloroquina, danazol, hidantoína, fenilbutazona, pirazinamida, sulfinamida, tolbutamida, clopropamida, alguns anticoncepcionais orais, diazepínicos, estrogênios, progesterona, imipramina, glutetimida, rifampicina, metildopa, valproato e teofilina. Os episódios pré-menstruais podem ser prevenidos com a administração de um dos análogos do hormônio liberador de gonadotrofina utilizados no tratamento da endometriose.

> **DICAS**
>
> - Quadro clínico do tipo surto-remissão – diagnóstico diferencial com síndrome de Guillain-Barré;
> - Dor abdominal;
> - Hiponatremia;
> - Urina escura ou levemente escura;
> - Escurecimento da urina ao ser colocada à luz solar por 15-20 minutos;
> - Tetraparesia flácida, aguda, com relativa preservação de reflexos ou hiporreflexia, proximal e distal - polirradiculoneuropatia axonal;
> - LCR normal (ausência de dissociação proteinocitológica) nas crises;
> - Encefalopatia, crises epilépticas e alterações comportamentais;
> - Três tipos de porfiria hepática hereditária podem cursar com polineuropatia: porfiria intermitente aguda, porfiria *variegata* e coproporfiria;
> - Deficiência da enzima PBG desaminase, o que determina acúmulo de substratos tóxicos do heme, como o porfobilinogênio e o ALA;
> - Síndrome PRES pode estar associada durante as crises;
> - Tratamento: hematina e glicose.

BIBLIOGRAFIA

Martins Jr CR, Barbara ES, et al. Porphyria and anorexia: cause and effect. Oxf Med Case Reports. 2014;(9):151-2.
O'Malley R, Rao G, Stein P, Bandmann O. Porphyria: Often discussed but too often missed. Pract Neurol. 2018;18(5):352-8.
Tracy JA, Dyck PJB. Porphyria and its neurologic manifestations. In: Handbook of clinical neurology. 2014;120:839-49.

PRADER-WILLI (MANIFESTAÇÕES NEUROLÓGICAS)

Cínthia Minatel Riguetto

A síndrome de Prader-Willi (SPW) é uma doença genética rara, com herança autossômica dominante e incidência de 1/10.000 a 1/30.000 nascidos vivos. É causada pela perda da expressão gênica no cromossomo paterno 15q11-q13, que pode resultar de deleções, dissomia materna ou defeitos no centro de *imprinting*. A SPW afeta ambos os sexos igualmente, assim como todas as raças e etnias, caracterizando-se por **hipotonia infantil grave, obesidade, hiperfagia, atraso no desenvolvimento, déficit cognitivo leve, hipogonadismo e baixa estatura**. Outras anormalidades endócrinas comumente associadas à síndrome incluem deficiência do hormônio de crescimento, *diabetes mellitus* tipo 2, hipotireoidismo central e insuficiência adrenal central.

O diagnóstico é realizado pelo fenótipo e confirmado pelo teste genético com análise da metilação do DNA, que permite o diagnóstico de 99% dos pacientes com SPW.

As principais características clínicas são:

- Hipotonia grave ao nascimento e no período neonatal;
- Letargia;
- Hiperfagia;
- Obesidade;
- Hipoplasia genital;
- Hipogonadismo;
- Criptorquidia uni ou bilateral;
- Déficit cognitivo leve e distúrbios da fala;
- Instabilidade emocional;
- Baixa estatura;
- Diminuição da sensibilidade à dor;
- Mãos e pés pequenos;
- Boca pequena com o lábio superior fino e inclinado para baixo nos cantos da boca;
- Fronte estreita;
- Olhos amendoados;
- Estrabismo;
- Hipopigmentação cutânea.

A deficiência do hormônio de crescimento está presente em 40%-100% dos pacientes com SPW, e a ausência da reposição deste hormônio associada ao desenvolvimento puberal incompleto resultam em uma altura final média de 155 cm para homens e 148 cm para mulheres. A insuficiência adrenal central é observada em 60% dos pacientes e torna-se bastante aparente em situações de estresse. O hipotireoidismo está presente em 25% dos pacientes e pode contribuir para o atraso neuropsicomotor. Já o *diabetes mellitus* tipo 2 tem associação direta com o ganho de peso e o envelhecimento.

O tratamento se baseia em quatro pilares principais: educação alimentar, atividade física, terapia com hormônio de crescimento e estratégias comportamentais.

DICAS
▪ Hipotonia muscular; ▪ Hiperfagia acentuada; ▪ Obesidade; ▪ Baixa estatura; ▪ Mãos e pés pequenos; ▪ Fronte estreita; ▪ Olhos amendoados; ▪ Déficit cognitivo leve; ▪ Autossômica dominante – pela perda da expressão gênica no cromossomo paterno 15q11-q13.

BIBLIOGRAFIA

Angulo MA, Butler MG, Cataletto ME. Prader-Willi syndrome: a review of clinical, genetic, and endocrine findings. J Endocrinol Invest. 2015;38(12):1249-63.

Bohonowych J, Miller J, McCandless SE, Strong TV. The Global Prader-Willi Syndrome Registry: Development, Launch, and Early Demographics. Genes (Basel). 2019;10(9).

Cassidy SB, Schwartz S, Miller JL, Driscoll DJ. Prader-Willi syndrome. Genet Med. 2012;14(1):10-26.

PRES

Carlos Roberto Martins Jr.

Descrita em 1996, a síndrome da encefalopatia posterior reversível (PRES) é amplamente conhecida no cenário clínico de urgência neurológica. Trata-se de condição aguda que se instala com cefaleia em trovoada (*Thunderclap*) associada a sinais focais de domínio cerebral posterior (occipital e parietal), como hemianopsias, distúrbios sensoriais e até convulsões.

Não se sabe ao certo os mecanismos que levam à tal condição. Acredita-se tratar por falência da autorregulação cerebral focal, envolvendo vasodilatação, bem como vasospasmo em determinados territórios, determinando edema vasogênico. Anormalidades da substância branca subcortical são a regra, entretanto, o córtex e os gânglios da base são eventualmente afetados. Por vezes, há envolvimento de lobos frontal e temporal (mais raramente).

Diversas condições estão classicamente associadas à PRES, como uso de imunossupressores, crise hipertensiva, porfiria aguda intermitente, eclâmpsia, hiperamonemia, síndrome hemolítico-urêmica (SHU), púrpura trombocitopênica trombótica (PTT), pós-transplante (órgãos sólidos ou medula óssea), sepse e insuficiência renal. Doenças autoimunes, como lúpus, também podem estar associadas. A PRES não deve ser confundida com encefalopatia hipertensiva crônica, também conhecida como microangiopatia hipertensiva, que resulta em micro-hemorragias ou microisquemias nos gânglios da base, ponte e cerebelo.

Os imunossupressores mais associados à PRES são: tacrolimus, ciclofosfamida, cisplatina, ciclosporina, azatioprina e interferon. À TC evidencia-se hipodensidade nas áreas acometidas (geralmente occipitoparietais). À RNM há hipersinal T2/FLAIR, geralmente na transição corticossubcortical. O edema é vasogênico, por isso, na maioria dos casos, não há restrição à difusão (Fig. 322-1). Contudo, há casos de restrição difusional positiva, bem como vasospasmo à arteriografia e à angio-TC, o que configura isquemia tardia. Nestes casos, o prognóstico é pior, levando a quadros irreversíveis deficitários (o que não é a regra). Micro-hemorragias podem ser vistas em 50% dos casos pela ponderação SWI.

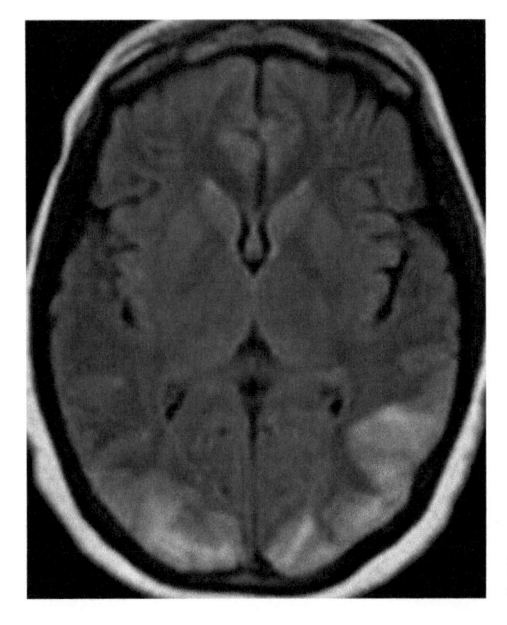

Fig. 322-1. RNM/FLAIR evidenciando edema vasogênico posterior, típico de PRES.

Em menos de 5% dos casos há envolvimento de gânglios da base e tronco encefálico, fugindo ao aspecto clássico da condição. A retirada ou correção dos fatores precipitantes proporcionam melhora total dos sintomas associados à PRES. Pequena parcela dos pacientes ficam com déficits persistentes, fugindo à regra.

DICAS

- Cefaleia em trovoada (*Thunderclap*) associada a sinais focais de domínio cerebral posterior (occipital e parietal), como hemianopsias, distúrbios sensoriais e até convulsões;
- Edema vasogênico;
- Causas clássicas: crise hipertensiva, porfiria aguda intermitente, eclâmpsia, hiperamonemia, síndrome hemolítico-urêmica (SHU), púrpura trombocitopênica trombótica (PTT), pós-transplante (órgãos sólidos ou medula óssea), sepse e insuficiência renal;
- À RNM há hipersinal T2/FLAIR, geralmente na transição corticossubcortical. O edema é vasogênico, por isso, na maioria dos casos, não há restrição à difusão;
- Retirar ou tratar fatores desencadeantes.

BIBLIOGRAFIA

Casey SO, Sampaio RC, Michel E, Truwit CL. Posterior reversible encephalopathy syndrome: utility of fl uid-attenuated inversion recovery MR imaging in the detection of cortical and subcortical lesions. AJNR Am J Neuroradiol. 2000;21(7):1199-206.

Hinchey J, Chaves C, Appignani B, et al. A reversible posterior leukoencephalopathy syndrome. N Engl J Med. 1996;334(8):494-500.

Lamy C, Oppenheim C, Méder JF, Mas JL. Neuroimaging in posterior reversible encephalopathy syndrome. J Neuroimaging. 2004;14(2):89-96.

Schwartz R B. Hyperperfusion encephalopathies: hypertensive encephalopathy and related conditions. Neurologist. 2002;8(1):22-34.

PSEUDOTUMOR INFLAMATÓRIO DA ÓRBITA

Ana Luisa Madeira Freitas ▪ Augusto Celso Scarparo Amato Filho ▪ Marcos Marins

O pseudotumor inflamatório da órbita, também conhecido como pseudotumor orbital, inflamação orbital idiopática, síndrome inflamatória orbital ou inflamação orbital não específica é uma condição inflamatória benigna, não infecciosa, que acomete a órbita e pode-se estender para a região periorbital.[1]

É uma doença orbitária comum em adultos, sendo sua incidência apenas menor que a orbitopatia tireoidiana e doenças linfoproliferativas.[1] Corresponde a aproximadamente 8% a 11% de todas as tumorações orbitais, com discreta variação entre os estudos.[1,2]

Na histologia, caracteriza-se por infiltrado linfoide polimorfo, com graus diversos de fibrose, sem causa local ou sistêmica conhecida.[3] Acredita-se que possa ter fatores predisponentes, como infecções e distúrbios reumatológicos. Entre os agentes infecciosos há relatos de faringites estreptocócicas prévias ou infecções do trato respiratório superior implicados.[1] Já as condições reumatológicas mais observadas são lúpus eritematoso sistêmico, *miastenia gravis*, artrite reumatoide, doença de Crohn e espondilite anquilosante. Alguns artigos sugerem também que trauma prévio possa estar relacionado.

EPIDEMIOLOGIA
É mais prevalente em adultos de meia-idade (entre 30 e 60 anos) e sem predileção por sexo.[4] Geralmente é unilateral, exceto na população pediátrica, em que é mais frequente o acometimento bilateral associado a alto grau de recorrência (cerca de 78%).

CLÍNICA
Os sinais e sintomas têm início abrupto e caracterizam-se por dor, proptose e outros sinais inflamatórios, como edema e eritema, preferencialmente unilateral, embora não seja incomum ser bilateral.

Em grau de frequência são observados:

- Edema periorbital (75%-79%);
- Dor (58%-69%);
- Restrição da musculatura ocular extrínseca (54%);
- Hiperemia ocular (48%);
- Proptose (32%-62%);
- Diplopia (31%-38%);
- Quemose (29%);
- Ptose (26%);
- Hipoacusia (20%).

Em crianças a apresentação tem algumas diferenças, sendo mais frequente uveíte e edema bilaterais, além de eosinofilia. O exame físico dos pacientes com suspeita de pseudotumor inflamatório da órbita é extremamente variável pelas diferentes estruturas que são envolvidas, incluindo alterações palpebrais, do globo ocular, da motilidade dos músculos oculares e da acuidade visual. Também se sugere investigação laboratorial ampla em decorrência de possível associação a doenças reumatológicas.

IMAGEM
Tomografia computadorizada (TC) e ressonância magnética (RNM) das órbitas são os métodos de escolha, sendo ambos capazes de avaliar o envolvimento por meio dos diversos compartimentos orbitários. A utilização da RNM é preferível em razão de melhor delimitação anatômica, ausência de radiação ionizante e análise da extensão intracraniana (seio cavernoso, por exemplo).

Tanto na TC quanto na RNM, o pseudotumor geralmente se apresenta como uma lesão sólida, homogênea, tumefativa, infiltrativa (com limites mal definidos) por meio de um ou mais compartimentos orbitários

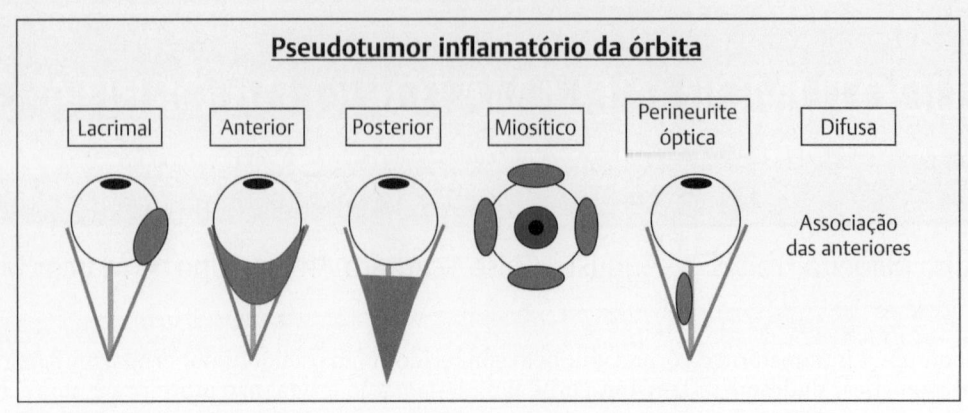

Fig. 323-1. Esquema com os locais de acometimento do pseudotumor inflamatório da órbita.

e com captação homogênea de contraste. **Na RNM destaca-se o baixo sinal na ponderação T2 indicando o componente fibrótico da lesão.**

Como citado, todos os compartimentos orbitários podem estar envolvidos. De forma didática, descrevemos abaixo os principais subtipos de manifestações radiológicas do pseudotumor, de acordo com a localização principal da lesão (Fig. 323-1):

- *Glândula lacrimal:* que se apresenta aumentada ao longo da parede orbitária e do músculo reto lateral, com discreta irregularidade das suas margens;
- *Gordura orbital:* infiltração e inflamação difusa da gordura orbital que pode envolver o globo ocular e a bainha do nervo óptico;
- *Ápice orbital (acometimento posterior), seio cavernoso e envolvimento intracraniano:* seio cavernoso e fossa craniana média são locais mais comuns para extensão intracraniana;[3]
- *Músculos extraoculares (miosítico):* o acometimento pode ser único ou múltiplo, sendo mais comum unilateral, de um único músculo e com **envolvimento tendíneo**. Em ordem de frequência temos: reto medial, reto superior, reto lateral e reto inferior (Figs. 323-2 e 323-3);
- *Nervo óptico (perineurite óptica):* tecido inflamatório ao redor do nervo óptico, com *tramline sign* - sinal da linha de trem, também descrito em outras lesões como meningioma de nervo óptico;
- *Esclera, episclera, cápsula de Tenon e úvea:* espessamento não específico dessas estruturas.[3]

DIAGNÓSTICOS DIFERENCIAIS

Os diagnósticos diferenciais incluem as massas orbitárias e vão variar de acordo com a localização do pseudotumor inflamatório, como lesões das glândulas lacrimais, retro-orbitárias, adjacentes ao nervo óptico ou da musculatura ocular extrínseca:[5]

- Oftalmopatia tireoidiana (*ver capítulo específico*);
- Doenças neoplásicas (linfoma, carcinoma metastático, leucemia, meningioma);
- Celulite orbitária;
- Lesões das glândulas lacrimais;

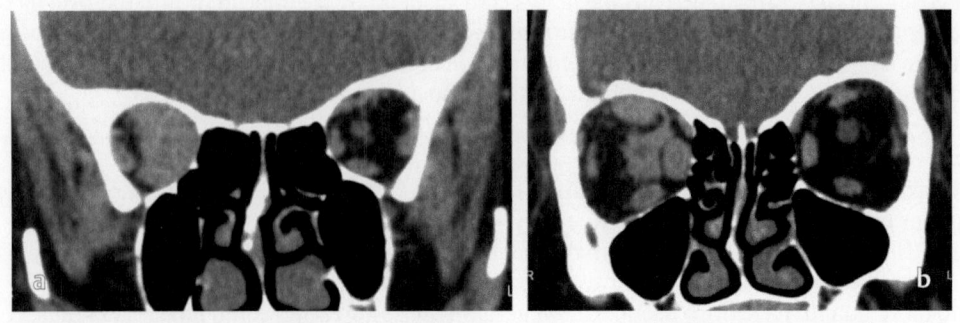

Fig. 323-2. (a) Pseudotumor inflamatório da órbita em cortes coronais de tomografia computadorizada com acometimento da musculatura ocular extrínseca. **(b)** Nota-se envolvimento dos músculos reto medial, reto superior e reto inferior.

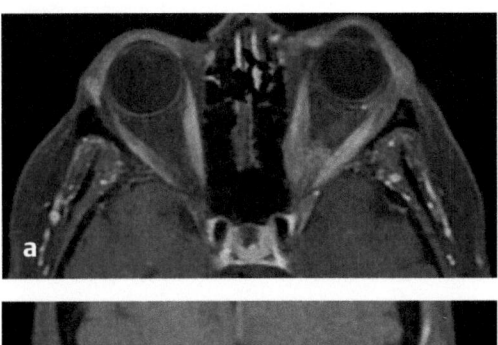

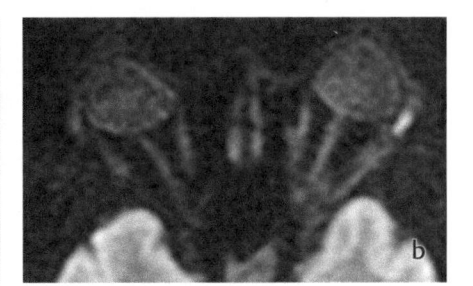

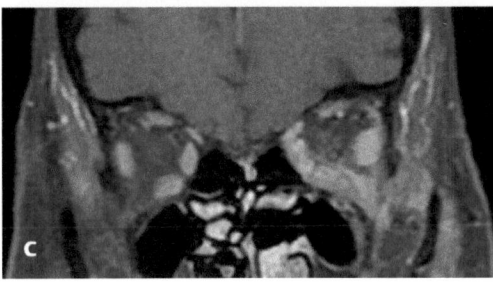

Fig. 323-3. RM T1 com contraste: (a,c) Difusão. (b) Pseudotumor inflamatório da órbita com acometimento da musculatura ocular extrínseca e gordura orbital posterior. Repare que na difusão não há hipersinal significativo, um achado útil na diferenciação com o linfoma.

- Doenças autoimunes (lúpus eritematoso sistêmico, artrite reumatoide);
- Doença orbital relacionada com o IgG4;
- Sarcoidose.[1]

Como as lesões da órbita mais comuns são oftalmopatia tireoidiana, linfoma e pseudotumor inflamatório, saber algumas características delas pode ser bastante útil. A oftalmopatia tireoidiana é bilateral e acomete em ordem de frequência os músculos reto inferior, reto medial e reto superior, respectivamente, além de **poupar as inserções tendíneas** da musculatura ocular extrínseca. Já o pseudotumor inflamatório, na sua forma miosítica, costuma ser unilateral, com **envolvimento tendíneo,** e acometer em ordem de frequência principalmente o músculo reto medial (Fig. 323-4).

A diferenciação por imagem entre linfoma e pseudotumor é desafiadora. As sequências que podem auxiliar neste caso são o T2 e o coeficiente de difusão aparente (ADC). Na sequência ponderada em T2, o pseudotumor comumente é mais isointenso em relação à gordura, e no ADC o linfoma apresenta queda de sinal, sendo este último achado mais relevante (Fig. 323-5).[5] **A clínica dessas lesões também auxilia no diagnóstico, pois a dor é sintoma incomum no linfoma, enquanto o pseudotumor se manifesta com dor aguda.**[5]

Quando o local de acometimento do pseudotumor é na glândula lacrimal, cisto simples e cisto epidermoide podem ser diferenciais diagnósticos (Fig. 323-6).

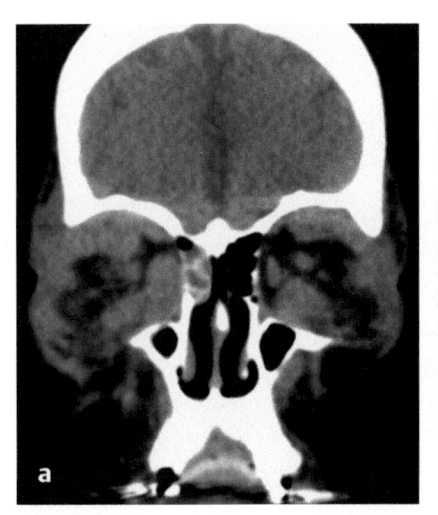

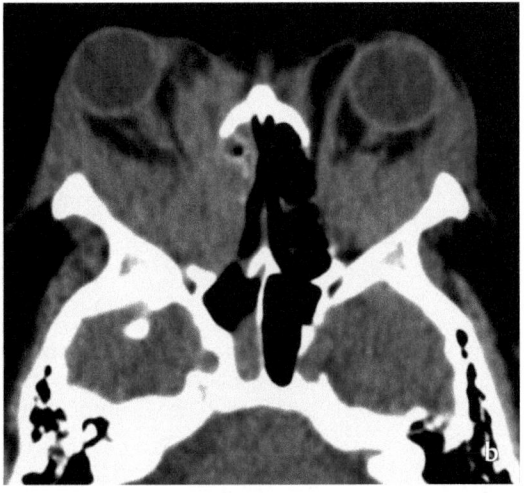

Fig. 323-4. (a,b) Pseudotumor inflamatório da órbita com acometimento bilateral e difuso, incluindo a musculatura ocular extrínseca e gordura orbital, principal diferencial neste caso é a orbitopatia tireoidiana. Repare no amplo envolvimento tendíneo (especialmente posterior) e de outras estruturas, como a gordura intra e extraconal.

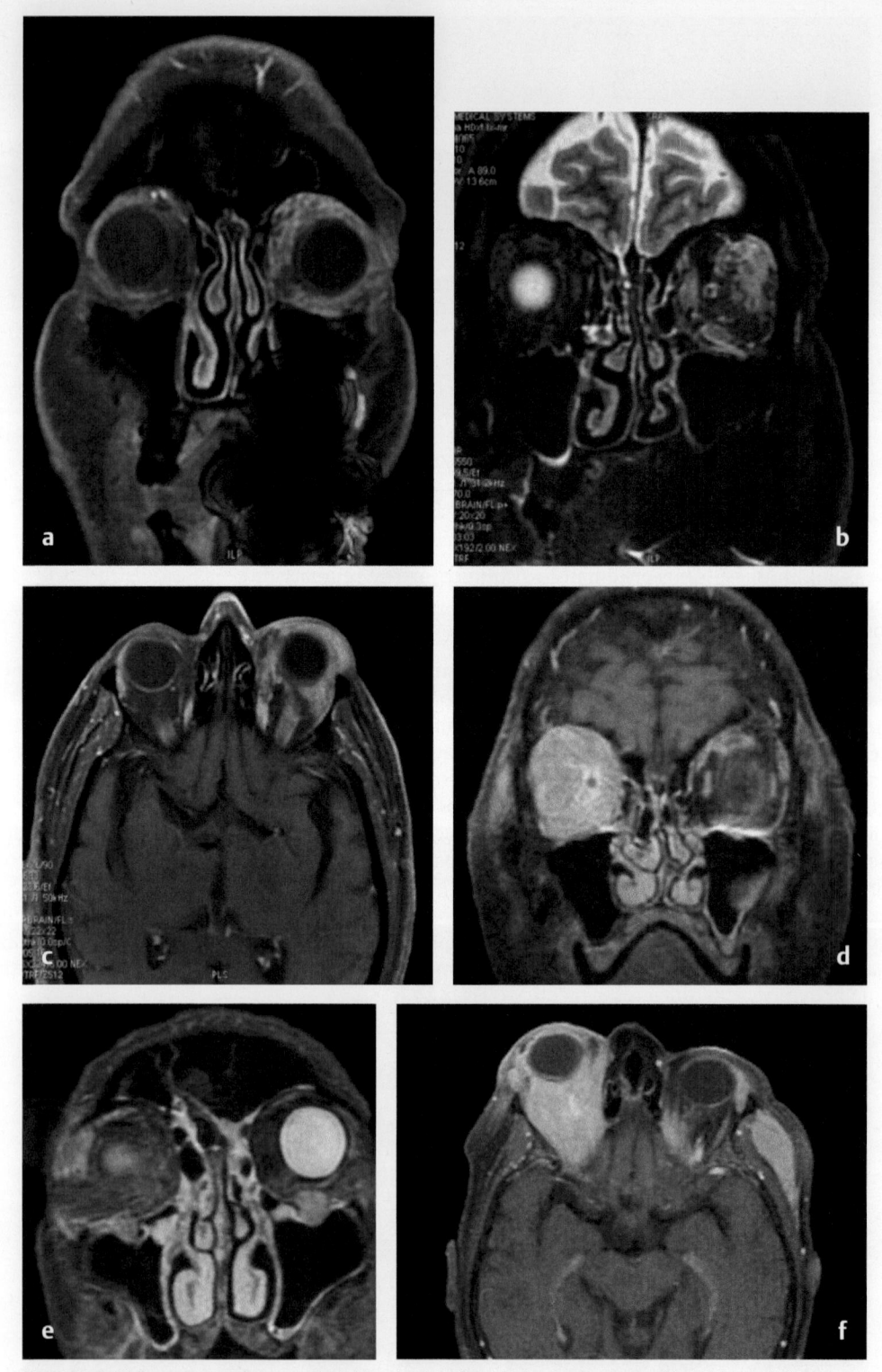

Fig. 323-5. Linfoma e pseudotumor da órbita. (**a-c**) O diagnóstico anatomopatológico foi de linfoma orbital à esquerda. (**d-f**) Pseudotumor inflamatório à direita. Note que apenas pelo T1 pós-gadolínio não é possível a diferenciação. As sequências T2 e ADC que irão nos ajudar no diagnóstico.

Por fim, algumas lesões retro-orbitárias e difusas podem ter diferenciação apenas por anatomopatológico, como no caso do hemangioma orbital, metástases e outras neoplasias (Fig. 323-7). No caso do hemangioma, uma dica é procurar hipossinal serpingiforme na sequência ponderada em T2 (vasos visíveis) (Fig. 323-8).

PSEUDOTUMOR INFLAMATÓRIO DA ÓRBITA

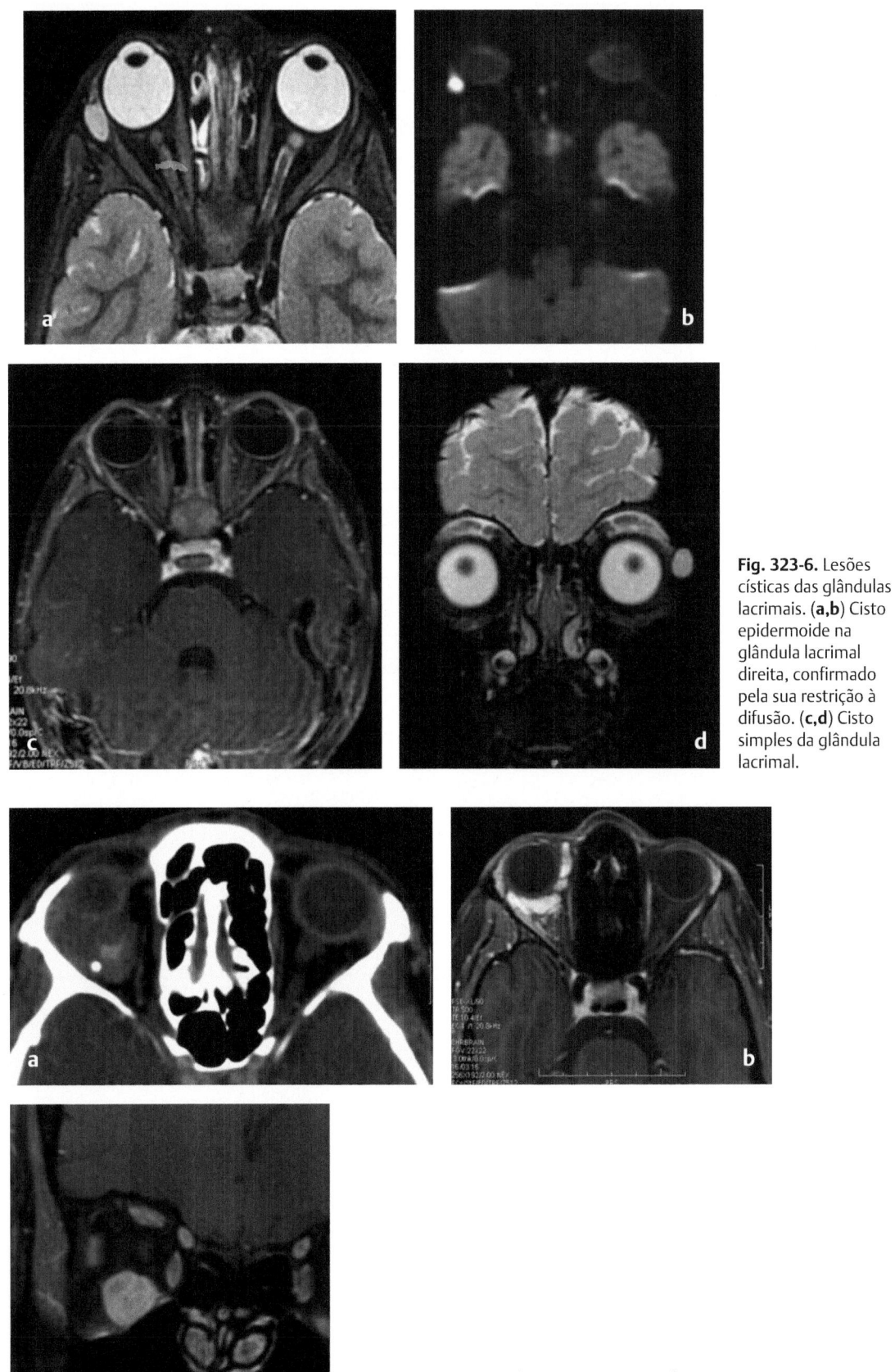

Fig. 323-6. Lesões císticas das glândulas lacrimais. (**a,b**) Cisto epidermoide na glândula lacrimal direita, confirmado pela sua restrição à difusão. (**c,d**) Cisto simples da glândula lacrimal.

Fig. 323-7. Casos variados. (**a**) Meningioma de nervo óptico. (**b**) Linfangioma. (**c**) Metástase de câncer de mama no músculo reto inferior.

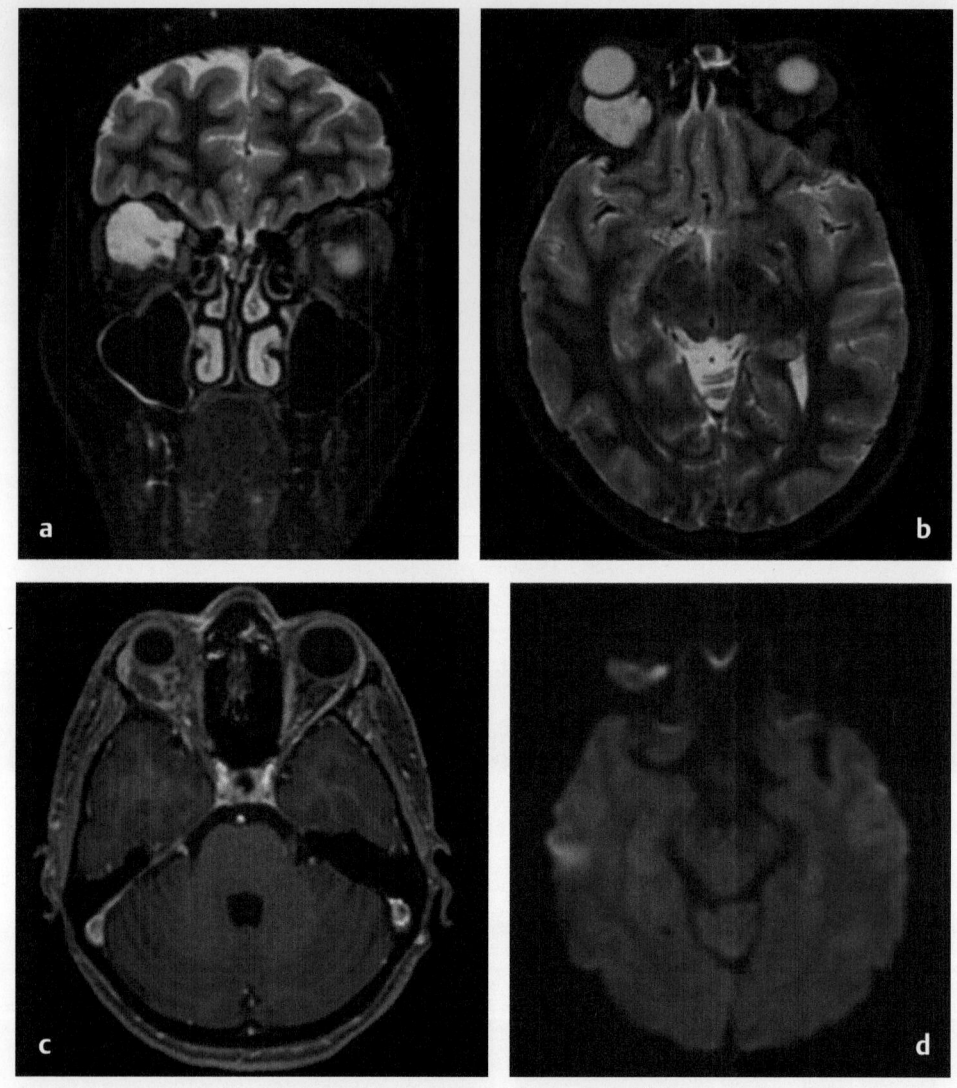

Fig. 323-8. Hemangioma orbital. (**a**) Lesão hidratada na órbita direita. (**b**) Focos serpinginosos hipointensos na sequência T2. (**c**) Realce pelo meio de contraste.(**d**) Sem restrição à difusão.

TRATAMENTO

O tratamento é, essencialmente, com corticoterapia. A radioterapia por feixe externo pode ser alternativa ou adjuvante. Outras opções podem ser inibidores da calcineurina, drogas antiproliferativas (citotóxicas), agentes biológicos específicos para citocinas/proteínas, imunoglobulina intravenosa e plasmaférese. A ressecção cirúrgica também pode ser uma opção em caso de falha terapêutica.[3]

DICAS
▪ Condição inflamatória benigna, não infecciosa, que acomete a órbita e pode-se estender para a região periorbital; ▪ Na histologia, caracteriza-se por infiltrado linfoide polimorfo, com graus diversos de fibrose, sem causa local ou sistêmica conhecida; ▪ Acredita-se que possa ter fatores predisponentes, como infecções e distúrbios reumatológicos; ▪ Geralmente unilateral, exceto na população pediátrica, em que é mais frequente o acometimento bilateral associado a alto grau de recorrência (cerca de 78%); ▪ Incidência maior entre 30 a 60 anos; ▪ Tanto na TC quanto na RNM, o pseudotumor geralmente se apresenta como lesão sólida, homogênea, tumefativa, infiltrativa (com limites mal definidos) através de um ou mais compartimentos orbitários e com captação homogênea de contraste; ▪ Na RNM destaca-se o baixo sinal na ponderação T2 indicando o componente fibrótico da lesão; ▪ Há envolvimento tendíneo (na oftalmopatia de graves, há preservação tendínea); ▪ Músculo mais acometido: reto medial; ▪ Dor aguda é comum; ▪ O tratamento é, essencialmente, com corticoterapia. A radioterapia por feixe externo pode ser alternativa ou adjuvante.

REFERÊNCIAS BIBLIOGRÁFICAS

1. Ronquillo Y, Patel BC. Nonspecific Orbital Inflammation (NSOI). 2020 June 30. In: StatPearls [Internet]. Treasure Island (FL): StatPearls Publishing. 2020.
2. Chaudhry IA, Shamsi FA, Arat YO, Riley FC. Orbital pseudotumor: distinct diagnostic features and management. Middle East Afr J Ophthalmol. 2008;15(1):17-27.
3. Rao VC, Anupama C, Gabriella ME. Nonspecific orbital inflammation (idiopathic orbital inflammation, orbital inflammatory syndrome, orbital pseudotumor). American Academy of Ophthalmology. 2020.
4. Caminha LS, Pinto ER, Sousa PA, et al. Orbital pseudotumor: a differential diagnosis of Graves' ophthalmopathy. Arq Bras Endocrinol Metabol. 2011;55(1):85-8.
5. Tailor TD, Gupta D, Dalley RW, et al. Orbital neoplasms in adults: clinical, radiologic, and pathologic review. Radiographics. 2013;33(6):1739-58.

PSEUDOXANTOMA ELÁSTICO

Ludmila Aragão Feitosa ▪ Amanda Canal Rigotti
Nayara Silocchi Pergo ▪ Ana Carolina Coan

Pseudoxantoma elástico foi utilizado pela primeira vez pelo dermatologista francês Ferdinand-Jean Darier, em 1896. Porém, a relação entre as estrias angioides na retina e as características da pele foram relatadas por Grönblad e Strandberg, em 1929. O pseudoxantoma elástico é de etiologia genética, com padrão de herança autossômica recessiva, associada a mutações no gene *ABCC6*, localizado no cromossomo 16. Os indivíduos portadores, ou seja, heterozigotos não desenvolvem a doença, mas podem apresentar uma forma frustra, associada a um risco de calcificação cardiovascular elevado.

A fisiopatologia não é completamente compreendida. Os níveis diminuídos de pirofosfato plasmático aparecem como o fator com maior evidência relacionada. Ocorre acúmulo anormal de complexos de cálcio/fosfato, denominado calcificação distrófica, que leva às manifestações clínicas.

Manifestações cutâneas: pápulas e placas amarelas em região cervical e áreas flexurais, com aspecto de paralelepípedos à pele ou de casca de laranja (*peau d'orange*).

Manifestações oftalmológicas: presença de estrias angioides na retina, que são lesões na membrana de Burch, e podem causar cegueira com a progressão.

Manifestações vasculares: acometimento da média e da íntima dos vasos sanguíneos, com sintomas de claudicação intermitente em membros e doença arterial periférica. Ainda podem apresentar: aneurismas, acidente vascular cerebral (AVC) e estenose carotídea. O risco de AVC isquêmico é maior que na população geral.

Critérios diagnósticos revisados de 2010:

- Critérios maiores:
  - Pele:
    - Pápulas e/ou placas amareladas no lado lateral do pescoço e/ou áreas flexurais do corpo;
    - Ou aumento da elastina alterada morfologicamente em biópsia de pele afetada.
  - Olho:
    - *Peau d'orange* da retina;
    - Ou uma ou mais estrias angioides (AS), cada uma com pelo menos um diâmetro de disco.
  - Genética:
    - Mutação patogênica de ambos os alelos do gene *ABCC6*;
    - Ou um parente de primeiro grau que atenda aos critérios de diagnóstico para PXE definitiva.
- Critérios menores:
  - Olho:
    - Uma AS, menor que um diâmetro de disco;
    - Um ou mais **cometas** na retina;
    - Ou um ou mais sinais de asa na retina.
  - Genética:
    - Uma mutação patogênica de um alelo do gene *ABCC6*.

Diagnóstico definitivo: 2 ou mais critérios maiores de categorias diferentes. Diagnóstico provável: 2 critérios maiores de pele ou 2 maiores de olhos; ou 1 critério maior e 2 ou mais menores da mesma categoria. Diagnóstico possível: 1 critério maior isolado ou 1 ou mais critérios menores.

O tratamento das manifestações cutâneas é estético. Para o tratamento oftalmológico, há fotocoagulação a *laser* para a neovascularização da coroide, e terapias antiangiogênicas com injeções intravítreas de Ranibizumab e Bevacizumab. Recomenda-se redução dos fatores de risco cardiovasculares, associado ao uso de medicamentos para controle do colesterol. É contraindicado o uso de ácido acetilsalicílico por risco de hemorragia da neovasculatura retiniana.

Diagnóstico diferencial com β-talassemia, anemia falciforme, doenças do tecido conjuntivo, como síndrome de Ehlers-Danlos.

DICAS
■ Doença rara do tecido conjuntivo; ■ Manifestações oftalmológicas e cutâneas proeminentes; ■ Risco aumentado de AVC e estenose carotídea.

BIBLIOGRAFIA
Braga LPL. Pseudoxantoma elástico. Rev Bras Oftalmol. 2018;77(1):54-7.
Germain D. Pseudoxanthoma elasticum. Orphanet J Rare Dis. 2017;12:85.

PSP – PARALISIA SUPRANUCLEAR PROGRESSIVA

Felipe Franco da Graça ▪ Carlos Roberto Martins Jr.

A PSP foi inicialmente descrita por Steele, Richardson e Olszewski no artigo seminal publicado em 1964. Nessa publicação os autores caracterizaram uma doença com sintomas parkinsonianos que se distinguia da doença de Parkinson (DP) idiopática por apresentar instabilidade de marcha precoce, paralisia progressiva do olhar vertical, ausência de resposta à levodopa e degradação clínica mais rápida. Além das diferenças clínicas, a análise histopatológica do tecido cerebral deste paciente demonstrou extensa degeneração neurofibrilar subcortical, especialmente afetando os núcleos da base (em especial o globo pálido, núcleo subtalâmico e substância negra) assim como o núcleo denteado do cerebelo. Esses agregados, como sabemos hoje, são compostos, predominantemente, de isoformas de proteína *Tau* com 4 repetições e sua ocorrência em tufos nos astrócitos é específica da PSP.

Com a evolução do conhecimento propiciada pelo estudo em bancos de cérebros ao redor do mundo, cada vez mais se viu que havia apresentações clínicas muito divergentes das originalmente descritas para pacientes com histopatologia compatível com PSP. Desta forma, do ponto de vista clínico, chamamos de **síndrome de Richardson** (SR) quadros semelhantes àquele originalmente descrito em 1964, enquanto são chamados variantes da PSP (vPSP) outros quadros que tenham patologia de PSP e que sejam clinicamente distintos da SR.

A suspeita de SR em um paciente em investigação de uma síndrome parkinsoniana deve surgir na presença de uma combinação dos seguintes achados:

- Instabilidade de marcha **precoce** (no **primeiro ano** de início dos sintomas);
- Parkinsonismo simétrico;
- Paralisia do olhar vertical, especialmente para baixo, ou, em fases mais iniciais, lentificação das sacadas verticais;
- Distonia do músculo prócero (levando a uma aparência de constante espanto – sinal do ômega);
- Retrocolo;
- Ausência de resposta à levodopa;
- Progressão rápida dos sintomas em relação a pacientes com DP.

Os sintomas iniciais nestes pacientes costumam ocorrer por volta dos 50 a 60 anos e a sobrevida gira em torno de 6 a 7 anos. Como anteriormente descrito, entretanto, pacientes podem iniciar o quadro com sintomas distintos da clássica SR e, ainda assim, ter, histologicamente, o diagnóstico de PSP. Isso parece ocorrer por acometimento em maior ou menor graus de estruturas de tronco e do córtex cerebral pela patologia.

Formas em que classicamente há acometimento predominante do tronco incluem PSP-P (em que há predomínio de sintomas parkinsonianos, parecendo, inclusive, com a DP idiopática) e a **acinesia pura** com *freezing* de marcha (também chamadas *PSP-PAGF*, do inglês); enquanto houver acometimento predominantemente cortical podemos ter formas que, clinicamente, se apresentem como síndrome corticobasal (PSP-CBS), afasia progressiva primária agramática ou, ainda, variantes comportamentais da demência frontotemporal.

Além dos aspectos clínicos, a neuroimagem pode auxiliar no diagnóstico diferencial de pacientes com formas atípicas de parkinsonismos. No caso da PSP, alguns achados de imagem são clássicos, sendo descrito na Figura 325-1. O tratamento pode incluir testes com levodopa, que, em geral, são pouco efetivos, e abordagem multidisciplinar com reabilitação.

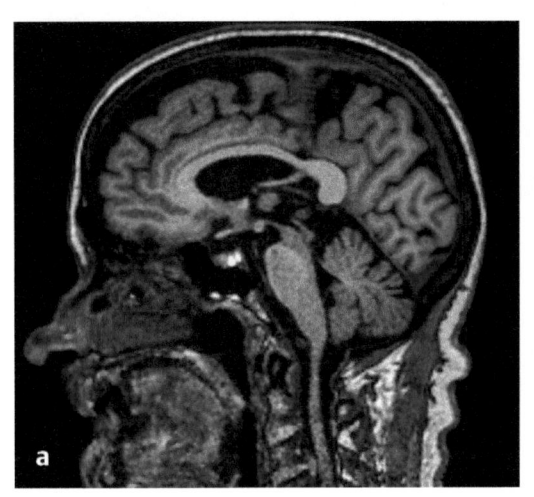

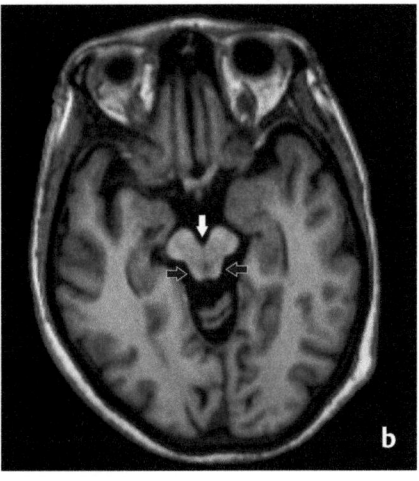

Fig. 325-1. (a) Corte T1 sagital com clara redução do volume mesencefálico com relativa preservação da ponte, que confere à imagem a aparência de uma ave, em que o mesencéfalo é a cabeça (o chamado **sinal do beija-flor**). Mais objetivamente, pode-se calcular uma razão entre a área do mesencéfalo e da ponte neste corte. Casos de PSP costumam ter **razão de cerca de 0,12, enquanto o normal costuma ser por volta de 0,24**. **(b)** Notamos redução do diâmetro anteroposterior do mesencéfalo (seta branca) que confere uma aparência descrita como semelhante ao personagem Mickey, em que os pedúnculos cerebrais seriam as orelhas do rato. Outra interpretação decorre da perda da convexidade lateral do mesencéfalo (setas pretas) que levaria a uma aparência semelhante a uma flor de nome glória da manhã, daí o nome, em inglês, de *morning glory sign*).

DICAS

- Parkinsonismo simétrico;
- Instabilidade de marcha no primeiro ano;
- Paralisia do olhar vertical/lentificação das sacadas para baixo;
- Resposta insatisfatória à levodopa;
- RNM: razão de área mesencéfalo/ponte em torno de 0,12 (normal seria em torno de 0,24); sinal do beija-flor, sinal do Mickey Mouse e *Morning Glory Sign*.

BIBLIOGRAFIA

Adachi M, Kawanami T, Ohshima H, et al. Morning glory sign: a particular MR finding in progressive supranuclear palsy. Magn Reson Med Sci. 2004;3(3):125-32.

Armstrong, M J. Progressive supranuclear palsy: an update. Curr Neurol Neurosci Reports. 2018;18(3).

Boxer AL, Yu JT, Golbe LI, et al. Advances in progressive supranuclear palsy: new diagnostic criteria, biomarkers, and therapeutic approaches. Lancet Neurol. 2017;16(7):552-63.

Gröschel K, Kastrup A, Litvan I, et al. Penguins and hummingbirds: midbrain atrophy in progressive supranuclear palsy. Neurology. 2006;66(6):949-50.

PYRIDOXINE-DEPENDENT EPILEPSY

Maria do Bom Sucesso Lacerda Fernandes Neta
Maria Augusta Montenegro

A epilepsia dependente de piridoxina (vitamina B6) é uma encefalopatia epiléptica rara primeiramente descrita por Hunt *et al.* em 1954. Tem padrão de herança autossômica recessiva e é causada por mutações no gene *ALDH7A1*, que codifica a antiquitina, tornando-a deficiente. Essa enzima catalisa reações envolvendo: α-AASA (α-aminoadipic semialdehyde) e P6C (piperideina-6-carboxilato), ligados ao catabolismo da lisina, através das vias do ácido pipecólico e da sacaropina, causando acúmulo de alfa-AASA, P6C e ácido pipecólico. Consequentemente, há inativação do PLP (piridoxal-5-fosfato) – forma ativa da piridoxina – importante cofator no metabolismo de neurotransmissores excitatórios e inibitórios.

Clinicamente é caracterizada por crises epilépticas resistentes aos fármacos antiepilépticos habituais, responsiva clínica e eletrograficamente a altas doses de piridoxina. Classicamente, apresenta:

- Início pré-natal ou logo nos primeiros dias de vida;
- Crises neonatais não responsivas aos fármacos antiepilépticos convencionais;
- Estado de mal epiléptico;
- Irritabilidade;
- Controle de crises com teste terapêutico com piridoxina endovenosa;
- Recorrência de crises após suspensão de piridoxina;
- Atraso global do desenvolvimento neuropsicomotor;
- Deficiência intelectual.

O diagnóstico é realizado por suspeita clínica, teste terapêutico com altas doses de piridoxina, dosagem elevada de alfa-AASA e ácido pipecólico (urina, plasma ou líquido cefalorraquidiano) e confirmado por teste molecular. É importante notar que os níveis séricos de piridoxina são normais, logo, não está indicado dosá-los rotineiramente.

Para o teste terapêutico, administra-se 50 a 100 mg de piridoxina endovenosa com o paciente em ambiente hospitalar (pelo risco de apneia e parada cardiorrespiratória) e, preferencialmente, sob monitorização eletroencefalográfica. Observa-se melhora eletroencefalográfica poucos minutos após a administração da piridoxina endovenosa. Em nosso meio, esse teste é difícil de ser realizado pela pouca disponibilidade de piridoxina endovenosa, portanto, o teste terapêutico acaba sendo feito com piridoxina via oral. Nesse caso, é preciso esperar algumas semanas de uso para definir o resultado do teste.

É uma doença considerada de difícil diagnóstico, pois alguns pacientes apresentam fenótipos diferentes do clássico e resposta mais tardia ao uso de piridoxina. O tratamento de manutenção é feito com piridoxina 30 mg/kg/dia por via oral. Alguns autores sugerem restrição de lisina na dieta como tratamento adjuvante à suplementação de piridoxina. O diagnóstico diferencial mais importante se dá com as outras formas de encefalopatias epilépticas responsivas à suplementação vitamínica: deficiência de piridoxal-fosfato e epilepsia responsiva ao tratamento com ácido folínico.

DICAS
▪ Crise neonatais; ▪ Crises não responsivas aos fármacos antiepilépticos convencionais; ▪ Bom controle (clínico e eletrográfico) com uso de piridoxina; ▪ Autossômica recessiva – mutações no gene *ALDH7A1*; ▪ Dosagem elevada de alfa-AASA e ácido pipecólico (urina, plasma ou líquido cefalorraquidiano) e confirmado por teste molecular; ▪ Níveis séricos de piridoxina são normais, logo, não é indicado dosá-los rotineiramente.

BIBLIOGRAFIA

Clayton PT, et al. Genotypic and phenotypic spectrum of pyridoxine-dependent epilepsy (ALDH7A1 deficiency). Brain. 2010;133:2148-59.

Diogo L, et al. Pyridoxine-dependent epilepsy due to antiquitin deficiency: achieving a favorable outcome. Epileptic Disord. 2013;15:400-6.

Hunt Jr AD, Stokes Jr J, McCrory WW, Stroud HH. Pyridoxine dependency: report of a case of intractable convulsions in an infant controlled by pyridoxine. Pediatrics. 1954;13:140-5.

Stockler S, Plecko B, Gospe Jr SM, et al. Pyridoxine dependent epilepsy and antiquitin deficiency: clinical and molecular characteristics and recommendations for diagnosis, treatment and follow-up. Molecular Genetics and Metabolism. 2011;104:48-60.

CAPÍTULO 327

QUERUBISMO

Carlos Roberto Martins Jr.

Trata-se de afecção benigna rara e dismórfica que se expressa sob a forma de lesão fibro-óssea não neoplásica e hereditária autossômica dominante com penetrância de 100% em meninos e 60% em meninas. Envolve mandíbula e maxilar de maneira simétrica, proporcionando aspecto de **querubim barroco**.

Em 1933, foi descrita como doença multilocular familiar da mandíbula com aspectos histológicos de proliferação do tecido conjuntivo fibroso contendo numerosas células gigantes multinucleadas. O diagnóstico é feito pelo exame histopatológico e, principalmente, por evolução clínica, história familiar e achados radiológicos.

As crianças nascem sem alterações e iniciam quadro de crescimento intenso e simétrico da mandíbula entre os 14 meses e 3 anos de idade. O crescimento pode ocorrer até a puberdade, quando é interrompido. O crescimento ósseo em demasia pode determinar obstrução de via aérea, compressão de nervos cranianos, principalmente trigêmeo, e até déficits visuais por compressão da via óptica em situações envolvendo o maxilar e assoalho orbitário.

Destruição da cavidade alveolar pode ocorrer e deslocar os dentes, produzindo aspecto radiográfico definido como "dentes flutuantes". As lesões maxilares são pouco caracterizadas no exame radiográfico, notando-se apenas hipopneumatização do seio maxilar, contudo, a TC mostra melhor o acometimento maxilar, inferindo o grau de redução do seio e a elevação do assoalho da órbita. A TC também demonstra lesões precoces na mandíbula e maxila bilateralmente, bem como redução vertical das dimensões da órbita e o grau de compressão do nervo óptico. Na adolescência as áreas líticas começam a reossificar, resultando em esclerose irregular.

A maioria dos casos só é abordada quando há grande prejuízo ao doente, seja estético, ventilatório ou neurológico (nervo óptico ou trigêmeo). As técnicas terapêuticas envolvem cirurgia, radioterapia, curetagem e uso de calcitonina. Radioterapia tem sido desencorajada pela possibilidade de retardo no crescimento mandibular, bem como osteorradionecrose e indução de malignidade.

DICAS
- Autossômico dominante; - Aparência de *Anjo Querubim Barroco* – crescimento excessivo mandibular; - Pode afetar maxilar – hipopneumatização de seio maxilar, compressão de assoalho orbitário, compressão de nervo óptico e de trigêmio; - "Dentes flutuantes" aos raios X; - Benigno. Tratamento estético ou se houver compressão neural ou obstrução aérea.

BIBLIOGRAFIA

Jones WA, Gerrie J, Pritchard J. Cherubism – a familial fibrous dysplasia of the jaws. Oral Surg Oral Med Oral Pathol. 1952;5:292-5.
Jones WA. Familial multilocular cystic disease of the jaws. Am J Cancer. 1933;17:946-50.
Lannon DA, Earley MJ. Cherubism and its charlatans. Br J Plast Surg. 2001;54:708-11.
Ongole R, Pillai RS, Pai KM. Cherubism in siblings: a case report. J Can Dent Assoc. 2003;69:150-4.

RADICULOPLEXONEUROPATIA NÃO DIABÉTICA

Carlos Roberto Martins Jr.

Trata-se de quadro clinicamente semelhante à radiculoplexoneuropatia diabética, amiotrofia diabética ou síndrome de Bruns Garland. O paciente geralmente inaugura quadro de dor e parestesias em membro inferior, associado à dor e, após alguns dias a semanas, déficit motor. Tal condição pode acometer o outro membro inferior dentro de dias em 30% dos casos.

Após a fraqueza ocorre atrofia muscular notável, muitas vezes, assimétrica e com predileção para regiões anteriores do membro. A causa concentra-se em microvasculite das raízes e do plexo lombossacro. Em decorrência de infarto neural, a dor é marcante com sinais radiculares claros. Em torno de 15% ocorre acometimento distal, levando a pé caído. Em 12% dos casos, a fraqueza pode-se expandir para membros superiores. Em 15% pode ocorrer dor intercostal por acometimento de raízes. Perda ponderal é a regra. Hiperproteinorraquia pode ocorrer.

O diagnóstico é clínico e eletroneuromiográfico. O acometimento proximal é a regra. O estudo de condução evidencia lesão axonal e a miografia mostra desnervação proximal, muitas vezes, com atividade aguda (fibrilações e/ou ondas positivas). O estudo de condução é muito importante, pois evidencia afecção sensitiva, o que ajuda a diferenciar de atrofia muscular progressiva (doença do neurônio motor).

O tratamento é pautado no uso de analgésicos, muitas vezes, opioides e pulsoterapia com corticosteroides, que aliviam a dor sobremaneira, mas não mudam a história natural da doença. Reabilitação é essencial, com melhora da afecção motora em até 2 anos, entretanto, déficit residual é bem comum.

DICAS
<ul><li>Dor importante em membro inferior, associada a parestesias, com posterior fraqueza proximal. Atrofia aparece após instalação da fraqueza;</li><li>Acometimento bilateral em 30% dos casos. Acometimento distal em 15% dos pacientes, proporcionando pé caído;</li><li>Aumento de proteínas no LCR pode ocorrer;</li><li>Ausência de diabetes;</li><li>ENMG fortalece diagnóstico. Há alteração da condução sensitiva, o que ajuda a diferenciar de doença do neurônio motor. Acometimento miográfico proximal com desnervação é regra;</li><li>Tratamento: analgesia intensa e pulsoterapia com corticoides (não mudam a história natural da doença).</li></ul>

BIBLIOGRAFIA

Wooten K. Clinical features and eletrocdiagnosis of diabetic peripheral neuropathy in the dysvascular patients. Phys Med Rehabil Clin N Am. 2009;20(4):657-76.

CAPÍTULO 329
RAMSAY-HUNT: PARALISIA FACIAL E VZV

Gabriel Ferri Baltazar ▪ Carlos Roberto Martins Jr.

James Ramsay-Hunt (1872-1937) foi um neurologista americano, cujas contribuições no estudo das neurociências são inúmeras. Tem seu nome associado a diversas síndromes, como a dissinergia cerebelar mioclônica, um tipo de parkinsonismo juvenil (*Juvenile Paralysis Agitans of Hunt*), descrições precoces de neuropatia compressiva do nervo ulnar e estenose carotídea e a paralisia facial associada ao vírus varicela-zóster (VZV). Esta última é a mais famosa e mais comumente denominada síndrome de Ramsay-Hunt (e assim será neste texto), e possui uma incidência anual aproximada de 5 casos/100.000 pessoas nos EUA, com risco maior em indivíduos acima de 60 anos.

Na síndrome de Ramsay-Hunt, a causa é a reativação do VZV no gânglio geniculado do nervo facial. Os sintomas cardinais são: paralisia facial de padrão periférico, acometendo andar superior e inferior da hemiface, associada à erupção eritematosa vesicular, geralmente dolorosa, em orelha (*herpes-zoster oticus*) ou na cavidade oral. Como a erupção segue o trajeto de inervação sensitiva do nervo facial (nervo intermédio), as vesículas podem ser encontradas em: orelha externa (geralmente na concha da orelha e em pequena região posteromedial do pavilhão auricular) e 2/3 anteriores da língua, ipsilaterais à paralisia facial. Nessas regiões, ainda pode haver queixa álgica importante, com alodinia. **As vesículas, em geral, precedem ou surgem concomitantemente à paralisia facial, mas em até 14% dos casos podem surgir depois, tornando o quadro inicialmente indistinguível da paralisia de Bell.**

Outros sintomas comuns ocorrem por acometimento adjacente do nervo vestibulococlear, anatomicamente próximo ao nervo facial: náuseas, vômitos, vertigem, *tinnitus* e hipoacusia. A fraqueza facial geralmente atinge o nadir em uma semana e, comparada à paralisia de Bell, possui um **prognóstico pior** para recuperação total dos sintomas.

O diagnóstico é clínico e não há indicação para exames de neuroimagem ou coleta de liquor. Podem-se realizar reações em cadeira da polimerase (PCR) em saliva ou amostras das regiões afetadas, mas a única utilidade desse teste consiste no diagnóstico de *zoster sine herpete*, ou seja, a síndrome associada ao VZV sem manifestações cutâneas. Estudos mostram que cerca de 2%-20% das paralisias faciais periféricas unilaterais sem vesículas podem corresponder à *zoster sine herpete* no contexto de síndrome de Ramsay-Hunt, recebendo o diagnóstico errôneo de paralisia de Bell. No entanto, a baixa disponibilidade do exame e a pouca aplicabilidade clínica o tornam pouco utilizados.

O tratamento gera certa controvérsia, mas consiste em uso de corticosteroides e antivirais. Não há estudos randomizados avaliando o uso do corticoide, e um *trial* avaliando o uso de corticoide isolado *versus* associação a antiviral não encontrou diferença estatística. No entanto, uma metanálise seguinte concluiu que há benefício no uso de terapia combinada. Dessa forma, o regime recomendado pela literatura é: prednisona 1 mg/kg por 5 dias, seguido por redução progressiva, associado a aciclovir 800 mg 5 vezes ao dia por 7 a 10 dias.

Outros antivirais estudados são o fanciclovir e o valaciclovir. A terapia medicamentosa deve ser iniciada nas primeiras 72 horas do início dos sintomas e, caso isso seja realizado, a paralisia facial remite em 75% dos casos, contra 30% naqueles que iniciaram tratamento após 7 dias. Outras possíveis sequelas são: hipoacusia permanente (5% dos casos), *tinnitus*, neuralgia pós-herpética e disfunção vestibular (contiguidade com o nervo vestibulococlear, como colocado acima).

DICAS

- Paralisia facial periférica com vesículas em orelha, palato e língua e otalgia;
- Podem ser encontrados: náuseas, vômitos, vertigem, *tinnitus* e hipoacusia;
- Diagnóstico clínico, sem exames complementares;
- Tratamento com corticosteroides por via oral e antivirais.

BIBLIOGRAFIA

de Ru JA, van Benthem PP. Combination therapy is preferable for patients with Ramsay Hunt syndrome. Otol Neurotol. 2011;32(5):852-5.

Pearce JMS. Some syndromes of James Ramsay Hunt. Pract Neurol. 2007;7:182-5.

Sweeney CJ, Gilden DH. Ramsay hunt syndrome. J Neurol Neurosurg Psychiatry. 2001;71(2):149-54.

Uscategui T, Doree C, Chamberlain IJ, Burton MJ. Corticosteroids as adjuvant to antiviral treatment in Ramsay Hunt syndrome (herpes zoster oticus with facial palsy) in adults. Cochrane Database of Systematic Reviews. 2008;3.

Worme M, Chada R, Lavallee L. An unexpected case of Ramsay Hunt syndrome: case report and literature review. BMC Res Notes. 2013;6:337.

RASMUSSEN

Karen Baldin

A encefalite de Rasmussen (ER) é uma doença inflamatória progressiva que acomete principalmente crianças, caracterizada por acometimento hemisférico unilateral, epilepsia focal refratária e déficit motor e cognitivo progressivos.[1] Foi descrita pela primeira vez em 1958 por Theodore Rasmussen ao reportar três casos de encefalite crônica localizada como causa de epilepsia focal.[2] A incidência da doença é de 2,4 a cada 10 milhões de crianças abaixo de 18 anos.[3]

ETIOLOGIA

Sugere-se que possa existir uma predisposição genética, com um primeiro desencadeante de origem viral, sendo a encefalite mantida por um mecanismo autoimune, próprio do indivíduo.[4] As células T citotóxicas podem atuar diretamente contra um antígeno viral expresso tanto pelos neurônios como pelos astrócitos, provocando a destruição de ambos os tipos celulares. Seja o fator desencadeante viral ou não, o tipo de destruição cerebral observado é compatível com um processo imunomediado com padrão heterogêneo e multifocal.[5]

PATOLOGIA

Os achados histopatológicos são inespecíficos e predominam no córtex cerebral. Numa fase inicial inflamatória, predominam a infiltração linfocítica perivascular, a astrogliose e os nódulos microgliais, enquanto na progressão da doença, as células inflamatórias vão desaparecendo para dar lugar à perda neuronal e à atrofia.[6] Antigamente, a biópsia cerebral era considerada o padrão-ouro para o diagnóstico da ER. No entanto, em 2005, foram propostos novos critérios diagnósticos baseando-se, sobretudo, em dados clínicos, imaginológicos e eletroencefalográficos, não sendo obrigatória a biópsia cerebral (Quadro 330-1).[7]

APRESENTAÇÃO CLÍNICA

A ER manifesta-se geralmente na infância ou no início da adolescência, 85% das vezes em menores de 10 anos de idade, sendo a idade média de apresentação aos 6 anos de idade.[8]

Quadro 330-1. Critérios Diagnósticos para Encefalite de Rasmussen (Adaptado).[5]

PARTE A	Presentes 3/3
1. Clínico	Crises epilépticas focais (+/- EFC) e déficit cortical unilateral
2. EEG	Alentecimento uni-hemisférico +/- atividade epileptiforme e início unilateral de crises
3. RM	Atrofia cortical uni-hemisférica e pelo menos um dos seguintes: • Sinal hiperintenso em T2/FLAIR de substância cinzenta ou branca; • Sinal hiperintenso ou atrofia da cabeça do núcleo caudado ipsilateral
PARTE B	**Presentes 2/3**
1. Clínico	EFC ou déficit cortical unilateral progressivo
2. RM	Atrofia cortical focal uni-hemisférica
3. Histopatologia	Encefalite com predomínio de células T e células microgliais ativadas (tipicamente, mas não necessariamente formando nódulos e astrogliose reativa

Os pacientes precisam preencher critérios da PARTE A ou da PARTE B.

Os dois aspectos clínicos principais são:

1. Epilepsia, geralmente caracterizada por crises focais motoras simples, podendo ter diferentes semiologias representando a progressão das zonas epileptogênicas pelo hemisfério afetado, podendo ser focais motoras simples, focais motoras complexas, somatossensitivas, com evolução para bilateral tônico-clônica e mioclônicas, refratárias aos fármacos antiepilépticos (FAEs). Crises parciais contínuas progressivas são clássicas;
2. Deterioração das funções neurológicas dependentes do hemisfério afetado,[7] levando à clássica hemiparesia progressiva contralateral ao hemisfério afetado.

O comprometimento tardio dos gânglios da base ocorre quase invariavelmente no curso da doença, sendo a atrofia do núcleo caudado o achado mais consistente, levando a certo grau de hemidistonia ou hemicoreoatetose. Geralmente o início da doença é marcado por crises epilépticas, podendo raramente ser precedidas por hemiparesia lentamente progressiva.[8]

A epilepsia focal contínua (EFC) é reportada em cerca de 50% dos casos,[6] caracterizando-se por crises hemiclônicas geralmente nas extremidades distais ou face, ocorrendo durante pelo menos 1 hora e com intervalos não superiores a 10 segundos,[7] particularmente refratárias aos FAEs.[9]

As alterações do comportamento como irritabilidade, labilidade emocional ou hiperatividade precedem, muitas vezes, os primeiros sinais de declínio mental constituídos por distúrbios da memória, da atenção e dificuldade na aprendizagem.[8] Além da avaliação motora, deve ser também realizada a avaliação periódica da função neurocognitiva.[6]

EVOLUÇÃO CLÍNICA DA DOENÇA

A ER é inexoravelmente progressiva, sendo sua história natural resumida em três estágios, segundo o Instituto de Neurologia de Montreal, Canadá:[8]

1. *Fase prodrômica:* período compreendido entre a primeira crise epiléptica e o início do estágio 2,[7] que pode durar entre vários meses a 8 anos, sendo mais longa nos afetados adolescentes/adultos do que nas crianças. Durante esta fase as crises ocorrem com pouca frequência e, raramente, pode existir um déficit motor sutil;[1-8]
2. *Fase aguda:* com um rápido aumento da frequência das crises – mais de 10 crises focais por dia, podendo ocorrer a EFC ou estado de mal focal, com desenvolvimento ou agravamento da hemiparesia, déficit de campo visual, deterioração cognitiva e afasia se afetar o hemisfério dominante. Pode ser a manifestação clínica inicial em um terço dos casos.[6] Tem duração média de 8 meses. É durante esta fase que ocorre a maior perda de volume do hemisfério afetado registrada na ressonância magnética (RNM);[7]
3. *Fase residual:* estado relativamente estável da doença, com déficits cognitivos e motores graves, permanentes e persistência da epilepsia refratária[1], mas com diminuição da frequência das crises.[7]

FORMAS ATÍPICAS
Variantes etárias
O aparecimento de ER antes dos 2 anos de idade é raro, com progressão maligna e envolvimento bilateral precoce. Início na adolescência/idade adulta representa cerca de 10% dos casos, tem início mais insidioso, progressão mais lenta e menos agressiva.[6]

Variante bilateral
A ER com envolvimento bilateral primário, extremamente rara. Ausência ou início tardio de epilepsia. Dupla patologia (tumor de baixo grau, displasia cortical).[10,11]

DIAGNÓSTICO
O diagnóstico é feito de acordo com a Comissão Europeia de 2005 (Quadro 330-1).

A RNM cerebral constitui o alicerce neuroimaginológico do diagnóstico e do acompanhamento da doença.[1] Nos primeiros 4 meses, a maioria dos doentes já apresenta alterações típicas que fazem suspeitar de ER:[8]

A) Alargamento ventricular unilateral;
B) Regiões corticais e/ou subcorticais hiperintensas em T2/FLAIR, correspondentes a lesões inflamatórias, com envolvimento preferencial da região perissylviana e peri-insular;[1-7]

C) Hiperintensidade em T2/FLAIR ou atrofia da cabeça do núcleo caudado ipsilateral;[8]
D) Atrofia cortical focal moderada, com envolvimento preferencial da região fronto-insular/perissylviana, sendo o córtex occipital o menos afetado.[1-8]

RNM seriadas mostram lesões inflamatórias com início monofocal,[12] que correspondem às áreas hiperintensas,[6] sendo a lesão inicial geralmente compreendida entre a área rolândica e a área temporomedial (hipocampo, ínsula, úncus e região perissylviana). A inflamação propaga-se levando à edema transitório antes do início do processo atrófico.

No estágio residual da doença, a RNM evidencia atrofia hemicerebral sem alterações de sinal[7]. Pode haver atrofia evidente do hemisfério contralateral resultante da degeneração das fibras comissurais.[1] A RNM permite também uma avaliação quantitativa da deterioração cerebral através do *ratio* hemisférico (relaciona o volume do hemisfério afetado com o volume do hemisfério não afetado).

Também podem ser úteis a tomografia por emissão de pósitrons (PET), a tomografia computadorizada por emissão de fóton único (SPECT) e a espectroscopia de massa na RNM[4]. Na primeira podemos constatar, mesmo em fases precoces da doença em que a atrofia ainda não é evidente, áreas hipometabólicas[1]; a segunda permite visualizar áreas de hipoperfusão hemisférica intercrises e hiperperfusão multifocal durante as crises[8]; na última, alterações nos padrões dos marcadores de inflamação cerebral,[13] com redução unilateral de N-acetilaspartato e aumento de lactato e colina.

Análise do LCR não traz informação diagnóstica adicional relevante, apenas exclui diagnósticos diferenciais. No EEG, pode ser vista atividade delta rítmica focal, além da atividade epileptiforme focal. Durante a EFC, nem sempre há alteração no EEG ictal de superfície.[13]

DIAGNÓSTICOS DIFERENCIAIS

O diagnóstico diferencial mais comum é com epilepsia secundária à displasia cerebral.[4]. Todavia, não há destruição progressiva de parênquima cerebral e a RNM de acompanhamento confirmará a estabilidade da doença. O diagnóstico diferencial também deve incluir as encefalites autoimunes, até pelo fato de serem tratáveis (Quadro 330-2).[1]

TRATAMENTO

Terapêutica Antiepilética

Pode ser difícil o controle das crises com FAEs, principalmente quando a ER se manifesta sob a forma de EFC.[1] O objetivo da sua utilização, apesar de ineficazes na eliminação das crises, é a redução da frequência e a intensidade das crises mais incapacitantes. Caso o paciente esteja recebendo, concomitantemente, imunoterapia, deve-se optar por FAEs que não sejam indutores (fenobarbital, carbamazepina, fenitoína) ou inibidores enzimáticos (fenobarbital).[14]

Terapêutica Imunomoduladora

É utilizada como tratamento a curto prazo de alta intensidade para controle das crises epilépticas e como tratamento a longo prazo para prevenir a lesão cerebral imunomediada. A terapêutica deve ser iniciada o mais precoce possível, dado que na fase residual a lesão cerebral já está estabelecida. Os corticosteroides são os fármacos mais utilizados e, provavelmente, os mais eficazes, ainda que com benefícios limitados.[8-15]

Bolus intravenoso de metilprednisolona em dose elevada é útil no caso de estado de mal epiléptico e EFC.[6-15] A imunoglobulina intravenosa (IGIV), como tratamento regular a longo prazo, também é uma opção. A plasmaférese é utilizada com o objetivo de remover os anticorpos em circulação e pode ter efeito considerável na prevenção do estado de mal epiléptico e na deterioração neurológica, porém, em crianças seu uso é bastante restrito. O anticorpo anti-GluR3 foi encontrado em alguns pacientes com ER, sendo mais frequente em pacientes com epilepsia refratária por qualquer etiologia,[9] o que, de certa forma, desvaloriza esta opção terapêutica. Nenhuma destas abordagens mostrou ser igual ou superior à cirurgia na modificação da história natural da doença.[16,17]

Quadro 330-2. Diagnósticos Diferenciais

- Displasia cortical
- Hemimegalencefalia
- Síndrome de Sturge-Weber
- Síndrome HHE
- MELAS
- Vasculites
- Encefalite NMDA
- Síndrome paraneoplásica
- Gliomatose *cerebri*

Terapêutica Imunossupressora

O tacrolimus tem efeito moderado na diminuição da frequência das crises, com resultados bastante promissores no atraso da hemiatrofia cerebral e consequente deterioração motora e cognitiva.[8-15] O rituximab, a ciclofosfamida e a azatioprina também são opções terapêuticas possíveis.

Terapêutica Cirúrgica

Existe uma grande controvérsia quanto ao tempo adequado da cirurgia, se deve ser proposta em fases precoces da doença ou apenas quando os déficits neurológicos, que serão inevitavelmente provocados pela cirurgia, já se estabeleceram pelo curso natural da doença.[6] A decisão deve levar em conta não só a gravidade da epilepsia e dos déficits motores, mas também dos déficits de linguagem.

A cirurgia é um tratamento inevitável na maioria dos pacientes. Os objetivos primordiais são obter controle completo das crises e promover o neurodesenvolvimento do hemisfério contralateral.[17] A abordagem cirúrgica pode ser anatômica – hemisferectomia tradicional (ressecção do hemisfério afetado), funcional – hemisferotomia (desconexão) ou ressecções parciais (lobectomia, corticectomia).[1-14]

CONSIDERAÇÕES FINAIS

A hemisferectomia continua a ser a única terapêutica capaz de controlar a epilepsia (eficácia reportada de 62,5-85%),[15] e estagnar a deterioração cognitiva em mais de 80% dos casos.[4] A elevada eficácia desta abordagem terapêutica deve, no entanto, ser contrabalanceada com suas inevitáveis sequelas:[8]

a. Hemianopsia homônima contralateral;
b. Déficits motores: hemiplegia espástica contralateral;
c. Déficits da linguagem, se a ER afeta o hemisfério dominante.

A decisão sobre o *timing* em que a cirurgia deve ser realizada é desafiadora, principalmente se o déficit motor ainda for sutil, e varia de acordo com a experiência institucional. Os tratamentos imunossupressores e moduladores retardam a progressão da doença, mas não a interrompem, sem alterar o resultado final.

> **CURIOSIDADE**
>
> **Por que a encefalite de Rasmussen afeta apenas um hemisfério cerebral?**
> A resposta a esta pergunta dependeria da fonte do antígeno presumido que inicia a encefalite de Rasmussen. Se o antígeno for um agente infeccioso estranho, isso poderia explicar por que a encefalite de Rasmussen é uni-hemisférica, mas sem uma preferência lateral. Se a encefalite de Rasmussen é uma doença autoimune, talvez seja necessário focar a atenção nos genes e proteínas recentemente descobertos, relacionados com o desenvolvimento cerebral individual do hemisfério cerebral, expressos apenas de um lado.

REFERÊNCIAS BIBLIOGRÁFICAS

1. Varadkar S et al. Rasmussen's encephalitis: clinical features, pathobiology, and treatment advances. Lancet Neurol. 2014;13(2):195-205.
2. Kombate D, Balogou KAA. Rasmussen's epileptogenic encephalitis in a tropical country. J Pediatr Neurosci. 2018;13:490-5.
3. Bien CG, Tiemeier H, Sassen R, et al. Rasmussen encephalitis: incidence and course under randomized therapy with tacrolimus or intravenous immunoglobulins. Epilepsia. 2013;54:543-50.
4. Suarez NF, Felgueroso JB, Aguiar SC. From the beginning of a continuous partial epilepsy to the diagnosis and treatment of Rasmussen's syndrome. An Pediatr (Barc). 2012;77(5):334-8.
5. Pardo C, et al. The Pathology of Rasmussen Syndrome: Stages of Cortical Involvement and Neuropathological Studies in 45 Hemispherectomies. Epilepsia. 2004.45:526.
6. Bien CG, Granata T, Antozzi C, et al. Pathogenesis, diagnosis and treatment of Rasmussen encephalitis – A European Consensus statement. Brain. 2005;128:454-71.
7. Bien CG, Widman G, Urbach H, et al. The natural history of Rasmussen's encephalitis. Brain. 2002;125:1751-9.
8. Granata T, Andermann F. Rasmussen encephalitis. Handb Clin Neurol. 2013;111:511-9.
9. Watson R, Jiang Y, Bermudez I, et al. Absence of antibodies to glutamate receptor type 3 (GluR3) in Rasmussen encephalitis. Neurology. 2004;63:43-50.
10. Yacubian EM, Rosemberg S, Marie SKN, et al. Double pathology in Rasmussen's encephalitis: etiologic considerations. Epilepsia. 1996;37:495-500.

11. Olson HE, Lechpammer M, Prabhu SP, et al. Clinical application and evaluation of the Bien diagnostic criteria for Rasmussen encephalitis. Epilepsia. 2013;54(10):1753-60.
12. Walter GF, Renella RR. Epstein-Barr virus in brain and Rasmussen's encephalitis. Lancet, 1989;1(8632):279-80.
13. Electroencephalographic and electrocorticographic findings in chronic encephalitis of the Rasmussen type. In: Andermann F. Chronic encephalitis and epilepsy Rasmussen's syndrome. Butterworth-Heinemann, Boston. 1991:37-45.
14. Bien CG, Schramm J. Treatment of Rasmussen encephalitis half a century after its initial description: Promising prospects and a dilemma. Elsevier: Epilepsy Research. 2009;86:101-12.
15. Takahashi Y, et al. Immunomodulatory therapy versus surgery for Rasmussen syndrome in early childhood. Brain & Development. 2013;35:778-85.
16. Chiapparini L, Granata T, Farina L, et al. Diagnostic imaging in 13 cases of Rasmussen's encephalitis: can early MRI suggest the diagnosis? Neuroradiology. 2003;45:171-83.
17. Wang D, et al. Clinico-pathological investigations of Rasmussen encephalitis suggest multifocal disease progression and associated focal cortical dysplasia. Epileptic Disord. 2013;15(1):32-43.

REFSUM

Felipe Franco da Graça ▪ Carlos Roberto Martins Jr.

A doença de Refsum clássica foi primeiramente descrita por Sigwald Refsum em 1946. Consiste em uma patologia peroxissomal decorrente do metabolismo deficiente do ácido fitânico. Como é regra em erros metabólicos, trata-se de uma doença autossômica recessiva por mutações no gene *PHYH* (que codifica a enzima fitanoil-CoA hidroxilase), responsável por 90% dos casos, ou no gene *PEX7* (que codifica o receptor PTS2), responsável pelos 10% restantes.

O início dos sintomas se dá, na maioria dos pacientes, no fim da infância (embora inícios variem do primeiro ano a 5ª década de vida) com alterações visuais, em geral se iniciando com cegueira noturna. Trata-se da manifestação clínica relacionada com retinite pigmentar, achado presente em quase todos os pacientes. Associada à perda visual progressiva, há também anosmia ou hiposmia que pode não aparecer espontaneamente na história, mas, havendo a suspeita, deve ser testada com os meios próprios de avaliação do olfato.

Além dos achados citados, outras manifestações clínicas podem estar presentes, em proporção variável, nos pacientes afetados, a saber:

- Surdez neurossensorial: em geral bilateral e acentuada, costuma ter maior acometimento dos sons agudos;
- Neuropatia: estudo eletrofisiológico dos pacientes com acometimento periférico evidencia polineuropatia sensitiva e motora apresentando, classicamente, padrão **desmielinizante** com ou sem acometimento axonal associado;
- Ataxia cerebelar: costuma ter início tardio e alterações relacionadas com marcha são mais marcantes;
- Ictiose: achado menos frequente que os já citados, costuma ter início na infância;
- Anormalidades esqueléticas: são importante dica clínica. Caracterizam-se por **encurtamento dos metacarpos e metatarsos, sendo o encurtamento do 4º metatarso o mais característico**;
- Arritmias cardíacas: pode ser importante causa de morte nesses pacientes;
- Comprometimento cognitivo (raro).

Por se tratar de uma doença multissistêmica com ampla variabilidade fenotípica, a suspeição deve ser alta, considerando que a maioria dos quadros não apresentará todas as características citadas. Diante da hipótese, deve-se realizar a dosagem do ácido fitânico. Quando **maior que 200 µmol/L** (normal < 10 µmol/L), corrobora a hipótese. Nessas situações o diagnóstico definitivo é estabelecido com base na testagem genética. Obviamente que outras doenças multissistêmicas devem entrar no diagnóstico diferencial desta patologia, como é o caso afecções de fundo mitocondrial (Kearns-Sayre, relacionadas com mutações no gene POLG, NARP, dentre outras).

O tratamento modifica o prognóstico dos pacientes e inclui, principalmente, restrição dietética, suspendendo consumo de alimentos que contenham ácido fitânico (derivados de leites, alguns peixes e nozes). Nas situações de piora aguda dos sintomas, pode-se indicar plasmaférese para tentar reduzir os níveis de ácido fitânico de maneira mais rápida.

Algumas medicações que atuam na via metabólica afetada, como o ibuprofeno, devem ser evitadas. Terapias de reposição enzimática estão atualmente em estudo. Em suma, apesar de rara (não há sequer estudos robustos de prevalência) e por haver medidas que alteram a história natural da doença, a DR deve ser lembrada em pacientes com retinite pigmentar associada a outras manifestações sistêmicas.

DICAS
■ Retinite pigmentar; ■ Encutamento de 4º metatarso; ■ Anosmia/hiposmia; ■ Surdez; ■ Ataxia cerebelar; ■ Polineuropatia desmielinizante; ■ Ictiose; ■ Níveis elevados de ácido fitânico (> 200 µmol/L).

BIBLIOGRAFIA

Jansen GA, Waterham HR, Wanders RJ. Molecular basis of Refsum disease: sequence variations in phytanoyl-CoA hydroxylase (PHYH) and the PTS2 receptor (PEX7). Hum Mutat. 2004;23:209-18.

Wanders RJA, Waterham HR, Leroy BP. [Updated 2015 Jun 11] Refsum Disease. In: Adam MP, Ardinger HH, Pagon RA, et al. (Eds.). GeneReviews® [Internet]. Seattle (WA): University of Washington, Seattle. 2006. p. 993-2019.

Wanders R J, Komen J, Ferdinandusse S. Phytanic acid metabolism in health and disease. Biochim Biophys Acta. 2011;1811:498-507.

RETINITE PIGMENTOSA NA NEUROLOGIA

Carlos Roberto Martins Jr.

Retinite pigmentosa (RP) refere-se à afecção retiniana com heterogeneidade genética e fenotípica abundantes. A fisiopatologia da perda visual destes pacientes não é totalmente conhecida, entretanto, sabe-se que há degeneração dos bastonetes periféricos da retina, levando à alteração em túnel do campo visual. Na maioria das vezes, a RP ocorre isoladamente (não sindromicamente), contudo, pode fazer parte de afecções metabólicas, genéticas ou neurológicas, nos ajudando, sobremaneira, no processo diagnóstico. O sintoma mais comum da RP é nictalopsia/nictalopia ou cegueira noturna (dificuldade em ambientes pouco iluminados). O aspecto na fundoscopia é clássico (Fig. 332-1).

Apesar de o termo retinite nos remeter a processo inflamatório, é importante salientar que tal afecção não é inflamatória e seu diagnóstico é confirmado com fundo de olho e eletrorretinografia. A prevalência estimada está em torno de 1:5.000, podendo ser autossômica dominante, recessiva ou ligada ao sexo. Geralmente a alteração visual inicia-se com escotomas periféricos que, com o tempo, tornam-se em anel, levando à **tunelização** da visão. Existem várias doenças neurológicas associadas à retinite pigmentosa. A maioria delas associa-se à ataxia (cerebelar ou sensitiva), bem como à polineuropatia.

As principais estão listadas abaixo:

- *PCARP (posterior column ataxia with retinitis pigmentosa)*: ataxia sensitiva, polineuropatia. Cromossomo 1q32.2, AR;
- *SCA2 (ataxia espinocerebelar tipo 2)*: ataxia cerebelar com reflexos presentes. Distúrbios do movimento, como coreia e parkinsonismo, podem ocorrer. Cromossomo 12, AD;
- *SCA7 (ataxia espinocerebelar tipo 7)*: ataxia com reflexos presentes e alterações oculares. AD;
- *GDG1A (desordem congênita da glicosilação tipo 1A)*: ataxia e neuropatia. Cromossomo 16, AR;
- *Abetalipoproteinemia (Síndrome de Bassen)*: ataxia cerebelar e sensitiva. Cromossomo 4, AR. Comum confusão diagnóstica com doença celíaca na infância. Cursa com acantocitose sérica, tempo de protrombina elevada, anemia, níveis séricos baixos de apolipoproteína B (transportador de lipídeos), colesterol total, LDL e triglicérides. Degeneração cerebelar e da coluna posterior da medula espinhal. Sintomas se iniciam entre 5 a 15 anos de idade. Há uma absorção inadequada de lipídios e vitaminas lipossolúveis (A, D, E, K);
- *Refsum*: ataxia cerebelar, surdez neurossensorial, metabolismo do ácido fitânico alterado (níveis sanguíneos elevados). Cromossomo 10, AR. Doença peroximal. Liquor com proteínas elevadas, dismorfismos metacarpais/metatarsais e ictiose;

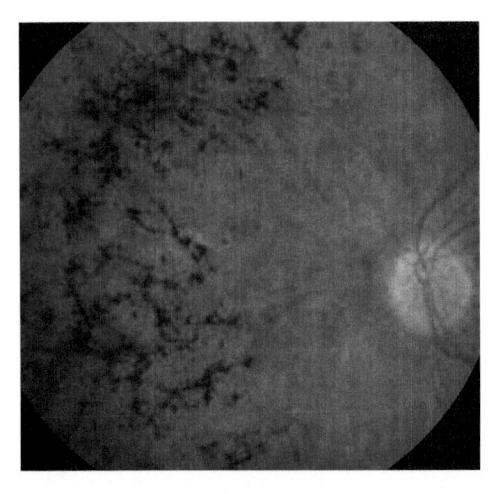

Fig. 332-1. Retinite pigmentosa ao fundo de olho. (Ver Pranchas em Cores.)

- *AVED (ataxia com deficiência isolada de vitamina E)*: ataxia cerebelar, titubeação cefálica. Cromossomo 8, AR;
- *PHARC (polineuropatia, surdez, ataxia, retinite pigmentosa e catarata)*: cromossomo 20, AR;
- *NARP (polineuropatia, ataxia)*: DNA mitocondrial;
- *Síndrome de USHER (surdez neurossensorial e RP congênitas)*: autossômica recessiva, atrofia de cerebelo, tronco encefálico e lobo occipital. Ataxia cerebelar é muito comum;
- *Síndrome de Hallgren (surdez, ataxia vestibular e psicose)*: considerada variante da síndrome de Usher (Usher tipo 3);
- *Zellweger (peroxissomopatia, autossômica recessiva, conhecida como Síndrome Cérebro-Hepatorrenal)*: cursa com distúrbios de migração neuronal, como paquigiria, heterotopias e polimicrogiria. São comuns cistos renais corticais, disfunção hepática grave, como cirrose, fibrose e disgenesia biliar intra-hepática. Níveis séricos elevados de ácidos graxos de cadeia longa e ácido pipecólico;
- *Adrenoleucodistrofia Neonatal (NALD)*: em linhas gerais, nada mais é do uma síndrome de Zellweger mais branda associada à atrofia adrenal;
- *Síndrome de Batten (Lipofiscunoide Ceroide Neuronal LCN)*: lisossomopatia. É a causa mais comum de encefalopatia progressiva na infância, com incidência de 1,2 por 100.000 nascimentos. Autossômica recessiva. Sintomas clássicos são ataxia, RP, convulsões e distúrbios cognitivos. Ocorre acúmulo de lipopigmentos nos mais variados tecidos, que levam à degeneração. Existem, basicamente, 4 formas da doença (3 infantis e 1 adulta). A forma adulta (NCL 4 – síndrome de Kuf) não se associa a alterações retinianas, por outro lado, as formas infantis (*NCL 1 – syndrome de Santavouri, NCL 2 – syndrome de Bielchowsky e NCL 3 – syndrome de Batten*) cursam com perda de visão levando à cegueira após alguns anos;
- *Mucopolissacaridose (MPS)*: representa um grupo de 7 subtipos, todos autossômicos recessivos, com exceção da MPS II, que é ligada ao X. Trata-se de distúrbio lisossomal, que leva ao acúmulo de glicosaminoglicanas em vários tecidos do corpo;
- *Laurence-Moon–Bardet-Biedl*: autossômica recessiva, cromossomo 11. RP, retardo mental, hipogonadismo, obesidade, anormalidades renais, baixa estatura, anormalidades de extremidades (braquidactilia, polidactilia e sindactilia), paraparesia espástica e ataxia cerebelar;
- *Síndrome de Alström*: distúrbio autossômico recessivo caracterizado por surdez progressiva, RP, obesidade, diabetes não insulinodependente, insuficiência renal e cardíaca. Cognição é normal, entretanto, há atraso motor e de linguagem. Convulsões podem ocorrer. Perda visual é progressiva, resultando em cegueira por volta dos 10 anos de idade;
- *Síndrome de Hallervorden-Spatz (neurodegeneração associada à pantotenatoquinase)*: distúrbio autossômico recessivo do cromossomo 20, gene *PANK2*, resulta no acúmulo de ferro em áreas específicas do sistema nervoso central, especialmente substância negra e globo pálido. Trata-se de espectro sintomatológico que pode se iniciar na infância ou na fase adulta. Distúrbios de movimento, como parkinsonismo, coreoatetose e distonia são a regra, associados a déficit piramidal. Sinal clássico na RNM de encéfalo ponderada em T2, mostra depósito de ferro (hipointenso) em globo pálido, com necrose e vacuolização central (hiperintenso), proporcionando o famoso sinal "olho de tigre", altamente relacionado com a mutação *PANK2* (Fig. 332-2);

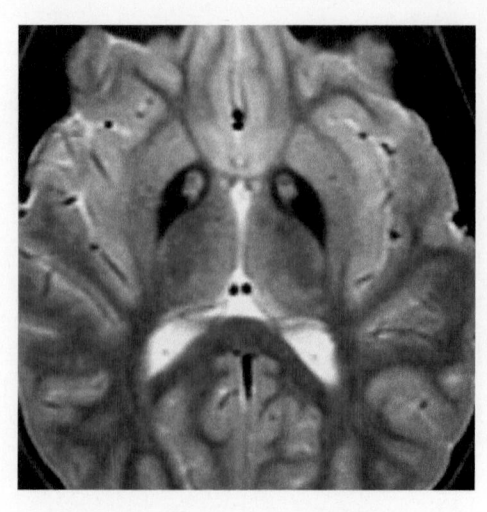

Fig. 332-2. Sinal do "olho de tigre" em RNM ponderada em T2.

- *Síndrome de Kearns-Sayre*: mitocondriopatia clássica que cursa com oftalmoplegia externa progressiva, ataxia cerebelar, RP, hiperproteinorraquia, bloqueio cardíaco, surdez, baixa estatura, distúrbios endocrinológicos e cognitivos. Início antes dos 20 anos de idade. Maioria dos casos é esporádica. Causada por deleções no DNA mitocondrial;
- *MELAS (miopatia mitocondrial, encefalopatia, acidose láctica e episódios tipo AVC)*: é uma doença mitocondrial neurodegenerativa, de transmissão materna. As crises epilépticas se associam, *a priori,* a episódios *stroke-like* com hemiparesia ou cegueira cortical transitória. Estes episódios *stroke-like* podem ser repetitivos e acompanhados de alterações da consciência, comportando como efeito residual a deterioração mental, da visão e das habilidades motoras junto a uma perda auditiva durante a adolescência ou ao princípio da idade adulta. Existe miopatia mitocondrial posta de manifesto pela presença de acidose láctica e/ou fibras vermelhas rasgadas na biópsia muscular. As mutações A3243G e T3271C no gene *tRNA-leu* (UUR) são responsáveis por esta doença;
- *Cockyane*: Desordem autossômica recessiva (cromossomos 5 e 10) causada por um defeito no sistema de reparo de RNA e DNA. Crianças nascem normais, mas por volta de 1 ano de idade passam a apresentar dismorfismos característicos, como pouco subcutâneo facial, mandíbula proeminente, nariz fino e grande e enoftalmia. Retardo no desenvolvimento neuropsicomotor, ataxia, contraturas e microcefalias podem ocorrer;
- *Ataxia de Friedreich*: ataxia autossômica recessiva, cromossomo 9, gene *FXN* cursa com ataxia cerebelar e sensitiva, reflexos abolidos, sinal de Babinski presente, escoliose, problemas endocrinológicos, *square wave jerks* oculares, RP (nem sempre presente), hipertrofia concêntrica cardíaca e atrofia muscular.

BIBLIOGRAFIA

Marmor MF, et al. Retinitis pigmentosa. A symposium on terminology and methods of examination. Ophthalmology. 1983;90:126-31.

Rivolta C, Sharon D, DeAngelis MM, Dryja TP. Retinitis pigmentosa and allied diseases: numerous diseases, genes, and inheritance patterns. Hum Mol Genet. 2002;11:1219-27.

RETT

Maria do Bom Sucesso Lacerda Fernandes Neta ▪ Maria Augusta Montenegro

Síndrome de Rett é uma doença rara do neurodesenvolvimento de causa genética, com herança ligada ao X. Tem incidência de 1:10.000-15.000 crianças e predomina no sexo feminino. Na maioria dos casos, a síndrome de Rett é causada por mutações *de novo* no gene *MECP2* (*methyl-CpG-binding protein* 2), localizado no cromossomo X (Xp28), com mecanismo biomolecular ainda não completamente elucidado.

Dr. Andréas Rett, pediatra austríaco, foi quem primeiro descreveu uma série de meninas com **desaceleração do perímetro cefálico, regressão neurológica e estereotipias manuais**. **Epilepsia refratária ao tratamento com fármacos antiepilépticos é frequente** e a maioria dos pacientes apresentará crises ao longo de toda a vida.

A doença é caracterizada por:

- Predomínio no sexo feminino;
- Desenvolvimento neuropsicomotor praticamente normal até 6-18 meses de idade;
- Perda progressiva das habilidades motoras e de linguagem;
- Perda da funcionalidade das mãos;
- Estereotipias de mãos (como torcer, esfregar, bater palmas, levar à boca);
- Perímetro cefálico normal ao nascimento;
- Microcefalia adquirida;
- Deficiência intelectual;
- Epilepsia;
- Transtorno do espectro autista;
- Transtornos psiquiátricos;
- Ataxia;
- Alterações respiratórias (hiperventilação, apneia);
- Alterações cardíacas (síndrome do QT longo);
- Escoliose;
- Neuroimagem mostrando atrofia difusa.

Classicamente, a síndrome de Rett é dividida em quatro fases (Quadro 333-1).

A maioria dos pacientes descritos é do sexo feminino, pois **a mutação no gene *MECP2* geralmente é letal em embriões do sexo masculino**. Entretanto, alguns meninos com essa mutação já foram descritos e apresentam fenótipo muito variável caracterizado desde encefalopatia neonatal grave até comprometimento cognitivo. O quadro clínico em meninos é distinto do fenótipo clássico encontrado em meninas; portanto, alguns autores propõem que, em meninos, a doença seja chamada de *Male Rett Syndrome Encephalopathy*.

Quadro 333-1. Fases da Síndrome de Rett

Fase 1	Início dos sintomas	Idade: 6 a 18 meses	Sintomas sutis, contato visual mais pobre, perda do interesse por brinquedos
Fase 2	Deterioração rápida	Idade: 1 a 4 anos	Involução cognitiva e motora em poucos meses, desaceleração do crescimento craniano, estereotipias manuais, irritabilidade
Fase 3	Platô	Idade: 2 a 10 anos	Aparentemente o quadro se estabiliza; não há perdas evidentes
Fase 4	Deterioração tardia	Idade: maior que 10 anos	Piora motora, contraturas articulares. Em alguns casos pode haver redução do número das crises epilépticas

O diagnóstico é realizado com base nos achados clínicos e comprovado pela pesquisa molecular. Até o momento não há tratamento específico para a síndrome de Rett, oferecendo-se apenas suporte clínico com ênfase na reabilitação multiprofissional e tratamento da epilepsia.

DICAS
<ul><li>Predomínio no sexo feminino;</li><li>Regressão do desenvolvimento neuropsicomotor;</li><li>Estereotipias manuais;</li><li>Microcefalia adquirida;</li><li>Apresentação clínica atípica no sexo masculino (encefalopatia neonatal grave até comprometimento cognitivo);</li><li>Epilepsia;</li><li>Ligada ao X – gene *MECP2*;</li><li>Desenvolvimento neuropsicomotor praticamente normal até 6-18 meses de idade;</li><li>Perda progressiva das habilidades motoras e de linguagem;</li><li>Perda da funcionalidade das mãos.</li></ul>

BIBLIOGRAFIA

Henriksen MW, Breck H, von Tetzchner S, et al. epilepsy in classic rett syndrome: course and characteristics in adult age. Epilepsy Res. 2018;145:134-9.

Neul JL, Benke TA, Marsh ED, et al. The array of clinical phenotypes of males with mutations in Methyl-CpG binding protein 2. Am J Med Genet B Neuropsychiatr Genet. 2019;180:50-67.

Rett A. On a unusual brain atrophy syndrome in hyperammonemia in childhood. Wien Med Wochenschr. 1966;116:723-6.

CAPÍTULO 334

RILEY-DAY

Carlos Roberto Martins Jr.

Até o momento, existem cerca de 8 tipos de neuropatias sensitivo-autonômicas hereditárias (HSAN). Este capítulo se presta a falar sobre a HSAN tipo III, também conhecida como disautonomia familiar ou síndrome de Riley-Day. Descrita em 1949 em famílias de judeus Ashkenazi (oriundos da Europa central e do leste europeu), é a forma de HSAN mais estudada até então. Ocorre em 1 a 10:1.000.000 na população geral, podendo chegar a 1:3.600 em populações Ashkenazi.

É causada por mutação no gene *IKBKAP* ou *ELP1* com herança autossômica recessiva. Estudos neuropatológicos revelam redução expressiva de fibras finas não mielinizadas em biópsias neurais e de pele. Há, também, redução neuronal no gânglio da raiz dorsal, trato de Lissauer e, com o avançar da doença, na coluna dorsal medular. Há também queda do *pool* neuronal nos gânglios simpáticos e parassimpáticos.

O quadro clínico, usualmente, se inicia após o nascimento com hipotonia, aumento de secreções, vômitos, controle inadequado da temperatura e insensibilidade à hipoxemia. Isso resulta em atraso no desenvolvimento motor, falha no crescimento, refluxo gastroesofágico, dismotilidade esofágica e intestinal e episódios recorrentes de pneumonia aspirativa.

O acometimento sensorial envolve dor e temperatura com relativa preservação de propriocepção e vibração. Os membros inferiores são mais afetados que os superiores, tendendo a poupar regiões plantares, palmares e genitais. O doente não se dá conta de cortes, queimaduras, fraturas e traumas articulares, levando, muitas vezes, à articulação de Charcot ou à necrose asséptica. Paralelamente, a sensibilidade visceral está mantida, o que pode determinar disautonomia importante.

Há redução, sobremaneira, do reflexo corneano, redução de lágrimas (pacientes choram sem lágrimas), o que pode precipitar úlceras corneanas. A percepção do sabor doce está comprometida em decorrência da redução expressiva das papilas fungiformes da língua (isso é notado na ectoscopia simples da ponta da língua – "pontinhos vermelhos" ausentes). Com a evolução, há redução ou ausência dos reflexos miotáticos profundos, diminuição da vibração e propriocepção, levando à ataxia sensitiva expressiva.

Há também profunda disautonomia apresentando-se como hipotensão ortostática com falta de taquicardia compensatória, hipertensão supina e crises disautonômicas francas, bem como pressão arterial lábil, bradiarritmia e síncope. Tal instabilidade cardiovascular e pressórica piora com o tempo que levam à insuficiência renal proporcionada por glomeruloesclerose por insuficiência vascular renal.

As crises de disautonomia não são raras e se traduzem por náusea, vômito, hipertensão, taquicardia, hiperidrose, manchas na pele, diarreia e aumento das secreções pulmonares e gastrointestinais. Crises podem ocorrer ao acordar, após alimentação, com atividade física ou estresse emocional. Ansiedade e irritabilidade são comuns nesses pacientes. Baixa estatura e escoliose são achados frequentes. Não há prejuízo na reprodução sexual.

A ENMG convencional pode evidenciar SNAPs com amplitudes reduzidas. Testes autonômicos cardíacos se mostram alterados. Teste histamínico cutâneo evidencia redução do *axon flare* local. Hipotensão postural com ausência de taquicardia reflexa é um forte indício de neuropatia disautonômica. A biópsia de pele evidencia redução expressiva de fibras finas não mielinizadas ou pouco mielinizadas. O teste molecular é padrão-ouro.

O tratamento sintomático é multidisciplinar. Analgésicos neuropáticos como pregabalina ou gabapentina podem melhorar a queimação de extremidades. Lágrimas artificiais são essenciais. Carbidopa, um inibidor da DOPA-descarboxilase, bloqueia a síntese de dopamina fora do SNC e é eficaz em crises disautonômicas graves que envolvem sintomas de hiperativação simpática. Episódios de hipertensão são mais bem abordados com clonidina (alfa-2 agonista). Elevação da cabeceira ao se deitar é muito importante para evitar hipertensão supina. Hipotensão postural pode ser abordada com meias elásticas, *hand grip* e, em casos refratários, midodrina e droxidopa.

A síndrome de Riley-Day é a primeira HSAN para a qual intervenções moleculares promissoras estão por vir. Tocotrienol, fosfatidilserina e cinetina parecem capazes de modificar a expressão genética *in vitro*, entretanto, os estudos encontram-se em andamento.

DICAS
■ Gene *IKBKAP* ou *ELP1* com herança autossômica recessiva; ■ Também conhecida como HSAN tipo III ou disautonomia familiar; ■ Judeus Ashkenazi; ■ O acometimento sensorial envolve dor e temperatura com relativa preservação de propriocepção e vibração; ■ Os membros inferiores são mais afetados que os superiores, tendendo a poupar regiões plantares, palmares e genitais; ■ Choro sem lágrimas. Ausência de papilas fungiformes na língua (prejuízo no sabor doce).

BIBLIOGRAFIA

Carmi S, Hui KY, Kochav E, et al. Sequencing an Ashkenazi reference panel supports populationtargeted personal genomics and illuminates Jewish and European origins. Nat Commun. 2014;5:4835.
Riley CM, Day RL, et al. Central autonomic dysfunction with defective lacrimation; report of five cases. Pediatrics. 1949;3:468-78.
Slaugenhaupt SA, Blumenfeld A, Gill SP, et al. Tissue-specific expression of a splicing mutation in the IKBKAP gene causes familial dysautonomia. Am J Hum Genet. 2001;68:598-605.

ROGER

Carlos Roberto Martins Jr.

Descrita em 1969, a anemia megaloblástica responsiva à tiamina, também conhecida como síndrome de Roger, é uma doença autossômica recessiva composta por uma tríade formada por **surdez neurossensorial, diabetes mellitus e anemia megaloblástica**. Tal condição é causada por mutação no gene *SLC19A2*, responsável pela proteína transportadora da tiamina. As células betapancreáticas apresentam alteração pela falta de tiamina.

A anemia megaloblástica e a diabetes têm início entre a infância e a adolescência. A presença de sideroblastos em anel é comum. Tanto a anemia quanto a diabetes tendem a se resolver com a reposição de tiamina, entretanto, esses pacientes podem ficar dependentes de insulina. A surdez neurossensorial, por sua vez, não responde à suplementação vitamínica e é causada por danos às células ciliadas do ouvido interno. Alterações retinianas podem ser encontradas, como retinite pigmentosa, atrofia óptica e distrofia de cones e bastonetes.

Apesar de a síndrome ser descrita com anemia megaloblástica, outros tipos podem ocorrer, como anemia sideroblástica e aplásica ao aspirado de medula. Apesar de outras síndromes como Wolfran, Pearson e Kearns-Sayre apresentarem fenótipos parecidos, a pronta resposta da diabetes e da anemia ao uso de tiamina, sugere fortemente o diagnóstico. O diagnóstico é molecular e o tratamento é realizado com suplementação de tiamina (25-75 mg/dia) durante toda a vida.

DICAS
▪ *Tríade*: anemia megaloblástica + surdez neurossensorial + *diabetes mellitus*;   ▪ *Autossômica recessiva*: gene *SLC19A2*;   ▪ *Pronta resposta*: da anemia e da diabetes ao uso de tiamina (25-75 mg/dia);   ▪ *Diagnósticos diferenciais*: Pearson (anemia sideroblástica refratária + insuficiência pancreática exócrina), Wolfran (atrofia óptica + *diabetes insipidus* + *diabetes mellitus* + surdez neurossensorial).

BIBLIOGRAFIA

Diaz GA, Banikazemi M, Oishi K, et al. Mutations in a new gene encoding a thiamine transporter cause thiamine-responsive megaloblastic anemia syndrome. Nat Genet. 1999;22:309-12.

ROSS

Carlos Roberto Martins Jr.

Descrita em 1958, a síndrome de Ross é uma entidade rara representada por uma tríade, que envolve **pupila de Adie, hipo/arreflexia e anidrose segmentar**. Inicialmente, acreditava-se que ocorria desnervação colinérgica isolada pós-ganglionar, entretanto, atualmente, sabe-se que há alteração simpática cardíaca e em vasos e músculos piloeretores. Alteração leve sensitiva de fibras somáticas pode ocorrer.

Outros sintomas podem estar presentes, como intolerância ao calor (comum), hiper-hidrose compensatória e síndrome de Horner, denotando alteração autonômica global. A intolerância ao calor, muitas vezes, obriga o paciente a tomar vários banhos ao dia. A anidrose/hiper-hidrose compensatória é localizada, geralmente, em alguns dermátomos. Parestesias em pés podem ocorrer. Hipotensão postural é rara. O curso é crônico e progressivo com tendência à evolução para área desidrótica.

Trata-se de distúrbio esporádico de etiologia desconhecida. Associação com Sjögren e anticorpo antinuclear pode suscitar substrato imunológico. A ENMG convencional é normal. Testes autonômicos, como QSART, respostas palmoplantares, bem como estudo colinérgico eletroneuromiográfico podem vir alterados. Til-Test tende a ser normal. Estudos termorregulatórios (*sudoTest*) utilizando reveladores cutâneos, como amido, mostram áreas de anidrose localizadas. Pesquisa de sífilis e Sjögren são mandatórias na investigação.

A doença evolui a passos curtos e seu tratamento é difícil. Pode-se utilizar para hiper-hidrose compensatória, simpatectomia torácica, iontoforese, toxina botulínica local e creme aquoso de glicopirrolato a 0,5% tópico.

DICAS
▪ Pupila de Adie + hipo/arreflexia + anidrose localizada;
▪ Intolerância ao calor;
▪ Alterações de fibras amielínicas e mielínicas;
▪ Degeneração de fibras colinérgicas. Acometimento de gânglio ciliar, gânglios das raízes dorsais espinhais e fibras finas cutâneas;
▪ Pode haver distúrbio simpático associado;
▪ Evolução lenta. Distúrbio crônico.

BIBLIOGRAFIA

Chakravarty A, Mukherjee A, Roy D. Ross syndrome. A case documentation. Acta Neurl Scand. 2003;1007:72-3.
Ross A T. Progressive selective sudomotor denervation: a case with coexisting Adie' syndrome. Neurology. 1958;8:809-17.

RUBINSTEIN-TAYBI

Carlos Roberto Martins Jr.

Descrita em 1963, os autores (Herbert Rubinstein e Hooshang Taybi) chamaram a atenção para as semelhanças das manifestações clínicas e dos traços físicos apresentados por sete crianças portadoras de deficiência mental, anomalias faciais e dígitos largos. Não há consenso firmado quanto à etiologia, entretanto, parece estar relacionada com herança autossômica dominante (cromossomo 16). Mutação *de novo* é o usual. O diagnóstico é, na grande maioria das vezes, pautado nos achados fenotípicos exuberantes, a saber:

- Déficit cognitivo moderado;
- Hálux largo (*broad hallux*);
- Polegar largo e curto (*broad thumbs*) (Fig. 337-1);
- Nariz proeminente e em bico (Fig. 337-2);
- Dorso nasal proeminente;
- Maxilar superior hipoplásico;
- Palato estreito;
- Fissuras palpebrais oblíquas antimongoloides (anguladas para baixo);
- Implantação baixa das orelhas;
- Sobrancelhas grossas e arqueadas;
- Cílios longos;
- Desvio de septo;
- Estrabismo;

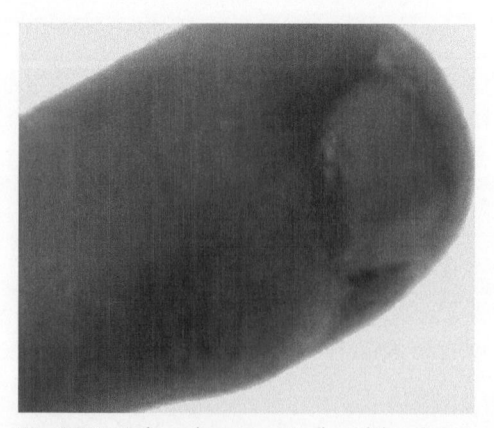

Fig. 337-1. Polegar largo e curto *(broad thumbs)*.

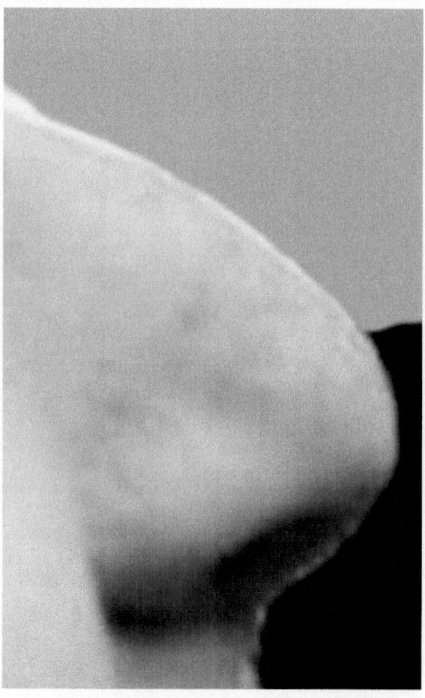

Fig. 337-2. Nariz proeminente e "em bico".

- Septo cartilaginoso em direção à columela;
- Baixa estatura;
- Disfagia pode ocorrer;
- Disgenesia de corpo caloso pode ser encontrada;
- Linhas de flexão digital supranumerárias (entre as articulações falangeanas);
- Queloides e vitiligo podem ocorrer.

Anormalidades oftalmológicas, como erro de refração, glaucoma e obstrução do ducto lacrimal podem estar presentes. As várias alterações faciais fazem com que essas crianças apresentem obstrução nasal, infecções de repetição das vias aéreas superiores, otites de repetição e hipertrofia adenoamigdaliana. Dessa forma, infecções de vias aéreas superiores, mesmo após a primeira infância, caracterizadas por sinusites, otites e amigdalites de repetição são muito comuns e devem suscitar tal diagnóstico. Além disso, tais pacientes concorrem com maior risco de neoplasias, como feocromocitoma, leucemia, meningioma e tumores de nasofaringe.

O diagnóstico é realizado pelo fenótipo e confirmado molecularmente. Sem tratamento até o momento.

DICAS
- Déficit cognitivo moderado; - Hálux largo (*broad hallux*); - Polegar largo e curto (*broad thumbs*); - Nariz proeminente e em bico; - Fissuras palpebrais antimongoloides.

BIBLIOGRAFIA

Ciacci G, D'amore I, Fabrizi G, et al. Rubinstein-Taybi Syndrome: report of two cases. Acta Neurologica (Naples). 1988;43:335-42.

Coffin GS. Brachydactyly, peculiar facies and mental redardation. Am J Dis Child. 1964;108:351-9.

Filipp G. The Rubinstein-Taybi syndrome: report of 7 cases. Clin Genet. 1972;3:303-18.

Rubinstein JH, Taybi H. Broad Thums and toes and facial abnormalities. A possible mental retardation syndrome. Am J Dis Child. 1963;105:88-108.

SAETHRE-CHOTZEN

Carlos Roberto Martins Jr.

A síndrome de Saethre-Chotzen é uma doença genética caracterizada pela fusão prematura de certos ossos do crânio (craniossinostose). Essa fusão precoce impede que o crânio cresça normalmente e afeta o formato da cabeça, bem como do rosto. A maioria dos indivíduos com tal afecção apresenta fusão prematura dos ossos ao longo da sutura coronal, levando à formação de um crânio com morfologia anormal, testa alta, linha de implantação capilar frontal baixa, hipertelorismo, ptose palpebral e ponte nasal ampla. Orelhas pequenas e arredondadas, bem como assimetria de um lado da face em relação ao outro são achados comuns.

Os sinais e sintomas da síndrome de Saethre-Chotzen variam amplamente, mesmo entre os indivíduos afetados da mesma família. Outros achados menores, como sindactilia, clinodactilia e pododáctilos grandes e/ou duplicados podem ser encontrados. Atraso no desenvolvimento e dificuldades de aprendizagem já foram relatados, embora a maioria das pessoas com essa condição tenha inteligência normal. Outros acometimentos, como baixa estatura, anormalidades vertebrais, perda auditiva e defeitos cardíacos podem estar presentes em pequena parcela dos pacientes.

A síndrome de Robinow-Sorauf é uma condição com características semelhantes às da síndrome de Saethre-Chotzen, incluindo craniossinostose e pododáctilos grandes e/ou duplicados dos pés. No passado foi considerada afecção distinta, mas foi descoberto que resulta de mutações no mesmo gene e, agora, é considerada uma variante da síndrome de Saethre-Chotzen.

É causada por mutação no gene *TWIST1* no cromossomo 7 de herança autossômica dominante. Não há cura.

DICAS

- Mutação no gene *TWIST1* no cromossomo 7 de herança autossômica dominante;
- Craniossinostose (envolve principalmente ossos da linha coronal), alterações dos pododáctilos e outros sintomas menores;
- Na maioria das vezes, a inteligência é normal.

BIBLIOGRAFIA

Burke M, Winston K, Williams S. Normal sutural fusion and the etiology of single sutural craneosynostosis: The microspicule hypothesis. Pediatr Neurosurg. 1995;22:241-7.

Chadduck W. Craniosynostosis. En: Cheek W, Marlin A, McLone D, Reigel D, Walker M. Pediatric Neurosurgery, Surgery of the developing nervous system, 3rd ed. Philadelphia: W. B. Saunders Co., 1994.

Thompson D, Hayward R. Craniosynostosis – pathophysiology, clinical presentation, and investigation. In: Choux M, Di Rocco C, Hockley A, Walker M (Eds.). Pediatric neurosurgery. London, Edinburg, New York, Philadelphia, Sydney, Toronto: Churchill Livingstone, 1999. p. 275-90.

SALDINO-MAINZER

Giovana Mariani ▪ Carlos Roberto Martins Jr.

Ciliopatias são desordens genéticas que cursam com alterações na produção, manutenção ou função de cílios. Genes que codificam componentes do transporte intraflagelar (ITF) participam das vias de sinalização que transmitem informações de forma intra e intercelular. Os cílios desempenham papel importante na estrutura e na função de células renais, hepáticas, do sistema nervoso central (SNC) e no desenvolvimento ósseo. Mutações do gene *ITF140* estão implicadas na etiologia da síndrome de Saldino-Mainzer (SSM), considerada ciliopatia atípica, com padrão de transmissão autossômico recessivo.

Trata-se de condição originalmente descrita em 1970, pelos radiologistas americanos Frank Mainzer e Ronald Saldino e, posteriormente, chamada de **síndrome conorrenal** por conta da presença de doença renal crônica (DRC) e epífises falangeanas em formato de cone.

A DRC costuma ser evolutiva e é decorrente de nefronoftise, que é caracterizada por cistos renais restritos à medula ou à junção corticomedular, resultado de dilatação tubular. Devido ao acometimento, principalmente, de túbulo distal e ducto coletor, os pacientes podem apresentar defeitos de concentração e acidificação urinária, cursando com poliúria, polidipsia e perda de sal. Pode haver proteinúria discreta com sedimento urinário sem alterações, além de anemia desproporcional ao grau da DRC. Acometimento glomerular ou tubular proximal é raro, em geral somente como consequência da DRC. Exames de imagem mostram rins de tamanho normal ou reduzido, perda da diferenciação corticomedular e múltiplos cistos na junção corticomedular, porém, estes costumam ocorrer tardiamente na doença. Achados histológicos incluem dilatação microscópica dos túbulos distais associada à nefrite intersticial.

As alterações ósseas mais típicas são **falanges das mãos e pés encurtadas e com epífises em formato de cone**, vistas facilmente em radiografia de mão após o primeiro ano de vida, decorrentes de defeitos na ossificação endocondral. Podem estar presentes alterações das epífises ou metáfises do fêmur, tendência à caixa torácica pequena, craniossinostose e propensão à baixa estatura.

Há acometimento oftalmológico com **retinite pigmentosa**, que se trata de distrofia de cones e bastonetes, podendo evoluir com amaurose. Também é vista disfunção cerebelar, cuja principal manifestação é **ataxia**. Mais raramente, pode haver fibrose hepática e comprometimento intelectual leve.

O diagnóstico é suspeitado em casos de DRC em crianças na primeira ou segunda décadas de vida. A eletrorretinografia auxilia, mas o diagnóstico definitivo é dado por testes genéticos para pesquisa de mutação do gene *ITF140*. Não há tratamento específico. O quadro renal, em geral, é evolutivo e requer terapia renal substitutiva (diálise ou transplante), que reduz de forma significativa a mortalidade associada à doença.

DICAS
▪ Doença renal crônica em crianças/adolescentes;
▪ Falanges em forma de cone;
▪ Retinite pigmentosa;
▪ Ataxia cerebelar;
▪ Mutações do gene *ITF140*;
▪ **Síndrome conorrenal** causada pela presença de doença renal crônica (DRC) e epífises falangianas em formato de cone;
▪ Ciliopatia.

BIBLIOGRAFIA

Beals RK, Weleber RG. Conorenal dysplasia: a syndrome of cone-shaped epiphysis, renal disease in childhood, retinitis pigmentosa and abnormality of the proximal femur. Am J Med Genet. 2007;143A:2444-7.

Hildebrandt F, Benzing T, Katsanis N. Ciliopathies. N Engl J Med. 2011;364:1533-43.

Jonassen JA, SanAgustin J, Baker SP, Pazour GJ. Disruption of IFT Complex A Causes Cystic Kidneys without Mitotic Spindle Misorientation. J Am Soc Nephrol. 2012;23:641-51.

Mainzer F, Saldino RM, Ozonoff MB, Minagi H. Familial nephropathy associated with retinitis pigmentosa, cerebellar ataxia and skeletal abnormalities. Am J Med. 1970;49(4):556-62.

Perrault I, Saunier S, Hanein S, et al. Mainzer-Saldino Syndrome Is a Ciliopathy Caused by IFT140 Mutations. Am J Hum Genet. 2012;90:864-70.

SALLA

Carlos Roberto Martins Jr.

Trata-se de afecção neurodegenerativa autossômica recessiva causada por defeitos de transporte na membrana lisossômica, que resulta no acúmulo de ácido siálico livre dentro dos lisossomos. Existem dois fenótipos clínicos principais, que são variantes alélicas do gene *SLC17A5*. A forma neonatal grave cursa com hepatoesplenomegalia, cardiomegalia e morte prematura. Já a doença de Salla (DS) é uma forma adulta de lenta evolução. O nome Salla se deve à área geográfica na Finlândia, onde o primeiro paciente residia.

Neste sentido, é importante lembrar que o termo doença de Salla tem sido utilizado na literatura para se referir ao distúrbio do metabolismo do ácido siálico menos grave. A forma mais grave é historicamente referida como *ISSD* (*infantile free sialic acid storage disease*) e é caracterizada por atraso grave no desenvolvimento, características faciais grosseiras, hepatoesplenomegalia e cardiomegalia. A morte, geralmente, ocorre na primeira infância.

O fenótipo da DS envolve um espectro que varia desde características faciais normais, disfunção cognitiva leve e espasticidade (DS leve) à DS grave intermediária, caracterizada por retardo do desenvolvimento neuropsicomotor (RDNM) moderado a grave, hipotonia central, hipomielinização na ressonância magnética cerebral (RNM), com ou sem características faciais (hipertelorismo e aspecto grosseiro). O ácido siálico elevado livre na urina levanta a suspeita do distúrbio.

Além de RDNM, espasticidade e distúrbios cognitivos, podemos encontrar distonia, atetose, hiperecplexia e crises convulsivas. A RNM cursa com sinais de hipomielinização com ou sem deposição de ferro nos globos pálidos. Os níveis de ácido siálico livre estão aumentados na urina e no LCR, contudo, valores normais não descartam a doença. Elevações leves na urina com níveis normais ou marginais no LCR, associadas a sinais de hipomielinização na ressonância, devem levantar a suspeita de doença de Salla, com posterior ratificação através de sequenciamento direto do gene *SLC17A5*. O tratamento é suportivo e sintomático.

DICAS
■ Autossômica recessiva – gene *SLC17A5*; ■ Doença lisossomal; ■ Aumento dos níveis de ácido siálico na urina e LCR; ■ RNM com hipomielinização cerebral; ■ Retardo do desenvolvimento neuropsicomotor (RDNM) moderado a grave, hipotonia central; ■ Espasticidade, distúrbios cognitivos, distonia, atetose, hiperecplexia e crises convulsivas podem estar presentes; ■ Origem finlandesa.

BIBLIOGRAFIA

Aula N, Salomäki P, Timonen R, et al. The spectrum of SLC17A5-gene mutations resulting in free sialic acid-storage diseases indicates some genotype-phenotype correlation. Am J Hum Genet. 2000;67:832-40.

Schleutker J, Leppänen P, Månsson J E, et al. Lysosomal free sialic storage disorders with different phenotypic presentations – infantile form sialic storage disease and Salla disease – Represent allelic disorders on 6q14-15. Am J Hum Genet. 1995;57:893-901.

SANDIFER

Carlos Roberto Martins Jr.

Síndrome de Sandifer (SS) é uma rara complicação da doença do refluxo gastroesofágico (DRGE) em que há associação de DRGE e sintomas neurológicos. A causa ainda é incerta, contudo, acredita-se tratar de reflexo vagal associado à mediação do núcleo do trato solitário. Por vezes há dificuldade para se diagnosticar com precisão, pois, geralmente, os sintomas gastrointestinais manifestos, como dor abdominal e vômitos (em um contexto de refluxo) estão ausentes ou o paciente é jovem demais para poder comunicá-los.

Os achados neurológicos mais comuns envolvem distonia de face, cervical, tronco ou de membros superiores. Tremores, estrabismo, irritabilidade e crises oculogíricas já foram descritos. O diagnóstico de DRGE deve ser investigado com PHmetria de 24 horas. Alguns casos necessitam de endoscopia com ou sem biópsia.

O tratamento da afecção gastrointestinal envolve bloqueadores de bomba de próton, retirada do leite de vaca, medidas pró-cinéticas e, até mesmo, tratamento cirúrgico (fundoplicatura de Nissen) em pacientes mais graves. O sucesso do tratamento da patologia gastroesofágica subjacente leva a uma resolução completa ou quase completa dos sintomas neurológicos em todos os casos. Neste sentido, o diagnóstico precoce se faz muito importante para se evitar o uso desnecessário de medicamentos para os achados neurológicos.

> **DICAS**
>
> - Rara complicação da doença do refluxo gastroesofágico (DRGE) em que há associação de DRGE e sintomas neurológicos;
> - Causa ainda é incerta, contudo, acredita-se tratar de reflexo vagal associado à mediação do núcleo do trato solitário;
> - Os achados neurológicos mais comuns envolvem distonia de face, cervical, tronco ou de membros superiores;
> - Tremores, estrabismo, irritabilidade e crises oculogíricas já foram descritos;
> - O tratamento da patologia gastroesofágica subjacente leva à resolução completa ou quase completa dos sintomas neurológicos.

BIBLIOGRAFIA

Bamji N, Berezin S, Bostwick H, Medow MS. Treatment of Sandifer syndrome with an amino-acid-based formula. AJP Rep. 2015;5(1):e51-e52.
Cardi E, Corrado G, Cavaliere M, et al. Delayed gastric emptying in an infant with Sandifer syndrome. Ital J Gastroenterol. 1996;28(9):518-9.
Cerimagic D, Ivkic G, Bilic E. Neuroanatomical basis of Sandifer's syndrome: a new vagal reflex? Med Hypotheses. 2008;70(5):957-61.

SANDO

Felipe Franco da Graça

SANDO é o acrônimo, em inglês, dos principais achados que compõem esta síndrome: neuropatia com ataxia sensitiva, disartria e oftalmoplegia. Trata-se de uma doença secundária à disfunção mitocondrial causada por uma mutação no DNA nuclear, mais especificamente no gene *POLG*, localizado no braço longo do cromossomo 15.

Atualmente, várias síndromes previamente descritas em separado acabaram reunidas, com a melhor compreensão de seus mecanismos causais genéticos, em um grande grupo conhecido como doenças relacionadas com o gene *POLG*. Dentro desse grupo, a SANDO foi alocada em um subgrupo conhecido como espectro neuropatia-ataxia. Como outras patologias que têm a disfunção mitocondrial como base fisiopatológica, pode haver, além das principais características da síndrome, acometimento multissistêmico. Abaixo estão listados alguns achados que podem ocorrer, em maior ou menor frequência, em doenças relacionadas com o *POLG*.

- Alterações psiquiátricas:
  - Depressão;
  - Transtorno afetivo bipolar;
  - Psicose (raro).
- Endocrinopatias:
  - Diabetes;
  - Falência ovariana precoce;
  - Alterações tireoidianas.
- Surdez;
- Migrânea;
- Distúrbios de movimento:
  - Parkinsonismo;
  - Coreia;
  - Mioclonias.
- Regressão neuropsicomotora;
- Hipotonia.

No caso específico da SANDO, o início dos sintomas pode-se dar desde a infância até a idade adulta. Em geral, a oftalmoparesia se inicia com restrição das miradas extremas, progredindo lentamente até a paralisia completa. A disartria e a ataxia sensitiva também são lentamente progressivas, mas, no caso da segunda, pode-se tornar grave o suficiente para fazer com que o paciente perca a capacidade de deambulação. Do ponto de vista neurofisiológico, trata-se de um quadro *neuropático axonal predominantemente sensitivo*. Apesar de não ser regra, a presença de encefalopatia e epilepsia pode ocorrer nesse grupo e, a despeito de haver descrição de alterações típicas em biópsias musculares, a presença de miopatia não costuma ser clinicamente significativa, diferindo de outros quadros mitocondriais (como a MERRF). A herança é outro ponto a ser lembrado; por se tratar de mutação no DNA nuclear, é autossômica (habitualmente recessiva), diferindo de outros diagnósticos diferenciais que têm herança mitocondrial.

> **DICAS**
>
> - Ataxia sensitiva/neuropatia axonal;
> - Oftalmoplegia externa progressiva;
> - Disartria;
> - Encefalopatia/crises convulsivas;
> - Acometimento multissistêmico;
> - Herança autossômica (usualmente, recessiva).

BIBLIOGRAFIA

Cohen BH, Chinnery PF, Copeland WC. POLG-Related Disorders. 2010 Mar 16 [Updated 2018 Mar 1]. In: Adam MP, Ardinger HH, Pagon RA, et al., editors. GeneReviews® [Internet]. Seattle (WA): University of Washington, Seattle. 1993-2019.

Fadic R, Russell JA, Vedanarayanan VV, et al. Sensory Ataxic Neuropathy as the Presenting Feature of a Novel Mitochondrial Disease. Neurology. 1997;49:239-45.

Wong LJ, Naviaux RK, Brunetti-Pierri N, et al. Molecular and clinical genetics of mitochondrial diseases due to POLG mutations. Hum Mutat. 2008;29:E150-E172.

Okun M S, Bhatti M. SANDO: Another presentation of mitochondrial disease, 2004.

SARCOIDOSE – MANIFESTAÇÕES NEUROLÓGICAS

Gabriel Ferri Baltazar ▪ Carlos Roberto Martins Jr.

A sarcoidose é uma doença multissistêmica de etiologia ainda não completamente conhecida. A prevalência encontra-se em torno de 4-64 a cada 100.000 indivíduos. A fisiopatologia envolve componente imunológico com provável predisposição genética, associada a gatilho ambiental, infeccioso ou não, e o marco anatomopatológico é a presença de **granuloma sem necrose caseosa** no tecido acometido. A forma clínica mais comum da doença é a pulmonar/mediastinal, mas pode-se manifestar em diversas topografias, como: pele, olhos, fígado, baço, linfonodos periféricos, sistema nervoso, dentre outros. Estudos de séries de casos demonstram acometimento neurológico em aproximadamente 5-15% dos casos de sarcoidose, sendo que nestes casos, 50-70% apresentam o envolvimento do sistema nervoso como a primeira manifestação da doença e cerca de 15% têm a forma neurológica isolada.

As manifestações clínicas da **neurossarcoidose** são diversas, tanto em sistema nervoso central (SNC) quanto em periférico (SNP):

- *Neuropatias cranianas*: manifestação mais comum, principalmente afetando o nervo facial, com paralisias faciais que podem ser bilaterais em até 40% dos casos, e o nervo óptico, que também pode ser acometido bilateralmente, com um prognóstico de recuperação pior em relação ao acometimento do VII par;
- *Meningite (especialmente leptomeninges)*: evolução subaguda ou crônica, predominantemente na base do crânio, assintomática ou com cefaleia, síndromes de múltiplos pares cranianos e, até mesmo, hidrocefalia por inflamação ependimária. Leptomeningite com envolvimento de espaços perivasculares. Pode gerar vasculite de SNC;
- *Acometimento de parênquima encefálico*: sintomas neurológicos focais, cognitivo-comportamentais e/ou convulsões;
- *Envolvimento hipofisário*: diabetes insipidus, hipotireoidismo, hiperprolactinemia, hipoadrenalismo, hipocortisolismo, SIADH;
- *Medula espinhal*: lesões irregulares e esparsas ou mielite longitudinalmente extensa. "sinal do tridente" pode ser visto em cortes axiais em quadros de mielite.
- *Síndrome de Heerfordt*: febre, edema parotídeo, paralisia facial periférica e uveíte anterior ocular;
- *Síndrome de Löfgren*: febre, eritema nodoso, artrite e linfadenopatia;
- *Sistema nervoso periférico*: polineuropatia, mononeurite múltipla ou acometimento miopático, com fraqueza progressiva, geralmente proximal.

Assim como a apresentação clínica, os achados de neuroimagem também são extremamente variados. A ressonância magnética (RNM) de crânio pode evidenciar lesões nodulares ou infiltrativas com aspecto **tumor-like**, hipersinal inespecífico em TR longo em substância branca ou infiltração meníngea, com realce por meio de contraste. Restrição à difusão pode ser encontrada, principalmente quando há vasculite associada ao quadro. Envolvimento de leptomeninges e espaços perivasculares é muito comum. Na medula, o acometimento pode ser longitudinalmente extenso ou irregular ("sinal do tridente" ao corte axial pode ser visto). Em geral as lesões captam contraste, denotando quebra de barreira hematoencefálica.

A análise de liquor (LCR) aponta para inflamação, sem marcador específico, com pleocitose linfocítica e proteinorraquia em até 80% dos casos, eventualmente, com hipoglicorraquia e presença de bandas oligoclonais (20-30%). Análise completa de LCR, incluindo sorologias, pesquisa de infecções, estudo citopatológico e citometria de fluxo, associada à espectroscopia na RNM podem auxiliar na investigação.

Um dos objetivos da propedêutica é buscar manifestações extraneurais em sítios mais adequados para realização de biópsia, em busca do achado de granuloma não caseoso. A avaliação inicial deve conter radiografia de tórax e/ou tomografia computadorizada de tórax de alta resolução, avaliação dermatológica e oftalmológica. Um bom exame é o PET com fluorodesoxiglicose (PET-FDG) de corpo inteiro, em busca de sítios assintomáticos acometidos. O "sinal do panda" da sarcoidose é um achado de varredura com citrato de gálio-67. Se dá em razão do envolvimento bilateral das glândulas parótidas e lacrimais na sarcoidose, sobreposto à captação normal na mucosa nasofaríngea. O "sinal lambda", por sua vez, é visto em exames de gálio-67 no contexto de sarcoidose torácica. Os linfonodos hilares bilaterais e paratraqueais direitos geralmente estão envolvidos, e podem-se assemelhar à letra grega lambda (λ).

A dosagem de enzima conversora de angiotensina frequentemente é solicitada, mas a especificidade e a sensibilidade baixas tornam o exame pouco útil. Pacientes com miopatia sintomática ou neuropatia periférica, após excluídas outras causas, podem ser submetidos à biópsia de nervo ou músculo na ausência de outros sítios mais acessíveis. Em último caso, pode ser realizada a biópsia do sítio acometido no SNC como exame confirmatório.

O tratamento inicial é feito com corticoterapia, via oral (1 mg/kg de prednisona) ou pulsoterapia em casos mais graves. O desmame deve ser feito de forma lenta, mas há grande chance de recorrência de sintomas, necessitando de terapias de segunda linha. Os mais usados são o metotrexato e o micofenolato. Para doença refratária, evidências têm demonstrado boa resposta a inibidores do TNF-alfa, como infliximab e adalimumab.

> **DICAS**
>
> - Ampla gama de manifestações clínicas e achados em neuroimagem;
> - Deve entrar como hipótese diagnóstica depois de descartadas: infecções crônicas, outras doenças inflamatórias/desmielinizantes e neoplasias;
> - Buscar sítios mais acessíveis para biópsia com exames (TC de tórax, PET-FDG);
> - Prognóstico variável, em geral com dependência de corticoides;
> - Granuloma não caseoso;
> - A dosagem de enzima conversora de angiotensina frequentemente é solicitada, mas a especificidade e a sensibilidade baixas tornam o exame pouco útil;
> - LCR pode vir inflamatório com BOC positivo;
> - Leptomeningite, espaços perivasculares, lesão de nervo óptico e facial, mielite com *sinal do tridente* e envolvimento do eixo hipotálamo-hipofisário;
> - Linfonodos peri-hilares aumentados à TC de tórax;
> - Medicina nuclear – gálio-67: "sinal do lambda" e "sinal do panda".

BIBLIOGRAFIA

Ibitoye RT, Wilkins A, Scolding NJ. Neurosarcoidosis: a clinical approach to diagnosis and management. J Neurolog. 2016;264(5):1023-8.

Stern BJ, Royal W, Gelfand JM, et al. Definition and consensus diagnostic criteria for neurosarcoidosis. JAMA Neurology. 2018.

Tavee JO, Stern BJ. Neurosarcoidosis. CONTINUUM: Lifelong Learning in Neurology. 2014;20:545-59.

Valeyre D, Prasse A, Nunes H, et al. Sarcoidosis. The Lancet. 2014;383(9923):1155-67.

Voortman M, Drent M, Baughman RP. Management of neurosarcoidosis. Current Opinion in Neurology. 2019;32(3):475-83.

SAVANTISMO

Carlos Roberto Martins Jr. ▪ Maryelli Conde Simões de Magalhães

O termo autismo (*Autos*: próprio) designa uma condição em que o indivíduo "vive em seu mundo interior" com redução, sobremaneira, do contato com a realidade externa, principalmente pela dificuldade de comunicação interpessoal. Há um déficit na interação social, bem como na comunicação verbal e não verbal. Várias outras características podem estar presentes nesses indivíduos, como isolamento social, contato visual pobre, comportamento impróprio, dificuldade em participar em atividades de grupo ou recreativas, demonstrações inapropriadas de afeto, falta de empatia social ou emocional e indiferença afetiva.

Presente em cerca de 10% dos autistas, a **síndrome de Savant** caracteriza-se por indivíduos com transtornos do espectro autista (TEA) com habilidades muito desenvolvidas em alguma(as) área(s), como memorização, cálculo, habilidade musical/artística ou linguística. *Savant*, ou sábio, deriva do verbo conhecer (*savoir*) em francês. Foi descrita em 1789 pelo psiquiatra americano Benjamin Rush, por conta das habilidades de um dos seus pacientes, Thomas Fuller. Este apresentava uma grande habilidade em fazer cálculos em segundos, apesar de carência expressiva em outras áreas da cognição. Em 1977, Lorna Selfe descreveu um caso de uma menina autista com apenas três anos e meio que, de repente, passou a desenhar de forma não compatível com sua idade, apresentando desenhos avançados com traços e sombreamento rebuscados.

Há várias descrições na literatura acerca de habilidades ultradesenvolvidas, envolvendo cálculos, capacidades artísticas (desenho, escultura, poesia e música), habilidades linguísticas (fluência em várias línguas) e capacidade mnésica impressionante (lembranças seletivas ou hipermnésia). Capacidades mais raras já foram descritas, como memorização de mapas, de vários livros, bem como percepção extrassensorial e orientação temporal assertiva sem o uso de relógio. Apesar disso, o funcionamento geral (englobando outras funções cognitivas) encontra-se aquém do normal no indivíduo *savant*.

É importante lembrar que nem todo autista tem síndrome de Savant e alguns autores advogam que a síndrome de Savant não é exclusiva de paciente com TEA. Savantismo já foi descrito em outras condições, como na deficiência intelectual, em lesões do SNC ou doenças do SNC, contudo, a presença de habilidades múltiplas, envolvendo mais de uma esfera de capacidade, parece ser maior em Savants com autismo do que em Savants com outras dificuldades de desenvolvimento.

Alguns dos instrumentos utilizados para avaliar estes pacientes são a *Chidhood Autism Rating Scale* (CARS) e a *Checklist for Autism in Toddlers* (CHAT), podendo indicar sinais da presença de sintomatologia autista. O tratamento é baseado na intervenção neuropsicológica após uma avaliação pormenorizada, com foco principal na comunicação e interação social, bem como linguagem e desenvolvimento de outras esferas cognitivas. O psicólogo sempre utiliza uma proposta interativa entre o paciente, seus familiares e outras pessoas presentes no convívio diário.

Além do psicólogo, uma equipe multidisciplinar é de grande valia para o tratamento. O fonoaudiólogo auxilia no desenvolvimento da fala/comunicação e o terapeuta ocupacional trabalha as habilidades musicais e artísticas com o objetivo de estimular e polir o talento da criança. A habilidade excepcional desses indivíduos também pode ser usada para melhorar outras áreas mais afetadas, como a interação social e a comunicação.

> **DICAS**
>
> - Síndrome de Savant caracteriza-se por indivíduos com transtornos do espectro autista (TEA) com habilidades muito desenvolvidas em alguma(as) área(as), como memorização, cálculo, habilidade musical/artística ou linguística;
> - O tratamento é personalizado. Para os casos de TEA, o enfoque será comportamental, buscando desenvolver comportamentos adaptativos e treinamento de habilidades sociais. Já os casos em que haja dano cerebral, será realizada estimulação cognitiva com o intuito de manter ou melhorar as afetadas, proporcionando inclusão e melhor qualidade de vida para esses indivíduos.

BIBLIOGRAFIA

Casanova M, Switala A, Trippe J. Comparative minicolumnar morphometry of three sistinguished scientist. Autism. 2007;11(6):557-9.

Fornazzari L, Leggieri M, Schweizer TA, et al. Hiper memória, sinestesia, savants Luria e Borges revisitados. Demência e Neuropsicologia. 2018;12(2):101-4.

Hughes J. The savant syndrome and its possible relationship to epilepsy. Neurodegenerative Diseases. 2012;25:332-41.

Hughes J. The savant syndrome and its possible relationship to epilepsy. Neurodegenerative Diseases. 2012;25:332-41.

Klin A. Autismo e Síndrome de Asperger: uma visão geral. Revista Brasileira de Psiquiátrica. 2006;28(3):11.

Treffert D. The savant syndrome: na extraordinary condition. A synopsis: past, present, future. Philosophical Transactions of The Royal Society. 2009;364:1351-7.

SCHWARTZ-JAMPEL

Carlos Roberto Martins Jr. • Marcondes Cavalcante França Jr.

A síndrome de Schwartz-Jampel (SSJ) caracteriza-se por desordem autossômica recessiva, resultado de mutações do gene *HSPG2*, que codifica o **Perlecan**, uma importante proteoglicana da membrana basal da matriz extracelular, muito importante na integridade cartilaginosa e excitabilidade muscular. Também conhecida como condrodistrofia miotônica, pode ser classificada em três subtipos a saber, de acordo com a idade e a severidade:

- *Tipo 1A*: displasia óssea moderada, reconhecida na infância;
- *Tipo 1B*: displasia mais grave, reconhecida ao nascimento;
- *Tipo 2*: (*Stuve-Wiedemann Syndrome*) – neonatal grave com mortalidade importante.

Descrita em 1962, tal condição apresenta características fenotípicas clássicas que envolvem miopatia miotônica, fácies em máscara, displasia esquelética, contratura de articulações e retardo da maturação óssea (Fig. 345-1). Outras alterações típicas da doença são blefarofimose, microstomia e baixa estatura. Casos de início precoce podem apresentar distúrbio respiratório e dificuldade de sucção. Cerca de 25% dos pacientes podem cursar com alterações cognitivas leves, como dificuldade na linguagem e distúrbios atencionais, contudo, não se sabe de maneira concreta o porquê de tais afecções.

O diagnóstico é clínico e eletroneuromiográfico, evidenciando descargas miotônicas. A confirmação se dá molecularmente. A terapêutica é paliativa para alívio do fenômeno miotônico e blefarofimose. Para tanto, usamos carbamazepina ou outros bloqueadores de canais de sódio. Mexiletina (melhora a condução do cloreto) pode ser usada, mas sem disponibilidade em nosso meio até então. Reabilitação motora focada nas contraturas articulares é impositiva.

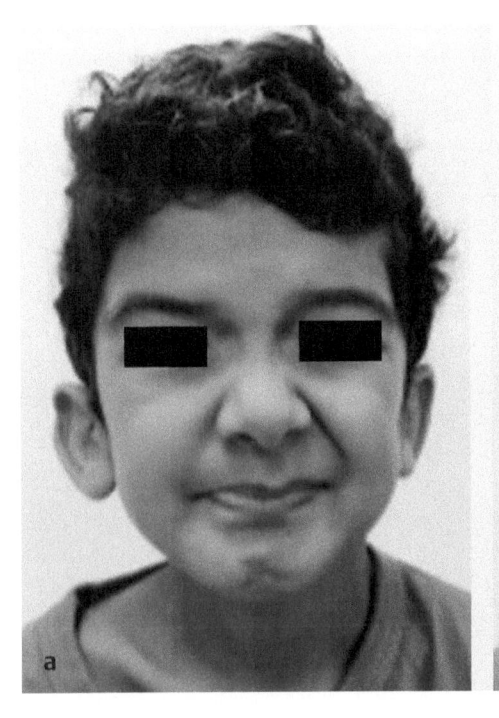

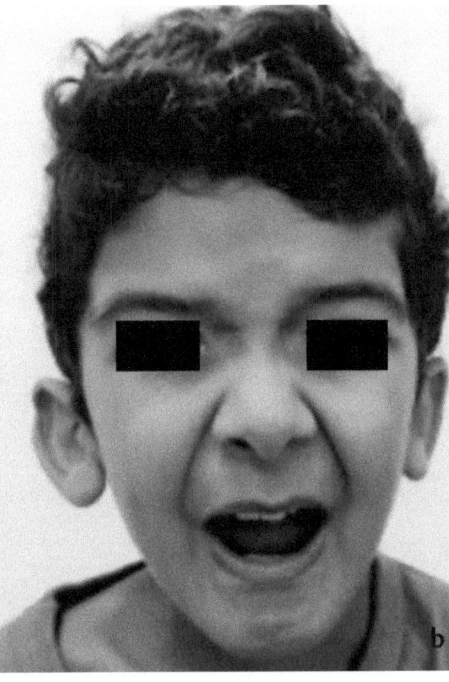

Fig. 345-1. Síndrome de Schwartz-Jampel.

> **DICAS**
>
> - Condrodistrofia miotônica: blefarofimose, miotonia, displasia esquelética, microstomia, contraturas articulares e baixa estatura;
> - Alteração da proteoglicana da membrana basal da matriz extracelular – **Perlecan**;
> - Autossômica recessiva, gene *HSPG2*;
> - Reabilitação e bloqueadores de canais de sódio para miotomia (carbamazepina).

BIBLIOGRAFIA
Schwartz O, Jampel RS. Congenital blepharophimosis associated with an unique generalized myopathy. Arch Ophthalmol. 1962;68:52-7.

SEGAWA

Thiago Santos Prado ▪ André Augusto Lemos Vidal de Negreiros
Amanda Canal Rigotti

Distonia refere-se a um estado de hipertonia espontânea e involuntária gerada por contração de grupos musculares agonistas e antagonistas resultando em posturas ou movimentos anormais do segmento corporal afetado.[1]

As distonias são classicamente classificadas em 2 eixos. O eixo 1 separa as distonias de acordo com suas características clínicas:

- Idade de início;
- Parte do corpo afetada;
- Padrão temporal;
- Características associadas.

O eixo 2 categoriza a etiologia da distonia de acordo com duas características principais: Presença de patologia estrutural em sistema nervoso central e sua causa (genética ou adquirida).[2]

O termo *distonias dopa-responsivas* foi cunhado em 1988 em referência a um grupo de patologias clínica e geneticamente heterogêneo que cursa com movimentos anormais de característica distônica e com resposta ao uso de levodopa.[3]

A doença de Segawa ou **DYT 5** é um tipo de distonia dopa-responsiva inicialmente descrita por Segawa *et al.* em 1976.[4] Doença rara com prevalência de um caso a cada dois milhões de habitantes, mais frequente em mulheres em proporção de 4:1.[5]

Em 1994 foi descrito o gene causador da patologia por Ichinose *et al.*[6] Trata-se de doença hereditária, **autossômica dominante** de baixa penetrância, causada por mutações em heterozigose do gene *GCH1*, localizado no cromossomo 14.[7] Desde a descoberta desse gene, o termo **deficiência de guanosina trifosfato ciclo-hidrolase 1 (GCH1) autossômica dominante** também é usado em referência à patologia.[8]

A doença de Segawa tem início na primeira década de vida (média de início aos 6 anos de idade), em geral com distonia postural de uma extremidade do corpo, mais frequentemente do pé, que assume postura em equinovaro.[7] Os sintomas são classicamente flutuantes ao longo do dia, com piora clínica ao fim do dia e melhora pela manhã. Outros sintomas podem estar associados a distúrbios de marcha, tremor e distonias de ação. O quadro clínico é extremamente heterogêneo e dependente da idade de início.[9] Adultos podem abrir quadro com distonia de ação, cãibra do escrivão, bem como rigidez generalizada.[10]

Ao exame neurológico são frequentes os achados de alteração de tônus com hipertonia, marcha acinetorrígida, instabilidade postural e tremor postural de 8-10 Hz, diferenciando-se do tremor parkinsoniano em repouso de 4-6 Hz. Reflexos profundos são tipicamente exaltados e pode ser encontrado clônus aquileu. A assimetria, especialmente da rigidez e tremor, é esperada. Normalmente não há alteração cognitiva associada e testes psicológicos são normais, embora existam descrições de associação a transtornos do humor e autismo.[7,9-11]

Em geral, a distonia focal se espraia para os quatro membros nos primeiros 10 a 15 anos de doença, há piora da rigidez e instabilidade postural. Por volta dos 10 anos de idade aparece tremor postural em membros superiores. Os pacientes continuam a progredir com rigidez e bradicinesia por 20-30 anos, quando a doença se torna praticamente estável. A flutuação diurna dos sintomas tende a regredir com a evolução do quadro e, a partir da terceira década de vida, já não está presente. Durante a infância, a apresentação pode ser confundida com paralisia cerebral atípica, sendo a principal causa de erros diagnósticos, enquanto no adulto a doença de Parkinson é o principal diagnóstico diferencial.[9,10,12-14]

Estudos de imagem estrutural como ressonância magnética de encéfalo não contribuem para o diagnóstico. O estudo com PET-*Scan* (tomografia com emissão de pósitrons) demonstra forma **inespecífica** de redução de recaptação de dopamina. O diagnóstico clínico pode ser corroborado com testes genéticos e bioquímicos. Baixos níveis de ácido homovanílico, biopterina e neopterina no liquor são achados associados. Entretanto, a baixa atividade da GCH1 periférica parece ser o teste mais específico. Como esses testes não estão amplamente disponíveis e o quadro genético é heterogêneo, na prática clínica o diagnóstico é suspeitado na presença de distonia de início na infância e resposta a doses baixas de levodopa.[7,8]

Os pacientes respondem dramaticamente a doses baixas de levodopa. O distúrbio de movimento responde a doses de 20 mg/kg/dia de levodopa, divididas em tomadas a cada 3 horas. A resposta é sustentada sem necessidade de aumento de dose. Considerando a estabilidade da doença ao atingir o platô (a partir de 4ª década de vida), a dose do fármaco pode ser reduzida após esse período.[7-9]

> **DICAS**
> - Autossômica dominante, gene *GCH1* - cromossomo 14;
> - DYT 5;
> - Início, geralmente, na primeira década de vida;
> - Início com distonia focal ou de marcha;
> - Responde a doses baixas de levodopa;
> - Caráter flutuante – piora ao final do dia.

REFERÊNCIAS BIBLIOGRÁFICAS

1. Lessig S. DeJong's - The neurological examination, 6th ed. Neurology,2006.
2. Albanese A, Bhatia K, Bressman SB, et al. Phenomenology and classification of dystonia: a consensus update. Mov Disord. 2013;28(7):863Y873.
3. Nygaard TG, Marsden CD, Duvoisin RC. Dopa responsive dystonia. Adv Neurol. 1988;50:377-84.
4. Segawa M, Hosaka A, Miyagawa F, et al. Hereditary progressive dystonia with marked diurnal fluctuation. Adv Neurol. 1976;14:215-33.
5. Nygaard TG, Wilhelmsen KC, Risch NJ, et al. Linkage mapping of dopa-responsive dystonia (DRD) to chromosome. Nat Genet. 1993;14(5):386-91.
6. Ichinose H, Ohye T, Takahashi E, et al. Hereditary progressive dystonia with marked diurnal fluctuation caused by mutations in the GTP cyclohydrolase I gene. Nat Genet. 1994;8:236-42.
7. Segawa M, Nomura Y, Nishiyama N. Autosomal dominant guanosine triphosphate cyclohydrolase i deficiency (segawa disease). Ann Neurol. 2003;54:32-45.
8. Segawa M. Hereditary progressive dystonia with marked diurnal fluctuation. Brain and Development. 2011.
9. Segawa M, Nomura Y, Nishiyama N. Dopa-responsive dystonia. In: Handbook of dystonia, 2006.
10. Wijemanne S, Jankovic J. Dopa-responsive dystonia - Clinical and genetic heterogeneity. Nature Reviews Neurology. 2015.
11. Segawa M, Nomura Y. Pathophysiology of autism: evaluation of sleep and locomotion. In: R Tuchman, I Rapin (Eds.). Autism: a neurological disorder of early brain development. International Review of Child Neurology Series (ICNA). Mac Keith Press, London. 2006:248-64.
12. Lee WW, Jeon BS. Clinical spectrum of dopa-responsive dystonia and related disorders. Curr. Neurol. Neurosci. Rep. 2014;14:461.
13. Segawa M. Autosomal dominant GTP cyclohydrolase I (AD GCH 1) deficiency (Segawa disease, dystonia 5; DYT 5). Chang Gung Medical Journal. 2009.
14. Jan MMS. Misdiagnoses in children with dopa-responsive dystonia. Pediatr Neurol. 2004.

SEIO PERICRANIANO

Carlos Roberto Martins Jr.

Trata-se de comunicação entre a circulação venosa intra e extracraniana por veia emissária do seio venoso que se liga à veia externa à calota óssea. Pode ser frontal (40%), parietal (34%), occipital (23%) ou temporal (4%). Geralmente encontra-se na linha média em região parassagital (seio mais acometido é o seio sagital superior). Suspeita-se quando há abaulamento no escalpe depressível e indolor. Há distensão à manobra de valsalva e redução ao ortostatismo.

O diagnóstico é realizado por meio de exames de imagem. À TC de crânio evidencia-se hiper densidade extracraniana que se comunica com seio venoso (o contraste pode auxiliar no diagnóstico) (Fig. 347-1). Ultrassonografia mostra imagem hipoecoica e doppler indica direção de fluxo. Angiografia identifica fluxo na fase venosa. RNM ponderada em T1 pode ser hipo ou isointensa (se trombo presente, verifica-se hipersinal). Em T2, geralmente há hipersinal. A fase contrastada em T1 mostra realce vascular. Lembrando que pode ocorrer flow void a depender da velocidade do fluxo sanguíneo.

A fase venosa da angiografia define se o seio pericraniano (SP) é aberto ou fechado. Fechado quando o fluxo sanguíneo sai do seio venoso para o SP e volta para o seio venoso. Aberto quando o fluxo vai para o SP e drena para outras veias pericranianas. Os principais diagnósticos diferenciais são encefalocele, cisto dermoide, hemangioma e lesões destrutivas, como rabdomiosarcoma, histiocitose e metástases.

As causas prováveis envolvem trauma e má formação embrionária. Não há predileção por sexo e tende a ser mais comum em crianças. Pode estar associado a outras malformações vasculares e *Blue Rubber Bleb Syndrome*. Tende a ser benigno, entretanto, quando lesado pode causar sangramento importante, bem como embolia aérea. O tratamento é baseado na remoção cirúrgica ou endovascular (casos pequenos). A remoção é contraindicada quando o suprimento venoso do seio intracraniano vem, em sua maioria, de veias pericranianas. O prognóstico é excelente.

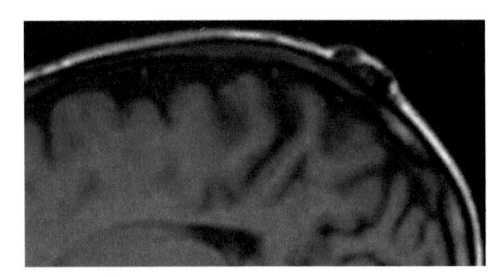

Fig. 347-1. Corte de RNM T1 evidenciando seio pericraniano em conexão com seio sagital superior.

> **DICAS**
>
> - Massa depressível e indolor palpável no escalpe;
> - Diagnóstico – TC de crânio e angioTC fase venosa. Confirmação com angiografia fase venosa;
> - Tratamento – remoção cirúrgica ou endovascular. Verificar drenagem para decidir se é possível ressecção.

BIBLIOGRAFIA

Bigot JL, Iacona C, Lepreux A, et al. Sinus pericranii: advantages of MR imaging. Pediatr Radiol 2000;30:710-712.

SELLARS-BEIGHTON

André Augusto Lemos Vidal de Negreiros ▪ Thiago Santos Prado
Amanda Canal Rigotti

Sean Sellars and Peter Beighton, em 1983, publicaram a primeira síndrome descrita, até então, pela associação de **surdez de condução, malformação da orelha externa e paralisia facial**.[1]

Os casos ocorreram em indivíduos de uma família de origem indiana, sendo três irmãos e a genitora afetados.[1] As seguintes descrições dos casos foram relatadas por Sellars e Beighton:

- *Paciente número 1*: homem, 18 anos de idade, nascido e 1965. Apresentava microtia, ausência bilateral da metade superior das orelhas externas e hipoplasia do lóbulo esquerdo. O canal auditivo externo era estreito. A audiometria identificou perda auditiva condutiva bilateral, sendo leve à direita e moderada à esquerda. Em 1974 foi realizada timpanotomia que identificou ausência do estribo e integridade do martelo e bigorna;[1]
- *Paciente número 2*: mulher, 17 anos, nascida em 1966. Apresentava perda auditiva condutiva bilateral grave e microtia de ambas as orelhas, com ausência da metade superior das orelhas externas. Os canais auditivos externos eram estreitos. A audiometria identificou perda condutiva bilateral severa. A timpanotomia revelou afilamento do processo da bigorna e ausência do estribo;[1]
- *Paciente número 3*: mulher, 15 anos, nascida em 1968. Apresentava perda auditiva congênita bilateral e paralisia facial periférica à direita. A hélice superior da orelha externa direita estava ausente e o canal auditivo externo era estreito. Audiometria indicava perda auditiva condutiva bilateral moderada. A timpanotomia esquerda identificou integridade na fixação do estribo e ausência do processo lenticular da bigorna.[1]

A genitora apresentava surdez grave, malformação bilateral das orelhas externas e paralisia facial periférica. Não havia relato de consanguinidade nem histórico de alterações características da síndrome de Sellars-Beighton em outros parentes da família.[1]

A hipoacusia congênita de condução é rara, podendo variar de malformações isoladas da cadeia ossicular até deformidades das orelhas externa e média. O envolvimento de ambos pode ser explicado uma vez que há mesma origem embriológica.[2]

As alterações congênitas da orelha externa que cursam com deformidades do pavilhão auricular, atresia ou agenesia do meato acústico externo, causam perda auditiva de condução, pois acarretam obstrução mecânica à condução do som, impedindo que o som chegue à orelha média. Podem-se destacar, entre elas, as malformações do primeiro arco e primeiro sulco branquial que englobam os seguintes distúrbios:

- Deformidades do pavilhão auricular;
- Atresia do conduto auditivo externo ósseo, podendo ou não estar associado a alterações do martelo ou bigorna;
- Alterações da mandíbula.[3]

Em relação às anomalias congênitas da orelha média, existe uma classificação que se divide em dois grupos: *major* e *minor*. O primeiro engloba o acometimento da membrana timpânica e orelha externa; o último ocorre quando há envolvimento somente da orelha média.[4]

As anomalias de desenvolvimento do nervo facial são frequentemente vistas em conjunto com anormalidades da janela oval, estribo e árvore vascular.[5] O curso anormal do nervo facial foi encontrado em um número significativo de casos de deficiência auditiva.[6] Estima-se que 76% dos pacientes com ausência congênita da janela oval apresentam, concomitantemente, malformação do nervo facial.[7] A característica sintomática mais evidente da deiscência anômala do nervo facial é a surdez de condução congênita.

Esta, geralmente, é causada por anormalidade do estribo ou outras estruturas ossiculares.[8] O processo de desenvolvimento embriológico do estribo, janela oval e nervo facial está intimamente relacionado, daí o envolvimento simultâneo destas estruturas nas malformações congênitas.[4]

Os exames complementares são importantes para investigação dos pacientes com déficit auditivo e suspeita de malformações da orelha média. Inicialmente, solicita-se impedanciometria e audiometria para avalição funcional dos indivíduos. Como método radiológico de eleição, a tomografia computadorizada de alta resolução permite boa visualização das estruturas ósseas, sendo útil para identificação das anormalidades da orelha externa, da orelha média e da mastoide.[4]

O tratamento consiste na amplificação auditiva ou intervenção cirúrgica. Em caso de hipoacusia bilateral, utiliza-se a prótese convencional ou prótese auditiva com ancoramento ósseo como alternativa aos pacientes que não são candidatos à cirurgia reconstrutiva.[4]

O diagnóstico da Síndrome de Sellars-Beighton baseia-se nos aspectos clínicos, audiométricos, radiológicos e história familiar. O gene específico envolvido nesta síndrome, até então, não foi identificado, sendo a modalidade de transmissão hereditária provavelmente autossômica dominante.

Estima-se que pelo menos 50% da perda auditiva congênita ou infantil seja atribuível a causas genéticas.[9] Aproximadamente, 30 a 40% dos casos de surdez genética são sindrômicas e 60 a 70% do tipo não sindrômica. Na perda auditiva não sindrômica, aproximadamente 80% dos casos são autossômicos recessivos, 15% autossômicos dominantes e 1 a 2% mitocondrial ou ligado ao X.[9]

Em torno de 400 síndromes genéticas com surdez já foram descritas, com a estimativa que mais de 500 genes sejam responsáveis pelos casos que englobam surdez sindrômica e não sindrômica, quando há mutação.[10]

DICAS

- Surdez de condução, malformação da orelha externa e paralisia facial congênitas;
- Provável etiologia autossômica dominante.

REFERÊNCIAS BIBLIOGRÁFICAS

1. Sellars S, Beighton P. Autosomal dominant inheritance of conductive deafness due to stapedial anomalies, external ear malformations and congenital facial palsy. Clin. Genet. 1983;23:376-9.
2. Crysdale WS. Otorhinolaryngologic problems in patients with craniofacial anomalies. Otolaryngol Clin North Am. 1981;14(1):145-55.
3. Hyppolito MA. Perdas auditivas condutivas. Medicina (Ribeirão Preto). 2005;38:245-52.
4. Esteves SDS, Silva AP, Coutinho MB, et al. Malformações congênitas da orelha média – causa rara de hipoacusia pediátrica. Brazilian Journal of Otorhinolaryngology. 2014;80(3):251-6.
5. Kodama A, Sando I, Myers EN, Yashida Y. Severe middle ear anomaly with underdeveloped facial nerve: a temporal bone histopathologic case report. Arch. Otolaryngol. 1982;108:93-8.
6. Al-Mazrou KA, Alorainy IA, Al-Dousary SH, Richardson MA. Facial nerve anomalies in association with congenital hearing loss. International Journal of Pediatric Otorhinolaryngology. 2003;67:1347-53.
7. Jahrsdoerfer RA. Congenital absence of the oval window. ORL J. Otorhinolaryngol. Relat. Spec. 1977;84:904-14.
8. Magnuson T, Har-El G, Middle ear Anomalies, Otolaryngol. Head Neck Surg. 1994;111:853-4.
9. Yang T, Guo L, Wang L, Yu X. Diagnosis, intervention, and prevention of genetic hearing loss. In: Hearing Loss: Mechanisms, prevention and cure, advances in experimental medicine and biology. 2018. c. 5. p.1130.
10. Pedroso JL, França Jr MC, Camargos ST, et al. Neurogenética na prática clínica. Rio de Janeiro: Atheneu, 2019.

SENSORINEURAL HEARING LOSS-EARLY GREYING-ESSENTIAL TREMOR SYNDROME

Fabrício Castro de Borba

Descrita em um *poster* publicado no congresso da academia americana de otorrinolaringologia em 1997 e, posteriormente, publicado na *revista Otolaryngology – Head and Neck Surgery*,[1] esta doença ainda carece de confirmação de que se trata, de fato, de uma entidade nosológica nova. Na publicação original descreve-se três casos-índices apresentando a tríade que dá nome à doença: perda auditiva de características neurossensoriais na infância até início da idade adulta, presença de cabelos completamente grisalhos entre 20-30 anos de idade e tremor essencial com início na vida adulta nos pacientes descritos.

É interessante pontuar que todos os pacientes descritos tinham os olhos azuis. Testes genéticos excluíram a possibilidade de se tratar de variantes da síndrome de Waardenburg. Por se tratar de uma doença extremamente rara, é necessário aprofundamento no seu estudo genético e molecular para determinar etiologia, padrão de herança e ainda, se, de fato, se trata de uma doença nova. Não há tratamento específico descrito.

DICAS
▪ Surdez neurossensorial; ▪ Cabelos grisalhos precocemente; ▪ Tremor essencial.

REFERÊNCIA BIBLIOGRÁFICA

Karmody CS, Blevins NH, Lalwani AK. Sensorineural hearing loss, early greying, and essential tremor: A new hereditary syndrome? Otolaryngology - Head and Neck Surgery. 2005;133(1);94-9.

SIALIDOSES

Fabrício Castro de Borba ▪ Carlos Roberto Martins Jr.

O termo sialidose se refere a um diagnóstico genético de um grupo clinicamente heterogêneo. Trata-se de indivíduos com deficiência da enzima **neuraminidase**, especificamente causada por mutações no gene *NEU1* presente no cromossomo 6p21. Observe que há outra doença causadora de deficiência de neuraminidase, a galactossialidose, porém, associada a mutações no gene *CTSA*, que traduz a proteína catepsina A, levando a uma deficiência secundária de neuraminidase.

Acredita-se que a sialidose do tipo 2 seja mais comum que do tipo 1, porém, há pouca literatura definitiva acerca da sua epidemiologia. Estima-se prevalência da doença como um todo de 0,05 a 0,5 casos a cada 100.000 indivíduos.

Pacientes com diagnóstico de sialidose foram divididos em duas formas clínicas, tipo I e tipo II. A sialidose tipo I, mais branda, apresenta-se clinicamente como **epilepsia mioclônica progressiva** de início na segunda década de vida, associada à ataxia, perda visual progressiva e nistagmo em um indivíduo até então normal. A sialidose tipo II é uma doença grave, manifestando-se ao nascimento com características dismórficas, com fácies grosseira, tronco curto, tórax em barril, deformidades da coluna vertebral e displasia óssea. Eventualmente, cursa com embaçamento da córnea, hepatomegalia e perda auditiva. Esta forma também evolui com epilepsia mioclônica progressiva. A alteração clássica descrita ao exame de fundo de olho destes pacientes é a **mácula vermelho-cereja** (Fig. 350-1), do inglês *cherry-red spot*, entretanto, este achado não está presente obrigatoriamente.

A herança desta doença é autossômica recessiva e está associada a mutações no gene *NEU1* com implicação *loss-of-function*. Mutações neste gene levam à deficiência da enzima lisossômica neuraminidase ou sialidase. Esta enzima é responsável por catalisar a hidrólise de resíduos do ácido siálico que, por sua vez, está associado à exocitose lisossômica. Por fim, é provável que a patogênese da sialidose esteja relacionada com a exocitose lisossômica excessiva.

O diagnóstico é suspeitado com quadro clínico compatível, seja na forma de epilepsia mioclônica progressiva em paciente na segunda década de vida, ou por manifestações sistêmicas e dismórficas precoces. Eventualmente, pode-se realizar dosagem de ácido siálico urinário, porém, no Brasil, a maioria dos centros não dispõe deste exame, que não permite diferenciar de galactossialidose. O padrão-ouro é o sequenciamento do gene *NEU1*. Não há tratamento específico, apenas tratamento sintomático no contexto epiléptico.

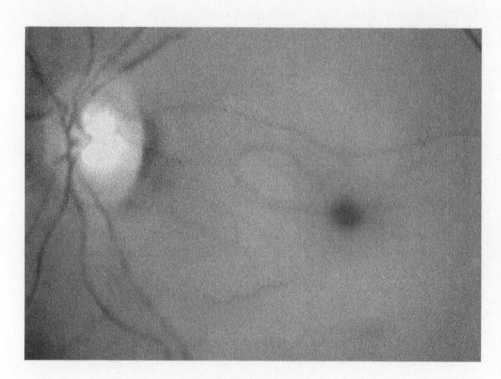

Fig. 350-1. Mácula vermelho-cereja em fundo de olho de paciente com sialidose. Lembre-se que tal achado não é específico de sialidose, podendo ser encontrado em outras afecções como doença de Tay-Sachs, Niemann-Pick, Sandhoff e mucolipidoses em geral. (Ver Pranchas em Cores.)

> **DICAS**
>
> - Epilepsia mioclônica progressiva em paciente na segunda década de vida;
> - Autossômica recessiva: gene *NEU1*;
> - Máculas vermelho-cereja ao fundo de olho;
> - Perda visual progressiva;
> - No tipo 2: fácies grosseira, tronco curto, tórax em barril, deformidades da coluna vertebral e displasia óssea.

BIBLIOGRAFIA

Franceschetti S, Canafoglia L. Sialidoses. Epileptic Disorders. 2016;S.l(sn).

Khan A, Sergi C. Sialidosis: a review of morphology and molecular biology of a rare pediatric disorder. Diagnostics (Basel, Switzerland). 2018;8(2).

Orphanet: Sialidosis type 1. [acesso em 29 jan 2020]. Disponível em: <https://www.orpha.net/consor/cgi-bin/OC_Exp.php?lng=en&Expert=812>.

SIDEROSE SUPERFICIAL DO SISTEMA NERVOSO CENTRAL

André Luis Nunes Albano de Meneses ▪ Lívia de Oliveira Gomes de Matos
Carlos Roberto Martins Jr.

Descrita por Hamill RC em 1908, a siderose superficial (SS) do sistema nervoso central é uma rara condição neurodegenerativa secundária ao acúmulo citotóxico de hemossiderina nas camadas subpiais do encéfalo e da medula espinhal e nos nervos cranianos. Suas manifestações mais frequentes são **ataxia cerebelar, surdez neurossensorial e disfunção piramidal de início no adulto**.

Geralmente a SS é uma enfermidade crônica e progressiva, relacionando-se com episódios hemorrágicos sintomáticos ou silenciosos, monofásicos ou recorrentes. O depósito de produtos de degradação da hemoglobina leva ao dano oxidativo da micróglia e da *glia de Bergmann*, gerando disfunção celular, gliose e morte neuronal. Anatomicamente, a SS pode ser classificada como cortical ou infratentorial. Quando cortical, subdivide-se em focal, com acometimento inferior a 3 sulcos, ou disseminada, acima de 3 sulcos. Patologias durais, lesões cavitárias cirúrgicas, neoplasias como ependimoma mixopapilar, traumas, anomalias vasculares com hemorragia subaracnoidea e lesões de plexo nervoso representam possíveis etiologias, sendo a **angiopatia amiloide a causa mais frequente de SS cortical**.

A janela de período assintomático varia de 2 a 51 anos a partir do evento desencadeador, quando este é identificado (sempre procurar na história clínica prévia do doente). Além da tríade cardinal, a SS contempla epilepsias estruturais, comprometimento cognitivo, anosmia, síndromes medulares, alterações esfincterianas e da motricidade ocular. O acometimento do nervo óptico é raro. A perda auditiva neurossensorial é o sinal mais precoce, podendo apresentar *tinnitus* prodrômico, seguindo-se de afecção assimétrica da sensibilidade para altas frequências e, eventualmente, progressão para surdez. O acometimento simultâneo vestibular e cerebelar deve levantar a suspeita de SS.

Para o diagnóstico, é imprescindível a realização de RNM com sequências SWI e T2*GRE. À aquisição, haverá evidência de hipointensidade em padrão curvilíneo e homogêneo, contornando as superfícies corticais ou infratentoriais, sem hipersinal correspondente à sequência FLAIR. **No T2 clássico, há hipossinal no revestimento pial das estruturas**. Associam-se achados de acentuação de sulcos e fissuras, atrofia cerebelar e *microbleeds*. A investigação etiológica deve contemplar o estudo de vasos. A avaliação otoneurológica reforça os achados iniciais, enquanto uma análise liquórica normal não afasta o diagnóstico, dado o longo período de janela clínica. O LCR pode vir com alterações em 75% dos casos, sendo xantocrômico ou hemorrágico, com hiperproteinorraquia, elevação do ferro e ferritina e com siderófagos.

Reconhecidamente, a SS cortical é um fator de risco para AVC hemorrágico relacionado com angiopatia amiloide e com o uso de cumarínicos em idosos, independentemente da quantidade de *microbleeds* identificados e, como tal, sua presença pode influenciar o planejamento de terapias antitrombóticas. Na população portadora há maior expressão de *APOE ε2*.

O tratamento deve ser focado em eliminar o mecanismo de sangramento. Opções específicas incluem embolização de fístulas durais e anomalias vasculares, ressecção de tumores e tratamento de meningoceles e pseudoceles. Além das opções cirúrgicas, quelantes lipossolúveis de ferro, como a deferiprona, apresentaram sucesso limitado, com discreta melhora radiológica, sem correspondente clínico. Implantes cocleares representam uma possibilidade terapêutica, com taxa variada de benefício, a depender do sítio de maior acometimento.

DICAS
■ Sintomas cardinais são: perda auditiva neurossensorial, ataxia cerebelar e sinais piramidais; ■ Perguntar na anamnese quadros prévios de sangramento em SNC; ■ Para o diagnóstico – RNM sequência SWI e T2*GRE. Hipossinal no revestimento pial em T2 clássico; ■ LCR pode vir com alterações em 75% dos casos, sendo xantocrômico ou hemorrágico, com hiperproteinorraquia, elevação do ferro e ferritina e com siderófagos; ■ O acometimento cortical é um biomarcador de risco para AVCh em idosos com angiopatia amiloide – sua presença deve ser levada em consideração na definição de terapia antitrombótica; ■ Os pacientes com perda auditiva neurossensorial devem ser avaliados para eleição de implante coclear.

BIBLIOGRAFIA

Lummel N, et al. Clinical spectrum, underlying etiologies and radiological characteristics of cortical superficial siderosis. J Neurol. 2015;262(6):1455-62.

Pichler M, et al. Prevalence and natural history of superficial siderosis: a population-based study. Stroke. 2017;48(12):3210-4.

Yoo A, et al. Focused neuro-otological review of superficial siderosis of the central nervous system. Frontiers in Neurology. 2018;9(may):1-7.

SÍNDROME DA ARDÊNCIA BUCAL

Adir Bruno Serraglio ▪ Carlos Roberto Martins Jr.

Com suas primeiras descrições datando do início do século XIX, a síndrome da ardência bucal (SAB) é definida como sensação de queimação na mucosa oral, diária, com duração superior a 3 meses, sem evidência de lesões identificáveis. A SAB acomete cerca de 105,6 a cada 100.000 pessoas, especialmente mulheres (7M-1H) e, raramente, pacientes com menos de 30 anos.

O diagnóstico se baseia na presença de dor crônica em região bucal, ao menos 3 meses, na ausência de outras causas, sendo, portanto, um diagnóstico de exclusão. Xerostomia é o sintoma mais comumente associado e transtornos psiquiátricos estão presentes em até 85% dos pacientes.

É aconselhável, antes de estabelecer o diagnóstico, excluir distúrbios dentários, deficiências vitamínicas (B6, B12 e D), refluxo gastroesofágico, anemia ferropriva, Sjögren, candidíase oral, *diabetes mellitus* e distúrbios tireoidianos. Imagem de crânio deve ser solicitada apenas se a apresentação for atípica ou alterações objetivas no exame físico sugiram lesões nervosas. A fisiopatologia não está estabelecida até o momento, uma disfunção trigeminal é a teoria mais favorecida.

O tratamento mais efetivo é o uso de antidepressivos tricíclicos, especialmente amitriptilina, bem como ácido alfa-lipoico, clonazepam, terapia cognitivo-comportamental ou gabapentina. A história natural da doença não está definida, até 50% dos pacientes melhoram espontaneamente e a condição dura, em média, 2 a 3 anos.

DICAS
▪ Ardência bucal em mulher pós-menopausa; ▪ Responde à amitriptilina; ▪ Provável disfunção trigeminal; ▪ Sensação de queimação na mucosa oral, diária, com duração superior a 3 meses, sem evidência de lesões identificáveis; ▪ Diagnóstico de exclusão: excluir distúrbios dentários, deficiências vitamínicas (B6, B12 e D), refluxo gastroesofágico, anemia ferropriva, Sjögren, candidíase oral, *diabetes mellitus* e distúrbios tireoidianos; ▪ Pode acometer qualquer região da cavidade oral. Estrutura mais acometida é a língua.

BIBLIOGRAFIA

Aravindhan R, et al. Burning mouth syndrome: a review on its diagnostic and therapeutic approach. Journal Of Pharmacy And Bioallied Sciences, Medknow. 2014;6(5):21-5.
Bender SD. Burning mouth syndrome. Dental Clinics of North America, Elsevier BV. 2018;62(4):585-96.
Jääskeläinen SK. Is burning mouth syndrome a neuropathic pain condition? J Pain, Ovid Technologies (Wolters Kluwer Health). 2017:610-3.
Liu YF, et al. Burning mouth syndrome: a systematic review of treatments. Oral Diseases, Wiley. 2017;24(3):325-34.
Moghadam-Kia S, Fazel N. A Diagnostic and therapeutic approach to primary burning mouth syndrome. Clinics In Dermatology, Elsevier BV. 2017;35(5):453-60.
Périer JM, Boucher Y. History of burning mouth syndrome (1800-1950): a review. Oral Diseases, Wiley. 2018;25(2):425-38.

SÍNDROME DA CABEÇA EXPLODINDO

Felipe Arthur de Almeida Jorge ▪ Carlos Roberto Martins Jr.

A síndrome da cabeça explodindo (*exploding head syndrome* – EHS) é um distúrbio do sono em que o indivíduo experimenta um barulho de forte intensidade e de início abrupto (como uma explosão), comumente durante a transição entre sono e vigília. Tradicionalmente, é caracterizada por ser indolor e seguido por sensação de medo e angústia. Outros sintomas menos comuns incluem taquicardia, abalos musculares e fenômenos visuais, como *flashes*. Apesar de descrita há mais de 150 anos, essa condição vem ganhando destaque atualmente, considerando estudos publicados com prevalência superior a 10% na população geral.

Existe ainda uma teoria de que o famoso filósofo René Descartes, pai da Filosofia Moderna, experimentou em seu segundo sonho revelador, uma EHS, pois segundo relatos ele escutou um barulho alto seguido de um *flash* luminoso ao acordar.

A EHS é classificada como uma parassonia sensorial, que pode ocorrer de forma isolada ou associada a outros distúrbios do sono ou neuropsiquiátricos. Os quadros variam de um episódio na vida até 7 episódios por noite, e o curso da doença pode ocorrer de forma regular ou irregular, com períodos de remissão e recrudescência sem causa definida.

Os critérios diagnósticos são os seguintes:

A) Queixa de barulho alto e abrupto ou sensação de explosão na cabeça que ocorre tanto no início do sono como no despertar durante a noite;
B) Indivíduo apresenta despertar abrupto após evento, com frequente sensação de medo;
C) A experiência não vem acompanhada de queixa de dor significativa.

Os fatores de risco e mecanismos da doença ainda são incertos. Entre as teorias mais aceitas, postula-se que a EHS ocorra por deficiência transitória dos canais de cálcio, assim como na ataxia episódica ou na migrânea hemiplégica familiar, podendo estar associada a mutações do gene *CACNA1A*, localizado no cromossomo 19. Outra teoria bastante aceita baseia-se em uma disfunção neuronal da formação reticular do tronco cerebral durante a transição entre vigília e sono, em que o desligamento de funções corticais pelo tronco cerebral se encontra atrasado, gerando áreas de hiperativação neuronal percebidas como sons, luzes e possíveis mioclonias.

Os diagnósticos diferenciais mais importantes são:

- Crises epilépticas noturnas;
- Cefaleias primárias (hípnica, em facadas, migrânea);
- Pesadelos/*Flashbacks*;
- Estresse pós-traumático.

No tratamento não existem estudos validados, porém, existe documentado o uso de antidepressivos tricíclicos (clomipramina e amitriptilina), bloqueadores do canal de cálcio (flunarizina e nifedipina de liberação prolongada), benzodiazepínicos (clonazepam e clobazam) e anticonvulsivantes (topiramato e carbamazepina). O tratamento não farmacológico tem importância, principalmente ao conscientizar o paciente da benignidade do quadro. Deve-se lembrar de questionar ativamente outras comorbidades associadas que podem estar contribuindo de forma direta ou indireta para o quadro.

> **DICAS**
>
> - Sensação de barulho alto e abrupto na transição sono-vigília;
> - Episódios seguidos de medo, abalos musculares ou *flashes* luminosos;
> - Ausência de cefaleia importante;
> - René Descartes.

BIBLIOGRAFIA

Ceriani CE, Nahas SJ. Exploding Head Syndrome: a Review. Current pain and headache reports. 2018;22(10):63.

Otaiku AI. Did René Descartes Have Exploding Head Syndrome? Journal of Clinical Sleep Medicine. 2018;14(04):675-8.

Pearce JM. Clinical features of the exploding head syndrome. Journal of Neurology, Neurosurgery & Psychiatry. 1989;52(7):907-10.

Sharpless BA. Exploding head syndrome. Sleep medicine reviews. 2014;18(6):489-93.

Sharpless BA. Characteristic symptoms and associated features of exploding head syndrome in undergraduates. Cephalalgia. 2018;38(3):595-9.

SÍNDROME DA ORELHA VERMELHA

Carlos Roberto Martins Jr.

Descrita em 1994, a síndrome da orelha vermelha (SOV) é uma afecção rara com menos de 200 casos descritos até então. Apresenta discreta predileção pelo sexo feminino com início dos sintomas variando entre 4 a 92 anos (média aos 44 anos). A dor se dá no pavilhão auricular externo, com máximo no lóbulo da orelha, podendo irradiar para mandíbula, bochecha, região mastóidea e occipital. Envolvimentos de porção oftálmica trigeminal (V1) e hemicrânio total já foram descritos.

A dor é unilateral na maioria dos casos, contudo, pode ser bilateral ou apresentar alternância de lado entre os episódios. A intensidade da dor é, usualmente, de leve a moderada, entretanto, casos de dor excruciante já foram descritos. A característica mais descrita é em queimação, mas descrições como "dor surda", "dor aguda" e "dor latejante" são possíveis. A duração média é de 30 a 60 minutos. Alguns casos podem durar segundos. Casos com duração superior a 4 horas são raros. A frequência é variável, podendo ser diária ou esporádica. A maioria dos pacientes revela frequência de 1 a 20 crises por dia. Os episódios de dor são mais comuns durante o dia.

A vermelhidão da orelha se dá após o início da dor e, usualmente, persiste durante o período de dolorimento. Assim como a dor, a vermelhidão tem fulcro no lóbulo da orelha (maioria dos casos) e pode se estender para outras áreas da face. Inchaço (edema) do pavilhão auditivo já foi relatado em alguns casos. Outros sintomas autonômicos cranianos, como plenitude aural, lacrimejamento, injeção conjuntival e congestão nasal ipsilaterais também aparecem na literatura (baixa frequência). Náuseas, vômitos, fotofobia, fonofobia, osmofobia e inquietude não são características típicas da SOV.

A maioria dos casos ocorre espontaneamente. Uma parcela se dá por meio de gatilhos, sendo os mais comuns: leve fricção na orelha, temperatura elevada, exercício físico, movimentos cervicais, mastigação, banho quente e escovação de cabelos.

O lóbulo da orelha e o aspecto externo inferior da orelha são inervados pelo nervo auricular maior, um ramo superficial das raízes espinhais C2-C3, enquanto o trago e o aspecto anterossuperior da orelha são supridos pelo ramo auriculotemporal da divisão mandibular do nervo trigêmeo. O suprimento vascular do ouvido externo é fornecido por ramos das artérias temporal média e auricular posterior (circulação carotídea externa).

Os mecanismos fisiopatológicos subjacentes da afecção ainda não são claros. No entanto, várias teorias foram propostas e podem ser divididas em dois grupos principais, a saber: teorias periféricas com mecanismos que envolvem uma disfunção nos nervos espinhais cervicais (predominantemente raiz C3) e teorias centrais, em que os mecanismos subjacentes envolveriam uma desregulação da circuitaria trigêmino-autonômica.

Em seu artigo original, Lance observou que a SOV estava comumente associada a lesões irritativas da raiz do terceiro nervo cervical e isso o levou a sugerir que, em casos de patologia cervical subjacente, uma descarga antidrômica de impulsos ao longo de C3 poderia ocorrer, causando dor e vasodilatação em virtude da liberação de peptídeos vasodilatadores. O suporte para esta hipótese parece vir do fato de que os sintomas foram temporariamente aliviados em um paciente após o bloqueio anestésico local da raiz C3 e permanentemente aliviados em outro paciente após a secção da raiz C3.

Do ponto de vista anatomofuncional, não é novidade a existência do complexo trigêmino-cervical, marcada pela convergência do processamento da informação nociceptiva ao nível do núcleo caudal do trigêmeo e dos núcleos do corno dorsal da coluna cervical superior, tanto dos aferentes do trigêmeo como dos aferentes da coluna cervical alta. Dada a frequente associação de SOV com enxaqueca, alguns autores propuseram que os sintomas da síndrome podem ser causados pela ativação trigeminovascular durante as crises de enxaqueca, produzindo vasodilatação extracerebral por meio da liberação direta de substâncias vasodilatadoras (substância P, CGRP e óxido nítrico). Neste sentido, a SOV primária pode ser classificada como dor craniofacial trigêmino-autonômica. É importante lembrar que alguns pacientes podem apresentar vermelhidão auricular sem dolorimento algum (raro).

Como a irrigação sanguínea do pavilhão auditivo depende muito mais do sistema simpático do que do parassimpático, acredita-se que a vermelhidão da SOV seja causada pela inibição simpática, diferentemente da hiperativação parassimpática vista nas cefaleias trigêmino-autonômicas.

Outra hipótese fisiopatológica baseia-se no fato de que a apresentação clínica da SOV é notavelmente semelhante à apresentação clínica da **eritromelalgia** (EM), uma condição dermatológica caracterizada por episódios paroxísticos de dor em queimação e eritema frequentemente envolvendo mãos e pés. Os critérios diagnósticos de EM incluem: dor em queimação agravada pelo calor e aliviada por frio, eritema e aumento da temperatura da pele. A fisiopatologia do EM, infelizmente, não é clara, mas o dano primário local das estruturas vasculares e neuronais foi proposto como o principal mecanismo fisiopatológico subjacente.

Em essência, na EM, é postulado que a má distribuição vascular primária que leva à hipóxia da pele pode causar neuropatia secundária induzida por hipóxia. Por outro lado, a disfunção primária de fibras finas pode levar à má distribuição vascular e hipóxia acompanhada por proliferação capilar secundária. Dadas as semelhanças clínicas, alguns autores levantaram a possibilidade de que a SOV possa ser uma variante auricular da EM, possivelmente causada por pequenas disfunções nervosas sensitivas e simpáticas semelhantes.

Apesar de a maioria dos casos de SOV ser primária, as principais causas secundárias envolvem: mielopatia cervical alta, alterações degenerativas vertebrais cervicais (C1-C4), malformação de Chiari, lesões talâmicas, lesões do corpo carotídeo e distúrbios da articulação temporomandibular (ATM). Donnet e Valade propuseram distinguir a afecção em dois tipos separados - forma primária que ocorre em pessoas mais jovens com história pessoal de enxaqueca, e forma secundária vista com mais frequência em pacientes mais velhos com patologia da coluna cervical alta ou cefaleias trigêmino-autonômicas. Neste sentido, todos os pacientes devem ser submetidos à RNM encefálica e de coluna cervical, bem como avaliação ortodôntica pormenorizada.

Dada a descrição de um paciente com hemicrania paroxística crônica (HPC) apresentando-se como SOV de curta duração, unilateral e que respondeu à indometacina, todos os pacientes com quadros estritamente unilaterais de dor de ouvido e vermelhidão ocorrendo mais de uma vez por dia, devem ser submetidos à tentativa com indometacina de até 225 mg por dia, a fim de excluir síndrome craniofacial sensível à indometacina.

Do ponto de vista terapêutico, a SOV é, usualmente, refratária, visto que a maioria das medicações propiciam um benefício marginal. Se o paciente tem história de migrânea, profiláticos para enxaqueca são a melhor opção. SOV secundária é mais bem tratada com correção do desencadeante, como placas para ATM, bloqueio cervical da raiz C2-C3, bloqueio do nervo auricular maior e tratamento cirúrgico da espondilose cervical. Dentre as medicações mais utilizadas, as que mostraram melhor benefício foram: gabapentina, amitriptilina, gelo local, pregabalina e propranolol.

DICAS

- A dor se dá no pavilhão auricular externo, com máximo no lóbulo da orelha, podendo irradiar para mandíbula, bochecha, região mastóidea e occipital;
- Dor em queimação na maioria das vezes;
- Uni ou bilateral;
- Forma primária: ocorre em pessoas mais jovens com história pessoal de enxaqueca;
- Forma secundária vista com mais frequência em pacientes mais velhos com patologia da coluna cervical alta ou cefaleias trigêmino-autonômicas;
- Todos os pacientes devem ser submetidos à RNM encefálica e de coluna cervical, bem como avaliação ortodôntica pormenorizada;
- Avaliar causas secundárias, principalmente doença degenerativa de coluna cervical alta (C1-C3);
- Bloqueio cervical pode ser útil;
- Gabapentina, amitriptilina, gelo local, pregabalina e propranolol podem ter algum benefício.

BIBLIOGRAFIA

Boes CJ, Swanson JW, Dodick DW. Chronic paroxysmal hemicrania presenting as otalgia with a sensation of external acoustic meatus obstruction: two cases and a pathophysiologic hypothesis. Headache. 1998;14(10):787-91.
Lambru G, Bakar NA, Matharu M. SUNA and red ear syndrome: a new association and pathophysiological considerations. J Headache Pain. 2013;14(1):32.
Lance J W. The mystery of one red ear. Clin Exp Neurol. 1994;14:13-8.
Lance J W. The red ear syndrome. Neurology. 1996;14(3):617-20.
Orstavik K, Mork C, Kvernebo K, Jorum E. Pain in primary erythromelalgia–a neuropathic component? Pain. 2004;14(3):531-8.
The International Classification of Headache Disorders. 3nd ed., beta version. Cephalalgia. 2013;14(9):629-808.
Yang Y, Wang Y, Li S, et al. Mutations in SCN9A, encoding a sodium channel alpha subunit, in patients with primary erythermalgia. J Med Genet. 2004;14(3):171-4.

SÍNDROME DA TORTUOSIDADE ARTERIAL (MANIFESTAÇÕES NEUROLÓGICAS)

Felipe Arthur de Almeida Jorge

A síndrome da tortuosidade arterial (*arterial tortuosity syndrome* – ATS) é uma doença rara do tecido conjuntivo que acomete **artérias de grande e médio calibres**, deixando-as alongadas e tortuosas e permitindo a formação de aneurisma, dissecção e estenose vascular. É uma doença rara, que foi descrita pela primeira vez, em 1967, por Ertugrul e, até o presente momento, cerca de 100 casos foram descritos na literatura.

A ATS é de transmissão autossômica recessiva e o mecanismo se baseia em uma mutação patogênica do gene *SLC2A10* (20q13.12), que codifica o transportador facilitativo da glicose 10 (GLUT10). Por mecanismos ainda não totalmente elucidados, a perda de função no gene *SLC2A10* altera a síntese de proteoglicanos, que resulta em desarranjo da matriz extracelular do tecido conjuntivo e, por sua vez, em alongamento e tortuosidade arterial.

Os pacientes acometidos apresentam manifestações vasculares variadas, a depender das artérias acometidas, sendo mais frequentes:

- Aneurismas;
- Dissecções;
- Eventos isquêmicos;
- Hipertensão do ventrículo direito;
- Hipertrofia ventricular e insuficiência cardíaca;
- Sintomas respiratórios agudos.

Os quadros mais graves decorrem de aneurismas rotos, que ocorrem de forma precoce e agressiva, em sistema nervoso central ou em outros vasos de médio e grande calibres, principalmente em aorta. No período neonatal, chamam a atenção sangramentos intracranianos e acidente vascular cerebral (AVC) isquêmico, devendo a ATS entrar como diagnóstico diferencial de AVC de etiologia indeterminada, principalmente em casos graves e precoces.

Outras manifestações incluem as seguintes características e dismorfismos:

- Micrognatia;
- Face alongada;
- Palato ogival com má oclusão dentária;
- Nariz adunco;
- Pele suave e hiperextensível;
- Cútis laxa;
- Hérnias frequentes (inguinais, diafragmática ou de hiato);
- Hipermobilidade articular;
- Anomalias esqueléticas e contraturas congênitas;
- Ceratocone e miopia;
- Hipotonia generalizada.

Muitas dessas manifestações são típicas de doenças do tecido conjuntivo, como a síndrome de Loeys Dietz, de Marfan e de Ehlers-Danlos (especialmente tipo IV). O diagnóstico pode ser suspeitado pelas manifestações acima e com exames complementares como ecocardiografia, angiografia, RNM e TC. Entretanto, a confirmação se dá com a detecção das mutações do gene *SLC2A10*. A biópsia pode mostrar disrupção das fibras elásticas da camada média da parede arterial, bem como deposição de colágeno.

Para ATS ainda não há tratamento específico e o prognóstico pode ser grave, decorrente de alterações cardíacas e eventos isquêmicos graves. Os pacientes requerem acompanhamento de forma regular, com ecocardiograma, RM e TC (com estudo vascular), além de cuidados multiprofissionais a depender dos achados clínicos. A cirurgia pode ser indicada a depender da localização e das manifestações clínicas das anomalias vasculares encontradas.

DICAS
▪ Sinais clínicos de doenças do colágeno; ▪ Aneurismas de artérias de grande e médio calibre (ex: aorta); ▪ Estenose precoce de artérias pulmonares; ▪ AVC isquêmico precoce de etiologia indeterminada; ▪ Autossômica recessiva – gene *SLC2A10* (20q13.12).

BIBLIOGRAFIA

Beyens A, Albuisson J, Boel A, et al. Arterial tortuosity syndrome: 40 new families and literature review. Genetics in Medicine. 2018;20(10):1236.

Callewaert B, De Paepe A, Coucke P. Arterial tortuosity syndrome. In GeneReviews®[Internet]. University of Washington, Seattle. 2014.

Franceschini P, Guala A, Licata D, et al. Arterial tortuosity syndrome. American journal of medical genetics. 2000;91(2):141-3.

SÍNDROME DE CÃIBRA-FASCICULAÇÃO BENIGNA

Carlos Roberto Martins Jr.

Descrita por Denny-Brown e Foley em 1948 e ratificada por Tahmoush em 1991, a síndrome de cãibra-fasciculação benigna (SCFB), ou síndrome das fasciculações benignas é uma entidade relativamente rara caracterizada por cãibras e fasciculações em indivíduos saudáveis. Tais pacientes, geralmente, chegam ao consultório com grande preocupação por acharem estar com esclerose lateral amiotrófica (ELA).

A ansiedade está, quase sempre, presente nestes indivíduos e, usualmente, os reflexos miotáticos estão normais ou vivos. Neste contexto, o diagnóstico diferencial com ELA salta aos olhos, entretanto, é importante frisar que esses pacientes não apresentam qualquer grau de fraqueza ou atrofia muscular. Esses dados semiológicos nos ajudam, sobremaneira, a afastar ELA. Além de cãibras e fasciculações, pacientes com SCFB também podem apresentar mioquimias. Intolerância ao exercício, por vezes, é relatada.

Tal condição é autolimitada e parece estar relacionada com hiperexcitabilidade da membrana neuronal. Não raro, os pacientes são atletas. Não há dados suficientes na literatura para associar tal afecção a maior risco de desenvolvimento de doença do neurônio motor. A CPK pode estar levemente aumentada (até o dobro do limite superior) e a ENMG pode ser normal ou evidenciar fasciculações, mioquimias e/ou cãibras ao estudo miográfico no repouso. Fibrilações e ondas positivas são ausentes. O recrutamento e os potenciais são normais na ativação. Assim como na Síndrome de Isaacs, a SCFB pode apresentar uma "chuva" de ondas F (onda F reverberantes) após a onda M durante a estimulação repetitiva a 5 Hz.

A biópsia muscular geralmente é normal, entretanto, casos com achados neuropáticos (agrupamento de fibras) são descritos. Bloqueio de nervo periférico não abole os sintomas; apenas curare o faz. O tratamento é baseado na tranquilização do paciente e no uso de estabilizadores de membrana, como carbamazepina, gabapentina, pregabalina e quinino. A condição é autolimitada. O grande diagnóstico diferencial é ELA e síndrome de Isaacs (*ver capítulo específico*), que apresenta quadro clínico distinto, que envolve rigidez, déficit de relaxamento, cãibras, fasciculações, neuromiotonia e disautonomia em um contexto de provável paraneoplasia (timoma) por anticorpos Anti-CaspR2 (canais de potássio).

DICAS
▪ Sem atrofia. Sem fraqueza; ▪ Reflexos normais ou vivos; ▪ Quadro ansioso é comum; ▪ Ocorre em jovens na época produtiva, geralmente; ▪ CPK pode estar levemente aumentada; ▪ Biópsia é normal ou com agrupamento de fibras (maioria é normal); ▪ ENMG: normal ou agulha com fasciculações, cãibras ou mioquimias. Condução normal. Ondas F reverberantes ("chuva de F") após a onda M no estudo a 5 Hz; ▪ Diferencial: ELA e Isaacs; ▪ Tratamento: carbamazepina, fenitoína, gabapentina, pregabalina e quinino; ▪ Geralmente é autolimitada.

BIBLIOGRAFIA

Denny-Brown D, Foley J. Myokimia and the benign fasciculation of muscle cramps. Trans Assoc Am Phys. 1948;61:88-96.

Harrison TB, Benatar M. Accuracy of repetitive nerve stimulation for diagnosis of the cramp-fasciculation syndrome. Muscle Nerve. 2007;35:776-80.

Tahmoush AJ, Alonso RJ, Tahmoush GP, Heiman-Patterson TD. Cramp-fasciculation syndrome: a treatable hyperexcitable peripheral nerve disorder. Neurology. 1991;41:1021-4.

SÍNDROME DE CHARLES BONNET

Rhuann Pontes dos Santos Silva
Thamara de Almeida Silva Teodoro ▪ Carlos Roberto Martins Jr.

A síndrome de Charles Bonnet corresponde a um quadro de alucinações visuais complexas em indivíduos com alteração importante da acuidade visual e não aceitas como reais pelo paciente. Foi descrita em 1760 a partir das características clínicas apresentadas pelo avô de Bonnet, que não apresentava alterações sistêmicas ou distúrbios cognitivos e psiquiátricos, mas sofria de alteração visual causada por catarata. De forma geral, a síndrome é secundária à perda de acuidade visual, por conta de diferentes condições oftalmológicas (degeneração macular, glaucoma e catarata, por exemplo), e ocorrem em indivíduos sem doenças cognitivas ou psiquiátricas e com funções intelectuais preservadas.

Epidemiologicamente, não existe maior incidência de acordo com gênero e é mais frequentemente diagnosticada em indivíduos com mais de 70 anos. A prevalência do fenômeno está entre 1,84% e 3,15% e isso pode ser explicado mediante a subnotificação e o alto desconhecimento da síndrome pelos profissionais.

As alucinações visuais podem ser persistentes ou recorrentes, agradáveis ou assustadoras (mais comuns). Na maioria dos casos ocorrem diariamente, são súbitas, com foco definido e desaparecem em segundos. Os relatos mais comuns são de faces sem corpo, animais, formas geométricas, construções e pessoas. Essas alucinações podem variar de tamanho, cor e formato e os pacientes são cientes do caráter irreal, o que as define como pseudoalucinações; além disso, podem apresentar-se como visões de si mesmo em "vidas passadas", o que caracteriza uma autoscopia.

A fisiopatologia da síndrome ainda não é bem estabelecida, mas a proposição mais aceita afirma que há diminuição do estímulo do córtex visual em razão da perda de acuidade visual, porém, com manutenção da atividade neuronal. Nesse sentido, a estimulação insuficiente da área cortical induz mecanismos de compensação morfofisiológicos do neurônio (amento de receptores serotoninérgicos e dopaminérgicos). De acordo com essa teoria, a consequente diminuição da concentração de acetilcolina no tálamo seria a responsável pelo processo alucinatório da síndrome de Charles Bonnet. Além disso, é possível que as visões estejam relacionadas com o aumento dos receptores de glutamato N-metil-D-aspartato e com a diminuição do ácido gama-aminobutírico, o que resulta em maior excitabilidade neuronal.

Apesar de o diagnóstico ser inteiramente clínico, não há critérios oficiais estabelecidos; no entanto, é possível fazer uso de recursos-chave com base na etiologia da doença — majoritariamente vinculada à perda de acuidade visual. Para se chegar ao diagnóstico deve-se levar em consideração se há presença de pelo menos uma alucinação visual sem haver estímulos sensoriais, bem como ausência de alterações de consciência ou de cognição, de distúrbios psiquiátricos, de distúrbios do sono ou de lesões neurológicas focais. Não há achados de neuroimagem associados à síndrome de Charles Bonnet.

Em razão do pouco conhecimento da fisiopatologia, as formas de tratamento não são completamente elucidadas. Todavia, as intervenções educacionais e práticas são apontadas como as mais eficazes em relação às intervenções farmacológicas. Ações como a indicação do uso de óculos, o tratamento do déficit oftalmológico primário (como a cirurgia para correção de catarata) e a orientação para o aumento da intensidade de luz nos ambientes domésticos agem, efetivamente, para promover a inclusão social do paciente.

Não há diretrizes claras para o uso de medicamentos, entretanto, os fármacos atuantes nos sistemas dopaminérgicos, serotoninérgicos e gabaérgicos têm sido frequentemente utilizados, porém, apresentam eficiência variada e são publicados, na maioria das vezes, como relatos de caso, ou seja, sem grande valor científico para validar tal uso. Por fim, novos estudos têm sido publicados com a suplementação do oxigênio noturno e a substância herbal de *Yi-Gan*, porém, ainda não existem desfechos conclusivos em razão da carência de estudos significativos.

> **DICAS**
>
> - Ocorre secundária a alguma alteração oftálmica (catarata, por exemplo);
> - Alucinações visuais vívidas (pseudoalucinações) em pacientes com baixa acuidade visual;
> - Os pacientes, na maioria dos casos, têm consciência do caráter irreal das visões, o que ajuda no diagnóstico diferencial de alterações psiquiátricas;
> - Fisiopatologia não foi elucidada, mas apresenta possível relação com o aumento de receptores serotoninérgicos e dopaminérgicos;
> - Conclusões sobre o tratamento são insuficientes para apoiar a prática medicamentosa;
> - É recomendado tratamento da doença oftálmica primária;
> - Baixa estimulação do córtex visual → compensação morfofisiológica neuronal → hiperexcitabilidade da área → ativação de campo ectópico ou autônomo → processo alucinatório.

BIBLIOGRAFIA

Augusto ALC, et al. Síndrome de Bonnet na oftalmologia: revisão de literatura. Rev Bras Oftalmol, Rio de Janeiro. 2018;77(4):225-7.
Bonnet C. Essai Analytique Sur Les Facultés de L'âme. Copenhague: Freres & Philibert. 1760.
Cortes HM, Rueda AV. Síndrome de Charles Bonnet: revisión de tema. Rev Colomb Psiquiatr. Bogotá. 2007;36(2):292-306.
Cortizo V, et al. Síndrome de Charles Bonnet: alucinações visuais em pacientes com doenças oculares - relato de caso. Arq Bras de Oftalmol, São Paulo. 2005;68(1):129-32.
Pang L. Hallucinations experienced by visually impaired: Charles Bonnet syndrome. optometry and vision science. American Academy of Optometry. 2016;93(12):1466Y1478.
Rovner B W. The Charles Bonnet syndrome: a review of recent research. Curr Opin Ophthalmol. 2006;17(3):275-7.
Schadlu AP, Schadlu R, Shepherd JB 3rd. Charles Bonnet syndrome: a review. Curr Opin Ophthalmol. 2009;20(3):219-22.

SÍNDROME DE DESMIELINIZAÇÃO OSMÓTICA

Lenise Valler

É uma doença desmielinizante não inflamatória que, embora tenha sido descrita pela primeira vez por Adams *et al.* como entidade exclusivamente pontina, mais tarde revelou-se uma condição em que o acometimento exclusivo na ponte ocorre em 50% dos casos, a combinação de ponte e estruturas extrapontinas (principalmente no mesencéfalo, tálamo e gânglios da base) em 30% e regiões fora da ponte em 20%.

É uma condição rara, com incidência indeterminada e com apresentação clínica variável. Os sintomas ocorrem **dois a seis dias após** a elevação excessivamente rápida da concentração sérica de sódio e incluem: paraparesia ou quadriparesia, paralisia pseudobulbar, disartria e disfagia. Também podem incluir disfunção cognitiva, mioclonia, distonia, parkinsonismo e coreoatetose.

O principal fator de risco é a correção rápida da hiponatremia, presente em 2/3 dos casos, em geral com sódio sérico ≤ 120 mEq/L por mais de 2 a 3 dias. Outras condições associadas são: alcoolismo, cirrose, desnutrição, queimaduras e transplante hepático.

O mecanismo fisiopatológico não é completamente compreendido. Acredita-se que as células gliais fazem adaptações já nas primeiras horas de hiponatremia crônica, tentando diminuir o volume cerebral. Ocorre perda de solutos intracelulares em astrócitos que não conseguem ser substituídos tão rapidamente quanto cátions (sódio e potássio) no momento da correção rápida. Isto acarreta agregação de proteínas, fragmentação do DNA e indução de marcadores de morte celular, acompanhados de quebra da barreira hematoencefálica, liberação de citocinas inflamatórias e ativação da micróglia.

A magnitude da correção e a velocidade se associam a lesões mais graves acima de um limite diário, que na maioria dos estudos é de mais de 12 mEq/L/dia ou 18 mEq/L em 48 horas.

O método padrão atual para o diagnóstico é a ressonância magnética cerebral (Fig. 358-1). As imagens ponderadas em T1 mostram as lesões hipointensas simétricas, enquanto as imagens ponderadas em T2 apresentam lesões iso/hiperintensas. A sequência DWI (difusão) é a mais sensível, com lesões hiperintensas precoces. A aparência característica de "asa de morcego" ou "em forma de tridente" no centro da ponte é o achado clássico. Alguns pacientes com alta suspeita podem-se beneficiar de exames seriados, pois o **exame pode ser normal até 4 semanas** após o início da doença.

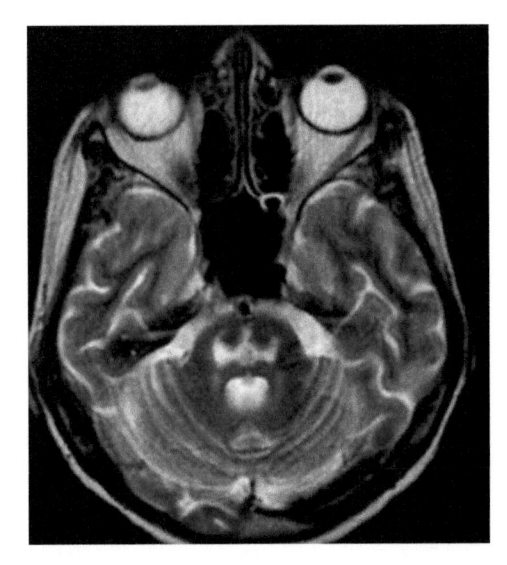

Fig. 358-1. Lesão de hiperintensidade em T2 que poupa fibras periféricas (ventrolaterais). Aspecto em "asa de morcego" ou "tridente", típico de síndrome de desmielinização osmótica.

Apesar da proposta de vários métodos de tratamento por meio de séries e relatos de casos, incluindo hormônio liberador de tireotropina, plasmaférese, esteroides e imunoglobulinas, não há estudos de larga escala sobre diretrizes de tratamentos eficazes. Portanto, a prevenção ainda é essencial. Na hiponatremia grave, a incidência é significativamente reduzida pela correção muito lenta do sódio, limitada a < 0,5 mEq/L por hora e < 12 mEq/L por dia. O monitoramento da concentração sérica de sódio nas primeiras horas é fundamental.

Pacientes que desenvolveram a SDO apesar das medidas de prevenção geralmente requerem terapia intensiva de suporte. Alguns pacientes recuperam a função após períodos prolongados de comprometimento neurológico grave, por isso as medidas devem ser continuadas por pelo menos 6 a 8 semanas antes de concluir que os déficits são irreversíveis. Em geral, a gravidade inicial da doença não é preditiva de prognóstico a longo prazo.

DICAS
▪ Doença desmielinizante não inflamatória associada à correção rápida da natremia; ▪ Acometimento preferencial da ponte, mas não exclusivo; ▪ RNM – "asa de morcego" ou "em forma de tridente" no centro da ponte é o achado clássico; ▪ Tratamento de suporte.

BIBLIOGRAFIA

Gankam KF, Nicaise C, Soupart A, et al. Astrocytes are an early target in osmotic demyelination syndrome. J Am Soc Nephrol. 2011;22:1834-45.

Mount DB. The brain in hyponatremia: both culprit and victim. Semin Nephrol. 2009;29:196-215.

Norenberg MD. Central pontine myelinolysis: historical and mechanistic considerations. Metab Brain Dis. 2010;25:97-106.

Sterns RH, Hix JK, Silver S. Treatment of hyponatremia. Curr Opin Nephrol Hypertens. 2010;19(10):493-8.

SÍNDROME DE JOB – HIPER IgE

Luciana Akemi Yasuda Suemitsu • Carlos Roberto Martins Jr.

Em 1966 foram descritos dois casos cuja doença foi denominada **síndrome de Job** (inspirado no personagem bíblico Jó). Mais tarde, descobriu-se que é uma doença autossômica dominante causada por mutação do gene *STAT3*. Clinicamente, são observadas infecções de pele e respiratórias recorrentes (principalmente estafilocócicas), alterações de tecidos conjuntivo e esquelético (fraturas patológicas, craniossinostose e hiperextensibilidade articular), dismorfismo facial (nariz largo e pele porosa), além de falha de queda da dentição primária. Os exames mostram elevados títulos de IgE no sangue (acima de 1.000 UI/mL, porém, frequentemente, 10 vezes esse valor), além de eosinofilia.

Em 2004 foram descritos 13 casos de pacientes com infecções de pele e respiratórias recorrentes que também apresentavam aumento de IgE sérico e eosinofilia, contudo, o padrão de herança era autossômico recessivo. Também não apresentavam alterações de dentição ou dos tecidos conjuntivo e esquelético. Por outro lado, costumavam apresentar infecções virais e sintomas neurológicos, que não são característicos da síndrome de Job. Os **sintomas neurológicos incluem paralisia facial e hemiparesia, secundários a infecções ou a alterações vasculares de etiologia ainda não definida**. A maioria dos casos de herança autossômica recessiva descritos até o momento são associados à mutação do gene *DOCK8*. A mutação do gene *PGM3* pode levar ao atraso do desenvolvimento neuropsicomotor.

Na síndrome de Job, embora seja muito raro o aparecimento de sintomas neurológicos, observam-se, com frequência, alterações em imagem de crânio. Na ressonância magnética são vistos focos de hipersinal na sequência FLAIR subcorticais e em substância branca, poupando as regiões periventriculares, não esperados para a idade dos pacientes. Em cerca de 20% dos pacientes, é encontrada malformação de Chiari tipo I. Também podem também existir complicações secundárias a infecções pulmonares fúngicas, como aneurismas micóticos. Recomenda-se realizar ressonância magnética de crânio em pacientes com tais infecções, mesmo que não apresentem sintomas neurológicos.

O manejo das síndromes de hiper-IgE envolve profilaxia e tratamento de infecções, que devem ter um limiar baixo de suspeição, pois os pacientes podem não ser muito sintomáticos (por exemplo, podem estar afebris). Os estudos com uso de imunomodulação são insuficientes para recomendar seu uso no momento.

DICAS

- Título elevado de IgE sérico;
- Eosinofilia;
- Infecções respiratórias e de pele recorrentes;
- Sintomas neurológicos incluem paralisia facial e hemiparesia, secundários a infecções ou a alterações vasculares de etiologia ainda não definida;
- Hipersinal em TR longo em centro semioval.

BIBLIOGRAFIA

Biggs CM, Keles S, Chatila TA. DOCK8 deficiency: insights into pathophysiology, clinical features and management. Clin Immunol. 2017;181:75-82.

Engelhardt KR, Gertz ME, Keles S, et al. the extended clinical phenotype of 64 patients with dedicator of cytokinesis 8 deficiency. J Allergy Clin Immunol. 2015;136(2):402-12.

Freeman AF, Collura-Burke CJ, Patronas NJ, et. al. Brain abnormalities in patients with hyperimmunoglobulin e syndrome. Pediatrics. 2007;119(5):1121-5.

Freeman AF, Holland SM. Clinical manifestations, etiology, and pathogenesis of the hyper-ige syndromes. Pediatr Res. 2009;65(5Pt.2):32R-37R.

Grimbacher B, Holland SM, Puck JM. Hyper-IgE syndromes. Immunological Reviews. 2005 203:244-50.

Martin S, Wolters P, Billings N, et al. Neurobehavioral Profiles in Individuals with Hyperimmunoglobulin E Syndrome (HIES) and Brain white Matter Hyperintensities. J Clin Immunol. 2013;33(7):1175-84.

Renner ED, Puck JM, Holland SM, et al. Autosomal Recessive Hyperimmunoglobulin E Syndrome: a Distinct Disease Entity. J Pediatr. 2004;144(1):93-9.

Woellner C, Gertz EM, Schäffer AA, et al. Mutations in STAT3 and Diagnostic Guidelines for Hyper-IgE Syndrome. J Allergy Clin Immunol. 2010;125(2):424-432.e8.

Zhang Q, Boisson B, Béziat V, et. al. Human hyper-IgE Syndrome: Singular or plural? Mamm Genome. 2018;29(7-8):603-17.

Zhang Q, Su HC. Hyperimmunoglobulin E Syndromes in Pediatrics. Curr Opin Pediatr. 2011;23(6):653-8.

Zhang Y, Yu X, Ichikawa M, et al. Autosomal Recessive Phosphoglucomutase 3 (PGM3) Mutations link glycosylation Defects to Atopy, Immune Deficiency, Autoimmunity, and Neurocognitive Impairment. J Allergy Clin Immunol. 2014;133(5):1400-1409.e14095.

SÍNDROME DE LAURENCE-MOON-BARDET-BIEDL

Luciana Akemi Yasuda Suemitsu

Em 1866, Laurence e Moon descreveram quatro casos de pacientes com ataxia, nistagmo, déficit cognitivo, alterações oftalmológicas (distrofia retiniana e atrofia de coroide) e hipogonadismo. Cerca de 50 anos depois, Bardet e Biedl, independentemente, descreveram casos que também apresentavam déficit cognitivo, alterações oftalmológicas e hipogonadismo, associados à obesidade e polidactilia.

O início da manifestação dos sinais e sintomas ocorre na primeira década. Esses incluem:

- Oftalmopatia (distrofia retiniana e/ou atrofia de coroide);
- Hipogonadismo;
- Obesidade;
- Déficit cognitivo (principalmente de linguagem);
- Polidactilia, braquidactilia ou sindactilia (síndrome de Bardet-Biedl);
- Ataxia;
- Paraparesia espástica;
- Dismorfismo facial e dentário (braquicefalia, baldismo, fissuras palpebrais inclinadas e finas, ponte nasal plana, filtro longo com lábio superior fino, orelhas grandes, microdontia, hipodontia);
- Nefropatia;
- Cardiopatia congênita e hipertensão arterial;
- *Diabetes mellitus* e outras endocrinopatias;
- Fibrose hepática e colelitíase;
- Asma;
- Surdez neurossensorial.

Apesar de poder ser agrupada em uma única síndrome, existem fenótipos diferentes e alguns autores descrevem duas síndromes distintas. A síndrome de Bardet-Biedl está ligada a pelo menos 14 genes (*BBS*) associados à função ciliar das células e observa-se polidactilia. A síndrome de Laurence-Moon pode ser causada por uma mutação no gene *PNPLA6* que é responsável pela produção de uma proteína estabilizadora de membrana (principalmente neuronal), sendo a mais ligada a sintomas neurológicos.

Contudo, existem casos fenotipicamente compatíveis com a síndrome de Laurence-Moon que são causados por mutação em genes *BBS*. A herança é autossômica recessiva, havendo regiões com efeito fundador como a ilha de Terra Nova e o Kwait. Os diagnósticos diferenciais incluem: síndrome de Prader-Willi, síndrome de Alstrom, síndrome de Cohen, síndrome de Carpenter e síndrome de Biemond tipo 2.

O tratamento é sintomático. Devem ser realizados pesquisa e acompanhamento de oftalmopatia, endocrinopatia, cardiopatia, nefropatia, hepatopatia, asma e surdez. Pode ser feita cirurgia para remoção de dígitos extranumerários com fins estéticos.

DICAS
- Ataxia;
- Paraparesia espástica;
- Distrofia retiniana ou atrofia de coroide;
- Déficit cognitivo (principalmente de linguagem);
- Obesidade;
- Hipogonadismo;
- Polidactilia;
- Nefropatia;
- Autossômica recessiva.

BIBLIOGRAFIA

Andrade LJO, Andrade R, França CS, et al. Pigmentary retinopathy due to Bardet-Biedl syndrome: case report and literature review. Arq Bras Oftalmol. [Internet]. 2009;72(5):694-6.

Beales PL, Elcioglu N, Woolf AS, et al. New criteria for improved diagnosis of Bardet-Biedl syndrome: results of a population survey. J Med Genet. 1999;36:437-46.

Bray GA. Laurence, Moon, Bardet and Biedl: reflections on a syndrome. Obes Res. 1995;3:383-6.

Green JS, Parfrey PS, Harnett JD, et al. The cardinal manifestations of Bardet-Biedl syndrome, a form of Laurence-Moon-Biedl syndrome. N Engl J Med. 1989;321:1002-9.

Iannello S, Bosco P, Cavaleri A, et al. A review of the literature of Bardet-Biedl disease and report of three cases associated with metabolic syndrome and diagnosed after the age of fifty. Obes Rev. 2002;3(2):123-35.

Khan OA, Majeed R, Saad M, et al. Rarity of Laurence Moon Bardet Biedl Syndrome and its Poor Management in the Pakistani Population. Cureus. 2019;11(2):e4114.

Laurence JZ, Moon RC. Four cases of Retinitis Pigmentosa occuring in the same Family, and accompanied by general imperfections of development. Ophtalmol Ver. 1866;2:32-41.

Laurence-Moon and Bardet-Biedl Syndromes. Lancet. 1988;332(8621):1178.

Lavinsky J, Goldhardt R, Ariente SK, et al. Síndrome de Bardet-Biedl – Relato de dois casos. Arq Bras Oftalmol. 2003;66:675-80.

Moore SJ, Green JS, Fan Y, et al. Clinical and genetic epidemiology of Bardet-Biedl syndrome in Newfoundland: a 22-year prospective, population-based, cohort study. Am J Med Genet A. 2005;132A(4):352-60.

U.S. National Library of Medicine. https://www.nlm.nih.gov/

Urben SL, Baugh RF. Otolaryngologic Features of Laurence-Moon-Bardet-Biedl Syndrome. Otolaryngology–Head and Neck Surgery. 1999;120(4):571-4.

Young TL, Woods MO, Parfrey OS, et al. A founder effect in the newfoundland population reduces the Bardet-Biedl syndrome I (BBS1) interval to 1 cM. Am J Hum Genet. 1999;65(6):1680-7.

SÍNDROME DO INCISIVO CENTRAL

Alexandre Motta Mecê

A síndrome do incisivo central é uma condição rara de malformação neonatal de estruturas de **linha média**, ocorrendo entre o 35º e 38º dias após a concepção, cuja incidência entre os recém-nascidos é de 1:50.000. É uma condição autossômica dominante, caracterizada primeiramente por mutações heterozigotas no gene *Sonic hedgehog (SHH)* do cromossomo 7q36, com outras alterações genéticas menos frequentes.

Caracteriza-se clinicamente principalmente por alterações de linha média, como por exemplo:

- Holoprosencefalia (associada a atraso do desenvolvimento neuropsicomotor);
- Dismorfismo facial;
- Retardo mental;
- Malformações congênitas;
- Fenda palatina;
- Atresia de coana;
- Baixa estatura;
- Incisivo central;
- Menos frequentemente: hipotelorismo, microcefalia, hipopituitarismo, estrabismo convergente, atresia de esôfago e duodeno, hemivértebra cervical, hipotireoidismo, escoliose, agenesia renal, micropênis e genitália ambígua.

A suspeita do diagnóstico geralmente é feita no período pré-natal pela ultrassonografia obstétrica (morfologias e medidas ósseas, identificação de holoprosencefalia), bem como ressonância magnética. O mesmo é confirmado após o nascimento pelas alterações de linha média e ratificação molecular. Não existe tratamento específico para a síndrome, sendo importante manter terapia de suporte e aconselhamento genético.

> **DICAS**
> - Síndrome autossômica dominante relacionada com malformações de linha média;
> - Suspeita diagnóstica no período pré-natal (ultrassonografia obstétrica);
> - Defeitos de linha média.

BIBLIOGRAFIA

Johnson N, Windrim R, Chong K, et al. Prenatal diagnosis of solitary median maxillary central incisior syndrome by magnetic resonance imaging. Ultrasound in Obstetrics & Gynecology. 2008;32(1):120-2.

Rodriguez RG, Cruz LG, Medina YN, et al. The solitary median maxillary central incisor (SMMCI) syndrome: associations, prenatal diagnosis and outcomes. Prenatal diagnosis. 2019;39(6):415-9.

SÍNDROME MELANOMA-ASTROCITOMA

Carlos Roberto Martins Jr.

A síndrome familiar de melanoma-astrocitoma emergiu como uma rara causa de predisposição herdada para gliomas. Kaufman *et al.* descreveram, em 1993, uma família em que o melanoma cutâneo maligno ou astrocitoma cerebral foram observados em 8 membros ao longo de 3 gerações e, portanto, sugeriram a presença de uma possível nova síndrome genética. Um estudo em 1995 identificou 15 famílias com melanoma cutâneo, nas quais um ou mais membros tinham tumores no sistema nervoso, incluindo astrocitoma de baixo grau, glioblastoma, meningioma e schwannoma vestibular.

Em seguida, um terceiro estudo, em 1997, descreveu uma família com uma síndrome neoplásica, incluindo melanoma cutâneo, nevos displásicos, astrocitoma, neurofibromas periféricos, schwannoma e meningioma. Juntos, esses estudos epidemiológicos identificaram a presença de uma **síndrome de predisposição tumoral** que inclui risco aumentado para tumores tipo melanoma e do sistema nervoso central ou periférico, predominantemente astrocitomas.

A base genética foi elucidada em 1998, por Bahuau *et al.*, que relataram a identificação de deleções do *locus INK4* no cromossomo 9 em ambas as famílias descritas nos relatórios originais de 1993 e 1997. O *locus INK4* contém, em estreita proximidade, os genes supressores de tumor *CDKN2A* e *CDKN2B*. *CDKN2A* já havia sido reconhecido como um dos principais genes de suscetibilidade ao melanoma cutâneo familiar.

A síndrome familiar de melanoma-astrocitoma é agora considerada uma representação **autossômica dominante** da síndrome de melanoma familiar causada pela inativação da linha germinativa heterozigótica *CDKN2A*, que também inclui o desenvolvimento de astrocitomas e, ocasionalmente, de outros tumores neurais, incluindo tumores da bainha nervosa periférica e meningiomas.

A linhagem astrocítica de tumores pode variar desde xantoastrocitoma pleomórfico a astrocitoma difuso ou anaplásico e glioblastoma multiforme. Esses pacientes necessitam de neuroimagem regular para monitorar o desenvolvimento de tumores; avaliação dermatológica e oftalmológica para rastrear o desenvolvimento de melanoma cutâneo e ocular; exame odontológico para avaliar a presença de displasia orofaríngea e melanoma de mucosa e imagem corporal para monitorar o desenvolvimento de malignidades viscerais, em particular, carcinoma pancreático. Além disso, o aconselhamento genético para o paciente e suas famílias é essencial.

DICAS
▪ Doença familiar rara; ▪ Autossômica dominante; ▪ Inativação dos genes supressores tumorais *CDKN2A* e *CDKN2B* do cromossomo 9; ▪ Tumores do SNC (astrocitomas e meningiomas) e do SNP (tumores da bainha neural, como neurinoma do acústico e tumores de raízes espinhais).

BIBLIOGRAFIA

Bahuau M, Vidaud D, Jenkins RB, et al. Germ-line deletion involving the INK4 locus in familial proneness to melanoma and nervous system tumors. Cancer Res. 1998;58:2298-303.

Hayward NK. Genetics of melanoma predisposition. Oncogene. 2003;22:3053-62.

Kamb A, Shattuck-Eidens D, Eeles R, et al. Analysis of the p16 gene (CDKN2) as a candidate for the chromosome 9p melanoma susceptibility locus. Nat Genet. 1994;8:23-6.

SÍNDROME DE NATHALIE

CAPÍTULO 363

Carlos Roberto Martins Jr.

Trata-se de doença autossômica recessiva rara, descrita em apenas uma família até então. Faz parte dos diagnósticos diferenciais de doença do neurônio motor e surdez. Descrita em 1975, a síndrome caracteriza-se pela combinação de perda auditiva neurossensorial, catarata, atrofia muscular, anormalidades esqueléticas, retardo de crescimento, características sexuais secundárias subdesenvolvidas e anormalidades cardíacas. Não se sabe ao certo a mutação correspondente, acredita-se tratar de envolvimento dos genes *EYA4* e *MYO6*.

O início geralmente se dá na primeira década de vida com surdez e catarata bilateral, associados à síndrome do neurônio motor inferior em membros superiores, podendo evoluir para acometimento de membros inferiores com o tempo. Há hipogonadismo associado a hipodesenvolvimento dos caracteres sexuais secundários. Cardiomiopatia e defeitos de ritmo cardíaco são comuns. Morte súbita é descrita. Não há acometimento de outros nervos cranianos, além do déficit auditivo.

O diagnóstico é clínico dentro do espectro das doenças do neurônio motor inferior e surdez neurossensorial (Fig. 363-1). O tratamento é suportivo.

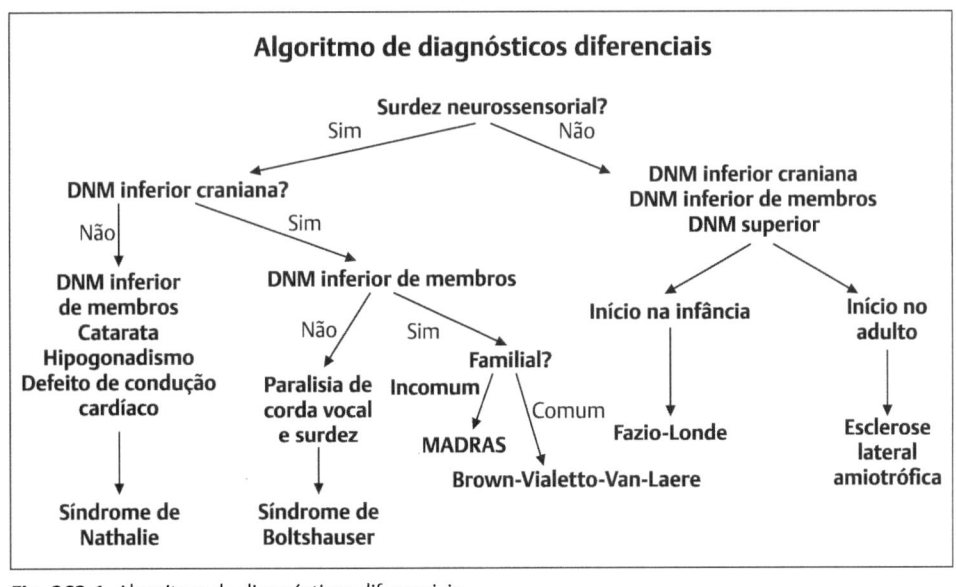

Fig. 363-1. Algoritmo de diagnósticos diferenciais.

> **DICAS**
>
> - Condição rara caracterizada por surdez;
> - Atrofia muscular espinhal em membros superiores e inferiores (segundo neurônio motor);
> - Catarata, defeitos de condução cardíaca e hipogonadismo.
> - Não há acometimento de outros nervos cranianos;
> - Sem sinais piramidais;
> - Provavelmente autossômica recessiva.

BIBLIOGRAFIA

Cremers CWRJ, Ter Haar BG, Van Rens TJ. The Nathalie syndrome. A new hereditary syndrome. Clin Genet. 1975:8;330-40.

Cruysberg JRM, Sengers RCA, Pinckers A, et al. Features of a syndrome with congenital cataract and hypertrophic cardiomyopathy. Am J Ophthalmol. 1986;102:740-9.

Hasson T, Gillespie PG, Garcia JA, et al. Unconventional myosins in inner-ear sensory epithelia. J Cell Biol. 1997;137:1287-307.

SÍNDROME DE PANCOAST E DE *POURFOUR DU PETIT*

Werner Garcia de Souza • Carlos Roberto Martins Jr.

Descrita em 1924 por Henry K. Pancoast, os tumores do sulco pulmonar superior, ou **Pancoast** (SP), surgem a partir do sulco pleuropulmonar apical localizado superior à primeira costela. Quando esses tumores (carcinoma pulmonar de não pequenas células – NSCLC) envolvem as estruturas circundantes, como o plexo braquial, o sistema nervoso simpático paravertebral cervical e o gânglio estrelado, causam um grupo de sinais e sintomas que são, coletivamente, chamados de síndrome de Pancoast. Isto é caracterizado por dores ipsilaterais no ombro e no braço, parestesias, paresia e atrofia dos músculos intrínsecos da mão e síndrome de Horner (ptose, miose e anidrose).

Em razão de sua localização peculiar, esses tumores de ápice podem comprimir os **ramos inferiores do plexo braquial**, causando dor ipsilateral em ombro e membro superior na distribuição das raízes nervosas de C8-T1, o que causa fraqueza dos músculos intrínsecos da mão e sintomas sensitivos na parte medial do membro, respeitando os dermátomos citados. Essa é a clássica síndrome de Pancoast.

Tumores de Pancoast representam cerca de 3% a 5% de todos os cânceres de pulmão, sendo o adenocarcinoma o mais frequente. Sabe-se que outras doenças malignas, como carcinomas adenoides císticos primários, carcinomas da tireoide, linfomas ou metástases de qualquer carcinoma primário, ou mesmo tumores benignos que ocupem o sulco pulmonar superior, são conhecidos por causar a SP, assim como infecções pulmonares apicais ou abscessos também podem causar a síndrome se envolverem a parede torácica e as estruturas circundantes. NSCLC é neoplasia mais comum associada ao tumor Pancoast.

O diagnóstico é possível por meio de exame de imagem do tórax, broncoscopia e biópsia. O tratamento envolve quimiorradiação seguida de ressecção cirúrgica e o prognóstico é ruim.

DICAS
▪ **Carcinoma do ápice pulmonar** (*tumor de Pancoast*);
▪ Dor ipsilateral em ombro e membro superior na distribuição das raízes nervosas de C8-T1, o que causa fraqueza dos músculos intrínsecos da mão e sintomas sensitivos na parte medial do membro.

A síndrome de *Pourfour du Petit* (PDPS) foi descrita por Biffi em 1846, uma entidade rara, cujo quadro clínico é praticamente o **oposto da síndrome de Claude Bernard-Horner**, entretanto, possuem as mesmas causas. A PDPS se traduz fundamentalmente pela estimulação da cadeia simpática cervical ipsilateral, caracterizada por uma tríade: midríase homolateral à lesão, acompanhada de alargamento da fenda palpebral e ligeiro exoftalmo.

A midríase nunca é acentuada, com reflexos pupilares mantidos, e pode mesmo ser latente, tornando-se evidente pela prova dos colírios (a instilação de droga simpaticomimética provoca midríase mais acentuada e duradoura no lado comprometido). As principais causas são: tumores mediastínicos, aneurisma da crossa da aorta, lesões do ápice pulmonar, pleurisias, costelas cervicais e tumores retrofaríngeos.

> **DICAS**
>
> - Oposto da síndrome de **Horner**;
> - Midríase homolateral à lesão (nunca midríase intensa);
> - Alargamento da fenda palpebral;
> - Exoftalmia;
> - Muitas vezes precede o aparecimento da síndrome de Horner por estimulação da cadeia simpática.

BIBLIOGRAFIA

Guillaumat L, Morax PV, Offret G. Neuro-ophtalmologie. Paris: Masson, 1959.

Kanagalingam S, Miller N R. Horner syndrome: clinical perspectives. Eye and brain. 2015;7:35-46.

Morgane U, Kardon RH, Sadun F, Kawasaki A. The tadpole pupil: case series with review of the literature and new considerations. Frontiersin Neurology. 2019;10:3389.

Ségura P, Speeg-Schatz C, Wagner JM, Kern O. Le syndrome de Claude Bernard-Horner et son contraire, le syndrome de Pourfour du Petit, en anesthésie-réanimation, Annales Françaises d'Anesthésie et de Réanimation. 1998;17(7):709-24.

Villgran VD, Cherian SV. Síndrome de Pancoast. In: StatPearls [Internet]. Ilha do Tesouro (FL): StatPearls Publishing. 2019.

White-Heath, White-Bobbie A, Boethel C, Arroliga A. Pancoast's syndrome secondary to infectious etiologies: a not so uncommon occurrence. The American J Med Scienc. 2010.

SÍNDROME DE PFEIFFER

Danilo de Assis Pereira

Craniossinostose é o fechamento prematuro de uma ou mais suturas dos ossos chatos do crânio. A craniossinostose pode ser isolada (ocorrência mais frequente) ou sindrômica, isto é, associada a outras anomalias congênitas. Um dos exemplos de craniossinostose sindrômica é a síndrome de Pfeiffer (acrocefalossindactilia do tipo Pfeiffer tipo V) que apresenta padrão de herança autossômica dominante. A etiologia é descrita por mutações em dois genes, *FGFR1* (cromossomo 8) ou *FGFR2* (cromossomo 10). Quando esses dois genes são testados, é possível detectar a mutação em cerca de 65% dos pacientes.

As características clínicas da síndrome de Pfeiffer incluem graus variáveis de craniossinostose e hipoplasia da face. Polegares largos e dedos grandes anormalmente largos são frequentemente associados à sindactilia parcial do segundo e terceiro dedos, bem como do segundo, terceiro e quarto dedos. Malformações ortopédicas (por exemplo, sinostose radioumeral do cotovelo), sistema nervoso central (hidrocefalia) e anormalidades gastrointestinais (por exemplo, ânus imperfurado) também ocorrem com frequência. A síndrome de Pfeiffer é classificada em três subtipos. A classificação é útil na previsão de prognóstico para comprometimento mental e sobrevida:

- *Tipo 1*: têm o fenótipo clássico com craniossinostose bicoronal simétrica, sindactilia variável, polegares largos e dedos grandes e alargados. A inteligência é normal ou quase normal, e a maioria dos pacientes sobrevive até a idade adulta. A herança é autossômica dominante, embora ocorram casos esporádicos;
- *Tipo 2*: também é caracterizada por crânio em trevo, proptose ocular grave, anquilose dos cotovelos, polegares largos e dedos dos pés grandes, além de anomalias viscerais. Há envolvimento grave do SNC, que geralmente se manifesta como hidrocefalia, com prognóstico ruim e morte precoce frequente;
- *Tipo 3*: é semelhante ao tipo 2, no entanto, não apresenta crânio em formato de trevo. Proptose ocular grave está presente e os pacientes costumam ter uma base craniana anterior significativamente mais curta. Defeitos neurológicos graves são comuns e os doentes em geral morrem precocemente.

O tratamento cirúrgico das formas leves da síndrome de Pfeiffer pode ser via avanço frontorbital e Le Fort III. Casos graves geralmente requerem liberação cirúrgica extensa e desvio ventriculoperitoneal para o tratamento da hidrocefalia.

DICAS

- Sinostose da sutura coronal, com ou sem envolvimento da sutura sagital;
- Testa alta;
- Hipertelorismo;
- Maxilar estreito;
- Sindactilia parcial dos dedos das mãos (dígitos 2 e 3) e/ou dos pés (dígitos 2, 3 e 4), últimas falanges do polegar e hálux alargados;
- Craniossinostose sindrômica autossômica dominante – genes *FGFR1* (cromossomo 8) ou *FGFR2* (cromossomo 10).

BIBLIOGRAFIA

Cohen MMJr. Pfeiffer syndrome update, clinical subtypes, and guidelines for differential diagnosis. Am J Med Gene. 1993;45:300.

Jones KL. Pfeiffer syndrome (Pfeiffer-type acrocephalosyndactyly). In: Smith's recognizable patterns of human malformation, 6th ed. Philadelphia: Elsevier Saunders,. 2006. p. 472.

Muenke M, Schell U, Hehr A, et al. A common mutation in the fibroblast growth factor receptor 1 gene in Pfeiffer syndrome. Nat Genet. 1994;8:269.

Oliveira NA, Alonso LG, Fanganiello RD, Passos-Bueno MR. Further evidence of association between mutations in FGFR2 and syndromic craniosynostosis with sacrococcygeal eversion. Birth Defects Res A Clin Mol Teratol. 2006;76:629.

SÍNDROME DE ROUBO DA SUBCLÁVIA

André Luis Nunes Albano de Meneses ▪ Luis Gustavo de Abreu Mattos

Descrita em 1960, por Contorni, a síndrome do roubo da subclávia (SRS) é um fenômeno hemodinâmico sintomático relacionado com a inversão parcial ou total de fluxo na artéria vertebral (AV) por estenose grave ou oclusão proximal da artéria subclávia ipsilateral ou tronco braquiocefálico. À ativação da musculatura braquial, manifesta-se através de síndrome de insuficiência vertebrobasilar, claudicação de membro superior ou mesmo insuficiência coronariana nos pacientes submetidos à revascularização miocárdica por *bypass* com enxerto de artéria torácica interna.

Geralmente silencioso, o fenômeno deriva de um gradiente pressórico na artéria subclávia acometida, responsável por uma diversão de fluxo na AV ipsilateral que "rouba" perfusão da circulação posterior através da AV contralateral via junção vertebrobasilar. Eventualmente, o desvio hemodinâmico pode originar-se na circulação carotídea ou coronariana, seja por irrigação colateral ou lesões associadas. De tal maneira, o fator preditor mais importante para um quadro sintomático é a magnitude da diferença de pressão sistólica entre os membros superiores, sugerindo-se investigação para gradientes acima de 10-15 mmHg.

A estenose aterosclerótica é a etiologia mais comum, predominando no lado esquerdo pelo favorecimento anatômico da angulação subclávia. A atribuição do quadro deve passar pela exclusão de mecanismos ortostáticos, lesões cerebelares, vestibulopatias, doenças cardíacas e lesões do plexo braquial. **O diagnóstico requer a evidência da oclusão ou estenose grave proximal à origem da AV, demonstração de fluxo desacelerado, bidirecional ou retrógrado ao ultrassom Doppler (USD) de AV e patência do sistema vertebrobasilar**.

Manobras de ativação do membro afetado potencializam a desaceleração de fluxo no USD, enquanto o teste do manguito, ao promover oclusão temporária da artéria braquial, favorece a exposição do fluxo bidirecional no vaso estudado. A profundidade da incisura mesossistólica é proporcional à gravidade da estenose, sendo a onda em formato de "coelho" (*Bunny Waveform*) representante de uma fase inicial da doença. No acometimento proximal do tronco braquiocefálico, o suprimento vertebral também se dirige à artéria carótida comum, denotando um fluxo local do tipo *tardus parvus* com redução do pico sistólico.

A confirmação angiográfica é imprescindível, dado que uma oclusão proximal ou estenose intrínseca da AV, assim como uma hipoplasia, na ausência de estenose da subclávia, podem apresentar dinâmica bidirecional por aumento de resistência local.

Diagnósticos incidentais raramente requerem tratamento invasivo, à exceção de pacientes em planejamento de revascularização miocárdica com enxerto de artéria torácica interna ipsilateral. Quadros moderados obtêm benefício de terapia medicamentosa com estatinas, antiagregantes, betabloqueadores e medidas comportamentais, enquanto casos graves podem ser tratados através de angioplastia com ou sem *stent*, *bypass* cirúrgico e terapias combinadas.

O acompanhamento do paciente deve incluir medidas pressóricas periódicas e comparativas dos membros superiores, USD dos vasos braquiocefálicos e registro do volume dos pulsos a cada semestre nos primeiros 18 a 24 meses, podendo, então, progredir para regime anual.

DICAS
▪ Quadro desencadeado às manobras de esforço braquial; ▪ Evidência da oclusão ou estenose grave proximal à origem da AV, demonstração de fluxo desacelerado, bidirecional ou retrógrado ao ultrassom Doppler (USD) de AV e patência do sistema vertebrobasilar; ▪ Pesquisar medidas pressóricas bilateralmente para obtenção de gradiente sistólico e volume comparativo dos pulsos; ▪ À suspeição, solicitar USD de vasos cervicais e exame angiográfico; ▪ Tratamento invasivo, preferencialmente angioplastia, nos casos graves e recorrentes;

BIBLIOGRAFIA

Contorni L. II Circolo collaterals vertebra-vertebral nella obliterazione dell'arteria subclavian all your origine. Minerva Chirurgica. 1960;15:268-71.

Horrow MM, Stassi J. Sonography of the vertebral arteries : a window to disease of the proximal great vessels. Am J Roentgenol. 2001;177(1):53-9.

Kargiotis O, et al. Subclavian steal syndrome with or without arterial stenosis: a review. J Neuroimag. 2016;26(5):473-80.

SÍNDROME DE SATOYOSHI

Nayara Silocchi Pergo ▪ Amanda Canal Rigotti ▪ Ludmila Aragão Feitosa

Descrita em 1967, a síndrome de Satoyoshi, também chamada de doença de *komuragaeri* (*komura* = bezerro; *gaeri* = espasmo), é um distúrbio esporádico de etiologia desconhecida caracterizado **por espasmos musculares dolorosos progressivos, alopecia, diarreia e endocrinopatia**. Foram relatados menos de 70 casos na literatura médica, variando de 5 a 65 anos. Dois terços ocorreram no Japão. A idade típica de início é dos 5 aos 19 anos.

Os espasmos musculares são dolorosos, progressivos e intermitentes. Eles podem ser desencadeados por temperatura fria, lesão mecânica, exercício e estímulos emocionais. A frequência dos espasmos varia de 1 a 100 por dia, cada um com duração de alguns minutos. Anormalidades esqueléticas secundárias aos espasmos vigorosos podem ocorrer e assemelham-se a uma condrodisplasia metafisária. Dentre as alterações, podemos citar: deslizamento epifisários, lesões císticas, osteólise, fragmentação óssea nas inserções tendíneas, fraturas por fadiga e osteoartrose precoce.

A alopecia pode-se apresentar como quase total, total ou alopecia universal e, geralmente, se desenvolve na primeira ou segunda décadas de vida. Diarreia é observada em um terço dos pacientes. Como complicações a longo prazo, podem ocorrer má absorção de carboidratos, esteatorreia, retardo de crescimento e anemia por deficiência de ferro. O principal distúrbio endocrinológico é a amenorreia primária.

A associação a outros distúrbios autoimunes, a detecção de autoanticorpos como o anticorpo antinuclear (ANA) e o tratamento bem-sucedido com uso de imunossupressores levam à hipótese de uma base autoimune para a doença.

O tratamento com corticosteroides orais mostrou boa resposta em muitos dos casos relatados. Outros adjuvantes como ciclofosfamida, metotrexato e azatioprina têm sido utilizados com eficácia variável. Dantrolene, acetazolamida, gluconato de cálcio, diazepam, fenitoína, toxina botulínica e plasmaférese demonstraram eficácia na redução dos espasmos musculares.

DICAS
▪ Quadro de espasmos musculares dolorosos associados à diarreia, endocrinopatia, alopecia e deformidades esqueléticas; ▪ Distúrbio esporádico.

BIBLIOGRAFIA

Ashalatha R, Kishore A, Sarada C, Nair M D. Satoyoshi syndrome. Neurol India. 2004;52:94-5.
Heger S, Kuester RM, Volk R, et al. Satoyoshi syndrome: A rare multisystemic disorder requiring systemic and symptomatic treatment. Brain and Development. 2006;28(5):300-4.
Ikeda K, Satoyoshi E, Kinoshita M, et al. Satoyoshi's syndrome in an adult: A review of the literature of adult onset cases. Intern Med. 1998;37:784-7.
Ishihara M, Ogawa K, Suzuki Y, et al. Adult-onset Satoyoshi syndrome with prominent laterality of clinical features. Intern Med. 2014;53:2811-6.
Merino NP, Martin MR, Ferrer PC, et al. Satoyoshi syndrome: A cause of alopecia universalis in association with neurologic and bony abnormalities. Pediatr Dermatol. 2013;30:e22-4.
Rudnicka L, Kwiatowska M, Rakowska A, Olszewska M. Diagnostic criteria for Satoyoshi syndrome. Journal of the American Academy of Dermatology. 2015;72(5):AB112.
Satoyoshi E. A syndrome of progressive muscle spasm, alopecia, and diarrhea. Rubinstein JH, Taybi H. Broad Thums and toes and facial abnormalities. Neurology. 1978;28:458-71.
Wisuthsarewong W, Likitmaskul S, Manonukul J. Satoyoshi Syndrome. Pediatric Dermatology. 2001;18:406-10.

SCHILDER

Carlos Roberto Martins Jr.

Descrita em 1912 pelo médico austríaco Paul Schilder, a síndrome de Schilder (SS), também conhecida como esclerose mielinoclástica difusa, é uma variante rara e agressiva da esclerose múltipla (EM) em crianças. Muitas vezes se apresenta como lesão pseudotumoral, impondo dificuldades no diagnóstico diferencial entre tumor e abscesso cerebral. Além disso, por muitos anos, a SS foi confundida com adrenoleucodistrofia, pela semelhança de neuroimagem em alguns casos nas duas condições.

É radiologicamente definida em pacientes que apresentam 1 ou 2 lesões em centro semioval uni ou bilateral, com pelo menos 3 × 2 cm de diâmetro, com realce ao meio de contraste em anel incompleto. Pode ser monofásica (maioria dos casos) ou recorrente. As lesões podem cursar com edema e efeito de massa. Os principais diagnósticos diferenciais são tumor, abscesso, adrenoleucodistrofia e linfoma do SNC.

Apesar de a maioria dos casos ser monofásica, casos podem recorrer sob a forma de SS clássica ou tornar-se uma forma clássica de esclerose múltipla com a evolução. A média de tempo para recorrência é de 4,8 anos e não há pior prognóstico quando comparado às formas clássicas de EM. O LCR dos pacientes com SS pode ser normal, cursar com leve pleocitose e hiperproteinorraquia, entretanto, bandas oligoclonais são muito raramente encontradas. Alguns autores advogam que para ser SS, não podemos encontrar bandas positivas no LCR.

Em razão da raridade da condição, não há ensaios terapêuticos com terapias modificadoras de doença (DMT) para SS recorrente. As formas monofásicas respondem bem à corticoterapia aguda (pulsoterapia tradicional com retirada oral gradual), com desaparecimento geralmente completo da lesão e melhora dos sintomas. Casos refratários podem ser abordados com plasmaférese. É claro que, muitas vezes, a biópsia cerebral é necessária para afastar outros diagnósticos, principalmente linfoma, que responde drasticamente ao uso de corticoterapia.

Sabemos, há tempos, que outras formas de doenças desmielinizantes podem piorar com o uso de DMT's tradicionais para EM, como interferon-β na neuromielite óptica e drogas que alteram o tráfego linfocitário (natalizumab e fingolimod) para formas pseudotumorais tumefativas (esclerose de Balò e Marburg). Algumas séries evidenciaram boa resposta ao uso de interferon-β ou de rituximabe após o terceiro evento de recorrência clínica e radiológica, podendo ser opções em casos de SS recorrente.

DICAS

- Uma ou duas lesões desmielinizantes em centro semioval uni ou bilateral, com pelo menos 3 × 2 cm de diâmetro, com realce ao meio de contraste em anel incompleto;
- Pode ser monofásica (maioria dos casos) ou recorrente;
- As lesões podem cursar com edema e efeito de massa;
- Os principais diagnósticos diferenciais são tumor, abscesso, adrenoleucodistrofia (as vezes, parece muito na RNM) e linfoma do SNC (resposta ao corticoide);
- LCR sem bandas oligoclonais, geralmente;
- Pulsoterapia com corticoides tradicional, com retirada oral gradual. Casos refratários; plasmaférese;
- SS recorrente: pode-se tentar interferon-β ou rituximabe;
- SS recorrente: recorrer sob a forma de SS clássica ou tornar-se uma forma típica de esclerose múltipla com a evolução e o passar dos anos.

BIBLIOGRAFIA

Balloy G, Pelletier J, Suchet L, et al. Société Francophone de la Sclérose en Plaques. Inaugural tumor-like multiple sclerosis: clinical presentation and medium-term outcome in 87 patients. J Neurol. 2018;265(10):2251-9.

Kuan YC, Wang KC, Yuan WH, Tsai CP. Tumefactive multiple sclerosis in Taiwan. PLoS One. 2013;8(7):e69919.

Roy U, Saini DS, Pan K, et al. Neuromyelitis optica spectrum disorder with tumefactive demyelination mimicking multiple sclerosis: a rare case. Front Neurol. 2016;7:73.

SÍNDROME DE WERNER (PROGERIA)

Danilo de Assis Pereira

A síndrome de Werner (SW) é uma síndrome progeroide rara, hereditária, que causa envelhecimento prematuro. Os primeiros sinais de envelhecimento rápido começam, em geral, a partir dos 20 anos e incluem: cabelos grisalhos ou perda de cabelo, voz rouca e o desenvolvimento de uma pele mais fina e áspera.

Por volta da terceira década, normalmente surgem sinais mais avançados de envelhecimento: catarata, diversas lesões de pele (ulceração do tornozelo, hiperqueratose, pele esclerótica ou atrófica, manchas senis, face do "tipo pássaro" e atrofia subcutânea), diabetes tipo II, osteoporose, vários tipos de câncer e hipogonadismo (hipodesenvolvimento sexual secundário, fertilidade prejudicada, atrofia testicular ou ovariana). A maioria dos indivíduos têm uma expectativa de vida curta (46 anos, em média), mas o prognóstico depende das comorbidades relacionadas com a idade e da sua gravidade. As alterações neurológicas geralmente estão relacionadas com a arteriosclerose no SNC ou com os tumores comuns da síndrome (meningioma). Nestes casos, a avaliação clínica pode sugerir investigação com ressonância de crânio.

O diagnóstico da síndrome de Werner é estabelecido em indivíduos que apresentam todos os quatro sinais cardinais e dois sinais adicionais (definitivo) ou os três primeiros sinais cardinais e dois sinais adicionais (provável):

- Sinais cardinais:
  - Catarata bilateral (presente em 99%);
  - Cabelos finos e esbraquiçados e/ou alopecia prematura (100%);
  - Alterações cutâneas características (96%);
  - Baixa estatura (95%).
- Sinais adicionais:
  - Atrofia muscular (presente em 98%);
  - Fácies angulada com afilamento nasal (96%);
  - Osteoporose (91%);
  - Voz anormal (estridente, aguda ou rouca) (89%);
  - Hipogonadismo (80%);
  - *Diabetes mellitus* tipo 2 (71%);
  - Calcificação de tecidos moles (67%);
  - Neoplasias mesenquimais (sarcomas) (44%);
  - Aterosclerose prematura (30%);

A SW é causada por uma mutação no *gene WRN*, localizado no cromossomo 8p11-12. A análise molecular pode identificar a maioria das mutações no gene *WRN*. Autossômica recessiva.

O tratamento se divide em três segmentos:

1. *Tratamento das manifestações:* tratamento das lesões de pele; controle do diabetes *mellitus* tipo 2; antilipemiantes (se houver perfil lipídico alterado) e tratamento cirúrgico de catarata;
2. *Prevenção de complicações secundárias:* orientar cessação tabágica, exercício físico regular, controle de peso para reduzir o risco de aterosclerose; prevenção de trauma para a pele;
3. *Vigilância:* Anualmente realizar rastreio de *diabetes mellitus* tipo 2; perfil lipídico, exame físico com atenção aos tumores comuns na síndrome, exame oftalmológico; RNM de crânio, se houver sintomas neurológicos, orientação aos sintomas de angina ou doença cerebrovascular.

> **DICAS**
>
> - Envelhecimento precoce;
> - Catarata bilateral;
> - Cabelos finos e esbranquiçados e/ou alopecia prematura;
> - Alterações cutâneas (hiperqueratose, úlceras);
> - Baixa estatura;
> - Mutação no gene *WRN*, localizado no cromossomo 8p11-12. Autossômica recessiva.

BIBLIOGRAFIA

Anderson NE, Haas LF. Neurological complications of Werner's syndrome. J Neurol. 2000;250:1174-8.

De Stefano N, Dotti MT, Battisti C, et al. MR evidence of structural and metabolic changes in brains of patients with Werner's syndrome. J Neurol. 2003;250:1169-73.

Goto M. Hierarchical deterioration of body systems in Werner's syndrome: implications for normal ageing. Mech Ageing Dev. 1997;98:239-54.

Huang, et al. The spectrum of WRN mutations in Werner syndrome patients. Hum Mutat. 2006;27:558-67.

SÍNDROME DO TREFINADO

Camila Roberta Silva Martins Pereira ▪ Carlos Roberto Martins Jr.

A síndrome do trefinado (ST) ou *sinking skin flap syndrome* é uma complicação tardia da craniectomia descompressiva, cuja prevalência é de 10%, e que pode ocorrer em decorrência de a pressão atmosférica ser maior que a intracraniana, causando um afundamento da pele sobre a depressão no crânio, levando à desregulação da fisiologia hidrostática cerebral (Fig. 370-1).

Os sinais e sintomas que ocorrem na ST são vários, porém, nem sempre presentes em sua totalidade, são eles: fraqueza (mais comum), seguido de déficit cognitivo, cefaleia ortostática que pode ser acompanhada de vômitos, flutuações do nível de consciência, zumbido, diplopia por paralisia do nervo abducente, quandrantopsia, estrabismo, distúrbios da marcha, mutismo acinético, tremor parkinsoniano, alterações na sensibilidade com hipoestesia, hipoalgesia, distúrbios proprioceptivos, incontinência urinária, crises convulsivas, déficits focais, hérnia paradoxal, coma e óbito. A ST pode ocorrer em qualquer idade e predomina no sexo masculino, talvez por causa de a maioria das indicações de craniectomia ser por traumatismo cranioencefálico que, por sua vez, predomina no sexo masculino.

A **síndrome do trefinado** foi definida, em 1939, por Grant e Norcross ao observarem pacientes que sentiam tontura, fadiga, desconforto no local da craniectomia, sentimento de apreensão e insegurança, convulsões, fraqueza ou paralisia, cefaleia, dormência, alterações de campo visual, visão turva, diplopia, alterações do *status* mental e distúrbios da fala e que **se resolviam após substituição óssea**. Em 1977, Yamaura *et al.* relataram que tais pacientes, que sofriam dos sintomas citados, melhoravam após a substituição óssea, cunhando o termo **Sinking Skin Flap Syndrome** (SSFS), corroborando o observado por Grant e Norcross.

A ST ocorre geralmente entre 1 mês e 1 ano após a craniectomia, porém pode surgir mais tardiamente ou dentro de poucos dias, principalmente quando ocorrem fatores contribuintes, como punção lombar ou derivação ventricular após a craniectomia e deve ser suspeitada quando há declínio neurológico inexplicado por outras causas nos pacientes craniectomizados.

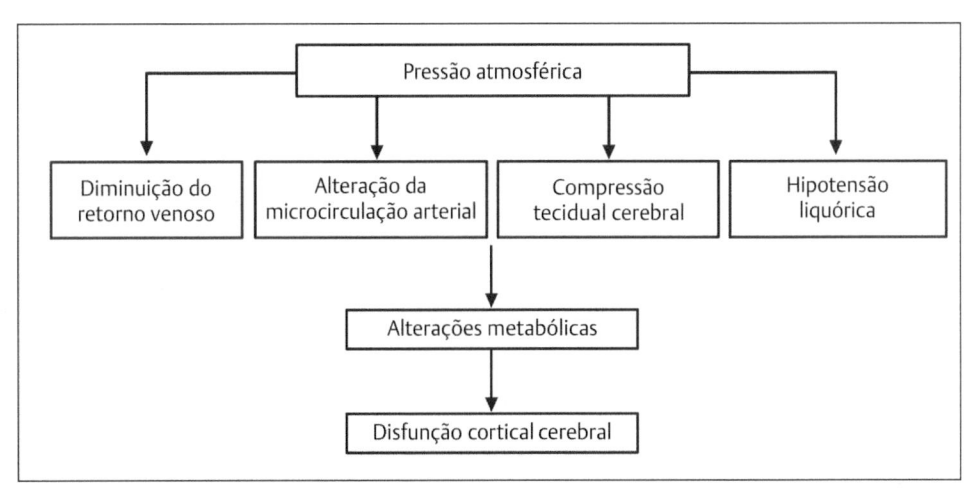

Fig. 370-1. Fisiopatologia da síndrome do trefinado.

A derivação ventricular e/ou a punção lombar em pacientes craniectomizados devem ser evitadas e, quando realizadas, devem ser feitas de forma cautelosa e com drenagem de mínima quantidade de liquor. A hipotensão liquórica pode levar à herniação paradoxal contralateral à craniectomia, com consequente compressão do tronco encefálico que ocorre em razão da pressão negativa, subatmosférica intracerebral. Nesses casos, medidas para reduzir a pressão intracraniana não devem ser utilizadas, e, sim, terapia que a aumente, como a posição de Trendelenburg, hidratação, interrupção da fístula liquórica e das soluções hiperosmolares, caso estejam sendo utilizadas. Caso haja deterioração neurológica, porém sem herniação, deve-se deixar o paciente em posição supina, com a cabeça voltada para o lado da craniectomia, sendo a cranioplastia o tratamento definitivo para restauração da pressão intracraniana fisiológica e correção das anormalidades demonstradas na Figura 370-1.

Logo, a síndrome do Trefinado é uma complicação tardia e infrequente da craniectomia descompressiva e deve ser suspeitada quando houver deterioração neurológica sem outras causas atribuíveis. O tratamento necessita ser imediato com elevação da pressão intracraniana e realização da cranioplastia tão logo seja possível.

DICAS

- Complicação tardia da craniectomia descompressiva;
- Prevalência é de 10%;
- Ocorrer em decorrência de a pressão atmosférica ser maior que a intracraniana, causando um afundamento da pele sobre a depressão no crânio, levando à desregulação da fisiologia hidrostática cerebral;
- Déficit neurológico pós-craniectomia sem outras causas atribuíveis;
- Hipotensão liquórica;
- Herniação paradoxal pode ocorrer;
- Tratar com medidas de aumento da PIC (não excessivas) e cranioplastia, assim que possível.

BIBLIOGRAFIA

Akins PT, Guppy KH. Sinking Skin Flaps, Paradoxical Herniation, and External Brain Tamponade: A Review of Decompressive Craniectomy Management. Neurocrit Care. 2008;9:269-76.
Annan M, et al. Sinking skin flap syndrome or (Syndrome of the trephined): A review. Br J Neurosurg. 2015;29(3):314-8.
Ashayeri K, et al. Syndrome of the Trephined: A Systematic Review. Neurosurgery. 2016;79:525-53.
Gopalakrishnan MS, Shanbhag NC, Shukla DP, et al. Complications of Decompressive Craniectomy. Front. Neurol. 2018;9:977.
Sarov M, et al. Sinking Skin Flap Syndrome and Paradoxical Herniation After Hemicraniectomy for Malignant Hemispheric Infarction. Stroke. 2010;41:560-2.
Schiffer J, Gur R, Nisim U, Pollak L. Symptomatic patients after craniectomy. Surg Neurol. 1997;47(3):231-7.
Shen L, et al. Lumbar puncture as possible cause of sudden paradoxical herniation in patient with previous decompressive craniectomy: report of two cases. Neurology. 2005;17:147.

SÍNDROME HHE

Carlos Roberto Martins Jr.

Descrita há mais de 50 anos por Gastaut, a síndrome hemiconvulsão-hemiplegia-epilepsia (HHE) envolve aspectos clínicos, radiológicos, eletroencefalográficos e patológicos que saltam aos olhos. Trata-se de *status epilepticus* que se instala em crianças com menos de 4 anos de idade (pico 6 meses a 2 anos), geralmente, na concomitância de condições febris com evolução com déficits focais, principalmente hemiplegia. Acometimento igualitário em homens e mulheres.

A síndrome HHE pode ser dividida em 2 grupos com base em etiologias conhecidas. A idiopática está associada apenas à febre e à infecção extracraniana, enquanto a forma sintomática associa-se à febre, bem como a algum fator predisponente identificado (traumatismo craniano prévio, infecção do SNC ou doença vascular cerebral). As crises convulsivas são, geralmente, dimidiadas, parciais, clônicas e duram horas (por vezes, dias), caracterizando epilepsia parcial contínua progressiva (**síndrome de Kojewnikow**). Hemiparesia progressiva, afasia ou hemianopsia podem ocorrer. Os déficits focais são contralaterais ao hemisfério acometido.

À RNM, nas fases iniciais, encontramos edema citotóxico na substância branca semioval, com restrição à difusão em tálamo, gânglios da base e cápsula interna. Os achados de ressonância não respeitam território vascular. Com a evolução, ocorre atrofia hemisférica contralateral à hemiparesia após semanas a meses.

Por hora, não se sabe ao certo a causa da HHE, contudo, especulações a respeito de sua relação com infecção viral primária presumida com consequente dano inflamatório secundário pelas citocinas ou que a síndrome seja diretamente relacionada com a atividade ictal prolongada são as melhores explicações. Sabe-se que quanto antes o tratamento para o *status epilepticus* for instituído, menores são os danos persistentes.

Após algum período variável (meses a anos) de liberdade convulsiva, aproximadamente dois terços dos pacientes desenvolverão epilepsia que é, em muitos casos, intratável. Déficits focais, como hemiplegia, hemianopsia e afasia, podem ou não persistir como sequelas. O tratamento do estado de mal epiléptico inicial é essencial para diminuir a chance de um pior prognóstico. Antagonistas-NMDA parecem ter um certo efeito protetor prognóstico, segundo alguns trabalhos recentes, já que parece haver uma hiperativação glutamatérgica nesses pacientes. Em casos de refratariedade, cirurgia para epilepsia temporal e, até, hemisferectomia podem ser aventadas.

DICAS

- A idiopática está associada apenas à febre e à infecção extracraniana, enquanto a forma sintomática associa-se à febre, bem como a algum fator predisponente identificado (traumatismo craniano prévio, infecção do SNC ou doença vascular cerebral).
- Acomete crianças com menos de 4 anos de idade (pico 6 meses a 2 anos), geralmente, na concomitância de condições febris com evolução com déficits focais, principalmente hemiplegia;
- Epilepsia parcial contínua progressiva;
- Edema citotóxico hemisférico que não respeita território vascular;
- Com a evolução, ocorre atrofia hemisférica contralateral à hemiparesia após semanas a meses;
- Diagnóstico diferencial com Rasmussen e com Dyke-Davidoff-Mason (*ver capítulos específicos nessa obra*).

BIBLIOGRAFIA

Auvin S, Devisme L, Maurage C, et al. Neuropathological and MRI findings in an acute presentation of hemiconvulsion-hemiplegia: a report with pathophysiological implications. Seizure. 2007;16:371-6.

Chauvel P, Dravet C. The HHE syndrome. In: Roger J, Bureau M, Dravet C, et al, eds. Epileptic Syndromes in Infancy, Childhood, and Adolescence. Montrouge: John Libbey Eurotext. 2005:277-93.

Gastaut H, Poirier F, Payan H, et al. H.H.E. syndrome: hemiconvulsions, hemiplegia, epilepsy. Epilepsia. 1960;1:418-47.

Salih M, Kabiraj M, Al-Jarallah A, et al. Hemiconvulsionhemiplegia-epilepsy syndrome: a clinical, electroencephalographic and neuroradiological study. Childs Nerv Syst. 1997;13:257-63.

SÍNDROME PISOUNCIFORME

Carlos Roberto Martins Jr.

A síndrome pisounciforme (SPU) é uma condição nem sempre fácil de se diagnosticar na prática neuromuscular e eletroneuromiográfica. Trata-se de mononeuropatia ulnar no punho, acometendo exclusivamente o ramo motor (neuropatia puramente motora do ulnar), distalmente ao ramo principal para os músculos hipotenares (abdutor do dedo mínimo), porém proximalmente ao ramo para os interósseos. Há compressão no hiato pisounciforme (HPU) distalmente ao canal de Guyon. No HPU passa o ramo motor profundo do ulnar, destinado aos interósseos (o ramo motor para o abdutor do dedo mínimo e os ramos sensitivos não passam pelo hiato).

Os pacientes apresentam fraqueza dos interósseos sem sintomas sensitivos. Dor profunda na mão pode ocorrer pela compressão neural, contudo, hipoestesia ou parestesias no território do ulnar não fazem parte do espectro clínico. É importante lembrar que ambos os ramos terminais (motor palmar e cutâneo ulnar) podem ser comprimidos no canal de Guyon, entretanto, somente o ramo motor profundo do ulnar pode ser comprimido no HPU. A SPU poupa ramos sensitivos e ramo motor para região hipotenar.

A causa mais comum de neuropatia do ulnar no punho é cisto sinovial na topografia do canal de Guyon (28% a 45% das séries). A segunda causa é a SPU, que ocorre espontaneamente ou como dano recreacional ou ocupacional (uso prolongado de bicicleta e uso de ferramentas manuais). A depender do grau de compressão, pode ocorrer atrofia de interósseos, com preservação do abdutor do dedo mínimo (lembra o sinal do *split hand* na ELA, mas poupando o oponente e abdutor curto do polegar).

A ENMG é essencial para o diagnóstico. À condução, verifica-se potencial sensitivo (PANS) com captação em quinto dedo ou dorso hipotenar de mão normal, potencial de ação muscular composto – PAMC (condução motora) normal no abdutor do quinto dedo e com amplitude reduzida no primeiro interósseo dorsal (ID). O exame de agulha revela desnervação nos interósseos e normalidade no abdutor do quinto dedo. Veja a tabela com os principais diagnósticos diferenciais (Quadro 372-1). A ausência de desnervação em músculos inervados pelo mediano afastam radiculopatia C8-T1.

A terapêutica depende da etiologia e da evolução clínica. Fraturas e cistos sinoviais pedem abordagem cirúrgica. Etiologias que envolvam trauma recreacional ou ocupacional necessitam de eliminação da fonte causal. Controles clínico e neurofisiológico devem ser realizados após correção causal. Deve-se avaliar amplitude do potencial de ação muscular composto (PAMC) do ulnar captado em abdutor do dedo mínimo e no primeiro interósseo dorsal (ID). Se, após eliminação da causa em alguns meses, não houver aumento da amplitude do PAMC no ID, há indicação de exploração cirúrgica.

Quadro 372-1. Achados Eletroneuromiográficos das Neuropatias do Ulnar

Localização da lesão neural ulnar	Amplitude do PANS no dorso da mão	Amplitude do PANS no quinto dedo	Amplitude do PAMC no AQD	Amplitude do PAMC no ID	Desnervação dos músculos ulnares na agulha
Cotovelo	Baixa ou Ausente	Baixa ou Ausente	Baixa	Baixa	Todos: mãos e antebraços
Guyon Proximal	Normal	Baixa ou Ausente	Baixa	Baixa	Todos, somente nas mãos
Guyon Distal	Normal	Normal	Baixa	Baixa	Todos, somente na mão
HPU	Normal	Normal	Normal ou Limítrofe	Baixa	Todos, somente nas mãos (exceto no AQD)

AQD: abdutor do quinto dedo. ID: primeiro interósseo dorsal. HPU: hiato pisounciforme.

DICAS
- Neuropatia motora pura do ulnar no HPU; - Comum em causas recreacionais (ciclismo) e ocupacionais (ferramentas manuais); - Fraqueza de interósseos com preservação do AQD; - Pode haver atrofia de primeiro interósseo dorsal com preservação de abdutor do quinto dedo (lembra o *split hand* da ELA); - Sem sintomas sensitivos; - ENMG: PANS ulnar no dorso da mão normal; PANS ulnar no quinto dedo normal; PAMC ulnar no AQD normal; PAMC ulnar no ID baixo; Agulha com desnervação nos interósseos, poupando o AQD.

BIBLIOGRAFIA

Blecher R, Loebenberg M, Oron A. Ulnar Entrapment Neuropathy. Hareafuah. 2010;149(2):104-7.

Haferkamp H. Ulnar Nerve Compression in the Area of the Wrist. Langenbecks Arch Chir Suppl Kongressbd. 1998;115:635-40.

Inaparthy PK, Anwar F, Botchu R, et al. Compression of the Deep Branch of the Ulnar Nerve in Guyon's Canal by a Ganglion: Two Cases. Arch Orthop Trauma Surg. 2008;128(7):641-3.

Monein M S. Ulnar nerve Compression at the Wrist: Ulnar Tunnel Syndrome. Hand Clinics. 1992;8:337-44.

Zöch G, Meissl G, Millesi H. Results of Decompression of the Ulnar Nerve in Guyon's canal] Handchir Mikrochir Plast Chir. 1990;22(3):125-9.

SÍNDROME PÓS-PÓLIO

Carelis del Valle González-Salazar ▪ Carlos Roberto Martins Jr.

A síndrome pós-pólio (SPP) é um distúrbio neurológico, caracterizado por **novo episódio de fraqueza e/ou fatigabilidade muscular com duração de pelo menos 1 ano,** originada muitos anos após a apresentação da poliomielite paralítica aguda. A poliomielite aguda é uma doença causada por **Poliovírus**, e foi a maior causa de paralisia motora em crianças e adultos jovens até 1960.

A fisiopatologia da SPP parece estar relacionada com a degeneração distal dos brotos axonais das unidades motoras que foram originadas após a lesão neural instalada pela poliomielite. O diagnóstico da SPP é com base em critérios bem estabelecidos:

- Critérios de *March of Dimes* para SPP:
  - Antecedente de poliomielite aguda com evidência de perda do neurônio motor confirmado por história clínica de doença aguda paralítica, sinais de fraqueza residual e atrofia muscular na avaliação neurológica e sinais de desnervação na eletromiografia;
  - Período de recuperação parcial ou completa da função motora e estabilidade motora pelo menos 15 anos;
  - Atrofia muscular residual, fraqueza e arreflexia em pelo menos um membro, mas com preservação da sensibilidade e da função esfincteriana;
  - Persistência dos sintomas por pelo menos 1 ano (piora da fraqueza ou fadiga muscular);
  - Exclusão de outras entidades neurológicas, ortopédicas e médicas como causa dos sintomas.
- As manifestações clínicas podem ser variadas, a saber:
  - Resistência muscular diminuída;
  - Fadiga;
  - Dor muscular;
  - Dor articular (exacerbada durante a mobilidade passiva);
  - Atrofia muscular progressiva;
  - Fasciculações;
  - Disfagia;
  - Disartria;
  - Intolerância ao frio.

Interessante ressaltar que na SPP podem-se encontrar comprometimento bulbar novo, insuficiência respiratória ou distúrbio do sono. Sinais parkinsonianos com presença de bradicinesia, tremor e rigidez já foram descritos, inclusive com captação prejudicada de dopamina nos núcleos da base.

Os novos sinais aparecem nos membros previamente afetados. A instalação da síndrome está relacionada com a idade de início da doença aguda. Quanto maior a idade de início da poliomielite no indivíduo, menor a possibilidade de desenvolver SPP no futuro. A terapêutica da SPP baseia-se na reabilitação motora e exercícios físicos. Medidas para fadiga, como amantadina e L-carnitina, podem ser empregadas, contudo, com resultados pouco expressivos.

DICAS
▪ Novo episódio de fraqueza ou fadiga muscular com duração mínima de 1 ano e início após 15 anos (no mínimo) do episódio de poliomielite paralítica; ▪ Parece estar relacionada com a degeneração distal dos brotos axonais das unidades motoras que foram originadas após a lesão neural instalada pela poliomielite.

BIBLIOGRAFIA

Li Hi SS, Chipika RH, Finegan E, et al. Post-Polio Syndrome: More than Just a Lower Motor Neuron Disease. Front Neurol. 2019;10:1773.

Lo J K, Robinson L R. Post-Polio Syndrome and the Late Effects of Poliomyelitis. Part 1. Pathogenesis, Biomechanical Considerations, Diagnosis and Investigations. Muscle Nerve. 2018;58:751-9.

Lo JK, Robinson LR. Post-Polio Syndrome and the Late Effects of Poliomyelitis. Part 2. Treatment, Management, and Prognosis. Muscle Nerve. 2018;58:760-9.

SINTELENCEFALIA

Karen Baldin

A sintelencefalia é um subtipo de holoprosencefalia, descrita pela primeira vez, em 1993, na qual as **regiões posteriores do lobo frontal e áreas do parietal permanecem fusionadas.** No espectro das holoprosencefalias, desde lobar até a alobar, a sintelencefalia é a variante inter-hemisférica média da holoprosencefalia, considerada a forma mais branda do final do espectro, porém, clinicamente não deixa de ter severo comprometimento do desenvolvimento neuropsicomotor. É observada mutação do gene *ZIC2*, localizado no cromossomo 13q32, em 5% a 6% dos pacientes, causando transtornos da indução dorsal, além de ser mais observada em filhos de mães diabéticas.

PATOLOGIA
A mitose/apoptose da placa do teto embriogênico forma a fissura inter-hemisférica após o fechamento do tubo neural (3ª-4ª semanas fetais). O prejuízo na expressão das propriedades do teto da placa altera a mitose e apoptose, levando à formação defeituosa da porção dorsal da fissura inter-hemisférica, e clivagem errada dos hemisférios cerebrais.

EPIDEMIOLOGIA
Cerca de 2% a 15% dos pacientes com holoprosencefalia têm a forma sintelencefálica.

QUADRO CLÍNICO
O prognóstico é mais favorável do que nas formas clássicas de holoprosencefalia. Ocorre paralisia cerebral com tetraparesia e espasticidade, hipotonia, epilepsia e leves dismorfismos faciais (hipertelorismo, fenda labial ou palatina).

DIAGNÓSTICOS DIFERENCIAIS
- Holoprosencefalia clássica;
- Displasia septo-óptica;
- Esquizencefalia bilateral;
- Polimicrogiria perisilviana bilateral.

DIAGNÓSTICO
Tem cavidade ventricular única, com ausência de septo pelúcido, córtex hemisférico dorsal médio ou posterior fusionado, disgenesia de corpo caloso, artéria cerebral anterior ázigo. Malformações corticais ocorrem em 86% das vezes. Hipocampo, tratos olfatórios, tálamos e cerebelo podem estar malformados. O hipotálamo é normal (ausência de endocrinopatia e termodesregulação).

Esta variante da holoprosencefalia é a única malformação congênita cerebral onde podem estar presentes as partes posteriores do corpo caloso na ausência dos segmentos anteriores. O padrão ouro é a ressonância nuclear magnética de encéfalo, cujos achados são patognomônicos. A ultrassonografia morfológica durante o pré-natal tem baixa acurácia.

DICAS
- Tipo mais brando de holoprosencefalia; - Sempre procurar pela fissura inter-hemisférica e pelo septo pelúcido em lactentes com atraso do desenvolvimento.

BIBLIOGRAFIA

Barkovich AJ. Diagnóstico por Imagem: Neurorradiologia Pediátrica. 2016;2.

Kato M, Namba E, et al. Sonic hedgehog signal peptide mutation in a patient with holoprosencephaly. Ann Neurol, United States, 2000;47(4)514-6.

Lacbawan FL, Muenke M. Central nervous system embryogenesis and its failures. Pediatr Dev Pathol (United States). 2002;5(5):425-47.

Simon EM, Hevner RF, et al. The middle interhemispheric variant of holoprosencephaly. AJNR Am J Neuroradiol (United States). 2002;23(1):151-6.

SJÖGREN-LARSSON

Carlos Roberto Martins Jr.

Descrita, em 1957, a síndrome de Sjögren-Larsson (SSL) cursa com a tríade de **paraparesia espástica, retardo mental e ictiose congênita.** Classificada como um erro inato do metabolismo, apresenta alteração no gene da enzima aldeído desidrogenase, no cromossomo 17, sendo herdada de modo autossômico recessivo, com penetrância completa e expressividade variável. Não há predileção por sexo, sendo mais comum em caucasianos.

A paraparesia tende a ser importante, levando à retração fibrotendinosa, marcha extremamente dificultosa e evolução, por vezes, para fraqueza em membros superiores e disartria. A ictiose é mais grave nos primeiros anos de vida e mais intensa em áreas de flexão e palmo-plantares. O retardo mental é acentuado, podendo cursar com convulsões. Outros achados, como escoliose, baixa estatura, hipoplasia do esmalte dentário e dentes mais afastados, podem ser encontrados. Distúrbios da acuidade visual podem ocorrer, e muitos pacientes apresentam um achado quase patognomônico ao fundo de olho com **cristais brancos-amarelados maculares ou perimaculares.** Dessa forma, a fundoscopia é imperativa. O diagnóstico é clínico com confirmação molecular.

Os diferenciais são:

- *Síndrome de Rud*: ictiose congênita, convulsões, retardo mental, sem paraparesia;
- *Síndrome de Refsum*: ictiose, ataxia cerebelar e polineuropatia.

O tratamento é suportivo, com reabilitação, antiespásticos, acompanhamentos dermatológico e oftalmológico. Alguns protocolos com restrição de gorduras e suplementação de triglicerídeos de cadeia média podem ser tentados com resultados pouco animadores.

DICAS

- *Tríade*: paraparesia espástica, ictiose congênita (dobras e palmoplantar) e retardo mental;
- *Cristais brancos-amarelados*: em mácula e região perimacular ao fundo de olho;
- *Autossômica recessiva*: cromossomo 17.

BIBLIOGRAFIA

Marques Dias MJ, Lefevre AB, Gonzalez CH, Saldanha PH. Síndrome de Sjogren-Larsson: estudo clínico e laboratorial de dois casos. Arq Neuropsiquiatr. 1983;41(4):367-72.

CAPÍTULO 376

SMART

Carlos Roberto Martins Jr.

A síndrome SMART (*stroke-like migraine attacks after radiation therapy*) é uma complicação tardia incomum da terapia de radiação cerebral para neoplasias. Os pacientes geralmente abrem um quadro de cefaleia persistente com característica migranosa, associada a déficit focal. Em média, ocorre entre 6 a 30 anos após a radioterapia. Os déficits focais podem ser diversos, e os mais comuns são afasia, hemianopsia, hemiparesia e hemi-hipoestesia.

O quadro é autolimitado, durando dias a meses, contudo, casos com persistência dos déficits já foram descritos. O diagnóstico é realizado pela RNM de crânio (Fig. 376-1). Nota-se realce cortical e leptomeníngeo ao gadolínio com edema leve giral em área restrita, geralmente, no local de irradiação. T1 sem contraste pode evidenciar hipersinal leve, se houver necrose cortical. T2/FLAIR cursa com hipersinal e edema cortical. A difusão pode mostrar restrição ou não. A TC de crânio pode ser normal ou evidenciar leve edema em casos de necrose cortical. As alterações radiológicas tendem a desaparecer com a melhora clínica.

Estudo de LCR é normal, mas pode vir com leve aumento de proteínas. EEG geralmente é normal, mas pode mostrar lentificação correspondente à área acometida. É importante ressaltar que o EEG é muito importante nesse contexto clínico, pois o grande diagnóstico diferencial desta afecção é necrose laminar cortical pós-estados ictais (*status epilepticus* não convulsivo). Outros diagnósticos diferenciais são: AVC, MELAS, PRES, encefalites virais e carcinomatose meníngea. O tratamento é com base no combate à cefaleia. Algumas séries usaram corticoides com resultados mais expressivos.

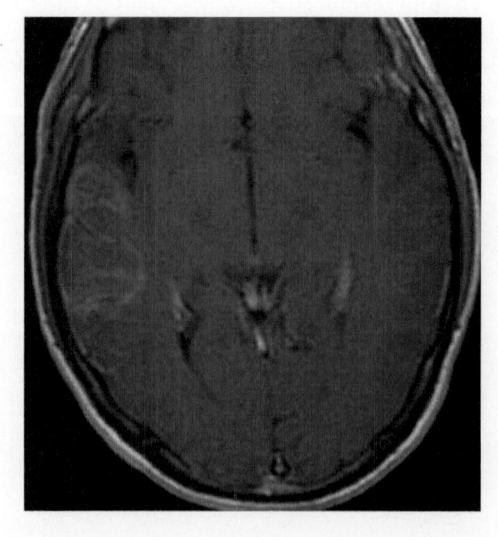

Fig. 376-1. RNM-T1gadolínio. Note realce leptomeníngeo à direita.

> **DICAS**
> - *Stroke-like migraine attacks after radiation therapy*;
> - Cefaleia com sinais focais em média 6 a 30 após radioterapia cerebral;
> - Geralmente melhora total após semanas ou meses;
> - Diagnóstico com RNM de crânio.

BIBLIOGRAFIA

Black DF, Morris JM, Lindell EP, et al. Stroke-like migraine attacks after radiation therapy (SMART) syndrome is not always completely reversible: a case series. AJNR Am J Neuroradiol. 2013;34(12):2298-303.

Kerklaan JP, Lycklama a Nijeholt GJ, et al. SMART syndrome: a late reversible complication after radiation therapy for brain tumors. J Neurol. 2011 Jun;258(6):1098-104.

SMITH-LEMLI-OPITZ

Carlos Roberto Martins Jr.

A síndrome de Smith-Lemli-Opitz (SLO) é uma doença autossômica recessiva do gene *DHCR7*, causada por alteração no metabolismo do colesterol por falta da enzima 3b-hidroxiesterol-D-redutase, que catalisa a conversão de 7-desidrocolesterol (7-DHC) em colesterol, proporcionando colesterol baixo e acúmulo de precursor 7-DHC.

Com incidência de 1:10.000 a 1:60.000, a SLO cursa com anomalias craniofaciais, sindactilia do segundo e terceiro dedos e malformações genitais nos homens (hipospádia e criptorquidia). As anomalias faciais são típicas e compreendem microcefalia, área frontal estreita, pregas epicânticas, ptose, nariz curto, ponte nasal larga, narinas antevertidas, micrognatia e orelhas anguladas posteriormente. Estrabismo, catarata, palato arqueado ou fissurado e pescoço curto também são comuns.

O espectro de acometimento neurológico é amplo e envolve desde pequenas anomalias associadas a dificuldades de comportamento e aprendizado a malformações graves, retardo do desenvolvimento neuropsicomotor e retardo mental, ou até a morte neonatal. Laboratorialmente, evidenciam-se altos níveis de 7-desidrocolesterol e baixos níveis de colesterol séricos, o que nos faz pensar na doença. A RNM de crânio não apresenta alterações específicas da condição. O diagnóstico é ratificado com teste molecular e o tratamento pautado na suplementação de colesterol (dietas específicas).

DICAS
▪ Autossômica recessiva do gene *DHCR7*; ▪ Sindactilia do segundo e terceiro dedos e malformações genitais nos homens (hipospádia e criptorquidia); ▪ Orelhas anguladas posteriormente; ▪ Microcefalia; ▪ Acometimento neurológico varia desde transtorno do espectro autista até retardo mental grave e retardo do desenvolvimento neuropsicomotor; ▪ Altos níveis de 7-desidrocolesterol e baixos níveis de colesterol séricos; ▪ Tratamento com base na reposição de colesterol e antioxidantes.

BIBLIOGRAFIA

Cappa M, Borelli P, Marini R, Neri G. The Opitz syndrome: A new designation for the clinically indistinguishable BBB and G syndrome. Am J Med Genet. 1987;28:303-9.

Cormier-Daire V, Wolf C, Munnich A, et al. Abnormal cholesterol biosynthesis in the Smith-Lemli-Opitz and the lethal acrodysgenital syndromes. Europ J Pediatr. 1996;155:656-9.

Moebius FF, Fitzky BU, Lee JN, et al. Molecular cloning and expression of the human delta-7-sterol reductase. Proc Nat Acad Sci. 1998;95:1899-1902.

Neri G, Opitz J. Syndromal (and nonsyndromal) forms of male pseudohermaphroditism. Am J Med Genet. 1999;89:201-9.

SMITH-MAGENIS

Carlos Roberto Martins Jr.

Causada por deleções (95% dos casos) ou mutações de ponto (5%) no gene *RAI1*, cromossomo 17, a síndrome de Smith-Magenis (SSM) é esporádica em quase todos os casos envolvidos (mutação *de novo*) e envolve características ectomórficas típicas, distúrbios neurológicos e comportamentais. Tem prevalência de 1:25.000.

Os pacientes cursam com deficiência intelectual moderada, com média de inteligência entre 40 a 50 pontos, atraso no desenvolvimento da linguagem, opacificação corneana, catarata, miopia, estrabismo e surdez (mais comum condutiva pelas infecções recorrentes ou neurossensorial). As manifestações comportamentais incluem hiperatividade, impulsividade, dificuldades em comportamentos adaptativos, déficit de atenção, autoestimulação, autoagressão, acessos de raiva, mau humor, dificuldade com asseio corporal, comportamentos de "autoabraço" e de lamber as mãos ao folhear páginas.

Apresentam interesses restritos, tendência a isolamento (espectro autista). Outros comportamentos comuns referem-se à poliembolocoilamania e à onicotilomania. O aspecto facial típico, que se acentua com a idade, envolve rosto largo, prognatismo, olhos fundos e espaçados, sinofre e lábio superior evertido. Atraso no desenvolvimento, hipotonia e letargia na infância, retardo mental de leve a moderado, comportamento estereotipado e/ou agressivo, déficit de atenção e automutilação são clássicos também. Outras anomalias observadas são braquidactilia, baixa estatura, pés planos, escoliose e pele áspera.

Polineuropatia axonal é um achado típico na SSM, contudo, pacientes com grandes deleções abrangendo o gene *PMP22* têm neuropatias de pressão focal, incluindo túnel do carpo, síndrome de paralisia peroneal na cabeça da fíbula, polineuropatia com velocidades reduzidas e diminuição de reflexos, consistente com HNPP (*ver capítulo específico*). Obesidade e anormalidades cardíacas e renais podem ocorrer com menos frequência.

Os distúrbios do sono ocorrem em 75-100% dos casos e são um dos primeiros indicadores de diagnóstico da condição. Os bebês, geralmente, apresentam hipersonolência durante o primeiro ano de vida. As crianças mais velhas, por sua vez, apresentam dificuldades em adormecer, sono REM diminuído, sono noturno fragmentado, ciclos de sono mais curtos e sonolência excessiva diurna. Esses padrões de sono anormais se devem a uma inversão do ritmo circadiano da melatonina (melatonina com síntese e degradação aberrante). A RNM de encéfalo não apresenta sinais típicos e dignos de nota.

O diagnóstico é ratificado com exame genético. O tratamento é suportivo e sintomático. Acompanhamento multidisciplinar com fonoaudiologia e terapia ocupacional é essencial. Distúrbios do sono podem ser abordados com melatonina.

> **DICAS**
>
> - Deleção do cromossomo 17 ou mutações de ponto. Gene *RAI1*;
> - Deficiência intelectual;
> - Hipertelorismo, sinofre, lábio superior evertido;
> - Distúrbio de linguagem e audição;
> - Braquidactilia e pele áspera;
> - Polineuropatia axonal. Se deleção for muito grande no cromossomo 17, pode ter HNPP e CMT1A;
> - Automutilação;
> - Poliembolocotilamania (enfiar coisas em orifícios do corpo, como nariz, ouvido, ânus e vagina) e à onicotilomania (arrancar unhas de pés e mãos);
> - Espectro autista;
> - Distúrbios de sono (desregulação de melatonina);
> - Diagnóstico diferencial com Prader-Willi, síndrome de Willians, Sotos, Down, deleção 9q34 e DiGeorge.

BIBLIOGRAFIA

Smith ACM, McGavran L, Waldstein G. Deletion of the 17 short arm in two patients with facial clefts. Am J Hum Genet. 1982;34:410A.

Taylor L, Oliver C. The behavioral phenotype of Smith-Magenis syndrome: evidence for a geneenvironment interaction. J Intellect Disabil Res. 2008;52(10):830-41.

Vlangos CN, Wilson M, Blancato J, et al. Diagnostic FISH probes for del 17(p11.2p11.2) associated with Smith-Magenis syndrome should contin the RAI1 gene. Am J Med Genet A. 2005;132A(3):278-82.

SNEDDON

Carlos Roberto Martins Jr.

A síndrome de Sneddon (SS) é uma condição rara, caracterizada pela associação de doença cerebrovascular (AVE ou AIT) e livedo reticular cutâneo. Com prevalência média de quatro casos por milhão, a sua fisiopatologia não se encontra bem caracterizada. O livedo reticular ocorre por trombose de arteríolas subcutâneas e dilatação capilar compensatória. Isto pode ser ratificado por estudos histopatológicos que revelam vasculopatia trombótica não inflamatória de pequenas e médias artérias cutâneas e cerebrais.

Outros eventos trombóticos podem ser identificados na história clínica, como insuficiência arterial periférica. Cerca de 40%-80% dos indivíduos com SS apresentam anticorpos antifosfolipídeos (**anticardiolipina, anticoagulante lúpico e beta 2-glicoproteína**) presentes, o que configura uma intercessão relativamente grande entre SS e síndrome do anticorpo antifosfolipídeo (SAF). Alguns autores acreditam que SS e SAF são o espectro do mesmo fenômeno, contudo, sabemos que SAF tem maior predileção por circulação venosa e SS por vasos arteriais.

A intercessão entre SS e SAF não parece restringir-se a achados laboratoriais. Pacientes com SS também podem cursar com abortamentos de repetição, mesmo sem anticorpos antifosfolipídeos (AAF) positivos. Ademais, cefaleia, demência vascular, fenômeno de Raynaud, acrocianose, hipertensão, envolvimento valvular cardíaco e renal são alterações concomitantes às duas condições. Neste sentido, deve-se sempre pesquisar acometimento de valvas cardíacas, que, quando envolvidas, podem ser fontes emboligênicas para acidentes vasculares encefálicos isquêmicos.

A SS, por si só, cursa com alterações laboratoriais que corroboram para um estado de hipercoagulabilidade, como níveis elevados do fator VII, redução dos níveis da proteína S e resistência à proteína C ativada. O diagnóstico da SS é clínico, todavia, é mandatória a exclusão de outras etiologias, principalmente vasculites. O tratamento é com base na presença, ou não, de AAF. SS com AAF presentes, recomenda-se anticoagulação. SS sem AAF, recomenda-se antiagregação.

DICAS
- Condição rara caracterizada pela associação de doença cerebrovascular (AVE ou AIT) e livedo reticular cutâneo; - Vasculopatia trombótica não inflamatória de pequenas e médias artérias cutâneas e cerebrais; - Cerca de 40%-80% dos indivíduos com SS apresentam anticorpos antifosfolipídeos (**anticardiolipina, anticoagulante lúpico e beta 2-glicoproteína**) presentes, o que configura uma intercessão relativamente grande entre SS e síndrome do anticorpo antifosfolipídeo (SAF); - SS com AAF presentes, recomenda-se anticoagulação. SS sem AAF, recomenda-se antiagregação.

BIBLIOGRAFIA

Aladdin Y, Hamadeh M, Butcher K. The Sneddon syndrome. Arch Neurol. 2008;65(6):834-5.
Caldas CA, de Carvalho JF. Primary antiphospholipid syndrome with and without Sneddon's syndrome. Rheumatol Int. 2011;31(2):197-200.
Kalashnikova LA, Korczyn AD, Shavit S, et al. Antibodies to prothrombin in patients with Sneddon's syndrome. Neurology. 1999;53(1):223-5.

CAPÍTULO 380

SOTOS

Carlos Roberto Martins Jr.

Descrita, em 1964, a síndrome de Sotos (SS) ou gigantismo cerebral, caracteriza-se por dismorfismos faciais típicos, hipercrescimento, aspecto acromegálico, macrocefalia, retardo mental e distúrbios do SNC. Apesar de algumas anormalidades cromossômicas ocorrerem nestes pacientes, não há um marcador biológico para a doença, apesar de provável associação ao gene *NSD1* no cromossomo 5. O diagnóstico é com base em achados clínicos e de neuroimagem.

Tais pacientes cursam com crescimento pré-natal e pós-natal excessivos, sempre acima do percentil 97, com peso entre os percentis 75 e 97. Os bebês nascem grandes, e o crescimento é maior nos primeiros anos de vida, apresentando taxas relativamente normais nos anos subsequentes. A circunferência craniana também acompanha grandes medidas, sempre acima do percentil 97.

Anomalias craniofaciais incluem dolicocefalia, fronte proeminente, hipertelorismo, pregas epicânticas, nariz plano, fissuras palpebrais descendentes, arco palatino alto, erupção prematura dos dentes e queixo pontudo. A deficiência mental está presente em 80% a 85% dos pacientes, com QI médio de 72, contudo, 15% a 20% podem ter QI de até 129. Distúrbios de linguagem e convulsões podem ocorrer. Hipotonia ao nascer e atraso para atingir os marcos motores são muito comuns. Incoordenação motora fina e déficit de marcha e de equilíbrio não são raros. Cerca de 10% dos pacientes cursam com defeitos cardíacos congênitos (comunicação interatrial é a mais comum). Idade óssea avançada é típica da condição.

O diagnóstico diferencial se faz com síndrome de Weaver (pacientes com retardo mental e crescimento excessivo), macrocefalia autossômica dominante, síndrome do X frágil, síndrome de Marfan, síndrome de *Bannayan-Riley-Ruvalcaba* e síndrome de XYY. Os pacientes são férteis e têm sobrevida praticamente normal. Ainda não se sabe a causa da afecção, contudo, apesar de a grande maioria dos casos ser esporádica, padrões de transmissão autossômica dominante e recessiva já foram observados (gene *NSD1*). Aparentemente, tais pacientes têm risco aumentado para malignidades (tumor de Wilms e hepatocarcinoma) e para tumores benignos.

À RNM de crânio podemos observar modesto afilamento de corpo caloso, ventrículos aumentados, particularmente na região trigonal, *cavum velum interpositum, cavum septum pellucidum e cavum vergae* (alterações do desenvolvimento da linha média cerebral). **Espaços liquóricos e ventrículos cerebrais aumentados nesses pacientes sugerem que essas crianças têm tamanho normal do cérebro dentro de um crânio grande.** Hormônio de crescimento e IGF1 são normais.

Meninas muito altas que queiram reduzir o crescimento linear podem-se beneficiar de octreotide e reposição estrogênica (muito discutível). Hipotonia, incoordenação e déficit de linguagem são abordados por fisioterapia, fonoaudiologia e terapia ocupacional.

DICAS
▪ Maioria esporádica; ▪ Gene *NSD1*, cromossomo 5 (casos autossômicos dominantes e recessivos); ▪ Hipercrescimento e macrocefalia; ▪ Retardo dos marcos motores, retardo mental leve; ▪ Hipotonia, incoordenação; ▪ Fronte grande, queixo pontudo; ▪ RNM com ventrículos aumentados, espaços liquóricos aumentados, alterações de linha média (*cavum velum interpositum, cavum septum pellucidum e cavum vergae*) e caloso levemente afilado; ▪ Hormônio de crescimento e IGF1 são normais.

BIBLIOGRAFIA

Cole TRP, Hughes HE. Sotos syndrome. Am J Med Genet. 1990;27:571-6.
Hook EB, Reynolds JW. Cerebral gigantism: endocrinological and clinical observation of six patients including a congenital giant, concordant monozygotic twins, and a child who achieved adult gigantic size. J Pedriatr. 1967;70:900-14.
Noreau DR, Al-Ata J, Jutias L, Teebi AS. Congenital heart defects in Sotos syndrome. Am J Med Genet. 1998;79:327-8.
Sotos JF, Dodge PR, Muirhead D, et al. Cerebral gigantism in childhood: a syndrome of excessively rapid growth and acromegalic features and a non-progressive neurologic disorder. N Engl J Med. 1964;271:109-16.
Sotos JF. Overgrowth. Clin Pediatr. 1997;36:89-103.

SPOAN

Carlos Roberto Martins Jr.

A paraplegia espástica, atrofia óptica e neuropatia (SPOAN) é um distúrbio neurodegenerativo autossômico recessivo, caracterizado por paraparesia espástica progressiva de início precoce, resultando na perda de deambulação independente na adolescência. Além disso, há atrofia óptica, polineuropatia sensitivo-motora axonal e contraturas articulares progressivas. Não há distúrbio cognitivo.

Trata-se de afecção autossômica recessiva, envolvendo o cromossomo 11, gene *KLC2*, descrita, em 2005, em família brasileira com consanguinidade positiva. Os pacientes apresentados tinham atraso leve no desenvolvimento motor, com perda de deambulação aos 10 anos de idade, contudo, 3 pacientes nunca alcançaram deambulação. A maioria dos pacientes concorria com hiper-reflexia proximal e arreflexia distal, bem como perda de sensibilidade profunda (vibração e posição).

Hiperecplexia é comum. Ataxia, demência e incontinência não foram observadas. Escoliose pode ocorrer. Distonia, tremor e parkinsonismo são infrequentes. Atrofia muscular distal e disartria ocorrem após os 20 anos de idade. A ENMG revela polineuropatia sensitivo-motora axonal. A RNM não cursa com anormalidades. Tal condição foi descrita em família na cidade de Serrinha dos Pintos – RN. A ratificação diagnóstica é realizada molecularmente, e o tratamento é sintomático.

> **DICAS**
>
> - Paraparesia espástica progressiva de início precoce, resultando na perda de deambulação independente na adolescência;
> - Atrofia óptica, polineuropatia sensitivo-motora axonal;
> - Afecção autossômica recessiva, envolvendo o cromossomo 11, gene *KLC2;*
> - Hiper-reflexia proximal e arreflexia distal;
> - Perda de sensibilidade profunda (vibração e posição);
> - Hiperecplexia;
> - Serrinha dos Pintos – RN.

BIBLIOGRAFIA

Macedo SLI, Kok F, Santos S, et al. Spastic paraplegia, optic atrophy, and neuropathy is linked to chromosome 11q13. Ann Neurol. 2005;57:730-7.

Macedo SLI, Kok F, Santos S, et al. Spastic paraplegia, optic atrophy, and neuropathy: new observations, locus refinement, and exclusion of candidate genes. Ann Hum Genet. 2009;73:382-7.

Melo US, Macedo SLI, Figueiredo T, et al. Overexpression of KLC2 due to a homozygous deletion in the non-coding region causes SPOAN syndrome. Hum Molec Genet. 2015;24:6877-85.

ST. LOUIS ENCEPHALITIS

Ricardo Brioschi

Em 1933, após um surto epidêmico em St. Louis, Missouri (EUA) com 1.095 casos clínicos, pela primeira vez, foi isolado o agente causador da então chamada Encefalite de St. Louis (ESL). O vírus causador desta enfermidade é membro da família *Flaviviridae*, que também inclui vírus, como o vírus da encefalite de Murray Valley, o vírus do West River, o vírus da febre amarela e a dengue. A incidência anual de ESL tem declinado ao longo dos anos na América do Norte, ainda que surtos epidêmicos tenham ocorrido (como no sul da Califórnia e Arizona, entre 2015 e 2017); evidência existe de que a incidência tem aumentado na América tropical.

O vírus é transmitido por várias espécies de mosquitos *Culex*, e os hospedeiros intermediários são pássaros selvagens. A maior parte das infecções é subclínica. O fator mais importante para o desenvolvimento de encefalite sintomática é a idade, sendo os idosos mais acometidos: a razão de sintomáticos para assintomáticos em crianças é de 1:800, comparada a 1:85 em adultos com mais de 60 anos. Em pacientes sintomáticos, o período de incubação varia de 4 a 21 dias.

Segue-se o seguinte quadro clínico:

- *Sintomas prodrômicos (antes do quadro neurológico)*: febre por 4-5 dias, astenia, mialgia, cefaleia (pode estar acompanhada de fotofobia, náuseas e vômitos). Alguns apresentam sintomas respiratórios (tosse, odinofagia) ou urinários (disúria, urgência, incontinência);
- *Sinais neurológicos*: o aparecimento de sinais relacionados com o SNC é rápido. Os mais jovens podem apresentar sinais de meningite apenas. Os casos mais graves podem apresentar extenso acometimento parenquimatoso, experimentando alterações neurológicas vastas. Tremor de pálpebras, língua, lábios e extremidades está presente em 2/3 dos casos; disfunção de nervos cranianos está presente em ¼ dos casos (paresia facial unilateral é mais comum; mas também perda de função oculomotora, disartria e perda olfativa). Por acometimento do tálamo, tronco encefálico e cerebelo, podem ocorrer: mioclonias, opsoclônus, nistagmo e ataxia. Reflexos patológicos são comuns, mas alterações sensitivas e motoras são raras. Crises epilépticas focais ou generalizadas foram descritas em 10% dos casos. Síndromes imunomediadas pós-infecciosas também podem ocorrer, como Sd. Guillain-Barré e ADEM (encefalomielite disseminada aguda);
- *Desfecho e convalescença*: a morte relacionada com a doença em geral ocorre em até duas semanas, acompanhada de coma e depressão respiratória, e é mais frequente em idosos que em crianças (20% × 3-6%). Mortes tardias em geral relacionam-se com complicações da própria internação (como TEP e broncopneumonia). Muitos pacientes apresentam prolongado período de convalescença, de semanas a meses, marcada por cefaleia, ansiedade, irritabilidade, déficit de memória, tremor e tontura.

Alterações laboratoriais incluem leucocitose discretamente elevada (ou mesmo normal), elevação de ALT e CK, proteinúria, hematúria microscópica, piúria, azotemia discreta e hiponatremia (secundária à SIADH – síndrome da secreção inapropriada de ADH – responde bem à restrição hídrica). O LCR é tipicamente característico de infecção meningítica viral: pode mostrar elevação discreta da pressão de abertura, proteinorraquia em geral de 45 a 100 mg/dL, glicorraquia normal ou levemente consumida, pleocitose, em geral de até 500 células/mm^3, com predomínio linfomononuclear. O EEG pode mostrar lentificação generalizada e difusa com atividade de onda delta. Ocasionalmente, atividade epileptiforme pode ser vista. Os exames de imagem (TC e RNM de encéfalo) não mostram anormalidades específicas.

ESL deve ser considerada como possível diagnóstico em todos os casos de encefalite viral com ocorrência no verão. Importantes diagnósticos diferenciais incluem: meningoencefalite por outros vírus (como do West Nile ou enterovírus), infecções bacterianas e por micoplasma, síndromes cerebrovasculares e encefalites autoimunes. A encefalite pelo Herpes, em geral, apresenta-se com sintomas focais, convulsões, alterações de comportamento e mais elevada pressão de abertura à punção lombar. O diagnóstico é em geral feito mediante sorologia, particularmente com IgM positiva pelo ELISA. Imunofluorescência do tecido cerebral pode ser usada para detecção de antígenos virais. O uso de PCR não é geralmente empregado, mas pode ser usado para identificação de diagnósticos diferenciais (p. ex.: HSV ou enterovírus).

O tratamento é feito com suporte clínico, dando-se atenção aos distúrbios hidreletrolíticos, com restrição de água, se necessário no contexto de SIADH. Outras medidas ajudam a prevenir complicações nosocomiais, como tromboprofilaxia, prevenção de úlcera gástrica com omeprazol, prevenção de broncoaspiração, cuidados com úlceras entre outros. Ventilação mecânica pode ser necessária em pacientes em insuficiência respiratória. Não há terapia antiviral específica que tenha provado eficácia, e o uso de corticoterapia está reservado apenas aos casos que se apresentem com ADEM.

DICAS
▪ Estação do verão; ▪ Pródromos com febre, mialgia, cefaleia, sintomas respiratórios ou urinários; ▪ Quadro neurológico com meningite, meningoencefalite, mielite, ADEM ou Guillain-Barré; ▪ Tremor de pálpebras, língua, lábios e extremidades são frequentes. Também ataxia, nistagmo, mioclonias e paresia facial; ▪ LCR com características inflamatórias de possível infecção viral; ▪ SIADH pode ocorrer; ▪ Transmissor – mosquito *Culex*. Pássaros selvagens são hospedeiros intermediários.

BIBLIOGRAFIA

Brinker KR, Monath TP. The acute disease. In: St. Louis Encephalitis, Monath TP (Ed), American Public Health Association, Washington, DC. 1980:503.
Diaz A, Coffey LL, Burkett CN, Day JF. Reemergence of St. Louis Encephalitis Virus in the Americas. Emerg Infect Dis. 2018;24.
Luby JP. St. Louis Encephalitis. Epidemiologic Reviews. 1979;1(1):55-73.
Monath TP, Tsai TF. St. Louis encephalitis: lessons from the last decade. Am J Trop Med Hyg. 1987;37:40S.
Wootton SH, Kaplan SL, Perrotta DM, et al. St. Louis encephalitis in early infancy. Pediatr Infect Dis J. 2004;23:951.

STURGE-WEBER

Carlos Roberto Martins Jr.

Também denominada angiomatose encefalotrigeminal, a síndrome de Sturge-Weber é uma facomatose, caracterizada pela presença de angiomas meníngeos e cutâneos na topografia trigeminal da face. Na sua forma completa é definida com a tríade: **hemangiomas cutâneo, meníngeo e ocular.** O angioma venoso envolve as leptomeninges, com angiomas facial e ocular (angioma de coroide) ipsilaterais. Glaucoma congênito também pode ser encontrado.

A síndrome de Sturge-Weber não é herdada. A mutação (gene *GNAQ*) que causa esse distúrbio é somática, o que significa que ocorre após a concepção. Na síndrome de Sturge-Weber, acredita-se que a mutação ocorra em uma célula durante o desenvolvimento inicial antes do nascimento. À medida que essa célula continua a crescer e a se dividir, as células dela derivadas, especificamente certas células do cérebro, olhos e pele envolvidas na formação de vasos sanguíneos, também sofrem a mutação, enquanto as outras células do corpo não. Essa situação é chamada mosaicismo. A natureza mosaica das mutações ajuda a explicar por que o crescimento anormal dos vasos sanguíneos ocorre em algumas partes do corpo, mas não em outras.

As manifestações mais comuns são epilepsia, retardo no desenvolvimento neurológico (nem sempre presente), alterações cognitivas leves a moderadas, cefaleia, restrição óptica de campos periféricos de visão (hemianopsia parcial), sintomas que sugerem acidentes vasculares encefálicos.

As crises epilépticas ocorrem em mais de 75% os pacientes, com início nos primeiros meses de vida. Importante lembrar que, por vezes, as crises podem-se tornar refratárias e se associar à hemiparesia progressiva (atenção aos diagnósticos diferenciais que seguem esse caminho, como Rasmussen, Dyke-Davidoff-Mason entre outros).

O angioma facial é congênito com cor de *vinho do porto*, unilateral (há casos bilaterais), localizado em uma ou mais das três divisões do trigêmeo, podendo acometer faringe e coroide ocular ipsilateralmente. Manifestações em outros sistemas não são raras, como agenesia renal, uretral, angiomatose pulmonar, digestiva e disfunções cardíacas e endocrinológicas.

O diagnóstico é clínico. A radiografia de crânio demonstra calcificações a partir do terceiro ano de vida com aspecto de "trilho de trem" (imagem de duplo contorno em leptomeninges). A TC de crânio mostra calcificações cerebrais parietais ou parietoccipitais (diagnóstico diferencial com doença celíaca), com hipodensidade discreta subjacente às lesões. A RNM é o método mais indicado, evidenciando as lesões cerebrais e a angiomatose propriamente dita em leptomeninges e intraocular. PET-CT e SPECT demonstram hipometabolismo e hipoperfusão, respectivamente, nas áreas acometidas, suscitando desenvolvimento venoso anômalo.

O tratamento é pautado no uso de antiepilépticos. Por vezes, em casos de crises refratárias, cirurgia de epilepsia pode ser indicada. Se presença de glaucoma grave, abordagem cirúrgica oftalmológica se faz necessária. A presença de crises convulsivas refratárias à terapêutica habitual, calcificações progressivas, hemiparesia e atrofia cerebral indicam progressão da doença e mau prognóstico associado.

> **DICAS**
>
> - Na sua forma completa é definida com a tríade: hemangiomas cutâneo, meníngeo e ocular;
> - O angioma venoso envolve as leptomeninges, com angiomas facial e ocular (angioma de coroide) ipsilaterais;
> - Glaucoma congênito também pode ser encontrado;
> - A síndrome de Sturge-Weber não é herdada. A mutação (gene GNAQ) que causa esse distúrbio é somática, o que significa que ocorre após a concepção;
> - A TC de crânio mostra calcificações cerebrais parietais ou parietoccipitais (diagnóstico diferencial com doença celíaca), com hipodensidade discreta subjacente às lesões;
> - Crises convulsivas refratárias à terapêutica habitual, calcificações progressivas, hemiparesia e atrofia cerebral – mau prognóstico.

BIBLIOGRAFIA

Amaral APB, Souza KL, Pereira C M. Síndrome de Sturge-Weber: revisão da literatura. Neurobiologia. 2008;71(1-2):53-64.
Aylett S. Sturge-Weber syndrome. Ann Indian Acad Neurol. 2007;10(1):S55-8.
Feller L, Lemmer J. Encephalotrigeminal angiomatosis. SADJ. 2003;58(9):370-3.
Palheta Neto FX, Vieira Júnior MA, Ximenes LS, et al. Aspectos clínicos da síndrome de Sturge-Weber [revisão]. Arq Int Otorrinolaringol. 2008;12(4):565-70.
Patrianakos TD, Nagao K, Walton DS. Surgical management of glaucoma with the Sturge Weber syndrome. Int Ophthalmol Clin. 2008;48(2):63-78. Review.
Thomas KAS, Vaslow DF, Maria BL. Sturge-Weber syndrome: a review. Pediatr Neurol. 2004;30(5):303-10.

SUNCT E SUNA

Carlos Roberto Martins Jr.

SUNCT (*Shortlasting unilateral neuralgiform headache with conjunctival injection and tearing*) é uma cefaleia primária rara, caracterizada por crises agudas de dor pulsátil ou perfurante em região orbital, supraorbital, frontal ou temporal unilateral, com duração de 5 a 240 segundos, frequência variável de 3 a 200 crises ao dia (média 100 crises/dia), de moderada à forte intensidade, acompanhada de lacrimejamento e vermelhidão ocular (Quadro 384-1). Geralmente, os pacientes apresentam *trigger* cutâneo. Náuseas, foto e fonofobia podem estar presentes em 25% dos pacientes. Agitação está presente em 65% dos casos.

Dentre as cefaleias trigêmino-autonômicas, a SUNCT é a que concorre com sintomas autonômicos mais intensos. Rinorreia e pseudoptose por congestão podem estar presentes. Os pacientes tendem a iniciar o quadro após a quinta década de vida, com predileção ao sexo masculino, mas a faixa de idade descrita varia de 10 a 77 anos. Os sintomas autonômicos aparecem rapidamente após o início da dor, podendo haver, além dos já descritos, rinorreia e obstrução nasal. Assim como outras cefaleias trigêmino-autonômicas, a SUNCT, apesar de primária, pode se associar a tumores hipotalâmicos, com necessidade de neuroimagem, assim que o diagnóstico é realizado.

Os ataques ocorrem geralmente durante o dia, com início e fim abruptos. Até recentemente, SUNCT era considerada refratária a qualquer tratamento. Contudo, pode-se encontrar alguma resposta a alguns medicamentos, como lamotrigina, topiramato, gabapentina, carbamazepina e lidocaína endovenosa (analgesia por até 3 a 6 semanas).

Nem todos os pacientes com cefaleia característica de SUNCT apresentam hiperemia conjuntival e lacrimejamento. Por vezes, alguns cursam apenas com uma característica (hiperemia ou lacrimejamento) ou apresentam outros sintomas autonômicos, como rinorreia. Neste caso, classificamos como SUNA (*Shortlasting, Unilateral, Neuralgiform headache attacks with cranial Autonomic features*). SUNA é mais rara que SUNCT, mais frequente em mulheres e pode ter duração diferente, variando de 2 segundos a 10 minutos (Quadro 384-2). O tratamento farmacológico da SUNA também é realizado com drogas para dor neuropática, entretanto, a droga de escolha é a gabapentina, enquanto para SUNCT é a lamotrigina.

Em casos refratários de SUNCT/SUNA, pode-se tentar lidocaína endovenosa com melhora da dor por até 3 a 6 semanas, bem como técnicas mais invasivas, como termocoagulação trigeminal, abordagem trigeminal por balão e estimulação cerebral profunda em hipotálamo.

Quadro 384-1. Critérios Diagnósticos de SUNCT, de Acordo com a Sociedade Internacional de Cefaleia

A) Pelo menos 20 ataques atendendo aos critérios B-D.
B) Ataques orbital unilateral, supraorbital ou temporal ou dor pulsante com duração de 5-240 segundos.
C) A dor é acompanhada por lacrimação por injeção conjuntival ipsilateral.
D) Os ataques ocorrem com uma frequência de 3 a 200 por dia.
E) Não atribuído a outro transtorno.

Quadro 384-2. Critérios Diagnósticos de SUNA, de Acordo com a Sociedade Internacional de Cefaleia

A) Pelo menos 20 ataques atendendo aos critérios B-E.
B) Ataques orbital unilateral, supraorbital ou temporal ou dor pulsante com duração de 2 segundos a 10 minutos.
C) A dor é acompanhada por um dos seguintes:
 1. Injeção conjuntival e/ou lacrimejamento.
 2. Congestão nasal e/ou rinorreia.
 3. Edema da pálpebra.
D) Os ataques ocorrem com uma frequência de > 1 ao dia por mais da metade do tempo.
E) Nenhum período refratário segue os ataques desencadeados nas áreas de gatilho.
E) Não atribuído a outro transtorno.

> **DICAS**
>
> - SUNCT e SUNA parecem ser espectros de uma mesma entidade;
> - Porção oftálmica do trigêmeo;
> - Cefaleia trigêmino-autonômica;
> - Investigar hipotálamo sempre;
> - SUNCT – hiperemia e lacrimejamento, sintomas autonômicos intensos, dor moderada à forte, pulsátil, perfurante ou fisgada, duração de 5 a 240 segundos, frequência de 3 a 200 por dia. Homem. Lamotrigina;
> - SUNA hiperemia ou lacrimejamento ou outro sintoma autonômico, 2 segundos a 10 minutos. Mulher. Gabapentina;
> - *Trigger* cutâneo;
> - Lidocaína EV em crises refratárias.

BIBLIOGRAFIA

Favoni V, Grimaldi D, Pieangeli G, et al. SUNCT/SUNA and neurovascular compression: new cases and critical literature review. Cephalalgia. 2013;33(16):1337-48.

International Headache Society. The international classification of headache disorders, 2nd edition. Cephalalgia. 2004;24 Suppl 1:1-160.

Pareja JA, Alvares M, Montojo T. SUNCT and SUNA: recognition and treatment. Curr Treat Options Neurol. 2013;15(1):28-39.

Rocha Filho PA, Galvão AC, Teixeira MJ, et al. SUNCT syndrome associated with pituitary tumor: case report. Arq Neuropsiquiatr. 2006;64(2B):507-10.

Sjaastad O, Saunte C, Salvesen R, et al. Shortlasting unilateral neuralgiform headache attacks with conjunctival injection, tearing, sweating, and rhinorrhea. Cephalalgia. 1989;9(2):147-56.

SUSAC

Amanda Gontijo Carvalho Guerin

A síndrome de Susac (SS), também conhecida como síndrome de *SICRET* (*small infarctions of cochlear, retinal and encephalic tissue*) é uma síndrome rara de origem autoimune descrita, em 1979, por John Susac. Afeta tipicamente mulheres (3:1), preferencialmente entre a segunda e quarta décadas de vida.

É caracterizada clinicamente pela tríade de encefalopatia aguda ou subaguda, perda auditiva neurossensorial e alteração visual; só em **13% dos casos a manifestação é tríplice** no início do quadro. O curso da doença pode ser monofásico, policíclico ou, raramente, crônico. Em 2016, o Consórcio Europeu de Susac (EuSaC) propôs 3 critérios diagnósticos:

1. Envolvimento cerebral:
   - Sintomas e achados clínicos:
     - Novo comprometimento cognitivo (perda de memória, desorientação etc.), alterações comportamentais (alterações de personalidade, psicoses etc.), novo sintoma neurológico focal (ataxia, alteração sensitivo-motora etc.), cefaleia (até 6 meses antes do diagnóstico, de caráter migratório ou opressivo).
   - Características de imagem:
   - Lesões arredondadas hiperintensas em T2 (em "bola de neve"), pelo menos uma delas em corpo caloso, realce leptomeníngeo, lesões de substância cinzenta em T1 bem demarcadas.
2. Envolvimento retiniano:
   - Não são necessários achados ou sintomas clínicos;
   - Ao exame oftalmológico, oclusão de ramos arteriais retinianos, hiperfluorescência da parede arterial na angiografia com fluoresceína e dano setorial observado na tomografia de coerência óptica (OCT).
3. Envolvimento vestibulococlear:
   - Sintomas e achados clínicos, zumbido novo, perda auditiva nova, nova vertigem periférica.
   - Exame da função da orelha interna, audiometria que suporta a perda auditiva e vertigem confirmada por provas calóricas e potencial evocado vestibular.

Um diagnóstico definitivo da SS requer o cumprimento de todos os três critérios e seus subcritérios; o diagnóstico provável pode ser feito se dois dos três critérios forem atendidos; classifica-se como possível o caso com apenas 1 critério preenchido.

Embora não existam ensaios que avaliem o tratamento mais adequado, há diversas opções (incluindo associações): corticosteroides, imunoglobulina intravenosa, micofenolato, azatioprina, metotrexato, ciclofosfamida e rituximabe. Podem ser utilizados tratamentos não farmacológicos, como plasmaférese e implante coclear.

DICAS
- Encefalopatia aguda ou subaguda; - Perda auditiva neurossensorial; - Alteração visual; - Lesões hiperintensas em T2 ("bola de neve"); - Mulheres jovens.

BIBLIOGRAFIA

Dörr J, Krautwald S, Wildemann B, et al. Characteristics of Susac syndrome: a review of all reported cases. Nat Rev Neurol. 2013;9:307-16.

Kleffner I, Dörr J, Ringelstein M, et al. Diagnostic criteria for Susac syndrome. J Neurol Neurosurg Psychiatry. 2016;87:1287-95.

Mateena FJ, Zubkovc AY, Muralidharana R, et al. Susac syndrome: clinical characteristics and treatment in 29 new cases. Eur J Neurol. 2012;19:800-11.

Paviolo JP, Martínez AA. Síndrome de Susac. Una causa poco frecuente de encefalopatía. Medicina (Buenos Aires). 2019;79:204-7.

SYNE1 (ATAXIA)

Carlos Roberto Martins Jr.

Denominada antigamente como ARCA1, a ataxia relacionada com o gene *SYNE1* (cromossomo 6) é uma ataxia autossômica recessiva com descrição inicial no Canadá que se inicia, geralmente, mais tardiamente, por volta dos 30 anos de idade (variação de 6 a 45 anos). Os pacientes apresentam ataxia cerebelar associada a envolvimento, ou não, do neurônio motor.

Synofzik *et al.*[1,2] relataram disfunção dos neurônios motores em até 58% dos pacientes, compreendendo 31% com disfunção pura dos neurônios motores superiores (espasticidade, reflexos profundos aumentados, Babinski bilateral), 19% com disfunção combinada dos neurônios motores superiores e inferiores, e 8% com disfunção pura do neurônio motor inferior (amiotrofia, reflexos reduzidos, fasciculações e alterações neurogênicas na ENMG). Sacadas lentas foram relatadas juntamente com outras anormalidades oculomotoras, incluindo nistagmo e estrabismo. Disartria e disfagia ocorrem com a evolução clínica.

Escoliose e *pes cavus* podem estar presentes. Alterações sensitivas profundas ou superficiais, bem como distúrbios esfincterianos não são comumente encontrados. Síndrome cognitiva e afetiva cerebelar podem ocorrer, resultando em déficits significativos na atenção, funções executivas, memória de trabalho e habilidades visuoespaciais. A doença é lentamente progressiva, proporcionando um grau moderado de incapacidade, mas com expectativa de vida relativamente normal. A RNM mostra atrofia cerebelar.[3] O diagnóstico é molecular, e o tratamento é sintomático.

DICAS
▪ Ataxia cerebelar de início mais tardio (média de início aos 30 anos); ▪ Doença do neurônio motor superior e/ou inferior; ▪ Cognição com disfunções executivas leves; ▪ Autossômica recessiva – gene *SYNE1* – cromossomo 6.

REFERÊNCIAS BIBLIOGRÁFICAS

1. Synofzik M, Schüle R. Overcoming the divide between ataxias and spastic paraplegias: shared phenotypes, genes, and pathways. Mov Disord. 2017;32:332-45.
2. Synofzik M, Smets K, Mallaret M, et al. SYNE1 ataxia is a common recessive ataxia with major non-cerebellar features: a large multi-centre study. Brain. 2016;139:1378-93.
3. Dupré N, Gros-Louis F, Chrestian N, et al. Clinical and genetic study of autosomal recessive cerebellar ataxia type 1. Ann Neurol. 2007;62:93-8.

TANGIER

Carlos Roberto Martins Jr.

Descrita, em 1961, a hipoalfalipoproteinemia ou doença de Tangier (DT) é uma doença rara, com incidência de 1:1200.000, autossômica recessiva por mutação do gene *ABCA1* no cromossomo 9, levando à síntese deficiente de uma proteína reguladora do efluxo de colesterol das células. Esta proteína tem como função o transporte transmembrana do colesterol intracelular acumulado nos monócitos e macrófagos para as lipoproteínas de alta densidade (apolipoproteína A1 e HDL), com posterior transporte hepático.

A característica básica da condição é a redução dos níveis de HDL e de Apolipoproteína A1. Os heterozigotos geralmente são assintomáticos, cursando apenas com colesterol HDL abaixo do percentil 25, enquanto os homozigotos apresentam envolvimento multissistêmico com colesterol HDL muito baixo (geralmente inferior a 10 mg/dL) e apolipoproteína A1 reduzida (geralmente abaixo de 5mg/dL).

Existe grande heterogeneidade clínica e, muitas, vezes, os sintomas iniciam-se tardiamente (após os 40 anos de idade). Os pacientes desenvolvem depósitos de éster de colesterol em diversos locais. Estes são especialmente visíveis nas tonsilas, proporcionando tonsilas aumentadas e de aspecto alaranjado. Tais depósitos também podem ser encontrados nos nódulos linfáticos, medula óssea, fígado e baço, levando à hepatoesplenomegalia, muitas vezes, com hiperesplenismo associado, podendo produzir plaquetopenia.

Catarata e doença aterosclerótica precoce podem ocorrer. Os níveis de LDL estão normais ou reduzidos, contudo, os níveis de triglicerídeos estão levemente aumentados. O colesterol total está reduzido. Do ponto de vista neurológico, o que chama atenção é o desenvolvimento de neuropatia de fibras finas, acometendo dor e temperatura, com início nos membros inferiores. Disautonomia pode estar presente.

Biópsia de diversos tecidos do corpo, geralmente, de mucosa colônica ou retal revela células espumosas (macrófagos repletos de colesterol), o que fala muito a favor do diagnóstico, por deficiência da enzima ABCA1. A ratificação diagnóstica pode ser feita pelo teste molecular, entretanto, nem sempre é disponível. Neste sentido, a presença de células espumosas, juntamente com achados clínicos característicos e níveis baixos de HDL, colesterol total e Apolipoproteína A1 condizem, sobremaneira, com o diagnóstico.

Para fins terapêuticos, é recomendado instituição de medidas higienodietéticas e de controle dos fatores de risco cardiovasculares clássicos. Existem medicamentos que podem aumentar o HDL, como niacina. Embora estas drogas sejam úteis para pacientes com hiperlipidemia, pacientes com doença de Tangier não se beneficiam geralmente. Portanto, a única modalidade de tratamento atual para a doença é a modificação da dieta. Uma dieta hipolipídica pode ser benéfica para os acometidos.

DICAS
▪ Autossômica recessiva, gene *ABCA1*, cromossomo 9;
▪ Extremamente rara;
▪ Ausência da enzima ABCA1 que faz o efluxo de colesterol das células;
▪ HDL baixo, Apolipoproteína A1 baixa, LDL baixo ou normal, triglicerídeos aumentados;
▪ Tonsilas grandes e alaranjadas;
▪ Polineuropatia de fibras finas;
▪ Aterosclerose precoce;
▪ Plaquetopenia;
▪ Hepatomegalia;
▪ Esplenomegalia;
▪ Linfadenopatia;
▪ Catarata;
▪ Biópsia de mucosa de reto e cólon com células espumosas.

BIBLIOGRAFIA

Ferrans VJ, Fredrickson D. The pathology of Tangier disease. A light and electron microscopic study. Am J Pathol. 1975;78:101-58.

Fredrickson DS, Altrocchi PH. Tangier Disease (Familial cholesterolosis with high-density lipoprotein deficiency). In: Cerebral Sphingolipidoses: A Symposium on Tay-Sachs Disease and Allied Disorders, Edited by Arons, S. U. And Volk, B. W. New York. Academic Press, Inc. 1962:343-57.

Fredrickson DS, Altrocchi PH, Avioli LV, et al. Tangier Disease. Ann Internat Med. 1961;55:1016.

Meco JF, Vila R, Pujol R, et al. Improvement in endothelial dysfunction in patients with hypoalphalipoproteinemia and coronary artery disease treated with bezafibrate. J Cardiovasc Pharmacol. 2001;38(2):250-8.

Serfaty-Lacrosniere C, Civeira F, Lanzberg A, et al. Homozygous Tangier disease and cardiovascular disease. Atherosclerosis. 1994;107:85-98.

TAY-SACHS

Danilo de Assis Pereira ▪ Karine Couto Sarmento Teixeira

A doença de Tay-Sachs (DTS) é uma afecção do armazenamento lisossômico, descrita inicialmente pelo oftalmologista britânico, Waren Tay, e o neurologista americano, Bernard Sachs. É causada por mutações no gene *HEXA*, localizado em 15q23-24, que codifica a subunidade alfa da enzima beta-hexosaminidase A (HexA). Na ausência dessa enzima ou de sua proteína ativadora, o substrato gangliosídeo G_{M2} acumula-se progressivamente nos neurônios do sistema nervoso central (SNC), levando a um quadro clínico de degeneração neurológica progressiva.

As deficiências parciais da hexosaminidase provocam as formas juvenil e adulta de gangliosidose GM2. A gangliosidose GM2, variante B1, é um distúrbio hereditário autossômico recessivo raro. Nesta variante, a atividade catalítica da enzima contra seu substrato artificial não sulfatado encontra-se normal, no entanto, contra o seu substrato natural (gangliosídeo GM2) e a forma sulfatada do substrato artificial (MUGS) apresenta-se diminuída – existem casos descritos em Portugal e no Brasil.

Trata-se de condição autossômica recessiva, com maior incidência em judeus Ashkenazi, e caracterizada por parada do desenvolvimento e involução, epilepsia, clonias audiogênicas (reação de *startle*), macrocefalia progressiva, **mácula retiniana vermelho-cereja,** atrofia óptica e óbito, geralmente, antes de cinco anos de idade. O SNC é o único sistema afetado (DTS – variante B).

O diagnóstico pode ser realizado pela avaliação da atividade enzimática, que revela deficiência de hexosaminidase A, demonstrada em leucócitos ou fibroblastos. A análise direta da mutação ou da sequência do gene *HEXA* para detectar mutações específicas pode ser útil na identificação de portadores assintomáticos na família e diferenciar as mutações causadoras de doença e alelos de pseudodeficiência em que a atividade enzimática é diminuída, mas não causa doença.

A tomografia de crânio sem contraste pode evidenciar hiperdensidade talâmica bilateral, por causa das calcificações talâmicas, que são ratificadas em RNM em especial T2*. O tratamento é de suporte.

DICAS
▪ Parada do desenvolvimento e involução entre três e seis meses de idade; ▪ Epilepsia; ▪ Macrocefalia progressiva; ▪ Clonias audiogênicas (reação de *startle*); ▪ Mancha vermelho-cereja na mácula retiniana; ▪ Hipotonia axial, com clônus sustentado e hiper-reflexia miotática; ▪ Calcificações talâmicas; ▪ Autossômica recessiva.

BBIBLIOGRAFIA

Desnick RJ, Kaback MM. Advances in genetics: Tay-Sachs disease. Advances in Genetics Series. San Diego, CA: Academic Press. 2001(44).
Gravel RA, Kaback MM, Proia RL, et al. The GM2 gangliosidoses. In: Scriver CR, Beaudet AL, Sly WS, Valle D (eds.). The Metabolic and Molecular Bases of Inherited Diseases. New York, NY: McGraw-Hill. 2001;8(3):3827-77.
Platt FM. Sphingolipid lysosomal storage disorders. Nature. 2014;510:68.
Rozenberg R, Kok F, Burin MG, et al. Diagnosis and molecular characterization of non-classic forms of Tay-Sachs disease in Brazil. J Child Neurol. 2006;21(6):540-4.
Rucker JC, Shapiro BE, Han YH, et al. Neuro-ophthalmology of late-onset Tay-Sachs disease (LOTS). Neurology. 2004;63:1918-26.

TELANGIECTASIA HEMORRÁGICA HEREDITÁRIA (RENDU-OSLER-WEBER)

Carlos Roberto Martins Jr.

Telangiectasia hemorrágica hereditária, conhecida como síndrome de Rendu-Osler-Weber, é uma doença autossômica dominante, causada por mutações envolvendo os cromossomos 9 ou 12, caracterizada por lesões angiodisplásicas (telangiectasias ou malformações arteriovenosas – MAV) com envolvimentos cerebral, mucocutâneo, pulmonar e gastrintestinal. Acredita-se tratar de distúrbio subdiagnosticado com incidência de 1:7.000.

Os critérios diagnósticos para a doença (pelo menos 3 dos 4): epistaxes espontâneas e recorrentes; múltiplas telangiectasias visíveis (com predomínio em lábios, cavidade oral, dedos e nariz); lesões viscerais: telangiectasias gastrintestinais (endoscopia digestiva) e MAV pulmonar, hepática, cerebral ou medular; história familiar positiva (parente de primeiro grau portador da doença).

Anemia pode estar presente em grande parte dos pacientes acometidos, por causa do sangramento gastrintestinal crônico (70%) ou epistaxe (25%). A manifestação mais comum da afecção é a epistaxe causada por sangramento espontâneo de telangiectasias na mucosa nasal e ocorre na maior parte dos indivíduos acometidos pela doença. O risco de sangramento aumenta com o envelhecimento do paciente. Os sangramentos cerebrais ocorrem habitualmente após a quinta década de vida, com predomínio em regiões supratentoriais. A presença de microaneurismas intracranianos pode decorrer, por causa da fragmentação da camada elástica e da ausência da camada muscular lisa.

Não há tratamento curativo. Múltiplas cauterizações podem ser necessárias em sítios acessíveis, como pele, mucosas nasal e gastrintestinal. Se anemia presente, há necessidade de tratamento e acompanhamento hematológicos. Uso de anticoagulantes e antiagregantes é contraindicado. Sangramentos cerebrais devem ser abordados de acordo com a localização e o tamanho da lesão. O tratamento das MAVs cerebrais não foge à regra clássica e deve ser avaliado caso a caso.

DICAS
▪ Autossômica dominante – cromossomos 9 ou 12; ▪ Lesões angiodisplásicas (telangiectasias ou malformações arteriovenosas – MAV) com envolvimento cerebral, mucocutâneo, pulmonar e gastrintestinal; ▪ Anemia pode estar presente em grande parte dos pacientes acometidos, em razão do sangramento gastrintestinal crônico (70%) ou epistaxe (25%); ▪ Os sangramentos cerebrais ocorrem habitualmente após a quinta década de vida, com predomínio em regiões supratentoriais; ▪ A presença de microaneurismas intracranianos pode decorrer, em decorrência da fragmentação da camada elástica e da ausência da camada muscular lisa; ▪ MAVs intracranianas devem ser abordadas caso a caso; ▪ Telangiectasias em lábios e mucosa jugal são muito comuns; ▪ Úlceras sangrantes em pele de membros inferiores são comuns.

BIBLIOGRAFIA

Guttmacher AE, Marchuk DA, White RI Jr. Hereditary hemorrhagic telangiectasia. N Engl J Med. 1995;333(14):918-24.

Halefoglu AM. Rendu-Osler-Weber syndrome presenting with pulmonary arteriovenous fistula. Australas Radiol. 2005;49(3):242-5.

Peery WH. Clinical spectrum of hereditary hemorrhagic telangiectasia (Osler-Weber-Rendu disease). Am J Med. 1987;82(5):989-97.

Shovlin CL, Letarte M. Hereditary haemorrhagic telangiectasia and pulmonary arteriovenous malformations: issues in clinical management and review of pathogenic mechanisms. Thorax. 1999;54(8):714-29.

CAPÍTULO 390
TEMPESTADE DISTÔNICA

Thiago Santos Prado ▪ Amanda Canal Rigotti
André Augusto Lemos Vidal de Negreiros

Distonia refere-se a um estado de hipertonia espontânea e involuntária gerado por contração de grupos musculares agonistas e antagonistas, resultando em posturas ou movimentos anormais dos segmentos corporais afetados.[1]

As distonias são classicamente classificadas em 2 eixos.

- Eixo 1 – separa as distonias de acordo com suas características clínicas:
  - Idade de início;
  - Parte do corpo afetada;
  - Padrão temporal;
  - Características associadas.
- Eixo 2 – categoriza a etiologia da distonia de acordo com duas características principais:
  - Presença de patologia estrutural em sistema nervoso central;
  - E sua causa genética ou adquirida.[2]

Tempestade distônica é definida pelo desenvolvimento de espasmos distônicos graves e contínuos ou muito frequentes que necessitam de internação hospitalar de urgência.[3] O quadro foi primariamente descrito, em 1982, por Jankovic e Penn em um garoto de 8 anos portador de distonia primária que evoluiu com piora progressiva da distonia, mioglobinúria e hiperCKemia.[4] Os termos tempestade distônica, *status distonicus* ou crise distônica fazem referência a mesma condição.

Trata-se de condição rara, pouco relatada na literatura, cujo conhecimento atual se baseia em algumas poucas séries de casos.[3-5] A prevalência de *status distonicus* em pacientes com distonia é de 2,8%, mais frequente na primeira e segunda décadas de vida, com discreta predominância em sexo masculino, sendo o diagnóstico da distonia subjacente e os fatores precipitantes bastante variáveis.[4-6]

A crise distônica está associada a distonias primárias e secundárias. As distonias adquiridas ou secundárias são as causas mais frequentemente associadas ao quadro, sendo a paralisia cerebral, seguida pela distonia pós-traumática as etiologias individualmente mais relatadas. Dentre as distonias heredodegenerativas; DYT1, DYT6, doença de Wilson, distúrbios mitocondriais, neurodegeneração com acúmulo cerebral de ferro (NBIA) e neuroacantocitose são citadas. Apesar dos relatos restritos, todas as causas de distonia devem ser consideradas com potencial em evoluir para *status distonicus*.

Alguns fatores precipitantes são reconhecidos como gatilho da tempestade distônica. Na série de casos com maior amostra da literatura, infecção foi o principal fator precipitante (51,7%), seguido por ajuste de terapia farmacológica (30%), procedimentos cirúrgicos (6,7%), e distúrbios metabólicos (5%).[5]

Em geral, *status distonicus* é visto em pacientes com diagnóstico de síndrome distônica prévia com, em média, 6 anos de evolução de doença e, raramente, é a primeira manifestação da patologia de base.[4,5,7] A apresentação clínica é a de piora progressiva do quadro de base, evoluindo para distonia generalizada, com espasmos graves e contínuos ou quase contínuos. Em consequência, evoluem com um ou mais dos sintomas a seguir:

- Fraqueza de musculatura bulbar;
- Distúrbio de musculatura respiratória, culminando em insuficiência respiratória;
- Distúrbio metabólico (incluindo falência renal e rabdomiólise);
- Exaustão generalizada e dor difusa.[3]

A crise pode ter fenomenologia tônica (contrações sustentadas) ou fásica (contrações repetitivas), sendo a primeira associada a pior prognóstico.[5]

O manejo da crise distônica é empírico, com base na experiência de alguns poucos centros. O manejo se baseia em cuidados neurointensivos, monitorização respiratória, controle de função renal, Ckemia e mioglobinúria. A terapia farmacológica é considerada a primeira linha de tratamento, seguida por sedação, coma barbitúrico, estimulação cerebral profunda e baclofeno intratecal.[5]

A terapia farmacológica oral é eficaz em 10% dos pacientes. Diversas são as opções citadas na literatura, incluindo anticolinérgicos, diazepínicos, antagonistas de dopamina, anticonvulsivantes, baclofeno e levodopa.[8-11] Segundo Fasano et al, as opções mais eficazes parecem ser os antagonistas dopaminérgicos (tetrabenazina, pimozida, haloperidol e sulpirida) e os clássicos anticolinérgicos.[5]

Em série de casos de Manji et al., 9 entre 12 pacientes receberam sedação/anestesia por exaustão e dor refratária.[3] Dentre os diazepínicos, midazolam parece ser a droga de escolha por seu efeito relaxante muscular e início de ação rápido. Em casos refratários, propofol, por sua propriedade anestésica e meia-vida curta, deve ser tentado. A terapia de terceira linha se baseia no bloqueio neuromuscular, evitando suxametônio pelo risco de rabdomiólise.[3,12] O nível de sedação deve ser monitorizado por EEG contínuo, e a duração ainda é incerta.[13]

A estratégia terapêutica mais eficaz parece ser a neurocirúrgica e deve ser opção em casos refratários. O tratamento neurocirúrgico se baseia em procedimentos ablativos ou funcionais. No primeiro grupo, são alvos anatômicos o globo pálido e tálamo. Os procedimentos funcionais com estimulação cerebral profunda (DBS) têm substituído a palidotomia e talamotomia no tratamento da distonia. Neste caso, o alvo anatômico de escolha é o globo pálido interno bilateral.

A tempestade distônica tem mortalidade de cerca de 10%. Entre sobreviventes, o quadro tem duração média de 2 a 4 semanas, com recuperação gradual a partir de então, mas possibilidade de recorrência.[5]

DICAS

- Tempestade distônica é definida pelo desenvolvimento de espasmos distônicos graves e contínuos ou muito frequentes que necessitam de internação hospitalar de urgência;
- Rara;
- Distonia, mioglobinúria e hiperCKemia;
- As distonias adquiridas ou secundárias são as causas mais frequentemente associadas ao quadro, sendo a paralisia cerebral seguida pela distonia pós-traumática as etiologias individualmente mais relatadas;
- Internar em UTI. Utilizar benzodiazepínicos, anticolinérgicos e antagonistas dopaminérgicos;
- Casos refratários: baclofeno intratecal, estimulação cerebral profunda (DBS) com alvo em globo pálido interno bilateral.

REFERÊNCIAS BIBLIOGRÁFICAS

1. Lessig S. DeJong's The Neurological Examination, Sixth Edition. Neurology. 2006.
2. Albanese A, Bhatia K, Bressman SB, et al. Phenomenology and classification of dystonia: a consensus update. Mov Disord. 2013;28(7):863-73.
3. Manji H, Howard RS, Miller DH, et al. Status dystonicus: the syndrome and its management. Brain. 1998;121:243-52.
4. Fasano A, Riccardi L, Bentivoglio AR, et al. Status dystonicus: predictors of outcome and progression patterns of underlying disease. Mov Disord. 2012;27:783-8.
5. Teive HA, Munhoz RP, Souza MM, et al. Status Dystonicus: study of five cases. Arq Neuropsiquiatr. 2005;63:26-9.
6. Jankovic J, Penn AS. Severe dystonia and myoglobinuria. Neurology. 1982;32:1195-7.
7. Allen NM, Lin JP, Lynch T, King MD. Status dystonicus: a practice guide. Dev Med Child Neurol. 2014;56:105-12.
8. Kyriagis M, Grattan-Smith P, Scheinberg A, et al. Status dystonicus and Hallervorden-Spatz disease: treatment with intrathecal baclofen and pallidotomy. J Paediatr Child Health. 2004;40:322-5.
9. Opal P, Tintner R, Jankovic J, et al. Intrafamilial phenotypic variability of the DYT1 dystonia: from asymptomatic TOR1A gene carrier status to dystonic storm. Mov Disord. 2002;17:339-45.
10. Vaamonde J, Narbona J, Weiser R, et al. Dystonic storms: a practical management problem. Clin Neuropharmacol. 1994;17:344-7.
11. Roubertie A, Mariani LL, Alvarez EF, et al. Treatment for dystonia in childhood. Eur J Neurol. 2012;19:1292-9.
12. Termsarasab P, Frucht SJ. Dystonic storm: a practical clinical and video review. J Clin Mov Disord. 2017.
13. Mariotti P, Fasano A, Contarino MF, et al. Management of status dystonicus: Our experience and review of the literature. Mov Disord. 2007.

TEMPLE-BARAITSER

Maria do Bom Sucesso Lacerda Fernandes Neta

A síndrome de Temple-Baraitser, descrita inicialmente, em 1991, pelos autores cujos nomes batizam a patologia, é uma condição rara com poucos casos descritos no mundo, em que os pacientes apresentam deficiência intelectual grave, alterações clinicorradiológicas nos dedos das mãos e dos pés (principalmente polegar e hálux), além de dismorfismos faciais, contato visual pobre e epilepsia associada.

Os pacientes com a síndrome de Temple-Baraitser apresentam as seguintes características:

- Deficiência intelectual grave;
- Polegares largos;
- Polegares aduzidos;
- Hipoplasia das falanges distais das mãos;
- Unhas dos polegares hipoplásicas ou ausentes;
- Hálux amplo;
- Dedos dos pés grandes e longos;
- Hipoplasia das falanges distais dos pés;
- Unhas dos hálux hipoplásicas ou ausentes;
- Fácies miopática;
- Fronte plana;
- Face alongada;
- Hipertelorismo ocular;
- Pregas epicânticas;
- Nariz largo, com ponte nasal deprimida;
- Boca com ângulos desviados para baixo e lábios grossos;
- Hipotonia;
- Crises epilépticas;
- Atraso do desenvolvimento neuropsicomotor.

Nos exames de imagem (radiografias) são observados: ossificação secundária anormal das falanges distais dos polegares e hálux, com presença de pseudoepífises, hipoplasia das falanges distais dos dedos das mãos e pés e formato arredondado e largo da falange distal do hálux. A doença é causada por mutação no gene *KCNH1*, no cromossomo 1q32, que codifica o canal de potássio dependente de voltagem presente predominantemente no sistema nervoso central. Esse gene também regula a proliferação celular na medula óssea.

O diagnóstico se dá pela história clínica e exame físico, comprovado por sequenciamento do exoma ou sequenciamento do gene. Não há tratamento específico até o momento, apenas terapias de suporte.

DICAS
- Deficiência intelectual grave; - Ausência ou hipoplasia das unhas do polegar e do hálux; - Hipoplasia das falanges distais de mãos e pés; - Causada por mutação no gene *KCNH1*, no cromossomo 1q32, que codifica o canal de potássio dependente de voltagem presente predominantemente no sistema nervoso central.

BIBLIOGRAFIA

Gabbett MT, Clark RC, McGaughran JM. A Second Case of Severe Mental Retardation and Absent Nails of Hallux and Pollex (Temple-Baraitser Syndrome). Am J Med Genet. 2008;146A:450-2.

Mégarbané A, et al. Temple-Baraitser Syndrome and Zimmermann-Laband Syndrome: One Clinical Entity? BMC Medical Genetics. 2016.

Shen JJ. Two cases of Temple–Baraitser syndrome: natural history and further delineation of the clinical and radiologic phenotypes. Clinical Dysmorphology. 2015;24:55-60.

Simons C, et al. Mutations in the Voltage-Gated Potassium Channel Gene KCNH1 Cause Temple-Baraitser Syndrome and Epilepsy. Nature Genet. 2015;47.

Temple IK, Baraitser M. Severe Mental Retardation and Absent Nails of Hallux and Pollex. Am JMed, Genet. 1991;41:173-5.

TEMTAMY

Werner Garcia de Souza

A síndrome de Temtamy (TS) foi descrita pela primeira vez por Temtamy *et al.*, em 1991, e posteriormente publicada, em 1996 (Temtamy *et al.*, 1996). Embora a herança autossômica recessiva tenha sido claramente suspeita, foram apenas, em 2013, identificadas as variantes bialélicas patogênicas no gene pouco caracterizado *C12orf57* como causa dessa síndrome. Esse gene fornece a cada célula instruções para produzir uma proteína que é considerada importante no desenvolvimento do cérebro, olhos, coração e rosto.

A TS é caracterizada por:

- *Incapacidade intelectual*: praticamente todos os pacientes apresentavam deficiência intelectual (retardo mental) e autismo;
- *Epilepsia*: o tipo de convulsão mais comum foi o tônico-clônico generalizado, seguido de mioclonia, com tendência à refratariedade;
- *Hipotonia*: comum em crianças pequenas, parece progredir para espasticidade apendicular com idade;
- *Envolvimento ocular*: coloboma do tipo bilateral e na forma coriorretiniana ou limitado à íris ou nervo óptico, assim como microftalmia e hipertelorismo estão presentes;
- *Disgenesia do corpo caloso*: hipoplasia, agenesia, hiperplasia e disgenesia do corpo caloso;
- *Fácies dismórfica*: em cerca de dois terços dos pacientes, sem padrão específico. Protuberância frontal, orelhas baixas, orelhas rotacionadas posteriormente, ponte nasal deprimida, hipertelorismo, micrognatia, pregas epicantais e fissuras palpebrais aumentadas;
- *Cardiopatias congênitas*: estenose da artéria tricúspide, comunicação interventricular e estenose pulmonar;
- *Anomalias esqueléticas*: braquidactilia das mãos e pés, *genu varo* e *pes planus*.

O diagnóstico é realizado pelo fenótipo, exames de imagem, como ressonância nuclear magnética de crânio (alterações na substância branca e corpo caloso e ratificado com estudo molecular [gene *C12orf5*]), porém sem tratamento específico.

As opções de tratamento podem incluir cirurgias para tratar problemas cardíacos e oculares e medicamentos para tratar convulsões. As terapias da fala, ocupacionais e físicas são importantes para permitir que crianças com TS atinjam todo o seu potencial. Atrasos no desenvolvimento podem ser diminuídos por programas de intervenção precoce e ajuda adicional na escola com professores auxiliares.

DICAS
- Doença da substância branca e disgenesia do corpo caloso; - Deficiência intelectual; - Dismorfismo facial; - Doença congênita do coração; - Epilepsia refratária; - Coloboma bilateral, microftalmia e hipertelorismo; - Braquidactilia.

BIBLIOGRAFIA

Alrakaf L, Al-Owain MA, Busehail M, et al. Further delineation of Temtamy syndrome of corpus callosum and ocular abnormalities. Am J Med Genet Part A. 2018;176A:715-21.

American Journal of Medical Genetics Parte Um. Delineamento adicional da síndrome de Temtamy do corpo caloso e anormalidades oculares. 2018;176(3):715-21.

Banco de Dados Hereditário de Doenças Oculares. Ciências da Saúde da Universidade do Arizona. Síndrome de Temtamy. http://disorders.eyes.arizona.edu/handouts/temtamy-syndrome.

Síndrome de Sherr E. Temtamy. Orphanet. Agosto de 2014. http://www.orpha.net/consor/cgi-bin/OC_Exp.php?lng=en&Expert=1777.

Síndrome de Temtamy. TEMTYS. Herança Mendeliana Online no Homem. 28 de março de 2017. https://www.omim.org/entry/218340.

Temtamy SA, Aglan MS. Orphanet J Rare Dis. 2008;3:15 .Published online.

TIMOTHY

Werner Garcia de Souza

A síndrome de Timothy (TS) é um transtorno multissistêmico autossômico dominante, caracterizada por mutações no gene *CACNA1C* que alteram a estrutura dos canais Cálcio V1.2; estes alterados permanecem abertos por muito mais tempo do que o habitual, o que permite que os íons cálcio continuem fluindo anormalmente nas células. A sobrecarga resultante de íons cálcio nas células musculares cardíacas altera a maneira como o coração bate e pode levar a arritmias cardíacas, assim como prolongamento do intervalo QT.

Há também outras alterações:

A) Nos dedos das mãos e pés que possuem membranas;
B) Faciais com ponte nasal achatada, orelhas baixas, maxilar superior pequeno e fino, lábio superior fino;
C) No desenvolvimento neurológico, como distúrbios do autismo ou espectro autista, retardo mental e convulsões.

A TS é caracterizada por uma condição cardíaca chamada síndrome do QT longo, que faz com que o músculo cardíaco demore mais do que o normal para recarregar entre os batimentos. Essa anormalidade no sistema elétrico do coração pode causar batimentos cardíacos irregulares (arritmia), que podem levar à morte súbita. Muitas pessoas com síndrome de Timothy também nascem com defeitos cardíacos estruturais que afetam a capacidade do coração de bombear sangue de maneira eficaz. Como resultado desses sérios problemas, muitas pessoas com síndrome de Timothy vivem apenas na infância. A causa mais comum de morte é a taquiarritmia ventricular, levando à parada cardíaca.

Crianças com essa condição têm dentes pequenos e mal posicionados e cáries dentárias frequentes. Sinais e sintomas adicionais da TS podem incluir calvície ao nascimento, infecções frequentes, episódios de baixo nível de açúcar no sangue (hipoglicemia) e temperatura anormalmente baixa do corpo (hipotermia).

As crianças afetadas tendem a ter habilidades de comunicação e socialização prejudicadas, bem como atraso no desenvolvimento da fala e da linguagem. Outras anormalidades do sistema nervoso, incluindo incapacidade intelectual e convulsões, também podem ocorrer.

Foram identificadas duas formas da síndrome de Timothy:

- *O tipo 1*: também conhecido como tipo clássico, inclui todas as características descritas anteriormente;
- *O tipo 2 ou atípica*: causa uma forma mais grave da síndrome do QT longo e um maior risco de arritmia e morte súbita.

O diagnóstico é realizado pelo fenótipo da criança, assim como estudo molecular.

O tratamento inclui o uso de betabloqueadores e/ou outros medicamentos antiarrítmicos para manter a estabilidade do intervalo QT para evitar taquiarritmia ventricular. Em alguns casos, os marcapassos podem ser implantados durante os primeiros dias de vida para controlar o bloqueio AV 2:1 e bradicardia resultante, mas um implante de desfibrilador para evitar morte súbita cardíaca deve ser considerado em todas as pessoas afetadas. Evitar medicações que possam prolongar o intervalo QT e monitorizar concentração sérica de glicose, evitando-se hipoglicemia, devem ser prioridades no acompanhamento.

> **DICAS**
>
> - Síndrome do QT longo;
> - Dedos das mãos e pés com membranas (sindactilia cutânea);
> - Alterações faciais (ponte nasal achatada, orelhas baixas, maxilar superior pequeno e fino e lábio superior fino);
> - Autismo;
> - Dentes pequenos e mal posicionados;
> - "Calvície ao nascimento";
> - Infecções frequentes;
> - Hipoglicemia e hipotermia;
> - Autossômico dominante, caracterizado por mutações no gene *CACNA1C* que alteram a estrutura dos canais de Cálcio V1.2, que permanecem abertos por muito mais tempo.

BIBLIOGRAFIA

GeneReview: Timothy Syndrome https://www.ncbi.nlm.nih.gov/books/NBK1403.
Krause U, Gravenhorst V, Kriebel T, et al. Clin Res Cardiol. 2011;100:1123.
Napolitano C, Splawski I, Timothy KW, et al. Timothy Syndrome. 2006 Feb 15 [Updated 2015 Jul 16]. In: Adam MP, Ardinger HH, Pagon RA, et al., editors. GeneReviews® [Internet]. Seattle (WA): University of Washington, Seattle. 1993-2019.

TOLOSA-HUNT

Danilo dos Santos Silva ▪ Carlos Roberto Martins Jr.

Esta síndrome foi descrita, em 1954, por Eduardo Tolosa e, em 1961, por Willian Hunt. Ela representa um conjunto de sinais e sintomas neurológicos marcados por cefaleia periorbital unilateral intensa e paralisia de músculos oculares extrínsecos ou oftalmoplegia dolorosa que pode ser recorrente. Trata-se de rara doença inflamatória idiopática granulomatosa unilateral do seio cavernoso.

O fenótipo clínico inclui:

- Dor periorbital intensa e unilateral;
- Paralisia de um ou mais nervos da motricidade ocular extrínseca (diferentes combinações de paralisia do oculomotor, troclear e abducente do mesmo lado podem existir, além das duas primeiras divisões do trigêmeo, sinais simpáticos, como síndrome de Horner e, caso a inflamação se estenda ao ápice da órbita e canal do nervo óptico, eventualmente, déficit visual pode ocorrer);
- A dor precede a paralisia oculomotora em 2-3 dias;
- Ausência de sinais de doença neurológica sistêmica ou inflamação sistêmica;
- O curso da doença tende a ser subagudo a crônico com períodos de remissão e de exacerbação da dor, bem como da paresia oculomotora.

O diagnóstico é realizado pelo fenótipo clínico, neuroimagem, exclusão de diagnósticos alternativos e pela resposta clínica a corticosteroides. A Sociedade internacional de cefaleia estabeleceu critérios para o diagnóstico da síndrome de Tolosa-Hunt, e o autor recomenda sua frequente consulta para estabelecimento do diagnóstico.

A realização de imagem por ressonância nuclear magnética com contraste, nos casos em que o exame não está contraindicado, é crítica para o diagnóstico e deve demonstrar sinais de inflamação da parede do seio cavernoso com eventual espessamento da meninge que o constitui, unilateralmente. A imagem cerebral é fundamental para excluir diagnósticos alternativos de oftalmoplegia dolorosa, entre os quais dissecção e aneurisma dissecante do segmento intracavernoso do seio ou trombose de seio cavernoso, além de lesões neoplásicas expansivas que envolvam o seio cavernoso.

Tolosa-Hunt é uma síndrome de exclusão, e o neurologista precisa ficar atento para excluir sarcoidose, linfoma, meningioma ou infecções, bem como lesões vasculares envolvendo o seio cavernoso unilateralmente. Liquor e testes sanguíneos, incluindo marcadores para inflamação sistêmica e infecções bacterianas e virais, devem ser normais.

Na síndrome de Tolosa-Hunt, há importante melhora da dor (geralmente em até 72 h) e da paralisia de nervos cranianos (em diferentes graus), além de remissão dos achados radiológicos com a instituição de corticoterapia sistêmica (via oral) ao longo de poucos dias (tratamento de escolha). Entretanto, há de se ter cautela ao reconhecer a síndrome através da resposta à corticoterapia, uma vez que sarcoidose e outras doenças inflamatórias/vasculites/infecciosas e, até neoplásicas podem apresentar alguma resposta clínica ao corticoide sistêmico. O prognóstico é variável, pode haver remissão parcial ou completa e pode ocorrer períodos de recorrência dos sintomas mesmo após vários meses de remissão.

DICAS
▪ Paciente jovem, embora possa ocorrer em qualquer idade; ▪ Dor periorbital unilateral precedendo a paralisia oculomotora (2 a 3 dias, geralmente); ▪ Paralisia de um ou mais nervos da motricidade ocular extrínseca de um mesmo lado e/ou das raízes trigeminais V1/V2, ipsilateral à cefaleia; ▪ Curso subagudo a crônico com períodos de exacerbação e remissão espontânea; ▪ Captação anormal de contraste na parede do seio cavernoso ipsilateral ao sintoma álgico e à paralisia oculomotora com algum grau de espessamento da parede do seio (há casos de Tola-Hunt com neuroimagem normal); ▪ Avaliação liquórica e sorológica normais; ▪ Importante melhora da dor e da paralisia oculomotora com corticoterapia sistêmica em altas doses; ▪ Rara doença inflamatória idiopática granulomatosa unilateral do seio cavernoso.

BIBLIOGRAFIA

Amrutkar C, Burton EV. Tolosa-Hunt Syndrome. [Updated 2019 Apr 1]. In: StatPearls [Internet]. Treasure Island (FL): StatPearls Publishing. 2019.

Carreón E, Muñiz S, Di Capua D, Porta-Etessam J. Síndrome de Tolosa-Hunt con remisión espontánea y recurrencia. Neurología. 2018;33:68-70.

Headache Classification Committee of the International Headache Society (IHS). The International Classification of Headache Disorders, 3rd edition (beta version). Cephalalgia. 2013;33(9):629-808.

TOURETTE

Carlos Roberto Martins Jr.

Em 1884, George Gilles de la Tourette, interno de Charcot no Hospital de la Salpêtrière, descreveu oito casos de tiques múltiplos, coprolalia e ecolalia. Charcot reconheceu o nobre serviço de seu aluno e denominou o epônimo de doença de **Gilles de la Tourette** à entidade. Tal condição por muito tempo foi negligenciada, proporcionando intenso sofrimento aos pacientes e a seus familiares.

Há diversas teorias que tentam explicar a etiopatogenia da síndrome de Tourette (ST), com maior ênfase na herança poligênica, envolvendo genes de receptores dopaminérgicos, de transportadores de dopamina, de receptores noradrenégicos e serotoninérgicos. Outrossim, há quem diga que a ST seja decorrente de autoimunidade, em especial do espectro PANDAS (*pediatric autoimune neuropsychiatric disorder*) por exposição prévia ao estreptococo beta hemolítico do grupo A. Fisiopatologicamente, há, através de estudos por PET e SPECT, uma hipersensibilidade dos receptores dopaminérgicos D2, com estímulo excessivo da via direta e inibição da indireta.

Tiques são movimentos semivoluntários (podem ser suprimidos por pouco tempo), súbitos, rápidos, recorrentes, não rítmicos e estereotipados. Aparecem também na forma de vocalizações ou tiques vocais. Ocorrem de forma contínua ou em acessos com duração variável. Geralmente, são precedidos por uma sensação de desconforto e seguidos por uma sensação de alívio. Geralmente, desaparecem durante o sono e diminuem com uso de álcool e durante atividades com grande concentração. Diametralmente, são exacerbados pelo estresse, ansiedade e fadiga. Podem ser suprimidos pela vontade, mas ao custo de elevada tensão emocional.

Em linhas gerais, os tiques podem ser divididos em motores ou vocais, bem como em simples e em complexos. Os simples constituem-se em contrações de grupos musculares funcionalmente relacionados, abruptas, rápidas, repetidas e sem propósito, geralmente percebidos como involuntários, como versões oculares, piscamento, torções de nariz e boca, sacudidelas de cabeça e ombros entre outros. Os complexos, por sua vez, são mais lentos, envolvem grupos musculares não relacionados funcionalmente, podem parecer propositados e, geralmente, são percebidos como voluntários, como pular, bater, beliscar, escrever a mesma palavra, coproproxia, ecopraxia entre outros.

Os tiques vocais são sons produzidos pela passagem de ar pelo nariz ou boca. Os simples são sem sentido, como fungar, coçar a garganta, estalar a língua, estalar os lábios, latir, roncar, apitar, assoviar, uivar, gemer entre outros. Os complexos apresentam significado e incluem coprolalia, palilalia, ecolalia e pronunciamento de sílabas.

Critérios diagnósticos:

- Presença de múltiplos tiques motores e um ou mais tiques vocais em algum momento durante a doença, embora não necessariamente ao mesmo tempo (um tique é um movimento ou vocalização súbita, rápida, recorrente, não rítmica e estereotipada);
- Ocorrência de tiques muitas vezes ao dia (geralmente em ataques), quase todos os dias ou intermitentemente durante um período de mais de um ano, sendo que durante este período jamais houve uma fase livre de tiques superior a três meses consecutivos;
- Acentuado sofrimento ou prejuízo significativo no funcionamento social, ocupacional ou em outras áreas importantes da vida do indivíduo, ocasionados pelo transtorno;
- O início dá-se antes dos 21 anos de idade;
- O transtorno não se deve aos efeitos fisiológicos diretos de uma substância (por exemplo, estimulantes) ou a uma condição médica geral (p. ex.: doença de Huntington ou encefalite pós-viral).

É importante lembrar outras patologias que se constituem basicamente de tiques, entretanto, sem os critérios definidos para ST, como **tique motor ou vocal crônico**, semelhante à ST, entretanto, com tiques motores ou vocais, nunca ambos, ainda que não concomitantes. O **transtorno de tique transitório** ocorre por um mínimo de quatro semanas e nunca ultrapassa 12 meses consecutivos. Ou seja, a única diferença entre este e a ST é o critério temporal.

A média de aparecimento dos tiques motores é aos 7 anos de idade, e os vocais aos 11 anos. Alguns pacientes abrem o quadro com tiques vocais, contudo, não é comum. Em torno de 1/3 dos pacientes cursa com remissão completa na adolescência, 1/3 melhora parcialmente, e 1/3 persiste com o quadro durante a vida adulta. Cerca de 50% dos pacientes com ST têm transtorno obsessivo compulsivo (TOC). Associação a transtorno do déficit de atenção e hiperatividade (TDAH) também é descrita. Estima-se que 10% das crianças com TDAH apresentem tiques, e que aproximadamente 50% das crianças e adolescentes com ST tenham TDAH associado.

A prevalência estimada da ST é de 0,5/1.000 pessoas, sendo mais comum no sexo masculino. A análise de segregação de famílias indica que a ST é herdada de acordo com o padrão autossômico dominante (gene *SLITRK*) com penetrância variável, dependendo do sexo envolvido. A RNM de crânio se mostra normal, entretanto, PET e SPECT revelam, geralmente, hipometabolismo e hipoperfusão em regiões do córtex frontal, temporal, cíngulo, estriado e tálamo.

Faz-se importante diferenciar casos que se apresentam como ST, embora decorram de uma lesão ou disfunção orgânica identificável. Nestes casos, dá-se o nome de Tourettismo, que pode ocorrer após quadros pós-encefálicos, acidentes vasculares encefálicos, traumatismo cranioencefálico, intoxicações com cocaína, anfetaminas, monóxido de carbono e após inalação de gasolina. Há descrição de quadros de discinesia tardia com sintomas *Tourette-like*.

O tratamento é com base nas abordagens psicossocial (terapia cognitivo-comportamental) e farmacológica. Os fármacos mais utilizados são neurolépticos (pimozida 1-20 mg/dia, haloperidol 0,5-3 mg/dia, risperidona, olanzapina e sulpirida), agonista alfa-adrenérgico (clonidina 0,1-0,6 mg/dia e guanfacinae ISRS, como a fluvoxamina (bons resultados). Pacientes com TDAH associado devem receber metilfenidato (não há relação de piora dos tiques com os estudos). Os pacientes com TC devem ser abordados com inibidores de recaptação de serotonina. Casos muito graves podem ser abordados com DBS, geralmente em complexo centromediano parafascicular (núcleo intralaminar do tálamo).

DICAS
▪ Tiques motores múltiplos associado a um ou mais tiques vocais por mais de 1 ano e sem remissão maior que 3 meses; ▪ Início antes dos 21 anos; ▪ Tourettismo – quando há lesão orgânica aparente; ▪ Tratamento com terapia cognitivo comportamental, ISRS (fluvoxamina tem bons resultados), neurolépticos e clonidina.

BIBLIOGRAFIA

Abuzzahab FE, Anderson FO. Gilles de la Tourette's Syndrome. Minn Med. 1973;56:492-6.
Apter A, Pauls DL, Bleich A, et al. An epidemiologic study of Gilles de la Tourette's syndrome in Israel. Arch Gen Psychiatry. 1993;50:734-8.
Leckman JF, Cohen DJ. Recent advances in Gilles de la Tourette Syndrome: implications for clinical practice and future research. Psychyatric Developments. 1983;3:301-16.

TRANSTORNO ALIMENTAR DO SONO

Carlos Roberto Martins Jr.

Mais conhecido como distúrbio alimentar relacionado com o sono (DARS), tal condição consiste em ingestão involuntária de líquidos e/ou sólidos durante o ato de dormir, provocando sérias consequências. Trata-se de parassonia, em que os episódios de ingesta alimentar ocorrem durante despertares parciais do sono, levando, muitas vezes, a não recordação ou lembrança parcial do ato. Mais de um episódio pode ocorrer numa mesma noite e há predileção clara por alimentos calóricos.

Os pacientes apresentam uma vaga ou nenhuma lembrança do que realmente aconteceu e, somente ao encontrar uma cozinha bagunçada na manhã seguinte, se lembrarão do ato praticado. Alguns comem a comida com as mãos, enquanto outros tentam comer com utensílios. A manipulação descuidada dos alimentos, quentes ou frios, também pode causar cortes, queimaduras e até incêndios domiciliares

Em torno de 66% a 83% dos casos ocorrem em mulheres, com início entre a terceira e quarta décadas. Tal condição pode ocorrer em qualquer fase do ciclo do sono. Os pacientes não têm queixa de fome excessiva, dores abdominais e, tampouco, cursam com náuseas ou hipoglicemia. O diagnóstico é clínico. Os achados mais prevalentes na polissonografia são os múltiplos despertares confusionais, com ou sem o ato alimentar, mais comumente encontrados no sono de ondas lentas. É importante frisar que os episódios podem ocorrer em qualquer fase do sono NREM, bem como no sono REM.

Comportamentos purgativos, uso de diuréticos, vômito autoinduzido, assim como o uso de medicações compensatórias, não fazem parte do DARS e, se estiverem presentes, o diagnóstico de bulimia deve ser aventado. Alguns indivíduos com DARS, que apresentam excessivo ganho de peso (comum), podem jejuar durante o dia ou se exercitar em demasia, a fim de reduzir peso e os altos níveis de colesterol.

Dentre os diagnósticos diferenciais podemos citar a **síndrome de Kleine-Levin.** Geralmente, ocorre na adolescência, tem predominância em homens e se associa à hipersonia periódica, hipersexualidade e hiperfagia, que variam de dias a semanas. Devemos diferenciar a DARS da síndrome alimentar noturna, definida por ingesta excessiva entre o período de refeição noturna e o surgimento do sono. Alimentação durante despertares completos com perfeita lembrança do ocorrido não é DARS.

Sonambulismo é o distúrbio do sono mais associado ao DARS. Síndrome da apneia obstrutiva do sono, síndrome das pernas inquietas e movimentos periódicos dos membros também se relacionam. Uso de zolpidem, triazolam e outros psicotrópicos podem desencadear ou piorar o DARS. O tratamento é desafiador. O uso de levodopa, clonazepam e topiramato podem ajudar em alguns casos. Enfoque na higiene do sono é fundamental.

DICAS
▪ Distúrbio alimentar relacionado com o sono (DARS);
▪ Parassonia, em que os episódios de ingesta alimentar ocorrem durante despertares parciais do sono;
▪ Podem ocorrer em qualquer fase do sono. Mais comum no NREM de ondas lentas;
▪ Recordação parcial ou ausente do ato;
▪ Ganho de peso;
▪ Tratamento; higiene do sono e medicações, como levodopa, clonazepam e topiramato.

BIBLIOGRAFIA

O'Reardon JP, Allison KC, Martino NS, et al. A randomized, placebo controlled trial of sertraline in the treatment of night eating syndrome. Am J Psychiatry. 2006;163(5):893-8.
Spaggiari MC, Granella F, Parrino L, et al. Nocturnal eating syndrome in adults. Sleep. 1994;17(4):339-44.
Winkelman JW. Treatment of nocturnal eating syndrome and sleep-related eating disorder with topiramate. Sleep Med. 2003;4(3):243-6.29.

TRANSTORNO DO ESPECTRO AUTISTA E ASPERGER

Maryelli Conde Simões de Magalhães ▪ Carlos Roberto Martins Jr.

Eugen Bleuler criou os termos esquizofrenia e autismo, pois descrevia alguns pacientes com seus fantasmas internos e outros com experiências externas intoleráveis. Hans Asperger, em 1944, adotou a terminologia utilizada por Bleuler, "psicopatas autistas", quando descreveu um grupo de crianças adolescentes com inteligência normal, porém, com déficit de habilidades sociais, comunicação e também com padrão restritivo e repetitivo de comportamento.

Hoje, há um reconhecimento de que o autismo constitui um espectro, culminando na adoção deste termo no DSM-V. Portanto, o TEA (transtorno do espectro autista) é um distúrbio do neurodesenvolvimento e inclui condições, como transtorno autístico, síndrome de Asperger, autismo atípico e transtornos invasivos do desenvolvimento não especificado. A prevalência de TEA aumentou, sobremaneira, nas últimas décadas, com estudo recente evidenciando prevalência de 1 a cada 68 crianças (*Autism and Developmental Disabilities Monitoring Network Surveilance*).

Os fatores responsáveis pelo aumento da frequência são pouco claros, contudo, podemos destacar idade paterna avançada (comum em famílias com TEA). A frequência de TEA é cerca de quatro vezes superior em indivíduos do sexo masculino. Acredita-se que o sexo feminino tenha uma maior tolerância a uma maior quantidade de variantes genéticas patogênicas em genes associados ao TEA, em comparação ao sexo masculino. Ademais, muitas vezes, o diagnóstico de TEA em meninas passa despercebido, pois tal distúrbio nas mulheres parece ser mais brando, marcada pela presença de ansiedade e depressão, retardando o diagnóstico.

Com os avanços nos testes genéticos, ficou mais fácil identificar as variantes patogênicas em 10% a 25% das crianças com o distúrbio. Do ponto de vista genético, podemos dividir o TEA em sindrômico (associado a uma síndrome – 10% a 15% do total) e TEA isolado (idiopático). O TEA sindrômico, geralmente, tem padrão de herança mendeliano, com confirmação diagnóstica por meio de testes genéticos clássicos.

Entre as síndromes com grande associação ao TEA, podemos citar síndrome do X-frágil, esclerose tuberosa, síndrome de Timothy e neurofibromatose (*ver capítulos específicos nesta obra*).

Os casos de TEA idiopáticos (não sindrômicos) estão associados a formas genéticas mais complexas (não decorrem de uma única variante genética). É importante lembrar que a imensa maioria de TEA idiopático envolve casos únicos e isolados na família. Os casos familiais (10% do total) segregam de forma dominante, recessiva ou ligado ao X. Estudos genômicos recentes evidenciam que nenhuma causa genética única é responsável por mais de 1% dos casos de TEA. Exemplo clássico é a variante *SHANK3*, um dos genes mais associados ao TEA, que é detectado em apenas 1% dos casos.

Dessa forma, modelos oligogênicos de herança, em que são necessárias mais de uma variante patogênica, têm ganhado força para grande parte dos casos de TEA. Assim, membros de uma mesma família podem ter diferentes combinações de variantes genéticas patogênicas, o que garante a grande heterogeneidade fenotípica, bem como grau de gravidade das manifestações. Não se pode esquecer também dos fatores ambientais, que têm grande papel nesse modelo (**clássico modelo do limiar ou transbordamento**).

Faz-se importante lembrar também que algumas variantes genéticas relacionadas com o TEA são vistas também em outras afecções neurológicas, como TOC, TDAH, transtorno bipolar, esquizofrenia, depressão e deficiência intelectual. Neste sentido, não raro, vimos integrantes da mesma família apresentarem TOC e outro TEA. Fatores ambientais têm grande ação, proporcionando intensa interação com essas variantes (p. ex.: gene *ASTN2*).

Neste horizonte, podemos citar como exemplo a **síndrome de Phelan-McDermid** (síndrome da deleção do *22q13* – autossômica dominante), que envolve desde indivíduos com TEA, até aqueles com deficiência intelectual, epilepsia e hipotonia importante. Do ponto de vista diagnóstico, quando não se define uma síndrome genética propriamente dita, recomenda-se cariótipo e, se negativo, procede-se à realização de *array*-CGH.

Seguindo-se este protocolo, faz-se diagnóstico de cerca de 10% dos casos de TEA. Se menino, é imperativo realizar pesquisa do número de repetições do gene *FMR1*, a fim de excluir X-frágil. Cerca de 2%-3%

dos casos de TEA associados à deficiência intelectual são X-frágil. Em casos de pacientes com alto funcionamento, como na síndrome de Asperger, a probabilidade de tais testes serem positivos é pequena. Em casos de *array*-CGH negativo, pode-se, a depender de questões financeiras, realizar teste de exoma.

SÍNDROME DE ASPERGER

Os pacientes com Síndrome de Asperger apresentam diagnóstico mais tardio, pois geralmente **não há atraso de linguagem verbal**, e a **cognição é preservada**. Podem apresentar contato visual debilitado, pouco uso das expressões faciais, pouco interesse no outro, teoria da mente deficiente, interesses restritos, pouca socialização entre outros.

Etiologia

A causa é desconhecida. Idade parental avançada, baixo peso ao nascer ou exposição fetal ao ácido valproico podem contribuir para o risco de transtorno do espectro autista.

Diagnóstico

O TEA tem origem nos primeiros anos de vida, mas sua trajetória inicial não é uniforme. Em algumas crianças, os sintomas são aparentes logo após o nascimento. O diagnóstico prescrito no DSM-V é dividido por critérios, sendo eles (Quadro 397-1):

- Critério A;
- Critério B;
- Critérios C, D e E;

Quadro 397-1. Critério para Diagnóstico – TEA

Critério A
A) Déficit na comunicação social e na interação social em vários contextos, por exemplo: • Déficit socioemocional, falta de empatia, dificuldade para iniciar e manter uma conversa normal e falta de interesse em responder as interações sociais; • Déficit na comunicação verbal e não verbal que utilizamos para interação social. Dificuldade no contato visual e linguagem corporal ou déficits na compreensão e utilização de gestos e mímicas para se comunicar, ausência de expressões faciais e comunicação verbal; • Dificuldade ou ausência em devolver, manter ou compreender relacionamentos, dificuldade em ajustar o comportamento para se adequar a contextos sociais diversos, dificuldade em compartilhar brincadeiras imaginativas ou em fazer amigo e ausência de interesse por pares.
Critério B
B) Comportamentos restritos ou repetitivos, falta de interesse ou atividades, conforme manifestado por 2 dos seguintes exemplos: • Movimentos motores, utilização de objetos ou fala estereotipados ou repetitivos (p. ex.: estereotipias motoras simples, alinhar brinquedos ou girar objetos, ecolalia, frases idiossincráticas). • Insistência nas mesmas coisas, inflexível na rotina, padrões ritualizados de comportamento verbal e não verbal (p. ex.: sofrimento extremo em relação a pequenas mudanças, dificuldade com transições, padrões rígidos de pensamento, rituais de saudação, necessidade de fazer o mesmo caminho ou ingerir os mesmos alimentos diariamente); • Interesses fixos e altamente restritos que são anormais em intensidade ou foco (p. ex.: forte apego a ou preocupação com objetos incomuns, interesses excessivamente limitados e insistente); • Hiper ou hiporreatividade a estímulos sensoriais, interesse em comum por aspectos sensoriais do ambiente (p. ex.: indiferença aparente à dor/temperatura, reações contrárias a sons ou texturas específicas, cheirar ou tocar objetos de forma excessiva, fascinação visual por luzes ou movimentos).
Critérios C, D, E
C) Os sintomas devem estar presentes precocemente no período do desenvolvimento (mas podem não se tornar plenamente manifesto até que as demandas sociais excedam as capacidades limitadas ou podem ser mascarados por estratégias aprendidas mais tarde na vida). D) Os sintomas causam prejuízo clinicamente significativo no funcionamento social, profissional e nas outras áreas importantes da vida do indivíduo. E) Esses déficits não são explicados por deficiência intellectual, (transtorno do desenvolvimento intelectual) ou por atraso global do desenvolvimento. Deficiência intelectual ou transtorno do espectro autista costumam ser comórbidos; para fazer o diagnóstico de uma das comorbidades, a comunicação social deve estar abaixo do esperado para o nível geral do desenvolvimento.

Critério para diagnóstico DSM-V (modificado)

Quadro 397-2. Níveis de Gravidade

Comunicação social	Comportamentos restritos e repetitivos
Nivel 1 (necessita de apoio): na ausência de apoio, dificuldade na comunicação social; dificuldade para iniciar interações sociais e expressão de respostas atípicas ou sem sucesso na interação social. Interesse reduzido por interações sociais	**Nível 1:** comportamento inflexível; dificuldade em mudar a rotina; dificuldade em organização e planejamento que dificulta a independência
Nível 2 (apoio substancial): déficits graves na comunicação social verbal e não verbal; prejuízos sociais relevantes mesmo na presença de apoio; dificuldade de iniciar a interação social e resposta anormal a aberturas sociais que partem de outros	**Nível 2:** comportameto inflexível; dificuldade em mudar a rotina ou outros comportamentos restritos/repetitivos que são apresentados com frequência e interferem no funcionamento em diversos contextos
Nível 3 (apoio muito substancial): déficits graves na comunicação social verbal e não verbal; prejuízos graves de funcionamento, grande dificuldade em dar início a interações sociais e respostas anormais a aberturas sociais que partem de outros	**Nível 3:** comportameto inflexível; extrema dificuldade em lidar com a mudança ou outros comportamentos restritos/repetitivos que interferem efetivamente no funcionamento em diversas esferas, para mudar o foco ou as ações que estão realizando

Critério para diagnóstico DSM-V (modificado).

Além disso, o DSM-V oferece uma tabela para avaliar os níveis de gravidade do "Espectro" (Quadro 397-2). Existem uma série de ferramentas para auxiliar no diagnóstico de TEA, como questionários de avaliação respondidos por cuidadores (CARS e ADI-R) e protocolo estruturado de observação do paciente (ADOS).

Muitas vezes, o diagnóstico nem sempre é fácil, por causa de ser comum a presença de comorbidades ao TEA, como deficiência intelectual, transtorno obsessivo-compulsivo (TOC), epilepsia, alteração da coordenação motora, hipotonia, macrocefalia, ansiedade, alteração de linguagem e transtorno do déficit de atenção e hiperatividade (TDAH).

Propedêutica armada com exames de neuroimagem e EEG são solicitados apenas em situações clínicas específicas com sinais focais ou crise convulsiva.

Tratamento

Além do acompanhamento médico, é importante ter um acompanhamento interdisciplinar, onde cada área irá atuar com um **projeto terapêutico individualizado** para minimizar os déficits do comportamento e desenvolver novas habilidades. A análise aplicada do comportamento (ABA) tem sido identificada como uma das formas mais eficazes de intervenção psicoterápica ao TEA, pois efetivamente tem permitido o desenvolvimento de habilidades e a redução de excessos. TEACCH (*treatment and education of autistic and related communication handicapped children*) também pode ser utilizado.

Com relação ao tratamento medicamentoso (não é usual), diversos agentes podem ser empregados, como os antipsicóticos, bloqueadores dopaminérgicos, IRSS entre outros. A risperidona e o aripiprazol são os únicos medicamentos com aprovação da FDA (Food and Drug Administration) para os sintomas relacionados com o TEA, contudo, são utilizados geralmente em casos de TEA sindrômico, que concorrem com outros sintomas controláveis farmacologicamente.

DICAS

- Asperger: tipo de TEA de menor gravidade por apresentar inteligência e linguagem relativamente normais;
- Modelo genético oligogênico (maioria) – múltiplos fatores – limiar e transbordamento;
- TEA sindrômico (10%-15% do total), TEA isolado (idiopático);
- TEA sindrômico: fazer teste genético específico para a síndrome (p. ex.: neurofibromatose e X-frágil);
- TEA isolado: cariótipo, *array*-CGH, exoma;
- Tratamento: intervenção comportamental; ABA, TEACCH.

BIBLIOGRAFIA

American Psychiatric Association. Diagnostic and Statistical Manual of Mental Disorders. 5th ed. American Psychiatric Publishing. 2013.

Bakar M, Munir K, Aguayo P, et al. Autism Spectrum Disorder. In Rey J M (ed), IACAPAP e-Textbook of Child and Adolescente Mental Health. Geneva: International Association for Child and Adolescent Psychiatry and Allied Professions. 2014.

Manual de Orientação da Sociedade Brasileira de Pediatria. Transtorno do Espectro Autismo. 2019;5.

Ospina MB, Krebs Seida J, Clark B, et al. Behavioural and Developmental Interventions for Autism Spectrum Disorder: A clinical systematic review. Plos One. 2008;3(11):e3755.

U S. Department of Health and Human Services, National Institutes of Health, National Institute of Mental Health. Autism Spectro Disorder. 2018.

TRITANOPIA

Aron Barbosa Caixeta Guimarães

Doença genética autossômica dominante na qual ocorre alteração em um gene que codifica o fotopigmento do cone azul (gene *OPN1SW*). É um tipo de discromatopsia (anormalidade na visão de cores) também conhecida como cegueira de cor azul-amarela, uma vez que essas cores têm sua percepção bastante alterada em seus portadores. Na Figura 398-1, temos uma simulação da visão dos portadores de tritanopia. Há descrição da existência de um mecanismo no qual a doença é adquirida durante a vida em consequência de alguns tipos de doença ocular.

Em consequência da doença, ocorre perda da função e/ou redução de fotorreceptores sensíveis para o espectro de luz azul. Encontramos uma frequência de cerca de 1/1.000 na população geral. Os portadores normalmente não apresentam consciência de sua anormalidade, assim acreditam que as demais pessoas contemplam as imagens da mesma forma.

O diagnóstico é suspeitado no teste de cores de Ishihara (Fig. 398-2) e ratificado pelo estudo genético. Sem tratamento.

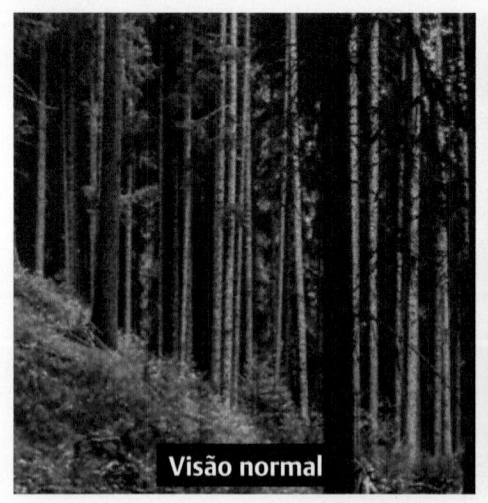

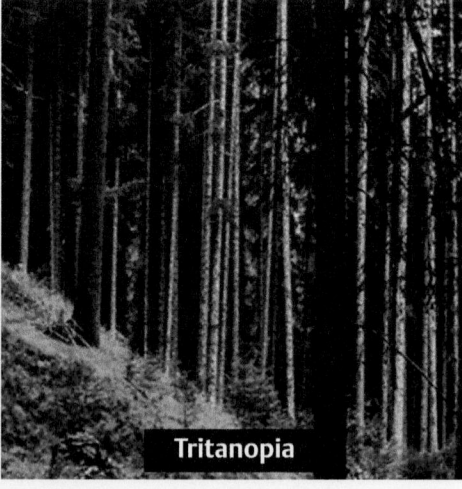

Fig. 398-1. Simulação da visão de um indivíduo com Tritanopia. (Ver Pranchas em Cores.)

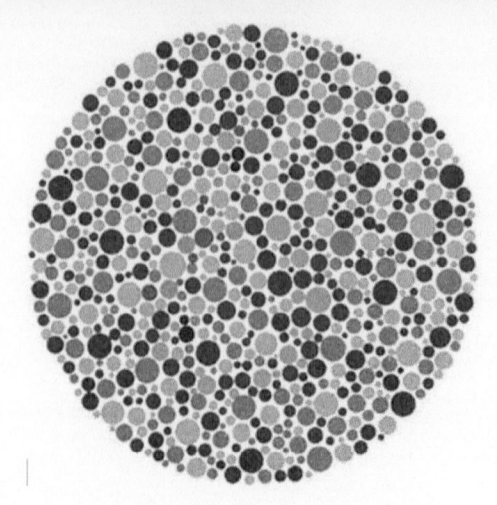

Fig. 398-2. Uma das placas de Ishihara. (Ver Pranchas em Cores.)

> **DICAS**
>
> - Autossômica dominante (gene *OPN1SW*) ou adquirida;
> - Trata-se de discromatopsia – anormalidade na visão de cores;
> - Deficiência no eixo azul-amarelo;
> - Sem tratamento eficaz.

BIBLIOGRAFIA

Davies N, Morland A. Extent of foveal tritanopia in diabetes mellitus. Br J Ophthalmol 2003;87:742-6.
Weitz CJ, Miyake Y, Shinzato K, et al. Human tritanopia associated with two amino acid substitutions in the blue-sensitive opsin. Am J Hum Genet 1992;50:498-507.

ULEGIRIA

Carlos Roberto Martins Jr.

Trata-se de sequela parenquimatosa de encefalopatia hipóxico-isquêmica, causando aparência localizada de cogumelo nos giros cerebrais. Pode ocorrer envolvimento simétrico ou assimétrico de qualquer lobo cerebral, principalmente de lobos occipitais, parietais e frontais em ordem decrescente de acometimento. Mais raramente, regiões mais centrais, como giro do cíngulo, podem ser acometidas. Pode ocorrer também no contexto de infecções neonatais.

Gliose e acometimento de substância branca subcortical podem ser encontrados. É notável o predomínio da ulegiria em áreas de fronteira vascular (*watershed regions*). Os sintomas associados acontecem de acordo com a área acometida, sendo a epilepsia a manifestação mais prevalente. A imagem clássica é denominada **mushroom signal**. Muitas vezes, trata-se de achado de exame na RNM, e o seu conhecimento é fundamental para excluir outros tipos de lesões encefálicas.

DICAS
- Encefalopatia hipóxico-isquêmica por isquemia neonatal ou intrauterina; - Áreas de fronteira vascular; - *Mushroom signal*.

BIBLIOGRAFIA

Gil-Nagel A, Morales IG, Huete AJ, et al. Occipital lobe epilepsy secondary to ulegyria. J Neurol. 2005;252(10):1178-85.

UNER TAN

Carlos Roberto Martins Jr.

A síndrome de Uner Tan, também conhecida como ataxia cerebelar, retardo mental e síndrome de *dysequilibrium – CAMRQ syndrome*, é uma coleção de distúrbios genéticos autossômicos recessivos, nos quais os indivíduos afetados mostram **quadrupedalismo**, retardo mental e defeitos no desenvolvimento cerebelar. Linguagem e comunicação primitiva podem estar presentes.

Foi descrita por Uner Tan, biólogo da Turquia que propõe um quadro de atavismo (**evolução reversa – reaparecimento de traços que estiveram ausentes em várias gerações com a evolução**). Vários genes já foram identificados em famílias distintas como sendo causadores do distúrbio, dentre eles podemos citar *VLDLR, WDR81, CA8, ATP8A2* e *TUBB2B*. Característica comum a todos os genes implicados é a relação com o desenvolvimento do SNC, em particular o cerebelo, sendo essencial na formação do aparato e da dinâmica da locomoção.

Há intensa heterogeneidade clínica entre os pacientes. O quadrupedalismo pode ocorrer por meio de apoio dos pés ou dos joelhos. Graus variados de retardo mental são observados. Disartria, nistagmos, ataxia cerebelar apendicular e truncal são comuns. Pode haver hiperreflexia, especialmente em membros inferiores, em decorrência de malformações corticais telencefálicas. Epilepsia não é comum. Alguns pacientes são capazes de ficar com postura ereta por um tempo, mas se apoiam nos quatro membros para deambular. Por se tratar de distúrbio recessivo, a consanguinidade é muito presente nas famílias acometidas.

As alterações de neuroimagem mais comuns envolvem hipoplasia cerebelar, neocerebelar e vermiana. Alterações corticais supratentoriais, como distúrbios de migração neuronal (lissencefalia, polimicrogiria), podem ser encontradas. O diagnóstico é molecular. Não há tratamento.

DICAS

- Quadrupedalismo, retardo mental e defeitos no desenvolvimento cerebelar. Linguagem e comunicação primitiva podem estar presentes;
- Autossômica recessiva – *VLDLR, WDR81, CA8, ATP8A2* e *TUBB2B*;
- Sinais cerebelares e graus variados de retardo mental são comuns;
- Hipoplasia cerebelar;
- Famílias com consanguinidade presente.

BIBLIOGRAFIA

Ozcelik T, Akarsu N, Uz E, et al. Mutations in the very low-density lipoprotein receptor VLDLR cause cerebellar hypoplasia and quadrupedal locomotion in humans. Proceedings of the National Academy of Sciences of the United States of America 2008;105(11):4232-6.

Tan U, Karaca S, Tan M, et al. Unertan syndrome: a case series demonstrating human devolution (PDF). The International Journal of Neuroscience (Submitted manuscript) 2008;118(1):1-25.

URBACH-WHIETE

Carlos Roberto Martins Jr.

Descrita em 1929, a síndrome de Urbach-Whiete (SUW) é uma desordem autossômica recessiva rara causada por mutações envolvendo o gene *ECM1* (proteína da matriz extracelular tipo 1), levando à deposição de material hialino (ácido hialurônico e colesterol) em vários tecidos. Geralmente se inicia na infância, mas pode ter início na vida adulta. Tem incidência maior em pacientes sul-africanos, alemães e holandeses.

Os achados clássicos envolvem hiperqueratose cutânea em diversos locais, especialmente em superfícies extensoras de membros inferiores e superiores, bem como cervical. A pele, nesses locais, pode adquirir aparência amarelada e serosa, ficando mais suscetível a traumas e a infecções (episódios de impetigo bolhoso são comuns). Pápulas e vesículas são comuns em face, às vezes, com aspecto hemorrágico.

Pápulas em margens palpebrais (blefarose moniliforme) estão presentes em 50% dos casos. Depósitos hialinos também são encontrados em conjuntiva, córnea, trabeculado e retina. Pode ocorrer perda de sobrancelhas e há relatos de apresentações com corectopia e uveíte, levando à baixa função visual. Disfonia e dificuldade respiratória podem ser encontradas, em decorrência do acometimento de cordas vocais e laringe. Redução da mobilidade da língua (inabilidade de protruir a língua por deposição de colágeno no frênulo) e deposição em papilas, lábios e gengivas podem estar presentes.

Do ponto de vista neurológico, podem ocorrer epilepsia, distonia, ataxia cerebelar, alterações psiquiátricas (depressão, ansiedade, psicose) e anormalidades cognitivas sutis. Episódios de sangramento cerebral intraparenquimatoso podem ocorrer, ainda que raramente. Os achados clássicos na neuroimagem envolvem calcificações de núcleos da base e calcificações em "forma de feijão" em regiões mesiais de lobos temporais (Fig. 401-1).

O diagnóstico pode ser molecular ou por meio de biópsia das lesões de pele, evidenciando depósitos de material hialino homogêneo extracelular PAS positivos e diástase-resistentes, caracterizados por acantose, hiperqueratose e paraqueratose da pele. A reduplicação da lâmina basal perivascular sugere aumento da produção de colágenos tipos IV e V pelas células endoteliais vasculares e tipos I e II pelos fibroblastos. Não há redução da expectativa de vida desses pacientes.

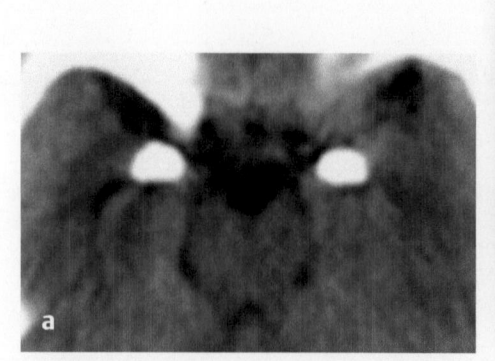

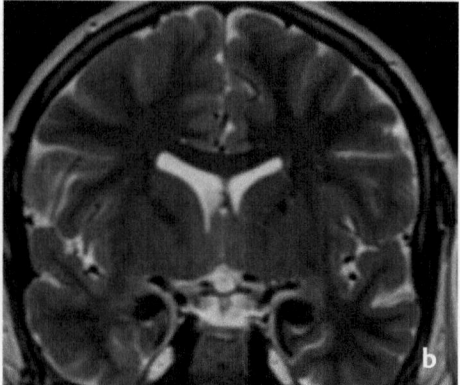

Fig. 401-1. (a) Calcificações temporais mesiais em TC de crânio em paciente com SUW. (b) RNM – T2 evidenciando calcificação temporal mesial bilateral em paciente com SUW. O cálcio é hipointenso na RNM, em linhas gerais.

O curso da doença é crônico e benigno. A qualidade de vida dos pacientes pode ser impactada pelas lesões de pele e pela rouquidão permanente. A complicação mais temida é a obstrução de vias aéreas e necessidade de traqueostomia com a evolução. As crises convulsivas devem ser tratadas de acordo com a abordagem tradicional. Dimetil sulfóxido oral pode reduzir a lesões de pele em alguns pacientes. O tratamento é multidisciplinar com neurologista, otorrinolaringologista, dermatologista e psiquiatra.

> **DICAS**
>
> - Autossômica recessiva rara causada por mutações envolvendo o gene *ECM1*;
> - Deposição de material hialino (ácido hialurônico e colesterol) em vários tecidos;
> - Geralmente se inicia na infância, mas pode ter início na vida adulta;
> - Hiperqueratose cutânea em diversos locais, especialmente em superfícies extensoras de membros inferiores e superiores, bem como cervical;
> - Hipersensibilidade a traumas nas lesões e impetigo recorrente;
> - Pápulas em face e pálpebras – blefarose moniliforme;
> - Disfonia e dificuldade respiratória podem ser encontradas, por causa do acometimento de cordas vocais e laringe;
> - Redução da mobilidade da língua;
> - Podem ocorrer epilepsia, ataxia cerebelar, alterações psiquiátricas (depressão, ansiedade, psicose) e anormalidades cognitivas sutis;
> - Episódios de sangramento cerebral intraparenquimatoso podem ocorrer, ainda que raramente;
> - Os achados clássicos na neuroimagem envolvem calcificações de núcleos da base e calcificações em "forma de feijão" em regiões mesiais de lobos temporais;
> - Diagnóstico molecular ou por biópsia de lesões cutâneas;
> - Tratamento sintomático e multidisciplinar.

BIBLIOGRAFIA

Blodi FC, Whinery RD, Hendricks CA. Lipoid-proteinosis (Urbach-Wiethe) involving the lids. Trans Am Ophthalmol Soc 1960;58:155-66.

Rallis E, Balatsouras DG, Papadakis P, et al. Urbach–Wiethe disease. Int J Pediatr Otorhinolaryngol Extra 2006;1:1-4.

Sargenti Neto S, Batista JD, Durighetto AF Jr. A case of oral recurrent ulcerative lesions in a patient with lipoid proteinosis (Urbach-Wiethe disease). Br J Oral Maxillofac Surg 2010;48:654-5.

Sharma V, Kashyap S, Betharia SM, et al. Lipoid proteinosis: a rare disorder with pathognomonic lid lesions. Clin Experiment Ophthalmol 2004;32(1):101-2.

USHER

Débora Fernandes Biazim

DEFINIÇÃO E EPIDEMIOLOGIA

É uma doença autossômica recessiva, que se caracteriza pela associação de **retinose pigmentar (RP) e surdez neurossensorial bilateral**, alterações que já podem ser encontradas no início da vida do indivíduo acometido. A documentação destes achados concomitantes foi descrita inicialmente em meados de 1800, pelos pioneiros Von Graefe[1] e Liebreich,[2] sendo posteriormente categorizada como **síndrome de Usher**, em 1914, pelo oftalmologista britânico Charles Howard Usher.[3]

Tal condição é considerada a principal causa de cegueira-deficiência auditiva e faz parte do grupo das desordens designadas como **ciliopatias** – por defeito nas proteínas ciliares que estão presentes em várias células do organismo, tais como células da retina e do sistema auditivo.[4]

É importante ressaltar que a fusão de RP e surdez não é exclusiva desta síndrome, sendo também detectada em outras entidades, como, por exemplo, síndrome de Alport e síndrome de Kearns-Sayre. Tem prevalência estimada em torno de 3 a 4,4 para cada 100.000 indivíduos[5,6] e representa 18% de todos os casos de retinose pigmentar.[7,8]

QUADRO CLÍNICO

Há hipoacusia em graus variados, podendo chegar à anacusia.[9] Da mesma maneira, também foi encontrado, em pacientes com o diagnóstico previamente determinado, incidência de distúrbios psiquiátricos e retardo mental.[10,11] Sendo assim, iniciaram relatos de pacientes com características distintas e, agrupando-as, conseguiu-se subclassificar esta síndrome nos seguintes tipos:[12]

- *Tipo I*: pacientes com surdez congênita severa a profunda, respostas vestibulares ausentes ou débeis e início da RP já na primeira década de vida;
- *Tipo II*: pacientes com surdez congênita moderada a severa, sem distúrbio vestibular e início da RP na segunda década de vida;
- *Tipo III*: pacientes com RP e acometimentos auditivo e vestibular variáveis e progressivos.

A classificação acima não é mera representação acadêmica, pois, a partir dela, podemos estimar a acuidade visual; tal como apresentado no trabalho de Piazza *et al.*, que demonstrou que a diminuição da visão do segundo olho é mais veloz no tipo 1, comparativamente ao tipo 2 e 3.[13] Em decorrência do caráter congênito, deve-se orientar aos demais familiares a avaliação oftalmológica e otorrinolaringológica, assim como explanação quanto à possibilidade de acometimento na prole (segregação autossômica recessiva).[14]

Em referência aos achados oftalmológicos, os quais podem passar despercebidos durante anos, são decorrentes da degeneração progressiva dos fotorreceptores da retina, traduzida como constrição progressiva do campo visual, de tal modo que a maioria dos pacientes mantém uma boa visão central até os 40 anos, apesar da cegueira noturna. Não custa relembrar que a síndrome de Usher é a principal desordem relacionada com a retinose pigmentar[4], a qual se caracteriza, no exame oftalmológico, pela tríade: espículas ósseas, palidez de disco e estreitamento arteriolar, decorrente da atrofia que se inicia nos bastonetes (células predominantes da periferia e sensíveis à penumbra – por isso, a nictalopia), como também gliose reativa das células das camadas internas da retina e hiperplasia de astrócitos, os quais levam à palidez de disco. Por fim, o processo degenerativo atinge os cones, fotorreceptores responsáveis pela visão central e visão de cores (Fig. 402-1).[15] Catarata subcapsular também pode ser encontrada.[16,17]

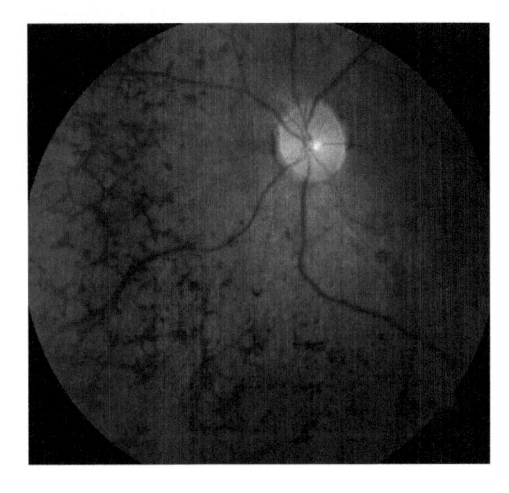

Fig. 402-1. Retinografia de olho esquerdo de paciente com retinose pigmentar demonstrando as espículas ósseas e estreitamento arteriolar. (Imagem gentilmente cedida por Luis Filipe Nakayama do Departamento de Oftalmologia da UNIFESP/EPM.) (Ver Pranchas em Cores.)

DIAGNÓSTICO E EXAMES COMPLEMENTARES

Como o acometimento primário é de bastonetes, temos como primeiro sintoma a nictalopia e redução de campo visual periférico para, mais tarde, formar-se o escotoma anelar. Uma observação peculiar é a ordem sequencial de acometimento, sendo primeiramente acometida a retina inferior, traduzida em campo visual alterado superiormente. Para documentar, podemos utilizar a perimetria estática incolor e adaptometria para escuro. Ademais, temos registros de alterações anatomofuncionais em exames de angiografia por fluoresceína e OCT (tomografia de coerência óptica).[15]

Cerca de 5% de todas as causas de surdez congênita são à custa da síndrome de Usher.[18] A perda auditiva é o principal déficit sensorial e leva à restrição das habilidades de linguagem e fala. O implante coclear é essencial para garantir comunicação auditiva, que poderá ser a única quando a baixa de visão se instalar.[19] Além do espectro clínico, podemos lançar mão da análise genética, na qual já foram identificados 13 genes que interferem nas células ciliadas sensoriais do ouvido interno e fotorreceptores da retina, iluminando os caminhos da terapia gênica em um futuro próximo.[14]

TRATAMENTO

O pilar do tratamento atua para retardar a evolução da doença, possibilitando uma melhor qualidade de vida, contudo não há cura. Portanto, há descrições de uso de antioxidantes e vitaminas[20] (em especial a vitamina A, por ser essencial à formação de rodopsina sensível à luz e constituinte lipídico da membrana de bastonetes)[21] que auxiliam no controle da doença. Implante coclear se faz necessário.

DICAS

- Retinose pigmentar e surdez neurossensorial bilateral congênita;
- Autossômica recessiva;
- Uma das causas mais comuns de retinose pgmentar.

REFERÊNCIAS BIBLIOGRÁFICAS

1. Von Graefe A. Exceptionelles Verhalten des Gesichtsfeldes bei Pigmententartung der Netz-Haut. Graefes Arch Clin Exp Ophthalmol 1858;4:250-3.
2. Liebreich R. Abkunft aus Ehen Unter Bluts-Verwandten als Grund Von Retinitis Pigmentosa. Dtsch Arch Klin Med 1861;13:53-5.
3. Usher CH. On the inheritance of retinitis pigmentosa: with notes of cases. R Lond Ophthalmol Hosp Rep. 1914;19:130-236.
4. Tsang SH, Aycinena ARP, Sharma T. Ciliopathy: Usher syndrome. In: Tsang S, Sharma T. Atlas of inherited retinal diseases. Advances in experimental medicine and biology. Springer, Cham 2018:167-70.
5. Abreu M, Chies MA, Abreu G. Síndrome de Usher: Novos conceitos. Arq Inst Penido Burnier. 1997;39:13-21.
6. Carr RE, Heckenlively RP Jr. Hereditary pigmentary degenerations of the retina. In: Tasman W, Jaeger EA editors. Duaneës clinical ophthalmology. 4th ed. Philadelphia: Linppincott; 1993. p. 3 (cap.24).
7. Heckenlively JR. RP syndromes. In: Heckenlively JR, editor. Retinitis pigmentosa. Philadelphia: Linppincott; 1988. p. 221-38.

8. Boughman JA, Vernon M, Shaver KA. Usher syndrome: definition and estimate of prevalence from two high-risk populations. J Chronic Dis 1983;36(8):595-603.
9. Fishman GA, Kumar A, Joseph ME, et al. Usher's syndrome: ophthalmic and neuro-otologic findings suggesting genetic heterogeneity. Arch Ophthalmol 1983;101(9):1367-74.
10. Hallgren B. Retinitis Pigmentosa combined with congenital deafness; with vestibulo-cerebellar ataxia and mental abnormality in a proportion of cases: a clinical and genetico-statistical study. Acta Psychiatr Scand Suppl 1959;34(138):5-101.
11. Merin S, Abraham FA, Auerbach E. Usher's and Hallgren's syndromes. Acta Genet Med Gemellol 1974;23:49-55.
12. Mathur P, Yang J. Usher syndrome: hearing loss, retinal degeneration and associated abnormalities. Biochim Biophys Acta 2015;1852(3):406-20.
13. Piazza L, Fishman GA, Farber M, et al. Visual acuity loss in patients with Usher's Syndrome. Arch. Ophthalmol 1986;104:1336-9.
14. Pater J, Green J, O'Rielly D, et al. Novel Usher syndrome pathogenic variants identified in cases with hearing and vision loss. BMC Medical Genetics 2019;20(1).
15. Ávila M, Lavinsky J, Moreira Jr CA. Retina e vítreo. In: Alves MR, editor. 4. ed. Rio de Janeiro: Cultura Médica; 2016.
16. Millán J, Aller E, Jaijo T, et al. An Update on the Genetics of Usher Syndrome. J Ophthalmol. 2011:1-8.
17. Fishman G, Anderson R, Lourenco P. Prevalence of posterior subcapsular lens opacities in patients with retinitis pigmentosa. Br J Ophthalmol. 1985;69(4):263-6.
18. Marazita ML, Ploughman LM, Rawlings B, et al. Genetic epidemiological studies of early-onset deafness in the U.S. school-age population. Am J Med Genet. 1993;46(5):486-91.
19. Bento RF, Lima Jr LP, Tsuji RK, et al. Tratado de implante coclear e próteses auditivas implantáveis. Rio de Janeiro: Thieme; 2014.
20. Berson EL, Rosner B, Sandberg MA, et al. A randomized trial of vitamin A and vitamina E supplementation for retinitis pigmentosa. Arch Ophthalmol 1933;111:761-72.
21. Berson EL, Rosner B, Sandberg MA, et al. Clinical trial of doosahexaenoic acid in patients with retinitis pigmentosa receiving vitamin A treatment. Arch Ophthalmol 2004;122:1297-305.

VASCULITE PRIMÁRIA DO SNC (VPSNC)

Carlos Roberto Martins Jr.

Além da queixa de zumbidos, algumas situações têm a capacidade de entristecer o neurologista. Uma delas é a suspeita de vasculite cerebral em um paciente extensivamente investigado para as mais diversas causas de vasculite sem um resultado animador. Neste contexto, classificamos a afecção como vasculite primária do SNC, a qual apresenta algumas peculiaridades que iremos ver a seguir.

Os principais sintomas envolvem tanto isquemia quanto processos hemorrágicos pequenos no SNC, muitas vezes por rompimento de microaneurismas que se formam pela inflamação da parede dos vasos. Cefaleia e isquemia com sinais focais são os achados mais comuns. A faixa etária mais acometida encontra-se após os 40 anos de idade, com maior prevalência no sexo feminino.

Fatores como nicotina e contraceptivos orais à base de estrogênio podem aumentar o risco de VPSNC. Apesar da etiologia ainda não ser facilmente explicada, sabe-se que ocorre inflamação mononuclear necrosante, podendo variar desde angiite granulomatosa à não granulomatosa. Há envolvimento marcante da média e adventícia de pequenas artérias e veias leptomeníngeas.

O diagnóstico confirmatório se dá por meio de biópsia de regiões leptomeníngeas atingidas. A sensibilidade da biópsia é de 75%-80%, entretanto uma biópsia negativa não exclui o diagnóstico de VPSNC. Dessa forma, na maioria das vezes, o diagnóstico fica à custa de investigação clínica (marcadores negativos para outras vasculites) e exames de imagem.

É mais comum o acometimento supratentorial, contudo tronco encefálico, cerebelo e medula espinhal podem estar acometidos. Vasos arteriais ou venosos de qualquer calibre podem ser atingidos e a suspeita é maior quando estamos diante de um padrão "atípico" de aterosclerose (mais distal).

À TC evidencia-se isquemia e/ou hemorragias multifocais, especialmente em áreas de substância branca subcorticais e substância cinzenta profunda. À RNM evidenciamos T1 com realce leptomeníngeo nas áreas acometidas, T2* com sangramentos petequiais e DWI com restrição à difusão. LCR geralmente apresenta hiperproteinorraquia e pode ocorrer aumento de celularidade à custa de linfócitos.

À angiotomografia e à arteriografia (exame de eleição), evidenciamos padrão de estenoses e dilatações alternadas (padrão em "conta de rosário"), às vezes, com pseudoaneurismas de permeio. Lembrando que o grande diagnóstico diferencial é doença aterosclerótica, a qual tende acometer segmentos mais proximais dos vasos. O uso de drogas deve sempre ser indagado, principalmente na população mais jovem, já que pode levar a vasospasmo muito parecido com o padrão vasculítico. O tratamento é pautado no uso de imunossupressores, corticoterapia e bloqueadores de canais de cálcio.

DICAS

- Artérias e veias leptomeníngeas; substância branca ou substância cinzenta profunda;
- Segmentos mais distais do sistema vascular encefálico;
- T1 com contraste com realce leptomeníngeo. DWI positiva. T2* com sangramento petequial;
- Arteriografia (exame de imagem de eleição); "contas de rosário" e pseudoaneurismas;
- Investigação para outras vasculites: negativa;
- Padrão-ouro para diagnóstico – biópsia (sensibilidade de 75%-80%). Biópsia negativa não exclui diagnóstico;
- Tratamento – imunossupressão. Bloqueadores de canais de cálcio são questionáveis sobre o real benefício.

BIBLIOGRAFIA

Hammad TA, Hajj-Ali RA. Primary angiitis of the central nervous system and reversible cerebral vasoconstriction syndrome. Curr Atheroscler Rep. 2013;15(8):346.

VASCULOPATIA ASSOCIADA AO *TREX-1*

Danilo dos Santos Silva ▪ Carlos Roberto Martins Jr. ▪ Wagner Mauad Avelar

Também referenciada como **retinopatia vascular com leucoencefalopatia**. Trata-se de doença de pequenos vasos/microvascular que ocorre em diversos órgãos hipervascularizados, como retina, cérebro e rins. Está associada à mutação no gene *TREX-1*. Especula-se que estresse oxidativo possa fazer o gene expressar a proteína dentro do núcleo e não de forma citoplasmática, como ocorre fisiologicamente. Essa "translocação" da proteína TREX-1 do citoplasma para o núcleo celular levaria em tese à vasculopatia.

O fenótipo clínico clássico inclui:

- Eventos cerebrovasculares, lesões microvasculares cerebrais, leucoencefalopatia por doença de pequenos vasos, déficits neurológicos focais motores e sensitivos, encefalopatia progressiva;
- Declínio cognitivo;
- Doença microvascular retiniana/retinopatia vascular, déficit de campo visual e perda de acuidade visual progressiva;
- Disfunção renal/nefropatia;
- Início na idade adulta;
- Padrão de herança autossômico dominante.

O diagnóstico é realizado pelo fenótipo clínico e confirmado molecularmente por teste genético. O prognóstico é reservado com piora progressiva. Não há tratamento padronizado. Corticosteroides podem ser empregados para redução do edema vasogênico em pacientes com lesões pseudotumorais no encéfalo.

DICAS
▪ Déficit cognitivo progressivo + perda de campo visual ou acuidade visual progressiva + nefropatia + disfunção hepática; ▪ Paciente jovem (geralmente entre 35-50 anos); ▪ Familiares com doença do olho/retina, fígado, cérebro e rins acometidos ao longo de várias gerações (padrão dominante de herança); ▪ Padrão de doenças de pequenos vasos na substância branca cerebral profunda (lesões em hipersinal em T2, não captantes de contraste, padrão de leucoencefalopatia/leucoaraiose importante e desproporcional à idade do paciente). Pode haver calcificações parenquimatosas e grandes lesões do parênquima com efeito tumefativo (lembrando esclerose múltipla pseudotumoral e gliomas de alto grau, às vezes com captação de contraste, importante edema vasogênico no entorno das lesões e hemorragias cerebrais não são comuns); ▪ Fenômeno de Raynaud.

BIBLIOGRAFIA

de Boer I, Pelzer N, Terwindt G. Retinal vasculopathy with cerebral leukoencephalopathy and systemic manifestations. 2019 Sep 19. In: Adam MP, Ardinger HH, Pagon RA, et al., editors. GeneReviews [Internet]. Seattle (WA): University of Washington, Seattle; 1993-2019.

Filipp G. The Rubinstein-Taybi syndrome: report of 7 cases. Clin Genet 1972;3:303-18.

Saito R, Nozaki H, Kato T, et al. Retinal vasculopathy with cerebral leukodystrophy: Clinicopathologic features of an autopsied patient with a heterozygous TREX 1 mutation.
J Neuropathol Experiment Neurol. 2019;78(2):181-6.

Vodopivec I, Oakley DH, Perugino CA, et al. A 44-year-old man with eye, kidney, and brain dysfunction. Ann Neurol 2016;79(4):507-19.

VERTIGEM POSICIONAL PAROXÍSTICA BENIGNA

Vanessa Brito Campoy Rocha

A vertigem posicional paroxística benigna (VPPB) é a labirintopatia periférica mais comum e caracteriza-se por **vertigem fugaz (alguns segundos) recorrente, desencadeada por mudanças de posição da cabeça**. A vertigem ocorre ao abaixar e levantar a cabeça, **deitar-se na cama e virar-se de um lado para o outro em decúbito**. A tontura pode vir acompanhada de náuseas e vômitos. **Não há sintoma auditivo.**

A fisiopatologia da VPPB envolve o deslocamento de partículas de carbonato de cálcio, chamadas otólitos, que permanecem soltas dentro dos canais semicirculares (ductolitíase) ou aderidas à cúpula do canal (cupulolitíase). A forma mais comum de VPPB é a ductolitíase de canal semicircular posterior.

O desprendimento dos otólitos da mácula utricular é idiopático em 50% dos casos. A VPPB pode ser causada por etiologias definidas, assim como trauma cranioencefálico, migrânea, distúrbios metabólicos, hidropisia endolinfática, entre outras.

A anamnese compatível associada à presença de nistagmo de posicionamento fecha o diagnóstico de VPPB. Dentre as manobras diagnósticas, as mais usadas são: **Dix-Hallpike para canais verticais (posterior e anterior) e Head Roll para canais laterais**.

A manobra de **Dix-Hallpike** (Fig. 405-1) consiste em deitar o paciente em posição supina com a cabeça virada 45° para o lado da queixa e o pescoço em extensão de 20°. Neste momento, será possível observar o nistagmo. O nistagmo torcional com componente vertical superior indica VPPB de canal semicircular posterior e o lado afetado é aquele para o qual a cabeça foi rodada. Já os nistagmos torcionais com componente vertical inferior são compatíveis com VPPB de canal semicircular anterior do lado contralateral à rotação cefálica. A diferenciação entre ducto e cupulolitíase dos canais verticais é feita pela maior intensidade e duração do nistagmo na cupulolitíase.

A manobra de *Head Roll* (Fig. 405-2) é realizada ao virar a cabeça do paciente 90° para um lado e para o outro em posição supina com o pescoço fletido 30°. O nistagmo de posicionamento é sempre horizontal, podendo ser geotrópico (bate em direção ao chão – nistagmo para direita com a cabeça virada para direita e para esquerda com a cabeça para esquerda) ou ageotrópico (bate em direção ao teto). Nistagmos geotrópicos indicam ductolitíase de canal lateral do lado em que os sintomas forem mais intensos. Nistagmos ageotrópicos indicam cupulolitíase do canal lateral do lado dos sintomas mais brandos.

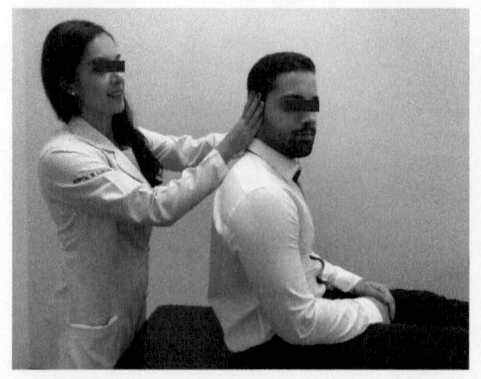

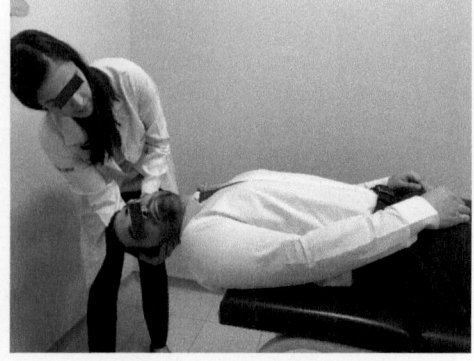

Fig. 405-1. Manobra diagnóstica de **Dix-Hallpike** para direita.

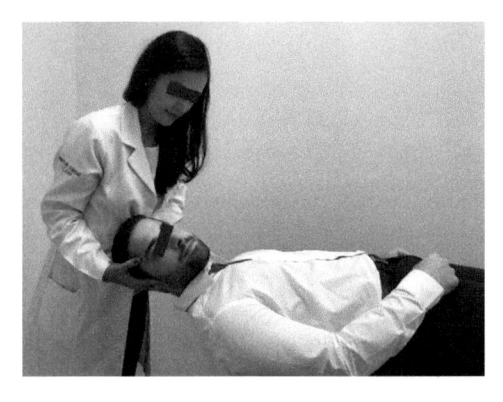

Fig. 405-2. Manobra diagnóstica de **Head Roll** para direita.

O tratamento é feito com manobras de reposicionamento:

- Epley para os canais verticais;
- Lempert para os laterais.

A manobra de Epley (Fig. 405-3) inicia-se na posição de Dix-Hallpike com a cabeça rotacionada para o lado acometido. Depois do esgotamento do nistagmo, a cabeça é rodada 90° para o outro lado e, após, o corpo todo é rodado junto à cabeça mais 90° de forma que o corpo ficará em decúbito lateral contrário ao lado acometido e o nariz apontará para o chão. Em seguida, o paciente é conduzido para a posição sentada, mantendo a rotação cefálica prévia. Entre cada posição, é recomendado esperar 1 a 3 minutos e a manobra completa pode ser repetida 2 a 3 vezes na mesma seção.

Na manobra de Lempert ou Barbecue (Fig. 405-4), o paciente fará uma rotação completa ao redor de si mesmo, sendo que o movimento sempre começa pela cabeça. A manobra inicia-se pela posição de *Head Roll* com a cabeça virada para o lado doente. A partir dessa posição, a cabeça gira 90° para o lado sadio e, em seguida, o corpo roda para decúbito lateral; a cabeça vira novamente 45° para o mesmo lado (nariz para o chão) e, na sequência, o corpo gira (decúbito ventral); assim sucessivamente até completar um giro de 360°. Recomenda-se aguardar 15 segundos em cada posição.

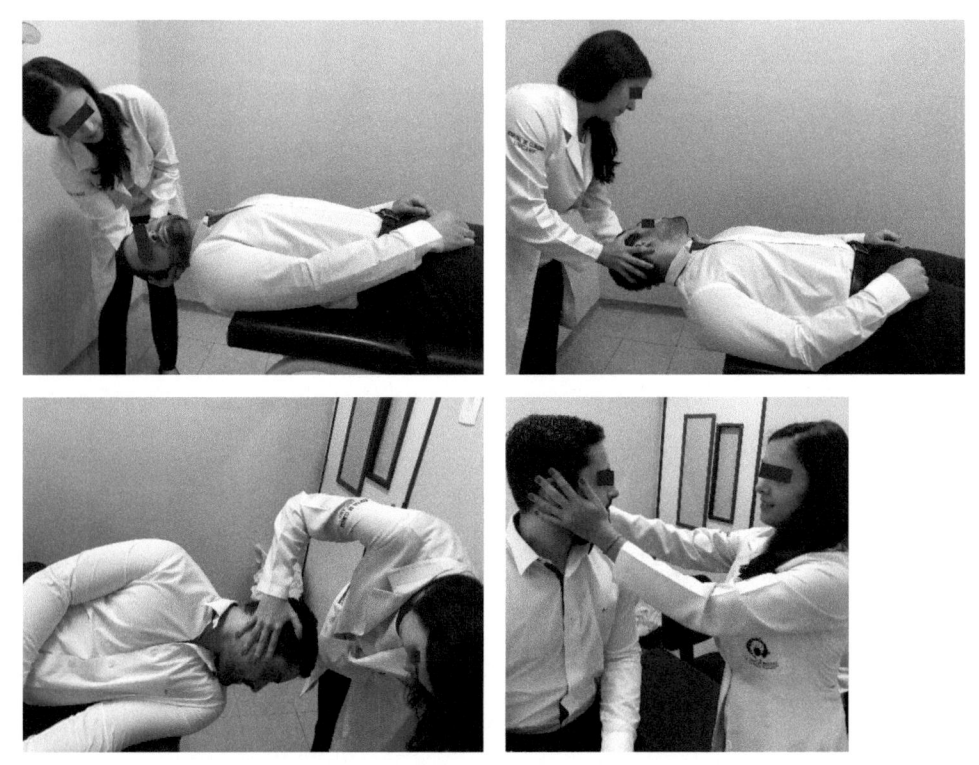

Fig. 405-3. Manobra de reposicionamento de Epley para VPPB de canal semicircular posterior direito.

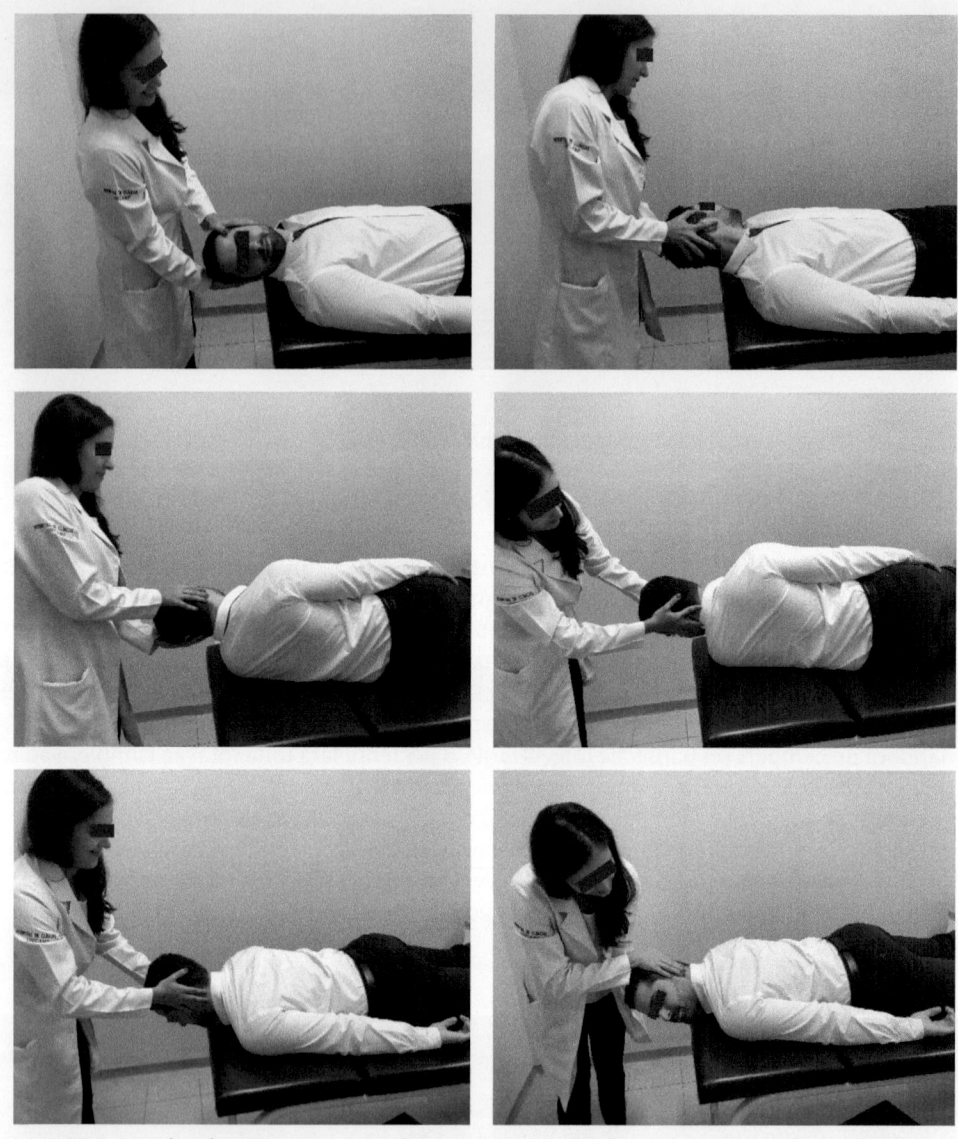

Fig. 405-4. Manobra de reposicionamento de Lempert para VPPB de canal semicircular lateral direito. *(Continua)*

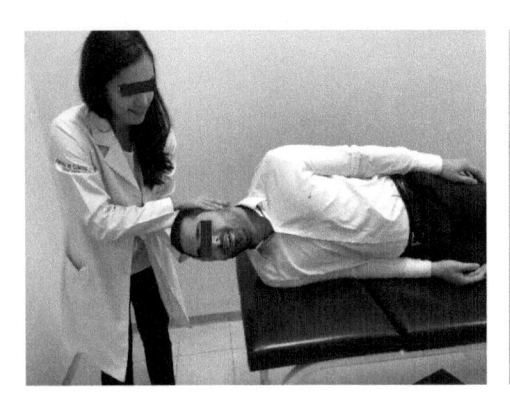

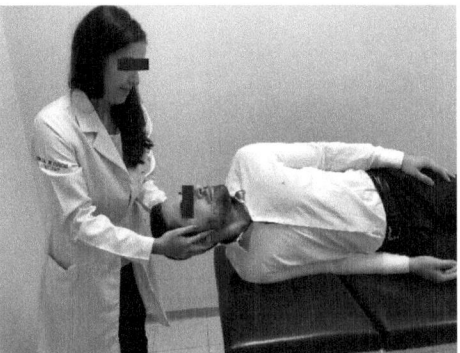

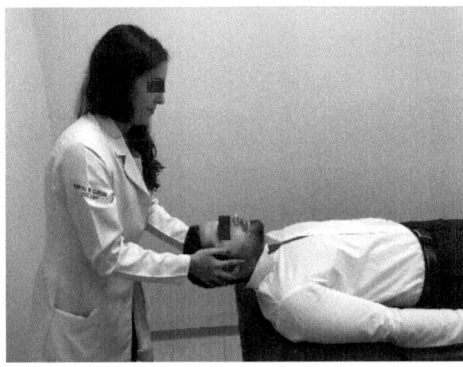

Fig. 405-4. *(Cont.)*

A maioria dos pacientes, cerca de 90%, apresenta resolução do quadro após as manobras. A recorrência chega a 32% após 1 ano. Os pacientes que não melhoram com manobra apresentam nistagmos atípicos, e queixas neurológicas devem ser investigadas para descartar lesões de cerebelo ou tronco encefálico.

DICAS
▪ Vertigem fugaz recorrente ao deitar e virar-se na cama; ▪ Ausência de sintomas auditivos; ▪ Diagnóstico com manobras de Dix-Hallpike (**canais verticais – posterior e anterior**) e **Head Roll** (**canais laterais**); ▪ Tratamento com Epley (**canais verticais**) e Lempert (**canais laterais**).

BIBLIOGRAFIA

Bhattacharyya N, Gubbels SP, Schwartz SR, et al. Clinical practice guideline: benign paroxysmal positional vertigo (update). Otolaryngol Head Neck Surg 2017;156(3):S1-S47.

Bittar RSM. Otoneurologia clínica. 2. ed. Rio de Janeiro Thieme Revinter Publicações; 2020.

von Brevern M, Bertholon P, Brandt T, et al. Benign paroxysmal positional vertigo: Diagnostic criteria consensus document of the Committee for the Classification of Vestibular Disorders of the Barany Society. Acta Otorrinolaringol Esp 2017;68(6):349-60.

VOGT-KOYANAGI-HARADA

Alessandro Augusto Viana Oliveira e Sousa • Carlos Roberto Martins Jr.

No início do século XX, Alfred Vogt, em 1906, Yoshizo Koyanagi, em 1914, e Einosuke Harada, em 1926, descreveram casos com iridociclite e poliose, uveíte com manifestações extraoculares, e uveíte com pleocitose do líquido cerebrospinal (LCR). Esses achados foram posteriormente descritos por Babel, Bruno e McPherson como uma síndrome progressiva única, cujo nome foi combinado em doença de Vogt-Koyanagi-Harada (VKH).

A patogênese da VKH é multifatorial e principalmente relacionada com uma **resposta autoimune aberrante de células T contra melanócitos ou antígenos melanócito-associados**. Imunogenética com mecanismos HLA-relacionados (especificamente com o *locus* HLA-D e alelo DR4) e não HLA-relacionados também influencia no desenvolvimento da doença.

O diagnóstico é eminentemente clínico. De acordo com a Sociedade Americana de Uveíte, a doença consiste em **uma panuveíte não traumática bilateral, associada a sinais neurológicos e auditivos**. Trata-se de uma condição multissistêmica que se apresenta em quatro fases:

1. *Prodrômica*: pode mimetizar uma infecção viral e precede a inflamação ocular em alguns dias, durando em torno de 1-2 semanas. Nesta fase, os pacientes relatam sintomas do sistema nervoso central (SNC), tais como: **cefaleia (82%), rigidez de nuca/meningismo** (55%), febre (18%), fotofobia, dor orbitária, sensibilidade de escalpo/pele e déficits focais (que podem se apresentar como neuropatias cranianas, mielite transversa, hemiparesia e afasia). Até 50% dos pacientes apresentam alterações auditivas que também se iniciam nessa fase podendo se mostrar como **perda auditiva neurossensorial** (geralmente para altas frequências como 4,6 e 8 kHz), disacusia, vertigem e tinido. Nesta fase, a análise do LCR demonstra **pleocitose linfocítica em > 80%** dos casos;
2. *Aguda*: o paciente refere borramento visual bilateral de início súbito, que se caracteriza como uma **panuveíte ou uveíte posterior** com descolamento de retina multifocal. Sinais também incluem edema e hiperemia do nervo óptico e edema retiniano;
3. *Crônica convalescente*: a progressão para essa fase pode ser evitada com a instituição do tratamento adequado. Porém, mesmo assim, ela acontece em até 79% dos casos. Geralmente, desenvolve-se após 3-4 meses do início da doença e dura por semanas a anos. **É caracterizada por panuveíte não granulomatosa, poliose das sobrancelhas e supercílios, vitiligo e alopecia**;
4. *Estágio recorrente crônico*: aproximadamente 25% dos pacientes irão chegar a essa fase (6-9 meses após o início do quadro) em que **ocorre uveíte anterior granulomatosa recorrente** e espessamento coroidal.

O diagnóstico diferencial é amplo compreendendo desde causas pós-traumáticas, infecciosas, inflamatórias e até neoplásicas (Quadro 406-1). Vários métodos podem ser utilizados para auxiliar o diagnóstico e seguimento das alterações oftalmológicas, tais como: fotografia do fundo do olho, tomografia

Quadro 406-1. Diagnóstico Diferencial da VKH

Trauma prévio	Infecção	Neoplasias	Inflamatórias
Oftalmia simpatética	▪ Bacteriana ▪ Fúngica ▪ Tuberculose ▪ Sífilis	▪ Linfoma intraocular ▪ Hiperplasia linfoide difusa uveal ▪ Hiperplasia bilateral difusa melanocítica uveal ▪ Gamopatia monoclonal ▪ Leucemia ou linfoma sistêmico	▪ Esclerite bilateral posterior ▪ Sarcoidose ▪ Epiteliopatia placoide pigmentar aguda posterior multifocal ▪ Síndrome evanescente múltipla ▪ Coroidopatia lúpica

de coerência óptica, biomicroscopia por ultrassom, autofluorescência do fundo do olho e angiografia de fluorescência do fundo do olho.

O princípio do tratamento da VKH é suprimir a inflamação aguda vigente. Para tal são utilizadas altas doses de corticoides seguidas de retirada gradual ao longo de 6 meses. Terapias imunomoduladoras também podem ser utilizadas (ciclosporina, micofenolato de mofetil, azatioprina), bem como anticorpos monoclonais anti-TNF-alfa (infliximabe e adalimumabe).

DICAS

- Cefaleia, meningismo e LCR com pleocitose linfocítica asséptica;
- Surdez neurossensorial;
- Panuveíte bilateral;
- Vitiligo, poliose e alopecia;
- Tratamento com corticoterapia em doses imunossupressoras precoce.

BIBLIOGRAFIA

Baltmr A, Lightman S, Tomkins-Netzer O. Vogt-Koyanagi-Harada syndrome – current perspectives. Clinical ophthalmology 2016;10:2345-61.

Harada E. Clinical study of nonsuppurative choroiditis: a report of acute diffuse choroiditis. Acta Soc Opthalmol Jpn, 1926;30:356-78.

Herbort CP, Mochizuki M. Vogt-Koyanagi-Harada disease: inquiry into the genesis of a disease name in the historical context of Switzerland and Japan. Int Ophthalmol 2007;27(2-3):67-79.

Koyanagi YD. Alopecia und Poliosis bei schwerer Uveitis nicht traumatischen Ursprungs [Dysacusis, alopecia and poliosis in severe uveitis without traumatic origin]. Klin Monatsbl Augenheilkd 1929;82:194-211.

O'Keefe GA, Rao NA.Vogt-Koyanagi-Harada disease. Survey of ophthalmology. 2017;62:1-25.

Read RW, Holland GN, Rao NA, et al. Revised diagnostic criteria for Vogt–Koyanagi–Harada disease: report of an international committee on nomenclature. Am J Ophthalmol 2001;131(5):647–52.

Silpa-archa S, Silpa-archa N, Preble JM, Foster CS. Vogt-Koyanagi-Harada syndrome: Perpectives for immunogenetics, multimodal imaging, and therapeutic options. Autoimmunity reviews. 2016;15:809-19.

Vogt A. Frühzeitiges Ergrauen der Zilien und Bemerkungen über den sogenannten plötzlichen Eintritt dieser Veränderung [Early graying of cilia and remarks about the so-called sudden occurrence of these change]. Klin Monatsbl Augenheilkd 1906;44:228-42.

VON HIPPEL LINDAU

Carlos Roberto Martins Jr.

A síndrome de Von Hippel Lindau (SVHL) ou **angioblastomose cerebeloretiniana** é uma entidade rara com prevalência média de 1/36.000, autossômica dominante com elevada penetrância. Ocorre mutação do gene *VHL* no cromossomo 3, um supressor tumoral clássico. Tem mortalidade atrelada, principalmente, ao desenvolvimento de carcinoma renal e de tumores do SNC. Eugen Von Hippel descreveu angiomas retinianos em 1904 e Arvid Lindau descreveu os angiomas encefálicos e da medula espinhal em 1926.

O aparecimento dos primeiros achados se dá, usualmente, na segunda ou terceira décadas (idade média de diagnóstico é 26 anos). As principais manifestações são hemangioblastomas de sistema nervoso central e retina, carcinoma renal, cistos renais, feocromocitoma, tumores císticos e sólidos pancreáticos, cistoadenoma de epidídimo e tumores de saco endolinfático. A expectativa média de vida é de 50 anos, sendo os tumores encefálicos e o carcinoma renal os maiores responsáveis pela mortalidade.

Os hemangioblastomas de SNC são benignos e ocorrem em cerca de 65% dos casos de SVHL e correspondem a 2% dos tumores cerebrais e a 10% dos tumores de fossa posterior. São usualmente císticos com componente sólido mural formados por uma rede vascular; os puramente sólidos ocorrem em 30% dos casos e têm maior taxa de recorrência local que os císticos. À RNM, o componente sólido tem isossinal em T1 e hipersinal em T2, e o cístico tem hipossinal em T1 e hipersinal em T2.

Os hemangioblastomas mais comuns são os cerebelares, seguidos dos medulares e, por fim, os supratentoriais. Os déficits neurológicos ocorrem de acordo com sítio acometido. Eritrocitose pode estar presente em aproximadamente 5%-20% dos casos, por provável produção de eritropoietina por mastócitos tumorais. O tratamento envolve ressecção cirúrgica e radioterapia, entretanto a taxa de recidiva pode chegar a 20%.

Os hemangioblastomas de retina ocorrem em cerca de 50% dos casos de SVHL. São bilaterais em torno de 40% dos casos, sendo localizados, na maioria das vezes, na periferia retiniana. Os sintomas podem envolver déficit visual, descolamento retiniano, edema de mácula, catarata, glaucoma, uveíte e oftalmite em decorrência de hemorragias. Geralmente, os pacientes são assintomáticos e o diagnóstico é feito pela fundoscopia e pela angiografia com fluoresceína. Por vezes, o tumor só é identificado pela angiografia com fluoresceína (fundo de olho normal). O tratamento envolve fotocoagulação a *laser*, crioterapia ou enucleação em casos mais graves.

É importante lembrar que a SVHL acomete outros sítios, devendo ser investigada nos parentes próximos de pacientes portadores da síndrome e em todos os casos de hemangioblastoma de SNC e retina, de feocromocitoma, de carcinoma de rim em paciente jovem, de carcinoma renal múltiplo ou bilateral, de cistos pancreáticos múltiplos, de cistos de epidídimo bilaterais e de tumores de saco endolinfático.

Os principais diagnósticos diferenciais envolvem neoplasia endócrina múltipla, neurofibromatose, doença renal policística, esclerose tuberosa, síndrome Birt-Hogg-Dube e síndromes feocromocitomas-paragangliomas hereditários. Faz-se necessário vigilância ao longo da vida com exames oftalmológicos, RNM encefálica, abdominal e testes laboratoriais.

DICAS
■ Autossômica dominante, cromossomo 3 – gene supressor tumoral *VHL*; ■ Angioblastomose cerebeloretiniana; ■ Idade média de diagnóstico é 26 anos; ■ Hemangioblastomas de sistema nervoso central e retina, carcinoma renal, cistos renais, feocromocitoma, tumores císticos e sólidos pancreáticos, cistoadenoma de epidídimo, e tumores de saco endolinfático; ■ Os hemangioblastomas de SNC são benignos e ocorrem em cerca de 65% dos casos de SVHL e correspondem a 2% dos tumores cerebrais e a 10% dos tumores de fossa posterior; ■ Hemangioblastomas císticos com componente sólido mural, formados por uma rede vascular – componente sólido: isossinal em T1 e hipersinal em T2. Componente cístico: hipossinal em T1 e hipersinal em T2; ■ Os hemangioblastomas de retina ocorrem em cerca de 50% dos casos de SVHL. São bilaterais em torno de 40% dos casos, sendo localizados, na maioria das vezes, na periferia retiniana.

BIBLIOGRAFIA

Bleggi-Torres LF, De Noranha L, Fillus Neto J, et al. Von Hippel-Lindau's disease: report of three cases and review of the literature. Arq Neuropsiquiatr 1995;53(4):782-8.

Kerr DJ, Scheithauer BW, Miller GM, et al. Neurosurgery 1995;36(3):573-80.

Lee SR, Sanches J, Mark AS, et al. Posterior fossa haemangioblastomas: MR imaging. Radiology 1989;171:463-8.

Patrice SJ, Sneed PK, Flickinger JC, et al. Radiosurgery for hernangioblastoma: results of a multiinstitutional experience. Int J Radiat Oncol Biol Phys 1996;35(3):493-9.

Raila FA, Zimmerman J, Azordegan P, et al. Successful surgical removal of an asymptomatic optic nerve hemangioblastoma in von Hippel-Lindau disease. J Neuroimaging 1997;7(1):48-50.

WAALER-AARSKOG

Letícia Sauma Ferreira

Também conhecida como **síndrome de Ferlini-Ragno-Calzolari**, é caracterizada por hidrocefalia, alterações esqueléticas e distúrbio mental, e hidrocefalia, displasia costovertebral e anomalia de Sprengel. Foi descrita pela primeira vez por Waaler e Aarskog, em 1979, em uma família norueguesa e considerada uma nova síndrome por Ferlini *et al*, em 1995, após os achados fenotípicos semelhantes em quatro indivíduos de uma mesma família.[1,2] Esta síndrome é caracterizada principalmente por **anomalia de Sprengel (deslocamento ascendente da escápula) e hidrocefalia**. Outros achados como retardo psicomotor, psicose, braquidactilia e displasia costovertebral também podem estar presentes. O diagnóstico é com base nos achados fenotípicos descritos a seguir:

- Hidrocefalia;
- Prognatia;
- Anomalia de Sprengel (deslocamento ascendente da escápula);
- Anormalidade do esmalte dentário;
- Alteração da pigmentação da pele;
- Anormalidade das costelas;
- Narinas antevertidas;
- Alteração comportamental;
- Braquidactilia;
- Fotossensibilidade;
- Ponte nasal plana;
- Hemivertebra;
- Palato ogival;
- Hipertelorismo;
- Deficiência intelectual;
- Implantação baixa das orelhas;
- Macrocefalia;
- Hipoplasia malar;
- Obesidade;
- Nariz proeminente;
- *Sandal gap* (maior distância entre o 1º e 2º dedos do pé);
- Escoliose;
- Ponte nasal ampla.

Essa síndrome foi descrita em oito pacientes do sexo feminino. O modo de transmissão ainda não foi totalmente estabelecido, porém parece ser decorrente de uma herança autossômica ou dominante ligada ao X.

DICAS
- Hidrocefalia; - Anomalia de Sprengel.

REFERÊNCIAS BIBLIOGRÁFICAS

1. Waaler P, Aarskog D. Syndrome of hydrocephalus, costovertebral dysplasia and sprengel anomaly with autosomal dominant inheritance. Neuropediatrics 1980;11(03):291-7.
2. Ferlini A, Ragno M, Gobbi P, et al. Hydrocephalus, skeletal anomalies, and mental disturbances in a mother and three daughters: A new syndrome. Am J Med Genet. 1995;59(4):506-11.

WAGR

Débora Fernandes Biazim ▪ Carlos Roberto Martins Jr.

Descrita em 1964 por Miller *et al.*,[1] é uma doença genética na qual ocorre uma pequena deleção cromossômica, abrangendo vários genes, o que leva à expressão de alguns fenótipos. É uma síndrome que engloba, em um mesmo paciente, as seguintes anomalias: tumor de Wilms **(W)**, Aniridia **(A)**, malformações Geniturinárias **(G)** e Retardo mental **(R)** (Fig. 410-1 e Quadro 410-1).

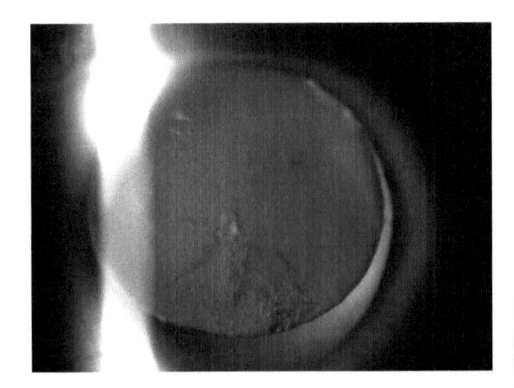

Fig. 410-1. Aniridia. (imagem gentilmente cedida por Beatriz Nugent da Cunha). (Ver Pranchas em Cores.)

Quadro 410-1. Síndrome WAGR em Resumo

Características	Síndrome de WAGR
Definição	É uma rara desordem genética caracterizada por deleções parciais do braço curto do cromossomo 11 (11p13), envolvendo deficiência dos genes *WT1* e *PAX6*, acarretando o desenvolvimento de quatro anomalias em conjunto: tumor de Wilms, aniridia, malformações geniturinárias e retardo mental.
Tumor de Wilms – W	Tumor de Wilms, ou neuroblastoma, é o tumor renal mais frequente em crianças menores de cinco anos, caracterizado deleção do *WT1* e, clinicamente, por massa abdominal indolor palpável.
Aniridia – A	Ausência total ou parcial da íris. 75% dos casos de aniridia desenvolvem glaucoma. São conhecidos três fenótipos: 1. Autossômica dominante, 85% dos casos, sem manifestações sistêmicas; 2. Associação com síndrome de WAGR. Responsável por 13% dos casos de aniridia; 3. Autossômica recessiva, 2% dos casos, síndrome de Gillespie (ataxia cerebelar e retardo mental).
Malformações Geniturinárias – G	Por mutação do gene *WT1*: criptorquidia, hipospadia e genitália ambígua. 38,3% dos casos de síndrome de WAGR podem desenvolver falência renal aos 20 anos de idade.
Retardo Mental – R	Por mutação do gene *PAX6*, além do relato de déficit cognitivo, malformação do SNC, como agenesia do corpo caloso.
Diagnóstico	Diagnóstico em conjunto das quatro anomalias já sugere o diagnóstico da síndrome, mas o ideal é confirmação genética;
Tratamento	Orientar paciente e responsáveis que o tratamento não é curativo e sim de prevenção quanto a complicações e para fornecer melhor qualidade de vida ao paciente.

TUMOR DE WILMS

O tumor de Wilms, ou neuroblastoma, que é o tumor renal mais frequente em crianças, teve o seu primeiro gene causador relacionado, o *WT1*, o qual está alocado em 11p13,[2] justamente o local onde ocorre a deleção que resulta na síndrome em discussão. Ele pode se manifestar como massa abdominal palpável, geralmente indolor e em menores de cinco anos, e deve ser investigado e estadiado após exames de imagem e cirurgia, quando esta se encontra indicada.

ANIRIDIA

Já a aniridia é uma condição predominantemente autossômica dominante, bilateral, rara, de incidência 1,8 a cada 100.000 nascidos vivos, caracterizada pela ausência total ou parcial da íris. Sua etiologia está baseada na haploinsuficiência do gene *PAX6*, gerando um desenvolvimento neuroectodérmico anormal. Este gene é adjacente ao *WT1* (que presdispõe ao Tumor de Wilms descrito acima) e a deleção em conjunto destes, ambos alocados no segmento cromossômico 11p13, leva ao surgimento de uma síndrome de genes contíguos,[3,4] que denominamos de síndrome de WAGR.

São conhecidos três fenótipos de aniridia. O primeiro e mais comum deles, em 85% dos casos, não está associado a outras manifestações sistêmicas. Já o segundo está associado à síndrome WAGR, relacionado com 13% de todos os casos desta anomalia. A aniridia autossômica recessiva é o terceiro tipo, correspondendo a 2% dos casos, e é denominada **síndrome de Gillespie** *(ver capítulo específico nesta obra)*, quando descrita em conjunto com ataxia cerebelar e retardo mental.

É importante manter acompanhamento oftalmológico assíduo, tendo em vista que 50% a 75% dos pacientes que são acometidos por aniridia, independente da sua forma, desenvolvem glaucoma após a segunda década de vida, classificado como glaucoma pré-trabecular, em decorrência da obstrução da malha trabecular pelo coto da íris remanescente.[4]

Diversos estudos de análise genética orientam a triagem molecular para diagnóstico diferencial de aniridia isolado ou de outras síndromes raras relacionadas,[5] assim como síndrome WAGR, já que esta definição precoce é relevante não só para abordagem médica e multiprofissional, como também determina a qualidade de vida do indivíduo.

MALFORMAÇÕES GENITURINÁRIAS

Como descrição de alterações geniturinárias já relacionadas com a WAGR, temos: criptorquidia, hipospádia e genitália ambígua;[6] podem-se justificar por ação de seu gene precursor regulando o desenvolvimento das gônadas e rins,[7] e pela documentação realizada em 2001, que revelou o *WT1* exercendo função na descida testicular,[8] base da fisiopatologia da criptorquidia. Já foi relatado também risco de desenvolvimento de insuficiência renal em pacientes com Síndrome de WAGR, com risco cumulativo de falência do rim em torno de 38,3% aos 20 anos de idade.[9,10]

Conforme comentado acima, aniridia, na maioria das vezes, é esporádica, porém, diante de uma criança com aniridia esporádica associada a alterações geniturinárias, deve-se, automaticamente, pensar na possibilidade de WAGR subdiagnosticada.[9]

RETARDO MENTAL

Para findar, temos alterações neurológicas descritas nestes pacientes. A mutação do gene *PAX6* resulta também em alterações cerebrais. Além do relato de déficit cognitivo, já houve registro na literatura de casos de malformação do SNC (sistema nervoso central), como agenesia do corpo caloso.[9]

DIAGNÓSTICO, EXAMES E ACOMPANHAMENTO

O diagnóstico é clínico com ratificação molecular. É de suma importância encaminhar o paciente para o oftalmologista, tendo em vista o alto risco de desenvolvimento de glaucoma. Acompanhamento multidisciplinar com neurologista, pediatra, nefrologista e urologista se faz necessário. Uma vez feita a suspeita de síndrome de WAGR, deve-se realizar frequentemente triagem ultrassonográfica para o tumor de Wilms até 6 anos de idade. Acompanhamento com exame físico geral, palpação abdominal, avaliação laboratorial de hematúria, proteinúria, pesquisa de hipertensão e outras alterações que sugiram evolução para insuficiência renal devem ser constantes. Se paciente do sexo feminino, deve-se ter avaliação periódica ginecológica, pelo risco de anomalias ovarianas.[9]

> **DICAS**
>
> - Tumor de Wilms (W), Aniridia (A), malformações Geniturinárias (G) e Retardo mental (R);
> - Deleção do cromossomo 11;
> - Diagnóstico diferencial com **síndrome de Gillespie**.

REFERÊNCIAS BIBLIOGRÁFICAS

1. Miller R, Fraumeni J, Manning M. Association of Wilms's tumor with aniridia, hemihypertrophy and other congenital malformations. N Eng J Med. 1964;270(18):922-7.
2. Rose E, Glaser T, Jones C, et al. Complete physical map of the WAGR region of 11p13 localizes a candidate Wilms' tumor gene. Cell 1990;60(3):495-508.
3. Kanski J, Bowling B. Clinical ophthalmology. Edinburgh: Elsevier; 2012.
4. Yanoff M, Duker J, Augsburger J. Ophthalmology. Mosby Elsevier 2009;3(l).
5. de Souza VS. Relação genótipo-fenótipo em pacientes com diagnóstico clínico de aniridia sindrômica [Mestrado]. Universidade de Brasília; 2018.
6. Blaschko S, Cunha G, Baskin L. Molecular mechanisms of external genitalia development. Differentiation 2012;84(3):261-8.
7. Pritchard JK, Fleming S, Davidson D, et al. The candidate Wilms' tumour gene is involved in genitourinary development. Nature 1990;346:194-7.
8. Lim H, Hughes I, Hawkins JR. Clinical and molecular evidence for the role of androgens and WT1 in testis descent. Molecular and Cellular Endocrinology 2001;185(1-2):43-50.
9. Fischbach B. WAGR syndrome: a clinical review of 54 cases. Pediatrics 2005;116(4):984-8.
10. Breslow NE, Takashima JR, Ritchey ML, et al. Renal failure in the Denys-Drash and Wilms' tumor-aniridia syndromes. Cancer Res 2000;60:4030-2.

WALKER-WARBURG

Job Monteiro Chilembo Jama António

A síndrome de Walker-Warburg (SWW) é um fenótipo raro de distrofia muscular congênita (DMC), conhecido por ocorrer por causa de uma glicosilação anormal da proteína α-distroglicana, manifestando-se por características malformativas de olhos e cérebro. Trata-se de condição autossômica recessiva. A incidência geral é desconhecida, porém pesquisas sugerem uma taxa de 1,2 por 100.000.

PRINCIPAIS CARATERÍSTICAS DA SWW

Em 1989, Dobyns *et al.* tentaram estabelecer critérios para o diagnóstico em uma revisão que incluiu 63 pacientes, propondo quatro elementos principais:

1. Lisencefalia tipo II;
2. Malformação cerebelar;
3. Anormalidade da retina;
4. Distrofia muscular congênita.

DIAGNÓSTICO

O diagnóstico geralmente depende das manifestações clínicas, sendo que apenas 10%-20% dos casos são confirmados geneticamente por análise de DNA. A presença de distrofia muscular congênita (DMC); lisencefalia tipo II, malformação cerebelar e malformação retiniana constituem as anomalias mais frequentes, contudo nem todos os comemorativos estão presentes em um mesmo paciente, suscitando variabilidade fenotípica. Outras anomalias podem ser observadas, como macrocefalia ou microcefalia congênita, com ou sem hidrocefalia; malformação de Dandy-Walker, malformação da câmara anterior ocular, ventrículos em fenda, fenda labial e palatina, microftalmia, colobomas oculares, catarata congênita e anomalias urogenitais em homens.

Achados de Neuroimagem (RM)

Outros achados que não a lissencefalia tipo II incluem heterotopia em banda, hipoplasia vermiana cerebelar, disgenesia do corpo caloso, alterações anormais da substância branca, pedúnculos cerebelares hipoplásicos, hemorragia intraventricular e polimicrogiria cerebelar.

Investigação Laboratorial

Usualmente, observam-se níveis séricos de creatinoquinase (CK) elevados. As mutações mais comuns envolvem os genes *POMT1, POMT2, POMGnT1, FKRP, FKTN e LARGE*.

DIAGNÓSTICO DIFERENCIAL

Faz-se diagnóstico diferencial com outras distroglicanopatias, a saber: doença músculo-olho-cérebro ou DMC de Fukuyama, porém as alterações cerebrais são menos severas.

MORTALIDADE E PROGNÓSTICO

A maioria das crianças morre nos primeiros 3 anos de vida por causas variadas, dentre elas insuficiência respiratória, pneumonia, hipertermia e fibrilação ventricular.

TRATAMENTO

Não há tratamento específico curativo, apenas sintomático e reabilitação funcional.

DICAS
▪ Retardo mental, anormalidades estruturais do SNC e oculares, convulsões, CK sérica elevada; ▪ Autossômica recessiva; ▪ Defeito na glicosilação da α-distroglicana; ▪ Genes *POMT1, POMT2, POMGnT1, FKRP, FKTN e LARGE*; ▪ Lissencefalia tipo II, anormalidades da retina, DMC.

BIBLIOGRAFIA

Akasaka MK, Manya H, Endo T. Mutations of the POMT1 gene found in patients with Walker-Warburg syndrome lead to a defect of protein O-mannosylation. Biochem Biophys Res Commun 2004;325(1):75-9.

Dobyns WB, Pagon RA, et al. Diagnostic criteria for Walker-Warburg Syndrome. Am J Med Genet. 1989;32(2):195-210.

Hakim N, Soares C, Hkim J. Bilateral total retinal detachment at birth: a case report of Walker-Warburg syndrome. International Med Case Report J. 2018;11:1-4.

Lee CY. Walker-Warburg syndrome: rare congenital muscular dystprophy associated with brain and eye abnormalities. Hong Kong Med J 2014;20:556.e4-5.

Kose E, BAkar B, Ates G, et al. Anestesia em criança com síndrome de Walker-Warburg. Ver Bras Anestesiol 2014;64(2):1-5.

Nabhan MM, Elkhateeb N, Braun DA, et al. Cystic kidneys in fetal Walker-Warburg syndrome with POMT2 mutation: Intrafamilial phenotypic variability in four sigling and review of literature. Am J Med Genet A 2017;173(10):2697-702.

Suthar R, Angurana SK, Singh U, Singh P. Walker-Warburg syndrome. Neurology India 2018;66(6):1849-50.

Vasconcelos MM, Guedes CR, Domingues RC, et al. Walker-Warburg syndrome: report of two cases. Arq Neuropsiquiatria 1999;57(3-A):672-7.

Van Reeuwijk J, Janssen M, Van Den EC, et al. POMT2 mutations cause alpha-dystroglycan hypoglycosylation and Walker-Warburg syndrome. J Med Genet 2005;42(12):907-12).

Zaleski CG, Abdenour GE. Pediatric case of the day. Walker-Warburg syndrome (cerebro-ocular dysplasia- muscular dystrophy). Radiographics 1997;17:1319-23.

WARBURG MICRO

Carlos Roberto Martins Jr.

Warburg micro syndrome (WARBM), também conhecida como *Micro Syndrome*, é uma doença autossômica recessiva associada aos genes *RAB3GAP1, RAB3GAP2* e *RAB18* que envolve alterações oculares, genitais e neurológicas. Os achados típicos são retardo mental, microcefalia, catarata congênita, microcórnea, microftalmia, **agenesia/hipoplasia do corpo caloso**, hipogenitalismo (hipogonadismo hipogonadotrófico), criptorquidia, hipertricose, filtro curto, orelhas grandes e nariz com base larga e ponta proeminente. Hipotonia neonatal e crises convulsivas são comuns.

O diagnóstico é clínico e deve ser diferenciado de outros distúrbios semelhantes com **microcefalia, catarata congênita e hipogenitalismo**. Os principais diferenciais são: síndrome CAMAK, síndrome CAMFAK, síndrome de COFS, síndrome de Cockayne e síndrome de Martsolf. CAMAK apresenta catarata, artrogripose, microcefalia e cifoescoliose; CAMFAK cursa com catarata, artrogripose, microcefalia, falha no crescimento e cifoescoliose A síndrome COFS consiste em atrofia cerebral com calcificação, catarata, microcórnea, contraturas articulares e falha de crescimento.

A síndrome de Cockayne, a mais conhecida de todas, é um distúrbio neurodegenerativo hereditário caracterizado por baixo peso ao nascer, falha de crescimento, desmielinização cerebral com depósitos de cálcio, fotossensibilidade cutânea, catarata e perda auditiva neurossensorial. A síndrome de Martsolf, por sua vez, cursa com os mesmos sintomas da *Micro Syndrome*, entretanto, com menor intensidade. Acredita-se que ambas sejam espectro da mesma entidade. Não há tratamento. O diagnóstico deve ser aventado em situações de catarata congênita, micropênis e microcefalia.

DICAS
■ Pensar em *Micro Syndrome* quando há: microcefalia, catarata congênita e hipogenitalismo; ■ Autossômica recessiva associada aos genes *RAB3GAP1, RAB3GAP2* e *RAB18*; ■ Hipoplasia ou agenesia de caloso; ■ Diagnóstico diferencial com Cockayne.

BIBLIOGRAFIA

Alligianis IA, Johnson CA, Gissen P, et al. Mutations of the catalytic subunit of RAB3GAP cause Warburg Micro Syndrome. Nat Genet 2005;37:221-3.

Borck G, Wunram H, Steiert A, et al. A homozygous RAB3GAP2 mutation causes Warburg Micro Syndrome. Hum Genet 2011;129:45-50.

Warburg M, Sjö O, Fledelius HC, Pedersen SA. Autosomal recessive microcephaly, microcornea, congenital cataract, mental retardation, optic atrophy and hypogenitalism. Micro syndrome. Am J Dis Child 1993;147:1309-12.

WEAVER

Camila Cunha de Abreu da Silveira

A síndrome de Weaver é uma condição rara caracterizada por hipercrescimento pré e pós-natal, macrocefalia, maturação óssea avançada, graus variáveis de deficiência intelectual e dismorfismos, como fronte ampla, occipital plano, hipertelorismo, telecanto, pavilhões auriculares grandes e de implantação baixa, filtro longo e proeminente, micrognatia relativa, unhas finas e de inserção profunda. Também são relatados camptodactilia, cifoescoliose, alargamento das metáfises dos ossos longos, hipotonia ou hipertonia, hérnia umbilical, frouxidão da pele, choro baixo e rouco.

A maioria dos casos é esporádica, mas há relatos de herança autossômica dominante. Variantes patogênicas do gene *EZH2* foram identificadas.

DICAS
- Hipercrescimento; - Macrocefalia; - Dismorfismos; - Deficiência intelectual.

BIBLIOGRAFIA

Erin C, Weimin B, Alan ES, et al. Novel EED mutation in patient with Weaver syndrome. American Journal of Medical Genetics 2016;143(2):541-5.
Gemme G, Bonioli E, Ruffa G, Lagorio V. The Weaver-Smith syndrome. J Pediat 1980;97:962-4.
Marcelo MR, Luiz CPV. Tratado de neurologia infantil. Rio de Janeiro: Atheneu; 2017. p. 205.

WERNICKE E KORSAKOFF

Alexandre Motta Mecê ▪ Carlos Roberto Martins Jr.

ENCEFALOPATIA DE WERNICKE

A encefalopatia de Wernicke é uma emergência médica caracterizada como déficit de vitamina B1 (tiamina) levando à neurotoxicidade de regiões de grande necessidade metabólica, cuja incidência é maior na população etilista.

Alto consumo metabólico e baixa ingesta alimentar constituem seus principais fatores de risco, destacando-se as seguintes condições: alcoolismo, desnutrição, hemodiálise, anorexia nervosa, hipermagnesemia em gestantes, cirurgias bariátricas, malignidade sistêmica, transplantados e AIDS/SIDA.

Microscopicamente, a doença evolui para desmielinização e gliose, com perda neuronal. As atrofias mais proeminentes podem ser encontradas em tálamo medial com atrofia de corpos mamilares (80% dos casos), ao redor do terceiro ventrículo, aqueduto cerebral, quarto ventrículo, núcleo dorsomedial do tálamo, *locus ceruleus*, substância cinzenta periaquedutal, núcleo do oculomotor e vestibular, além de lesões cerebelares.

Clinicamente, tais pacientes manifestam-se com **encefalopatia** (desorientação, desatenção, *delirium*, rebaixamento do nível de consciência), **ataxia** (acometimento de vias cerebelares e vestibulares) e **disfunção da motilidade ocular**, sendo nistagmo horizontal o evento mais comum, seguido por paralisia do músculo reto lateral. A tríade manifesta-se em 1/3 dos casos. Outros sinais possíveis incluem: estupor e coma, hipotensão, hipotermia, fraqueza e parestesia de MMII, taquicardia e alterações eletrocardiográficas reversíveis com uso de tiamina.

Para o diagnóstico, o paciente deve preencher **pelo menos dois dos quatro critérios de Caine**:

1. Deficiência dietética;
2. Anormalidades oculomotoras;
3. Disfunções cerebelares;
4. Alterações do estado mental ou memória.

O diagnóstico é confirmado com a reversão do quadro neurológico após o uso de tiamina. Laboratorialmente, não há testes que garantam o diagnóstico. A tomografia de crânio pode demonstrar áreas hipodensas e simétricas (diencéfalo, periventricular, mesencéfalo) que realçam, ou não, ao contraste. Na Ressonância Magnética, evidenciam-se alterações de diencéfalo e periventriculares (hipersinal em T2/FLAIR) e anomalias de difusão.

O tratamento da encefalopatia de Wernicke objetiva evitar evolução da doença para coma e morte. O uso de tiamina endovenosa é simples, seguro, barato, efetivo e com baixa incidência de efeitos colaterais. Recomenda-se a dose de 500 mg EV em 30 minutos, 3 vezes ao dia por 2 dias consecutivos, evoluindo para 250 mg EV ou IM ao dia por 5 dias seguintes ou até recuperação nutricional. O uso da tiamina deve ser anterior ao uso da glicose em situação de hipoglicemia, evitando-se a piora do quadro clínico de encefalopatia.

Após a administração de tiamina endovenosa, a resposta ocular e a confusão mental devem melhorar em horas a dias, com recuperação da função vestibular e marcha após 14 dias em média.

SÍNDROME DE KORSAKOFF

Complicação tardia do uso abusivo de álcool, caracterizada por amnésia seletiva anterógrada e retrógrada, normalmente consequência da encefalopatia de Wernicke relacionada com o álcool. Caracteriza-se por déficits de memória retrógrada e anterógrada, apatia com aspectos sensoriais intactos, com preservação de memória a longo prazo e outras habilidades. Confabulação pode estar presente, atenção e comportamento estão preservados. O tratamento é suportivo.

> **DICAS**
>
> - Encefalopatia de Wernicke é uma emergência médica associada principalmente ao etilismo. Deve ser prontamente reconhecida e tratada com tiamina EV, evitando a evolução drástica para síndrome de Korsakoff;
> - A tríade de Wernicke está presente em cerca de 1/3 dos casos: alteração do nível ou conteúdo de consciência, ataxia cerebelar e alterações oftalmológicas;
> - Tratamento da encefalopatia de Wernicke: tiamina 500 mg EV em 30 minutos, 3 vezes ao dia por 2 dias consecutivos, evoluindo para 250 mg EV ou IM ao dia pelos 5 dias seguintes ou até recuperação nutricional.

BIBLIOGRAFIA

Brust JCM. Current – Diagnosis & Treatment – Neurology. In: Wernicke-Korsakoff Syndrome. New York: Lange; 2019. p. 546-7.

Gagliardi RJ, Takayanagui, OM. Tratado de neurologia da Academia Brasileira de Neurologia. In: Quintanilha, GS. Neuropatias carenciais. Rio de Janeiro: Elsevier; 2019.

Yuen TS. Wernicke encefalopathy. Uptodate. 2016 30 de agosto. Disponível em: https://www.uptodate.com/contents/wernicke-encephalopathy. Acesso em 3 de novembro de 2019.

WEST NILE – ENCEFALITE PELO VÍRUS DO NILO OCIDENTAL

Job Monteiro Chilembo Jama António ▪ Carlos Roberto Martins Jr.

Em agosto de 1999, casos de uma doença febril associada à alteração do nível de consciência e fraqueza muscular intensa, posteriormente caracterizados como uma meningoencefalite humana, foram descritos nos Estados Unidos (EUA), na cidade de Nova York. Foi então o início do primeiro surto no hemisfério Ocidental causado por um arbovírus, que foi primeiramente isolado em 1937 no sangue de uma mulher na região do nordeste de Uganda, às margens ocidentais do rio Nilo, tendo assim recebido o nome de *West Nile Virus* (WNV), ou simplesmente vírus do Nilo Ocidental (VNO).

Na década de 1960, a doença disseminou-se para Ásia, e, na década de 1980, para o leste Europeu. Anos depois o vírus disseminou-se para toda a extensão dos EUA. O vírus agora é endêmico nos EUA, registrando-se 16.196 casos de doenças neuroinvasivas arbovirais em humanos (encefalite, meningite ou paralisia flácida) e 1.549 mortes relatadas desde 1999. A incidência da doença é mais alta no centro-oeste entre meados de julho e início de setembro.

ECOLOGIA

Nos EUA, o VNO foi isolado de 65 espécies diferentes de mosquitos e 326 espécies de pássaros, especialmente os corvos. Entretanto, apenas algumas espécies de mosquitos *Celex* conduzem o vírus na natureza e, subsequentemente, o transmitem para os seres humanos. O homem assim como cavalos e outros animais domésticos são hospedeiros incidentais, não estando envolvidos com o ciclo do parasita no meio ambiente. A multiplicação do VNO no ciclo pássaro-mosquito-pássaro se dá quando os mosquitos adultos emergem no início da primavera até o outono. Entre os humanos, o pico da doença ocorre no fim do verão e começo do outono (Fig. 415-1).

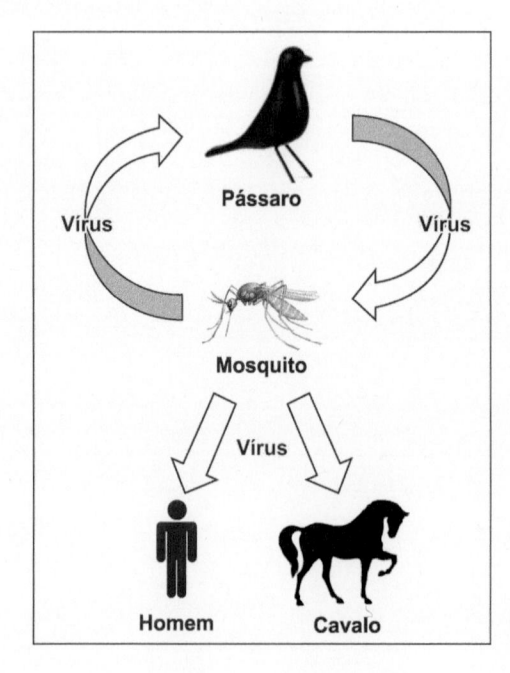

Fig. 415-1. Ciclo da infecção do vírus do Nilo Ocidental.

VIROLOGIA E PATOGÊNESE

O vírus do Nilo Ocidental é um membro da família *Flaviridae*, gênero *Flavivirus*, transmitido por mosquitos, do qual fazem parte outros importantes patógenos humanos e animais, como o vírus da Febre amarela (VFA), vírus da hepatite C (VHC), vírus da encefalite de *Saint Louis* (VESL), vírus da encefalite Japonesa (VEJ) e o vírus da dengue, talvez um dos mais importantes flavivírus patogênicos em humanos.

Os flaviríus possuem uma molécula de RNA de fita simples e polaridade positiva de 9,5 quilobases, com o genoma envolto por um capsídeo de 35 nm, constituído de múltiplas cópias de uma proteína central (C) e circundado por uma camada externa contendo proteínas estruturais do envelope (E) e de membrana (M). A proteína E é o principal determinante antigênico do vírus, sendo o principal alvo para os anticorpos neutralizantes. Além das proteínas estruturais, o genoma viral codifica sete proteínas não estruturantes (NS) envolvidas na replicação e na maturação do vírus.

Dado ao aumento na frequência e na gravidade dos surtos, acredita-se que a epidemiologia do VNO parece ter mudado, fato atribuído, segundo novos estudos filogenéticos e moleculares, à presença de duas cepas diferentes. Uma estaria relacionada com os casos ocorridos na África subsaariana e Madagáscar e outra (mais virulenta) seria mais amplamente distribuída e responsável pelos casos ocorridos na América do Norte desde 1999, na Europa, Ásia e na Austrália.

O VNO é capaz de replicar-se e provocar patologia no sistema nervoso central (neurovirulência). Neste sentido, o pré-requisito crítico para gerar doenças neuroinvasivas em humanos é a capacidade do vírus de penetrar no sistema nervoso central (neuroinvasão) pelos seguintes mecanismos:

A) Cruzamento viral direto da barreira hematoencefálica em decorrência do aumento da permeabilidade vascular mediada por citocinas;
B) Passagem através do endotélio da barreira hematoencefálica;
C) Pelo chamado "mecanismo de cavalo de Troia" no qual macrófagos de tecidos infetados trafegam através da barreia hematoencefálica;
D) Transporte axonal retrógrado do vírus para o sistema nervoso central por infecção de neurônios olfativos ou periféricos.

TRANSMISSÃO DO VNO EM SERES HUMANOS

As picadas de mosquito são responsáveis por quase todas as infecções em humanos. O VNO também pode ser transmitido por meio de plaquetas transfundidas, glóbulos vermelhos e plasma fresco congelado, bem como por transplante de coração, fígado, pulmão e rim. Existem relatos de transmissão placentária de mãe para filho, algumas com anormalidades fetais, porém sem evidências científicas comprovadas. Outros meios de transmissão raros ou suspeitos incluem transmissão pelo leite materno, exposição percutânea ou conjuntival a trabalhadores de laboratório e por meios desconhecidos em indivíduos submetidos à diálise.

HISTÓRIA NATURAL DA DOENÇA

Cerca de 70%-80% das pessoas infectadas são assintomáticas. Aproximadamente 20%-30% desenvolvem um quadro febril e 1 a cada 150 indivíduos apresentam envolvimento do sistema nervoso central (SNC). As pessoas com um defeito genético no gene *OAS1* (HGNC 8086), que modula a resposta do hospedeiro ao RNA viral exógeno, são mais propensas a ter anticorpos antivírus do Nilo Ocidental do que as pessoas sem esse defeito. O período de incubação varia de 2 a 14 dias, mas períodos prolongados de até 21 dias foram observados em pacientes imunocomprometidos.

FATORES DE RISCO PARA ENCEFALITE PELO VNO

Os principais fatores de risco são: idade avançada, história de câncer, diabetes, hipertensão arterial, abuso de bebidas alcoólicas, doença renal, deficiência de CCR5 no recetor de quimiocina e sexo masculino.

QUADRO CLÍNICO

A princípio, o indivíduo apresenta um quadro gripal inespecífico de início súbito caracterizado por febre alta com calafrios, astenia, cefaleia, dor retro-orbitária, artralgia, vômitos e mialgia. Pode ocorrer eritema facial, congestão conjuntival, linfadenopatia, linfopenia prolongada e *rash* maculopapular em até metade dos pacientes, sendo mais comum em crianças, predominando em tronco e extremidades, poupando as palmas das mãos e as plantas dos pés.

Nos casos com **envolvimento neurológico** ocorre um pródromo febril de 1 a 7 dias. Cerca de 2/3 dos pacientes apresentam manifestações de encefalite (com ou sem irritação meníngea) e 1/3 apresenta meningite. Alguns casos apresentam-se com paralisia flácida aguda isolada ou associada, podendo acometer membros ou até a musculatura respiratória e bulbar, necessitando de admissão em UTI e ventilação mecânica.

A **encefalite pelo VNO** varia em gravidade e pode manifestar-se por confusão mental, crises convulsivas e alteração do estado de consciência, incluindo coma, insuficiência respiratória e paralisia dos nervos cranianos. Distúrbios extrapiramidais frequentemente são observados e podem apresentar características do **parkinsonismo**, com tremor grosseiro, que tende a ser postural e pode ter um componente cinético-intencional, principalmente nas extremidades superiores. Ocasionalmente, os pacientes apresentam mioclonias nas extremidades superiores e nos músculos faciais, principalmente durante o sono. Ataxia cerebelar, aumento da pressão intracraniana, edema cerebral e convulsões são incomuns.

EXAMES COMPLEMENTARES
Achados Laboratoriais
Cerca de 50% dos pacientes apresentam leucocitose periférica e 15% leucopenia, podendo os exames apresentarem-se normais em muitos casos. O líquido cefalorraquidiano (LCR) geralmente apresenta aumento celular linfocitário moderado, com presença de neutrófilos bem como celularidade anormal (geralmente < 500 células/µL). A proteinorraquia é moderadamente aumentada (< 150 mg/dL) e a glicorraquia é quase sempre normal.

Exames de Imagem
A Ressonância Magnética de Crânio apresenta-se anormal em 20% a 70% dos casos. Nas imagens ponderadas em T2 e FLAIR, observa-se presença de hipersinal em gânglios da base e tálamo, tronco encefálico, cerebelo e cornos anteriores da medula espinal, leptomeninges e áreas periventriculares.

Eletroencefalograma (EEG)
O EEG detecta um padrão caracterizado por ondas lentas difusas mais proeminentes nas regiões frontais.

DIAGNÓSTICO DEFINITIVO
O diagnóstico do VNO é feito pela detecção do vírus (PCR) ou de anticorpos contra o vírus no soro ou no LCR, usando ensaio imunossorvente ligado à enzima capturada do anticorpo IgM (MAC-ELISA).

TRATAMENTO
Não existe, até ao momento, tratamento antiviral estabelecido para a encefalite pelo VNO. O tratamento é suportivo, especialmente nos casos que evoluem com insuficiência respiratória, bem como controle da instabilidade hemodinâmica e das convulsões. Algumas drogas antivirais já foram utilizadas, porém nenhuma com eficácia comprovada. O interferon alfa tem atividade antiviral *in vitro* e em modelos animais, e tem sido utilizado nos EUA, porém com eficácia não comprovada. A ribavirina em altas doses também já foi utilizada como tentativa de tratamento, no entanto sem demostrar benefícios.

PROGNÓSTICO E MORTALIDADE
A mortalidade é em torno de 10%, sendo maior em imunodeprimidos e em idosos.

A presença de astenia intensa, rebaixamento do nível de consciência, coma, falência em produzir IgM e tratamento imunossupressor são fatores que, geralmente, estão associados a uma pior evolução. Sequelas neurológicas são comuns, acometendo cerca de 50% dos pacientes hospitalizados. Frequentemente, os pacientes relatam dificuldades funcionais e cognitivas substanciais por até um ano após a infecção aguda.

PREVENÇÃO EM CONTROLE
Algumas vacinas, com destaque para as que contêm o poxvírus do canário, expressando as glicoproteínas do envelope do VNO, foram testadas em animais com bons resultados. Vacinas para humanos e para aves domésticas estão em desenvolvimento e podem ser usadas nos próximos anos.

DICAS
▪ Encefalite, mielite; ▪ Neuronopatia anterior; ▪ Parkinsonismo.

BIBLIOGRAFIA

Baymakova M, Christova I, Panayatova E, et al. West Nile virus infection with neurological disorders: a case report and a brief review of the situation in Bulgaria. Acta Clin Croat 2019;58:546-9.

Beasley DW. Vaccines and immunotherapeutic for the prevention and treatment of infections with West Nile virus. Immunotherapy 2011;3(2):269-85.

Burke DS, Monath TP. Flaviviruses. In: Knipe DM, Howley PM, editors. Fields Virology. 4th ed. Philadelphia: Lippincott Williams & Wilkins; 2001. p. 1043-125.

Burton JM, Kern RZ, Halliday W, et al. Neurological manifestations of West Nile virus infection. Can J Neurol Sci 2004;31(2):185-93.

Cho H, Diamond MS. Immune responses to West Nile virus infection in the central nervous system. Viruses 2012;4(12):3812-30.

Cook RL, Xu X, Yablonsky EJ, et al. Demographic and clinical factors associated with persistent symptoms after West Nile virus infection. Am J Trop Med Hyg 2010; 83(5):1133-6.

Ferguson DD, Gershman K, LeBailly A, Petersen LR. Characteristics of the rash associated with West Nile virus fever. Clin Infect Dis 2005;41(8):1204-7.

Flores EF, Weiblen R. West Nile virus. Revisão bibliográfica. Ciência Rural, Santa Maria 2019;39(2):604-12.

Gyure KA. West Nile virus infections. J Neuropathol Exp Neurol 2009;68(10):1053-60.

Hotta H. West Nile fever/encephalitis. JMAJ 2005;48(3):140-7.

Jeha LE, Sila CA, Lederman RJ, et al. West Nile virus infection. Neurology 2003;61(1):55-9.

Kanagarajan K, Ganesh S, Alakhras M, et al. West Nile virus infection presenting as cerebellar ataxia and fever. South Med J 2003;96(6):600-1.

CAPÍTULO 416
WESTON HURST

Gabriel da Silva Schmitt ▪ Carlos Roberto Martins Jr.

Síndrome de Weston Hurst ou leucoencefalite hemorrágica aguda (LHA) foi originalmente descrita pelo bacteriologista e patologista australiano Dr. Edward Weston Hurst em 1941. A LHA representa um espectro extremamente raro e de alta mortalidade de doenças desmielinizantes, com menos de 200 casos publicados desde a descrição original. Leva à inflamação fulminante e progressiva da substância branca. Acomete preferencialmente adultos jovens e é, geralmente, precedida por infecções virais, como sarampo, caxumba, rubéola, infecções bacterianas ou vacinação. Os sintomas iniciais abrangem febre, cefaleia, alterações do nível de consciência, meningismo, déficit neurológicos assimétricos e convulsões. Pode evoluir rapidamente de uma confusão para estupor e coma, sendo comum a morte na primeira semana da doença. A taxa de mortalidade aproximada é de 70%.

Acredita-se que a etiopatogenia por trás da LHA seja mediada por mecanismo de reatividade cruzada entre antígenos da mielina humana e antígenos virais ou bacterianos, que iniciariam, assim, um processo autoimune que cursaria com desmielinização perivascular, causando hemorragias petequiais, necrose tecidual da substância branca, vasculite necrotizante das vênulas (infiltrados de neutrófilos e mononucleares principalmente) e edema importante. São inúmeros os agentes infecciosos que têm sido associados à LHA, incluindo sarampo, rubéola, varicela, EBV, HSV, *Mycoplasma pneumoniae*, HIV, HHV-6 e outras infecções sistêmicas. LHA após vacinação para influenza já foi descrita.

Avaliação laboratorial demonstra leucocitose com predomínio polimorfonuclear, liquor com pleocitose, normoglicorraquia e hiperproteinorraquia normalmente muito significativas. Os principais achados da RNM são de extensas lesões com hipersinal em T2 e FLAIR, envolvendo a substância branca, com edema significativo, tumefativas e que poupam normalmente o córtex, associadas também a hemorragias petequiais. As principais regiões envolvidas são os lobos parietais e a substância branca subcortical, mas as lesões podem ser visualizadas no corpo caloso, nos gânglios da base, no cerebelo, mesencéfalo e, até, na medula espinhal. Imagens ponderadas em SWI podem detectar as micro-hemorragias cerebrais e ajudar na diferenciação com a encefalomielite aguda disseminada, do inglês, ADEM.

Os principais diagnósticos diferenciais incluem doença cerebrovascular hemorrágica (AVC em jovem), encefalite infecciosa, meningite, abscesso cerebral, vasculite, esclerose múltipla fulminante e ADEM. **A ausência de bandas oligoclonais é uma característica** que auxilia significativamente na exclusão da esclerose múltipla fulminante aguda. Na encefalite por HSV, os achados da RNM incluem hemorragias unilaterais, vistas como hipersinal em T2 e FLAIR, tipicamente em áreas frontais inferiores, enquanto a LHA apresenta hemorragias parenquimatosas espalhadas difusamente. Importante notar que a substância cinzenta é geralmente poupada na LHA. É sempre um grande desafio a diferenciação dos achados de imagem entre LHA e encefalite por HSV.

Ao contrário da ADEM, a LHA é geralmente fatal, e o diagnóstico precoce com tratamento agressivo precoce pode melhorar a sobrevida. Ainda é incerto se ADEM e LHA podem fazer parte de um espectro de doenças com o mesmo processo fundamental resultante de um mecanismo autoimune desencadeado pela infecção prodrômica, em vez de entidades distintas. No entanto, diferentes tipos de infiltrados no sistema nervoso central, ou seja, linfócitos na ADEM e neutrófilos na LHA, não suportam realmente essa ideia de doenças do espectro. A LHA tem uma alta taxa de mortalidade geral e os que sobrevivem apresentam déficits neurológicos residuais. Assim, seu tratamento deve ser mais agressivo. Baseia-se na terapia imunossupressora com corticosteroides e outros agentes como ciclofosfamida, imunoglobulina e plasmaférese. Alguns autores também descrevem o uso de aciclovir, acreditando-se também em algum tipo de invasão direta de vírus nas células neuronais, apesar de que raramente é isolado algum agente na imunologia e cultura do liquor. Da mesma forma, não se omite a importância de todo esse manejo sendo realizado em terapia intensiva e associado a outros cuidados, como o das medidas de hipertensão intracraniana, eventualmente, necessitando até de abordagem neurocirúrgica descompressiva.

DICAS NA DIFERENCIAÇÃO COM ADEM
▪ Acomete mais adultos jovens; ▪ Apresentação fulminante; ▪ Lesões maiores e mais edematosas; ▪ Hemorragia associada (SWI na RNM); ▪ Diferentes tipos de infiltrados no sistema nervoso central: linfócitos na ADEM e neutrófilos na LHA.

BIBLIOGRAFIA

Hurst EW, et al. Acute haemorrhagic leucoencephalitis: a previously undefined entity. Medical Journal of Australia 1941;2(1):1-6.

Khademi GR, Mohammad HAMD. Acute hemorrhagic leukoencephalitis in children: a case report. Iranian Journal of Medical Sciences 2016;41(3):245.

Mondia MWL, et al. Acute hemorrhagic leukoencephalitis of Weston Hurst secondary to herpes encephalitis presenting as status epilepticus: A case report and review of literature. Journal of Clinical Neuroscience. 2019;67:265-70.

Nabi S, et al. Weston-Hurst syndrome: a rare fulminant form of acute disseminated encephalomyelitis (ADEM). Case Reports 2016;21(7):215.

Panchal A, Marques FP. Intravenous immunoglobulin for acute hemorrhagic leukoencephalitis refractory to plasmapheresis. Clinical case reports 2019;7(1):160.

Peerani R, Berggren M, Herath JC. Sudden death of a young man by acute hemorrhagic leukoencephalitis. Academic Forensic Pathology 2017;7(3):487-93.

Sinzobahamvya E, et al. Acute hemorrhagic leukoencephalitis after seasonal influenza vaccination. Acta Neurologica Belgica 2018;118(1):127-9.

Solis WG, et al. Favourable outcome in a 33-year-old female with acute haemorrhagic leukoencephalitis. Case Reports in Neurology 2017;9(1):106-13.

Yildiz Ö, et al. Acute hemorrhagic leukoencephalitis (Weston-Hurst syndrome) in a patient with relapse-remitting multiple sclerosis. Journal of Neuroinflammation 2015;12(1):175.

WHIPPLE

Carlos Roberto Martins Jr.

A doença de Whipple é multissistêmica, rara, causada por um bacilo Gram-positivo denominado *Tropheryma whippelii*, da família das actinobacterias e grupo *Actinomycetes*. A doença pode ocorrer em todas as faixas etárias, mas acomete usualmente homens (cerca de 80%) com idade média de 50 anos. Trata-se de infecção crônica de diagnóstico, geralmente, tardio após o início dos primeiros achados.

Inicia-se com sintomas inespecíficos como febre e poliartralgia, evoluindo para achados gastrintestinais, como dor abdominal, emagrecimento, diarreia crônica, caquexia, linfonodomegalia e alterações cardiovasculares, pulmonares ou neurológicas. Alguns estudos sugerem alta prevalência em moradores de zona rural e não se sabe ao certo o verdadeiro mecanismo envolvido em sua patogênese, levando a sintomas que envolvem vários sistemas diferentes.

O bacilo pode ser encontrado no solo, na água, na cavidade oral e nas fezes de indivíduos saudáveis. Alguns estudos advogam que esse microrganismo possa ser ubiquitário no ser humano, já que há evidências utilizando PCR que permitiram identificar o *T. whippelii* em estômago, intestino e saliva de indivíduos livres da doença. A manifestação clássica é diarreia com perda de peso, decorrente da má absorção, associada à dor abdominal e linfonomegalia.

Artralgia e/ou artrite são as manifestações extraintestinais mais comuns, ocorrendo em mais de 60% dos indivíduos. Podem preceder o diagnóstico e apresentarem-se de maneira simétrica ou migratória. **As alterações neurológicas podem ocorrer mesmo sem sintomas intestinais, envolvendo demência, paralisia supranuclear do olhar, mioclonias e a clássica miorritmia oculomastigatória (nistagmo pendular ou em convergência associado a movimentos rítmicos dos músculos da mastigação e da cabeça).**

O diagnóstico é feito com biópsia duodenal ou jejuno proximal, verificando infiltração da lâmina própria do intestino delgado por macrófagos contendo no seu interior estruturas baciliformes, PAS positivas e resistentes à diástase, acompanhada por dilatação linfática (específicos da doença de Whipple). Quando não se fecha o diagnóstico pela biópsia, pode-se proceder ao estudo de PCR (maior sensibilidade e especificidade). É importante lembrar que, mesmo na ausência de sintomas neurológicos, é importante realizar o PCR no líquor, para verificar o envolvimento do SNC.

Alterações laboratoriais podem estar presentes no sangue, como anemia, trombocitose, hipoalbuminemia e elevação de reagentes de fase aguda, como proteína C reativa. A terapêutica é pautada em antibioticoterapia que atravessa a barreira hematoencefálica. O tratamento inicial deve ser feito por 14 dias de antibiótico endovenoso e desescalonado para a via oral por 1-2 anos. A escolha é ceftriaxona 2 g/dia endovenoso por 14 dias, seguido de sulfametoxazol/trimetoprim oral por um ano.

As manifestações clínicas melhoram e a PCR torna-se negativa em algumas semanas. As alterações histopatológicas, por sua vez, podem permanecer por alguns anos. Recidivas neurológicas não são raras nos primeiros 5 a 10 anos após o tratamento. Avaliação pormenorizada de sintomas novos deve ser realizada por neurologista e novos esquemas terapêuticos devem ser aventados.

DICAS
▪ Alterações cognitivas, demência, mioclonias, miorritimia oculomastigatória, paralisia supranuclear do olhar; ▪ Homens após os 45 anos; ▪ Biópsia duodenal: bactéria envolta por macrófagos – PAS-positivos; ▪ PCR positivo no LCR; ▪ Febre, artralgia, artrite, esteatorreia, linfonodomegalia e emagrecimento – doença crônica; ▪ Sintomas neurológicos nem sempre se associam a outros sintomas. Podem ser isolados; ▪ Ceftriaxona endovenosa por 2 semanas seguida de SMX/TMP oral por 1 ano.

BIBLIOGRAFIA

Abreu P, Azevedo E, Lobo L, et al. Doença de Whipple e sistema nervoso central. Acta Med Port 2005;18:199-208.

Marth T, Raoult D. Whipple's disease. Lancet 2003;361:239-46.

Moos V, Schneider T. Changing paradigms in Whipple's disease and infection with Tropheryma whipplei. Eur J Clin Microbiol Infect Dis 2011;30(10):1151-8.

WIEACKER-WOLFF

Carlos Roberto Martins Jr.

A síndrome de Wieacker-Wolff (WKWF) é uma grave desordem do desenvolvimento neurológico, herdada recessivamente e ligada ao X, afetando os sistemas nervoso central e periférico. O gene *ZC4H2* é expresso nas sinapses do sistema nervoso e desempenha um papel importante durante o desenvolvimento embrionário do SNC e SNP. Os meninos acometidos já iniciam os sintomas *in utero*, cursando com acinesia fetal, em decorrência da fraqueza importante.

Ao nascimento, verificam-se contraturas graves, conhecidas como artrogripose. Evoluem com atraso no desenvolvimento motor, fraqueza facial e bulbar, características faciais dismórficas e anormalidades esqueléticas, como luxação do quadril, escoliose e pés *equinovarus*. Apraxia oculomotora, atrofia muscular distal e contraturas distais são a regra. Aqueles que sobrevivem à infância apresentam retardo mental moderado a grave. As mulheres portadoras podem ter características leves do distúrbio (fenótipo brando).

Investigação histológica não fornece evidências de neuropatia desmielinizante, axonal ou miopatia. Não são encontrados estudos de eletroneuromiografia na literatura. Acredita-se que o gene *ZC4H2* esteja implicado na embriogênese do SNC e SNP, bem como fator regulatório das sinapses. RNM de crânio evidência atrofia cortical e alteração de sinal em substância branca difusa, o que poderia explicar quadros de epilepsia e espasticidade que, eventualmente, ocorrem.

DICAS
▪ Recessiva ligada ao X. Afeta meninos. Meninas podem ser carreadoras com fenótipo brando; ▪ Artrogipose multiplex, hipocinesia fetal; ▪ Causa de artrogripose ligada ao X; ▪ Atrofia muscular distal, apraxia oculomotora, contraturas articulares congênitas distais, apraxia de língua e déficit intelectual.

BIBLIOGRAFIA
Wieacker P, Wolff G, Wienker TF. Close linkage of the Wieacker-Wolff syndrome to the DNA segment DXYS1 in proximal Xq. Am J Med Genet 1987;28:245-53.
Zanzottera C, Milani D, Alfei E, et al. ZC4H2 deletions can cause severe phenotype in female carriers. Am J Med Genet 2017;173A:1358-63.

WILDERVANCK

Mireli Martins do Nascimento

A síndrome de Wildervanck foi descrita pela primeira vez em 1952 pelo próprio Wildervanck, após ser documentada numa família com membros afetados em 5 gerações. Uma vez que todos os casos descritos eram esporádicos, não foi possível estabelecer o mecanismo de herança, mas se acredita ser uma doença de substrato genético.

É um distúrbio raro que consiste na tríade clínica: síndrome de Klippel-Feil (fusão vertebral cervical congênita), síndrome de Duane (paralisia do abducente com retração do olho afetado) e perda auditiva. Por essas características, também é conhecida como síndrome cérvico-oculoauditiva. Associações com crise convulsiva e atraso do desenvolvimento neuropsicomotor também podem estar presentes. Pode ter manifestação completa e incompleta e, até o momento, foram descritos 46 casos da forma clássica, com prevalência significativa pelo sexo feminino. Sua compreensão é mais fácil quando entendemos as características das síndromes que a compõem.

A síndrome de Klippel-Feil, além da fusão cervical, pode ser classificada clinicamente com as seguintes características: pescoço curto, redução do movimento do pescoço e linha de implantação dos cabelos posterior baixa. Em casos graves, a cabeça pode parecer situada diretamente no tronco. Algumas associações frequentes da doença são: assimetria facial, escoliose, ombro de Sprengel, fenda palatina, malformações cardíacas e renais.

Podemos dividi-la, de acordo com o acometimento vertebral, em três tipos:

1. Fusão cervical maciça com envolvimento de vértebras torácicas superiores;
2. Fusão do primeiro ou segundo espaço interespinhal associada com outras anormalidades vertebrais;
3. Fusão das vértebras cervicais e das vértebras torácicas inferiores.

A síndrome de Duane é caracterizada por redução ou abolição congênita da abdução, retração ocular e estreitamento da fenda palpebral na tentativa de adução. Esta alteração geralmente é unilateral, com o olho esquerdo sendo o mais atingido. A acuidade visual costuma estar normal e malformações, como catarata, podem ser encontradas. A surdez congênita na síndrome de Wildervanck pode ocorrer por um defeito de condução ou neurossensorial, sendo unilateral ou bilateral. Na tríade clássica, a forma neurossensorial é a mais prevalente e, geralmente, grave.

O diagnóstico é, na maioria das vezes, pautado nas características fenotípicas mencionadas anteriormente e por meio de exames complementares. O gene causal ainda não foi identificado. Contudo, não existe um exame específico para a confirmação. Acompanhamento multidisciplinar é necessário e o tratamento é de acordo com os achados específicos. No caso do estrabismo, a correção cirúrgica da musculatura extrínseca tem sido realizada para fins estéticos.

DICAS

- Fusão vertebral cervical (síndrome de Klippel-Feil);
- Paralisia congênita do abducente (síndrome de Duane);
- Perda auditiva (geralmente neurossensorial);
- Conhecida como **síndrome cérvico-oculoauditiva**.

BIBLIOGRAFIA

Duane A. Congenital deficiency of abduction, associated with impairment of abduction, retraction movements, contraction of the palpebral fissure and oblique movements of the eye. Arch Ophthalmol 1905;34:133.

Huber A, Esslen E, Klöti R, Martenet AC. Zum Problem des Duane-Syndroms. Graefe's Arch Clin Exp Ophthalmol 1964;167(2):169.

Wildervanck LS. A case of Klippel-Feil's syndrome, associated with abducens paralysis, retraction of the eyeball and deaf-mutism. Ned Tijdschr Geneeskd 1952;96(44):2752-6.

WILLIAMS-BEUREN

Carlos Roberto Martins Jr.

Descrita em 1961, a síndrome de Williams-Beuren (SWB) é uma afecção geneticamente determinada, caracterizada por aspectos faciais típicos (**fácies de elfo ou duende**), estenose aórtica supravalvar, hipercalcemia e deficiência intelectual de graus variados.

O déficit intelectual envolve alteração de habilidades visuoespaciais, dificuldades de linguagem e aprendizagem, bem como personalidade extrovertida e falante. As características faciais cursam com bochechas proeminentes, narinas antevertidas e arrebitadas, filtro nasal longo, proeminência periorbitária, macrostomia e lábios volumosos (**fácies de duende ou de elfo**). O acometimento cardíaco relaciona-se à estenose aórtica supravalvular e à estenose da artéria pulmonar. As alterações cardíacas podem ser identificadas já nos primeiros anos de vida.

Tem frequência de 1:20.000 nascimentos, com a maioria ocorrendo por mutações *de novo*. Trata-se de microdeleção hemizigótica na região 7q11.23. O gene *ELN* (elastina) está deletado em aproximadamente 96% dos casos da afecção. O QI médio desses pacientes situa-se entre 50 a 70, o que configura deficiência mental leve a moderada. Baixo peso ao nascer, íris estrelada, otites de repetição e constipação intestinal podem estar presentes. O diagnóstico se dá por meio de exame genético e o tratamento é multidisciplinar.

DICAS
▪ Deleção hemizigótica envolvendo o cromossomo 7 – gene *ELN* (elastina);
▪ Aspectos faciais típicos (**fácies de elfo ou duende**), estenose aórtica supravalvar, hipercalcemia e deficiência intelectual de graus variados;
▪ O déficit intelectual envolve alteração de habilidades visuoespaciais, dificuldades de linguagem e aprendizagem, bem como personalidade extrovertida e falante;
▪ O acometimento cardíaco relaciona-se à estenose aórtica supravalvular e à estenose da artéria pulmonar.

BIBLIOGRAFIA

Bellugi U, Korenberg JE, Klima ES. Williams syndrome: an exploration of neurocognitive and genetic features. Clin Neur Res, California 2001;1(3):217-29.

Bellugi U, Lichtenberger L, Jones W, et al. The neurocognitive profile of Williams syndrome: a complex pattern of strengths and weaknesses. J Cogn Neurosci, Cambridge 2000;1(12):7-29.

Williams-Beuren Syndrome. Online Mendelian Inheritance Men (OMIM). 2005.

WILSON

Carlos Roberto Martins Jr.

Conhecida como degeneração hepatolenticular, a doença de Wilson (DW) é um distúrbio autossômico recessivo do gene *ATP7B* (cromossomo 13) que cursa com um distúrbio do metabolismo hepático do cobre, levando ao acúmulo deste metal nos tecidos do corpo, em especial SNC, rins, fígado e córneas. Apresenta incidência média de 1:30.000.

Ocorre falta da ATPase tipo P responsável pelo transporte de cobre no hepatócito, o que compromete a excreção biliar desse metal. Além disso, a alteração genética diminui a incorporação do cobre à ceruloplasmina, o que diminui, sobremaneira, sua síntese. Dessa forma, o que encontramos são **ceruloplasmina baixa, cobre sérico total baixo (mas com cobre livre aumentado), cobre hepático alto e cobre urinário elevado.** A alteração hepática é a primeira a ocorrer, mesmo antes de qualquer órgão. Ocorre cirrose micro ou macronodular, com pouca atividade inflamatória, na maioria dos casos, assintomática.

O quadro clínico é aberto com manifestações hepáticas ou neuropsiquiátricas a partir da segunda década de vida (raras na primeira década e após os 40 anos). As alterações neurológicas envolvem distúrbios do movimento e alterações cognitivas. Podemos encontrar disartria, alteração de marcha, distonia, riso sardônico, disfagia, parkinsonismo, ataxia cerebelar, coreia e instabilidade postural. Por vezes, podem ocorrer epilepsia, mioclonias e alterações piramidais (mais raras).

As alterações cognitivas são mais de domínio executivo e tendem a ser leves ou moderadas. Quadro demencial é raro. Os sintomas psiquiátricos precedem ou acompanham os achados neurológicos, envolvendo depressão, ansiedade e transtornos psicóticos. As alterações hepáticas são assintomáticas, na maioria dos casos, contudo, hepatite aguda, hepatite fulminante e cirrose podem ocorrer.

O acometimento oftalmológico envolve, principalmente, o limbo corneano com aparecimento do anel de Kayser-Fleischer (AKF). Tais anéis ocorrem praticamente em todos os casos com acometimento neurológico. Podem estar ausentes em casos com acometimento hepático exclusivo. Depósito de cobre no cristalino pode levar à catarata em girassol. Lesão tubular renal é comum com perda de cálcio e fósforo, levando, muitas vezes, à osteoporose. As alterações tubulares proporcionam hiperaminoacidúria, hiperglicosúria, hiperfosfatúria, hipercalciúria e uricosúria. Os níveis altos de cobre sérico livre podem levar à anemia hemolítica, e a hipertensão portal hepática à hiperesplenismo. *Acantose nigricans* e unhas azuladas podem ocorrer do ponto de vista dermatológico.

Os melhores métodos diagnósticos são teste molecular, biópsia hepática (teor de cobre no tecido hepático) e verificação de AKF por lâmpada de fenda. A alteração de neuroimagem mais frequente é hipersinal em T2 putaminal. O envolvimento do tegmento mesencefálico se mostra em T2 é por meio do sinal do "panda gigante" (Fig. 421-1). O acometimento pontino resulta no sinal do "minipanda". Quando há presença desses dois achados em T2, temos o "duplo sinal do panda".

Nas imagens ponderadas em T1 em pacientes que apresentam manifestações neurológicas, há hipointensidade correspondente às alterações em T2. Por outro lado, pacientes com disfunção hepática grave apresentam áreas de hiperintensidade em T1, especialmente no globo pálido, semelhantes às observadas na degeneração hepatocerebral adquirida (não wilsoniana) atribuída à deposição de manganês. É importante lembrar que o depósito de manganês pode produzir uma marcha famosa e característica denominada *cock gait*.

O objetivo central da terapêutica na DW é proporcionar balanço negativo de cobre. É recomendado evitar alimentos com alto teor de cobre, como fígado, café, feijão, chocolate e crustáceos. Usam-se os quelantes do metal como trietilenotetramina (trientina) na dose de 750-1.500 mg/dia ou D-penicilamina (750-1.500 mg/dia). É importante lembrar que a D-penicilamina pode causar nefropatia por imunocomplexos, devendo-se retirar definitivamente o medicamento se isso acontecer.

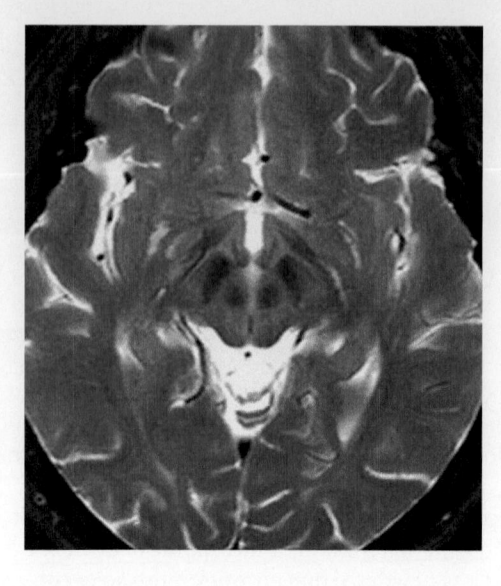

Fig. 421-1. Sinal do panda gigante mesencefálico.

Acetato de zinco (170 mg 3×/dia) ou sulfato de zinco (220 mg 3×/dia) induzem a síntese de metalotioneína, que se liga ao cobre livre intestinal, impedindo sua absorção. O acetato de zinco é mais bem tolerado por causar menos irritação gástrica. Transplante hepático é indicado em casos de hepatite fulminante ou comprometimento hepático avançado em não responsivos à terapêutica habitual.

DICAS
▪ Distúrbio autossômico recessivo do gene *ATP7B* (cromossomo 13); ▪ Ceruloplasmina baixa (< 20 mg/dL), cobre sérico total baixo (mas com cobre livre aumentado), cobre hepático alto (250 μg/g de peso seco) e cobre urinário elevado (100 μg); ▪ Manifestações hepáticas ou neuropsiquiátricas a partir da segunda década de vida (raramente na primeira década e após os 40 anos); ▪ As alterações cognitivas são mais de domínio executivo e tendem a ser leves ou moderadas. Quadro demencial franco é raro; ▪ Limbo corneano com aparecimento do anel de Kayser-Fleischer (AKF). Tais anéis ocorrem praticamente em todos os casos com acometimento neurológico; ▪ Anéis podem estar ausentes em casos sem manifestações neurológicas; ▪ A alteração de neuroimagem mais frequente é hipersinal em T2 putaminal; ▪ Pacientes com disfunção hepática grave apresentam áreas de hiperintensidade em T1, especialmente no globo pálido, semelhantes às observadas na degeneração hepatocerebral adquirida (não wilsoniana) atribuída à deposição de manganês; ▪ Trietilenotetramina (trientina) na dose de 750-1.500 mg/dia ou D-penicilamina (750-1.500 mg/dia); ▪ Acetato de zinco (170 mg 3×/dia) ou sulfato de zinco (220 mg 3×/dia); ▪ Transplante hepático é indicado em casos de hepatite fulminante ou comprometimento hepático avançado.

BIBLIOGRAFIA

Müller T, van de Sluis B, Zhernakova A, et al. The canine copper toxicosis gene MURR1 does not cause non-Wilsonian hepatic copper toxicosis. J Hepatol 2003;38(2):164-8.

Sternlieb I, Twedt DC, Johnson GF, et al. Inherited copper toxicity of the liver in Bedlington terriers. Proc R Soc Med 1977;70.S 3:8-9.

Tanzi RE, Petrukhin K, Chernov I, et al. The Wilson disease gene is a copper transporting ATPase with homology to the Menkes disease gene. Nat Genet 1993;5(4):344-50.

van De Sluis B, Rothuizen J, Pearson PL, et al. Identification of a new copper metabolism gene by positional cloning in a purebred dog population. Hum Mol Genet 2002;11(2):165-73.

WILSON-TURNER

Carlos Roberto Martins Jr.

A síndrome de Wilson-Turner (WTS) é uma doença genética multissistêmica ligada ao X (recessiva), muito rara, caracterizada por deficiência intelectual, obesidade, ginecomastia, hipogonadismo, características faciais dismórficas e baixa estatura. O gene responsável é o *HDAC8* localizado no cromossomo X.

A maioria dos pacientes afetados são homens, contudo mulheres portadoras podem apresentar fenótipo brando, principalmente relacionado com retardo mental leve. As características dismórficas envolvem dedos afunilados, microcefalia, orelhas curtas, sulcos supraorbitais proeminentes, olhos fixos, ponta nasal larga e retrognatia. Não há tratamento para a condição e o diagnóstico é molecular.

É importante fazer diagnóstico diferencial com outras doenças que cursam com déficit intelectual, obesidade e hipogonadismo, como:

- *Síndrome de Prader-Willi*: tradicionalmente caracterizada por hipotonia, baixa estatura, hiperfagia, obesidade, questões comportamentais (comportamentos semelhantes aos transtornos obsessivo-compulsivos), mãos e pés pequenos, hipogonadismo e deficiência intelectual leve. Associada ao cromossomo 15;
- *Síndrome de Cohen*: anomalia genética rara do desenvolvimento caracterizada por microcefalia, características faciais típicas, hipotonia, déficit intelectual não progressivo, miopia, distrofia da retina, neutropenia e obesidade truncal. Autossômica recessiva;
- *Síndrome de Laurence-Moon-Bardet-Biedl*: autossômica recessiva, distrofia retiniana, polidactilia, displasia renal, obesidade, retardo mental, hipogenitalismo, polidactilia, retinite pigmentosa, ataxia e paraparesia espástica;
- *Síndrome de Borjeson-Forssman-Lehmann*: deficiência intelectual, obesidade, convulsões, hipogonadismo, atraso no desenvolvimento e características faciais distintas, como microcefalia e orelhas grandes. Recessiva ligada ao X, gene *PHF6*;
- *Síndrome de Boucher-Neuhäuser*: degeneração cerebelar progressiva (ataxia), hipogonadismo hipogonadotrópico e distrofia coriorretiniana. Autossômica recessiva, gene *PNPLA6*.

DICAS
■ Recessiva ligada ao X – gene *HDAC8*; ■ Déficit intelectual + obesidade + ginecomastia + hipogonadismo; ■ Diagnósticos diferenciais: **síndrome de Prader-Willi, síndrome de Cohen, síndrome de Laurence-Moon-Bardet-Biedl, síndrome de Borjeson-Forssman-Lehmann, síndrome de Boucher-Neuhäuser.**

BIBLIOGRAFIA

Boucher BJ, Gibberd FB. Familial ataxia, hypogonadism and retinal degeneration. Acta Neurol Scand 1969;45:507-10.
Holmes G. A form of familial degeneration of the cerebellum. Brain 1907;30:466-89.
Limber ER, Bresnick GH, Lebovitz RM, et al. Spinocerebellar ataxia, hypogonadotropic hypogonadism, and choroidal dystrophy (Boucher – Neuhauser syndrome). Am J Med Genet 1989;33:409-14.

CAPÍTULO 423
WOLFRAM

Carlos Roberto Martins Jr.

Descrita por Wolfram e Wagner em 1938, a síndrome de Wolfram (SW) é uma doença neurodegenerativa de herança autossômica recessiva (cromossomo 4, gene *WFS1*), caracterizada por **diabetes mellitus e atrofia óptica**. Não raro, também estão associadas surdez neurossensorial, *diabetes insipidus*, ataxia, nistagmo, bexiga neurogênica e maior predisposição para doenças psiquiátricas.

O gene *WFS1* codifica proteína do retículo endoplasmático conhecida como wolframina, a qual, muito provavelmente, relaciona-se à homeostase do cálcio intracelular. O *diabetes mellitus* se dá na primeira década de vida e ocorre por déficit de produção insulínica não autoimune. Os pacientes são tratados com reposição insulínica, e complicações, como cetoacidose, retinopatia e nefropatia, são, relativamente, pouco frequentes. Estudos histopatológicos pancreáticos evidenciam perda seletiva das células β pancreáticas com preservação das células produtoras de glucagon e de somatostatina. Há associação positiva com HLA-DR2 (não associado ao diabetes tipo 1) e baixa associação com HLA-DR3 e HLA-DR4 (haplótipos frequentes no DM tipo 1).

Como a SW pode cursar com atrofia do sistema hipotálamo-hipofisário, alguns pacientes podem cursar com *diabetes insipidus* central (73%), com início geralmente na segunda década de vida. Muitas vezes, o diagnóstico é retardado pelo fato da poliúria e polidipsia serem atribuídas ao mau controle do *diabetes mellitus*. A alteração da acuidade auditiva é progressiva, sendo clinicamente evidente em apenas 12% dos casos. Trata-se de surdez **bilateral** de origem **neurossensorial** que se inicia para altas frequências antes dos 40 anos e progride lentamente. Poucos ficam totalmente surdos e próteses auditivas ajudam muito.

A atrofia óptica é bilateral e o início da diminuição da acuidade visual inicia-se na segunda década de vida. Análise anatomopatológica demonstra destruição axonal e desmielinização em todo o sistema óptico. Outros achados, como bexiga neurogênica (geralmente hipotônica), ataxia, hiposmia, hipogeusia, apneia central, mioclonias e nistagmo já foram descritos. É fácil aceitar tais achados quando, em exames de neuroimagem, verificam-se atrofias do sistema óptico (nervo e quiasma ópticos), hipotálamo-hipofisário, córtex cerebral/cerebelar e tronco encefálico. Queda dos níveis de hormônios hipofisários, principalmente GH, pode ocorrer, entretanto hipopituitarismo nem sempre é evidente nesses pacientes.

Hipogonadismo pode ocorrer nos doentes com SW do sexo masculino, tanto em decorrência de disfunção hipotálamo-hipofisária quanto de causa primariamente gonadal. Em mulheres, há atraso da menarca, todavia não há evidência de falência ovariana. É conhecida a maior tendência e prevalência em relação a distúrbios psiquiátricos nesses pacientes. Depressão, ansiedade e psicose não são raras e aparecem com a evolução. **Grande parte dos pacientes acaba por falecer na terceira ou quarta décadas de vida por insuficiência respiratória.**

DICAS
- Autossômica recessiva (cromossomo 4, gene *WFS1*); - Definidores: *diabetes mellitus* (primeira década) e atrofia óptica (segunda década); - Podem ocorrer surdez neurossensorial (segunda década), *diabetes insipidus* (segunda década), ataxia, nistagmo, bexiga neurogênica e maior predisposição para doenças psiquiátricas.

BIBLIOGRAFIA

Barrett TG, Bundey SE, Macleod AF. Neurodegeneration and diabetes: UK nationwide study of Wolfram (DIDMOAD) syndrome. Lancet 1995;346:1458-63.

Wolfram DJ, Wagner HP. Diabetes mellitus and simple optic atrophy among siblings: report of four cases. Mayo Clinic Proc 1938;13:715-8.

WOODHOUSE-SAKATI

Antônio Rodrigues Coimbra Neto

A síndrome de Woodhouse-Sakati (SWS) é um tipo de neurodegeneração com acúmulo de ferro cerebral (NBIA, do inglês) causada por mutação patogênica em homozigose no gene *DCAF17* (formalmente conhecido como *C2orf37*). Caracteriza-se clinicamente por hipogonadismo, *diabetes mellitus*, alopecia, surdez neurossensorial bilateral, retardo mental leve e distúrbios de movimento progressivos (espasmos distônicos com postura distônica, disfagia e disartria). Há relato de 76 casos em todo o mundo, a maioria proveniente do Oriente Médio. O diagnóstico é confirmado molecularmente e deve ser suspeitado quando houver presença dos seguintes achados:

- Hipogonadismo;
- Deficiência de fator de crescimento insulina-*like* 1 (IGF-1);
- *Diabetes mellitus* de início na adolescência ou no adulto jovem;
- Hipotireoidismo;
- Alopecia frontotemporal com rarefação de sobrancelhas e cílios;
- Face enrugada com aspecto progeroide;
- Ausência total de dentes;
- Síndrome extrapiramidal em adolescentes ou adultos jovens, incluindo distonia focal e/ou coreia;
- Perda auditiva neurossensorial;
- Deficiência intelectual;
- Deposição de ferro no globo pálido à ressonância magnética;
- Histórico de consanguinidade.

O tratamento é puramente sintomático e baseia-se em:

- Reposição hormonal na adolescência para induzir e manter caracteres sexuais secundários e promover saúde óssea;
- Reposição de levotiroxina;
- Tratamento da distonia, via oral (anticolinérgicos, baclofeno, benzodiazepínicos), injeções de toxina botulínica direcionadas aos músculos afetados e, em casos refratários, implante de estimulador cerebral profundo (DBS, do inglês);
- Acompanhamento fonoaudiológico.

DICAS
<ul><li>Hipogonadismo;</li><li>Alopecia;</li><li>Síndrome extrapiramidal (distonia e/ou coreia)</li><li>*Diabetes mellitus*;</li><li>Retardo mental;</li><li>Autossômica recessiva;</li><li>Surdez neurossensorial;</li><li>É um tipo de NBIA – deposição de ferro em globo pálido à RNM.</li></ul>

BIBLIOGRAFIA

Abusrair AH, Bohlega S, Al-Semari A, et al. Imaging findings in Woodhouse-Sakati syndrome. AJNR Am J Neuroradiol 2018;39(12):2256-62.

Ben-Omran T, Ali R, Almureikhi M, et al. Phenotypic heterogeneity in Woodhouse-Sakati syndrome: two new families with a mutation in the C2orf37 gene. Am J Med Genet A 2011;155A(11):2647-53.

Bohlega SA, Alkuraya FS. Woodhouse-Sakati syndrome. 2016;4. In: Adam MP, Ardinger HH, Pagon RA, Wallace SE, Bean LJH, Stephens K, Amemiya A, editors. GeneReviews® [Internet]. Seattle (WA): University of Washington, Seattle; 1993-2019.

Salomão RP, Pedroso JL, Gama MT, et al. A diagnostic approach for neurodegeneration with brain iron accumulation: clinical features, genetics and brain imaging. Arq Neuropsiquiatr 2016;74(7):587-96.

WOODS BLACK NORBURY

Carlos Roberto Martins Jr.

Descrita em 1995, a **síndrome de Woods Black Norbury** (WBN) caracteriza-se por distúrbio dominante ligado ao X, que provoca imunodeficiência e paraplegia espástica em mulheres, e morte neonatal precoce em homens.

Mulheres sintomáticas apresentam fraqueza muscular proximal progressivamente lenta, hiper-reflexia e hipertonia de membros inferiores, *pes cavus*, urge-incontinência, redução da acuidade visual noturna e infecções sinopulmonares frequentes associadas à deficiência de IgG2 (**paraparesia espástica *plus***). Os meninos apresentam baixo peso ao nascer e hipotonia grave, que leva à morte no período neonatal. Não há tratamento modificador da doença.

DICAS
▪ Dominante ligada ao X;
▪ Homens morrem ao nascimento;
▪ Mulheres evoluem com paraparesia espástica, bexiga neurogênica e cegueira noturna;
▪ Infecções sinopulmonares são comuns – deficiência de IgG2;
▪ Níveis séricos baixos de IgG2.

BIBLIOGRAFIA
Woods G, Black G, Norbury G. Male neonatal death and progressive weakness and immune deficiency in females: an unknown X linked condition. J Med Genet 1995;32:191-6.

WORSTER-DROUGHT

Carlos Roberto Martins Jr.

Síndrome de Worster-Drought (SWD) ou **paresia pseudobulbar congênita** é um distúrbio do neurodesenvolvimento caracterizado por síndrome de primeiro neurônio motor dos músculos supridos pelos nervos cranianos X, XII e, em menor grau, V e VII. Trata-se de provável hipodesenvolvimento do trato corticonuclear bilateral.

Worster-Drought sugeriu que a síndrome é provavelmente um defeito de desenvolvimento dos tratos corticobulbares que partem da parte inferior da área motora (rolândica) do córtex cerebral até os núcleos dos nervos bulbares baixos. No entanto, o envolvimento do orbicular da boca (inervado pelo facial), bem como a ocorrência de convulsões e deficiência intelectual, sugerem que a lesão é mais generalizada.

Os sintomas típicos da SWD envolvem disartria importante, disfagia, sialorreia por déficit de deglutição e, por vezes, paresia do orbicular da boca. Déficit de aprendizado, epilepsia e manifestações neuropsiquiátricas, como autismo e hiperatividade, podem estar presentes. É importante salientar que os pacientes apresentam síndrome pseudobulbar com língua lentificada, trófica, reflexos exaltados (do engasgo e mentoniano), sem fasciculações. Há fraqueza de musculatura laríngea e faríngea. Com a evolução, pode ocorrer anartria.

Alguns clínicos propõem que a síndrome de Worster-Drought e a síndrome de Foix-Chavany-Marie existem ao longo de um *continuum*, contudo a síndrome de Foix-Chavany-Marie cursa com atrofia opercular bilateral e ausência de polimicrogiria perissilviana. A SWD, por sua vez, pode apresentar polimicrogiria e, geralmente, não apresenta atrofia franca.

Há muito se suspeita de uma base genética para a doença, já que em torno de 6% a 20% dos afetados apresentam familiares acometidos. Recentemente, um grupo canadense descreveu possível gene (*LINS*) associado à doença de característica autossômica dominante. A SWD é considerada, por muitos, como uma **forma bulbar de paralisia cerebral**. Sua associação ao uso de abortivos, como misoprostol, no primeiro trimestre gestacional tem sido relatada na literatura.

A ENMG não apresenta achados de segundo neurônio motor. A RNM de crânio evidencia distúrbios de migração neuronal, principalmente polimicrogiria em região perisilviana bilateral. O tratamento é suportivo e sintomático. Avaliação multidisciplinar é essencial.

DICAS
▪ Síndrome pseudobulbar congênita por hipodesenvolvimento do trato corticonuclear bilateral;
▪ Esporádica, contudo há casos de acometimento familiar de provável herança autossômica dominante;
▪ Não há síndrome bulbar associada;
▪ Musculatura atingida é inervada pelos NCs X e XII. NCs V e VII (*orbicular oris*) podem ser acometidos;
▪ RNM com polimicrogiria perissilviana bilateralmente.

BIBLIOGRAFIA

Kuzniecky R, Andermann F, CBPS Study Group. The congenital bilateral perisylvian syndrome: imaging findings in a multicenter study. AJNR 1994;15:139-44.

Patton MA, Baraitser M, Brett EM. A family with congenital suprabulbar paresis (Worster-Drought syndrome). Clin Genet 1986;29:147-50.

Worster-Drought C. Suprabulbar paresis. Congenital suprabulbar paresis and its differential diagnosis, with special reference to acquired suprabulbar paresis. Dev Med Child Neurol 1974;30:1-33.

WYBURN-MASON

Carlos Roberto Martins Jr.

Em 1937, Bonnet *et al.* descreveram um paciente apresentando malformações vasculares envolvendo o cérebro e a retina. Em 1943, Wyburn-Mason verificou essa associação em 27 pacientes com malformações retinianas, demonstrando que 81% também apresentavam malformações encefálicas. A **síndrome de Wyburn-Mason,** ou **síndrome de Bonnet-Dechaume-Blanc**, é formada por malformações vasculares na retina ou na órbita, no encéfalo, na face ou em oronasofaringe.

Acredita-se que tal condição seja causada por defeito no desenvolvimento do mesoderma primitivo vascular por volta da sétima semana gestacional. As malformações vasculares mais comuns ocorrem na retina e mesencéfalo, contudo hemisférios cerebrais e tronco baixo podem ser acometidos. As lesões tendem a ser ipsilaterais na maioria das vezes, entretanto isso nem sempre ocorre e lesões bilaterais podem estar presentes. As malformações podem ser de alto (malformações arteriovenosas) ou baixo (hemangiomas) fluxos.

Os pacientes geralmente abrem o quadro por volta da segunda ou terceira décadas de vida. O achado mais comum é algum grau de comprometimento visual, como alterações de campo visual, exoftalmia e alterações pupilares. As lesões retinianas são geralmente estáveis, raramente exigindo tratamento. Lesões cutâneas podem ocorrer, mas nem sempre estão presentes. Apresentam-se com nevos ou angiomas que afetam a face na área do nervo trigêmeo (diagnóstico diferencial com **síndrome de Sturge-Weber**).

O diagnóstico é pautado na RNM, angio-RNM, angio-TC e arteriografia. O tratamento pode ser expectante ou não, dependendo do potencial sangrante ou efeito de massa da lesão. Remoção cirúrgica para lesões periféricas e embolização para lesões mais profundas podem ser aventadas.

DICAS

- Malformações vasculares na retina ou na órbita, no encéfalo, na face ou em oronasofaringe;
- Não é geneticamente determinada. Trata-se de defeito no mesoderma vascular primitivo;
- Lesões vasculares de alto (malformações arteriovenosas) ou baixo (hemangiomas) fluxos;
- Diagnóstico diferencial com **Sturge-Weber** (angiomatose encefalotrigeminal) – nevos ou angiomas faciais em região de nervo trigêmeo.

BIBLIOGRAFIA

Lester J, Ruano-Calderón LA, González-Olhovich I. Wyburn-Mason syndrome. J Neuroimaging 2005;15(4):284-5.
Wyburn-Mason R. Arterio-venous aneurysm of midbrain and retina, facial naevi and mental changes. Brain 1943;66(3):163-203.

XANTOMATOSE CEREBROTENDÍNEA

Carlos Roberto Martins Jr.

Trata-se de afecção autossômica recessiva do gene *CYP27A1*, causada pela diminuição da atividade de esterol 27-hidroxilase (pertencente à família do citocromo P450) necessária ao metabolismo do colesterol e à produção de ácidos biliares, o que proporciona depósitos lipídicos em vários locais do corpo.

O início dos sintomas se dá com diarreia persistente na infância, catarata e xantomas tendíneos. Alterações cognitivas e comportamentais, depressão e tendência ao suicídio são frequentes. Ataxia cerebelar é o sintoma cardinal e acompanha-se, por vezes, de epilepsia e distonia. Parkinsonismo, aterosclerose e doença coronariana podem estar presentes.

O diagnóstico pode ser feito com identificação de colestanol elevado no plasma, com aumento da relação colestanol/colesterol sérica. A RNM de encéfalo ajuda, sobremaneira, no diagnóstico, apresentando-se com hipersinal em núcleos denteados e alterações na substância branca cerebral periventricular e cerebelar (Fig. 428-1). Hipersinal em T2/FLAIR pode ser encontrado em trato corticospinal e pedúnculos cerebelares bilateralmente. Além da dosagem de colestanol sérica, podemos proceder ao teste molecular para ratificação diagnóstica.

O tratamento é com base no uso do ácido quenodesoxicólico com ou sem pravastatina. Suplementação de vitamina E pode ser associada. Transplante hepático pode ser efetivo em casos graves refratários.

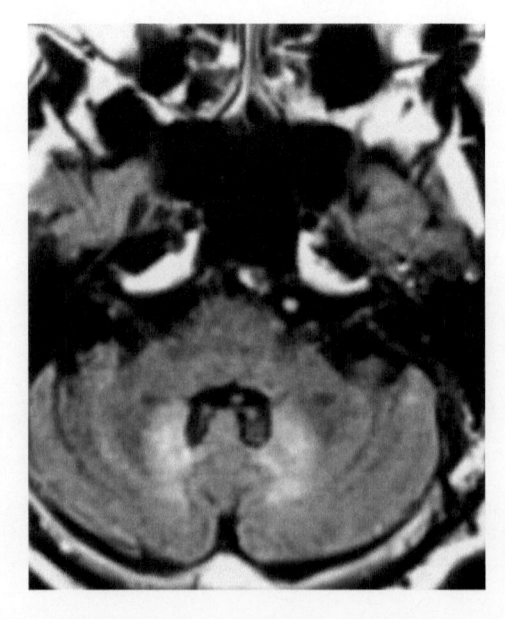

Fig. 428-1. Hipersinal em denteados e substância branca cerebelar em RNM-FLAIR.

> **DICAS**
>
> - Autossômica recessiva do gene *CYP27A1* causada pela diminuição da atividade do esterol 27-hidroxilase;
> - Diarreia crônica na infância, catarata e xantomas tendíneos;
> - Alterações cognitivas e comportamentais, depressão e tendência ao suicídio são frequentes;
> - Ataxia cerebelar é o sintoma cardinal;
> - Colestanol elevado no plasma, com aumento da relação colestanol/colesterol sérica;
> - Hipersinal (T2/FLAIR) em núcleos denteados e alterações na substância branca cerebral periventricular e cerebelar;
> - Tratamento: ácido quenodesoxicólico com ou sem pravastatina, suplementação de vitamina E e/ou transplante hepático.

BIBLIOGRAFIA

Costello DJ, Eichler AF, Eichler FS. Leukodystrophies. Classification, diagnosis and treatment. The Neurologist 2009;15:319-28.

Köhler W. Leukodystrophies with late disease onset: an update. Curr Opin Neurol 2010;23:234-41.

Pudhiavan A, Agrawal A, Chaudhari S, Shukla A. Cerebrotendineous xanthomatosis - the spectrum of imaging findings. J Radiology Case Rep 2013;7:1-9.

XERODERMA PIGMENTOSO

Cristiane Comparin ▪ Milena Marchini Rodrigues

O xeroderma pigmentoso (XP) é um raro distúrbio hereditário autossômico recessivo. Ocorre falha na reparação dos danos causados pela radiação ultravioleta (RUV) e outros agentes ao DNA. São mutações nos genes de reparo/transcrição *XPA, ERCC3/XPB, XPC, ERCC2/XPD, DDB2/XPE, ERCC4/XPF/FANCQ* e *ERCC5/XPG*, ou na polimerase *POLH/XP*. Caracteriza-se por fotoenvelhecimento cutâneo acelerado associado à degeneração neuronal progressiva, alterações oculares e aumento do risco de neoplasias. Há um grande espectro de manifestações clínicas.

Manifestações dermatológicas e oculares são as mais frequentes, ocorrendo em áreas fotoexpostas. Há extrema sensibilidade à luz solar em 60% dos pacientes, com queimaduras à mínima exposição. Sinais de fotodano como efélides (sardas) e lentigo solar (manchas amarronzadas) surgem antes dos dois anos de idade. A pele torna-se xerótica (seca) e poiquilodérmica (áreas de atrofia, hipo/hipercromia, telangiectasias). Há alta incidência de câncer de pele já na primeira década de vida.

O comprometimento ocular é limitado ao segmento anterior. Veem-se fotofobia, ceratite e atrofia das pálpebras, levando a ectrópio ou entrópio e neoplasias oculares. Alteração neurológica ocorre em 25% dos doentes e é dividida em três grupos. A doença neurológica XP é uma neurodegeneração primária progressiva, de etiologia pouco compreendida, com gravidade e idade de início variáveis (dos 2 aos 40 anos). As manifestações podem ser leves, como reflexos profundos reduzidos, ou graves, com microcefalia, surdez neurossensorial, ataxia, espasticidade, convulsões e disfagia. A ressonância magnética cerebral (RNM) mostra ventrículos aumentados, afilamento do córtex e espessamento dos ossos da calota craniana.

Os outros grupos são: XP associada à tricotiodistrofia (TTD), doença caracterizada por cabelo quebradiço decorrente de deficiência de enxofre e sintomas neuroectodérmicos variáveis, como infecções de repetição, conhecida como complexo XP-TTD; e à **síndrome de Cockayne**, distúrbio multissistêmico com neurodegeneração típica (leucodistrofia tipo desmielinização tigroide à RNM), alteração do crescimento e do desenvolvimento neurológico, complexo XP-CS.

Há hipersensibilidade a agentes ambientais mutagênicos, como o benzopireno encontrado no tabaco, com risco aumentado de desenvolver neoplasias internas – principalmente no sistema nervoso central (gliomas cerebrais e medulares). O diagnóstico é com base na clínica, história familiar e sequenciamento genético. Os principais diagnósticos diferenciais são síndrome cérebro-óculo-facioesquelética e síndrome UV-sensível.

Os exames complementares envolvem fototeste; tomografia e RNM cerebrais; velocidade de condução nervosa à ENMG (pode haver polineuropatia desmielinizante associada); e audiometria periódica.

A terapêutica atual restringe-se à profilaxia da exposição corpórea a RUV (uso de roupas, chapéus, luvas, óculos e protetor solar de amplo espectro); evitar tabagismo e outros agentes ambientais mutagênicos; reabilitação motora e cognitiva precoce; colírio ocular lubrificante; transplante de córnea; aparelho auditivo; tratamento do câncer de pele; reposição de vitamina D. Avaliação periódica por dermatologista, oftalmologista e neurologista são necessárias para detecção precoce das alterações e seu tratamento.

DICAS
▪ Hipersensibilidade a RUV com queimaduras ou efélides/lentigos em crianças;
▪ Distúrbio hereditário autossômico recessivo;
▪ Fotofobia; alteração no desenvolvimento neurológico;
▪ Alta incidência de neoplasias.

BIBLIOGRAFIA

Caldas ALR, Rodrigues MM. De Sanctis-Cacchione syndrome in a female infant – Case report. An Bras Dermatol 2013;88(6):979-81.

Kraemer KH, DiGiovanna JJ. Xeroderma pigmentosum. 2003; [Updated 2016]. In: Adam MP, Ardinger HH, Pagon RA, et al., editors. GeneReviews®. 1993-2019.

Natale V, Raquer H. Xeroderma pigmentosum-Cockayne syndrome complex. Orphanet J Rare Dis 2017;4;12(1):65.

Nishigori C, Nakano E, Masaki T, et al. Characteristics of xeroderma pigmentosum in Japan: Lessons from two clinical surveys and measures for patient care. Photochem Photobiol 2019;95(1):140-53.

Singh A, Compe E, Le May N, Egly JM. TFIIH subunit alterations causing xeroderma pigmentosum and trichothiodystrophy specifically disturb several steps during transcription. Am J Hum Genet 2015;5;96(2):194-207.

CAPÍTULO 430

X-FRÁGIL E FXTAS

Carlos Roberto Martins Jr.

A síndrome do X-frágil (SXF), também conhecida como **síndrome de Martin-Bell**, é uma condição genética por alterações no gene *FMR1* (*Fragile Mental Retardation-1*) localizado no cromossomo X. A síndrome do X-frágil recebe esse nome porque, quando o cromossomo X é tratado em meio de cultura específico, pode aparecer um sítio de constrição na região *Xq27*. Tem incidência de 1 em 4.000 indivíduos do sexo masculino e de 1 em 6.000 indivíduos do sexo feminino.

Trata-se da segunda causa de deficiência intelectual herdada, perdendo apenas para a **síndrome de Down**. É causada por herança dominante ligada ao X por expansão do tripleto CGG acima de 200 repetições no gene *FMR1*. Indivíduos normais apresentam número de repetições CGG até 54. Expansões de 55 a 200 levam à pré-mutação (FXTAS) e, em > 200, ocorre SXF.

Sempre que estivermos diante de uma criança com distúrbio cognitivo ou espectro autista de causa não aparente, sugere-se avaliar a hipótese de X-frágil. O paciente com SXF pode cursar com todas ou algumas características marcadas por deficiência intelectual (muito variável), autismo, alta estatura, macrocefalia, fronte ampla, face alongada, orelhas grandes e anteriorizadas, prognatismo/mandíbula grande, macrorquidia (testículos grandes) e frouxidão ligamentar. Crises convulsivas podem estar presentes. Os homens, em geral, não se reproduzem e apresentam fenótipo muito pior que as mulheres. Mulheres apresentam risco de ter descendentes afetados por SXF, síndrome do tremor/ataxia associada a X frágil (FXTAS) ou menopausa precoce.

Homens portadores de pré-mutação podem apresentar FXTAS, caracterizada por ataxia cerebelar de início tardio e tremor de intenção. Geralmente, não há déficit cognitivo, entretanto alterações leves podem ocorrer. Graus variados de parkinsonismo e polineuropatia com disautonomia podem estar presentes. Tal quadro se manifesta com menor frequência entre as mulheres portadoras de pré-mutação. A FXTAS ocorre predominantemente em homens acima de 50 anos. As mulheres com pré-mutação, usualmente, cursam com falência ovariana/menopausa precoce. Em torno de 60% dos casos, há hipersinal em T2/FLAIR nos pedúnculos cerebelares médios (Fig. 430-1).

Homens com pré-mutação não aumentam o número de tripletos nas próximas gerações e não passam o gene X para seus filhos, mas suas filhas são sempre portadoras. Mulheres, por outro lado, podem apresentar óvulos que podem aumentar o número de tripletos CGG para mais de 200 (SXF) e podem passar o gene aberrante tanto para seus filhos como para suas filhas. Logo, diante de um caso de provável FXTAS, é sempre importante indagar a presença de FXTAS ou X-Frágil em proles e netos desses pacientes. O tratamento é sintomático.

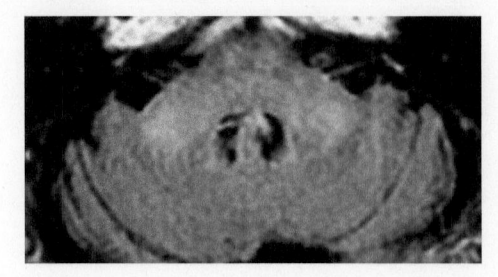

Fig. 430-1. Hipersinal em pedúnculo cerebelar médio em paciente com FXTAS.

DICAS
▪ SXF – segunda causa mais comum de deficiência intelectual; ▪ Dominante ligada ao X; ▪ Gene *FMR1*; ▪ Expansão CGG – até 54: normal; 55-200: FXTAS; > 200: SXF; ▪ Mulheres com fenótipo mais brando. Cursam com falência ovariana precoce; ▪ SXF têm incidência de 1 em 4.000 indivíduos do sexo masculino e de 1 em 6.000 indivíduos do sexo feminino; ▪ Sempre que estivermos diante de uma criança com distúrbio cognitivo ou espectro autista de causa não aparente, sugere-se avaliar hipótese de X-frágil; ▪ Na SXF, lembrar-se de orelhas de abano e testículos grandes; ▪ Diante de um caso de provável FXTAS, é sempre importante indagar a presença de FXTAS ou X-Frágil em proles e netos desses pacientes; ▪ Hipersinal em pedúnculo cerebelar médio (FLAIR e T2) em 60% dos casos de FXTAS.

BIBLIOGRAFIA

Budimirovic DB, Kaufmann WE. What can we learn about autism from studying fragile X syndrome? Dev Neurosci 2011;33(5):379-94.

Santoro MR, Bray SM, Warren ST. Molecular mechanisms of fragile X syndrome: a twenty-year perspective. Annu Rev Pathol Mech Dis 2012;7:219-45.

XIA-GIBBS (XGS) OU SÍNDROME DA APNEIA OBSTRUTIVA DO SONO RELACIONADA A *AHDC1* – SÍNDROME DO DISMORFISMO LEVE

Lenise Valler

Em 2014, um distúrbio genético humano causado por mutação nova heterozigótica no gene *AHDC1* (cromossomo 1p36) foi descoberto por meio do sequenciamento de exoma completo. Quatro pacientes foram identificados no artigo que registrou a descoberta inicial, e suas características clínicas foram relatadas. Aproximadamente 100 pacientes em todo o mundo já foram identificados com a síndrome, sendo a maioria na faixa etária pediátrica e o mais velho com 55 anos de idade. A incidência é incerta, mas se estima que, na população em geral, seja inferior a 1:1.000.000 de nascidos vivos.

Os principais sinais e sintomas são:

Comuns:

- Atraso no desenvolvimento global e deficiência cognitiva;
- Atraso na fala, sendo que algumas crianças nunca aprendem a falar;
- Hipotonia (90% dos casos);
- Apneia obstrutiva do sono (50% dos casos);
- Atraso de habilidades motoras, como engatinhar e caminhar.
- Dismorfismo facial leve e inespecífico (80% dos casos): testa larga, orelhas baixas, hipertelorismo, ponte plana do nariz, lábio superior fino, micrognatia;
- Prejuízo na estatura;
- Exames alterados de neuroimagem (60% dos casos): mielinização tardia, corpo caloso diminuído e/ou alargado;

Raros:

- Convulsões;
- Anormalidade na coluna (escoliose);
- Problemas de comportamento, sendo que alguns podem apresentar características do espectro autista ou distúrbio de déficit de atenção/hiperatividade (TDAH);
- Anormalidades no tecido conjuntivo (frouxidão de pele e de articulações);
- Comprometimento visual cortical;
- Craniossinostose.

O gene *AHDC1* fornece instruções para a produção de uma proteína cuja função não é conhecida. A proteína AHDC1 é encontrada no núcleo das células e acredita-se que uma região da proteína permita a ligação com o DNA. Com base nisso, pesquisadores suspeitam que a proteína possa ajudar a controlar a atividade de outros genes. Existem mais de 25 mutações no gene *AHDC1* que causam a síndrome de Xia-Gibbs, sendo que a maioria destas leva à produção de proteínas AHDC1 anormalmente curtas. Estas proteínas podem ser rapidamente quebradas ou incapazes de funcionar (proteínas anormais podem interferir com a função das proteínas AHDC1 produzidas a partir da cópia normal do gene).

Embora a síndrome tenha sido descrita como um distúrbio neurodesenvolvimental puro, as últimas séries relatadas sugerem que os indivíduos afetados possam ter um espectro clínico mais amplo com envolvimento multissistêmico, além das manifestações neurológicas. Ou seja, ainda são necessários estudos de coorte contínuos para caracterizar todo o espectro fenotípico da XGS e fornecer evidências para recomendações de gerenciamento nessa condição. O diagnóstico é realizado pelas características clínicas já descritas e confirmado molecularmente. Sem tratamento até o momento.

DICAS
▪ Déficit no desenvolvimento global; ▪ Prejuízo cognitivo e na linguagem; ▪ Hipotonia e apneia do sono; ▪ Mutações novas no gene *AHDC1*, no cromossomo 1.

BIBLIOGRAFIA

Jiang Y, Wangler MF, McGuire AL, et al. The phenotypic spectrum of Xia–Gibbs syndrome. Am J Med Genet Part A 2018;176:1315-26.

Murdock DR, et al. Gibbs syndrome in adulthood: a case report with insight into the natural history of the condition. Cold Spring Harb Mol Case Stud 2019;5:a003608.

X-LINKED HYDROCEPHALUS-CEREBELLAR AGENESIS-INTELLECTUAL DISABILITY

Letícia Sauma Ferreira

A síndrome de hidrocefalia-agenesia cerebelar ligada ao X foi descrita em apenas uma família em 1978 por Riccardi e Marcus. É devida a um defeito raro durante o período de embriogênese. Os pacientes apresentam hidrocefalia congênita, não comunicante, agenesia cerebelar e ausência dos forames de Luschka e de Magendie. Além das anomalias do SNC, ocorrem hipotonia, arreflexia ou hiporreflexia e convulsões. Possui mau prognóstico sendo fatal no período neonatal. Glomerulosclerose focal e depósitos de hemossiderina visceral foram observados no pós-morte. Possui herança recessiva ligada ao X. O local do gene não é conhecido e o alelismo com outra das síndromes de hidrocefalia ligada ao X é possível.

DICAS
- Hidrocefalia; - Agenesia cerebelar; - Hipotonia; - Convulsões; - Morte no período neonatal.

BIBLIOGRAFIA

Riccardi V, Marcus E. Congenital hydrocephalus and cerebellar agenesis. Clinical Genetics 2008;13(5):443-7.

Stevenson R, Schwartz C, Rogers R. Malformations among the X-linked intellectual disability syndromes. American Journal of Medical Genetics Part A 2013;161(11):2741-9.

YOUNG-HUGHES

Mariana Almeida Vidal

A síndrome de Young-Hughes foi descrita em 1983 e, posteriormente, chamada de **síndrome antifosfolípide (SAF)** em decorrência da presença de autoanticorpos contra proteínas de ligação a fosfolipídios, entre eles o anticoagulante lúpico (LA), anticardiolipina (aCL) e anti-β2-glicoproteína-I (anti-β2-GPI). Com uma incidência de cinco casos a cada 100.000 indivíduos por ano e prevalência que aumenta com a idade, trata-se de uma doença autoimune que pode ocorrer isoladamente (SAF primária) ou associada a outras doenças autoimunes, principalmente lúpus eritematoso sistêmico (LES), síndrome de Sjögren e artrite reumatoide (SAF secundária).

Sua fisiopatologia é complexa, podendo ser resumida de forma simplista nas ações dos anticorpos antifosfolípides sobre as células endoteliais, promovendo atividade pró-coagulante e na ligação direta destes, após fatores de gatilho (infecções, estados inflamatórios), às células da glia de pacientes predispostos, interrompendo suas funções. Existe também um componente genético relatado relacionado com o sistema HLA classe II, porém ainda precisa ser mais bem estudado.

As manifestações clínicas decorrem de eventos trombóticos arteriais e/ou venosos, podendo ocorrer em quaisquer órgãos, atingindo vasos de diferentes calibres. De forma semelhante ao acometimento sistêmico, ocorrem manifestações no sistema nervoso central (SNC), sendo as mais comuns o ataque isquêmico transitório (AIT) e o acidente vascular cerebral (AVC), os quais podem manifestar-se com sintomas desde amaurose fugaz até lesões focais ou infartos disseminados, geralmente, em pacientes com menos de 50 anos. **Estudos sugerem que mais de 20% dos AVCs em pacientes com menos de 45 anos estão associados à SAF.**

Outras manifestações neurológicas incluem migrânea refratária, epilepsia, demência vascular, distúrbios do movimento (coreia) e síndrome de Sneddon (AVC/AIT e livedo reticular – *ver capítulo específico*). Há também relatos de mielopatia transversa idiopática, esclerose múltipla (EM) atípica, transtornos neuropsiquiátricos e neuropatias periféricas.

Os critérios diagnósticos foram descritos em 1999 por Sapporo e revisados em 2006 por Sydney. Tais critérios dividem-se em aspectos clínicos e laboratoriais, sendo necessário pelo menos um de cada, dentre eles: eventos tromboembólicos sistêmicos, complicações/morbidades gestacionais (abortos de repetição, óbitos fetais morfologicamente normais) e presença de anticorpos circulantes contra fosfolipídios (LA, aCL ou anti-β2-GPI).

O tratamento de escolha é a anticoagulação, sendo realizada na fase aguda com heparina não fracionada ou heparina de baixo peso molecular e, em seguida, com antagonistas da vitamina K (AVK), com alvo de RNI entre 2,0 e 3,0 para primeiro evento e 2,5 a 3,5 para eventos recorrentes. Anticoagulantes orais diretos (DOACs) vêm sendo estudados e, no futuro, podem representar opções promissoras pelo menor risco de sangramentos. O uso de antiplaquetários pode ter algum benefício.

Não existe um tratamento padrão para manifestações neurológicas não trombóticas, porém, em algumas condições, o antitrombótico é associado ao tratamento imunossupressor com glicocorticoides, plasmaférese e imunoglobulinas intravenosas (IVIG).

DICAS
■ Eventos tromboembólicos; ■ Complicações ginecológicas (abortos, óbitos fetais sem malformações); ■ Presença de anticorpos contra fosfolipídios (LA, aCL ou anti β2 GPI); ■ Associação com doenças autoimunes (LES, Sjögren, vasculites); ■ Manifestações neurológicas: principalmente AVC/AIT, migrânea, epilepsia, demência vascular, distúrbios do movimento, síndrome de Sneddon, EM atípica, transtornos neuropsiquiátricos e neuropatias periféricas.

BIBLIOGRAFIA

Fleetwood T, et al. Antiphospholipid syndrome and the neurologist: from pathogenesis to therapy. Frontiers in Neurology 2018;9:1001.

Sanna G, et al. Central nervous system involvement in the antiphospholipid (Hughes) syndrome. Rheumatology 2003;42:200-13.

Rodrigues CEM, et al. Neurological manifestations of antiphospholipid syndrome. European Journal of Clinical Investigation 2010;40(4):350-9.

YOUNG-SIMPSON

Guilherme Menezes Mescolotte

A síndrome de Young-Simpson (SYS) é uma rara doença congênita, de caráter autossômico dominante, com acometimento sistêmico. A maior parte dos casos relatados ocorreu por mutação *de novo*. Há alteração no gene *KT6B* responsável pela produção da enzima **histona acetiltransferase**, cuja função é de regulação de genes importantes para o desenvolvimento ósseo e do sistema nervoso central. A prevalência estimada da SYS é de menos de um caso para 1 milhão de habitantes.

Os sinais e sintomas são:

- Ausência ou hipoplasia de patela;
- Dismorfismo facial;
- Hipotireoidismo;
- Alterações cardíacas;
- Alterações geniturinárias.

Os achados neurológicos incluem:

- Alterações de linguagem;
- Hipotonia;
- Déficit cognitivo;
- Epilepsia;
- Alterações de comportamento e neuropsiquiátricas podendo fazer um *overlap* com transtorno do espectro autista.

Face sem expressão associada a bochechas proeminentes, ampla ponte nasal ou nariz com ponta arredondada, blefarofimose, ptose palpebral e anormalidades das glândulas lacrimais são característicos da SYS.

O diagnóstico definitivo é feito por teste genético molecular em pacientes que apresentam fenótipo sugestivo. Os principais diagnósticos diferenciais são:

- Síndrome alcoólica fetal;
- Síndrome de Toriello Carey;
- Síndrome de Dubowitz.

Não existe tratamento específico, apenas sintomático. O acompanhamento deve ser feito por equipe multidisciplinar.

DICAS

- Desordem genética rara, maioria dos casos relatados por mutações *de novo*;
- Acometimento multissistêmico com dismorfismo facial;
- Diagnóstico definitivo por teste genético molecular;
- Autossômica dominante;
- Alterações de linguagem, hipotonia, déficit cognitivo, epilepsia, alterações de comportamento e neuropsiquiátricas;
- *Overlap* com transtorno do espectro autista.

BIBLIOGRAFIA

Lonardo F, Lonardo MS, Acquaviva F, et al. Say-Barber-Biesecker-Young-Simpson syndrome and genitopatellar syndrome: lumping or splitting? Clin Genet 2019;95:253-61.

Mhanni AA, Dawson AJ, Chudley AE. Vertical transmission of the ohdo blepharophimosis syndrome. Am J Med Genet 1998;77:144-8.

Yates TM, Langley CLM, Grozeva D, et al. Novel KAT6B proximal familial variant expands genotypic and phenotypic spectrum. Clin Genet 2019;95:334-5.

YUNIS VARON

Mireli Martins do Nascimento

A síndrome de Yunis-Varon é um distúrbio autossômico recessivo raro, descrita pela primeira vez em 1980, após análise de casos em crianças de famílias colombianas. Atualmente, na literatura, existem 25 casos relatados. É caracterizada por anormalidades esqueléticas como hipoplasia ou aplasia das clavículas, hipoplasia dos polegares e falanges de mãos e pés, displasia pélvica com luxação de quadril, ossificação anormal com epífises estreitas e disostose calvária. Outros achados incluem fontanelas largas, fácies dismórfica com micrognatismo, nariz curto com narinas antevertidas, orelhas baixas, olhos salientes, cabelos e pelos esparsos, bem como anormalidades dentárias.

Os indivíduos afetados são significativamente hipotônicos e apresentam atraso global do desenvolvimento neuropsicomotor. A maioria das crianças desenvolve graves problemas respiratórios, alimentares e cardíacos, que podem resultar em complicações com risco de vida durante a infância. O risco é o mesmo para ambos os sexos e alguns casos ocorreram em crianças de pais consanguíneos.

A doença é causada por mutação na proteína *FIG4,* que previamente foi identificada em indivíduos com doença de Charcot-Mari-Tooth, tipo 4J. A proteína faz parte de um complexo ternário juntamente com as proteínas *PIKfyve* e *VAC14*, responsáveis pelo metabolismo de 3,5-bifosfato de fosfatidilinositol que está presente na superfície citosólica das membranas endolisossômicas. A deficiência da *FIG4* resulta em instabilidade do complexo proteico, reduzindo a concentração de 3,5-bifosfato de fosfatidilinositol, o que leva ao aumento de vacúolos intracelulares. Os vacúolos foram vistos em neurônios, músculos, cartilagens, coração e macrófagos. Mutação do gene *VAC14* também foi descrita na síndrome de Yunis Varon, e mutação da *FIG4* foi previamente identificada em indivíduos com doença de Charcot-Mari-Tooth, tipo 4J.

A síndrome pode ser diagnosticada com base na avaliação clínica após o nascimento e por meio do sequenciamento genético na busca da mutação da *FIG4*. As crianças precisam de acompanhamento médico constante, muitas vezes, de vários especialistas, além de assistência multidisciplinar. O aconselhamento genético se faz indispensável.

DICAS
▪ Displasia cleidocraniana; ▪ Hipoplasia de polegares; ▪ Fontanela anterior grande; ▪ Dismorfismo facial; ▪ Atraso global no desenvolvimento.

BIBLIOGRAFIA

Campeau PM, Lenk GM, Lu JT, et al. Yunis-Varón syndrome is caused by mutations in FIG4, encoding a phosphoinositide phosphatase. Am J Hum Genet 2013;92:781-91.

Hughes HE, Partington MW. Brief clinical report: the syndrome of Yunis and Varón—report of a further case. Am J Med Genet 1983;14:539-44.

Rabe H, Brune T, Rossi R, et al. Yunis-Varon syndrome: the first case of German origin. Clin Dysmorphol 1996;5:217-22.

Walch E, Schmidt M, Brenner RE, et al. Yunis-Varon syndrome: evidence for a lysosomal storage disease. Am J Med Genet 2000;95:157-60.

Yunis E, Varón H. Cleidocranial dysostosis, severe micrognathism, bilateral absence of thumbs and first metatarsal bone, and distal aphalangia: a new genetic syndrome. Am J Dis Child 1980;134:649-53.

ZEBRA BODY (MIOPATIA)

Carlos Roberto Martins Jr.

Zebra body myopathy é uma miopatia congênita lentamente progressiva, descrita em 1975 e caracterizada pela presença de *zebra bodies inclusions*, como achado predominante na biópsia muscular mediante análise da microscopia eletrônica. Trata-se de numerosas inclusões pequenas (2 µm por 0,5 µm) evidenciadas como densas bandas paralelas (lembram discos Z) conectadas por zonas filamentosas pálidas. É importante salientar que tais inclusões podem ser observadas em músculos normais, em estruturas próximas às junções miotendinosas.

Tal condição faz parte do grupo das miopatias congênitas, associada à mutação do gene *ACTA1* de herança recessiva ou mutação *de novo*. As crianças acometidas apresentam hipotonia neonatal e adquirem marcha, mas com fraqueza proximal de evolução lentamente progressiva. É importante lembrar que os níveis de CPK podem vir normais nos primeiros anos de doença. ENMG se mostra miopática, mas com pouca atividade irritativa. O tratamento é suportivo.

DICAS

- Miopatia congênita;
- Autossômica recessiva, gene *ACTA1* (outras miopatias de inclusão também são causadas por essa mutação);
- Presença em excesso de *zebra bodies inclusions* à microscopia eletrônica;
- Lentamente progressiva;
- CK pode ser normal nos primeiros anos de vida.

BIBLIOGRAFIA

Lake BD, Wilson J. Zebra body myopathy. Clinical, histochemical and ultrastructural studies. J Neurol Sci 1975;24:437-46.

Reyes MG, Goldbarg H, Fresco K, Bouffard A. Zebra body myopathy: a second case of ultrastructurally distinct congenital myopathy. J Child Neurol 1987;2:307-10.

ZELLWEGER

Letícia Sauma Ferreira

A síndrome de Zellweger, também conhecida como **síndrome cérebro-hepatorrenal**, faz parte de um raro grupo de doenças com distúrbio da biogênese peroxissomal conhecido como **espectro da doença de Zellweger**. O espectro de Zellweger compreende três doenças, das quais todas resultam em distúrbios na montagem dos peroxissomos, e cada afecção reflete um grau variável de gravidade. A síndrome de Zellweger (SZ) é classificada como a mais grave desse espectro.

Do ponto de vista genético, mutações em pelo menos 12 genes, conhecidos como peroxinas (*PEX*), já foram relacionadas como causa da SZ, sendo a mutação do gene *PEX1* encontrada em mais da metade dos pacientes.

Esses genes codificam proteínas necessárias para a montagem da membrana do peroxissomo e o resultado dessas mutações é a formação de peroxissomos com prejuízo funcional, o que causa acúmulo de ácidos graxos de cadeia muito longa, de ácido fitânico, pristânico e pipecólico, bem como redução dos níveis de plasmalógenos nos eritrócitos. Os sintomas iniciam-se no período neonatal e a maioria das crianças não sobrevive ao primeiro ano de vida. A síndrome é caracterizada por:

- Características craniofaciais dismórficas típicas:
  - Fronte ampla;
  - Fontanela anterior alargada;
  - Atraso no fechamento das suturas cranianas;
  - Órbitas hipoplásicas;
  - Pregas epicânticas;
  - Ponte nasal ampla e baixa;
  - Orelhas malformadas.
- Hipotonia severa;
- Crises epilépticas neonatais;
- Hepatomegalia;
- Defeitos de migração neuronal no cérebro (polimicrogiria);
- Doença policística renal;
- Atraso no desenvolvimento neuropsicomotor;
- **Condrodisplasia punctata** (achados radiológicos de calcificação dispersa em patela e em epífises de ossos longos);
- Atraso no desenvolvimento neuropsicomotor.

O diagnóstico é realizado pelos achados clínicos sugestivos e confirmado por análise bioquímica que mostra **acúmulo de ácidos graxos de cadeia muito longa no soro e redução do nível de plasmalogênios em eritrócitos**. Alterações das funções visual e auditiva, sinais de comprometimento da função hepática e presença de cistos renais ao exame de ultrassom contribuem para o diagnóstico. Estudo de imagem por ressonância magnética do cérebro evidencia uma característica marcante da síndrome que é a presença de **polimicrogiria**. Apesar da ausência de opções de tratamento, o diagnóstico imediato de SZ é importante para fornecer cuidados sintomáticos adequados e aconselhamento sobre planejamento familiar.

> **DICAS**
>
> - Dismorfismos faciais característicos;
> - Hipotonia severa;
> - Crises epilépticas;
> - **Polimicrogiria;**
> - **Hepatomegalia;**
> - **Cistos renais;**
> - **Condrodisplasia puntacta**.

BIBLIOGRAFIA

Bowen P, Lee C, Zellweger H, Lindenberg R. A familial syndrome of multiple congenital defects. Bull Johns Hopk Hosp 1964;11(4):402-14.

Braverman N, D'Agostino M, MacLean G. Peroxisome biogenesis disorders: Biological, clinical and pathophysiological perspectives. Developmental Disabilities Research Reviews 2013;17(3):187-96.

Klouwer F, Berendse K, Ferdinandusse S, et al. Zellweger spectrum disorders: clinical overview and management approach. Orphanet Journal of Rare Diseases 2015;10(1).

Lee P, Raymond G. Child Neurology: Zellweger syndrome. Neurology 2013;80(20):e207-e210.

Poll-The B, Gärtner J. Clinical diagnosis, biochemical findings and MRI spectrum of peroxisomal disorders. Biochimica et Biophysica Acta (BBA) - Molecular Basis of Disease 2012;1822(9):1421-9.

Steinberg S, Dodt G, Raymond G, et al. Peroxisome biogenesis disorders. Biochimica et Biophysica Acta (BBA) – Molecular Cell Research 2006;1763(12):1733-48.

ZIMMER-FOCOMELIA

Keila Rejane Ferreira Galvão

Etan Z. Zimmer *et al.* em 1985, fizeram a primeira descrição da condição em meninos de um grupo familiar consanguíneo, mas posteriormente houve relatos em crianças de gêneros diferentes e famílias não consanguíneas. Focomelia é a agenesia parcial de membro e tetrafocomelia é a agenesia parcial dos 4 membros, sendo amelia a ausência de membros. Neste quadro extremamente raro, com possível herança autossômica recessiva, o diagnóstico é com base nas características fenotípicas e confirmado molecularmente. As manifestações são:

- Polidrâmnio, óbito neonatal;
- Tetrafocomelia ou tetra-amelia: membros rudimentares, de predomínio em membros inferiores;
- Orelhas: ausentes ou displásicas, de implantação baixa;
- Nariz hipoplásico ou ausente;
- Anomalias craniofaciais: fenda labial e/ou palatina uni ou bilaterais, proptose;
- Agenesia de mamilos;
- Maxilas não fundidas;
- Agenesia de nervos ópticos e olfatórios;
- Agenesia de corpo caloso;
- Hidrocefalia;
- Microftalmia, microcórnea, catarata e/ou coloboma;
- Hipoplasia pulmonar, hipoplasia de arvore brônquica;
- Hipoplasia renal;
- Cólon em fundo de saco;
- Regressão caudal: anomalia anorretal e genital, desenvolvimento incompleto do sacro, ânus imperfurado, comunicação anovesical, saco escrotal vazio, ausência de vagina, útero e ovário.

Na síndrome de Zimmer-Focomelia há heterogeneidade fenotípica com manifestações mais ou menos severas, e o modo de herança correlacionando os oito casos descritos até 2015 é autossômico recessivo, já que o caso descrito por Kosaki, em 1996, ocorreu em criança 46XX, única em uma serie de nove casos descritos que apresentava estrutura pênis-*like*, sugerindo que todos os casos mostravam pênis hipoplásico, e apenas um caso teve confirmação cromossômica do gênero.

DICAS
- Tetrafocomelia; - Síndrome de regressão caudal – anomalias genitais, anais, vesicais; - Anomalias craniofaciais – fenda labial e/ou palatina e/ou facial; - Hipoplasia pulmonar.

BIBLIOGRAFIA

Fleetwood T, et al. Antiphospholipid syndrome and the neurologist: from pathogenesis to therapy. Frontiers in Neurology 2018;9:1001.
Sanna G, et al. Central nervous system involvement in the antiphospholipid (Hughes) syndrome. Rheumatology 2003;42:200-13.
Rodrigues CEM, et al. Neurological manifestations of antiphospholipid syndrome. Eur J Clin Investigat 2010;40(4):350-9.

ZIMMERMANN-LABAND

Keila Rejane Ferreira Galvão

A síndrome de Zimmermann-Laband é uma doença hereditária autossômica dominante, caracterizada por envolvimento intraoral consistindo em fibromatose gengival de início precoce, predominando no arco superior, levando à dificuldade na erupção dentária, mastigação, fala, alteração morfológica do palato duro e predispondo a infecções oportunistas. Ocorre de forma isolada ou associada a outras malformações e possui grande variabilidade fenotípica. Resulta de duas variantes patogênicas, mutação em heterozigose no *gene KCNH1* no cromossoma 1q32 para o fenótipo chamado ZLS1 e mutação em heterozigose no *gene ATP6V1B2* no cromossoma 8p21 para ZLS2, cuja base molecular é a mutação dos canais de potássio voltagem-dependentes ou da ATPase. A mutação *KCNH1* é associada à epilepsia.

Caracteres clínicos:

- Prematuridade, polidramnia, hipotonia, hipertricose leve, face grosseira;
- Fibromatose gengival: predomínio em gengiva palatal e palato duro e hiperplasia gengival;
- Mordida anterior aberta, retardada erupção dentária, dentes supranumerários;
- Palato estreito e arco alto, chamado ogival;
- Lábios grossos, macroglossia, úvula bífida;
- Olhos: pálpebras espessas, sinofre, catarata;
- Nariz: largo, ponta grossa, bífida, mole por alteração cartilaginosa;
- Orelhas: rodadas posteriormente, implantação baixa;
- Coração: dilatação da raiz e arco aórtico – nos adultos;
- Abdome: hérnia umbilical, pênis alargado;
- Hepatoesplenomegalia, atresia biliar extra-hepática, esplenomegalia;
- Alterações cartilaginosas de nariz e orelhas: nariz bulboso com ponta bífida, orelhas moles (*floppy*);
- Hipoplasia/aplasia ou ausência ungueal e de falanges distais dos pés e mãos;
- Epilepsia, retardo mental, colpocefalia;
- Hemivértebra, espinha bífida oculta, escoliose, espinha bífida oculta;
- Hipermotilidade articular, arco plantar alto.

A abordagem se dá com terapia ortodôntica com gengivectomia por quadrante e gengivoplastia, e acompanhamento ortodôntico e genético periódico.

DICAS
■ Hiperplasia ou fibromatose gengival;   ■ Hipoplasia/aplasia de unhas e falanges distais.

BIBLIOGRAFIA

Abo-Dalo B, Roes M, Canún S, et al. No mutation in genes of the WNT signaling pathway in patients with Zimmermann-Laband syndrome. Clin Dysmorphol 2008;17(3):181-5.

Castori M, Valiante M, Pascolini G, et al. Clinical and genetic study of two patients with Zimmermann-Laband syndrome and literature review. Eur J Med Genet 2013;56(10):570-6.

Chacon-Camacho OF, Vázquez J, Zenteno JC. Expanding the phenotype of gingival fibromatosis-mental retardation-hypertrichosis (Zimmermann-Laband) syndrome. Am J Med Genet A 2011;155A(7):1716-20.

Chadwick B, Hunter B, Hunter L, et al. Laband syndrome: Report of two cases, review of the literature, and identification of additional manifestations. Oral Surg Oral Med Oral Pathol 1994;78(1):57-63.

Holzhausen M, Gonçalves D, Corrêa F O, et al. A case of Zimmermann-Laband syndrome with supernumerary teeth. J Periodontol 2003;74(8):1225-30.

Kim HG, Higgins AW, Herrick SR, et al. Candidate loci for Zimmermann-Laband syndrome at 3p14.3. Am J Med Genet A 2007;143A(2):107-11.

Laband PF, et al. Hereditary gingival fibromatosis: report of an affected family with associated splenomegaly and skeletal and soft-tissue abnormalities. Oral Surg Oral Med Oral Pathol 1964;17:339-51.

ÍNDICE REMISSIVO

Entradas acompanhadas por um *f* ou *q* em itálico indicam figuras e quadros, respectivamente.

4H (Hipomielinização, Hipodontia, Hipogonadismo Hipogonadotrófico)
   síndrome, 402

A
AAC (Angiopatia Amiloide Cerebral), 27
AADC (*Aromatic L-amino Acid Decarboxylase*)
   deficiência de, 147-148
Abertura
   ocular, 37
      apraxia de, 37
Abetalipoproteinemia, 1-2
   manifestações primárias, 1
      prevenção das, 1
Acantocitose
   em doenças sistêmicas, 444
      achados neurológicos presentes, 444
Acidúria
   argininosuccínica, 194
ACM (Artéria Cerebelar Média), 165
ACPC (Artérias Ciliares Posteriores Curtas), 546
ACR (Artéria Central da Retina), 546
Acromatopsia
   achados clínicos, 5
      principais, 5
   exames complementares, 5
   tratamento, 5
ACTA 2 (alfa-2-actina)
   arteriopatia associada à, 45
      cerebral, 45
Action Myoclonus
   renal failure syndrome, 6-7
ADEM (Encefalomielite Disseminada Aguda), 437
Adie
   pupila de, 307*f*, 340*f*, 651
      tônica, 307*f*, 340*f*
Adrenoleucodistrofia, 8-9
   RNM típica de, 9*f*
AE (Ataxias Episódicas), 55-56
   principais características, 56*q*
AEME/MSCAE (Ataxia Espinocerebelar Mitocondrial e Epilepsia), 57
AF (Ataxia de Friedreich), 69, 296
Agenesia
   do corpo caloso, 103*f*
AGI (Acidúria Glutárica tipo I), 3

AGII (Acidúria Glutárica tipo II), 3
   tratamento, 4
AGIII (Acidúria Glutárica tipo III), 4
Agiria-Paquigiria, 10-11
   caso grave de, 10*f*
AGs (Acidúrias Glutáricas), 3-4
Aicardi
   doença de, 12
   síndrome de, 569
Aicardi-Goutierres, 12
Alexander, 14
Alicata
   doença de, 200-201
      Angiostrongylus cantonensis, 200-201
Alpers-Huttenlocher, 16-17
   síndrome de, 16*q*
      critérios diagnósticos da, 16*q*
Alzheimer
   fatores genéticos, 19-20
      DA, 19
         esporádica, 19
         familiar, 19
AMAN (Neuropatia Motora Axonal Aguda), 21-23
   critérios, 22*q*
      diagnósticos, 22*q*
         de Brighton, 22*q*
         neurofisiológicos, 22*q*
            por Uncini em 2017, 22*q*
aME (Amiotrofia Espinhal), 64
   fenótipos de, 65*q*
AMEP (Atrofia Muscular Espinhal Escapuloperoneal), 67
Amiloidose
   AA, 24
      secundária, 24
   AF, 25
      familiar, 25
      hereditária, 25
   AL, 24-25
      cadeia leve, 24
      primária, 24
   central, 26-29
   periférica, 26-29
      hereditária, 26-29
Aminoacilase
   deficiência de, 149-150
AMN (Adrenomieloneuropatia), 8-9

AMP (Atrofia Muscular Progressiva), 68
AMSAN (Neuropatia Sensitiva e Motora Axonal
    Aguda), 21-23
    critérios, 22*q*
        diagnósticos, 22*q*
            de Brighton, 22*q*
            neurofisiológicos, 22*q*
                por Uncini em 2017, 22*q*
Andersen
    doença de, 442
Andersen-Tawil, 31-32
Anemia
    megaloblástica, 650
    sideroblástica, 594
Angelman, 33-34
Angioblastomose
    cerebeloretiniana, 778
Angiomatose Meníngea, 35-36
    apresentação clínica, 35
    diagnóstico, 35
        anatomopatológico, 35
        diferenciais, 35
        por imagem, 35
    tratamento, 36
Angiostrongylus
    cantonensis, 200-201
        doença de Alicata, 200-201
ANH (Amiotrofia Neurálgica Hereditária), 30
Anidrose
    segmentar, 651
Aniridia, 783*f*, 784
Anomalia
    de Jordans, 363
    de Sprengel, 780
Anticorpo(s)
    relacionados com as MIs, 484*q*
AOA1 (Ataxia com Apraxia Oculomotora
    Tipo 1), 50-51
AOA2 (Ataxia com Apraxia Oculomotora
    Tipo 2), 50-51
AP (Alucinose Peduncular), 18
Apert
    síndrome de, 133
        anormalidades associadas, 133
        características diagnósticas, 133
        genética, 133
Apneia
    obstrutiva, 818
    do sono, 818
        síndrome relacionada a AHDC1, 818
Apraxia
    de abertura ocular, 37
ARCAs (Ataxias Cerebelares Autossômicas
    Recessivas), 50, 77
ARG 1 (Arginase 1)
    deficiência de , 194
Arnold-Chiari, 38-39
    malformação de, 38, 112
        tipo I, 112
ARSACS (Ataxia Espástica Autossômica Recessiva de
    Charlevoix-Saguenay), 40-41
    características clínicas, 40
    ENMG, 40
    achados de imagem, 40

Arsênico
    intoxicação por, 358, 359
        manifestações clínicas, 358*q*
            agudas, 358*q*
            crônicas, 358*q*
Arsênio
    intoxicação por, 358-359
Arteriopatia
    cerebral, 45
        associada à ACTA2, 45
Arterite
    de células gigantes, 48*f*
    temporal, 47-49
        critérios diagnósticos, 47*q*
AS (Síndrome de Angelman), 33
ASL (Deficiência de Argininosuccinato Liase), 194
ASNC (Amiloidose do SNC), 26
Asperger, 756-758
    síndrome de, 757
        diagnóstico, 757
        etiologia, 757
        tratamento, 758
ASS1 (Deficiência de Argininosuccinato Sintase 1), 194
AT (Ataxia Telangiectasia), 63
Ataxia
    cerebelar, 440, 676
        no adulto, 676
    com deficiência, 52-53
        de CoAQ10, 52-53
    de Cayman, 54
    SYNE1, 736
ATP (Artéria Trigeminal Persistente), 42-44
ATP1A3
    distúrbios associados a, 190-192
        neurológicos, 190-192
            CAPOS, 190
            características diagnósticas, 191*q*
            diagnósticos diferenciais, 192*q*
            DPRI, 190
            HAI, 190
Atrofia
    da hemiface, 590*f*
        esquerda, 590*f*
    muscular, 64-65
    espinhal, 64-65
ATS (Síndrome da Tortuosidade Arterial/*Arterial
    Tortuosity Syndrome*), 684-685
AVED (Ataxia por Deficiência de Vitamina E), 69-70

B

Babinski-Nageaotte, 563
Bannayan-Riley-Ruvalcaba, 71
Bassen-Kornzweig
    síndrome de, 1
BFS (Síndrome de Brait-Fahn-Schwarz), 78
BHE (Barreira Hematoencefálica), 145
Bickers-Adams, 72
Bickerstaff, 73
    encefalite de, 467
Bing-Neel, 74-75
    histologia, 75
    laboratório, 74
    radiologia, 74
Block-Sutzberger, 76

Boltshauser
  síndrome de, 428
Boucher-Neuhauser, 77
Brait-Fahn-Schwarz, 78
Brody, 79-80
Brown-Vialetto-Van-Laere, 81-82
  diagnósticos diferenciais, 82f
    algoritmo de, 842f
Bruns-Garland, 84-85
BVVL (Síndrome de Brown-Vialetto-Van-Laere), 81, 428

C

CADASIL (*Cerebral Autosomal Dominant Arteriopathy with Subcortical Infarcts and Leukoencephalopathy*), 86-87
Call-Fleming, 88
Camptocormia, 90
Canavan, 91
CANOMAD (*Chronic Ataxic Neuropathy with Ophthalmoplegia, M-protein, cold Agglutinins and Disialosyl antibodies*), 92-93
CANVAS (Ataxia Cerebelar com Neuropatia e Arreflexia Vestibular), 94-95
CAPOS (Síndrome de Ataxia Cerebelar, Arreflexia, Pés Cavos e Atrofia Óptica), 190
CARASAL (*Cathepsin A-related Arteriopathy with Strokes and Leukoencephalopathy*), 86-87
CARASIL (*Cerebral Autosomal Recessive Arteriopathy with Subcortical Infarcts and Leukoencephalopathy*), 86-87
Cardiopatia
  chagásica, 515
    neuroafecções da, 515
Carrapato
  paralisia do, 577-578
Catarata
  de início precoce, 440
Catatrenia, 99
Cavernoma(s)
  cerebral, 100-101
    parietal, 100f
  múltiplos, 100
    síndrome familiar de, 100
Cayman
  ataxia de, 54
CCHS (Síndrome da Hipoventilação Central Congênita), 561
CEDNIK (Disgenesia Cerebral, Neuropatia, Ictiose e Ceratodermia), 102-103
Cefaleia
  com déficits neurológicos, 316
    transitórios, 316
      e linfocitose liquórica, 316
  CPDI, 108-109
  CPE, 113
  CPF, 114
  hípnica, 106
  numular, 107
  primária, 104-105, 110, 112
    associada, 110
      à atividade sexual, 110
      da tosse, 112
    em trovoada, 104
    explosiva, 104-105

Ceratodermia
  plantar, 103f
Cerebellar Agenesis, 820
Chagas
  doença de, 515
Chanarin-Dorfman
  síndrome de, 363
Charcot-Marie-Tooth, 115-116
Charles Bonnet
  síndrome de, 687-688
CHB (Coreia Hereditária Benigna), 130
Chediak-Higashi, 117-118
CHIME (*Colobomas of the eyes, congenital Heart defects, migratory Ichthyosiform rash of the skin, Mental retardation e Ear defect*) syndrome, 119
Chumbo
  intoxicação por, 354-355
CIDP (Polineuropatia Desmielinizante Inflamatória Crônica), 411
Círculo
  de Haller-Zinn, 546
Cisto(s)
  neuroentéricos, 120
  subcorticais, 407
    leucoencefalopatia com, 407
      megalencefálica, 407
    temporais, 407f
      leucopatia difusa com, 407f
Citrulinemia, 194
CLIPPERS (*Chronic Lymphocitic Inflammation with Pontine Perivascular Enchacement Responsive to Steroids*), 121
CMT (Doença de Charcot-Marie-Tooth), 115, 533
CO (Monóxido de Carbono)
  intoxicação por, 356-357
Coats, 122-123
Cobre
  deficiência de, 360
Cockayne, 124
Coffin-Lowry, 125
  síndrome, 508
Colágeno VI
  miopatias, 126-127
Colpocefalia, 169f
Complexo-Demência-AIDS, 395
Complicação(ões)
  neurológicas, 128-129
    pela diálise, 128-129
Condução
  surdez de, 671
Cori-Forbes
  doença de, 442
Cornélia
  de Lange, 132
Corno
  occipital, 454
    síndrome do, 454
Corpo(s)
  caloso, 103f, 169-170
    agenesia do, 103f
    disgenesias do, 169-170
  poliglicosanos, 402
    do adulto, 402
      doença por, 402

CPC (Trato Corticopontocerebelar), 165
CPDI (Cefaleia Persistente Diária desde o Início), 108-109
CPE (Cefaleia Primária do Exercício), 113
CPF (Cefaleia Primária em Facadas), 114
CPS1 (Deficiência de Carbamilfosfato Sintase 1), 193
Cranioestenose(s), 133-134
   Apert, 133
   Crouzon, 133
CRASH (Hidrocefalia, Retardo Mental, Hipoplasia de Corpo Caloso, Paraparesia Espástica e Polegares Aduzidos)
   síndrome, 72
Creatina
   deficiência de, 151-152
      síndrome de, 151q
         achados clínicos das, 151q
         tratamento, 151q
Creutzfeldt-Jakob, 135-136
Cri du Chat, 137
Crouzon
   síndrome de, 133
      características diagnósticas, 133
      genética, 133
Crow-Fukase
   síndrome de, 602
CVG (*Cutis Verticis Gyrata*), 138-139
CW (*Carotid Web*), 96-98

D

DA (Doença de Alexander), 14-15
   atrofia na, 15f
      de medula cervical, 15f
   RNM típica de, 14f
DA (Doença de Alzheimer), 28
   esporádica, 19
   familiar, 19
   pré-senil, 20f
DADS (*Distal Acquired Demielinating Symmetric Neuropathy*), 140-141
Dandy-Walker, 142-143
DARS (Distúrbio Alimentar Relacionado com o Sono), 754
Dawson
   encefalite de, 573-574
DB (Doença de Becker), 485
DB (Doença de Behçet), 516
DC (Doença Celíaca)
   manifestações neurológicas, 198
DC (Doença de Canavan), 91
DC (Doença de Cockayne), 124
DCF (Displasia Cortical Focal), 171-173
   em fundo de sulco, 172f
   tipo IIb, 171f
      EEG de, 172f
         com RED, 172f
DCJ (Doença de Creutzfeldt-Jakob), 135
DCJe (Doença de Creutzfeldt-Jakob Esporádica), 135, 136f
DCJg (Doença de Creutzfeldt-Jakob Genética), 135
DCJv (Doença de Creutzfeldt-Jakob nova Variante), 135
DCR (Dor Complexa Regional), 205-206
   tipo II, 205f

DCSREM (Distúrbio Comportamental do Sono REM), 188-189
DDM (Síndrome de Dyke-Davidoff-Masson), 214
DDR (Distonias Dopa-Responsivas), 176
De Morsier, 144
De Vivo, 145-146
Deficiência
   de AADC, 147-148
   de aminoacilase, 149-150
   de CoAQ10, 52-53
      ataxia com, 52-53
   de cobre, 360
   de creatina, 151-152
      síndrome de, 151q
         achados clínicos das, 151q
         tratamento, 151q
   de FBPase, 153
   de metionina-adenosiltransferase, 154
   de piruvato-carboxilase, 155
   de piruvato-desidrogenase, 156
   isolada, 157
      de sulfito oxidase, 157
Degeneração
   olivar, 158-159
      hipertrófica, 158-159
Dekaban-Arima
   síndrome de, 366
Dermatomiosite, 482
   pápulas na, 433f
      de Gottron, 433f
Desfiladeiro
   cervicotorácico, 161f
      anatomia do, 161f
   torácico, 160
Desmielinização
   osmótica, 689-690
      síndrome de, 689-690
DEVH (Doença Enxerto *vs.* Hospedeiro), 240
DFEU (Distrofia Facioescapuloumeral), 387
DFT (Demência Frontotemporal), 162-164, 406, 599
   MCIh e, 481
   e Paget, 481
DG (Doença de Gaucher), 303
DG (Doença de Graves), 566
DGBRTB (Doença dos Gânglios da Base Responsiva à Tiamina-Biotina), 203-204
DH (Doença de Huntington), 350
Diálise
   complicações pela, 128-129
      neurológicas, 128-129
Diásquise
   cerebelar, 165
   cruzada, 165
Diastematomielia, 166
DiGeorge, 167
Diparesia
   facial, 168
Discinesia(s)
   paroxísticas, 177
Disfunção
   piramidal, 676
      no adulto, 676
Disgenesia(s)
   do corpo caloso, 169-170

Dismorfismo
  leve, 818
    síndrome do, 818
Displasia(s)
  cerebelar, 611
    associada a cistos, 611
  cortical, 103f, 569
    com polimicrogiria, 103f
  septo-óptica, 174
Distonia(s)
  genéticas, 175-177
    DDR, 176
    DYT/PARK-TAF1, 177
    DYT1, 175
    DYT11, 176
    DYT12, 176
    DYT3, 177
    DYT4, 176
    DYT6, 176
    DYT-PRKRA, 176
    DYT-SGCE, 176
    DYT-THAP1, 176
    DYT-TOR1A, 175
    DYT-TUBB4, 176
    mioclônica, 176
    paroxísticas, 177
Distrofia(s)
  de cinturas, 181-182
  DM1, 183-184
  DM2, 183-184
  DMC, 185-186
  oculofaríngea, 179-180
    critérios diagnósticos, 179
    exames complementares, 179
    genética molecular, 179
      mutações no ÉXON 1, 179
      PABPN1, 179
    manifestações clínicas, 179
Distroglicanopatia(s), 187
Distúrbio(s)
  das lipoproteínas, 444
    neuroacantocitose com, 444
  neurológicos, 190-192
    associados a ATP1A3, 190-192
      CAPOS, 190
      características diagnósticas, 191q
      diagnósticos diferenciais, 192q
      DPRI, 190
      HAI, 190
  no ciclo da ureia, 193-195
    acidúria argininosuccínica, 194
    ARG1, 194
    ASL, 194
    ASS1, 194
    citrulinemia, 194
    CPS1, 193
    NAGS, 194
    ORNT1, 194
    OTC, 194
DK (Doença de Menkes), 454
DLFT (Degeneração Lobar Frontotemporal), 599
DM (*Diabetes mellitus*), 84, 650
DM (Doença de Ménière), 450

DM1 (Distrofia Miotônica tipo 1), 183-184
  doença de Steinert, 183
  genética da, 183
  miotonia, 183
    elétrica, 183
DM2 (Distrofia Miotônica tipo 2), 183-184
  genética da, 183
  miotonia, 183
    elétrica, 183
  PMD, 183
  PROMM, 183
DMB (Doença de Marchiafava-Bignami), 438
  lesão aguda em, 438f
    em corpo caloso, 438f
DMC (Distrofias Musculares Congênitas), 185-186
DMC1C (Distrofia Muscular Congênita tipo 1C), 187
DMFH (Distrofia Muscular Fascioescapuloumeral), 122
DMOF (Distrofia Muscular Oculofaríngea), 179
DNET (Tumor Neuroepitelial Disembrioplástico), 196-197
DNM (Doenças Neuromusculares)
  manifestações cutâneas nas, 432-434
DNM-HIV (Doença do Neurônio Motor Associada ao HIV), 336
DNMM (Doença do Neurônio Motor de Madras), 428
Doença(s)
  da urina, 435-436
    em xarope de bordo, 435-436
  de Aicardi, 12
  de Alicata, 200-201
    Angiostrongylus cantonensis, 200-201
  de Andersen, 442
  de Chagas, 515
  de Coats, 122
  de Cori-Forbes, 442
  de Erdheim-Chester, 253f
  de Haltia-Santavuori, 417
  de Jansky Bielschowsky, 417
  de Kufs, 417
  de Lafora, 250
  de Madelung, 416f
  de Niemann Pick, 508
    tipo C, 508
  de Norrie, 508
  de NP-C, 544
  de Paget, 112
  de Pompe, 442
  de Seitelberger, 202
  por corpos poliglicosanos, 402
    do adulto, 402
  sistêmicas, 444
    acantocitose em, 444
      achados neurológicos presentes, 444
DOP (Doença Óssea de Paget), 481
Dor
  facial, 207
    atípica, 207
    persistente, 207
      idiopática, 207
DP (Doença de Parkinson), 78
DPRI (Distonia-Parkinsonismo de Rápido Início), 190
Dravet, 209-210
  síndrome de, 210q
    manejo clínico da, 210q
    medicações, 210q

DRC (Doença Renal Crônica), 128
DRPLA (Atrofia Dentato-Rubro-Pálido-Luisiana), 211
DS (Doença de Salla), 657
DSO (Displasia Septo-Óptica), 144
DT (Doença de Tangier), 737
DT (Doença de Thomsen), 485
DTS (Doença de Tay-Sachs), 739
Duane, 213
DW (Doença de Wilson), 803
Dyke-Davidoff-Masson, 214-215
DYT-PRKRA (Distonia-Parkinsonismo de Rápido Início), 176

E

EADCA (Epilepsia Autossômica Dominante com Componentes Auditivos), 246
EADHRS (Epilepsia Autossômica Dominante Hipermotora Relacionada com o Sono), 246
Eagle, 216-217
   síndrome de, 513*f*
EAI (Encefalites Autoimunes), 228-233
   anti-AMPAR, 229
   anti-CASPR2, 231
   anti-CV2, 230
   anti-DPPX, 232
   anti-GABA-AR, 229
   anti-GABA-BR, 229
   anti-GAD, 231
   anti-GlyR, 232
   anti-Hu, 230
   anti-IgLON5, 232
   anti-LGI1, 231
   anti-mGluR1, 232
   anti-mGluR5, 232
   anti-Ma2, 230
   anti-NMDAR, 229
   anti-RI, 231
   anti-TA, 230
   anti-VGKC, 231
   anti-Yo, 230
   CRMP-5, 230
   SREAT, 232
Early Greying, 673
Eaton Lambert, 218-220
   clínica, 218
   diagnóstico diferencial, 219
   eletrodiagnóstico, 218
   malignidade, 220
      avaliação de, 220
   tratamento, 220
EB (Encefalite de Tronco Encefálico de Bickerstaff), 73
ECB (Esclerose Concêntrica de Baló), 255
ED (Estriatopatia Diabética), 265-267
Edema
   palpebral, 566*f*
   periorbital, 566*f*
   vasogênico, 617*f*
      posterior, 617*f*
         típico de PRES, 617*f*
Edwards, 222-225
   síndrome de, 222*q*
      diagnóstico da, 223*q*
         escore clínico para, 223*q*
      malformações na, 222*q*
         mais comuns, 222*q*
      seguimento clínico, 225*q*
         adaptação de *guidelines* de, 225*q*
EET (Encefalopatia Espongiforme Transmissível), 135
EFFFV (Epilepsia Familial Focal com Foco Variável), 247
EFLTM (Epilepsia Familial de Lobo Temporal Mesial), 246
EGCF-p (Epilepsia Genética com Crises Febris Plus), 247
Ehlers-Danlos
   síndrome de, 454
      tipo IX, 454
EHS (Epilepsia Hipermotora Relacionada ao Sono), 241
EHS (Síndrome da Cabeça Eplodindo/*Exploding Head Syndrome*), 679-680
EIM (Encefalopatia Induzida pelo Metronidazol), 236-237
ELA (Esclerose Lateral Amiotrófica), 78, 256, 469
ELAf (Esclerose Lateral Amiotrófica Familial), 256-257
   C9ORF72, 256
   SOD1, 256
   tratamento, 257
      Riluzol, 257
      terapia gênica, 257
   VAPB, 256
ELFN (Epilepsia do Lobo Frontal Noturna), 241
ELFNAD (Epilepsia do Lobo Frontal Noturna Autossômica Dominante), 241-242
ELO (Epilepsia do Lobo Occipital), 243-245
   causas, 243
   crises epiléticas, 243
      semiologia das, 243
   investigação diagnóstica, 244
      EEG, 244
         ictal, 244
         interictal, 244
      exames laboratoriais, 244
      neuroimagem, 244
   para não esquecer, 244
      de Gastaut, 244
      de Panayotopoulos, 244
   prognóstico, 244
   tratamento, 244
ELT (Epilepsia de Lobo Temporal)
   geneticamente determinadas, 246-247
      síndromes epilépticas, 246
         EADCA, 246
         EADHRS, 246
         EFFFV, 246
         EFLTM, 246
         EGCF-p, 246
EM (Esclerose Múltipla), 155, 705
EMC (Eritema Migrans Crônico), 422
Emery-Dreifuss, 226
EMES (Estado de Mal Elétrico durante o Sono), 385-386
EMP (Epilepsia Mioclônica Progressiva), 6, 250-252
   doença de Lafora, 250
   etiologias, 251*q*
      bem caracterizadas, 251*q*
         principais características, 251*q*
   lipofuscinose, 250
      ceroide, 250
         neuronal, 250

MERRF, 250
sialidose, 252
   síndrome mioclônica, 252
      com mancha vermelho-cereja
         à fundoscopia, 252
ULD, 250
ENB (Estesioneuroblastoma), 264
Encefalite
   de Bickerstaff, 467
   de Dawson, 573-574
   pelo VNO, 792
      diagnóstico definitivo, 794
      ecologia, 792
      exames complementares, 794
      fatores de risco, 793
      história natural, 793
      mortalidade, 794
      patogênese, 793
      prevenção em controle, 794
      prognóstico, 794
      quadro clínico, 793
      transmissão em seres humanos, 793
      tratamento, 794
      virologia, 793
Encefalomielopatia
   necrotizante, 390
      subaguda, 390
Encefalopatia
   de Wernicke, 790
   hipoglicêmica, 234
      do adulto, 234
   mioclônica, 569
      precoce, 569
   necrotizante, 238-239
      aguda, 238-239
         critérios diagnósticos, 239q
         virus associados, 238q
Enxerto
   vs. Hospedeiro, 240
      miopatias, 240
Epilepsia
   de Gastaut, 244
   de Panayotopoulos, 244
   dependente de piridoxina, 630
EPRM (Encefalomielite Progressiva com Rigidez e Mioclonia), 597
ER (Encefalite de Rasmussen), 636
   critérios diagnósticos, 636q
Erdheim-Chester, 253
   doença de, 253f
ESAHI (Epilepsia do Susto Associada à Hemiplegia Infantil), 249
ESL (Encefalite de St. Louis/*St. Louis Encephalitis*), 729-730
ESN (Esclerose Sistêmica Nefrogênica), 259
Esquizencefalia, 263
Essential Tremor syndrome, 673
Esternutodínia, 112
ET (Esclerose Tuberosa), 260-262
   diagnóstico de, 261q
      critérios para, 261q
         maiores, 261q
         menores, 261q

   manifestações, 260
      cardíacas, 260
      cutâneas, 260
      neurológicas, 260
      renais, 260
Eulenburg, 268-269

F

Fabry, 270-272
   doença de, 271f
Fahr, 273-274
Fazio Londe, 279-280
FBPase (Frutose 1,6-Bifosfatase)
   deficiência de, 153
FCB (Faringocervicobraquial)
   tipo de polirraduloneuropatia, 278
Ferlini-Ragno-Calzolari
   síndrome de, 780
FEWDON-MND (*Finger Extension Weakness and Downbeat Nystagmus Motor Neurone Disease*), 283
Fibrodisplasia
   manifestações neurológicas, 285
Foix-Alajouanine, 289
Foix-Chavany-Marie, 291
FOP (Fibrodisplasia Ossificante Progressiva), 287-288
Forestier, 292
FOSMN (*Facial-Onset Sensory and Motor Neuronopathy*), 293-294
Foster Kennedy, 295
Friedreich
   e LOFA, 296-297
Fundoscopia
   mancha à, 252
      vermelho-cereja, 252
         síndrome mioclônica com, 252
FXTAS (Síndrome do Tremor/Ataxia associada a X-Frágil), 816-817

G

Gamopatia(s)
   monoclonais, 525-529
      neuropatias associadas a, 525-529
Gangliocitoma
   displásico, 413
      cerebelar, 413
Ganglionopatia(s), 298-299
Gangliosidose(s), 300-301
Garcia-Lurie, 302
Garland-Moorhouse
   síndrome de, 440
Gastaut
   epilepsia de, 244
Gaucher, 303-304
Gene
   aptX, 50q
      mutações no, 50q
Gerstmann-Straussler-Scheinker, 305
GFAP (Proteína Fibrilar Glial)
   meningoencefalomielite anti, 452- 453
      imagens da, 453f
Gillespie, 307-308
Glândula(s)
   lacrimais, 623f
      lesões das, 623f
         císticas, 623f

Glória da Manhã, 495
Glossofaríngeo
  neuralgia do, 512
Gomez-Lopez-Hernández, 309-310
  síndrome de, 309q
    critérios diagnósticos, 309q
Gordon-Holmes, 77
Gorlin Goltz, 311
Gottron
  pápulas de, 433f
    na dermatomiosite, 433f
Gradenigo, 312-313
Granuloma
  sem necrose caseosa, 661
GRD (Gânglios da Raiz Dorsal), 298
Guillain-Mollaret
  triângulo de, 158f

H

Haddad
  síndrome de, 561
HAI (Hemiplegia Alternante da Infância), 190
Haller-Zinn
  círculo de, 546
Haltia-Santavuori
  doença de, 417
HAM/TSP-HTLV (Mielopatia Associada ao HTLV-1), 314-315
HAND (Distúrbio Neurocognitivo Relacionado com o HIV)
  LEMP versus, 394
  paciente com, 396f
HaNDL (Headache syndrome and transient Neurological Deficits with cerebrospinal fluid Lymphocytosis), 316-317
  síndrome, 465
Hand-Schüller-Christian
  histiocitose X, 318
    manifestações neurológicas, 318
Hartnup, 319
Haw River
  síndrome de, 211
HC (Hemicrânia Contínua), 323-324
  critérios diagnósticos, 324q
HCI (Hipersonia Central Idiopática)
  narcolepsia e, 507-510
HD (Hemodiálise), 128
  tratamento com, 129q
    complicações relacionadas ao, 129q
      do SNC, 129q
HDLS (Leucoencefalopatia Difusa Hereditária com Esferoides), 406
HE (Hidranencefalia), 330-331
Hemangioma
  orbital, 624f
Hematomielia, 321-322
  apresentação, 321
    formas de, 321
  diagnóstico, 321
  etiologia, 321
  fisiopatologia, 321
  prognóstico, 321
  tratamento, 321

Hemicoreia
  hiperglicêmica, 265
    não cetótica, 265
Heterotopia(s), 327-329
  nodulares, 327
    periventriculares, 327
  subcorticais, 328
    em banda, 328
    focais, 328
HGPPS (Paralisia do Olhar Horizontal com Escoliose Progressiva), 579
  oftalmoparesia em, 580f
    horizontal, 580f
  ressonância de, 580f
HHE (Hemiconvulsão-Hemiplegia-Epilepsia)
  síndrome, 711
HI (Hipomelanose de Ito), 332-333
Hiperemia
  conjuntival, 566f
Hiperintensidade
  lesão de, 689f
Hipoplasia
  de vérmis cerebelar, 143f
Hipotonia, 440
Hirayama, 334-335
Histiocitose
  esclerosante, 253
    poliostótica, 253
  X, 318
    manifestações neurológicas, 318
HIT (Head Impulse Test), 94
HIV
  leucoencefalopatia do, 395
HME (Hemimegalencefalia), 325-326
HMN (Neuropatia Motora Hereditária), 115
HNPP (Neuropatia Hereditária com Susceptibilidade à Pressão), 338-339
Holmes-Adie, 340
Hopkins, 342-343
Hospedeiro
  enxerto vs., 240
    miopatias, 240
HP (Hemicrânia Paroxística), 323-324
  critérios diagnósticos, 323q
  tratamento, 323q
    medicamento de eleição, 323q
HPRT (Enzima Hipoxantina Guanina Fosforriboxiltransferase)
  deficiência da, 397
HPU (Hiato Pisounciforme), 713
HSA (Hemorragia Subaracnoide)
  perimesencefálica, 344
HSAN (Neuropatia Sensitivo-Autonômica Hereditária), 115, 346-348, 533, 648
  diagnósticos diferenciais, 347
  tratamento, 348
HSAN-I, 346
HSAN-II, 346
HSAN-III, 347
HSAN-IV, 347
HSAN-V, 347
HSAN-VI, 347
HSAN-VII, 347
HSAN-VIII, 347

HSAPna (Hemorragia Subaracnoide Perimesencefálica Não Aneurismática), 344-345
Huntington, 350-351
Huntington-*Like*, 350-351
Hutchinson-Gilford, 349

I

IBMPFD (Miopatia Hereditária por Corpos de Inclusão e DFT e Paget), 481
ICHD-3 (Classificação Internacional das Cefaleias), 104, 106, 107, 113
IFF (Insônia Familiar Fatal), 352-353
Incisivo
   central, 695
      síndrome do, 695
INEM (Miopatia Cervical Extensora Idiopática), 90
Intellectual
   disability, 820
Intoxicação
   por arsênico, 358, 359
      manifestações clínicas, 358*q*
         agudas, 358*q*
         crônicas, 358*q*
   por arsênio, 358-359
   por chumbo, 354-355
   por CO, 356-357
   por mercúrio, 354-355
   por metanol, 356-357
   por tálio, 358-359
      manifestações clínicas, 358*q*
         agudas, 358*q*
         crônicas, 358*q*
   por zico, 360
Isaacs, 361-362
Ishihara
   placa de, 760*f*
ITEM (Miopatia Extensora Torácica Idiopática), 90

J

Jadassohn
   NS de, 542-543
      linear, 542-543
Jansky Bielschowsky
   doença de, 417
Job
   síndrome de, 691
      hiper IgE, 691
Jordans, 363-364
   anomalia de, 363
   síndrome de, 363
Joubert, 365-366

K

Kallmann, 367-368
Kennedy, 369
   achados clínicos, 369
   estudo neurofisiológico, 369
      ENMG, 369
Kernicterus, 371-372
Kinsbourne, 373-374
Kleine-Levin, 375-376
Klippel-Feil, 377
Klippel-Trenaunay-Weber, 378

KLS (Síndrome de Kleine-Levin), 375, 754
Kojewnikow
   síndrome de, 711
Korsakoff
   síndrome de, 790
Krabbe, 380-381
KTS (Síndrome de Klippel-Trenaunay), 378
Kufs
   doença de, 417

L

Labrune, 382
Lafora
   doença de, 250
Laing
   miopatia de, 477
      distal, 477
Lance-Adams, 384
Landouzy-Dejerine, 387-388
Lange
   cornélia de, 132
Laurence-Moon-Bardet-Biedl
   síndrome de, 693
Laxova-Optiz, 389
LCC (Leucoencefalopatia com Calcificações Cerebrais e Cistos), 382
LCN (Lipofuscinose Ceroide Neuronal), 417-418
LDGCB (Linfoma Difuso de Grandes Células B), 415
Leber
   neuropatia de, 537
      óptica, 537
         hereditária, 537
Leigh, 390-391
Lemierre, 392-393
   síndrome de, 392
LEMP (Leucoencefalopatia Multifocal Progressiva)
   versus HAND, 394-396
Lesão
   de hiperintensidade, 689*f*
Lesch-Nyhan, 397-398
Leucodistrofia(s)
   do adulto, 401-403
      com substância branca, 401
         evanescente, 401
      desmielinizante, 401
         autossômica dominante, 401
      outras, 402
         doença por corpos poliglicosanos, 402
         leucoencefalopatia relacionada com AARS2, 402
         síndrome 4H, 402
      vanishing white matter disease, 401
Leucoencefalopatia
   com substância branca, 404
      evanescente, 404
   de tronco encefálico, 405
      e medula espinhal, 405
         com elevação de lactato cerebral, 405
   do HIV, 395
   megalencefálica, 407
      com cistos subcorticais, 407
   relacionada com AARS2, 402
Leucopatia
   difusa, 407*f*
      com cistos subcorticais, 407*f*
         temporais, 407*f*

Levine-Critchley, 409
Lewis-Sumner, 411-412
LGMD (*Limb-Girdle Muscular Dystrophies*), 181
LH (Linfoma de Hodgkin), 564
LHA (Leucoencefalite Hemorrágica Aguda), 796
Lhermitte-Duclos, 413-414
LHON (Neuropatia Óptica Hereditária de Leber), 487
Lipofuscinose
   ceroide, 250
      neuronal, 250
Lipomatose
   encefalocraniocutânea, 419
   oculocerebrocutânea, 419
   simétrica, 425
      benigna, 425
      múltipla, 425
LIS (Lissencefalia), 10
LM (Leucodistrofia Metacromática), 399-400
   RNM típica de. 400*f*
LOFA (*Late Onset Friedreich Ataxia*)
   Friedreich e, 296-297
Louis Barr
   síndrome de, 63
Lowe, 420-421
LPSNC (Linfoma Primário do Sistema Nervoso Central), 415-416
LSS (Síndrome de Lewis-Sumner), 411
Lubag
   síndrome de, 177
Lyme, 422-423

M

Madelung, 425
   doença de, 426*f*
Madras, 428
Malformação(ões)
   da orelha externa, 671
   de Arnold-Chiari, 38, 112
      tipo I, 112
   geniturinárias, 784
Mancha
   vermelho-cereja, 252
      à fundoscopia, 252
         síndrome mioclônica com, 252
Manganismo, 430-431
Maple Syrup Urine Disease, 435-436
Marburg, 437
Marchiafava-Bignami, 438-439
Marinesco-Sjögren, 440
Markesbery-Griggs
   miopatia de, 476
      distal, 476
MASA (Hidrocefalia, Retardo Mental, Afasia e Polegares Aduzidos)
   síndrome, 72
MC (Miastenia Congênita), 458-460
   defeito, 458
      pós-sináptico, 459
      pré-sináptico, 458
      sináptico, 458
   diagnóstico das, 459
   terapêutica das, 459
      guiada, 460*q*

McArdle
   e Tarui, 442-443
MCI (Miopatia por Corpos de Inclusão), 483
   familiar, 471-472
MCIh (Miopatia por Corpos de Inclusão com as Formas Hereditárias), 471
   e DFT, 481
   e Paget, 481
MCIi (Miopatia por Corpos de Inclusão Inflamatória), 471
McLeod, 444-445
   acantocitose
      em doenças sistêmicas, 444
         achados neurológicos presentes, 444
   neuroacantocitose, 444
      com distúrbios, 444
         das lipoproteínas, 444
      principais síndromes, 444
Medula Espinhal
   tronco encefálico e, 405
      leucoencefalopatia de, 405
         com elevação de lactato cerebral, 405
Megacisterna
   magna, 142-143
Meige, 446
Meio de Contraste
   neurotoxicidade pelo, 540-541
      cerebral, 540-541
         reações adversas, 540
         tratamento, 540
Melanoma-Astrocitoma
   síndrome, 696
Melkersson-Rosenthal, 448
Ménière, 450-451
Meningoencefalite
   crônica, 523
   subaguda, 523
Meningoencefalomielite
   anti-GFAP, 452-453
      imagens da, 453*f*
Menkes, 454-455
Mercúrio
   intoxicação por, 354-355
MERRF (Epilepsia Mioclônica com Fibras Vermelhas Rasgadas), 250
Metanol
   intoxicação por, 356-357
Metionina-Adenosiltransferase
   deficiência de, 154
MG (*Miastenia Gravis*)
   soronegativas, 456-457
MGUS (Gamopatia Monoclonal de Significado Indeterminado), 92, 525
MHE (Migrânea Hemiplégica Esporádica), 465
MHF (Migrânea Hemiplégica Familiar), 465
Mielinólise
   pontina, 128*f*
Mieloma
   osteoesclerótico, 602
Migrânea
   hemiplégica, 465-466
Miller Fisher, 467-468
   síndrome de, 92
      crônica, 92
Mills, 469-470

Mioclonia
  pós-hipóxica, 384
Miopatia(s), 440
  colágeno VI, 126-127
  congênitas, 473-475
  distais, 476-479
    com fraqueza, 479
      de corda vocal, 479
    de Laing, 477
    de Markesbery-Griggs, 476
    de Myioshi, 477
    de Nonaka, 476
    de Udd, 476
    de Welander, 476
    early adult onset, 476, 477
      type 1, 476
      type 2, 477
      type 3, 477
    late adult onset, 476
      type 1, 476
      type 2a, 476
      type 2b, 476
    with rimmed vacuoles, 476
  enxerto vs. hospedeiro, 240
  miofibrilares, 477
  zebra body, 826
Miosite
  ossificante, 287
    progressiva, 287
Miotonia(s)
  congênitas, 485-486
MIs (Miopatias Inflamatórias), 482-484
  anticorpos relacionados as, 484q
  dermatomiosite, 482
  MCI, 483
  NAM, 482
  polimiosite, 482
  pontos importantes das, 483
  síndrome antissintetase, 482
Mitocondriopatia(s), 487-489
  principais sintomas, 487q
    com acometimento, 487q
    do sistema nervoso, 487q
MLIS (Microlissencefalia), 10
MM (Mieloma Múltiplo), 92, 525
MNC (Melanose Neurocutânea), 447
Möbious
  síndrome de, 508
Moebius, 490-491
Mohr-Tranebjaerg
  síndrome de, 177
MONEM (*Mog-Igg-associated Optic Neuritis, Encephalitis and Myelitis*), 492-494
Morning Glory
  syndrome, 495-496
Morvan, 497-498
Movimento(s)
  em espelho, 499
  congênitos, 499
Moyamoya, 500-501
MPS (Mucopolissacaridoses), 502-504
MTC (Microangiopatia Trombótica Cerebral), 461-462
Muscle-Eye-Brain
  disease, 505

Mutação(ões)
  no gene aptX, 50q
MV (Síndrome de Morvan), 497
MV-HIV (Mielopatia Vacuolar pelo HIV), 463-464
MW (Macroglobulinemia de Waldenstrom), 92, 525
Myioshi
  miopatia de, 477
    distal, 477

N

NA (Amiotrofia Neurálgica), 30
NAGS (Deficiência de N-Acetilglutamato Sintase), 194
NAM (Miosite Autoimune Necrotizante), 482
Narcolepsia
  e HCl, 507-510
Nasu-Hakola, 511
Nathalie
  síndrome de, 697-698
    diagnósticos diferenciais, 697f
    algoritmo de, 697f
NBIA (*Neurodegeneration with Brain Iron Accumulation*/ Neurodegeneração com Acúmulo Cerebral de Ferro), 518-520
  doenças associadas à, 518q
Necrose
  caseosa, 661
    granuloma sem, 661
Neuralgia
  do glossofaríngeo, 512
Neurite
  migratória, 514
    de Wartenberg, 514
Neuroacantocitose
  com distúrbios, 444
    das lipoproteínas, 444
  principais síndromes, 444
Neuroafecção(ões)
  da cardiopatia, 515
    chagásica, 515
Neuro-Behçet, 516-517
Neuro-Histoplasmose, 523-524
  algoritmo, 524f
    de diagnóstico, 524f
    de tratamento, 524f
Neuropatia(s)
  associadas a gamopatias, 525-529
    monoclonais, 525-529
  do ulnar, 713q
    achados eletroneuromiográficos das, 713q
  dos interósseos, 530-531
    anterior, 530-531
    posterior, 530-531
  óptica, 537
    hereditária, 537
    de Leber, 537
  trigeminal, 539
    associada à SS, 539
Neurossarcoidose, 661
Neurotoxicidade
  cerebral, 540-541
    pelo meio de contraste, 540-541
      reações adversas, 540
      tratamento, 540

NF (Neurofibromatose), 521-522
NIA (Nervo Interósseo Anterior), 530, 531f
Niemann Pick
   doença de, 508
      tipo C, 508
NIP (Nervo Interósseo Posterior), 530
NMHd (Neuropatias Motoras Hereditárias Distais), 533-534
NMM (Neuropatia Motora Multifocal), 535-536
   critérios diagnósticos, 535q
NOIA (Neuropatia Óptica Isquêmica Anterior), 546-552
   resumo das, 547q
   revisando a anatomia, 546
NOIA-A (Neuropatia Óptica Isquêmica Anterior Arterítica), 546, 550
   definição, 550
   diagnóstico, 551
   epidemiologia, 550
   exames complementares, 550
   fisiopatologia, 550
   quadro clínico, 550
   tratamento, 551
NOIA-NA (Neuropatia Óptica Isquêmica Anterior Não Arterítica), 546
   definição, 546
   diagnóstico, 549
   epidemiologia, 546
   fisiopatologia, 548
   quadro clínico, 548
   tratamento, 549
NOIP (Neuropatia Óptica Isquêmica Posterior), 554-556
   diagnóstico, 555
   exames complementares, 555
   fisiopatologia, 555
   quadro clínico, 555
   resumo das, 554q
   tratamento, 555
Nonaka
   miopatia de, 476
      distal, 476
Norrie, 558
   doença de, 508
NP (Notalgia Parestésica), 559
NP-C (Niemann-Pick tipo C)
   doença de, 544
NPP (Neuropatia Paraproteinêmica), 525
   algoritmo, 528f
      de diagnóstico, 528f
      de tratamento, 528f
NS (Neuronopatias Sensoriais), 298
NS (Nevo Sebáceo)
   linear, 542-543
      de Jadassohn, 542-543

O

O'Sullivan-Mcleod, 560
Oftalmoparesia
   horizontal, 580f
      em HGPPS, 580f
OG (Orbitopatia de Graves), 566-568
Ohtahara, 569-570
Ondine, 561-562
Opalski, 563

Ophelia, 564-565
   síndrome de, 564
Orelha
   externa, 671
      malformação da, 671
ORNT1 (Transportador Mitocondrial de Ornitina), 194
Osteodisplasia
   lipomembranosa, 511
      policística, 511
         com leucoencefalopatia esclerosante, 511
OTC (Deficiência de Ornitina Transcarbamilase), 194

P

PAF (Falência Autonômica Pura/*Pure Autonomic Failure*) 275
PAF (Polineuropatia Amiloidótica Familiar), 26
Paget
   doença de, 112
   MCIh e, 481
   e DFT, 481
Panayotopoulos
   epilepsia de, 244
PANDAS (*Pediatric Autoimmune Neuropsychiatric Disorders Associated with Streptococcal infection*), 571
Pápula(s)
   de Gottron, 433f
      na dermatomiosite, 433f
Paquigiria
   com polimicrogiria, 103f
Paralisia(s)
   do carrapato, 577-578
   facial, 634, 671
      e VZV, 634
      Ramsay-Hunt, 634
   periódicas, 581-583
Paratrigeminalgia
   de Raeder, 589
Paresia
   facial, 168
      principais causas de, 168
   pseudobulbar, 810
      congênita, 810
Parkinsonismo
   de início precoce, 389
      com déficit intelectual associado, 389
Parry-Romberg, 590-591
   síndrome de, 122
Parsonage-Turner
   síndrome de, 592
PDPS (Síndrome de Pourfour du Petit), 699-700
Pearson, 594
PEH (Paraparesias Espásticas Hereditárias), 584-586
   outras doenças que cursam com, 585
      genéticas, 585
PERM (Encefalomielite Progressiva com Rigidez e Mioclonia), 597
Perry, 598
PES (Panencefalite Esclerosante Subaguda)
   encefalite de Dawson, 573-574
   síndrome de Van Bogaert, 573-574
Pfeiffer
   síndrome de, 701
PHIgG4 (Paquimeningite Hipertrófica IgG4 Relacionada), 575-576

Pick, 599
PIDC (Polirradiculoneuropatia Inflamatória Desmielinizante Crônica), 140
Piruvato-Carboxilase
  deficiência de, 155
Piruvato-Desidrogenase
  deficiência de, 156
Pisa
  síndrome de, 90
PKU (Fenilcetonúria/*Phenylketonuria*), 281-282
Placa(s)
  de Ishihara, 760*f*
Plagiocefalia
  posicional, 600-601
    classificação 600*f*
      de Argenta, 600*f*
PM (Pelizaeus-Merzbacher), 595
  doença de, 595
PMC (Paramiotonia Congênita)
  características da, 269*q*
  de Von Eulenburg, 268
PMD (Distrofia Miotônica Proximal), 183
PNET (Tumores Neuroectodérmicos Primitivos), 196-197
PNP (Polineuropatias), 298
PNREM (Parassonias do Não REM), 587-588
POCS (Ponta-Onda Contínua durante o Sono de Ondas Lentas), 385
POEMS (Polineuropatia, Organomegalia, Endocrinopatia, Distúrbio Monoclonal), 602-603
Poland, 604-605
Polimicrogiria, 606-607
  contralateral, 607*f*
  displasia cortical com, 103*f*
  em bordos, 607*f*
  paquigiria com, 103*f*
  perissylviana, 606*f*
    direita, 606*f*
Polimiosite, 482
Polirradiculoneuropatia
  da soroconversão, 608
    do HIV, 608
  FCB tipo de, 278
Pompe, 609-610
  doença de, 442
Poretti-Boltshauser, 611
Porfiria(s), 613-614
  aguda, 613*f*
    intermitente, 613*f*
PPhiper (Paralisias Periódicas Hipercalêmica), 581
PPP (Paralisias Periódicas Primárias), 581
Prader-Willi, 615-616
PREM (Parassonias do REM), 587-588
PRES (Síndrome da Encefalopatia Posterior Reversível), 617-618
  edema vasogênico, 617*f*
    posterior, 617*f*
Progeria, 707-708
Pseudotumor
  inflamatório, 619-625
    da órbita, 619-625
      bilateral, 621*f*
      clínica, 619
      diagnósticos diferenciais, 620
      epidemiologia, 619
      imagem, 619
      linfoma e, 622*f*
      locais de acometimento, 620*f*
      tratamento, 624
Pseudoxantoma
  elástico, 626-627
PSP (Paralisia Supranuclear Progressiva), 628-629
Ptarmicalgia, 112
PTT (Púrpura Trombocitopênica Trombótica), 617
Pupila
  de Adie, 307*f*, 340*f*, 651
  tônica, 307*f*, 340*f*
PWS (Síndrome de Park-Weber), 378
Pyridoxine-Dependent
  epilepsy, 630-631

Q
Querubismo, 632

R
Radiculoplexoneuropatia
  não diabética, 633
Raeder
  paratrigeminalgia de, 589
Ramsay-Hunt
  paralisia facial, 634
  e VZV, 634
Rasmussen, 636-639
  apresentação clínica, 636
  diagnósticos, 637
    diferenciais, 638
  etiologia, 636
  evolução clínica, 637
  formas atípicas, 637
    variantes, 637
      bilateral, 637
      etárias, 637
  patologia, 636
  tratamento, 638
    terapêutica, 638
      antiepilética, 638
      cirúrgica, 639
      imunomoduladora, 638
      imunossupressora, 639
RDNM (Retardo do Desenvolvimento Neuropsicomotor), 657
RED (Descargas Epileptiformes Rítmicas)
  EEG com, 172*f*
    de DCF, 172*f*
    tipo IIb, 172*f*
Refsum, 641-642
Renal Failure
  syndrome, 6-7
    action myoclonus, 6-7
Rendu-Osler-Weber, 740
Retardo
  mental, 784
Retração
  palpebral, 566*f*
Rett, 646-647
  síndrome de, 646*q*
    fases da, 646*q*
Riley-Day, 648-649
Roger, 650

Ross, 651
RP (Retinite Pigmentosa), 122
   na neurologia, 643-645
Rubinstein-Taybi, 652-653

S

SAB (Síndrome da Ardência Bucal), 678
Saethre-Chotzen, 654
SAF (Síndrome Antifosfolípide), 821
SAF (Síndrome do Anticorpo Antifosfolipídeo), 725
Saldino-Mainzer, 655
Sall, 657
Sandifer, 658
SANDO (Neuropatia com Ataxia Sensitiva, Disartria e Oftalmoplegia), 659-660
Sarcoidose
   manifestações neurológicas, 661-662
SAT (Síndrome de Andersen-Tawil), 31, 581, 582f
Satoyoshi
   síndrome de, 704
Savant
   síndrome de, 663
Savantismo, 663-664
SB (Síndrome de Bruns), 83
SBA (Síndrome de Bickers-Adams), 72
SBG (Síndrome de Bruns-Garland), 84
SBH (Síndrome de Gordon-Holmes), 77
SBN (Síndrome de Boucher-Neuhauser), 77
SBRR (Síndrome de Bannayan-Riley-Ruvalcaba), 71
SBS (Síndrome de Block-Sutzberger), 76
SCA (Ataxias Espinocerebelares), 57
   atrofia cerebelar na, 58f
   principais subtipos, 58-59
      características fenotípicas das, 59q
         e respectivos genes, 59q
SCAR (Ataxias Espinocerebelares Recessivas), 61-62
   mais comuns, 61
      e principais características, 61
SCAX (Ataxias Espinocerebelares ligadas ao X), 57, 60
SCFB (Síndrome de Cãibra-Fasciculação Benigna), 686
SCH (Síndrome de Chediak-Higashi), 117
Schwartz–Jampel, 665-666
SCL (Síndrome de Coffin-Lowry), 125
SCL (Síndrome de Cornélia de Lange), 132
SDS (Síndrome de Dejerine-Sottas), 115
SDT (Síndrome do Desfiladeiro Torácico)
   diagnóstico, 160
   quadro clínico, 160
   tratamento, 161
Segawa, 667-668
Seio
   pericraniano, 669-670
Seitelberger
   doença de, 202
SEL (Síndrome de Eaton Lambert), 218
Sellars-Beighton, 671-672
Senior-Loken
   síndrome de, 122
Sensorineural
   hearing loss, 673
SFL (Síndrome de Fazio Londe), 279
SGB (Síndrome de Guillain-Barré), 21, 168, 278, 467
SGG (Síndrome de Gorlin Goltz), 311
SH (Síndrome de Hopkins), 342

SHA (Síndrome de Holmes-Adie), 340
SHG (Síndrome de Hutchinson-Gilford), 349
SHN (Síndromes de Hiperexcitabilidade Neuronal), 361, 497
SHU (Síndrome Hemolítico-Urêmica), 617
SI (Síndrome de Isaacs), 361
Sialidose(s), 674-675
   síndrome mioclônica, 252
      com mancha vermelho-cereja, 252
         à fundoscopia, 252
SICRET (*Small Infarctions of Cochlear, Retinal and Encephalic Tissue*)
   síndrome de, 735
Sinal
   do girino, 15f
      na atrofia, 15f
      de medula cervical, 15f
Síndrome(s)
   4H, 402
   AMRF, 6
   antissintetase, 482
   Bradbury-Eggleston, 275
   CHIME, 119
   Coffin Lowry, 508
   da apneia obstrutiva, 818
      do sono, 818
         relacionada a AHDC1, 818
   de Aicardi, 569
   de Apert, 133
      anormalidades associadas, 133
      características diagnósticas, 133
      genética, 133
   de Bassen-Kornzweig, 1
   de Chanarin-Dorfman, 363
   de Charles Bonnet, 687-688
   de Coats, 122
      classificação da, 122q
         conforme Shields *et al.*, 122q
      manejo recomendado da, 122q
   de Cowden, 413
   de Crouzon, 133
      características diagnósticas, 133
      genética, 133
   de Crow-Fukase, 602
   de deficiência, 151q
      de creatina, 151q
         achados clínicos das, 151q
         tratamento, 151q
   de Dekaban-Arima, 366
   de desmielinização, 128f, 689-690
      osmótica, 128f, 689-690
   de Dravet, 210q
      manejo clínico da, 210q
      medicações, 210q
   de Eagle, 513f
   de Edwards, 222q
      diagnóstico da, 223q
         escore clínico para, 223q
      malformações na, 222q
         mais comuns, 222q
      seguimento clínico, 225q
         adaptação de *guidelines* de, 225q
   de Ehlers-Danlos, 454
      tipo IX, 454
   de Ferlini-Ragno-Calzolari, 780

de Garland-Moorhouse, 440
de Gomez-Lopez-Hernández, 309q
  critérios diagnósticos, 309q
de Haddad, 561
de Haw River, 211
de Job, 691
  hiper IgE, 691
de Jordans, 363
de Kleine-Levin, 754
de Kojewnikow, 711
de Korsakoff, 790
de Laurence-Moon-Bardet-Biedl, 693
de Lemierre, 392
de Louis Barr, 63
de Lubag, 177
de Miller Fisher, 92
  crônica, 92
de Möbious, 508
de Mohr-Tranebjaerg, 177
de Nathalie, 697-698
  diagnósticos diferenciais, 697f
    algoritmo de, 697f
de Ophelia, 564
de Parry-Romberg, 122
de Parsonage-Turner, 592
de Pfeiffer, 701
de Pisa, 90
de predisposição tumoral, 696
de Rendu-Osler-Weber, 740
de Rett, 646q
  fases da, 646q
de Satoyoshi, 704
de Savant, 663
de Senior-Loken, 122
de SICRET, 735
de Takatsuki, 602
de Turner, 122
de Van Bogaert, 573-574
de Waisman, 389
de West, 454
do corno occipital, 454
do dismorfismo leve, 818
do homem de pedra, 287
do incisivo central, 695
  epilépticas, 246
    geneticamente determinadas, 246
      envolvendo o lobo temporal, 246
  familiar, 100
    de cavernomas múltiplos, 100
  HaNDL, 465
  HHE, 711
  melanoma-astrocitoma, 696
  mioclônica, 252
    com mancha vermelho-cereja, 252
      à fundoscopia, 252
  SMART, 720-721
  WAGR, 783q
Sintelencefalia
  diagnósticos, 717
    diferenciais, 717
  epidemiologia, 717
  patologia, 717
  quadro clínico, 717
Sjögren-Larsson, 719

SK (Síndrome de Kallmann), 367
  fenótipo de, 367q
  genes envolvidos no, 367q
SL (Síndrome de Leigh), 390
SLC (Síndrome de Levine-Critchley), 409
SLK (Síndrome de Landau-Kleffner), 385
SLN (Síndrome de Lesch-Nyhan), 397
SLO (Smith-Lemli-Opitz), 722
SM (Síndrome de Meige), 446
SMART *(Stroke-like Migraine Attacks after Radiation Therapy)*
  síndrome, 720-721
SMEC (Síndrome dos Movimentos em Espelho Congênitos), 499
SMF (Síndrome de Miller Fisher), 73
SMH (Síndrome de Múltiplos Hamartomas), 413
Smith-Magenis, 723-724
SML (Síndrome de McLeod), 444
SMS (Síndrome de Marinesco-Sjögren), 440
SN (Síndrome de Norrie), 558
SNB (Síndrome de Neuro-Behçet), 516
SNC (Sistema Nervoso Central), 128
  complicações do, 129q
    relacionadas ao tratamento, 129q
      com HD, 129q
SNE (Síndrome do Nevo Epidérmico), 542
Sneddon, 725
SNS
  SS do, 676-677
SNSL (Síndrome do Nevo Sebáceo Linear), 542
SO (Síndrome de Ohtahara), 569
SOB (Síndrome da Orelha Vermelha), 681-682
Sono
  apneia obstrutiva do, 818
    síndrome da, 818
      relacionada a AHDC1, 818
  transtorno do, 754
    alimentar, 754
Soroconversão
  do HIV, 608
    polirradiculoneuropatia da, 609
Sotos, 726
SP (Síndrome de Pancoast), 699-700
SP (Síndrome de Perry), 598
SP (Síndrome de Poland), 604
SPB (Síndrome de Poretti-Boltshauser), 611
SPOAN (Paraplegia Espástica, Atrofia Óptica e Neuropatia), 728
SPP (Síndrome Pós-Pólio), 715
SPR (Síndrome de Pessoa Rígida), 597
Sprengel
  anomalia de, 780
SPU (Síndrome Pisounciforme), 713-714
SPW (Síndrome de Prader-Willi), 615
SR (Síndrome de Raeder), 589
SR (Síndrome de Richardson), 628
SREAT (Encefalite Responsiva a Esteroides associada à Tireoidite Autoimune), 232
SRS (Síndrome do Roubo da Subclávia), 702-703
SS (Siderose Superficial)
  do SNC, 676
SS (Síndrome de Sandifer), 658
SS (Síndrome de Schilder), 705
SS (Síndrome de Sjögren)
  neuropatia associada à, 539
    trigeminal, 539

SS (Síndrome de Sneddon), 725
SS (Síndrome de Sotos), 726
SS (Síndrome de Susac), 735
SSFS (*Sinking Skin Flap Syndrome*), 709
SSJ (Síndrome de Schwartz–Jampel), 665
SSL (Síndrome de Sjögren-Larsson), 719
SSM (Síndrome de Saldino-Mainzer), 655
SSM (Síndrome de Smith-Magenis), 723
ST (Síndrome de Tourette), 752
ST (Síndrome do Trefinado), 709-710
    fisiopatologia da, 709*f*
Startle Epilepsy, 249
Sturge-Weber, 731-732
Sulfito
    oxidase, 157
        deficiência de, 157
            isolada, 157
SUNA (*Shortlasting, Unilateral, Neuralgiform headache attacks with cranial Autonomic features*), 733-734
    critérios diagnósticos, 733*q*
SUNCT (*Shortlasting Unilateral Neuralgiform headache with Conjunctival injection and Tearing*), 733-734
    critérios diagnósticos, 733*q*
Surdez
    de condução, 671
    neurossensorial, 650, 676
        no adulto, 676
SUW (Síndrome de Urbach-Whiete), 764
SVHL (Síndrome de Von Hippel Lindau), 778
SW (Síndrome de Waardenburg), 781
SW (Síndrome de Werner), 707-708
SW (Síndrome de Wolfram), 806
SWB (Síndrome de Williams-Beuren), 802
SWD (Síndrome de Worster-Drought), 810
SWW (Síndrome de Walker-Warburg)
    diagnóstico, 786
        achados de neuroimagem, 786
        diferencial, 786
        investigação laboratorial, 786
    mortalidade, 786
    principais características, 786
    prognóstico, 786
    tratamento, 786
SXF (Síndrome do X-Frágil), 816
SYNE1
    ataxia, 736
SYS (Síndrome de Young-Simpson), 823
SZ (Síndrome de Zellweger), 827

T

Takatsuki
    síndrome de, 602
Tálio
    intoxicação por, 358-359
        manifestações clínicas, 358*q*
            agudas, 358*q*
            crônicas, 358*q*
Tangier, 737
Tarui
    McArdle e, 442-443
Tay-Sachs, 739
TEA (Transtorno do Espectro Autista), 663, 756-758
    critério para diagnóstico, 757*q*

Telangiectasia
    hemorrágica, 740
        hereditária, 740
            Rendu-Osler-Weber, 740
Tempestade
    distônica, 742-743
Temple-Baraitser, 744
Temtamy, 746
Timothy, 748-749
Tolosa-Hunt, 750-751
Tourette, 752-753
Transtorno
    alimentar, 754
    do sono, 754
Triângulo
    de Guillain-Mollaret, 158*f*
Tritanopia, 760-761
    visão de indivíduo com, 760*f*
Trombose
    da veia jugular, 392*f*
        interna, 392*f*
Tronco Encefálico
    leucoencefalopatia de, 405
        e medula espinhal, 405
            com elevação de lactato cerebral, 405
TRS (Terapia Renal Substitutiva), 128
TS (Síndrome de Temtamy), 746
TS (Síndrome de Timothy), 748
Tumor
    de Wilms, 784
Turner
    síndrome de, 122

U

Udd
    miopatia de, 476
        distal, 476
ULD (Doença de Unverricht-Lundborg), 250
Ulegiria, 762
Ulnar
    neuropatias do, 713*q*
        achados eletroneuromiográficos das, 713*q*
Uner Tan, 763
Urbach-Whiete, 764-765
Usher
    definição, 766
    diagnóstico, 767
    epidemiologia, 766
    exames complementares, 767
    quadro clínico, 766
    tratamento, 767

V

Van Bogaert
    síndrome de, 573-574
Vasculopatia
    associada ao TREX-1, 771
Veia
    jugular, 392*f*
        interna, 392*f*
            trombose da, 392*f*
Vérmis
    cerebelar, 143*f*
        hipoplasia de, 143*f*

VKH (Vogt-Koyanagi-Harada), 776-777
VNO (Vírus do Nilo Ocidental)
  ciclo de infecção do, 792f
  encefalite pelo, 792
    diagnóstico definitivo, 794
    ecologia, 792
    exames complementares, 794
    fatores de risco, 793
    história natural, 793
    mortalidade, 794
    patogênese, 793
    prevenção em controle, 794
    prognóstico, 794
    quadro clínico, 793
    transmissão em seres humanos, 793
    tratamento, 794
    virologia, 793
Von Eulenburg
  PMC de, 268
Von Hippel Lindau, 778-779
VPPB (Vertigem Posicional Paroxística Benigna), 772-775
  manobra, 772f
    de reposicionamento, 773f
      de Epley, 773f
      de Lempert, 774f
    diagnóstica, 772f
      de Dix-Hallpike, 772f
      de Head Rol, 773f
VPSNC (Vasculite Primária do SNC), 769-770
vPSP (Variantes da Paralisia Supranuclear Progressiva), 628
VVOR (Reflexo Vestíbulo-Ocular), 94
VZV (Vírus Varicela-Zóster)
  paralisia facial e, 634
    Ramsay-Hunt, 634

W

Waaler-Aarskog, 780
Waardenburg, 781-782
WAGR (tumor de Wilms, Aniridia, malformações Geniturinárias e Retardo Mental), 783-785
  acompanhamento, 784
  diagnóstico, 784
  exames, 784
Waisman
  síndrome de, 389
Walker-Warburg, 786-787
WARBM (*Warburg Micro Syndrome*), 788
Warburg Micro, 788
Wartenberg
  neurite de, 514
    migratória, 514
WBN (Síndrome de Woods Black Norbury), 809
Weaver, 789
Welander
  miopatia de, 476
    distal, 476

Wernicke
  encefalopatia de, 790
West Nile
  encefalite, 792-795
    pelo VNO, 792
      diagnóstico definitivo, 794
      ecologia, 792
      exames complementares, 794
      fatores de risco, 793
      história natural, 793
      mortalidade, 794
      patogênese, 793
      prevenção em controle, 794
      prognóstico, 794
      quadro clínico, 793
      transmissão em seres humanos, 793
      tratamento, 794
      virologia, 793
West
  síndrome de, 454
Weston Hurst, 796-797
Whipple, 798-799
Wieacker-Wolff, 800
Wildervanck, 801
Williams-Beuren, 802
Wilms
  tumor de, 784
Wilson, 803-804
Wilson-Turner, 805
WKWF (Síndrome de Wieacker-Wolff), 800
Wolfram, 806
Woods Black Norbury, 809
Worster-Drought, 810
WTS (Síndrome de Wilson-Turner), 805
Wyburn-Mason, 811

X

Xantomatose
  cerebrotendínea, 812-813
X-frágil, 816-817
XGS (Xia-Gibbs), 818-819
X-Linked
  hydrocephalus, 820
XP (Xeroderma Pigmentoso), 814

Y

Young-Hughes, 821-822
Young-Simpson, 823
Yunis-Varon, 825

Z

Zebra Body
  miopatia, 826
Zellweger, 827-828
Zimmer-Focomelia, 829
Zimmermann-Laband, 830
Zinco
  intoxicação por, 360